小儿临床肾脏病学

第2版

主　编　易著文　何庆南

副主编　党西强　吴小川

编　委（按姓氏汉语拼音排序）

白海涛　毕凌云　曹　琦　曹　艳　党西强　高　岩　关凤军
管茶香　何庆南　何小解　胡爱芬　黄丹琳　黄文彦　蒋宏毅
蒋小云　焦玉清　李叔庚　李志辉　廖　欣　刘　辉　刘保平
刘克丽　刘明辉　刘喜红　马祖祥　毛华雄　莫双红　欧正武
沈　茜　沈　颖　舒　兰　谭红专　吴小川　吴永港　吴玉斌
肖慧婕　肖政辉　徐　虹　徐志泉　许自川　杨华彬　伊　鹏
易著文　曾智凤　翟亦晖　张建江　张新萍　张星星　周建华
朱翠平

主编助理　胡爱芬

人民卫生出版社

图书在版编目（CIP）数据

小儿临床肾脏病学/易著文，何庆南主编. —2 版.
—北京：人民卫生出版社,2016
　　ISBN 978-7-117-22021-7

　　Ⅰ.①小… 　Ⅱ.①易…②何… 　Ⅲ.①小儿疾病-肾
疾病-诊疗 　Ⅳ.①R726.92

中国版本图书馆 CIP 数据核字（2016）第 016722 号

人卫社官网	www.pmph.com	出版物查询，在线购书
人卫医学网	www.ipmph.com	医学考试辅导，医学数据库服务，医学教育资源，大众健康资讯

小儿临床肾脏病学
第 2 版

主　　编：易著文　何庆南
出版发行：人民卫生出版社（中继线 010-59780011）
地　　址：北京市朝阳区潘家园南里 19 号
邮　　编：100021
E - mail：pmph @ pmph.com
购书热线：010-59787592　010-59787584　010-65264830
印　　刷：北京盛通印刷股份有限公司
经　　销：新华书店
开　　本：889×1194　1/16　　印张：35
字　　数：1084 千字
版　　次：1998 年 12 月第 1 版　　2016 年 3 月第 2 版
　　　　　2016 年 3 月第 2 版第 1 次印刷（总第 3 次印刷）
标准书号：ISBN 978-7-117-22021-7/R·22022
定　　价：108.00 元

打击盗版举报电话：010-59787491　E - mail：WQ @ pmph.com
（凡属印装质量问题请与本社市场营销中心联系退换）

第2版　前言

第1版《小儿临床肾脏病学》面世已经十八年了。十八年来，儿童肾脏病学又经历了飞速的发展。人们对儿童肾脏病的知晓率大幅度上升；儿童尿筛查已更加重视；儿童肾穿刺活检已广泛开展；肾脏病理诊断已从组织结构水平进展到分子病理诊断水平；儿童慢性肾脏病和急性肾损伤的防治已趋向集成化；国际和国内的各种临床肾脏病防治指南逐步得到临床遵循；少见和罕见肾脏病已逐渐被重视和认识；儿童血液净化治疗技术正在临床迅速推广应用和实施标准操作规程；循证医学和转化医学正在向儿童肾脏病的临床科学研究中渗透。因此，《小儿临床肾脏病学》早该补充更新啦！

五年前，我们就萌发了要修订第1版《小儿临床肾脏病学》的想法，但迟迟未能定稿，只因近年来儿童临床肾脏病学，无论国际国内都在迅速发展，尤其是国内中华医学会儿科学分会肾脏病学组制定的常见儿童肾脏疾病诊治循证指南的临床推介，正在改变和规范我国儿童肾脏病的临床诊治水平，我们深感修订《小儿临床肾脏病学》的难度和责任。本着在小儿临床肾脏病诊治学术中的推陈出新和百家争鸣，崇尚崇洋而不迷外、读书而不唯书的宗旨，组织国内同仁修订编写了《小儿临床肾脏病学》第2版。

鉴于第1版《小儿临床肾脏病学》面世已久，部分内容已显陈旧。因此，在构思第2版编写内容时，对第1版目录作了较大调整和补充：①由第1版的二十二章增加到二十六章，即增加了水、电解质、酸碱平衡紊乱；排尿障碍；新生儿肾功能；肾脏病的营养治疗共四章；将原肾衰竭章分为急性肾损伤与急性肾衰竭和慢性肾脏病与慢性肾衰竭两章；将原分子生物学技术在小儿肾脏病中的应用改为临床肾脏病学研究中常用的方法；将原肾病综合征一章合并到原发性肾小球疾病章。②对各论篇章节增加了疾病的种类，对能收集到的新近认识的少见病和罕见病尽力作了简要介绍。力求使本书成为临床实用的参考书。

由于参与新版编写的作者大多是工作在临床一线的骨干医师，临床医教研工作的忙碌常常使他们的编写工作中断，写作的不连贯性可能给本书的内容带来不完整性，加之学识水平的异质性，使本书的内容遗漏和错误难免，本书出版之际，恳切希望广大读者在阅读过程中不吝赐教，欢迎发送邮件至邮箱 renweifuer@pmph.com，或扫描封底二维码，关注"人卫儿科"，对我们的工作予以批评指正，以期再版修订时进一步完善，更好地为大家服务。

愿《小儿临床肾脏病学》的再版能为我国儿科肾脏病的临床诊疗起到抛砖引玉的作用！欣慰也！

易著文　何庆南

中南大学湘雅二医院儿童医学中心

2016 年 2 月

第1版 前言

小儿肾脏疾病是儿科学临床的常见病与多发病。1982 年全国 105 所医院对儿科泌尿系统疾病住院病人的调查显示,儿科泌尿系统疾病占同期住院总人次的 2.63%。1987 年对全国 21 省市地区 224 291 名 2～14 岁儿童进行尿筛查,结果检出其泌尿系统疾病患儿占总受检人数的 0.85%。据此估计我国有近 300 万儿童患有各种泌尿系统疾病,严重地危害了我国儿童的身心健康。为此,我们深深感到防治小儿肾脏疾病的任务繁重而艰巨。作为小儿肾脏病学的临床工作者,深感有责为普及儿科肾脏病的防治知识,提高小儿肾脏病的诊治水平,促进我国小儿肾脏病学的学科建设而尽菲薄之力。有鉴于此,我们在 1993 年编写出版《小儿肾脏病手册》的基础上,重新组织以湖南医科大学附属第二医院小儿肾脏病学组为主体,邀请院内外有关专家参加,共同编写了这本《小儿临床肾脏病学》。

肾脏病学是医学基础学科与临床医学紧密结合的学科。本书正是从这一基本点出发,致力突出以下特点:①尽力反映基础医学的发展对小儿临床肾脏病学发展的推动作用,特别是现代免疫学、分子病理学、现代细胞生物学和分子生物学对小儿肾脏病学的影响;②着重反映小儿肾脏病的临床进展水平;③关于小儿肾小球疾病的分类采取病理分类与临床分类相结合。

本书作者以中青年为主体,50 岁以下的占 3/4,但他们都在第一线从事专业工作,大多数接受过研究生的严格训练,积累了一定的专业经验,并广泛收集国内外文献资料,采各家之长融于笔下,精雕细镂,多则三易其稿。本书在编写过程中,还得到国内许多知名儿肾专家和儿科前辈的鼓励和指导,由衷感谢全国著名小儿肾脏病学专家、上海医科大学儿科医院郭怡清教授对书稿所作的详尽审校。全国著名小儿肾脏病学专家、南京医科大学小儿肾脏病研究中心姜新猷教授为本书作序。《现代儿科杂志》编辑部张恩芳同志为书稿作了仔细校对,在此一并致以诚挚的谢意!

终因我们学识浅薄,临床经验有限,部分作者是第一次参加编写工作,加之小儿临床肾脏病学发展日新月异,书中挂一漏万,错误之处难免,恳请儿肾界和儿科界的专家、教授们及同道们斧正!

易著文

1997 年 6 月 1 日于长沙

目 录

第一篇 总 论

第二篇　各　　论

附　　录

第一篇 总 论

第一篇 总 论

第一章 肾脏的发育与解剖

第一节 肾脏的发生与发育

肾脏发育生物学是研究肾脏的形态发生及发育成熟过程中分子信号调控机制的一门新型交叉学科,发育肾的研究是近年来肾脏病领域的一个研究热点。细胞分子生物学研究显示肾脏损伤和修复过程中出现类似胚胎后肾发育过程的重演,提示肾脏损伤后细胞的再生过程和肾脏胚胎发育过程有着极其密切的关系。对发育肾的研究有助于揭示先天性肾脏发育不良的机制,也有助于理解后天性肾脏疾病发生进展的病理生理机制。

本章将从以下两个方面介绍肾脏的发生和发育过程:

一、肾脏的发生和形态发育

(一) 肾脏的发生(kidney organogenesis)

哺乳动物的肾脏起源于间介中胚层体节外侧的细胞索,在胚胎发育过程中重演种系进化的过程,按时间及头尾顺序依次经过前肾(pronephros)、中肾(mesonephros)、后肾(metanephros)三个发育阶段(图1-1),三个阶段遵循相似的发育机制,而且在时空上的发育是连续的,前肾诱导中肾的发生,中肾诱导后肾的发生。前肾和中肾是暂时性的器官,在胚胎发育过程中相继退化,后肾则发育为成年永久性肾脏。

胚胎第三周末,随着胚体的卷折,间介中胚层与体节分离,逐渐沿腹侧形成左右两条分列在体节外侧的纵行的索状的生肾索(nephrogenic cord),生肾索的头端(平7~14体节)发育为前肾,胸腹部(平14~28体节)的生肾索,为中肾原基,生肾索的尾端发育为后肾。

人胚胎22天,头端生肾索分节形成7~10对上皮样小管结构,形成纵行的前肾小管(pronephric tubule),前肾小管的外侧端部分向尾侧延伸形成相互连接的纵行上皮性小管,即前肾导管(pronephric duct),除鱼类及两栖动物外,前肾导管在脊柱动物无任何排泄功能。前肾导管出现之后即相继退化。

胚胎24天前肾导管下端向尾侧延伸形成上皮性的中肾导管,即Wolffian导管,其尾端开口于泄殖

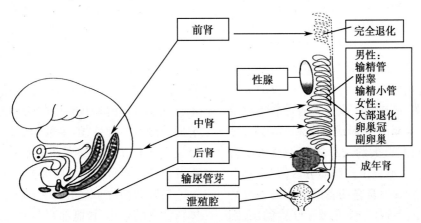

图 1-1 胚胎肾脏的发育示意图

腔。Wolffian 导管和其周围环绕的中胚层肾发生带一起形成中肾。在 Wolffian 导管诱导下，中肾胚基内形成与 Wolffian 导管相连的 S 型中肾小管（mesonephros）和对应的小球结构，小球内有来自背主动脉的毛细血管球，大约先后自上而下可有 80 对小管样结构，形成过程中，尾侧小管形成后，头侧小管退化，其数目始终维持在 15 对左右。中肾有一定的排泄功能，之后，中肾小管大部分退化，最后中肾组织演化为生殖系统的发生组织，在人类，男性性腺区域的中肾小管分化成为输精小管，中肾导管分化为附睾及部分输精管。在女性，绝大部分中肾组织退化，部分残留中肾小管形成卵巢及副卵巢。

妊娠 28 天 Wolffian 导管尾端近泄殖腔部位，向背侧突出一个上皮性的盲管，称为输尿管芽（ureter bud，UB）。其周围环绕的中胚层间充质称为后肾间充质（mesenchyme），两者构成后肾。在后肾的发育中，两者交互诱导，输尿管芽发育为集合系统，后肾间充质分化发育为肾单位和基质细胞。

（二）肾脏的形态发育（kidney development）

成熟的哺乳动物肾脏至少由 26 种细胞组成，包括上皮细胞、血管内皮细胞、系膜细胞及间质细胞等，目前认为这些肾脏固有细胞主要是由输尿管芽和后肾间充质细胞分化增生而来，输尿管芽和后肾间充质构成肾发生带。

1. 集合系统的形态发育 集合系统的形态发育包括一系列相互关联的过程。首先是在后肾间充质的诱导下输尿管芽的形成并侵入后肾间充质，继之侵入后肾间充质输尿管芽的重复分支及衍生出子代集合管，之后皮髓质集合系统的形成，包括输尿管芽分支的再吸收形成肾盂肾盏以及多种上皮细胞的最终分化。

输尿管芽是一个上皮性的盲管，其顶端称为壶腹（ampulla），该部位细胞增殖较快，而其茎干细胞增殖较慢。增殖较快的壶腹扩展延伸，以二叉分支的形式形成两个新的输尿管芽分支，呈"T"型对称分布，其中一支与其诱导形成肾小体连接，另一枝继续以二叉分支的形式分支。在肾脏发育过程中大约可以形成 15 级分支，最初的 2 级分支通过再吸收扩张形成肾盂，3～4 级分支形成肾盏和肾乳头，后续的小分支形成集合管，大约共形成 65 000 条集合管。胚胎 3 个月，后肾形成了皮髓质分区，开始具有泌尿功能。皮质和髓质集合管两者的形态发生有明显的不同，早期的输尿管芽分支主要位于内髓层，髓质输尿管芽分支较少，集合管相对以无分支的线形延长，而皮质集合管则重复分支并诱导后肾间充质形成肾单位。内髓层输尿管芽分支相对于随后形成的外髓及皮质输尿管芽分支来讲较短而且生长较慢。皮髓质的形成对维持肾脏的功能有着重要的作用。

2. 肾单位的形态发育 肾单位（nephron）的形态发育包括：肾小球、肾小管的发生，血管的形成和发育，肾单位的成熟。肾单位起源于后肾间充质，后肾发育的早期，间充质与输尿管芽接触，在其诱导下经历了间充质-上皮转分化，形成极性细胞，分化为肾单位的各个部分。首先是围绕输尿管芽末端的间充质细胞压缩成团，再延长转化为具有上皮样结构的肾囊泡，进入 V 期；然后肾囊泡拉长、折叠成为 comma 型小体，进一步变成 S 型小体，其中 S 型小体的上支将分化为远端小管并与集合管融合，中间支即成为未来的近端小管，下支或远端部分形成勺状囊样结构，其外侧细胞将发育为肾小球的壁层上皮细胞，其内侧细胞将发育为肾小球的脏层上皮细胞，即足细胞。随之血管球突入勺状囊样结构的靠近中间枝的部位，形成不成熟的肾小球，即毛细血管袢期肾小球（C 期肾小球）形成，最终形成成熟的肾小球（M 期肾小球）（图 1-2）。

根据不同胎龄输尿管芽和后肾间充质分布情况及各期肾小球分布位置，可明显看出肾发育位置特征，即呈放射状发育，靠近肾髓质中心为成熟肾小球，越近肾包膜越不成熟。在早期肾单位形成过程中，输尿管芽形成"T"型末端，T 两侧部位均诱导间充质细胞集中，因此肾小球出现是成对的，说明肾小球数量是由输尿管芽"T"型末端决定的，输尿管芽分支越多最终形成的肾小球也越多。按与分支输尿管芽长轴相垂直的肾小球计数其出现代数，可在一定程度上反映不同时期肾单位发育成熟情况和数量。人类发育中第一个肾小球出现及肾小球形成停止时间，尚有争议，有观察发现 8～9 周龄胎儿已出现 1～2 代成熟阶段肾小球和可分辨的近端、远端肾小管，19 周已达 7～8 代，33～34 周时为 11～12 代。从肾发生带消失情况观察，31～32 周已明显减少，33～34 周消失，提示肾单位分化在 33～34 周胎龄停止，可能不再有新的肾单位形成，有的学者认为直至孕周的最后一个月，但多数学者认为维持到第 34～35 周。不同个体最终肾小球数是有差异的，最终成人肾单位的数目约为 600 000 个。

后肾起初位于盆腔，由于输尿管芽的生长及腔体弯曲度的减小，腰骶部距离增大，使后肾渐上升至腹腔。自第 10 周起，人类胚胎肾脏开始产生尿液，

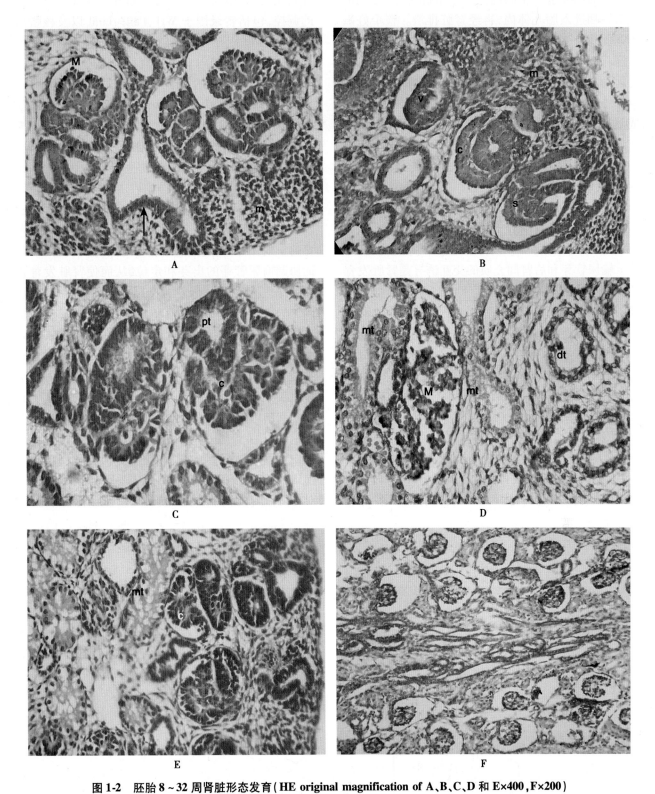

图 1-2　胚胎 8～32 周肾脏形态发育（HE original magnification of A、B、C、D 和 E×400，F×200）

（A）、（B）、（C）和（D）为 8～13 周胎龄肾组织，（E）为 32 周龄组织。（A）和（B）可见肾发生带内大量间充质细胞，"T"型输尿管芽末端和肾小球 V、S、C 期。（C）可见成对 C 期肾小球，上方为不成熟肾小管。（D）可见 M 期肾小球和肾小管，其中近端小管显色明显较远端小管为淡。（E）中含有 C 期肾小球和已出现微绒毛的近端小管。（F）可见成对多代肾小球。其中（m）为间充质细胞，（u）为输尿管芽末端，（v）为肾囊泡，（s）为 S 型小体，（c）和（M）分别是毛细血管祥期肾小球和成熟肾小球，（pt）和（mt）分别是原始近端小管和成熟近端小管，（dt）代表远端小管其产生的尿液进入羊膜腔后与羊水混合,经胎儿消化道吞咽进入胎儿体内,再经肾脏排泄。整个妊娠期间胎儿肾脏基本上不具有排泄废弃物的功能,其排泄代谢废物的功能主要由胎盘替代。胚胎19周之前是肾发育关键时期,任何围产因素都有可能影响肾脏发育,造成肾发育的异常,与成人相比,胎儿成熟期肾小球和肾小管只是相对成熟,还不够完善,如肾小球体积较小、毛细血管祥及开放相对较少、肾小管短粗等,胚胎34周后仍需要一个继续发育、完善的过程。

二、肾脏发育的分子调控

输尿管芽和后肾间充质的交互诱导是肾脏发育的基础和必需的条件,在50年前Grobstein首先阐述了后肾发育依赖于输尿管芽与后肾间充质之间功能上的相互作用。两者交互诱导的过程涉及复杂的基因表达程序,多种转录因子、生长因子和细胞因子、细胞外基质和黏附分子参与其调控。近年来,随着分子生物学实验技术的发展,通过对人类遗传性疾病基因突变分析及动物基因敲除实验的研究和组织细胞培养的方法,进一步阐明了两者交互诱导的分子信号传导机制在肾脏发生分化中的作用。

(一)集合系统发育的分子调控

1. 后肾间充质表达因子的调控作用 多种后

肾间充质分泌的信号参与输尿管芽发生及分支形成的调控,包括转录因子Wt1、Pax2、Liml以及核蛋白Formin、多肽因子GDNF(glial cell-derived neurotrophic factor,GDNF)等。以上因子可能通过多种途径参与肾发育过程中的分子调控。

2. Pax2-Eya1-Six2-Hoxa11-Foxc1调节途径 Pax2属于同源对子盒基因,是肾脏发育的重要调控因子。肾脏发育过程中Pax2表达于Wolffian导管、输尿管芽、集合管、未被诱导的后肾间充质、压缩间充质、comma小体,其在S小体的表达下降,仅表达于邻近分支输尿管芽的部位,成熟肾单位其表达消失。Pax2参与胚胎肾脏各个发育阶段的调控。在肾脏发育的早期,Pax2通过激活未诱导的间充质表达GDNF而协调输尿管芽的出芽和定位,从而使肾脏发育开始,并调节随后的输尿管分支形成。Pax2-/-等位基因缺失的大鼠缺乏输尿管和生殖道,分析发现胚胎发育过程中Wolffian导管仅部分发育,而输尿管芽不能形成,其原因可能与Pax2缺失导致后肾间充质不能表达GNDF有关。在肾间充质细胞转化为肾单位上皮中Pax2也起关键作用,表现为促使间充质的压缩和向上皮细胞的转化,对以后的内皮细胞、系膜细胞的发育也有引导作用。Pax2基因突变发育过程中肾囊泡也不能形成,即间充质-上皮化受阻。目前研究认为Pax2可能是通过Pax2-Eya1-Six2轴起到对肾脏发育的调节作用(图1-3)。基因敲除实验发

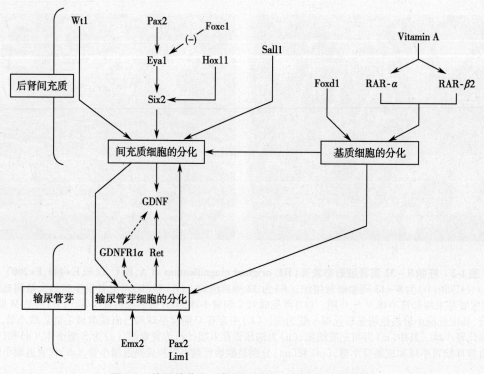

图1-3 输尿管芽和后肾间充质交互诱导的分子基础

现 Eya1-/-和 Hoxa11-/-突变大鼠 Pax2 不能充分激活 GDNF 的表达,提示后肾间充质的诱导过程需要不同的转录因子的联合作用。

Eya 基因可以编码含有 Eya 域的具有转激活活性的蛋白质,Eya1 在胚胎发育中表达于后肾间充质,但不表达于输尿管芽及其衍生物。Eya1 参与诱导间充质 GDNF 的表达及间充质-上皮转分化。Eya1-/-大鼠 Pax2 正常表达,而 Six2 和 GDNF 不能检测到,提示 Pax2 可能为 Eya1 的上游调控基因,而 Six2 和 GDNF 为 Eya1 的下游靶位。在人类单纯 Eya1 基因缺乏可导致支气管耳肾综合征和支气管眼综合征。

Six2 为一个转录因子,含有 Six 型的同源域。Eya1 和 Six2 直接相互作用,协同诱导对启动子的激活。但目前尚缺乏 Six2 基因敲除的实验模型。

Hoxa11 和 Foxc1(Mf1)参与 Pax2-Eya1-Six2 调节途径。两者胚胎发育中表达于后肾间充质,但不表达于输尿管芽及其衍生物。Hox 基因属于同源盒核转录因子,含有 4 个相似的基因簇(HoxA-D)Hoxa11 含有多对等位基因,Six2 的表达水平依赖于功能性 Hoxa11 等位基因的数目,其中 Hoxa11 三对等位基因缺失的大鼠输尿管芽不能形成而导致无肾畸形,原位杂交显示 Wt1、Pax2、Eya1 正常表达,而 Six2 和 GDNF 缺如,提示 Hoxa11 位于 Six2 的上游。Foxc1 属于叉头/翼螺旋转录基因家族,该家族含有一个进化中保守的 DNA 连接域,似乎直接参与 Pax2-Eya1-Six2 调节通路,基因敲除实验显示该家族在胚胎发育中起着重要作用,尤其在调节细胞增殖、细胞归属、细胞的分化方面。Foxc1 功能基因缺乏可形成重复肾和输尿管畸形,额外从导管形成的输尿管位于正常输尿管之前,但不与膀胱连接。其原因可能是由于 Eya1 及 GDNF 的表达部位向前扩展,提示 Foxc1 可以抑制 Eya1 的表达,既而负性调节 GDNF 的表达。

3. Wt1 和 SaLL1 的调节作用　Wt1 基因与胚胎肾发育有关,它是一个转录调控因子。该基因编码的 Wt1 蛋白。其表达在时间和空间上受到严格的调控。Wt1 在诱导前的后肾间充质以相对低的水平表达,随后在压缩间充质、肾囊泡、comma 小体、S 小体近端形成足细胞的部分高表达,成熟肾单位仅在足细胞表达,Bowan 囊也有低水平的表达。Wt1 参与肾脏发育各个阶段的调节,在肾脏发育的早期 Wt1 作为输尿管芽形成的诱导信号,同时亦为间充质细胞接受输尿管芽反馈信号的受体而维持间充质

的存活。Wt1-/-大鼠后肾间充质可以形成,但输尿管芽不能从 Wolffian 导管发出,缺乏诱导信号的后肾间充质很快凋亡,因而后肾不能形成。在间充质上皮化过程中,Wt1 作为上皮特异性蛋白的激活子,激活 E 钙粘连蛋白、Ⅳ胶原在上皮细胞的表达。有研究认为 Wt1 蛋白能抑制某些细胞增殖因子如早期生长反应因子Ⅰ(EGR Ⅰ)、类胰岛素生长因子Ⅱ(IGF Ⅱ)的转录,而促进某些与细胞分化有关的基因表达。在原位杂交中发现,在后肾胚基细胞向上皮细胞分化的过程中有 Wt1 mRNA 的高表达,成熟上皮细胞中不再表达 Wt1 mRNA,表明 Wt1 基因是一个分化因子基因。其表达的 Wt1 蛋白可能是促进后肾胚基细胞向上皮细胞分化的调控因子。在胚胎肾组织分化完成之后,Wt1 基因在细胞核的表达即被关闭,Wt1 蛋白作为促分化因子的功能停止,但在胎儿后期肾脏的发育中 Wt1 基因仍然起作用,可能是促使肾小管发育成熟、功能完善的因素。

胚胎肾分化时期胚基细胞 Wt1 的表达发生障碍,可导致 Wilm 肿瘤、Denys-Drash 综合征、Frasier 综合征、孤立的弥漫性系膜硬化(IDMS)和特发性的持续性肾病综合征,肾病理上显示足细胞呈立方形,且足突形成严重受损,提示 Wt1 为足细胞分化的重要调控因子。进一步的研究发现 Wt1 在体外可以直接激活 podocalyxin 基因,而 podocalyxin 编码足细胞特异的蛋白。

SaLL1 含有 10 个锌指域,在后肾发育过程中主要表达于环绕输尿管芽的间充质,在人类 SaLL1 杂合子突变导致 Townes-Brocks 综合征,表现为耳发育不良、多指畸形、肛门闭锁及肾脏心脏畸形。对 SaLL1-/-大鼠后肾发育的研究显示输尿管芽可以形成,但既不能侵入间充质,也不能生长和形成分支,缺乏交互诱导信号,从而导致了输尿管芽和后肾间充质的凋亡。共培养实验显示 SaLL1 可以吸引输尿管芽,但基因分析显示其并不直接调节 Pax2、Eya1、Wt1 Eya1 及 GDNF 的表达,提示在 Pax2-Eya1-Six2-和 Wt1 途径外可能还存在着其他的调节途径。

4. GDNF-Ret 信号系统　以上调节途径对肾脏分支形成的调节均涉及对 GDNF-Ret 的调节。GDNF-Ret 系统形成的信号传导复合体是输尿管芽形成和分支发育的基本调节子,在肾脏的分支形成中起着重要作用。GDNF 或 Ret 基因失活均可使导致输尿管芽形成及分支障碍,导致肾脏不能发育或发育不良。GDNF 是后肾间充质分泌的一种肽类生长因子,属于 TGF-β 超家族,表达于环绕输尿管芽的间

充质,为 Ret 的配子,neurturin 亦为 Ret 的另一配子。Ret 为一种受体酪氨酸激酶,GFRα-1 和 GFRα-2 为其共受体,表达仅限于输尿管芽顶端部位,调节输尿管芽的分支和生长。Ret 表达的空间限制性对正常肾脏分支形成具有重要意义。

5. 基质细胞表达分子的调节作用 输尿管芽和后肾间充质的分化发育不仅需要两者之间的相互作用,而且也需要与邻近基质细胞的相互作用。基质细胞在肾脏发育中的调节作用近年来渐渐引起重视。多种基质细胞因子参与输尿管芽和后肾间充质的分化发育,研究较多的是 Foxd11(BF2)和维 A 酸的核受体 RAR。

Foxd11(BF2)属于叉头/翼螺旋转录因子家族,是基质细胞特异性的转录因子,其确切作用目前尚不清楚。Foxd11(BF2)选择性地表达于压缩间充质细胞和分化中的肾单位周围的基质细胞,低水平的表达于环绕髓质输尿管芽分支的基质细胞。Foxd11 删除导致基质细胞分化异常、肾脏皮质/髓质带缺乏、皮质发育不全和小肾畸形,进一步的分析发现压缩间充质细胞大量存在,而 S 小体、comma 小体数目明显减少,Ret 异常表达于整个输尿管芽,而导致肾发育不良,输尿管芽分支数量减少。以上研究提示基质细胞参与压缩间充质细胞向上皮细胞的转化和输尿管芽细胞的分化。

维生素 A 缺乏以及其代谢产物维 A 酸的核受体 RAR 突变的大鼠表现出的肾脏发育畸形与 Ret-/-突变导致的相似,推测维 A 酸在肾发育中重要的作用之一是维持 Ret 在输尿管芽顶端的表达。RAR 包括两个成员 Rara、Rarb2。Rara 在整个肾脏发育期以低水平表达,而 Rarb2 选择性表达于基质细胞。视黄醛脱氢酶 Rald2 是维 A 酸合成所必需的酶,定位于皮质基质,维生素 A 借助于基质细胞调节 Ret 在输尿管芽的表达。Rald2 失活和 RAR 突变均可导致 Ret 表达下调,使分支形成受阻,同时基质细胞发育异常,大量积聚于肾包膜下。目前这一推测已被 RAR 突变的实验模型所证实。

基质细胞分泌的多种细胞因子也参与分支形成的调节。成纤维细胞生长因子 FGFs 是由基质细胞分泌的一类生长因子,研究显示 FGFs 参与对内外集合系统形成的调控。FGF-7、FGF-10 基因缺失的大鼠显示髓质发育障碍,表现为肾乳头发育不良,Henle 袢及髓质集合管数目的减少。FGF-7 调节输尿管芽生长的范围,其受体为表达于输尿管芽和集合管系统的高黏附性的 FGF-R-2b。FGF-7-/-的小鼠导

致小肾畸形,FGF-10 为 FGF-R-2b 受体的另一个配子,调节输尿管芽延长,提高 FGF-10 水平可导致输尿管芽极度延长。Foxd11(BF2)调节 FGF-10 的表达,定量分析显示 Foxd11(BF2)-/-突变小鼠较 Foxd11(BF2)+/-和野生型小鼠 FGF-10 水平为低,可以观察到集合管的截短,而出现明显的皮髓带缺陷。推测 Foxd11(BF2)突变导致的肾脏畸形可能与 FGF 水平下降有关。

6. 输尿管芽表达因子的调控作用 Emx2 是一个同源盒基因,表达于 Wolffian duct,输尿管芽及其衍生物,早期的上皮样结构的肾囊泡、comma 小体。Emx2 缺失突变的大鼠显示输尿管芽侵入间充质,但不能分支,不能诱导后肾间充质压缩,而很快凋亡,这与 Pax2、Liml、Ret 在输尿管芽的表达明显减少有关,进一步的研究显示在输尿管芽侵入之前 GDNF 的表达是正常的,但随后其表达在环绕输尿管芽的部位很快减少,Wnt4 是间充质压缩产生的一种可溶性的分子,参与聚集细胞向小管的转化,也未表达于小管形成前的积聚物上,输尿管芽 Emx2 突变可能使其失去了对 GDNF 反应的能力,研究发现 Emx2-/-突变的输尿管芽侵入后肾间充质之后其顶端 Ret 的表达丧失。此外,共培养实验显示 Emx2 可以调节输尿管芽细胞的分化,分化的细胞的产物可以产生诱导后肾间充质细胞上皮分化的信号。

Liml 为含有 Lim 域的转录因子,编码核蛋白 Liml,表达于输尿管芽分支、集合管、肾囊泡、comma 小体、S 小体及发育中的肾小管,Liml 对头部器官的形成及在输尿管芽的生长和集合系统的形成中起重要作用,Liml-/-突变的大鼠肾脏不能形成。在哺乳动物,Liml 可能参与上皮细胞的分化。

新近研究发现的 Formin 基因编码 4 个蛋白异构体,在肢芽和肾脏的发育中有重要作用,在肾脏发育中 4 个蛋白异构体均表达于输尿管芽,对输尿管芽的形成是必不可少的,Formin 突变可导致肾脏不发育。Formin 在肾脏发育中通过影响 actin 细胞骨架而影响输尿管芽形态发育中细胞的迁移。PKD-1 基因编码一个基质蛋白受体 polycystin-1,polycystin-1 在调控 actin 细胞骨架、细胞极性、小管上皮细胞的终末分化中起重要作用。

(二) 肾单位发育的分子调控

肾单位发育的分子基础包括间充质细胞-上皮转分化形成肾小球肾小管上皮细胞、肾小球的血管化、肾单位的成熟等过程。

1. 间充质细胞-上皮转分化 输尿管芽侵入间

充质后,间充质在其顶端压缩,由非极性细胞转化为顶-基底侧极性的上皮细胞,开始了小管的形态发生。间充质细胞-上皮化过程中伴随着基质蛋白和细胞间黏附分子的变化。体外培养研究发现,与输尿管芽相联系的细胞首先聚集成上皮球,36 小时后,这些聚集在一起的黏附细胞逐渐被一新形成的基底膜包绕,此时细胞停止表达后间充质特异的基质蛋白(胶原蛋白 I 和 III),代之以上皮基质蛋白胶原蛋白IV,但仍能表达层粘连蛋白 B 亚基,并进一步表达层粘连蛋白 A、a6 整合素、E cadherin;72 小时后,上皮细胞出现其特异性结构并表达肾特异性标志。完全极性化的上皮细胞高度表达 E cadherin,此时均一的基质含有 laminin,这些变化不仅是转化的特征,而且对上皮化和小管的发生是必需的。基质蛋白和细胞间黏附分子是极性化的最初调节分子,基质蛋白的表达可以确立细胞的基底侧并维持上皮细胞的活性。间充质-上皮转分化过程中基质蛋白、细胞间黏附分子、转录因子、多种细胞因子起着重要作用。

生长因子的调节作用:多种生长因子参与了肾脏发育的调节。输尿管芽源性的生长因子(由其分泌性的或其细胞表达的因子)对维持后间充质生存、避免其凋亡、促进其增殖和分化有重要作用。生长因子 BMPs、FGF、IL、EGF、NCAM 具有间充质生长活性,其中作用最强的为 LIF。LIF 为 IL-6 家族成员之一,该家族其信号转导均通过表达于后肾间充质的共享受体 gp130 完成,进一步影响信号转导子和激活子 STAT-3 的转录。LIF 对细胞的重构和小管发生有调节作用。细胞培养实验显示最初杂乱排列的后肾细胞在加入 LIF 后,E cadherin、层连蛋白 α 链、紧密连接蛋白 ZO-I 迅速表达,细胞重组为小链状的极性化的上皮细胞,继之极性化的上皮细胞形成小管。如果缺乏 LIF 则不能完成上皮化过程。间充质细胞亦可提供一些细胞因子,共同促进上皮转分化进程。目前认为 HGF/SF 及其酪氨酸激酶受体 c-met 在胚胎期间充质-上皮相互作用方面有重要意义。通常情况下,在胚胎发育过程中,HGF/SF 主要表达在间充质细胞上,它可以促进上皮化细胞表达 c-met。Woolf 等研究表明,后肾间充质细胞同时表达 HGF/SF 和 c-met,而"输尿管芽"只表达 c-met,HGF/SF 可以促进输尿管上皮的生长,也可以促进间质-上皮转分化。

转录因子的调节作用:间充质细胞-上皮化过程中除上述已提及的 Pax2、WT-1 外,Wnt、Pod1、N-myc、HNF1α/LF-B1、Limx1b 等在肾单位的发育中也起重要作用。

Wnt-4 在早期胚胎发育过程中表达,Wnt-4 以自分泌或旁分泌的形式作用于压缩的间充质细胞,促使其上皮化,协同 Pax2、Pax8 一起引导层粘连蛋白 A、a6 整合素、E cadherin 基因同时表达,进而刺激间充质向上皮转分化。基因敲除实验显示 Wnt-4-/-的大鼠输尿管芽诱导下间充质细胞可以形成压缩,但不能形成肾囊泡。Wnt-11 表达于输尿管芽顶端,参与小管形成的诱导。

Pod1 属于螺旋-祥-螺旋转录因子,为 Wnt-4 的下游因子,参与间充质细胞的上皮化。Pod1 表达于环绕输尿管芽分支的压缩间充质、间质细胞和各阶段的足细胞,但不表达于其他上皮细胞,Pod1-/-的大鼠压缩间充质向上皮转化延迟且严重受损,小球数目减少,小管上皮细胞分化障碍,足细胞不能完成最终的分化,呈立方形,且足突数目少,肾小球形成阻滞于毛细血管祥阶段,毛细血管网密度明显下降,提示其与足细胞的分化和毛细血管的发育密切相关。

N-myc 表达于上皮细胞前体细胞,参与调节上皮细胞生长但似乎不参与上皮细胞前体细胞的转化,上皮细胞转化过程中 N-myc 表达上调,基因敲除实验显示 N-myc-/-大鼠体积小,但匀称。

HNF1α/LF-B1 为一个二聚的同源域转录因子,选择性地表达于近端小管,调节近端小管细胞的分化,HNF1α-/-导致 Fanconi 综合征。

Limx1b 为一个 DNA 连接蛋白,仅表达足细胞,Limx1b-/-导致小球发育异常,足细胞发育障碍,缺乏毛细血管网,足细胞呈立方形,无足突和裂隙膜形成,进一步的分析发现足细胞不表达 podocin,pro-α3(IV)胶原和 pro-α4(IV)胶原链合成总量减少。

2. 肾小球的血管发生和发育　肾小球的血管化即毛细血管的形成有赖于内皮细胞、足细胞、系膜细胞的协同作用。目前的研究认为在胚胎的成血管阶段,肾已经具备了所有的成血管前体细胞,包括内皮细胞、系膜细胞和肾素表达细胞。实验显示在完整的胚胎中,这些前体细胞也能形成肾的小动脉。

肾小球的血管化始于 comma 小体和 S 小体阶段。毛细血管的发育必须与足细胞的发育相一致。肾囊泡形成后在信号分子的作用下,招募成血管细胞进入肾小球,在 S 小体与输尿管芽连接相对的一极形成一个裂隙,是肾小球血管化的起始点。在血管裂隙内,迁徙的内皮细胞随着肾小球的生长经历有丝分裂、分化、增殖形成毛细血管,其基膜由内皮细胞和足细胞共同产细胞外基质成分组成,其后系膜细胞亦被招募入肾小球。系膜细胞有助于毛细血管袢的形成和固定。细胞因子及其受体在肾小球内皮细胞的分化、招募、有丝分裂、迁徙、毛细血管组装及稳固结构的形成中有重要作用。

（1）VEGF 及其受体 flt-1 调节通路：血管内皮生长因子（vascular endothelial growth factor，VEGF）及其受体酪氨酸激酶 Flk1、Flt 控制着早期及重要的胚胎血管发育。在肾脏，其表达服从于肾小球毛细血管的发育。VEGF 表达于发育肾脏脉管系统周围的实质细胞，内源性和外源性的 VEGF 是一个内皮细胞形成原、丝裂原和趋化物，通过刺激肾脏本身固有的成血管细胞的增殖和分化而诱导血管形成。VEGF 借助其受体 Flk1、Flt1 吸引内皮细胞向肾单位迁移形成肾小球的毛细血管，VEGF 由近曲小管上皮细胞产生，形成了一个局部的吸引内皮细胞趋化的浓度梯度，而远曲小管上皮细胞则不吸引内皮细胞迁移。VEGF 对内皮细胞的定向趋化梯度的产生是由 Neuropilin-1、Neuropilin-2 及其各自的配子-3A、semaphorins-3F 所调节的，Neuropilin 表达于内皮细胞，semaphorins 表达于小管上皮细胞，VEGF 和 Neuropilin 对肾脏血管空间结构的形成十分重要，但其具体的作用机制尚不清楚。

（2）Ang 及其受体 Tie 调节通路：Tie 为内皮细胞受体酪氨酸激酶，包括 Tie1 和 Tie2。Tie1 的配子目前尚不明确，Tie2 的配子有三个 Ang-1（Angiopoietin-1，Ang-1）、Ang-2、Ang-3（在人类为 Ang-1、Ang-2、Ang-4）。血管生成是多种正、负性调节因子直接或间接作用的结果，VEGF 和 Ang 是两种主要的促血管生成因子。VEGF 作用于血管形成早期，促进原始血管网形成；而 Ang-1 则作用于随后的血管改建、塑形，促进形成成熟、有空间结构的血管网。Ang 与 VEGF 具有协同作用效应。Ang-2 对血管生成的影响与局部微环境有关，当 VEGF 存在时，Ang-2 可拮抗 Ang-1 促血管结构稳定的作用，消除血管基底膜和管周细胞对血管形成的限制，并增加内皮细胞对 VEGF 的敏感性，有利于血管出芽、生长，当 VEGF 缺乏时，Ang-2 抑制 Ang-1 则有利于血管的消退。在肾脏发育中，E18～P3 天，Ang-1 表达于外皮质层的压缩间充质细胞、外髓层小管、肾小球、远曲小管。相反，Ang-2，E18～P1 天仅表达于外髓层小管直部。E18～P1 天，Tie2 表达于毛细血管间质、动脉内皮细胞，至 P3 表达于肾小球、动脉内皮细胞、小管直部。虽然 Tie 2/Ang 的具体功能尚无具体的描述，但从其表达可以看出其在微血管发育中有重要作用。

（3）Eph 受体和 ephrin 配体的调节：Eph 激酶组成了受体酪氨酸激酶的最大家族，目前已明确的 Eph 受体和 ephrin 配体共有 14 个成员。目前已获取的 8 种 Eph 受体家族的配体，依据与膜附着方式分为 ephrinA 和 ephrinB 两个亚组，ephrinA 类配体靠糖基磷脂酰肌醇链（GPI linkage）锚定在细胞膜上，ephrinB 类配体是单次跨膜蛋白，根据同源序列将 Eph 受体也分为两组：EphA 和 EphB 受体。虽然 ephrin 配体与 Eph 受体可以混杂结合，但仍具有一些优先选择性。通常 ephrinA 型配体优先与 EphA 型受体结合，而 ephrinB 型配体则优先与 EphB 型受体结合。Eph 受体和 ephrin 配体家族中，不同成员间具有剂量互补和功能重叠，但各自参与特定的组织和器官的许多的发育进程。Eph/ephrin 家族在发育肾的表达可能有助于内皮细胞向血管裂隙的定向迁移。ephrinB2 最初表达于脏层上皮细胞，继之表达于发育中的肾小球内皮细胞，当内皮细胞前体细胞与 ephrinB2 阳性的足细胞前体细胞同位时，内皮细胞开始招募系膜细胞形成毛细血管支持结构，这种模式持续至足细胞成熟，ephrinB2 关闭。ephrinB2 这种在发育肾足细胞和内皮细胞的次序表达是为内皮细胞和系膜细胞前体细胞的招募提供一个位点。ephrinB2/EphB2 也表达于邻近血管的间充质上，提示 Eph 家族蛋白也具有调节间充质与内皮细胞之间的相互作用。在成年肾脏 ephrinB2 表达于动脉和肾小球毛细血管内皮细胞和集合管上皮细胞，提示其可能也参与成熟内皮细胞和肾集合管上皮细胞的维持，但目前其作用机制尚不明确。EphB4 表达局限于静脉内皮细胞，不参与肾小球毛细血管的形成。

3. 肾单位的成熟 肾单位的成熟是指完全分化的上皮细胞为适应其排泄最终代谢产物、毒物维持水电解质平衡的功能而具有的较之胚胎期上皮细胞更为复杂的膜形态，包括基底侧的绒毛、膜顶端的微绒毛以及大量表达的转运蛋白等。生后肾脏的成熟需要一个较长的时期，几乎在各种程度上新生儿的转运功能均低于成人。

发育肾的研究是近年来肾脏病领域的一个研究热点，综上所述，肾脏的发育是一个由复杂的分子信号调控的过程，阐明肾脏发育过程中复杂的分子信号转导机制有助于揭示先天性肾脏发育不良的机制，同时对发育肾的研究也有助于理解后天性肾脏疾病发生进展的病理生理机制，从而为肾脏病的诊治提供新的思路。

（白海涛）

第二节　肾脏的解剖

一、肾的形态

肾（kidney）位于腹后壁，脊柱的两侧。左、右各一，形似蚕豆。新鲜肾呈红褐色。正常成年男性肾平均长约 10cm，宽约 5cm，厚约 4cm，平均重量为 134~148g。一般男性肾略大于女性肾。肾可分上、下两端，内、外两侧缘和前、后两面。上端宽而薄；下端窄而厚。肾的前面较凸，朝向前外侧；肾的后面较平，肾贴腹后壁。外侧缘凸隆；内侧缘中部凹陷，是肾的血管、淋巴管、神经和肾盂出入的部位，称肾门（renal hilum）。肾门向肾内续于一个较大的腔，称肾窦（sinus renalis），由肾实质围成，窦内含有肾动脉、肾静脉的主要分支和属支、肾小盏、肾大盏、肾盂和脂肪组织等（图 1-4）。

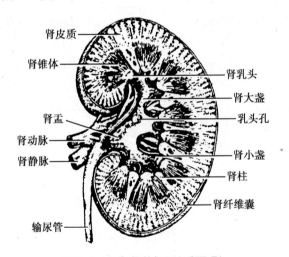

左肾皮质
肾锥体
肾乳头
肾大盏
肾盂
乳头孔
肾动脉
肾静脉
肾小盏
肾柱
肾纤维囊
输尿管

图 1-4　左肾额状切面（后面观）

二、肾的位置和被膜

（一）肾的位置

正常成年人的肾位于腹膜后间隙内和脊柱的两旁，贴靠腹后壁的上部。肾的长轴向外下倾斜，男性肾上端距正中线左侧 4.2cm，右侧 4.0cm，下端距正中线左侧 5.5cm，右侧 5.7cm。右肾略低于左肾。左肾上端平第 11 胸椎下缘，下端平第 2 腰椎下缘；右肾上端平第 12 胸椎，下端平第 3 腰椎。第 12 肋斜过左肾后面的中部，右肾后面的上部。肾门约平第 1 腰椎，距正中线约 5cm（图 1-5）。在肾脊肌的外侧缘与第 12 肋之间的部位称为肾区（脊肋角），在有些肾疾患者，叩击或触压此区可引起疼痛。肾的位置存在人体差异。女性一般低于男性，儿童低于成人，新生儿肾位置更低，有时下端可达髂嵴附近。肾的体表投影：在后正中线外侧 2.5cm 和 7.5cm 处作 2 条垂直线，通过第 11 胸椎和第 3 腰椎棘突作 2 条水平线，在上述纵横线所成的四边形范围内，即相当于两侧肾的体表投影（图 1-5、图 1-6）。

（二）肾的毗邻

肾后上 1/3 借膈与胸膜腔的肋膈隐窝相隔。肾后面下 2/3 与腹横肌、腰方肌和腰大肌外侧缘相邻。肾前面邻接的器官左右不同：右肾内侧缘接十二指肠降部，外侧接肝右叶和结肠右曲；左肾由上向下分别与胃、胰和空肠相邻接，外侧缘上半接脾，下半接结肠左曲。两肾上端接肾上腺。肾复杂的毗邻关系有重要的临床实际意义（图 1-7、图 1-8）。在肾手术和肾穿刺时须注意勿伤周围邻近器官。

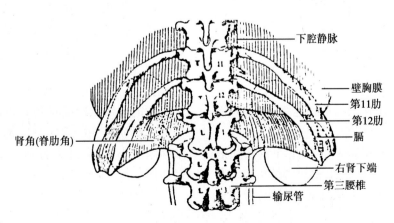

下腔静脉
壁胸膜
第11肋
第12肋
膈
右肾下端
第三腰椎
输尿管
肾角(脊肋角)

图 1-5　肾与肋骨、椎骨的位置关系（后面观）

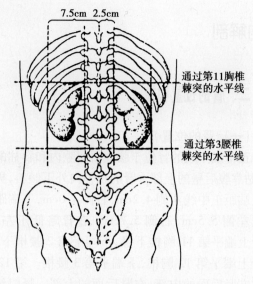

图1-6 肾的体表投影

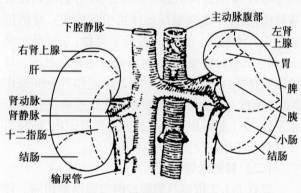

图1-7 肾的毗邻（前面）

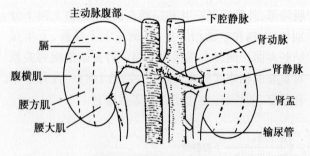

图1-8 肾的毗邻（后面）

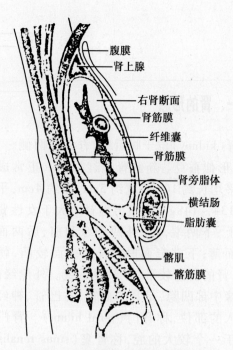

图1-9 肾的被膜（纵断面，右面观）

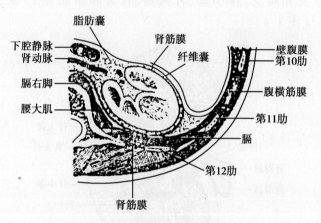

图1-10 肾的被膜（横断面，上面观）

（三）肾的被膜

肾的表面自内向外有三层被膜包绕（图1-9、图1-10）。

1. 纤维囊（capsula fibrosa） 为贴于肾实质表面的一层结缔组织膜，薄而坚韧，由致密结缔组织和少数弹力纤维构成。在正常状态下，容易与肾实质

剥离。但在某些病理情况下，由于与肾实质粘连而不易剥离。

2. 脂肪囊（capsula adiposa） 位于脂肪囊的外面，由腹膜外组织发育而来。肾筋膜分前、后两层，包绕肾和肾上腺。向上向外侧两层互相融合。向下两层互相分离，其间有输尿管通过。肾筋膜向内侧，前层延至腹主动脉和下腔静脉的前面，与大血管周围的结缔组织及对侧肾筋膜前层相续连；后层与腰大肌筋膜相融合。自肾筋膜深面还发现许多结缔组织小束，穿过脂肪囊连至纤维囊，对肾起固定作用。

（李叔庚）

12

第三节　肾脏的组织结构

肾脏外面包有纤维膜,又称被膜,主要由纤维性结缔组织和少量平滑肌组成。被膜包绕肾实质,肾实质可分为皮质和髓质两部,皮质位于肾的外周,厚约5mm,富有血管,新鲜时呈红色,内有细小红色点状颗粒,为肾小体的肉眼观。髓质位于皮质的深部,约占肾实质的2/3,血管较少,呈淡红色条纹状,主要由6～18个肾锥体构成。肾脏是由许多泌尿小管和少量结缔组织等构成。泌尿小管是一种能形成尿液的上皮性小管。由肾单位和集合小管两部分组成(图1-11)。

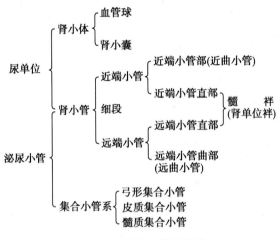

图1-11　泌尿小管的组成

一、肾单位

肾单位(nephron)是肾脏的结构和功能单位。根据肾小体在肾皮质内分布的部位不同,又可将肾单位分为皮质肾单位和髓旁肾单位。皮质肾单位主要分布于皮质外层,占肾单位总数的80%～90%,其肾小体的体积较小,髓袢短,髓袢中的细段很短或缺如。髓旁肾单位位于近髓质的皮质处,占肾单位总数的10%～20%,其肾小体的体积较大,髓袢中的细段较长。

(一) 肾小体

每一个肾小体(renal corpuscle)由血管球和肾小囊两部分组成。血管球与小动脉相连处,构成肾小体的血管极;在血管极对侧,肾小囊近端小管相连处,构成肾小体的尿极。

1. 血管球(glomerulus)　每个血管球的毛细血管束来自肾动脉的小分支,称为入球小动脉;它进入肾小体之后,先分成4～5个初级分支,再分成许多

毛细血管小袢,这些毛细血管袢盘曲成分叶状,称为毛细血管小叶。毛细血管小叶之间有系膜联系;血管袢外面覆盖有肾小囊脏层上皮。小叶的毛细血管先集合成数支小动脉,然后再与其他小叶的小动脉汇合成一根出球小动脉,从血管极离开肾小体。

2. 肾小囊(Bowman's capsule)　是肾小管的起端,可分内、外两层:内层叫脏层,外层叫壁层。脏层紧密地与血管球的毛细血管相贴附,以致在光镜下很难与血管球的内皮细胞相区分。在内、外两层之间,是一个狭窄的腔隙,称为肾小囊腔(或称Bowman腔)。壁层上皮与近端小管曲部上皮相连,此处即为肾小体的尿极(图1-12)。

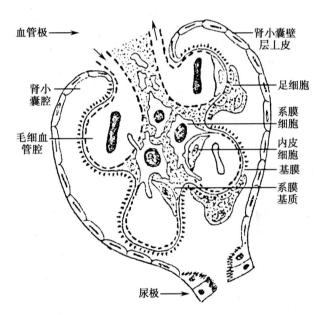

图1-12　球内系膜区模式图

壁层上皮:又称足细胞(podocyte),是肾小囊的脏层上皮细胞,它包绕在血管球毛细血管基膜的外面。在婴儿及儿童时期,细胞呈立方形,成年后呈多突状。足细胞先从胞体上伸出几个大的初级突起,每个初级突起又可发出一些长的次级突起,有的还可以从次级突起上分出三级突起。次级突起或三级突起的末端膨大如足(pedicel),呈薄片状,附着于毛细血管外的基膜上。相邻足细胞的突起或细胞自身的突起之间,相互形成彼此相嵌的交叉。突起间的空隙称为裂孔(slit pore),其直径为10～40nm。孔上覆盖有一层薄膜称裂孔膜(slit membrane)。

内皮细胞(endothelial cells):血管球的毛细血管

内皮细胞呈扁平梭形,光镜下不易与基膜分辨。在电镜下可见内皮细胞上有许多圆形或不规则形直径约为100nm的小孔,这些内皮细胞的小孔,是原尿形成过程中的第一道滤过屏障,能阻止血液中的血细胞及大分子物质滤过。少量的小分子物质亦可由内皮细胞通过吞饮活动而滤过。

基膜(basement membrane):位于毛细血管内皮细胞和肾小囊脏层上皮细胞之间,呈PAS阳性反应,为均质状薄膜,比肾小囊壁层上皮的基膜薄,电镜下观察成人基膜厚270~350nm,儿童较薄约为110nm,随年龄增长增厚。基膜可分为三层:内层、中层和外层。

滤过膜(filtration membrane)　毛细血管内的物质滤入肾小囊腔,必须经过三层结构:有孔内皮细胞、内皮细胞与上皮细胞之间的基膜,足细胞足突之间的裂孔膜。这三层结构总称为肾小体的滤过膜,或称滤过屏障。

系膜区(mesangial region):系膜区可分为球外系膜区(extraglomerular mesangial region)和球内系膜区(intraglomerular mesangial region),两者在血管球的近血管极处相连。球内系膜区的面积在新生儿占肾小体切面的6.2%,以后随着年龄增长而增加,老年时球内系膜区占肾小体切面的10.4%。球内系膜由球内系膜细胞和基质组成。

球内系膜细胞:简称系膜细胞(mesangial cell),1933年由Zimmermann发现,其数量占肾小体细胞的1/4~1/3,在一般情况下,系膜细胞不易与内皮细胞区分。系膜细胞的功能研究可归纳为四个方面:①有吞噬功能,特别是吞噬那些进入毛细血管周围间隙内的大分子物质,如能摄取沉积在基膜上的可溶性抗原-抗体复合物,在基膜的修复和维护肾小体滤过膜的通透性中起着重要的作用;②有收缩功能,系膜细胞内的细丝由肌动蛋白组成,用荧光抗体法证明,系膜细胞内有像平滑肌细胞一样的细丝和密体,这些结构都是系膜细胞收缩的结构基础;③参与基膜的形成与更新;④可能有类似入球小动脉壁上的球旁细胞的功能,系膜细胞内亦有类似颗粒。

系膜基质:为类似基膜样物质,电子密度比基膜低,分布于系膜细胞的间隙中。毛细血管内皮细胞与系膜基质直接相连,一些小分子物质如铁蛋白、辣根过氧化酶、右旋糖酐和免疫复合物等,能少量地由基质进入系膜,并可被系膜细胞所吞噬。

(二) 肾小管

肾小管(renal tubule)包括近端小管、细段和远端小管。近端小管(proximal tubule):是肾单位中最长最粗的一段,其直径约57μm,长约14mm,约占整个肾小管的1/4,全长可分二段:近端小管曲部和近端小管直部。近端小管曲部:简称近曲小管,在电镜下观察,近曲小管腔小而不规则。管壁由单层锥体形上皮细胞组成,细胞分界不清,细胞质嗜酸性,故HE染色中呈较深的红色,用PAS染色和Gomori法染色可清楚地看到刷状缘。

近端小管直部:构成髓袢的第一段。其结构基本上与近曲小管相同。

细段(thin segment):细段构成髓袢的第二段。皮质肾单位的细段很短,位于髓袢降支近弯曲处,髓旁肾单位的细段长,常在髓质外区的外带和内带交界处与近端小管相移行,长4.5~10.0mm,大部分在髓袢降支侧,小部分在髓袢升支侧。

远端小管(distal tubule):远端小管可分为二段,即远端小管直部、远端小管曲部。远端小管直部:长9mm,粗约40μm。电镜下观察上皮细胞腔面有少量微绒毛。远端小管曲部:平均长4.6~5.2mm,粗20~50μm,扫描电镜下观察上皮细胞表面有许多微绒毛。

二、集合小管系

集合小管系(collecting tubule system)由远曲小管汇合成。人的皮质肾单位常单独与集合管连接,而髓旁肾单位则常几个共同连接于一个集合管。集合管全长20~22mm,最长可达30~38mm。

三、球旁复合体

球旁复合体(juxtaglomerular complex)由入球小动脉和入球小动脉壁上的球旁细胞、远曲小管的致密斑和球外系膜细胞等组成。三者在肾小体血管极处,排成三角形,入球小动脉和出球小动脉构成三角形的两边,致密斑构成三角形的底边,球外系膜细胞居中心。

球旁细胞(juxtaglomerular cell):由入球小动脉壁上的平滑肌细胞衍化而来,当入球小动脉进入肾小体血管极时,其管壁上的平滑肌细胞变为上皮样细胞,称为球旁细胞。它们与普通平滑肌细胞不同,细胞体积较大,呈立方形或多边形,核较大,圆或卵圆形,着色浅,细胞质丰富,呈弱嗜碱性,肌原纤维少,粗面内质网和核蛋白丰富,高尔基复合体发达。

致密斑(macula densa):在远曲小管接近肾小体的血管极处,其紧靠肾小体的一侧的上皮细胞,由立方形转变为柱状细胞,排列紧密,这些增高的上皮细胞在小管壁上形成一个椭圆斑,称为致密斑。

四、肾间质

在泌尿小管和血管之间,夹有少量的结缔组织,称为肾间质(renal interstitium)。肾间质内含有纤维、基质和细胞,其数量和种类在肾的不同部位有很大差异。皮质内的纤维主要围绕在小血管周围;髓质外区有许多胶原纤维。在髓质内区则较少,网状纤维较多,几乎没有弹性纤维。基质主要由黏多糖(主要是透明质酸)及间隙液(主要是组织液)组成。正常人肾内间质很少,随着年龄的增长,肾间质量也逐渐增加。

五、肾脏的血管

肾脏血流量很大,血液供应丰富,血管阻力低,正常人安静时每分钟约有1200ml血液流进两侧肾脏,相当于心输出量的 $1/4 \sim 1/3$ 左右,其中约有90%的血液分布在皮质,故通常所说的肾血流量主要指肾皮质而言。肾内的血液循环如图1-13。

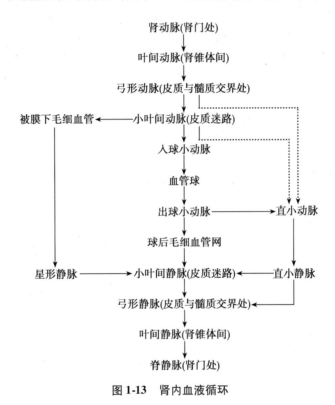

图 1-13　肾内血液循环

（李叔庚）

参 考 文 献

1. Yokoo T, Kawamura T, Kobayashi E. Kidney organogenesis and regeneration:a new era in the treatment of chronic renal failure? Clin Exp Nephrol,2008,12(5):326-331.

2. Price KL,Long DA,Jina N,et al. Microarray interrogation of human metanephric mesenchymal cells highlights potentially important molecules in vivo. Physiol Genomics 2007,23:193-202.

3. Jenkins D,Winyard PJD,Woolf AS. Immunohistochemical analysis of sonic hedgehog signalling in normal human urinary tract development. J Anat 2007,211:620-629.

4. Gong KQ,Yallowitz AR,Sun H,et al. A Hox-Eya-Pax complex regulates early kidney developmental gene expression. Mol Cell Biol 2007,27:7661-7668.

5. 朱翠平,易著文. 人胚胎肾组织形态发生与PAX2表达. 医学临床研究,2005,22(9):1207-1211.

6. 白海涛,易著文. 肾脏的发育. 国外医学泌尿系统分册,2004,24(4):46-55.

7. 郭慕依. 肾活检病理学. 上海:复旦大学出版社,2007.

8. 邹万忠. 肾活检病理学. 北京:北京大学医学出版社,2006.

9. Kerecuk L,Schreuder MF,Woolf AS. Human renal tract malformations:perspectives for Nephrologists. Nat Clin Pract Nephrol,2008,4:312-325.

第二章 肾脏的生理

肾是维持机体内环境相对稳定最重要的器官之一。通过泌尿活动,在排除代谢尾产物的同时,调控体液中大多数晶体成分的浓度和渗透压,维持酸碱平衡。此外,肾还能产生多种生物活性物质,如:促红细胞生成素、$1,25(OH)_2D_3$、前列腺素、肾利钠肽等,参与机体功能的调控。

第一节 肾脏的血液循环

一、肾的血液供应特点

肾的血液供应非常丰富,安静时流经两肾的血液为每分钟1200ml,占心输出量的1/5～1/4,与其排泄功能高度相适应。成人肾血流量的94%分布在肾皮质,以保证尿生成;5%分布在外髓,约1%供应内髓,利于髓质高渗的维持。肾动脉由腹主动脉垂直分出,入肾后依次分支形成叶间动脉→弓形动脉→小叶间动脉→入球小动脉。每支入球小动脉进入肾小体后分支成肾小球毛细血管网,后者汇集成出球小动脉离开肾小体。出球小动脉再次分成毛细血管网,缠绕于肾小管和集合管的周围供给其血液。所以,肾血液供应要经过两次毛细血管网。其中肾小球毛细血管网因其来自腹主动脉,入球小动脉口径为出球小动脉的2倍,故毛细血管内血压较高,有利于滤过;反之,肾小管周围的毛细血管网内血压较低,有利于肾小管的重吸收。然后,血液经小叶间静脉→弓形静脉→叶间静脉,最终汇入肾静脉。

二、肾血流量的调节

肾血流量(renal blood flow)的调节主要是指肾皮质血流量的调节。它涉及两方面的问题:一方面是肾血流量要与肾的泌尿功能相适应,主要靠自身调节来实现;另一方面,肾血流量要与全身的血液循环的调节相配合,这主要靠神经与体液调节来调控。具体来说,肾灌注压和肾血管阻力是影响肾血流量的两个主要因素。

(一)肾血流的自身调节

实验表明,狗在灌注压为10.7～24.0kPa(80～180mmHg),成人可能在8.0～17.3kPa(60～130mmHg)范围内,肾血流量保持在相对稳定的水平。肾血流的自身调节在小儿肾已发挥作用,但由于小儿血压普通较低,小儿肾的自身调节是在较成人低的范围内发挥作用的。

肾血流的自身调节机制尚未完全阐明,目前较受重视的是肌源学说,依据是采用罂粟碱、水合氯醛等抑制血管平滑肌活动,自身调节便消失。当灌注压增高使入球小动脉平滑肌受到较强的牵张刺激时,膜上 Ca^{2+} 通道开放,Ca^{2+} 内流使胞质中 Ca^{2+} 浓度增加,血管平滑肌收缩使肾血流不致过大;反之亦然。

此外,球管反馈机制在肾血流自身调节中也发挥了重要作用。该作用目前认为是通过输送至肾单位远端致密斑的小管液数量和成分的改变而实现的。

(二)肾血流量的神经和体液调节

安静状态下,支配肾血管的交感神经紧张性较弱。受刺激时交感神经活动加强,由于入球小动脉的 α 受体多于出球小动脉,加上近球小体的 β 受体兴奋后使局部肾素分泌增多,肾血管收缩,肾血流量减少。胎儿肾的神经支配很早即出现,但刚出生婴儿肾的肾上腺素能神经的密度比成人要低。临床上使用的多巴胺通过多巴胺受体选择性发挥扩张肾血管的作用,从而改善肾血流。多巴胺的这种作用可

为 α 受体介导的血管收缩所拮抗。多巴胺的舒血管效应在胎儿和新生儿较明显。此外，前列腺素 E2（PGE₂）、PGI₂、肾利钠肽等均能舒张肾血管；而血管紧张素 Ⅱ、去甲肾上腺素、血管升压素、5-羟色胺等则相反。

三、出生前和出生后的肾血流量

（一）出生前的肾血流量

妊娠 12 周后胎儿肾即开始生成尿。妊娠晚期肾血流量约占心输出量的 2.5%，而胎盘却接受约 40% 的心输出量。胎儿肾内血流分配不均匀，以皮质深层血液供应占优势。

（二）出生后的肾血流量

出生后肾血流量逐渐增加。肾血流量与心输出量水平和肾血管阻力与体循环主动脉血管阻力的比值有关。

肾血管阻力受血中儿茶酚胺、肾素以及前列腺素水平的影响，在出生后的早期即下降，并在此后的阶段继续下降，其下降程度大于体循环血管阻力的下降。与此同时，出生后肾皮质层的血流量亦逐渐增加。

（管茶香）

第二节　肾脏超滤液的生成

血液在流经肾小球毛细血管时，血浆中的水和小分子物质可以滤入肾小囊的囊腔生成原尿。从成分上看，除大分子蛋白质外，其余成分与血浆非常接近，其 pH 值与渗透压也相似；凡能自由通过滤过膜的物质，不论其分子大小，滤过的速度相等，例如右旋糖酐、葡萄糖和水的分子量分别为 10 000、180、18，它们通过肾小球的速度相等，说明肾小球起着滤过作用而非扩散，原尿即为血浆的超滤液。

一、滤过膜及其通透性

正常成人两侧肾全部肾小球毛细血管总面积估计在 1.5m² 以上，对血浆的滤过非常有利。

滤过膜由三层结构组成：①内层是毛细血管的内皮细胞，其细胞上有许多直径 50～100nm 被称为窗孔的小孔，可防止血细胞通过。②中间层是非细胞性的基膜，是滤过膜的主要滤过屏障。基膜是由水合凝胶构成的微纤维网结构，有 4～8nm 的多角形网孔，可允许水和部分溶质通过。微纤维网孔的大小决定着溶质的滤过。③外层是肾小囊的上皮细胞。上皮细胞上相互交错的足突形成裂隙，其上覆盖一层存在有直径为 4～14nm 小孔的裂隙膜，为滤过的最后一道屏障。因此，滤过膜的通透性首先决定于三个因素：构成滤过膜的三层膜上的小孔的大小；通过被称为"立体障碍"的分子与膜孔之间的空间排列和几何学的关系，以及分子穿过孔壁所产生的使其运动减慢的动力，后者称为黏性拖曳。通过的分子直径愈大，其立体障碍与黏性托拽亦愈大，通透率愈低。

滤过膜的通透性还决定于它对电荷的选择性。滤过膜各层壁上含有许多带负电荷的物质，主要为异多糖的涎基以及葡萄糖胺的硫酸基团，构成滤过膜的电学屏障，使带正电荷的分子较易通过，而带负电荷的分子如血浆白蛋白则难以通过。但肾在病理情况下，滤过膜上带负电荷的糖蛋白减少或消失，导致带负电荷的血浆蛋白滤过量明显增加而出现蛋白尿。

二、肾小球的滤过

肾小球滤过作用的动力是有效滤过压。

（一）有效滤过压

由于前述正常情况下肾小囊内的超滤液中蛋白质浓度极低，其胶体渗透压可忽略不计。因此，滤过的唯一动力是肾小球毛细血管血压，而且肾小球毛细血管压比身体其他部分的毛细血管压高；血浆胶体渗透压和囊内压则是滤出的阻力，这样，肾小球有效滤过压 = 肾小球毛细血管血压 - （血浆胶体渗透压 + 肾小囊内压）。

微穿刺表明，成人肾小球毛细血管血压为 6.6kPa（50mmHg），入球端血浆胶体渗透压为 3.3kPa（25mmHg），肾小囊内压为 1.3kPa（10mmHg），所以成人入球端的肾小球有效滤过压 = 6.6 - （2.7 + 1.3）= 2.0kPa，血浆源源不断地经滤过膜生成原尿。在血液流经肾小球毛细血管时，由于滤过的不断进行，血浆蛋白质浓度逐渐增加，血浆胶体渗透压也随之升高；而出球端毛细血管血压则因出球小动脉口径较小、阻力较大，故变化甚小。这样，在接近出球端处，肾小球有效滤过压可下降到接近于零，滤过达到平衡，滤过即停止。可见，只有从入球小动脉端到滤过平衡这一段才有滤过作用。滤过平衡的位置愈近入球端,滤过愈少。反之,滤过平衡位置愈靠近出球端,滤过越多。如果达不到滤过平衡,则肾小球毛细血管全段均有滤过作用。

(二)评价滤过的指标

1. 肾小球滤过率(glomerular filtration rate, GFR) 指每分钟两侧肾生成的超滤液量。据测定,体表面积为 1.73m² (中等身材的成年人)的个体,其肾小球滤过率为 125ml/min。因此,两肾每一昼夜肾小球的滤液总量(原尿量)为 0.125×60×24 = 180L,为体重的 3 倍。新生儿约为成人的 30%,其原因可能与新生儿滤过膜的面积与通透性较成年人低,同时入球小动脉阻力较高以及新生儿血压较低有关。早产儿的肾小球滤过率更低,3~6 个月为成人的 1/2,6~12 个月为成人的 3/4,2 岁达成人水平。

2. 滤过分数 指肾小球滤过率与肾血浆流量的比值。正常成人肾血浆流量为 660ml/min,肾小球滤过率为 125ml/min,故滤过分数为:125/660×100 = 19%,即流经肾的血浆约有 1/5 由肾小球滤出到囊腔中生成原尿。

(三)影响肾小球滤过的因素

1. 肾小球滤过膜的面积与通透性 如前所述,各种原因致滤过面积减少如肾小球肾炎时滤过减

少,可致少尿或无尿。滤过膜通透性增大时可出现血尿和蛋白尿。

2. 有效滤过压 肾小球有效滤过压 = 肾小球毛细血管血压-(血浆胶体渗透压+囊内压)。①肾小球毛细血管血压:增加时滤过压升高,滤过增加,反之滤过减少,但动脉血压在 10.7~24kPa(80~180mmHg)范围时肾小球毛细血管血压保持不变。②囊内压:一般情况下,囊内压比较稳定。当肾盂或输尿管结石、肿瘤压迫或其他原因致输尿管阻塞时囊内压可以升高。有些药物在肾小管酸性环境中析出结晶或溶血时的血红蛋白均可堵塞肾小管从而升高囊内压。囊内压升高,滤过减少。③血浆胶体渗秀压:降低时肾小球滤过增加,这是大量饮清水后尿量增多的原因之一。

3. 肾血浆流量 肾小球毛细血管主要在近球一段实施滤过。肾血浆流量增加时,肾小球毛细血管内血浆胶体渗透压上升速度减慢,滤过平衡则靠近出球小动脉端,有效滤过压和滤过面积增加,肾小球滤过增加。反之,肾小球血浆流量减少,血浆胶渗压上升速度加快,缩短了具有滤过作用的毛细血管段,滤过减少。

(管茶香)

第三节 肾小管对肾小球超滤液的处理

人两肾每天生成原尿 180L,而终尿量仅 1.5L 左右;与此同时,原尿中除几乎不含蛋白质外,其他溶质的成分和浓度与血浆相同,而终尿中几乎不含葡萄糖、钠、尿素等也明显少于原尿,这表明肾小球滤液在肾小囊内静水压推动下流经肾小管和集合管后,几乎全部滤过的水和溶质被重吸收。本节主要讨论肾小管和集合管对肾小球超滤液的重吸收功能。此外,肾小管与集合管亦可分泌一些物质入小管液,有关内容详见第五节。

肾小管的重吸收属有极限的选择性重吸收,成人男女分别为(364±35)mg/(min·1.73m²)及(303±29)mg/(min·1.73m²),新生儿为(70±20)mg/(min·1.73m²),婴儿为(313±71)mg/(min·1.73m²),18 个月以上的小儿则接近于成人。

一、重吸收的方式

(一)被动重吸收

指小管液溶质顺电化学梯度通过肾小管上皮细

胞转运到肾小管周围毛细血管中的过程。这种过程不需要消耗代谢能,如尿素、Cl^- 等的转运。对水的转运(扩散)来说其动力为渗透压。

(二)主动重吸收

指小管液中的溶质分子逆着电化学梯度由小管细胞转运到小管周围毛细血管中的过程,此过程需消耗代谢能。主动转运又根据是否直接消耗 ATP 分为原发性主动转运和继发性主动转运。前者如通过泵主动重吸收 Na^+、K^+、Ca^{2+},通过胞饮作用重吸收蛋白质等,而通过膜载体转运葡萄糖则属后一种主动转动。

二、几种物质的重吸收

肾小管和集合管均具有重吸收功能,以近球小管的吸收量最大。滤液中大部分的葡萄糖、水、氨基酸、维生素以及电解质等在近球小管重吸收。

(一)Na^+、Cl^- 的重吸收

肾小球滤液中含量最多的电解质是 Na^+,小管

各段重吸收 Na^+ 的比例不同,一般滤液中 Na^+ 的 65%~70% 在近球小管重吸收,25%~30% 在髓祥重吸收,10% 在远曲小管和集合管重吸收,不到 1% 从尿中排出。

近球小管重吸收 Na^+ 属主动转运,其机制通常用泵漏学说来解释。其主要内容是,小管壁相邻细胞间存在细胞间隙,该间隙靠近小管腔的一侧为紧密连接。小管细胞的管周膜和细胞间隙的底部均与管外毛细血管相邻,其间有基膜相隔。小管液中 Na^+ 浓度为 142mmol/L,在小管上皮细胞内则为 10mmol/L;同时小管液中电位在 -3~$+3mV$ 之间,小管上皮细胞内则为 $-70mV$,这样,Na^+ 顺电化学梯度进入小管上皮细胞内。而在小管细胞则膜上存在有钠泵,能将 Na^+ 逆电化学梯度源源不断地泵出,进入细胞间隙,导致细胞间隙中 Na^+ 浓度升高,渗透压随之升高,水进入间隙。侧膜上钠泵活动的另一作用是降低小管细胞内 Na^+ 浓度,有利于 Na^+ 扩散入细胞内。由于细胞间隙中的水不断增加,该处的静水压逐渐升高,这一压力可促使 Na^+ 和水通过基膜进入细胞间隙及相邻的毛细血管;但也可使 Na^+ 和水经紧密连接返回到小管腔内,此现象称为回漏。因此,Na^+ 的净重吸收量应等于主动重吸收量减去回漏量。

远曲小管对 Na^+ 的重吸收量较少。但由于远曲小管上皮间的细胞间隙处的紧密连接对 Na^+ 的通透性较低,回漏入管腔量的比例也小些。远曲小管重吸收 Na^+ 还与泌 H^+ 和泌 K^+ 有关。

Cl^- 的重吸收大部分是伴随 Na^+ 的主动重吸收而被动重吸收回血的。由于 Na^+ 的主动重吸收造成小管内外的电位差,HCO_3^- 和 Cl^- 顺电位差被重吸收。而且,由于 HCO_3^- 的重吸收速率明显大于 Cl^-,加上因渗透压差导致的水的重吸收,小管液中 Cl^- 浓度比管周组织间隙高 20%~40%,Cl^- 又顺浓度差进一步加快重吸收。

在髓祥升支粗段,Na^+ 和 Cl^- 的重吸收机制较为复杂。比较公认的是,在升支粗段管腔膜处,Na^+、Cl^- 是与 K^+ 一起由同一载体协同转运入升支粗段上皮细胞内,其转运比例为 Na^+:$2Cl^-$:K^+,随后 Na^+ 经侧膜上钠泵泵入组织间隙,$2Cl^-$ 则经管周膜上 Cl^- 通道顺浓度差入组织间隙。K^+ 则顺浓度差由管腔膜返回管腔内,参与形成管内相对较高的正电位。三种离子中任何一种离子浓度的变化都将影响其他两种离子的转运。

（二）葡萄糖的重吸收

如前所述,原尿中的葡萄糖浓度与血糖浓度相等,而终尿中几乎不含有葡萄糖,表明葡萄糖全部被重吸收回血。实验表明,重吸收的部位是近球小管,主要是近曲小管,其余各段没有重吸收葡萄糖的能力。葡萄糖的重吸收与 Na^+ 重吸收相耦联,与小管上皮刷状缘中的载体蛋白有关。载体蛋白上分别存在有与葡萄糖、Na^+ 相结合的位点。当载体蛋白与葡萄糖、Na^+ 结合形成复合体后,由于钠泵活动造成 Na^+ 的浓度差,Na^+ 顺浓度差内流的同时释放出势能供给葡萄糖逆浓度差转运到管周组织间隙。可见,肾小管重吸收葡萄糖属继发性主动转运。由于结合葡萄糖的位点有限,当血糖浓度高于一定水平时,有一部分肾小管对葡萄糖的吸收达到极限,一部分葡萄糖不能被重吸收,尿中出现葡萄糖。此时的血糖浓度称为肾糖阈。当血糖继续升高到某一水平时,全部肾小管对葡萄糖的重吸收达到极限,此时的血糖浓度称为葡萄糖吸收极限。此时,尿中葡萄糖的排出率将随血糖浓度升高而平行增加。新生儿葡萄糖肾阈较成人低,静脉输入或人量口服葡萄糖时易出现糖尿。

（三）HCO_3^- 重吸收

肾小球滤液中 80%~85% 的 HCO_3^- 将在近球小管重吸收,HCO_3^- 的重吸收是以 CO_2 的方式间接进行的,详见第四节。

（四）其他物质的重吸收

小管液中氨基酸的重吸收方式与葡萄糖相同,只是其同向转运体为氨基酸载体。原尿中少量的蛋白质则可通过胞饮作用而转运。HPO_3^{2-} 与 SO_4^{2-} 也可与 Na^+ 同向转运而吸收。

三、影响肾小管重吸收的因素

（一）肾内因素

1. 小管中溶质浓度　小管液中溶质浓度增加使小管液中晶体渗透压升高时,跨上皮渗透压梯度减小,水重吸收减少致尿量增加。这种现象称为渗透性利尿。例如糖尿病患者,因胰岛素绝对或相对不足导致血糖升高,超过肾糖阈,肾小管中葡萄糖含量增加,晶体渗透压升高,妨碍水的重吸收形成多尿。甘露醇与山梨醇因滤过后不被重吸收,同理导致尿量增多。

2. 球管平衡与管球反馈　通常情况下,不论肾小球滤过率增加或减少,近球小管的重吸收率始终占肾小球滤过率的 65%~70%,这种定比重吸收现象称为球管平衡,这样有利于保证终尿量不致因肾小球滤过率的变化而过度变化,具有重要的生理意义。同时,近球小管重吸收及小管液流量的变化也可反过来影响肾小球滤过率。这种小管液流量变化影响肾血流量和肾小球滤过率的现象称为管球反馈。通过球管平衡与管球反馈,可对重吸收实现一定程度的自身调节。

(二) 体液因素

1. 抗利尿激素(antidiuretic hormone,ADH)　ADH由下丘的视上核(主要)及室旁核的神经内分泌细胞分泌的一种 9 肽激素。它的主要作用是提高远曲小管和集合管对水的通透性,同时增加髓袢升支粗段对 NaCl 的重吸收和内髓部集合管对尿素的通透性而促进髓质高渗的形成。此外,ADH 还可使入球小动脉收缩,有效滤过率减少。综上所述,ADH 可产生抗利尿效应。ADH 也可与血管平滑肌上的 ADH受体(V_1 受体)结合,使细胞内 Ca^{2+} 浓度增加,引起血管收缩。但 V_1 受体对 ADH 亲和力较低,故 ADH 产生升压效应所需浓度为产生抗利尿效应的 10 倍。

ADH 增加远曲小管和集合管对水通透性是通过与小管上皮细胞管周膜上 V_2 受体结合来实现的。ADH 与 V_2 受体结合后激活膜上的腺苷酸环化酶,使上皮细胞内 cAMP 浓度升高,激活蛋白激酶,使管腔膜蛋白磷酸化,这样位于管腔膜附近的含有水通道的小泡镶嵌在管腔膜上,增加膜上的水通道数目。水通道又称为水通道蛋白(aquaporin,AQP)是哺乳动物细胞膜上转运水的特异孔道。目前已鉴定出的至少有 6 种,分别称为 AQP_0、AQP_1、AQP_2、AQP_3、AQP_4、AQP_5。属同源蛋白质家族。AQP_1 主要位于近曲小管、髓袢降支细段管腔膜和基侧膜,负责大部分水的重吸收。AQP_2 存在于主细胞和内髓部集合管的上皮细胞上。当 ADH 与内髓部集合管上皮细胞 V_2 受体结合后,AQP_2 水通道移至管腔膜,对水的通透性增加,ADH 对肾小管和集合管水通道的影响主要是通过 AQP_2 实现。AQP_3 和 AQP_4 也存在于内髓部集合管上皮细胞上。当 ADH 缺乏时,水通透内移,对水不通透。进入到细胞内的水可通过基侧膜自由扩散回到血中。

ADH 释放的有效刺激主要是血浆晶体渗透压、循环血量和动脉血压。①血浆晶体渗透压:改变 1% ~2% 即可影响 ADH 的释放,为最重要的因素。当血浆晶体渗透压升高如大量出汗、严重呕吐或腹泻致重度脱水时,刺激下丘脑渗透压感受器、ADH释放增加,水重吸收增加尿量减少,以保留水分。反之,大量饮清水后,血浆晶体渗透压下降,对下丘脑渗透压感受器刺激减弱,ADH 释放减少,尿量增多,称为水利尿。②循环血量:增加时刺激心房等处的容量感受器,ADH 释放减少,尿量增加。反之亦然。③动脉血压:动脉血压升高时,刺激颈动脉窦压力感受器,反射性地抑制 ADH 释放,尿量可增加。此外,心房利尿钠肽可抑制 ADH 分泌,血管紧张素 II 则可刺激其分泌。

2. 醛固酮(aldosterone)　为肾上腺皮质球状带分泌的激素,具有促进远曲小管和集合管对 Na^+ 的主动重吸收,同时促进 K^+ 的排出,即促进 K^+-Na^+ 交换,在 Na^+ 重吸收加强的同时水亦随之重吸收。其分泌主要受肾素-血管紧张素以及血 Na^+、血 K^+ 浓度的调节。

3. 其他激素　心房利尿钠肽能减少肾小管和集合管对 NaCl 的重吸收,促进其排出。甲状旁腺激素亦可降低近球小管对 NaCl 的重吸收。

(管茶香)

第四节　肾脏在水、电解质和酸碱平衡中的作用

机体的组织细胞必须处于适宜的内环境下才能维持正常代谢与生理功能。肾通过滤过和分泌,排泄各种代谢产物以及重吸收水、电解质、葡萄糖、氨基酸等机体所需要的物质,在体内水、电解质和酸碱平衡中起着非常重要的作用。

一、肾在水平衡中的作用

肾主要通过尿的浓缩与稀释来实现对水平衡的调节。当人体缺水或摄盐过多时,排出浓缩尿,可达 1200 ~1400mOsm/L,远远高于人血浆渗透压 300mOsm/L,被称为高渗尿,反之则称为低渗尿。如果肾的浓缩与稀释功能严重受损,则不论机体缺水或水过剩,尿的渗透压均接近于血浆,称为等渗尿。一般来说,尿的渗透压与其比重成正比。故可根据尿的渗透压和比重来了解肾对尿液的浓缩与稀释能力。

目前有关尿的浓缩与稀释的机制主要以逆流系统学说来解释,它主要包括以下几个内容:

(一) 髓质的逆流倍增机制及髓质高渗梯度的形成

近髓肾单位的髓袢呈"U"型,小管液在髓袢的

降支和升支流动的方向相反,而且相邻的集合管也与髓袢平行并紧密靠近,构成逆流倍增的基础。

1. 外髓部高渗透梯度的形成 位于外髓部的髓袢升支粗段上皮细胞管腔膜载体能对小管液中的 K^+、Na^+、Cl^- 进行 $Na^+:2Cl^-:K^+$ 的耦联主动转运,其中细胞内 Na^+ 通过管周膜 Na^+ 泵转运进入管周组织间液,管周膜对 Cl^- 通透性高,Cl^- 扩散到管周组织间液,K^+ 则扩散回小管液。而升支粗段对水和尿素通透性很低。这样,在髓袢升支粗段内的 Na^+、Cl^- 不断被重吸收到达外髓部,升高外髓部的渗透压,这样外髓部形成了渗透梯度,愈靠近内髓部渗透压越高。

2. 内髓部高渗梯度的形成 尿素在远端肾单位逐渐被浓缩是内髓部形成高渗梯度的关键:①远曲小管和外髓部集合管在 ADH 作用下,水重吸收增加,而对尿素不通透,导致管内尿素浓度逐渐升高;②内髓部集合管对水、Na^+ 和尿素均能通透,高浓度尿素向内髓部组织间液扩散,参与内髓部高渗的形成,其中尿素约产生 45% 的渗透浓度;③髓袢降支细段对水通透,对 NaCl 和尿素相对不通透,由于尿素所形成的内髓部渗透浓度,因而降支内的小管液在流动过程中水不断渗透至组织间隙,使管内 NaCl 浓度逐渐升高,至袢弓处达到最大值;④髓袢升支细段对 NaCl 有高度通透性,管内 NaCl 顺浓度差扩散至组织间液,与内髓部集合管扩散出的尿素构成内髓部间液的高渗梯度。

(二)髓质高渗梯度的维持

髓质高渗梯度的维持与直小血管相关。直小血管呈"U"型,与髓袢平行,升支与降支彼此靠近,对水和溶质具有高度通透性。当降支内的血液下流时,由于血中溶质浓度低于同水平髓质组织间液,组织间液的 NaCl 和尿素等扩散到管内,水则渗透到间隙,使得管内渗透浓度渐高。而在升支中,管内 NaCl 和尿素又扩散到间隙,水则渗透至管内。通过上述过程,避免了溶质被大量带走,又可将一部分水带回体循环。

(三)尿的浓缩与稀释

肾对尿的浓缩与稀释取决于两个方面:一是血浆中 ADH 的浓度,它在远曲小管和集合管对水的通透方面起着开关作用;另一方面决定于髓质高渗的作用。新生儿和幼婴对尿的浓缩功能不足,排出的尿为低渗尿,即使是在缺水的情况下,尿渗透压只有 $600\sim700\text{mOsm/L}$。主要是由于小儿肾髓质间液渗透梯度较成人低,这与小儿肾特点有关:①髓袢的长度是随个体的生长发育而逐渐延伸的,新生儿和婴

儿髓袢尚未发育成熟,髓袢很短,导致逆流倍增效率低,不能很好地形成肾髓质高渗梯度;②肾血流进入髓质部分较成人多,因而带走了较多的溶质,减弱了髓质高渗梯度的维持;③尿素的生成和尿素的循环较慢,影响内髓高渗梯度的形成;④血浆 ADH 水平和活性较低。新生儿及幼婴尿稀释功能接近成人,但因 GFR 较低,大量水负荷或输液过快时易出现水肿。

病理情况下,例如肾盂肾炎引起的肾髓质纤维化,肾囊肿引起肾髓质萎缩,均可使肾浓缩功能受到破坏,排出低渗尿和多尿。由于肾小管和集合管对 ADH 不敏感可致"肾性尿崩症"。下丘脑病变使 ADH 分泌减少时,可致"真性尿崩症"。

二、肾在电解质平衡中的作用

肾在血钠、钾、氯、钙、磷、镁等电解质的相对平衡中均发挥了重要的作用。这里主要介绍钠和钾的平衡及调节。

(一)钠的平衡与调节

一般情况下,钠的排出量与摄入量保持平衡,即多吃多排、少吃少排、不吃不排。由于钠主要从尿液中排出,这就意味着保持血钠浓度的相对恒定是通过调节尿钠的排出量与摄入量而实现的。

1. 肾小球滤过率和肾小管的重吸收 摄钠多时,血浆晶体渗透压升高,刺激下丘脑的渗透压感受器,引起渴觉和抗利尿激素释放,渴觉导致饮水,抗利尿激素的作用使血容量增加,肾小球滤过率增加。与此同时,血浆胶体渗透压的下降也使得肾小球滤过率增加,尿排钠量增加。

2. 醛固酮的调节 醛固酮具有保钠保水和排钾的作用。摄钠多时,血钠升高,血容量增多,两者均使肾素及血管紧张素分泌减少,醛固酮分泌受到抑制,因而肾小管重吸收钠减少,排钠增加。反之亦然。这是调节钠平衡最重要的途径。

3. 心房利钠肽 心房利钠肽为心房细胞合成分泌的具有强烈利尿钠作用的肽类激素。它可能通过以下几个方面增加钠的排出:①直接抑制肾小管重吸收钠;②舒张血管,增加肾血流量;③增加肾小球滤过率;④抑制肾素-血管紧张素-醛固酮系统。

此外,摄钠轻度增加时,前列腺素、缓激肽等的分泌也增加,减少集合管吸收钠。当大量摄入钠时,还可导致管周毛细血管压升高,血浆胶渗压降低,阻碍液体的重吸收,有利于溶质和水"回漏"到管腔,

排钠增加。

（二）钾的平衡与调节

与血钠一样，血钾平衡也依赖于调节钾的排出量与摄入量。尿钾的排出特点是多吃多排、少吃少排、不吃也排。故临床上不能进食的患者应当注意补钾。生后头 10 天的新生儿，钾排泄能力较差，故血钾偏高。

肾小管对血钾是双向转运，既可重吸收又可分泌钾。由于肾小管重吸收钾相对恒定，故调节钾平衡主要是改变钾的分泌量。

1. 醛固酮水平 醛固酮水平升高可促进排钾，反之亦然。

2. 血钾浓度 血钾浓度升高时，直接促使肾小管上皮细胞摄钾增多，细胞内钾浓度升高，导致远曲小管泌钾增多。同时，也刺激肾上腺皮质分泌醛固酮增加，促进排钾。

3. 血 H^+ 浓度 酸中毒时，血 H^+ 浓度升高，H^+-Na^+ 交换加强，竞争性地使 H^+-K^+ 交换减弱，导致血钾升高。此时，小管细胞摄钾减少，细胞内钾浓度降低，排钾也减少。

4. 远曲小管液的 Na^+ 浓度 远曲小管重吸收 Na^+ 增加时，分泌 K^+ 也增加。反之亦然。

5. 血浆渗透压 注射高渗盐水或甘露醇可使血钾水平升高，且升高的程度与渗透压的升幅有关。高渗导致高钾的机制尚不清楚。推测为高渗时胞内水转向胞外，同时带出一定的钾。另一原因可能是细胞在高渗下代谢受到影响，导致钾从胞内渗漏增加。

6. 胰岛素 胰岛素可刺激体内许多细胞摄钾。它与细胞膜上的特异性受体相结合，激活 Na^+-K^+-ATP 酶，使细胞出现超极化。此外，胰岛素尚可激活细胞膜上的 H^+-Na^+ 交换，导致细胞内碱化，激活磷酸果糖激酶，使钠内流增加，而增加的钠必须由 Na^+-K^+-ATP 酶将 Na^+ 泵出，从而引起血 K^+ 升高。许多研究还表明，胰岛素可增加细胞 Ca^{2+} 的外流，胞内的 Ca^{2+} 变化可能是胰岛素对钾作用的第二信使。

三、肾在维持酸碱平衡中的作用

正常人动脉血的 pH 波动于 7.35 ~ 7.45，体液 pH 明显变化时，将影响蛋白质的结构、酶的活性及中枢神经系统的功能，因此，维持体内正常的酸碱平衡是必需的。除了体液缓冲系统和肺脏外，肾在体内酸碱平衡调节中起重要作用。与成人相比，新生儿及婴幼儿易发生酸中毒，原因有：①肾保留 HCO_3^-

的能力差，碳酸氢盐的肾阈低；②泌 NH_3 和泌 H^+ 的能力低；③尿中排磷酸盐量少，故排出可滴定酸的能力受限。

（一）碳酸氢钠的重吸收

血浆中的 $NaHCO_3$ 是体内最重要的碱储。经肾小球滤过的 $NaHCO_3$ 99% 都被重吸收，其中 80% ~ 90% 在近端小管重吸收，10% 在远端肾小管重吸收。肾小管上皮细胞通过 Na^+-H^+ 交换使 H^+ 进入小管液，进入小管液的 H^+ 与 HCO_3^- 结合生成 H_2CO_3，很快生成 CO_2 和水，这一反应由上皮细胞顶端膜表面的碳酸酐酶（CA）所催化，CO_2 为高度脂溶性，很快以单纯扩散方式进入上皮细胞内，在细胞内，CO_2 和水又在 CA 的催化下形成 H_2CO_3，后者很快离解成 H^+ 和 HCO_3^-。H^+ 则通过顶端膜上的 Na^+-H^+ 逆向转运进入小管液，再次与 HCO_3^- 结合形成 H_2CO_3。细胞内的大部分 HCO_3^- 与其他离子经联合转运方式进入细胞间隙；小部分通过 Cl^--HCO_3^- 逆向转运进入细胞外液。两种转运方式所需的能量均由基底侧膜上的 Na^+-K^+-ATP 酶提供。因此，肾小管重吸收 HCO_3^- 是以 CO_2 的形式进行的。

（二）尿液的酸化

近端小管液的 pH 下降较少，流经远端小管后，尿液已明显酸化。近曲与远曲小管上皮细胞通过 Na^+-H^+ 交换主动泌 H^+，但由于远曲小管侧膜缺乏 CA，不能催化管腔中形成的 H_2CO_3 分解成 CO_2 和 H_2O，故大量 H^+ 在远曲小管中堆积使小管液的 Na_2HPO_4 转变成 NaH_2PO_4，故尿呈酸性。在这个过程中，一方面排出了 H^+，而且形成的 NaH_2PO_4 为弱酸盐。缓冲了小管液 pH 的急剧下降，有利于肾小管持续泌 H^+。同时，远曲小管细胞中再次形成的 HCO_3^- 与 Na^+ 一起重吸收到小管周围血液，给机体提供碱储。

（三）NH_3 的分泌

远曲小管和集合管细胞中 60% 由谷氨酰胺脱氨、40% 由其他氨基酸脱氨生成 NH_3。NH_3 具有脂溶性，能通过细胞膜自由扩散。但由于小管液的 pH 值较低，故 NH_3 较易向小管液中扩散，与小管细胞分泌的 H^+ 结合生成 NH_4^+，小管液中 NH_3 浓度因此下降，加速 NH_3 向小管液中扩散，NH_4^+ 再与小管液中的 Cl^- 或 SO_4^{2-} 结合成铵盐排出。故 NH_3 的分泌与 H^+ 分泌密切相关，H^+ 分泌增加促使 NH_3 的分泌增多。其次是小管液中的负离子以 Cl^- 最多，但小管液中只有 H^+ 与 Cl^- 结合成 HCl。因为 HCl 为强酸，可使肾小管液 pH 迅速降至 4.5 以下,阻碍肾小管进一步泌 H^+。而 H^+ 与 NH_3 结合形成的 NH_4^+ 再与 Cl^- 结合形成 NH_4Cl(酸性铵盐),可使肾小管持续分泌 H^+。而且,肾小管泌 H^+ 的同时也有一个新的 HCO_3^- 从肾小管细胞转运至血液,因而促进了 $NaHCO_3$ 的重吸收,维持了血浆中 HCO_3^- 的正常浓度。

正常情况下,内源性固定酸(硫酸、磷酸、有机酸)的排出,2/3 以铵盐形式,1/3 以可滴定酸的形式 (NH_2PO_4)。NH_3 的分泌发生在远曲小管和集合管。但在酸中毒时,近曲小管也分泌 NH_3。

(四)影响肾泌 H^+ 保碱的因素

1. 血浆 CO_2 分压 肾小管细胞泌 H^+ 的化学反应始于 CO_2 与 H_2O 结合成 H_2CO_3。上皮细胞中 CO_2 可来自管周毛细血管血浆和细胞内代谢产生,尤其以前者更为重要。因此,血浆 CO_2 分压的升降直接影响到肾小管细胞内的 H_2CO_3 生成及 H^+ 的分泌。任何能提高血浆 CO_2 分压的因素,如降低肺通气量或增加机体代谢率均可增加肾小管分泌。所以,在呼吸性酸中毒时,泌 H^+ 作用增强,$NaHCO_3$ 的重吸收增加,反之亦然。

2. 血 K^+ 浓度 在远曲小管和集合管处存在 Na^+-H^+ 交换和 Na^+-K^+ 交换,两者之间有竞争。高血钾时,Na^+-K^+ 交换加强,排 K^+ 增多,而 Na^+-H^+ 交换减弱,H^+ 浓度增加可造成酸中毒。反之亦然。

3. 血 Cl^- 浓度 在肾小管中,大量的 Na^+ 是与 Cl^- 一起重吸收的。当由于呕吐或胃管引流导致盐酸大量丢失而引起低氯血症时,肾小管中大量 Na^+ 不能与 Cl^- 一起被重吸收,而必须通过 Na^+-H^+ 交换和 Na^+-K^+ 交换来增加重吸收 Na^+,因此造成酸性尿和大量钾的丢失,血浆 $NaHCO_3$ 浓度增高而发生低氯性碱中毒。某些利尿引起低血氯时也出现同样结果。

4. 盐皮质激素 醛固酮分泌亢进时(如 Cushing 综合征和 Conn 综合征),Na^+-H^+ 和 Na^+-K^+ 交换加强,则排 H^+、排 K^+ 增加,Cl^- 也可因 H^+、K^+ 排出增加而以 KCl 或 NH_4Cl 形式排出,引起低血氯。同时,$NaHCO_3$ 重吸收增加,易产生低钾低氯性碱中毒。但如果在醛固酮增加的同时适当补 K^+,则可不发生碱中毒,提示醛固酮对酸碱平衡的调节可能通过它对细胞外液量和 K^+ 作用而实现。反之亦然。

5. 甲状旁激素 甲状旁激素可抑制肾小管对 HCO_3^- 的重吸收。

(管茶香)

第五节 肾 清 除 率

清除率是一个抽象概念,是将肾在一定时间内排出某物质的量与同一时间点时血浆中该物质浓度比较,从而衡量肾排出某物质的能力。

一、血浆清除率

(一)血浆清除率的概念与计算

血浆清除率(plasma clearance rate)是指单位时间(一般用每分钟,min)内能将多少毫升血浆中所含的某物质完全清除出去,这个被完全清除了某物质的血浆毫升数就称为该物质的血浆清除率(ml/min)。其具体计算需要测定三个数值:U(尿中某物质的浓度,mg/100ml),V(每分钟尿量,ml/min),P(血浆中某物质的浓度,mg/100ml)。因为尿中该物质均来自血浆,所以,$U×V=P×C$ 即 $C=(U×V)/P$。

根据上式可计算出各种物质的清除率。例如 Na^+ 清除率的计算方式如下:尿量 V 为 1ml/min,尿 Na^+ 浓度 U 为 290mmol/L,血浆 Na^+ 浓度 P 为 145mmol/L,则 Na^+ 清除率为 $C=(290×1)/145=2$ml/min。表示肾每分钟清除了 2ml 血浆中所含的

全部 Na^+。不同物质的清除率不同,通过它可了解肾对各种物质的排泄功能。

同时必须指出的是,血浆清除率是一个推算数值,所谓每分钟被完全清除了某物质的血浆毫升数,并不代表肾将某一毫升血浆中的某物质完全清除掉,可能仅仅清除其中的一部分。但是,肾清除该物质的量可以相当于多少毫升血浆中所含的该物质的量。因此,清除率表示的血浆毫升数是一个相当量。

(二)测定血浆清除率的理论意义

1. 测定肾小球滤过率 肾每分钟排出某物质的量($U×V$)应为肾小球滤过量与肾小管、集合管的重吸收量和分泌量的代数和。设肾小球滤过率为 F;肾小囊囊腔超滤液中能自由滤过的某物质的浓度为 P(应与血浆浓度相等);重吸收量为 R;分泌量为 E。如果某物质可自由滤过,但既不被重吸收也不被分泌(R 和 E 均为 0),则 $U×V=F×P$,$F=(U×V)/P$。

菊粉(inulin)符合上述条件,它的血浆清除率就是肾小球滤过率。

此外,通过内生肌酐清除率也能较为简便与准确地测得肾小球滤过率。

2. 测定肾血流量 如果血浆中某物质在经过肾循环一周后可以被完全清除掉（通过滤过和分泌），亦即在肾动脉中该物质有一定浓度，但在肾静脉中其浓度接近于 0，则该物质每分钟尿排出的量（U×V）应等于每分钟通过肾的血浆中所含的量。设每分钟肾血浆流量为 X，血浆中该物质浓度为 P，即 U×V = X×P，则该物质的血浆清除率即为每分钟通过肾的血浆量，F = (U×V)/p = X。

碘锐特(diodrast)或对氨基马尿酸(PAH)的钠盐在静脉滴注后维持血浆浓度较低(1~3mg%)时，即符合上这条件，计算出的清除率为 660ml/min，则肾血浆流量亦为 660ml/min。如果红细胞比容为 45%，则肾血流量 = 660/(100-45)×100 = 1200ml/min。

3. 推测肾小管的功能 可自由滤过的物质如尿素和葡萄糖，其清除率分别为 70ml/min 与 0，均小于 125ml/min，表明肾小球部分或完全重吸收了该物质。而肌酐的清除率为 175ml/min，高于 125nl/min，说明肾小管有分泌。

二、自由水清除率

自由水清除率(free water clearance, CH_2O)指单位时间内必须从尿中加入或除去多少容积的纯水（即无溶质的水或称自由水）才能使尿液与血浆等渗。故又称为无溶质水清除率(Solute-free water clearance)，为反映肾排水能力的定量指标。设血浆渗透浓度为 Posm，尿液渗透浓度为 Uosm，渗透物质清除率为 Cosm（指单位时间内由尿排出等量渗透活性溶质的相当血浆 ml 数），每分钟尿量为 V，则：Cosm = (Uosm×V)/Posm，而 CH_2O 为排尿量与渗透物质清除率的差值，CH_2O = V-Cosm = V(1-Vosm/Posm)。

例如某人进水受限，尿量降至 0.5ml/min，尿液的渗透浓度为 1200mOsm/kg H_2O。假定血浆渗透浓度仍为 300mOsm/kg H_2O，则 Cosm = (1200×0.5)/300 = 2.0ml/min，CH_2O = 0.5-2.0 = -1.5ml/min。

表明 2.0ml 血浆中渗透活性溶质浓缩地排至 0.5ml 尿中，即通过肾的尿浓缩功能将 1.5ml 纯水净重吸收入血中，以保证细胞外液渗透浓度回复正常。

若某人大量进水，使尿量增至 10ml/min，尿液渗透浓度为 63mOsm/kg H_2O，假定血浆渗透浓度为 300mOsm/kg H_2O，则 Cosm = (6.3×10)/300 = 2.1ml/min，CH_2O = 10-2.1 = 7.9ml/min。

表明 2.1ml 血浆中渗透活性溶质稀释地排至 10ml 尿中，通过肾的尿稀释功能将 7.9ml 纯水从体内净排出，保证细胞外液渗透浓度正常。

在等渗尿时，Uosm = Posm，CH_2O = 0，表示无自由水清除，肾既不浓缩也不稀释。

同样需要指出的是，血浆中并无真正的自由水存在，CH_2O 只是计算的推论数值，但它仍可较好地定量肾的排水能力。

（管荼香）

第六节 肾脏的内分泌功能

肾不仅是生成与排泄尿液的器官，同时也能产生多种激素而表现出内分泌功能。本节仅简述其中的几种。

新生儿的肾已具有内分泌功能，其血浆肾素、血管紧张素和醛固酮均等于或高于成人，生后数周内逐渐降低。新生儿因肾血流量低故前列腺素合成的速率也较低。胎儿时期，促红细胞生成素合成较多，生后由于血氧分压的增高，促红细胞生成素合成减少。婴儿血清 1,25(OH)₂D₃ 水平高于儿童期。

一、促红细胞生成素

促红细胞生成素(erythropoietin, EPO)是一种热稳定(80℃)的糖蛋白，分子量 34 000。$T_{1/2}$：动物 3~6 小时，人 1~2 天，主要在肝脏灭活。当组织中氧分压降低时，肾氧感受器兴奋，生成 EPO 增多。EPO 能促进红系细胞向前体细胞分化，又加速这些细胞的增殖，结果使骨髓中能合成血红蛋白的幼红细胞数增加，网织红细胞加速从骨髓释放。EPO 主要由肾产生，但肾外如肝、胃也能产生少量。如前所述，EPO 的分泌主要受组织氧的供求比例来调节，故氧供减少或组织耗氧增加均可促进 EPO 的生成。肾上腺皮质激素、甲状腺激素、生长激素、雄激素等可促进组织氧的利用，增加 EPO 的释放。

近年来有人发现慢性肾疾病引起的贫血除与 EPO 产生能力降低外，还与其血清中存在有由肾产生的红细胞生成抑制因子，对抗 EPO 的作用。进一步研究表明，这种红细胞生成抑制因子在新生儿生后 4 天血中浓度最高，这可能是新生儿溶血的重要原因之一。

二、肾素

人循环肾素(renin)主要来源于肾,是由近球小体中的颗粒细胞合成与释放的。其作用是催化血浆中血管紧张素原生成血管紧张素Ⅰ,启动肾素-血管紧张素-醛固酮系统。由于肾素的本质为特异性蛋白水解酶,故有人认为肾素应属酶,而非激素。

肾素的分泌受多方面因素的调节。肾内有两种感受器与肾素分泌的调节有关。即入球小动脉处的牵张感受器和致密斑感受器。当动脉血压下降,循环血量减少时,肾内入球小动脉的压力下降,血流量减少,于是对小动脉壁的牵张刺激减弱,从而激活了牵张感受器,肾素释放量增加。同时,肾小球滤过的Na^+量减少,以致到达致密斑的Na^+量也减少,从而激活致密斑感受器,肾素分泌增加。

此外,交感神经兴奋以及血中肾上腺素和去甲肾上腺素亦促进肾素的分泌。肾素的分泌还受多种药物的影响。

三、肾利钠肽

肾合成的利钠肽(natriuretic peptide)与心房利钠肽(atrial natriuretic polypeptide, ANP)很相似,由32个氨基酸组成,与心房利钠肽(28肽)相比,其N末端增加了4个氨基酸。肾利钠肽对肾的排钠利尿作用比呋塞米强,且起效快,持续时间短。妊娠早期胎儿组织与血浆中出现高浓度的肾利钠肽,表明它可能对子宫的稳定性血液供应有重要意义。

此外,肾素还能分泌前列腺素、内皮衍生的血管活性物质、激肽、激肽释放酶等,并参与25(OH)$VitD_3$ 1位上的羟化,具有广泛的生理作用。

(管茶香)

参 考 文 献

1. Haraldsson B, Nystrom J, Deen WM. Properties of the glomerular barrier and mechanisms of proteinuria. Physiol Rev. 2008,88:451-487.

2. Herget-Rosenthal S, Bokenkamp A, Hofmann W. How to estimate GFR-serum creatinine, serum Cystatin C or equations? Clin Biochem 2007,40:153-161.

3. Baxmann AC, Ahmed MS, Marques NC, et al. Influence of muscle mass and physical activity on serum and urinary creatinine and serum Cystatin C. Clin J Am Soc Nephrol 2008,3:348-354.

4. 易著文. 实用小儿肾脏病手册. 北京:人民卫生出版社, 2005.

5. Loutzenhiser R, Griffin K, Williamson G, Bidani A. Renal autoregulation: new perspectives regarding the protective and regulatory roles of the underlying mechanisms. Am J Physiol Regul Integ Comp Physiol,2006,290:R1153-R1167.

6. Ren Y, Garvin JL, Liu R, et al. Crosstalk between the connecting tubule and the afferent arteriole regulates renal microcirculation. Kidney Int,2007,71:1116-1121.

7. Capasso G. A new cross-talk pathway between the renal tubule and its own glomerulus. Kidney Int,2007,71:1087-1089.

8. 朱大年,王庭槐. 生理学. 第8版. 北京:人民卫生出版社, 2013.

9. Alberts B, Johnson A, Lewis J et al. Molecular biology of the cell,5th ed. New York:Garland Publishing Inc,2008.

10. Lodish H, Berk A, Zipursky SL et al. Molecular Cell Biology,6th edn. New York, WH Freeman & Co,2008.

第三章　水、电解质、酸碱平衡紊乱

第一节　水代谢紊乱

一、脱水

脱水(dehydration)实际上是指体液丢失,根据体液丢失程度,可分为:①轻度脱水:失水量占体重5%左右(50ml/kg);②中度脱水:失水量占体重5%~10%(50~100ml/kg);③重度脱水:失水量大于体重的10%~15%(100~120ml/kg)。根据水和电解质特别是Na$^+$丢失比例和性质,又可分为:①低渗性脱水(hypotonic dehydration):水的丢失少于电解质的丢失,体液呈低渗状态,血浆渗透压<280mOsm/L,血Na$^+$<130mmol/L。②等渗性脱水(isotonic dehydration):水与电解质成比例丢失,体液为等渗状态。即使在丢失时未能完全按比例,但由于机体的调节,而体液的渗透压改变不大,血钠在正常范围内(130~150mmol/L)。③高渗性脱水(hypertonic dehydration):水的丢失多于电解质,体液呈高渗状态、血浆渗透压>320mOsm/L,血Na$^+$>150mmol/L。本节仅讨论单纯由于水的入量不足或丧失过多所造成的高渗性脱水。

【病因及发病机制】

(一) 高渗性脱水病因

小儿多见于:

1. 病程较短的呕吐、腹泻伴有高热者。

2. 病毒性肠炎时,大便中钠含量较低,若婴儿吃奶较多而喝水少。

3. 重病或昏迷的患儿忽略了水分的供应。

4. 口服或静脉输入过多的等渗或高渗溶液。

5. 垂体或肾性尿崩症。

6. 使用大量脱水剂,如尿素、甘露醇、葡萄糖等高渗性溶液,产生溶质性利尿。

7. 其他　呼吸道失水,如气管切开的患者,可从呼吸道丢失大量水分等,且未及时补充。

(二) 高渗性脱水对机体的影响

1. 因失水多于失钠,细胞外液渗透压增高,刺激口渴中枢,促使患者喝水。

2. 除尿崩症患者外,细胞外渗透压增高,刺激下丘脑渗透压感受器而使ADH释放增多,从而使肾小管重吸收水增多,尿量减少而比重增高。

3. 细胞外液渗透压增高,可使渗透压相对较低的细胞内液中的水向细胞外转移,造成细胞内脱水。

以上三点都能使细胞外液得到水分补充,使渗透压倾于回降,可见高渗性脱水时细胞内外液都有所减少。但因细胞外液可能从几方面得到补充,故细胞外液和血容量的减少不如低渗性脱水时明显,发生休克者也较少。

4. 早期或轻症患者,由于血容量减少不明显,醛固酮分泌不增多,故尿中仍有钠排出,其浓度还可因水重吸收增多而增高;在晚期和重症病例,可因血容量减少,醛固酮分泌增多而致尿钠含量减少。

5. 严重细胞外液渗透压增高,使脑细胞脱水时,可引起一系列中枢神经系统功能障碍的症状,包括嗜睡、肌肉抽搐、昏迷甚至死亡。脑体积因脱水而显著缩小时,颅骨与脑皮质之间的血管张力增大,因而可导致破裂而出现局部脑内出血和蛛网膜下腔出血。

【诊断要点】

(一) 有引起高渗性脱水的病史或病因

(二) 高渗性脱水的临床表现特点

轻度者,可仅表现为口渴;中度者,口渴加重,口腔黏膜干燥,疲乏无力,少尿,并可以出现失水热和大脑症状;重度者,大脑症状明显,嗜睡、躁动、谵妄、幻觉,以致昏迷。

（三）实验室检查

尿液比重增高。中度和重度脱水者，化验检查可见血清钠升高（>150mmol/L，即浓缩性高钠血症）和血红蛋白明显升高。氮质血症，常出现于重度脱水的晚期。

【治疗要点】

（一）治疗原则

①治疗原发病；②用1/4～1/3张力溶液（100～75mmol/L）补充累计损失量；③累积损失量在前12小时补充即可，纠正高钠血症不能过快，一般希望在48小时内将血钠降至接近正常水平。

（二）治疗方案

1. 补液总量　包括患儿已丢失的液体量（即累积损失量）、每天生理需要量及目前额外丢失量之和。对患儿24小时的补液总量根据脱水的程度估计，如属轻度脱水需补充液体90～120ml/kg，可口服给予；中度脱水则需补充120～150ml/kg；重度脱水需补充150～180ml/kg（表3-1）。

表3-1　第一天的补液方案

	定　量	定　性	定　速
补充累积损失量阶段	计算的补液总量1/2	1/3～1/4张	12h匀速滴入
维持输液阶段	计算的补液总量1/2	1/5张	12h匀速滴入

2. 补液途径　一般可用口服或鼻饲补水，水分易于吸收，且比较安全，静脉补液仅用于：①中度脱水或重度脱水；②急需补液扩容；③有明显呕吐、肠梗阻或腹泻时。

3. 注射液的选择　补充液体的初期可用5%葡萄糖溶液为主的1:2溶液（即1份等张含钠液和2份5%葡萄糖溶液），以后可按水电解质失调的具体情况，予以调整。在短期内补充较大量液体，要注意监测脉搏、血压和中心静脉压，以免发生心力衰竭。

二、水过多

水过多（water excess）是指体内水总量过多引起的综合征。表现为细胞外液量增加，血钠降低，出现低钠血症，如过多的水从细胞外液进入细胞内，使细胞内水过多，可致水中毒（water intoxication）。在临床上不甚常见，但如果处理不及时，有致命的危险。

【病因及发病机制】

在正常人饮水或输入较多的液体（水）后，细胞外渗透压降低，抗利尿激素及醛固酮分泌减少，水可排出，不会发生水中毒。但下述情况可发生水中毒：①肾脏病变，见于急性肾炎、急进型肾炎、慢性肾炎晚期、急慢性肾衰竭少尿期肾血流量及肾小球滤过率降低致排水困难，而摄入水分未加限制引起水潴留，最常见于急性肾衰少尿期，过多输入葡萄糖试图增加尿量而发生水中毒。②肾上腺皮质功能不全；皮质醇分泌减少，减低了视丘下部对抗利尿激素分泌的抑制。③抗利尿激素分泌过多，如手术后12～36小时，休克、剧痛出血，此时输入大量5%葡萄糖。

【诊断要点】

（一）有引起水过多的病史或病因

（二）临床表现特点

除原发病症状外，主要表现为水过多和低钠血症表现。①急性和重症型：急性起病，因有脑细胞水肿及颅内压增高，故出现精神及神经系统症状。如头痛、神志改变、定向力丧失、躁动、抽搐、昏迷；②慢性和轻症型：发病慢，常为原发病掩盖，表现为无力、恶心、呕吐、唾液及泪液增加、腹泻、皮肤苍白、体重增加、腱反射低下。

（三）实验室检查

红细胞、血红蛋白、血浆渗透压降低；血钠正常或降低（严重者血钠可降至110mmol/L），但尿氯及尿钠并不低，反而增高。尿比重低。

【治疗要点】

（一）治疗原则

①预防为主，积极治疗原发病、杜绝医源性水中毒，早期发现早期治疗；②限水及根据病情和血钠结果调整高渗盐水的用量，ADH过多者以排水为主。

（二）治疗方案

1. 液体量、补液途径及液体的选择　因为体内总水量过多，首先考虑限水和排出体内多余水，从静脉给高渗盐水适应于重症和急性水中毒患者。

根据水中毒程度：①轻度水中毒患者，只限水即可，使水代谢呈负平衡，可逐渐自行恢复；②重症和急性水中毒者,除禁食外,应补给3%～5%高渗盐水静脉滴入,首次2ml/kg,约1～2小时静脉点滴,或按5%的氯化钠7mg/kg可提高血钠浓度10mmol/(L·kg)。原则上将血钠提高到120～125mmol/L,一般先用计算量的1/4～1/3,以后再根据病情决定是否补给,一般补至症状基本消失即可,不要求血钠达到正常水平。其作用是提高细胞外液的晶体渗透压,从而使细胞内水外移,细胞功能恢复。多余的进入循环中的水,自尿排出。若有酸中毒,亦可用5%碳酸氢钠补充。但对已有心力衰竭或肾功能不全时应首先用利尿剂,使用高渗性盐水应慎重。在输入高渗性盐水时,特别注意心、肺情况。

2. 特殊处理

(1) 有肾上腺皮质功能不全者,可静滴5mg/kg氢化可的松,或地塞米松0.25～0.5mg/kg。

(2) ADH分泌过多者,排水为主,应用20%甘露醇2.5～5ml/kg静点,或用呋塞米或依他尼酸钠。去甲金霉素(declomycin)能抑制ADH对肾小管作用,造成可逆性尿崩症,促进水的排出,但有较多副作用。苯妥英钠亦有效。

(3) 对已有心、肾功能不全者,首先应用利尿剂。以呋塞米1～2mg/kg,静脉注射,必要时4～6小时重复;或以依他尼酸钠静脉注射。上述利尿剂可静脉莫非管内滴入,或以10%葡萄糖10～20ml稀释后,静脉注射。

(4) 对有脑水肿者,要给地塞米松0.5mg/kg(最大量10mg),肌内注射或静脉莫非管内滴。

(5) 若上述方法效果欠佳,可采用腹膜透析或血液透析,疗效确实迅速。

(曹艳 张星星)

第二节 钠代谢紊乱

一、低钠血症

血清钠低于135mmol/L时,称为低钠血症(hyponatremia)。低钠血症只表示血清中钠的浓度减低,不等于体内钠的总含量降低。分为:①缺钠性低钠血症;②稀释性低钠血症;③消耗性低钠血症。

【病因与发病机制】

(一) 缺钠性低钠血症

本型体内钠总含量减少,常伴有失水,且失钠多于失水,故引起低渗性失水,常见的失钠原因有:

1. 尿中丢失钠

(1) 利尿剂的应用:特别是过度使用呋塞米等袢利尿剂。

(2) 失盐性肾炎:如慢性肾盂肾炎、肾髓质囊性病、先天性多囊肾等。但最常见于慢性肾衰竭。上述疾患损害了肾小管上皮细胞,使肾小球对醛固酮的反应不敏感,肾小管回收钠的能力差,故从尿内丢失钠。

(3) 严重糖尿病:因原尿中糖分高,故渗透压增高,影响肾小管重吸收钠。同时患者多尿,可排出大量的水和钠。

(4) 肾上腺皮质功能减退症:钠重吸收减少。

2. 肾外丢失钠

(1) 消化道丢失:各种原因引起的呕吐、腹泻、胃肠减压或肠、胆、胰瘘等丢失消化液,是最常见的缺钠原因。

(2) 皮肤丢失:大量出汗,往往伴随饮水过多故而发生低钠血症。

(3) 局部丢失:大面积烧伤,剥脱性皮炎,反复大量腹水、胸水形成和放液等。

(二) 稀释性低钠血症

体内并未失钠或缺钠,有时甚至有钠潴留,但因水潴留过多而引起血钠稀释。可见:①入水量过多;②慢性充血性心力衰竭、肝硬化腹水、肾病综合征以及急性肾衰竭;③高血糖或使用甘露醇等药物时,因细胞外液呈高渗,使细胞内水移向细胞外,以致血钠稀释;④机体缺钾时钠入细胞亦可引起低钠血症。

(三) 消耗性低钠血症(特发性低钠血症)

各种慢性消耗性疾病如结核、肿瘤、营养不良、肝硬化晚期、体弱患者。除原发病的症状外,血钠轻度降低,目前病因未明。

【诊断要点】

(一) 临床表现

以神经系统的功能障碍为主。因细胞外渗透压低,水向细胞内转移,引起脑细胞水肿。临床表现的严重程度不仅与血钠水平的高低有关,而且与血钠降低的速度有关。

1. 血钠高于125mmol/L时,临床症状轻微或无临床表现。

2. 血钠若低于125mmol/L时,出现食欲缺乏、恶心、呕吐、疲乏无力。

3. 若血钠为 120mmol/L 时,出现表情淡漠、嗜睡、意识模糊。

4. 血钠为 115～110mmol/L 时,表现为凝视、共济失调、惊厥、木僵。

5. 血钠低于 110mmol/L 时,表现为昏睡、抽搐、昏迷。由于有脑细胞水肿,故有颅压增高的征象。肌无力、腱反射减低或消失,并可出现病理反射。

(二) 实验室检查

①尿、血常规检查。②平均红细胞容积(MCV)、平均红细胞血红蛋白浓度(MCHC)。③24 小时尿钠、钾、氯测定。④血钠、钾、氯、二氧化碳结合力(CO$_2$CP)测定。⑤血浆胶体及晶体渗透压测定:血浆胶体渗透压(mmHg)= A(g/dl)×5.54+G(g/dl)×1.43[血浆白蛋白(A),球蛋白(G)]。正常值为 3.3kPa(25mmHg)左右。⑥血尿酸、尿素氮(BUN)、肌酐、血浆脂蛋白、血浆蛋白。

(三) 诊断与鉴别诊断

主要依靠其病史、体征及化验检查,综合分析对低钠的病因及分类作出正确判断。必要时还应检查肾上腺及甲状腺功能。低钠血症的临床表现多不具特征性,常被原发疾病掩盖。故当出现突发性中枢神经系统功能损害时,尤其在难治性心衰、肝硬化腹水或静脉大量补液时,低钠血症必须加以考虑和防止。

$$NaCl(g)\frac{(希望达到血钠值 mmol/L-实测的血钠值 mmol/L)×患者体重(kg)×0.6}{17}$$

举例:体重为 20kg 的女性,血钠为 115mmol/L,希望纠正血钠至 125mmol/L,其补充钠的计算为:

$$需备\ NaCl(g)\frac{(125-115)×20×0.6}{17}=7g$$

2. 慢性低钠血症的治疗　对慢性低钠血症患者,如血钠>110mmol/L 时,纠正应缓慢进行;若迅速纠正血浆钠浓度到 125mmol/L 以上,可引起脑桥脱髓鞘,表现为四肢软瘫、截瘫、面肌无力、吞咽困难、发音障碍及昏迷等。

纠正慢性低钠血症的速度,以每小时血钠浓度升高 0.5mmol/L 为宜。在慢性低钠血症血钠>125mmol/L 时,多无症状,因此不急于纠正到 130mmol/L 以上。在 SIADH 时,单纯用盐水补充,血钠不会升高,因从尿中排钠量多。加用呋塞米治疗可排出低渗尿,使水的排出大于钠的排出,低钠血症方可得以纠正。

【治疗要点】

(一) 治疗原则

在低钠血症时患者是否需要进行纠正,决定于发病的缓急、血钠降低的程度。对轻度低血钠无临床表现者,主要治疗原发病。

(二) 治疗方案

1. 急性低钠血症(伴有细胞外液量增加)的治疗　对急性低钠血症主要是防止其发生。如在手术后的患者,若输入 5%～10% 葡萄糖,超过 12～24 小时,应作血钠测定监护,特别是对原来血钠已处在较低边缘状态者。若发生低血钠,应立即纠正到血钠为 130mmol/L 水平即可。

急性神经系统的病变,与水有关而与溶质无关。因此,较为快速的纠正是合理的。纠正的速度以每小时使血钠升高 1.0～2.0mmol/L 为宜。若血钠由正常很快下降到 125mmol/L,而且出现低血钠症状时,应纠正到 135mmol/L 较为合适。纠正的方法以生理盐水或 3% NaCl 静脉滴入,若症状严重而且血钠很低,甚至可应用 9% NaCl。

在应用高渗盐水时,若体液容量增加,而体内含钠总量较正常又增多时,对患者有一定的危险性,可同时应用呋塞米,应用呋塞米最好的适应证为体内含水量增加、细胞外液容量增加的患者,特别对心脏病患者。

计算用钠量的公式如下:

二、高钠血症

血清钠浓度升高 >145mmol/L 称为高钠血症(hypernatremia)。分为浓缩性高钠血症和潴留性高钠血症两大类。

【病因与发病机制】

(一) 浓缩性高钠血症

见于各种原因所致的高渗性失水。

1. 水摄入不足　见于上消化道疾患、肿瘤、口渴感减退、极度虚弱以及战争、灾害等情况。

2. 水丢失过多　见于各种原因所致的尿崩症、渗透性利尿、尿浓缩机制障碍以及大量出汗等情况。

(二) 潴留性高钠血症

1. 肾上腺皮质功能亢进　如皮质醇增多症、原发性醛固酮增多症。

2. 潴钠药物的应用 如服用 11-去氧皮质酮、甘草次酸等。

3. 外源性过多补钠 如低钠血症时补钠过多、应用高渗碳酸氢钠进行复苏、透析液中钠浓度过高等。

4. 其他 如颅脑外伤、脑血管意外、泻药过量以及部分母乳喂养婴儿。

【诊断要点】

（一）**高钠血症的症状和体征**

易被原发疾病所掩盖，且其临床表现的严重程度与血清钠的水平、发病的缓急、年龄的大小有密切的关系。

急性高钠血症患者，最初为口渴、淡漠、嗜睡、易激动，然后进行性肌张力增高、颤抖、反射亢进、运动失调、偏瘫、惊厥、昏迷甚至死亡。小儿对高血钠反应敏感，在中度高血钠时即可出现恶心、呕吐、发热、呼吸困难及神经系统症状。严重高血钠时可发生肌溶解，导致急性肾衰竭；脑脊液呈血性改变，蛋白含量增加。慢性高钠血症，一般症状较轻。脑电图表现为慢波增加，可有癫痫发作时的脑电图改变。在低血容量高血钠时，可发生直立性低血压、心率快、颈静脉下陷、皮肤干皱。在高血容量高血钠时，则发生皮肤水肿、肺水肿。

（二）**实验室检查**

①测定血钾、钠、钙、氯；②禁水试验；③静脉滴注高张盐水试验；④血中 ADH 的测定；⑤加压素（pitressin）试验；⑥血肾素、血管紧张素Ⅱ、醛固醇、ACTH 等测定。其他实验室检查可参看低血钠症。

（三）**诊断与鉴别诊断**

临床表现主要为神经系统的症状及体征，在诊断时需结合病史、症状及体征、实验室检查综合分析。其中还应包括病因及分型，对于原发性尿崩症及肾性尿崩症患者进行加压素试验有助于其鉴别。

注意：高钠血症的患者皆有血浆渗透压升高，而且多伴有高血氯、高血钾及低血钙，同时有轻度高氯性代谢性酸中毒。

【治疗要点】

（一）**治疗原则**

浓缩性高钠血症的治疗主要是补充水分，恢复血容量。潴留性高钠血症主要是治疗原发病，限制钠盐摄入，使用排钠利尿剂，严重者可使用透析治疗。

（二）**治疗方案**

伴细胞外液减少的高钠血症的治疗：在高血钠有低血容量时，首先是恢复血管内液量，先给予生理盐水（此时给生理盐水对这种患者已经是低张液）。若已有低血压应补充胶体，可输注适量血浆或全血。在补充钠及钾后，再按体液的丢失计算水的补充量。计算单纯水的缺少。

$$体内总含水量（TBW）=$$
$$正常体内水总量 \times \frac{正常血钠浓度}{患者实测血钠浓度}$$
$$单纯缺水量 = 正常体内水总量 - TBW$$

举例：女，体重 60kg，血清钠 165mmol/L，则体内总含水量（TBW）为 TBW =（0.6×60）×（140/165）= 30.5L。

$$单纯缺水量 = 36 - 30.5 = 5.5L$$

纠正时，若患者能口服，最好口服。若不能口服则给予 5% 葡萄糖静脉输入。在纠正高血钠时，必须逐渐进行，血钠降低的速度不应超过每小时 2mmol/L。水的补充在 24 小时内也不要超过失水量的 50%。若为慢性高血钠时，则使血钠降低的速度不应超过每小时 1mmol/L，24 小时纠正失水量的 30%～50%。

（三）**伴细胞外液量增加的高钠血症的治疗**

常在补充大量高张盐水及高张碳酸氢钠后出现。高血钠可发生致命的脑细胞脱水、肺水肿。应在排出多余的钠及补充适当的水为治疗原则。在用大量的水纠正高渗状态时会进一步扩充血管内液体的容量使心脏受累。故纠正高渗状态应缓慢进行，计算盐过剩量的公式为：

$$盐过剩量 =$$
$$0.6 \times 千克体重 \times（测得血钠 mmol/L - 140）$$
$$缺水量（升）= 过剩盐量/140$$

计算出缺水量，需在几小时补充其 1/2，并仔细观察神经系统改善的情况。以静脉输入 5% 葡萄糖进行补充水时，同时给予呋塞米或依他尼酸钠，增加钠的排出，并防止肺水肿。若肾衰竭则只能用透析方法治疗。

（四）**细胞外液量正常的高钠血症的治疗**

首先给予生理盐水，当初步纠正后，不能进食者给 5% 葡萄糖静脉输入。口服最安全。因为快速输入水后，血浆先被很快稀释，此时水自细胞外液进入神经细胞内，引起惊厥、昏迷、持久性神经损害，在儿童这种现象较易发生。应在 24～48 小时纠正到正常，以避免发生脑水肿。

第三节　钾代谢紊乱

一、低钾血症

血清钾浓度低于3.5mmol/L称为低钾血症(hypokalemia)。一般情况下,血清钾降低反映机体钾的缺失,粗略估计血钾每降低1mmol/L提示总体钾减少100～200mmol,但当血液浓缩或细胞内钾向细胞外转移增多时,血钾浓度往往不能反映机体总钾量。

【病因和发病机制】

低钾血症按总体钾有无缺乏分为两种类型:无钾缺乏的低钾血症和钾缺乏的低钾血症。

(一) 无钾缺乏的低钾血症

无钾缺乏的低钾血症是指总体钾无减少,因体内钾分布异常,细胞外钾向细胞内转移过多所引起的低钾血症。主要见于:①碱中毒:代谢性或呼吸性碱中毒均可促使细胞外钾入细胞内;②低钾血症型周期麻痹:本病是一种罕见的常染色体显性遗传病,特征是肌肉松弛或麻痹呈周期性发作,同时血钾降低,尿钾排出亦减少;③大量注射胰岛素:胰岛素通过增加Na^+、K^+、ATP酶活性,促进钾进入细胞内;④β肾上腺素能活性增加;⑤其他:注射大量葡萄糖、急性白血病、叶酸和(或)维生素B_{12}治疗巨细胞性贫血以及长期低体温时,均可促使钾由细胞外液进入细胞内液。

(二) 钾缺乏的低钾血症

系指血清钾浓度降低,同时体内总钾量亦减少。主要见于:①钾摄入不足。②钾经胃肠道丢失过多:消化液含钾量高出血钾含量1～5倍,大量消化液丧失如呕吐、腹泻、胃肠液引流等是引起低钾血症最常见的原因。③经肾排钾过多:使用排钾或渗透性利尿剂(噻嗪类、呋塞米、甘露醇等);长期应用肾上腺糖皮质激素或患有某些肾上腺皮质的疾病(如原发性和继发性醛固酮增多症、皮质醇增多症和Bartter综合征等)均可使远端肾小管的排泄增多;某些肾脏本身的病变亦引起排钾过多(如急性肾衰竭多尿期、慢性肾间质病变、肾小管酸中毒Ⅰ～Ⅲ型等)。④其他:短期大量出汗可经汗液丢失钾导致血钾降低。

【诊断要点】

(一) 临床表现

低钾血症的临床表现取决于低钾的程度、低钾发生的速度和机体的伴随状况。如缺钾是在短时间内发生的,即使失钾量不大,临床表现也可以较明显;若是慢性失钾导致的低钾血症,临床症状一般较轻;而体内缺钾同时伴有缺钠时,低血钾的某些症状可被掩盖。血钾低于3mmol/L,临床才出现症状,主要表现为神经肌肉、心脏和肾脏三个方面的症状。①神经肌肉方面:表现为兴奋性降低、肌无力或弛缓性麻痹,其程度与缺钾的程度相关,一般血钾<3.0mmol/L,出现肌无力;<2.5mmol/L出现软瘫,以下肢肌肉最常见,重者累及躯干甚至膈肌、呼吸肌麻痹而致呼吸困难、窒息或死亡。平滑肌受累则出现腹胀、便秘和排尿困难,重者出现膀胱尿潴留和肠麻痹。横纹肌融解亦是低钾血症的严重并发症。中枢神经系统症状表现为精神萎靡、躁动不安甚至昏迷。②心脏:低血钾时,心肌兴奋性增强,心率增快,房性或室性期前收缩多见,重者发生室上性或室性心动过速,甚至室颤。慢性缺钾可引起心肌纤维变性甚至局灶坏死,导致心肌收缩无力、心脏扩大、心尖区收缩期杂音和血压下降。心电图改变包括:出现U波,高度可超过1mm,常高于同导联的T波高度;S-T段下移、T波低平或倒置以及心律失常。③泌尿系统:缺钾可导致近端肾小管上皮细胞空泡变性,对抗利尿激素反应低下,出现多尿、夜尿和低比重尿。另外,肾小管泌H^+和重吸收HCO_3^-增多,Cl^-的重吸收减少,出现低钾低氯性碱中毒和反常性酸性尿。

(二) 诊断

本病的症状和体征缺乏特异性,临床表现又容易被原发疾病掩盖,其诊断主要依靠:①有导致低钾血症的病因;②存在低血钾的临床表现;③血清钾浓度低于3.5mmol/L;④典型的心电图改变。对原因不明的低钾血症,应进一步辨明原因,测定尿排出量有助于病因的诊断,若尿钾<1mmol/L,提示缺钾为非肾性的原因所致。另外,通过检测血pH、血压水平、血醛固酮水平以及血肾素活性等指标,并结合病史可作出病因诊断。

【治疗要点】

(一) 治疗原则

①去除引起低钾血症的病因;②补充钾剂,纠正低钾血症。

(二) 治疗方案

轻度缺钾,宜鼓励多进食含钾丰富的食物,如果汁、牛奶、香蕉和青菜等。若仍不能纠正低钾,可口服氯化钾,每天剂量为 3 ~ 4mmol/kg(0.2 ~ 0.3g/kg),分次口服,为减少氯化钾对胃肠道的刺激,宜将其加入果汁或牛奶中饭后口服;对钾缺乏伴有代谢性酸中度或不伴低氯血症时,可口服枸橼酸钾,其用法同氯化钾,且对胃肠道的刺激小,但其含钾量约为氯化钾的 70%。

重症或继续大量失钾者,尤其是不能口服补钾者,需静脉补钾。临床上当血钾<2mmol/L,出现室性心律失常、肌肉麻痹或呼吸肌受累时均为静脉补钾的绝对指征。一般采用 10% 氯化钾溶液,每天总量 4 ~ 6mmol/kg(0.3 ~ 0.45g/kg),加入 5% ~ 10% 葡萄糖溶液中静脉缓慢滴注,钾浓度一般<40mmol/L(不超过 0.3%);对于伴有酸中度或不伴氯缺乏的低钾血症患者,可采用谷氨酸钾溶液静滴,不宜采用氯化钾溶液。

二、高钾血症

血清钾浓度高于 5.5mmol/L 称为高钾血症(hyperkalemia)。临床上高钾血症的出现常常合并肾功能不全。

【病因和发病机制】

(一) 钾摄入过多

短时间内口服大量钾盐或注射大量含钾制剂(如青霉素钾盐:每 1000 万 U 含钾 17mol)、大量输入库存血(储存超过 2 周后血钾升高 5 倍)均可引起血钾暂时性升高,若肾功能正常,则能将其很快地排出,不会造成严重损害;若肾功能不全排钾障碍,则可发生高钾血症。

(二) 肾排钾功能障碍

是引起高钾血症最主要的原因。见于:①肾功能不全:快性肾功能不全较慢性者更易出现高血钾,因为前者除少尿排钾减少外,酸中度、高分解代谢和肾缺血均能抑制 Na^+-K^+-ATP 酶泵功能,都是造成高血钾的因素;②外周血容量绝对或相对不足:若脱水、休克等,因为肾小球滤过率降低及远端肾小管流速降低而导致肾排钾减少;③肾素-醛固酮系统受累:见于Ⅳ型肾小管酸中度、Addison 病、21-羟化酶缺乏、皮质酮甲基氧化酶缺乏、双侧肾上腺切除、低肾素性低醛固酮血症和假性醛固酮减少症;④药物:保钾利尿剂能阻止远端肾小管排 K^+,血管紧张素转化酶抑制剂能导致醛固酮减少,非类固醇抗炎药(如吲哚美辛)和肝素及类似成分可抑制肾素分泌而导致低醛固酮血症和高血钾。

(三) 细胞内钾外移

酸中度、大量迅速的细胞破裂(急性大量溶血、挤压综合征、大面积烧伤、胰岛素缺乏、高血钾型周期性瘫痪以及肿瘤化疗时等)和某些药物(如洋地黄、β 受体阻滞剂、精氨酸和琥珀酸胆碱)均可引起细胞内钾外移,血钾升高。

【诊断要点】

(一) 临床表现

除原发病的症状和体征外,高钾血症的主要表现为神经肌肉和心脏的症状。①神经肌肉:表现为兴奋性降低、精神萎靡、嗜睡,肢体感觉异常、麻木、四肢肌无力、酸痛、肌腱反射消失、弛缓性瘫痪等,但脑神经支配的肌肉和呼吸肌常不受累。高钾可促使乙酰胆碱释放,引起口唇麻木、面色苍白、恶心、呕吐和腹痛。②心脏:高血钾对心肌有抑制作用,使心律缓慢、心音减弱,早期血压可偏高,晚期常降低。心律失常有室性期前收缩、房室传导阻滞、室速、室扑或室颤,甚至心脏停搏。典型的心电图改变为 T 波高尖、对称和基底部窄;P 波及 R 波振幅降低、间期延长;S-T 段下移以及心律失常。

(二) 诊断

高钾血症的临床表现无特异性,且酷似低钾血症,难于单凭临床症状作出诊断。诊断主要依据有:①有引起高血钾的病因;②存在高血钾的临床表现;③血清钾浓度>5.5mmol/L;④典型心电图改变,其变化常先于神经肌肉症状,是评估危险性的重要指标。

【治疗要点】

(一) 治疗原则

①迅速纠正高钾血症,防止钾对心肌的毒性作用;②消除和控制引起高钾血症的原因。

(二) 治疗方案

立即停止一切钾的摄入,寻找导致高钾血症的原因并予以摒除。血清钾浓度>6mmol/L 就需要治疗,若>6.5mmol/L 时即应高度重视。

1. 降低血钾 促进钾离子进入细胞内:①静脉滴注 25% ~ 50% 葡萄糖溶液和胰岛素(3 ~ 4g 葡萄糖加 1U 胰岛素),使在合成糖原时将钾离子带入细胞内,必要时每 3 ~ 4 小时注射一次。糖尿患者则单独使用胰岛素;②5% 碳酸氢钠 3 ~ 5ml/kg 加等量葡萄糖溶液静脉滴注,通过纠正酸中毒促使钾离子进入细胞内,但肾功能受损者慎用,以防高钠血症和细胞外液负荷过重,宜用乳酸钠替代。

促进钾离子排出体外:上述促进钾离子进入细胞内的方法虽然能暂时使血钾降低,但体内总钾量并未减少,所以,仅为临时应急措施,从根本上解决问题还需促进多余的钾排出体外,常用方法有:①应用排钾利尿剂:如呋塞米;②使用阳离子交换树脂口服或保留灌肠;③腹膜透析和血液透析:上述治疗无效,血钾>6.5mmol/L 时,透析治疗是促进钾排泄最快和最有效的方法。

2. 拮抗高血钾的心肌毒性作用　主要是防治心律失常。

(1) 缓慢静脉滴注 10% 葡萄糖酸钙 0.5ml/kg,

必要时可重复。钙剂虽然不能改变血钾的浓度,但可以直接拮抗高血钾对心肌细胞极化状况的影响。使用葡萄糖酸钙时宜防止高血钙的发生,正在接受洋地黄治疗者更应慎重,宜在心电监护下进行。

(2) 静脉滴注 5% 碳酸氢钠 3 ~ 5ml/kg,或 11.2% 的乳酸钠,一方面 Na^+ 可拮抗 K^+ 对心肌的毒性作用;另外,碱性液体使细胞外液变成碱性,能促进 K^+ 进入细胞内而降低血钾浓度。

(曹艳　张星星)

第四节　钙代谢紊乱

一、低钙血症

血清钙浓度低于 2.25mmol/L(9mg/dl)时,称为低钙血症(hypocalcemia)。

【病因及发病机制】

低蛋白血症时,蛋白结合钙下降,总钙量也降低,但离子钙浓度正常。在补充蛋白以后,血浆蛋白浓度增加,结合钙增加,离子钙降低而出现低钙抽搐。

甲状旁腺有关的疾病:①甲状旁腺素(PTH)的缺乏或减少,常见于甲状旁腺功能减退症,可为原发性或继发于甲状腺或甲状旁腺手术后,急性胰腺炎及由于低镁血症而使 PTH 分泌减少而致低钙血症;②假性甲状旁腺功能减退症;③分泌无生物活性的 PTH。

维生素 D(VitD)的异常代谢。如:①VitD 缺乏,包括 VitD 摄入不足,阳光照射不足,使皮肤合成的内源性 VitD 减少以及肠道吸收障碍性疾病,均可导致 VitD 缺乏;此外,肝和胰腺的疾病可干扰 25-$(OH)D_3$ 的合成,长期服用泻药可妨碍小肠对 VitD 及代谢产物的吸收和肠肝循环,均能引起体外 VitD 不足,而导致低钙血症。②25-$(OH)D_3$ 的 1α-羟化减弱。慢性肾衰竭、低血磷性佝偻病、VitD 依赖性佝偻病 I 型、某些恶性肿瘤等均可出现 25-$(OH)D_3$ 的 1α-羟化减弱,致活性 VitD 的生成减少而出现低钙血症。③靶器官对 $1,25-(OH)_2D_3(OH)$ 的反应不良,抗惊厥药物可干扰 $1,25-(OH)_2D_3$ 在周围血中活性而导致低钙血症和骨质疾病,VitD 依赖性佝偻病 II 型,由于靶细胞受体部位发生基因位点突变,而 $1,25-(OH)_2D_3$ 的反应差,致低钙血症和骨质病变。

其他因素:①尿钙排出增多。在肾小管性酸中

毒,长期应用利尿药物,尿内排泄钙增加,可引起低钙血症。②急性坏死性胰腺炎时,由于组织分解、坏死,血中钙与脂肪分解后产生的脂肪酸结合产生皂钙,而致低钙血症;③慢性肾衰竭引起低血磷或用磷酸盐纠正低血磷或高钙血症时,可因钙沉着于软组织导致低钙血症。

【诊断要点】

(一) 临床表现

1. 手足抽搐最常见并具有特征性。但小婴儿可表现为惊厥、手足搐搦或喉痉挛、窒息等。轻症仅有感觉异常,手、足、口唇周围麻木。

2. 消化不良、恶心、呕吐、腹泻、小肠吸收不良和脂肪痢。

3. 心律失常,心电图可有 Q-T 间期延长、S-T 间期延长、T 波改变等。

4. 其他表现　如:白内障、皮肤角化、牙齿发育不全、指甲及趾甲变脆、毛发脱落等。

(二) 诊断及鉴别诊断

血钙低于正常(2.25mmol/L),即可诊断为低钙血症,但低钙血症常继发于某些特殊的疾病,故重要的是鉴别低钙血症的病因。临床上常通过一些实验室检查来帮助诊断。一般检查:①尿常规;②尿电解质(钾、钠、钙、镁、氯化物);③肾功能;④血钙(总钙、离子钙);⑤血浆蛋白。进一步实验室检查:①血清镁:当血清镁低于 0.4mmol/L,认为是由于低镁血症所致低钙血症;如血镁正常,考虑可有甲状旁腺功能减退或 VitD 缺乏;②血清磷:高血磷常提示甲状旁腺功能减退存在,低血磷则符合 VitD 缺乏所致继发性甲状旁腺功能亢进的改变;③PTH 或尿 cAMP 的测定,将有助于区分是因 PTH 缺乏,还是因骨拮抗而引起的低钙血症;④肾源性 cAMP、25$(OH)D_3$、$1,25-(OH)_2D_3$ 的测定,将会提高对低钙血症的诊

断;⑤酸性磷酸酶,在引起低钙血症的各种癌症中,最常见的原因是前列腺癌。

【治疗要点】

(一) 低钙搐搦的治疗

1. 钙剂治疗 搐搦发作时,即刻缓慢静脉注射10%葡萄糖酸钙10ml,每天酌情1~3次不等。若搐搦不止,可用10%葡萄糖酸钙20~30ml加入5%~10%葡萄糖液1000ml中持续静脉点滴,速度以元素钙计不超过4mg/(kg·h)。搐搦停止以后给予口服钙剂,予乳酸钙或葡萄糖酸钙每次1~2g,每天口服1~2次。

2. 镇静剂 搐搦发作时,可辅以镇静剂。尤其是在小婴儿发生惊厥或喉痉挛时,应首先迅速予抗惊厥治疗。要用地西泮0.25~0.5mg/(kg·次),肌内或静脉注射;苯巴比妥钠5~7mg/(kg·次),肌内注射;水合氯醛40~50mg(kg·次),保留灌肠。必要时做气管插管以保持呼吸道通畅。

3. VitD 治疗 对于VitD缺乏或永久性PTH缺乏所致的低钙抽搐,同时使用VitD制剂,PTH缺乏时,最好使用1α-Vit D_3或1,25(OH)$_2D_3$,剂量为0.25~1.5μg/d,但要视血钙而调整剂量。

4. 镁治疗 补充钙剂后,如果搐搦仍不能控制,应测定血清镁,如伴有低镁血症,用25%硫酸镁0.1ml/(kg·次),深部肌内注射,每6小时一次,每天3~4次,症状缓解后停用。

(二) 低钙搐搦间歇期的治疗

1. 饮食治疗 高钙低磷饮食,同时应限制钠的摄入,小于50mmol/d。

2. 利尿剂的治疗 使用噻嗪类利尿剂可减少尿钙的排泄。如氯噻酮2mg/(kg·次)口服,隔天一次。

3. 钙剂的治疗 以间断服用更合理。如血钙大于1.875mmol/L(7.5mg/dl),口服元素钙2~4mg/(kg·d),配合低盐饮食和氯噻酮治疗,一般用药2个月,间歇一个月,必要时可重复。

4. VitD 治疗 常用VitD制剂有:Vit D_2片剂(每片5000U),VitD_3注射剂(每支30万U或60万U),1,25-(OH)$_2D_3$胶囊(钙三醇,罗钙全,每粒0.25μg或0.5μg),1α-(OH)D_3胶囊(每粒0.25μg),二氢速甾醇。一般治疗佝偻病可选用VitD制剂,如治疗因PTH缺乏所致低钙血症需VitD剂量较大,可直接选用活性VitD制剂。注意:①开始剂量要小、慎重、缓期地增量,直至出现最大反应;②监测血浓度,及时调整剂量。

二、高钙血症

血清钙浓度高于2.75mmol/L(11mg/dl)时,称为高钙血症(hypercalcemia)。

【病因及发病机制】

原发性甲状旁腺功能亢进时,由于PTH分泌过多,使钙从骨骼中分解,肾小管对钙的重吸收增加,这使1,25-(OH)$_2D_3$浓度增加,从而使小肠吸收钙增加,结果出现高钙血症。

恶性肿瘤通过三条途径引起高钙血症。一是直接侵犯骨质,造成广泛的溶骨性破坏;二是产生破骨细胞骨吸收因子,如破骨细胞激活因子、前列腺素等,它们类似于PTH,能加速骨吸收;三是有人认为降钙素活性降低也可能是某些恶性肿瘤患者高钙血症的病因。

服用过量维生素D可引起中毒,临床表现为高钙血症,特点是伴有明显的转移性钙化。

肾上腺皮质功能不足时,血容量减少,而使蛋白结合钙增加,肾排泄钙减少,肾小管重吸收钙增加;另外,糖皮质激素不足,可使前列腺素合成增加,从而造成骨吸收增强而出现高钙血症。

8%~22%甲状腺功能亢进患者出现高钙血症,其病因可能系甲状腺素和三碘甲状腺素直接作用于骨骼,致骨吸收增强而造成高钙血症。

嗜铬细胞瘤时,PTH分泌增加和破骨细胞骨吸收增强而致高钙血症。

其他因素:①失用性骨萎缩可导致骨质疏松、脱钙而出现高钙血症;②过多地摄入钙和磷酸盐而致的乳-碱综合征及长期应用噻嗪类利尿药、锂、茶碱类药物的患者可出现高钙血症;③类肉瘤病和肉芽肿患者,由于存在着VitD的异常调节,血清1,25-(OH)$_2D_3$增多,而出现高钙血症和高尿钙症;④某些遗传性疾病如低磷酸酯酶症、家族性低尿钙性高血钙、威廉斯综合征等均可导致高钙血症。

【诊断要点】

(一) 临床表现

1. 心率减慢,心律不齐,血压升高,心电图上可出现Q-T间期缩短,P-R间期延长。

2. 疲倦、嗜睡、昏迷、意识错乱。

3. 厌食、恶心、呕吐、腹胀和吞咽困难,严重者出现脱水、消化性溃疡和胰腺炎。

4. 多饮、多尿、尿路结石、肾钙化和肾衰竭、肾小管酸中毒。

5. 钙异位沉积在皮肤,出现瘙痒和转移性钙化;沉积在结膜上,出现带状角膜病和钙化;沉积在小支气管及肺泡,损坏呼吸道上皮细胞引起溃疡、钙化,易继发呼吸道感染。

6. 高钙血症常伴有低血钾、低血钠、低血镁、高尿钙、尿的酸化功能差,在甲状旁腺功能亢进时,可发生肾小管酸中毒。由于骨的溶解、PTH、高钙血症等因素可发生酸碱平衡紊乱,非甲状旁腺功能亢进引起的高钙血症易发生代谢性碱中毒,甲状旁腺功能亢进引起者则常引起代谢性酸中毒。

7. 钙离子可激活凝血因子,故高钙血症可发生广泛血栓形成。

8. 当血钙超过 3.75～4.5mmol/L(15～18mg/dl)时可发生高血钙危象,表现为呕吐、腹痛、便秘、烦渴、多尿、失水、酸中毒、激惹、嗜睡、无力、高热、谵妄、昏迷以及迅速进展的急性肾衰竭。还可发生严重的心律失常,常为致死原因之一。

(二) 实验室检查

1. 一般实验室检查同低钙血症。

2. 对鉴别诊断很重要的有关检查　①血清钙、磷浓度测定;②尿钙、磷浓度;③尿 cAMP 测定,在肾功能良好情况下,尿 cAMP 排出多少,可反映 PTH 对肾脏的作用;④血和尿中羟脯氨酸测定,可反映骨基质(胶原蛋白)代谢情况;⑤血清酶测定包括碱性磷酸酶、酸性磷酸酶的测定;⑥PTH 和降钙素的测定。

(三) 诊断及鉴别诊断

血钙高于 2.75mmol/L(11mg/dl)时,即可诊断为高钙血症。诊断高钙血症时还需结合病史、临床表现、化验结果以及特殊检查(X 线、B 超、CT、放射性核素检查、活组织检查)对引起高钙血症的基础疾病作出诊断。临床上出现不明的高钙血症者,应想到原发性甲状旁腺功能亢进的可能。钙负荷试验、磷廓清试验、肾小管磷重吸收率测定、皮质醇抑制试验等,有助于确定诊断。如血清氯水平较低,血氯/磷<33(特别是<29)及碱性磷酸酶水平超过正常值 2 倍者可排除原发性甲状旁腺功能亢进。恶性肿瘤引起的高钙血症有如下特点:①病程短,一般情况恶化快,有某些器官受肿瘤侵犯的临床表现;②贫血;③血钙常大于 3.5mmol/L(14mg/dl),这些特点有助于鉴别诊断原发性甲状旁腺功能亢进与继发性肾功能不全的甲状旁腺功能亢进的 PTH 均增高,两者的骨 X 线改变可相似,但后者有肾功能不全。

【治疗要点】

(一) 一般治疗

1. 饮食治疗　低钙(200～400mg/d),富含草酸

盐、磷酸盐饮食,以达到减少肠道吸收钙的目的。

2. 加强运动　高钙血症患者在身体状况允许情况下,加强运动可以防治高钙血症。

3. 水化　高钙血症患者常出现脱水和肾小球滤过率减少,有效地恢复细胞外容量可降低血清钙水平,增加尿钙排出。

(二) 增加尿钙排泄

联合应用排钠利尿剂和静脉注射生理盐水可增加尿钙的排泄,但不能应用噻嗪类利尿剂。每天补充生理盐水 60～100ml/kg,注射呋塞米 0.5～1mg(kg·次),1 次/2 小时,或依他尼酸 0.5～1mg(kg·次),1 次/2 小时,但在治疗过程中应注意防止心衰、脱水、电解质紊乱的发生。

(三) 抑制骨吸收

1. 磷酸盐　用于原发性甲状旁腺功能亢进、类肉瘤病、Vit D 中毒、多发性骨髓瘤所致的高钙血症。但有高磷血症和肾衰竭的患者不宜使用。一般采用口服剂型,中性磷酸盐溶液(配方见第三章第五节),常用剂量 0.5～1ml/(kg·次),最大量每次不超过 40ml,1 次/8 小时,治疗 1～3 天血钙下降,1～10 天可降至正常水平。不能口服者,可予磷酸盐溶液(配方见第三章第五节)10ml/kg,最大量不超过 500ml,静脉滴注,6～8 小时滴完,1 次/天,共 2 天。在治疗过程中要严密地监测血清钙和磷。

2. EHDP(ethane-1-hydroxy-1,1-diphosphonate)是焦磷酸盐类物质,属破骨细胞性骨吸收强有力的抑制剂。常用于治疗原发性甲状旁腺功能亢进和恶性肿瘤所致的高钙血症。方法:开始 7.5mg/(kg·d),静脉给药至血清钙降低时停止,然后予口服维持。

3. 降钙素　用于治疗 Vit D 中毒、甲亢、恶性肿瘤所致的高钙血症。在恶性肿瘤相关性高钙血症治疗中,联合使用糖皮质激素,降钙素能发挥更大的效应。鲑降钙素 1～2MRCU/(kg·d)静注或 4MRCU/(kg·d)肌注,1 次/8～12 小时。但停药数小时后,血钙可回升,某些患者连续使用后有"脱逸"现象。

4. 糖皮质激素　对某些类肉瘤病、Vit D 中毒和恶性肿瘤所致的高钙血症有效,而对由 PTH 介导的高钙血症无效。并且病因不同,所需剂量不同。在类肉瘤和 Vit D 中毒者,泼尼松 0.5mg/(kg·d),恶性肿瘤 1～2mg/(kg·d)。

(四) 其他

吲哚美辛 1～2mg/(kg·d)或阿司匹林 40～60mg/(kg·d),仅对某些恶性肿瘤伴前列腺素合成

增加而致高钙血症有效,若用5~7天血钙仍不降应停用;光辉霉素25μg(kg·d),静脉给药,一般在用药后24~48小时起作用;依地酸二钠钙50mg/kg(总量<3g),静脉滴注,4~6小时滴完,可降低离子钙水平,但肾功能不全者慎用;伴有多脏器功能不全者,使用低钙透析液或无钙透析液作腹膜透析或血液透析。

(五) 高钙血症危象的紧急处理措施

对高血钙危象者,如不迅速降低血钙,会很快导致死亡。上述治疗高血钙的措施均适合于高血钙危象者,主要原则包括:①迅速增加尿钙的排泄,降低血钙;②抑制骨重吸收;③促进骨钙形成;④停止钙的摄入及抑制肠道钙的吸收;⑤积极治疗原发病。

(曹艳 张星星)

第五节 磷代谢紊乱

一、低磷血症

血清磷浓度成人低于1mmol/L(3mg/dl),儿童低于1.3mmol/L(4mg/dl)时,称为低磷血症(hypophosphatemia)。

【病因及发病机制】

磷酸盐摄入不足和吸收减少。常见于:①饥饿、厌食、呕吐;②治疗消化性溃疡时使用的能结合磷酸盐的抗酸剂,如氢氧化铝、氢氧化镁、碳酸镁;③肠道吸收障碍综合征,如肠病、脂肪痢、肠切除等;④Vit D缺乏。

肾脏排泄增多。常见于:①甲状旁腺功能亢进、PTH肿瘤;②原发性肾小管酸中毒;③Fanconi综合征;④原发性高钙血症;⑤低钾、低镁血症;⑥家族性低磷血症;⑦梗阻后多尿;⑧急性痛风;⑨Vit D缺乏或Vit D依赖性佝偻病或骨软化;⑩利尿剂使用;⑪代谢性酸中毒;⑫容量负荷增加。

磷向细胞内转移。常见于:①急性呼吸性碱中毒;②合成代谢增加;③代谢性酸中毒治疗过程中,血清无机盐向细胞内转移合成有机磷酸盐;④药物影响,如静脉注射乳酸盐、碳酸氢钠、胰岛素、肾上腺素和皮质激素等。

其他,如乙醇中毒和糖尿病酮症酸中毒。

【诊断要点】

(一) 临床表现

1. 肌肉骨骼 肌无力或近端肌病,常伴有骨痛、关节痛、关节僵直、骨软化和佝偻病;血清肌酸激酶和醛缩酶升高,肌电图异常。

2. 神经系统 烦躁、疲乏、激惹、精神错乱、表情淡漠、共济失调、谵妄、抽搐甚至昏迷;脑电图显示脑波弥漫畸形,脑脊液蛋白升高。

3. 呼吸系统 膈肌麻痹无力,可引起低通气和急性呼吸衰竭。

4. 厌食、恶心、呕吐、吞咽困难和肠梗阻。

5. 肾脏功能改变 低磷血症引起尿中碳酸氢盐和葡萄糖丢失,尿钙、尿镁排泄增加和1α-羟化酶活性增强。

6. 心血管系统 心肌收缩力下降,心输出量减少,左室舒张期容量减少、压力增高,甚至出现严重的充血性心力衰竭。由于对血管加压素敏感性下降,平均动脉血压也减低。

7. 血液系统 可出现溶血、组织缺氧、感染、出血。

8. 内分泌系统 低磷血症时易出现高血糖、高胰岛素血症和胰岛素抵抗。

(二) 实验室检查

磷代谢紊乱常伴有钙代谢紊乱,对于低磷血症的实验室检查与钙代谢紊乱相同,但除血磷、尿磷必测以外,还有溶血方面的检查,血小板数量、寿命、功能检查,骨骼X线检查,胃肠功能检查均对诊断有帮助。

(三) 诊断及鉴别诊断

血清磷酸盐浓度<1mmol/L(3mg/dl),为轻度低磷血症;<0.48mmol/L(1.5mg/dl),则为重度低磷血症。但应注意的是,一些疾病本身仅能引起轻度的低磷血症,但在治疗过程中,伴随磷向细胞内迅速转移,可导致重度低磷血症。

对于严重低磷血症的患者,检测尿磷浓度至关重要。如24小时尿磷<60mg/m^{2}体表面积,可排除尿磷增加的疾病,应考虑肠吸收不良或磷向骨及细胞内转移。若尿磷排出增加,则由于肾小管对磷的重吸收不良,应注意检查是否有肾小管功能障碍或甲状旁腺功能亢进存在。

【治疗要点】

轻度的低磷血症一般不引起临床症状,主要是治疗原发病。对有引起低磷血症的诱因,并呈进行性加重至重度低磷血症倾向的轻度低磷血症[血磷<0.65mmol/L(2mg/dl)]和有致命的重度低磷血症

［血磷＜0.32mmol/L（1mg/dl）］，应尽力除去病因，补充体内缺乏的磷酸盐。

对有轻度的低磷血症患者，在治疗原发病的基础上如有低磷血症加重者，需酌情考虑予磷酸盐口服或鼻饲预防，一般剂量为15～20mg/kg。对于低血磷性抗 Vit D 佝偻病，可用配方为磷酸氢二钠73.1g，磷酸二氢钾6.4g，加水对1000ml，每次10～60ml，每天服5次。对于严重低磷血症而口服不能耐受者可用静脉滴注，剂量一般为10～20mg/kg。配方为磷酸氢二钠14.5g，磷酸二氢钾1.3g，加注射用水至100ml，加入5%～10%葡萄糖液中静脉滴注，静脉滴注磷酸盐的速度和时间要根据血磷和其他电解质状况而定，血磷＞0.65mmol/L（2mg/dl）后，应改为间隙静脉滴注或口服，以防引起高磷血症。对肾功能不全者，静脉补磷应禁用，以免发生高磷血症。低钙、高钙、高钾血症是磷酸盐静脉输注的禁忌证。

对于透析引起的低磷血症，向透析液中加入1.5～4mg/dl 的磷酸盐，不必通过静脉补充。

二、高磷血症

血磷浓度成人＞1.5mmol/L（4.7mg/dl），儿童＞2mmol/L（6.2mg/dl）时称为高磷血症（hyperphosphatemia）。

【病因及发病机制】

肾小球滤过率降低。最常见者为急、慢性肾功能不全。急性肾功能不全时，血磷增高明显，严重者可达6.5mmol/L（20mg/dl）以上；慢性肾功能不全则取决于残余肾单位的代偿能力，早期可维持血磷平衡，晚期至肾小球滤过率低于25ml/min 时，平衡被破坏，伴随着尿毒症和酸中毒，血磷增高，但程度一般较急性为轻。

肾小管磷酸盐重吸收增加。常见于：①特发性或继发性甲状旁腺功能减退，PTH 分泌减少的结果是尿磷重吸收多，使血磷升高而血钙下降；假性甲状旁腺功能减退时，PTH 的分泌虽有代偿增加，但肾小管对 PTH 无反应，故尿磷排泄减低，血磷升高。②内分泌疾病：如甲状腺功能亢进、肢端肥大症等，可能分别有甲状腺激素和生长激素分泌过多，促进肾小管磷重吸收有关；③其他：环境高温及用于治疗高钙血症和骨质疏松的药物依替磷酸二钠（disodium etidronate）可通过增加肾小管磷重吸收导致高磷血症。

磷酸盐负荷增加：①外源性负荷：如 Vit D 使用过量可引起肾小管重吸收增加，骨动员钙磷入血导致血磷升高；大剂量使用富含磷酸盐的泻药或灌肠剂；大量输血或静脉滴注大量磷酸盐；白磷烧伤等。②内源性负荷：各种原因引起大量细胞破坏所致的细胞内磷酸盐外逸至血液循环；糖尿病酮症酸中毒或乳酸酸中毒所致的磷酸盐跨细胞膜转移；横纹肌溶解导致磷酸盐释放入血等。

【诊断要点】

（一）临床表现

1. 异位钙化　当血清钙磷乘积（mg/dl）＞70 时可发生。随着异位钙化的部位不同而出现相应的临床症状。①皮疹和皮肤瘙痒及因外周血管钙化所致的肢端缺血坏死；②眼角膜炎和结膜炎；③关节酸痛；④心律失常或心力衰竭；⑤呼吸困难和肺功能不全；⑥消化道症状如厌食、恶心、呕吐、呕血、黑便以及麻痹性肠梗阻等；⑦急性肾衰竭或慢性肾衰竭的进行性恶化。

2. 其他　①高磷血症可引起低钙血症，低钙血症又可导致低钙抽搐和低血压，严重时出现心肌收缩力下降和心律失常等心血管系统并发症；②低钙血症能间接地导致 PTH 分泌增高，使临床上出现继发性甲状旁腺功能亢进和肾性骨营养不良的相关症状；③高磷血症患者易发生急性肾衰竭，反过来，急性肾衰竭又易致血磷升高，引起恶性循环。

（二）诊断及鉴别诊断

高磷血症的诊断要注意患者的年龄。儿童期由于生长激素的分泌较成人为多，故血磷轻度增高是种生理现象。高磷血症的诊断应包括引起高磷血症的病因诊断，以便于治疗。一般情况下，急性高磷血症常见于急性溶血、肿瘤化疗、横纹肌溶解、挤压伤及严重烧伤引起的大量细胞的迅速破坏；而慢性高磷血症多发生于慢性肾功能不全引起的肾脏磷酸盐排泄障碍。

【治疗要点】

（一）饮食治疗

避免食用含磷酸盐丰富的食物如奶制品、禽蛋、肉食类、动物脑、肾、沙丁鱼及干果、硬果等。

（二）抑制磷酸盐从肠道吸收

1. 碳酸钙　常用剂量为1～2g，每天3次。在治疗过程中应密切观察血钙浓度，避免发生高钙血症，当血钙＞2.75mmol/L（7mg/dl）时，不宜再用碳酸钙。对血磷＞2.26mmol/L（7mg/dl）的患者，为防止发生异位钙化，在使用碳酸钙治疗前宜首先采用其他方法使血磷浓度降至安全水平。

2. 氢氧化铝　分片剂、胶囊、凝胶三种，以后者疗效为佳，常规剂量为15ml，每天3次；此类药物的常见副作用有恶心、呕吐、便秘等,长期治疗还能导致骨软化和铝中毒;严重肾功能不全时慎用,以防发生镁中毒。

(三) 病因治疗

甲状腺功能亢进者选用甲状腺药物;甲状旁腺功能低下者选用 Vit D 或 1,25-$(OH)_2D_3$ 治疗;Vit D 中毒引起的高磷血症,除停药外,糖皮质激素有较好疗效。

(四) 其他

1. **扩容补液** 可预防化疗或横纹肌溶解患者发生急性肾衰竭,也能使血清磷酸盐稀释,并增加尿中磷酸盐排泄。

2. **输注葡萄糖** 通过促进磷酸盐向细胞内转移而达到快速降低血磷浓度之效果。

3. **透析治疗**。

（曹艳 张星星）

第六节 镁代谢紊乱

一、低镁血症

血清镁浓度 <0.75mmol/L(1.82mg/dl) 时称为低镁血症(hypomagnesemia)。由于细胞外液镁含量远较组织细胞低,临床上应结合红细胞中镁及尿镁排泄量以鉴别是否缺镁。

【病因及发病机制】

(一) 镁在体内重新分布

在细胞内外重新分布使大量细胞外镁转移到细胞内。常见原因有:①甲状旁腺切除术后,致镁离子分布到骨组织中,血镁降低;②急性出血性胰腺炎,大量镁盐沉积于坏死胰腺周围供组织修复,血镁下降;③高热卡肠道外营养,镁随营养物质进入细胞使血镁下降;④糖尿病酮症酸中毒治疗期大量镁离子进入细胞内所致。以上均为在病理条件下治疗前后未及时补充所致。

(二) 营养因素

正常进食者缺镁少见,但在以下情况时可致摄镁不足:①长期禁食;②长期全胃肠道营养补充镁减少;③慢性乙醇中毒长期进食不足。

(三) 小肠镁吸收障碍

是低镁血症常见原因,可见于:①慢性腹泻;②小肠吸收不良综合征;③肠肝胰瘘;④慢性胰腺炎伴腹泻;⑤脂肪痢或急性胰腺炎可使镁与脂肪结合皂化而影响吸收;⑥家族性镁吸收不良。

(四) 肾脏丢失镁过多

见于多种肾脏疾病,包括:①急性肾衰利尿期;②慢性肾小球肾炎;③慢性肾盂肾炎;④药物,如利尿剂、氨基苷类抗生素、抗肿瘤药物的应用;⑤家族性或散发性肾脏镁丢失症。

(五) 内分泌疾病及代谢

①原发性或继发性醛固酮增多症;②甲状腺功能亢进;③甲状旁腺功能不足或亢进;④高钙血症;⑤未控制的糖尿病伴高糖尿;⑥急性周期性卟啉病。

【临床要点】

(一) 临床表现

镁缺乏时神经、肌肉及心肌的应激性增加。

1. **神经、肌肉症状** 以肌肉震颤、手足搐搦、腱反射亢进最常见。

2. **心血管系统** 可导致各种心律失常,以室性心动过速最常见。

3. **其他** 低镁可使阻力血管收缩,可能与原发性高血压有关;可致低血钙及低血钾。

(二) 实验室检查

需测定以下几项指标以判定镁的情况及基础病因。

1. 测定血清镁。

2. 测定 24 小时尿镁量,正常值为 2.1 ~ 8.2mmol/d(50 ~ 200mg/d)。尿镁排出减少,肾功能正常,对缺镁有诊断意义。

3. 镁负荷实验 ①3.2 ~ 5g 硫酸镁加入 5% 葡萄糖液 500ml 中静脉点滴,留成 6 小时尿,排出量少于输入量的 20%,表示缺镁;②硫酸镁 4g 加入生理盐水 500ml 中,静脉点滴,排出量少于输入量的 75%,表示缺镁。

4. 肾功能检查。

5. 心电图检查。

6. 治疗实验 以 2g 硫酸镁加入 5% ~ 10% 葡萄糖液 1000ml 中静脉缓慢点滴,症状好转,表示缺镁。

【治疗要点】

1. 纠正低血镁 口服氧化镁 0.25 ~ 0.5g,氢氧化镁 0.2 ~ 0.3g 或 10% 醋酸镁 10ml,每天 3 ~ 4 次,儿童为每天一次。

不能口服或病情较重者可肌注 25% $MgSO_4$ 5 ~

10ml,第一天4～6小时一次,以后酌情递减。儿童为每次0.1ml/kg,深部肌内注射,每6小时一次,每天3～4次,症状缓解后停用。

有明显低镁血症(血镁<0.5mmol/L)时,用25% $MgSO_4$ 10ml加生理盐水500ml中或葡萄糖液500ml中静脉点滴,连续3～5天,儿童加5%～10%葡萄糖液稀释成1%溶液静滴,或稀释成5%溶液静推。

2. 纠正其他电解质紊乱。

3. 治疗基础疾病。

二、高镁血症

高镁血症(hypermagnesemia)指血镁超过1.25mmol/L(3.0mg/dl),大多是由于肾衰竭而致。

【病因及发病机制】

1. 肾小球滤过率下降,肾排出镁减少:当肾小球滤过率只有正常的10%以下时,可发生高镁血症,肾排出镁减少。

2. 肾小球滤过率下降致肾排出镁减少 可见于以下情况:①严重低钠血症;②盐皮质激素分泌不足;③甲状腺分泌不足;④呼吸性酸中毒。

3. 镁摄入过多 ①应用含镁的制酸剂或泄剂,特别是有肾功能不全时可致高镁血症;②在透析液

内镁含量过高。

4. 组织破坏镁释放过多。

【诊断要点】

(一)临床表现

镁对心血管及神经肌肉系统有抑制作用,可致低血压,抑制中枢及周围神经系统,出现嗜睡、肌力减弱、腱反射迟钝或消失。心血管方面表现为心动过缓、传导阻滞、心电图出现P-R间期延长。严重时可致呼吸麻痹、昏迷、木僵、各种心律失常或心搏骤停。

高血镁可致自主神经功能紊乱,血小板聚集时间延长,抑制甲状旁腺功能,导致血钙降低。

(二)实验室检查

①测定血镁同时测定24小时尿镁;②测定血及尿电解质;③肾功能检测;④监测心电图;⑤血气分析。

【治疗要点】

高镁血症患者禁用镁盐及含镁食物;急性镁中毒者,立即静脉注射10%葡萄糖酸钙10～20ml,10～20分钟滴完;纠正脱水,应用排钠利尿药,促进其排出;急性慢性肾衰患者禁服镁盐,需进行透析者,如肾功能良好,可用每四小时静脉点滴生理盐水1000ml和呋塞米40mg,以利于镁排出,儿童呋塞米量为1mg/(kg·次);积极治疗基础疾病。

(曹艳 张星星)

第七节 酸碱平衡紊乱

一、代谢性酸中毒

代谢性酸中毒(metabolic acidosis)是由于固定酸的相对或绝对增加引起血浆 H^+ 浓度增高,血pH降低,二氧化碳结合力减低的一组临床症状。

【病因及发病机制】

(一)有机酸产生过多

①乳酸酸中毒多见于组织缺氧时;②脂类氧化不全,如糖尿病酮症酸中毒、饥饿性酮症等;③先天性代谢缺陷如丙氨酸血症、异戊酸血症等。

(二)酸性物质进入体内过多

水杨酸盐中毒、甲醇、乙烯乙二醇及副醛中毒等。

(三)酸排泄障碍

急性或慢性肾衰竭时,肾小球滤过酸性物质减少致磷酸根、硫酸根和有机酸潴留,同时,肾衰时肾小管排 H^+、制造 NH_3 及排出 NH_4^+ 的功能降低和滴

定酸的排泌功能障碍。

(四)碱性物质丢失过多

腹泻、长期胃肠减压、肠瘘、肾小管酸中毒(详见有关章节)、碳酸酐酶抑制剂的应用等。

(五)稀释性酸中毒

大量静脉注射不含 HCO_3^- 溶液时致血碳酸氢盐被稀释使其降低。

(六)其他

高钾血症时肾小管 Na^+-K^+ 交换增加,H^+-Na^+ 交换受抑制,HCO_3^- 重吸收减少,而致代谢性酸中毒。甲状旁腺功能亢进症、VitD缺乏及低磷血症可致肾近端小管重吸收 HCO_3^- 减少,利尿剂影响远端小管 Na^+ 的重吸收及 H^+、K^+ 的分泌导致高钾、高氯性代谢性酸中毒。

【代偿机制】

(一)缓冲反应

体内 H^+ 浓度增加首先被缓冲系统缓冲,H_2CO_3

生成增多,弥漫入红细胞而由肺以 CO_2 形式呼出。

（二）肺的调节

由于血浆 H^+ 增高及 PCO_2 增高刺激呼吸中枢及颈动脉窦使 CO_2 呼出增加,PCO_2 得以下降,从而 HCO_3^-/H_2CO_3 比值保持相对恒定。

（三）肾的调节

由酸过多或失碱而致酸中毒时,肾通过以下几种方式增加排酸保碱发挥代偿作用:

1. 排 H^+ 及重吸收 HCO_3^- 增多,肾近端小管 $NaHCO_3$ 重吸收增加,近端肾小管 $NaHCO_3$ 的重吸收是以 CO_2 形式进行的,即小管液中 HCO_3^- 先与其中 H^+ 结合成 H_2CO_3,H_2CO_3 分解出 CO_2,CO_2 为脂溶性,可自由透过管腔膜进入上皮细胞内,再与 H_2O 在碳酸酐酶作用下生成 H_2CO_3,后者解离出 H^+ 与 HCO_3^-,H^+ 经与小管液中 Na^+ 交换而分泌入肾小管腔中,进入小管上皮细胞内的 Na^+ 与细胞内 HCO_3^- 结合成 $NaHCO_3$ 而入血。远端肾小管以及皮质部集合小管排 H^+ 增加,排 HCO_3^- 减少,这些部位有负责泌 H^+ 的 A 型联结细胞及泌 HCO_3^- B 型联结细胞。A 型联结细胞在其管腔侧膜上有 H^+ 泵,可主动泌 H^+ 并重吸收 K^+,该细胞底侧膜上有 Cl^-/HCO_3^- 交换子,可将细胞内 HCO_3^- 转运到血管间隙。B 型联结细胞在管腔侧膜上的转动子与 A 型正好相反,HCO_3^- 由细胞内分泌到管腔内,H^+ 则通过位于底侧膜上 H^+ 泵或 K^+/H^+ 交换子转运到血管内。

2. 排泄可滴定酸增加,远端肾小管通过分泌 H^+ 与管腔 Na_2HPO_4 的 Na^+,生成 NaH_2PO_4 而排出体外。

3. NH_3 的分泌 远端小管和集合管细胞内生成的 NH_3 具有脂溶性,能扩散至 pH 较低的小管液中,并与小管细胞分泌的 H^+ 结合生成 NH_4^+,再与小管液中强酸盐如 NaCl 中的 Cl^- 结合成 NH_4Cl 而排出,而 Na^+ 则与 H^+ 交换后和 HCO_3^- 结合转运回血。正常时 NH_3 的分泌发生于远端小管和集合管,酸中毒时近端小管也泌 NH_3。

【诊断要点】

（一）临床表现

代偿期及轻度代谢性酸中毒常无症状,严重代谢性酸中毒时表现为:

1. 心血管系统 心肌收缩力下降,外周血管阻力降低,致低血压、肺水肿及心律失常,尤其是心室纤颤。

2. 呼吸系统 呼吸加深伴呼吸频率轻微改变,当血浆 [HCO_3^-] <15mmol/L 时可出现明显的 Kussmaul 呼吸。

3. 中枢神经系统 头痛、躁动不安,严重者意识模糊甚至惊厥、昏迷。

4. 消化系统 食欲缺乏、腹痛、恶心、呕吐等。

5. 骨骼系统 慢性代谢性酸中毒时,由于骨组织中碳酸钙参与对 H^+ 的缓冲作用,导致骨质疏松,引起骨病。此外,慢性代谢性酸中毒还可引起小儿生长发育不良。

（二）实验室检查

动脉血气分析血 pH、二氧化碳结合力（CO_2CP）、实际碳酸氢盐（AB）、标准碳酸氢盐（SB）及缓冲碱（BB）均降低,特别是剩余碱（BE）负值增大。此外还需测血液电解质浓度,并以此计算阴离子间隙（AG）。

（三）诊断与鉴别诊断

在确定原发病的基础上,根据临床表现及化验结果,特别是血气分析结果可作出诊断。此外可根据血 HCO_3^- 来评价酸中毒的程度:HCO_3^- 为 13 ~ 18mmol/L 为轻度,9 ~ 13mmol/L 为中度,<9mmol/L 为重度。

【治疗要点】

（一）病因治疗

积极治疗原发病,如缺氧、感染、休克引起者应尽快给氧、补液、予以足量敏感抗生素等处理。

（二）根据病情选择补碱

1. 轻度代谢性酸中毒患者不必特殊治疗,经治疗原发病,补充水、电解质后多可自行缓解。未予纠正者可适量口服碳酸氢钠 1 ~ 3g,每天 3 次。

2. 中重度酸中毒者,需静脉补碱。目前常用的碱性溶液有:

（1）碳酸氢钠:最常用,为首选药。1.4% 的碳酸氢钠为等渗液,可用于失水需补液较多者;如急需纠酸而补液不宜过多者,可采用 5% 高渗液。所需碱量可按以下公式计算:

①碱剂需要量（mmol）=（22 - 测得 HCO_3^-）mmol/L×0.5×体重（kg）。

②所需碱量（mmol）= BE（mmol/L）×0.6×体重（kg）。

③所需碱量（mmol）= [25-测得 CO_2CP（mmol/L）]×0.6×体重（kg）。

所需 1.4% $NaHCO_3$ 量（ml）= 计算所需碱量（mmol）×6。

式①、③包括许多因素的影响,式②较准确。常先输入计算量的 1/3 ~ 1/2，以后视病情再决定继续补碱。在抢救时，可先给 5% $NaHCO_3$ 2.5 ~ 5ml/kg，可提高 CO_2CP 5 ~ 10 容积%，以后再根据 CO_2CP 的测定结果按公式计算给予。

（2）乳酸钠：需在有氧条件下，经肝脏代谢转化为 HCO_3^- 后才能发挥纠酸作用，故在缺氧、肝肾功能异常，特别是乳酸酸中毒时，不宜使用。近年已较少使用。11.2% 乳酸钠溶液为当量液，每毫升含乳酸钠 1mmol，常用葡萄糖作 5 倍稀释成 1/6 克分子等渗液。乳酸钠不易因过量而发生碱中毒，多用于高钾血症，使用普鲁卡因胺及奎尼丁过量所致的心律失常而伴酸中毒者。

（3）三羟甲基氨基甲烷（THAM）：其特点为：①可以和 CO_2 结合并与 H_2CO_3 反应生成碳酸氢盐，因此能缓冲和降低 CO_2，适用于代谢性酸中毒、呼吸性及混合型酸中毒；②为不含钠的碱性铵缓冲剂，适用于限钠患者；③分子量（121.14）小，易于透入细胞内，在细胞内外迅速起反应。所需 3.64% THAM 用量（ml）= 计算所需碱量（mmol）÷0.3，式中 0.3 为等渗液的克分子浓度。应用 THAM 的注意点：①THAM 呈强碱性（pH = 10），对组织刺激性大，注射时勿溢出血管外；②大剂量快滴可致呼吸抑制、低血糖、高钾血症和低血压甚至心室颤动、低钙抽搐等，因此应避免剂量过大、滴速过快。由于本药副作用较多，临床应用受限，补碱首选碳酸氢钠。

二、代谢性碱中毒

代谢性碱中毒（metabolic alkalosis）是由于血浆碳酸氢盐浓度原发性增加，致血 pH 升高的一种酸碱代谢失衡。临床上根据代谢性碱中毒能否为补充 Cl^- 所纠正而分为对氯反应性及对氯耐受性两大类。

【病因及发病机制】

（一）对氯反应性代谢性碱中毒

指经补充 Cl^- 后可以被纠正者。以细胞外液容量降低伴继发性醛固酮增多为特征。除应用利尿剂引起者外，患者尿中氯化物浓度降低，大多小于 20mmol/L，不少情况下肾小球滤过率测定常略降低。常见于以下几种情况：

1. 胃肠道 H^+ 的丢失　①呕吐或胃肠引流致大量酸性胃液丢失；②先天性氯化物腹泻。

2. 肾脏 H^+ 的丢失　噻嗪类和襻利尿剂应用后造成细胞外液容量减少，HCO_3^- 从近端肾小管重吸收增加而造成碱血症。另外，利尿剂应用后可导致

K^+ 丢失，后者刺激氨的形成也可同时使 HCO_3^- 形成增加。细胞外液量减少以及继发性醛固酮分泌增多又使远端肾小管 H^+-Na^+ 交换增加，后者更加促使 HCO_3^- 生成过多。

3. 高碳酸血症后碱中毒　慢性呼吸性酸中毒时，肾脏代偿性排 H^+ 增多，当使用机械通气后，$PaCO_2$ 迅速下降，肾脏未能及时停止排 H^+，可以在 3 ~ 4 天内血 HCO_3^- 仍然保持高水平。

（二）对氯耐受性代谢性碱中毒

指经补充 NaCl 或 KCL 不能被纠正者。常由于原发性盐皮质激素过量（内源性或外源性），致细胞外液容量扩张为特征，伴高血压，尿氯化物浓度超过 20mmol/L。常见病因为原发性或继发性醛固酮增多症，糖皮质激素过多综合征（如 Cushing 病），肾素分泌瘤、滥用甘草以及 Batter 综合征、镁缺乏等等。在上述绝大多数情况下，由于盐皮质激素过度活动，到达皮质集合管中的 Na^+、Cl^- 被重吸收，代之以 H^+、K^+ 的分泌。大量 K^+ 的排泄造成低钾血症，后者刺激肾脏合成大量 NH_3 之后以 NH_4^+ 方式排出而致 HCO_3^- 生成增多，诱发碱中毒。

【代偿机制】

碱过多时，经缓冲系统弱酸中和后 $NaHCO_3$ 生成增多，pH 升高，抑制呼吸中枢，CO_2 积蓄，H_2CO_3 代偿性增多。肾脏在碱中毒时因碳酸酐酶活动减弱，H^+ 形成和分泌减少，$NaHCO_3$ 回吸收减少而排出增多，同时 NH_4^+ 的排出也减少。于是 $[HCO_3^-]$/$[H_2CO_3]$ 比值恢复 20/1，pH 维持正常。但如酸的丢失或碱的摄入过多，则可发生失代偿性代谢性碱中毒。

【诊断要点】

（一）临床表现

常被原发病掩盖。可有血容量过低的表现如肌无力、体位性眩晕；伴低钾血症时表现出心律失常，易出现洋地黄中毒，多饮多尿、肌麻痹等。pH 升高，血游离钙降低出现手足抽搐，反射亢进。

（二）实验室检查

动脉血气分析示血 pH、SB、BB、BE 正值及 CO_2CP 升高。而 $PaCO_2$ 则很少超过 50mmHg，因为肺泡 $PaCO_2$>50mmHg 时将降低动脉氧张力，PaO_2 降低刺激化学感受器，恢复肺通气使动脉氧含量趋向正常。血电解质测定常有低氯血症及低钾血症。尿氯化物测定对临床区分两大类代谢性碱中毒很重要。在分析尿氯化物浓度时应注意 24 ~ 28 小时有无应用利尿剂治疗，如果有，则不能区分。

（三）诊断与鉴别诊断

代谢性碱中毒主要根据血气及血、尿电解质结果并结合原发病因及临床表现作出诊断。有呕吐、胃肠引流、利尿治疗、肌肉痉挛及无力或伴低钾血症的高血压患者应疑及本病。由于 CO_2CP 升高也可见于呼吸性酸中毒，且 pH 改变仅见于失代偿期，而 pH 正常也可能是代偿性碱中毒或混合性酸碱平衡失调，故应参考 SB、BB，特别是 BE 正值增大，对确立诊断有帮助。

【治疗要点】

包括治疗原发病及针对代谢性碱中毒不同类型分别处理。

（一）对氯反应性代谢性碱中毒治疗

以补充 Cl^- 为主，再根据细胞外液容量情况，是否合并缺钾以及肾功能情况等决定所选用的阳离子。例如：

1. 细胞外液容量不足、心肾功能尚好者可直接用生理盐水扩容，其剂量计算公式：应补氯离子（mmol）＝［正常 Cl^- 浓度（mmol/L）－检测 Cl^- 浓度（mmol/L）］×体重（kg）×0.2，酌情先补 1/3～1/2 量。如合并缺钾应同时补氯化钾。

2. 如果心功能差，不能耐受氯化钠注射且碱中毒较严重者，可口服氯化铵 1～2g，每天 3 次。

3. 在极严重病例［pH＞7.55，$PaCO_2$＞8kPa］，可静脉输入 NH_4Cl，剂量为 2% NH_4Cl 1ml/kg 可降低 CO_2CP 0.45mmol/L，一般可用糖水稀释为 0.4% 的等渗液后分次静滴，速度不超过 300mmol/d。

4. 有肝肾功能不全时禁用 NH_4Cl。此时可用 0.1%～0.2% 的稀盐酸静脉输入，其剂量计算公式如下：需补给酸量（mmol）＝［测得的 HCO_3^- －正常的 HCO_3 ］（mmol/L）×0.2×体重（kg）首次给 1/2 量，待血气分析后再行补充，应选大静脉输入，以防发生严重周围静脉炎。

5. 如果患者有严重肾功能障碍，可采用血透或腹膜透析。宜选用醋酸钠透析液。

（二）对氯耐受性代谢碱中毒的治疗

一般采用补钾及治疗原发病为主的治疗。钾盐以口服为宜，每天可用 3～4mmol/kg（相当于氯化钾 200～300mg/kg）分 3～5 次服用。对原发性醛固酮增多症，Cashing 综合征和 Batter 综合征可试用螺内酯。

三、呼吸性酸中毒

呼吸性酸中毒（respiratory acidosis）为动脉血 CO_2 张力的原发性增加，血 H_2CO_3 增多，导致 pH 降低的一种酸碱平衡失调。各种原因引起肺通气障碍，使肺泡换气减少，均可导致 $PaCO_2$ 增加（高碳酸血症），常伴 PaO_2 降低（低氧血症）。临床根据发病快慢可分为急性和慢性呼吸性酸中毒。

【病因及发病机制】

（一）急性呼吸性酸中毒

气道阻塞（包括气道内异物、肿物、喉头水肿及气管外压迫）、肺或胸壁疾病、呼吸中枢受抑、肌肉或神经肌肉疾病致呼吸肌麻痹等等凡能引起肺急性通气和（或）换气功能不足，至 CO_2 排出障碍的各种原因均可引起急性呼吸性酸中毒。

（二）慢性呼吸性酸中毒

见于各种肺部慢性疾病如慢性支气管炎、肺气肿、支气管肺发育不良、肺纤维化等。

【代偿机制】

$PaCO_2$ 增高，刺激呼吸中枢，呼出 CO_2，但在呼吸中枢抑制者，无此反应；血 H_2CO_3 增高，通过体内非碳酸氢盐缓冲系统（主要是蛋白质、磷酸盐等）经缓冲反应最后生成 HCO_3^- 增多；更为重要的是，$PaCO_3$ 升高可刺激肾小管分泌 H^+，其机制可能因细胞内过多的 H_2CO_3 积聚导致细胞内 pH 降低，肾小管细胞增加 H^+ 的分泌，而回吸收碳酸氢盐增多。此外，$PaCO_2$ 升高时肾脏可滴定酸和 NH_4^+ 的排泄增加，导致碳酸盐生成增加。肾脏的代偿作用虽然较大，但起效缓慢，需 3～4 天才见效，在急性期一般 $PaCO_2$ 每升高 1.3kPa（10mmHg），HCO_3 上升 1mmol/L，而慢性期则 $PaCO_2$ 每上升 1.3kPa，HCO_3^- 上升 3.5mmol/L，故慢性呼吸性酸中毒以代偿性为多。

【诊断要点】

（一）临床表现

高碳酸血症伴低氧血症是本症的主要临床特征。急性呼吸性酸中毒以呼吸困难和缺氧为主，表现为呼吸窘迫，明显烦躁不安、气促。起始时有头痛，视野模糊，进一步可发展为震颤、神志模糊，以至谵妄，严重者可发展至完全昏迷。眼底检查可发现视乳头水肿，脑脊液检查压力明显上升。上述症状是由于 CO_2 很易透过血脑屏障，脑脊液 pH 急剧下降，造成脑细胞内严重酸中毒所致。酸中毒时因心肌收缩力降低以及肺和外周血管阻力增加致心衰及酸中毒伴高钾血症导致心律失常。

慢性呼吸性酸中毒远不如急性者严重，由于大多数是因慢性阻塞性肺疾病及肺纤维化等引起，以这些病的相关表现为主,包括气促、呼吸困难、咳嗽及其他慢性缺氧症状等。

（二）实验室检查

动脉血气分析 $PaCO_2$ 明显升高,血 SB 中度增加,PaO_2 降低。在急性呼吸性酸中毒时,pH 常降低,可达 7.0,$PaCO_2$ 常高于 6.7kPa(50mmHg),但血 SB 很少超过 30mmol/L,常伴高钾血症。慢性呼吸性酸中毒,由于肾的代偿作用,血 pH 可正常,SB 可高达 40mmol/L。慢性呼吸性酸中毒时血 Cl^- 降低,血 HCO_3^- 上升,Cl^- 的降低常伴有低血钾,故可有低氯、低钾性代谢性碱中毒。血钙升高。大多数急性呼吸性酸中毒时尿 pH 呈酸性,慢性呼吸性酸中毒尿 pH 可呈酸性或碱性。

（三）诊断与鉴别诊断

呼吸性酸中毒诊断结合病因、临床表现及实验室检查即可确立。血 pH、$PaCO_2$ 检查对诊断意义较大。呼吸性酸中毒还须与代谢性碱中毒鉴别,除临床表现和病因外,血 pH 降低和 CO_2CP 升高有助于呼吸性酸中毒的诊断。

【治疗要点】

（一）急性呼吸性酸中毒的治疗

关键是治疗原发病,改善通气。当 pH 很低,小于 7.2 时可引起血压下降,心力衰竭,需适当补碱,首选三羟甲基氨基甲烷(THAM),该药理论上可与 H_2CO_3 结合,使 CO_2 降低,又能生成 HCO_3^-,增加缓冲剂而纠正呼吸性及混合性酸中毒,但剂量过大过快可抑制呼吸中枢,且生成的碳酸氢盐又须经肾脏排出,为时较长。因此,除非改善呼吸功能,否则使用 THAM 仅能起暂时缓冲的紧急措施作用。在改善通气条件下可使用小剂量 $NaHCO_3$。

（二）慢性呼吸性酸中毒的治疗

首先治疗原发病,消除 CO_2 积蓄,不宜使用 $NaHCO_3$,因为它在体内产生 CO_2,加重高碳酸血症。氧疗时宜低流量持续给氧。

四、呼吸性碱中毒

呼吸性碱中毒(respiratory alkalosis)是由于各种原因导致过度通气,CO_2 排出过多,$PaCO_2$ 降低,血 pH 升高的一种酸碱平衡失调。

【病因及发病机制】

常见的有急性高山病、癔症、高热、剧烈运动、不恰当地机械通气、肺间质病变等引起肺部过度通气,CO_2 排出过多所致。

【代偿机制】

H_2CO_3 减少,HCO_3^- 相对增加,首先被血液非碳酸氢盐缓冲系统中弱酸缓冲,并且细胞外液 HCO_3^- 增多时,H^+ 由细胞内向细胞外转移,而缓冲血浆 pH 的改变。pH 升高时,肾脏减少 H^+ 分泌入肾小管液中,使尿碳酸氢盐排泄增加;肾脏也可通过减少 NH_4^+ 的排泄而减少新的碳酸氢盐的生成使 pH 趋向正常。肾脏的代偿起效缓慢,需 48~96 小时才能发挥最大效应。

【诊断要点】

（一）临床表现

呼吸急促、浅快。可有头晕、视力不清、手足麻木、肌肉抽动、抽搐。

（二）实验室检查

血 $PaCO_2$ 降低,pH 升高,CO_2CP 降低,血氯、血钙降低。

（三）诊断与鉴别诊断

根据有过度通气的病因及临床表现,动脉血 $PaCO_2$ 明显降低,血 pH 偏高即可诊断。CO_2CP 降低时,需排除代谢性酸中毒方可诊断。

【治疗要点】

（一）病因治疗

如发热者降温,精神因素引起者给镇静药。

（二）对症治疗

1. 对严重 $PaCO_2$ 下降者,要将塑料袋或纸袋置于口鼻部,使其呼出的 CO_2 再度吸回,或者应用 5% CO_2 混合气体吸入。

2. 补充氯化钾和生理盐水,防止合并低钾性代谢性碱中毒。

3. 手足抽搐、血钙过低者,可静脉注射 10% 葡萄糖酸钙 1~2ml/(kg·次)。

五、混合性酸碱平衡紊乱

两种以上原发性酸碱平衡失调同时并存者,称为混合性酸碱平衡失调。因为这些失衡可使 pH 向同一方向或相反方向变化,而致 [H^+] 极度偏移或变化极轻。凡 pH 向同一方向变化者称之为相加性酸碱平衡失调;pH 向相反方向变化者称为相抵消性酸碱平衡失调。所以,混合性酸碱平衡失调可大致分为:相加性、相抵消性及三元性酸碱平衡失调。具体包括下述七种:①呼酸加代酸;②呼酸加代碱;③呼酸加代碱;④呼碱加代酸;⑤代碱加代酸;⑥呼碱加代碱加代酸;⑦呼酸加代碱加代酸。

【诊断要点】

（一）临床表现及实验室检查

除原发病表现外,在相加性酸碱平衡失调可出现明显酸中毒或碱中毒的表现。上述三大类情况及临床改变的特点见表3-2。

（二）诊断

根据实验室检查结果与机体发生单纯性酸碱平衡失调后,机体代偿的预计化验结果之间的差异,再结合临床表现进行综合分析后获得。所以,诊断混合性酸碱平衡失调时,首先必须确定原发性酸碱平衡失调的诊断,其次是确定继发性改变是否超过预计代偿的范围,并须了解预计代偿公式及其代偿界限(表3-3)。将实验结果,根据病情代入有关预计代偿公式,视其是否超过应代偿的限度,然后确定混合性酸碱失衡的类型。

表3-2 混合性酸碱平衡紊乱的分类

混 合 障 碍	生 化 改 变
相加性	
呼吸性酸中毒+代谢性酸中毒	pH 明显下降,HCO_3^- 降低,$PaCO_2$ 增加 BE 负值明显增加,血钾增高。
呼吸性碱中毒+代谢性碱中毒	pH 明显上升,HCO_3^- 升高,BE 增加,$PaCO_2$ 下降
相抵消性	
呼吸性酸中毒+代谢性碱中毒	pH 改变不定,HCO_3^- 增高,$PaCO_2$ 增加
呼吸性碱中毒+代谢性酸中毒	pH 改变不定,HCO_3^- 降低,$PaCO_2$ 降低
代谢性酸中毒+代谢性碱中毒	pH 改变不定,HCO_3^-、$PaCO_2$ 增可不同改变 $\triangle AG > \triangle HCO_3^-$
三元性	
呼吸性酸中毒+代谢性酸中毒+代谢性碱中毒	HCO_3^- 降低及 $PaCO_2$ 改变不定,最终 pH 根据哪一种酸或碱过程突出而定
呼吸性碱中毒+代谢性酸中毒+代谢性碱中毒	同上

表3-3 酸碱失衡代偿预计公式

类型		代偿值预计计算公式	代偿时间	最大代偿值
代谢性酸中毒		$PaCO_2 = 40-(24-HCO_3^-)\times1.2\pm2$ 或 $1.5\times HCO_3^- +8\pm2$	12~24h	10
代谢性碱中毒		$PaCO_2 = 40+(HCO_3^- -24)\times0.9\pm5$ 或 $0.9\times HCO_3^- +9\pm2$	12~24h	60~70
呼吸性酸中毒	急性	$HCO_3^- = 24+(PaCO_2-40)\times0.07\pm1.5$ 或 $0.1\times\triangle PaCO_2\pm3$	几分钟	30
	慢性	$HCO_3^- = 24+(PaCO_2-40)\times0.07\pm1.5$ 或 $0.1\times\triangle PaCO_2\pm3$ $HCO_3^- = 24+(PaCO_2-40)\times0.4\pm3$ 或 $0.35\times\triangle PaCO_2\pm3$	3~5 天	45
呼吸性碱中毒	急性	$HCO_3^- = 24-(40-PaCO_2)\times0.2\pm2.5$ 或 $0.2\times\triangle PaCO_2\pm2.5$	几分钟	8
	慢性	$HCO_3^- = 24-(40-PaCO_2)\times0.5\pm2.5$ 或 $0.5\times\triangle PaCO_2\pm2.5$	2~3 天	12~15

【治疗要点】

混合性酸碱平衡失调的治疗必须先分析主要矛盾,即先处理其中一种较严重而主要酸碱失衡,并结合原发病进行处理。

(曹艳　张星星)

参 考 文 献

1. 易著文. 实用小儿肾脏病手册. 北京:人民卫生出版社, 2005:235-284.

2. 朱大年,王庭槐. 生理学. 第 8 版. 北京:人民卫生出版社, 2013.

3. 王建枝,殷莲华. 病理生理学. 第 8 版. 北京:人民卫生出版社,2013.

4. Thomas DR,Cote TR,Lawhorne L,et al. Understanding clinical dehydration and its treatment. J Am Med Dir Assoc,2008, 9:292-301.

5. Berl T. Impact of solute intake on urine flow and water excretion. J Am Soc Nephrol 2008,19:1076-1078.

6. Feng Y,Yue X,Xia H,et al. Angiotensin converting enzyme 2 overexpression in the subfornical organ prevents angiotensin II-mediated pressor and drinking responses and is associated with angiotensin II type I1 receptor downregulation. Circ Res, 2008,102:729-736.

7. Verry F,Fakitsas P,Adam G,et al. Early transcriptional control of ENaC (de)ubiquitylation by aldosterone. Kidney Int, 2008,73:691-696.

8. Wang WH,Giebisch G. Regulation of potassium (K) handling in the renal collecting duct. Pflugers Arch,2009,458: 157-168.

9. Liu W,Morimoto T,Woda C,et al. Ca^{2+} dependence of flow-stimulated K secretion in the mammalian cortical collecting duct. Am J Physiol Renal Physiol,2007,293:F227-F235.

10. Sausbier M,Matos JE,Sausbier U,et al. Distal colonic K+ secretion occurs via BK channels. J Am Soc Nephrol,2006, 17:1275-1282.

11. Brown EM. The calcium-sensing receptor:physiology,pathophysiology and CaR-based therapeutics. Subcell Biochem, 2007,45:139-167.

12. Hu J,Spiegel AM. Structure and function of the human calci-um-sensing receptor:insights from natural and engineered mutations and allosteric modulators. J Cell Mol Med,2007, 11:908-922.

13. Di LF,Domi T,Fedrizzi L,et al. The plasma membrane Ca2+ ATPase of animal cells:structure,function and regulation. Arch Biochem Biophys,2008,476:65-74.

14. Strehler EE,Filoteo AG,Penniston JT,et al. Plasma-membrane Ca(2+) pumps:structural diversity as the basis for functional versatility. Biochem Soc Trans,2007,35(Pt 5): 919-922.

15. Villa-Bellosta R,Ravera S,Sorribas V,et al. The Na+/Pi cotransporter PiT-2 (SLC20A2) is expressed in the apical membrane of rat renal proximal tubules and regulated by dietary Pi. Am J Physiol Renal Physiol, 2009, 296: F691-F699.

16. Miyamoto K,Ito M,Tatsumi S,et al. New aspect of renal phosphate reabsorption:the type IIc sodium-dependent phosphate transporter. Am J Nephrol,2007,27:503-515.

17. Forster IC,Hernando N,Biber J,et al. Proximal tubular handling of phosphate:A molecular perspective. Kidney Int, 2006,70:1548-1559.

18. Villa-Bellosta R,Barac-Nieto M,Breusegem SY,et al. Interactions of the growth-related,type IIc renal sodium/phosphate cotransporter with PDZ proteins. Kidney Int,2008,73: 456-464.

19. Au AK,Ray PE,McBryde KD,et al. Incidence of postoperative hyponatremia and complications in crucially ill children treated with hypotonic and normotonic solutions. J Pediatr, 2008,152:33-38.

20. Neville KA,Verge CF,Rosenberg AR,et al. Isotonic is better than hypotonic saline for intravenous rehydration of children with gastroenteritis:a prospective randomized study. Arch Dis Child,2006,91:226-232.

21. Choong K,Kho ME,Menon K et al. Hypotonic versus isotonic saline in hospitalized children:a systematic review. Arch Dis Child,2006,91:828-835.

22. Way C,Dhamrait R,Wade A et al. Perioperative fluid therapy in children:a survey of current prescribing practices. Br J Anaesth,2006,97:371-379.

第四章 小儿肾脏病的症状学

第一节 肾 性 水 肿

水肿是指过多的液体积聚在人体组织间隙或体腔中积聚。因肾脏疾病引起的水肿称肾性水肿(renal edema)。肾性水肿是某些肾脏疾病的重要特征,轻者仅体重增加(隐性水肿)或晨起眼睑水肿,重者可全身肿胀,甚至腹(胸)腔大量积液。

【发病机制】

肾性水肿的发病机制因病而异,但大致可归纳为以下两方面:

(一) 体内外液体交换失衡

肾脏是机体水、钠排泄的主要脏器,肾患病时,排泄水、钠能力降低,导致体内水、钠潴留。

1. 肾小球滤过率下降 在急性肾损伤如急性或急进性肾小球肾炎时,炎性渗出物和内皮细胞肿胀或新月体挤压,导致肾小球毛细血管管腔变窄甚至闭塞,肾小球血流量减少,滤过减低。CKD 时由于大量肾小球纤维化丧失功能,使肾小球滤过面积减少而影响其滤过率,这是肾性水肿产生的主要机制。

2. 肾小管重吸收功能增强 ①肾损伤时,小球滤过功能下降,肾血流量重分布利于小管重吸收,球管失衡;②支配肾血管(尤其是出、入球小动脉)、小管的交感神经活性增强;③抗利尿激素生成增多;④肾素-血管紧张素-醛固酮系统功能失调;⑤利钠肽分泌减少。上述诸多神经体液因素的变化导致肾小管重吸收增多,体内水、钠潴留。

3. 心功能不全 肾脏疾病若同时伴有高血压、贫血、代谢产物潴留、电解质及酸碱失衡以及免疫反应损害等因素可引起心功能不全,从而也可加重水肿。

(二) 血管内外液体交换失衡

多余的水分主要是细胞外液,分布在血管内及组织间隙中。血容量受到严密监控以维持相对稳定,组织间隙压力低,并能通过血浆-组织液交换,作为大部分多余细胞外液的缓冲地带。

1. 全身毛细血管通透性增强 一方面致肾损伤因素能造成肾外毛细血管损伤,如肾病综合征时内皮细胞的封闭连接(occludin、claudin、ZO 等)及 cadherin、catenin、actin 等黏附连接受损,使血管水通透性增强;另外,免疫损伤激活补体产生过敏毒素,使全身毛细血管通透性增加,导致大量水分和血浆蛋白渗入组织间隙而产生水肿。

2. 血浆胶体渗透压降低 肾病综合征时,由于大量蛋白尿导致低白蛋白血症,血浆胶体渗透压降低,液体从血浆渗入组织间产生水肿。

需要警惕的是,少数微小病变型肾病综合征患者,急性期短时间内丢失大量蛋白形成严重低蛋白血症(<2.5g/dl),可能存在血容量不足。

【病因与临床分类】

(一) 肾炎性水肿(非凹隐性水肿)

主要见于急性肾小球肾炎,大部分患者蛋白尿多不明显,以水钠潴留为著,水肿较轻,压之有一定弹性(因组织间隙液中蛋白质较多)。临床上多伴有少尿、血尿、高血压和肌酐清除率降低等。

(二) 肾病性水肿(凹隐性水肿)

主要因肾小球基底膜通透性增加,大量蛋白从尿中丢失,以致血浆蛋白及胶体渗透压降低而引起水肿,多见于肾病综合征。水肿较重,呈明显凹陷性(因组织间隙液中含蛋白质较少)。临床上可有大量蛋白尿、低蛋白血症和高脂血症。甚者可伴发胸水、腹水及会阴水肿等。

(三) 小管-间质疾病性水肿

肾缺血、中毒、肾毒性药物、过敏等因素造成肾脏小管间质损害为主,此类患者蛋白尿较少。初期水肿多较轻,但严重少尿时,水肿可很严重。

此外,肾盂肾炎、肾动脉硬化及其他肾脏病发展至肾衰竭时均可出现肾性水肿。

【诊断与鉴别诊断】

(一) 诊断

肾脏病患儿若出现可见性水肿,则肾性水肿的诊断即可成立。但若为隐性或轻微水肿,则水肿可通过测量体重来确定。若体重短时间内增加 3kg 以上,可以肯定有水潴留。

(二) 鉴别诊断

肾性水肿需与各种非肾性水肿相鉴别。

1. 肾性水肿 肾性水肿的特点为:①早期仅于晨起时眼睑水肿或颜面水肿,继而遍及全身,即水肿呈下行性;②多伴有肾脏病的临床表现如高血压、尿异常及肾功能减退;③可追溯到原发或继发性肾脏病史。

2. 非肾性水肿 ①心性水肿(cardiac edema):其特点多有心脏病史,水肿一般从下肢开始,呈上行性。常在午后加重,平卧后或晨起时可减轻,可伴有心瓣膜杂音或心功能障碍。体征有肝大、颈静脉怒张

等。②营养不良性水肿:本病常有低蛋白血症而伴发水肿,且患儿多有喂养不当、慢性消耗性疾病和长期蛋白质供给量不足的病史。③维生素 B_1 缺乏症:本症若伴水肿者称为湿性脚气病,婴儿早期可表现夜啼、少食、精神差、膝反射消失,较大儿童可诉手足麻木感。若病情继续发展,可出现全身水肿、心力衰竭乃至尿少,但尿液检查无血尿和蛋白尿,据此可与肾性水肿鉴别。④硬皮病:硬皮病的水肿期皮肤肥厚而紧张,光滑发亮,先始于手足部,继而波及全身。患儿呈一种黄白色而有蜡样光滑感的水肿面容,病程中晚期水肿部位皮肤变硬乃至皮下组织和肌肉萎缩,手指屈伸受限,借此可助鉴别。⑤血清病:患儿可出现眼睑、颜面、手足等处水肿,尿液检查可有短暂的蛋白尿和管型,易与肾性水肿混淆。但血清病的水肿常于注射动物血清后(特别是马血清)起病,最初表现为注射部位微肿,局部淋巴结肿胀,发热;多数患儿出现皮疹和关节酸痛,故可与肾性水肿鉴别。

(曾智凤 刘保平)

第二节 肾性高血压

肾性高血压(renal hypertension)包括肾血管性高血压和肾实质性高血压。肾血管性高血压主要是指各种原因引起的单侧或双侧肾动脉入口、主干或其主要分支狭窄或完全闭塞从而引起肾实质缺血所产生的继发性高血压。肾实质性高血压主要指由肾实质病变所致的高血压,一般所称的肾性高血压即指此类。虽然两者的疾病性质不同,引起高血压的始动原因各不同,但均属由肾脏疾病所致的高血压,故统称为肾性高血压。

【发病机制】

肾性高血压的发病机制复杂,包括以下多方面原因,而且各个原因之间有相互关联。肾性高血压发生的机制主要与肾脏对细胞外液容量调节障碍和肾素-血管紧张素-醛固酮系统功能失调有关。

(一) 细胞外液容量的增加

肾实质病变时,由于肾小球滤过率下降,致水、钠滤过减少;肾小管功能损害,水、钠转运失常;再由于肾缺血、肾实质损伤等因素导致肾素增多、舒血管物质减少、交感神经兴奋,使肾小管重吸收水、钠增加,引起体内水钠潴留,从而使血容量和细胞外液增加,心搏出量增多,故产生高血压。

(二) 肾素分泌增加

肾脏疾患时,可引起肾血流灌注不足,导致肾组

织缺氧和促使球旁细胞增加肾素分泌。通过肾素-血管紧张素的作用,使全身小动脉收缩,总外周血管阻力增加而引起高血压。

(三) 肾脏分泌降压物质减少

肾脏不仅是排泄器官,更是一个重要的内分泌器官。分泌的降压物质有前列腺素、激肽及肾髓质中脂质等。当肾患病时,肾髓质分泌降压物质减少导致血压调节障碍,产生高血压。

(四) 交感神经系统失调

交感兴奋直接增加心排血量和外周血管阻力,并可通过肾上腺素能受体介导刺激 RAS,间接增加外周血管阻力。此外,交感神经兴奋可直接增加促进近端小管对钠重吸收,降低 GFR 和肾血流量,从而促进肾素分泌。Ang II 也具有增强中枢和外周交感神经兴奋性的作用。

(五) 其他内分泌激素的作用

其他激素如皮质类固醇、甲状旁腺素、血管加压素等,都可直接或间接通过中枢神经系统、交感神经系统或容量因素等参与高血压的发生。

【病因与临床分类】

(一) 肾实质性高血压

见于各型肾小球肾炎、慢性肾盂肾炎、肾发育不良、肾肿瘤、放射性肾炎、肾外伤、肾积水、多囊肾、结

节性多动脉炎、糖尿病肾病、肾硬化等。

（二）肾血管性高血压

常见于肾动脉肌纤维发育异常,如肾动脉壁中层肌肉及纤维组织增生、弹力层纤维化、肾动脉粥样硬化、内膜纤维化、血栓形成及动静脉瘘、肾静脉血栓形成、血管瘤、肾蒂扭转等。此外,肾周围血管病变,如肾周围炎症、新生物、脓肿、囊肿、出血及外伤等造成的压迫所致肾动脉狭窄也可引起肾血管性高血压。

【诊断与鉴别诊断】

在肾脏病的基础上产生的高血压即可诊断为肾性高血压。但由于儿童血压受许多因素影响,儿童高血压不能单纯根据一个数值来定义,而且那些已在成人高血压患者中被证实增加病死率的风险因素也不适应于这一群体。因此,首先应确定儿童的高血压。图4-1是确定儿童患高血压的流程图。

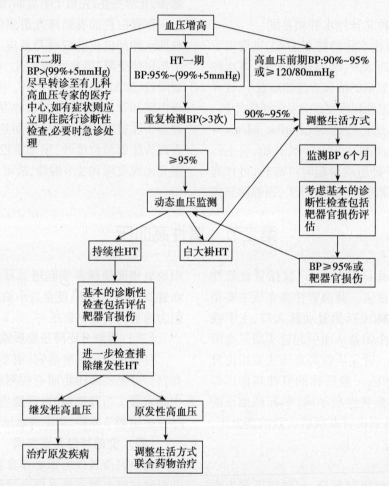

图4-1 确定儿童患高血压的流程图

在婴儿和儿童中,继发性高血压比原发性高血压常见。而患继发性高血压的儿童中,大部分伴有肾脏病变或肾血管病变。

（一）肾实质性高血压

发病年龄较早,可有肾脏病史如血尿、水肿、蛋白尿,或发热、腰痛、尿路感染症状,肾功能多有明显损害,尿异常在高血压之前或同时出现。常见于以下几种疾病:

1. 急性肾小球肾炎 70%~80%的患儿可出现高血压,一般收缩压在16~20kPa(120~150mmHg)之间,少数可达24~26.6kPa(180~200mmHg),甚至出现高血压脑病。高血压常与血尿、水肿并存。随着水肿的消退,血压多在1~2周内恢复正常。

2. 慢性肾小球肾炎 儿童期慢性肾炎以膜性增殖性肾小球肾炎为主。该型患儿1/3有高血压,同时多伴有肾功能不全和贫血,所有患儿均有不同程度的血尿或蛋白尿及血清补体C_3持续降低。

3. 先天性多囊肾 据报道47.8%的患儿出现高血压,该病早期即有腰部肿物及肾区疼痛,静脉肾盂造影可助诊断。

（二）肾血管性高血压

肾血管性高血压好发于成人,但儿童并不少见。

临床有高血压急剧恶化,或有腰部外伤及腰痛史,以舒张压升高明显,药物治疗效果差,上腹可闻及血管杂音,X线检查、腹主动脉造影及血浆肾素活性测定可见明显异常。临床常见下列疾病:

1. 肾动脉狭窄　病史中可有造成肾动脉狭窄的原因,如动脉瘤、创伤、新生儿脐血管导管术后、大动脉炎、腹部肿瘤等,肌纤维发育异常者可有家族史。该病40%~50%的患儿可在上腹部正中或略靠左侧的肋弓下闻及收缩期或双期粗糙血管杂音,年龄越小的患儿可在脐部或背部听到。血压持续增高,下肢血压较上肢高,快速连续静脉肾盂造影、肾

动脉造影及肾静脉肾素浓度测定可帮助诊断。

2. 肾静脉血栓形成　有肾血流减少及各种高凝状态的病因及病史,早期患儿血压有下降倾向,数月后可由于肾纤维化迅速出现恶性高血压。较小儿童可触及大而坚硬的肾脏,并出现血尿,肾功能减退,或在肾病综合征患儿肾功能突然恶化且蛋白尿增加;血常规检查可有贫血及进行性血小板减少,血FDP增高,血中出现异形红细胞等变化。IVP示肾脏增大,肾扫描异常,选择性下腔静脉造影具有特异性诊断价值。

（曾智凤　刘保平）

第三节　血　尿

尿液中含有超过正常量的红细胞称为血尿(hematuria),仅在显微镜下发现红细胞者称为镜下血尿(microscopic hematuria);肉眼即能见尿呈"洗肉水"色或血样甚至有凝块者称为"肉眼血尿(gross hematuria)"。肉眼血尿的颜色与尿液的酸碱度有关,中性或弱碱性尿颜色鲜红或呈洗肉水样,酸性尿呈浓茶样或烟灰水样。镜下血尿的检查方法和诊断标准目前尚欠统一,常用标准有:①离心尿(10ml 中段新鲜尿,1500r/m 离心沉淀5分钟,取其沉渣一滴置载玻片上于高位镜下观察)RBC>5 个/HP;②尿沉渣红细胞计数>8×10⁶/L;③尿埃迪计数 RBC>50 万/12h。

【发病机制】

（一）致病因素的直接损害

肾脏有丰富的血管分布,很多疾病可使其血管完整性遭到破坏,如肾结石,肿瘤引起的溃疡、浸润。

（二）免疫反应损伤

由于抗原抗体反应形成的免疫复合物沉着于肾小球基膜,激活补体造成基膜破坏、断裂。

（三）肾小球缺血缺氧

因肾血管病变如肾小动脉硬化、肾静脉血栓形成,造成肾小球缺血缺氧,使肾小球滤过膜的通透性增加。

（四）凝血机制障碍

可造成包括血尿在内的全身广泛性出血。

【病因与临床分类】

（一）肾脏疾病

1. 各种肾炎　急性肾小球肾炎,急进性肾小球肾炎,慢性肾小球肾炎,局灶性肾炎,病毒性肾炎,遗传性肾炎,伤寒肾炎,肺出血-肾炎综合征,再发性血尿,IgA 肾病等。

2. 感染　肾结核,肾盂肾炎。

3. 畸形　肾血管畸形,先天性多囊肾,游走肾,肾下垂,肾盂积水等。

4. 肿瘤　肾胚胎瘤,肾盏血管肿瘤等。

5. 肾血管病变　肾静脉血栓形成,左肾静脉压迫综合征(胡桃夹现象)。

6. 损伤　肾区挫伤及其他损伤。

7. 药物　肾毒性药物如卡那霉素、庆大霉素、杆菌肽、水杨酸制剂、磺胺类、苯妥英钠、环磷酰胺、乌洛托品、松节油、汞剂、砷剂、盐酸氯胍等均可引起肾损害产生血尿。

（二）尿路疾病

1. 感染　膀胱炎,尿道炎,结核。

2. 结石　输尿管结石,膀胱结石。

3. 肿瘤　息肉,憩室,异物等。

（三）全身性疾病

1. 出血性疾病　弥散性血管内凝血,血小板减少性紫癜,血友病,新生儿自然出血症,再生障碍性贫血,白血病等。

2. 心血管疾病　充血性心力衰竭,细菌性心内膜炎。

3. 感染性疾病　猩红热,钩端螺旋体,流行性出血热,传染性单核细胞增多症,暴发型流脑等。

4. 结缔组织病　系统性红斑狼疮,结节性多动脉炎,风湿性肾炎。

5. 营养性疾病　维生素 C 缺乏症,维生素 K 缺乏症。

6. 过敏性疾病　过敏性紫癜,饮食过敏如牛奶或菠萝过敏。

7. 其他疾病　如遗传性毛细血管扩张症,剧烈

运动引起的一时性血尿,特发性高钙尿症等。

【诊断与鉴别诊断】

1. 血尿的诊断首先要排除以下能产生假性血尿的情况:①摄入大量食品染料(如苯胺)、安替比林、蜂蜜、大黄等可引起红色尿;②血红蛋白尿或肌红蛋白尿;③卟啉尿;④初生新生儿尿内的尿酸盐可使尿布呈红色。

2. 血尿确定后,首先判断血尿的来源,然后确定原发病因。目前常用方法是尿沉渣红细胞形态学检查,若以异形红细胞为主(>60%)则提示为肾小球性血尿,常见于各种肾小球肾炎。以均一形为主者则提示非肾小球性血尿,多见于泌尿道感染、结石、结核、肿瘤、创伤等。另外,尿沉渣检查见到红细胞管型和肾小管上皮细胞,表明血尿为肾实质出血。

3. 血尿诊断检查步骤见图4-2。

4. 血尿的鉴别诊断应注意特别详细地询问血尿的伴随症状。①如伴水肿、高血压,尿液中发现管型和蛋白尿,应考虑原发性或继发性肾小球疾病;②如伴有尿急、尿频,首先要考虑泌尿道感染,其次为肾结核;③如低伴热、盗汗、消瘦应考虑肾结核;④如伴有皮肤、黏膜出血应想到出血性疾病;⑤如有出血、溶血、循环障碍及血栓栓塞症状时,须考虑DIC;⑥如伴溶血症状应考虑血尿毒综合征;⑦如伴肺出血应想到肺出血-肾炎综合征;⑧如伴有肾绞痛或活动后腰痛应考虑肾结石;⑨如伴有外伤史应考虑泌尿系统外伤;⑩如伴有肾部肿块应考虑肾肿瘤或肾静脉栓塞;⑪如无明显伴随症状时,应考虑良性血尿,良性家族性血尿,肾盏乳突炎,肾微结石,肾小血管病及肾盂、尿路息肉、憩室等;⑫如伴有家族史,应考虑遗传性肾炎、良性家族性血尿等。

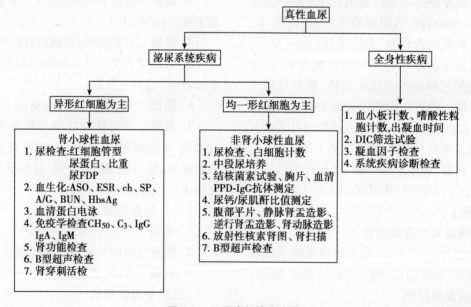

图4-2 血尿诊断检查步骤

(曾智凤 刘保平)

第四节 蛋 白 尿

人类正常尿液中有少量蛋白质排出,用一般的定性方法很难测定。尿中蛋白质含量超过正常范围称为蛋白尿(proteinuria)。儿童期24小时尿蛋白的正常排泄与年龄有关:2～12个月<155mg;1～4岁<140mg;4～10岁<190mg;10～16岁<250mg。无论婴儿或儿童若尿蛋白浓度>200～300mg/L或24小时尿蛋白定量>150～200mg可以初诊为蛋白尿。

【发病机制】

蛋白尿的发生主要与肾小球滤过和肾小管的重吸收有关。正常情况下,肾小球基底膜可阻止高分子蛋白(指分子量>15万,如IgM、α_2-糖蛋白)通过。上皮细胞裂膜可阻止中分子蛋白(分子量在5万～15万之间如白蛋白、转铁蛋白)通过;对低分子蛋白两者均无屏障作用。漏出的低分子蛋白常由肾小管重吸收或分解。正常儿童肾小球滤出的蛋白质99%在肾小管远端被重吸收。当肾小球的滤过功能和肾小管的再吸收功能障碍时,便可产生蛋白尿。

（一）肾小球滤过增加

1. 肾小球基底膜（滤过膜）的通透性增加 当肾小球疾病时,由于抗原抗体反应产生的免疫复合物沉积于基底膜上,激活补体,而使肾小球基底膜受损害,孔隙变大,此时不但白蛋白滤过增多,同时有大分子的球蛋白漏出。当滤出超过肾小管再吸收能力的限度时（3000mg/L）,即产生肾小球性蛋白尿。仅白蛋白及小分子蛋白（分子量≤150 000）漏出者称选择性蛋白尿,大分子球蛋白（分子量>150 000）也漏出者为非选择性蛋白尿。

2. 肾小球滤过膜静电屏障作用削弱 肾小球滤过膜微孔壁正常带有负电荷（如涎蛋白多聚阴离子）,它与带有静电的蛋白质分子之间相斥作用构成了约束蛋白质分子滤过的作用。当肾小球疾病时,肾小球毛细血管壁上的固定阴电荷减少,则削弱了滤过膜的静电屏障作用,使血液中的中等大小多阴离子（如白蛋白）通过滤过膜进入球囊腔,超过肾小管重吸收能力而形成蛋白尿。

3. 某些肾脏疾病时,肾脏血流动力学发生改变,如肾血流量的减少和血液在肾小球内的重新分布,增加了肾小球毛细血管内蛋白质浓度和渗透压,或使有效滤过面积增加等均可使血浆蛋白质通过肾小球的滤过增加。

（二）肾小管对蛋白质的重吸收减少

肾小管对肾小球滤出的蛋白质有很强的吸收能力,几乎可将滤液中的低分子蛋白全部重吸收。当先天性酶代谢缺陷或后天性病变时,出现肾小管功能不全,对正常由肾小球滤过的低分子蛋白质不能重吸收,而产生肾小管性蛋白尿。

【病因与分类】

蛋白尿有生理性与病理性蛋白尿之分。

（一）生理性蛋白尿

分功能性蛋白尿与直立性蛋白尿。

1. 功能性蛋白尿 是指通过正常肾脏排出的一过性蛋白尿,主要见于新生儿期、急性热病、脱水、心力衰竭、剧烈运动和冷水浴后等。

（1）热性蛋白尿:多见于急性热病早期,随发热减退而消失,小儿常见。除尿蛋白外,尿中还可有少许白细胞、上皮细胞和管型,但红细胞少见。尿蛋白含量较低,多认为属肾小管性蛋白尿,与发热本身有关。

（2）运动性蛋白尿:在剧烈运动后可出现一过性蛋白尿,随运动后的休息而消失。有时可伴有轻度的血尿和管型尿。轻运动量时尿蛋白以白蛋白为主,激烈运动时球蛋白比例增加。这种蛋白尿的产生可能与肾缺血有关,但一般无肾实质损害。

2. 直立性蛋白尿 本病主要表现在直立体位时出现蛋白尿,卧床后即消失,当采取脊柱前突姿势时,蛋白尿加剧。

诊断依据:①既往无肾脏病史及其他与肾脏病有关的全身性疾病;②无临床肾脏病症状如水肿、高血压和血尿;③尿沉渣检查无异常,尿 Addis 计数正常;④24 小时尿蛋白定量<1g（但>150mg）,卧位 12 小时尿蛋白<75mg;⑤血生化和肾功能检查正常,静脉肾盂造影正常;⑥直立性尿蛋白试验阳性。

常用直立试验方法:

（1）James 法:睡眠前将尿排空,第二天清晨第一次尿查蛋白（-）,活动 2 小时后查尿蛋白（+）以上可诊断直立性蛋白尿。

（2）脊柱前突试验:试验前查尿蛋白（-）,患者排尿后靠墙站立,脚跟离开墙根半尺左右,头紧贴墙使脊柱前突约 10 ~ 15 分钟,1 小时后再排尿,查尿蛋白如≥（++）,则为直立蛋白尿阳性。尿中可有管型和少许红细胞。

（3）Addis 法:早上 7 时排尿弃去,再收集至晚 10 时的尿于第一瓶内。晚 8 时开始卧床,并收集晚 10 时后至次晨 7 时的全部尿于第二瓶中。送检测各瓶尿中蛋白量。如患儿总蛋白排泄量>150mg/24 小时而 <1g/24 小时,而夜尿（第二瓶）尿蛋白<75mg,即可诊断直立蛋白尿。

（二）病理性蛋白尿

按其发病机制可分为五类:

1. 肾小球性蛋白尿 由于肾小球滤过膜的改变,使血浆蛋白滤出增加,或大分子蛋白质也漏出,超过了肾小管重吸收能力所产生的蛋白尿称为肾小球性蛋白尿。其特征为:①每天尿蛋白的排泄量不一,排出范围 0.2 ~ 20g/d,但一般而言,除肾小球疾病外,其他疾病所致的蛋白尿很少>3.0g/d;②尿蛋白的分子量介于 5 万 ~ 100 万之间,大部分为白蛋白（分子量6.9 万）。

肾小球性蛋白尿临床所见主要包括各种原发性和继发性肾小球肾炎和肾病、体位性蛋白尿和无症状性蛋白尿。

2. 肾小管性蛋白尿 由于肾小管的功能损害,使肾小球滤出的蛋白质再吸收障碍所产生的蛋白尿称之为肾小管性蛋白尿。其特征为:①尿蛋白的排出量不多,大多数情况下<1g/d。②尿蛋白绝大部分的分子量在 1500 ~ 40 000;其中溶菌酶（分子量 1.5

万)、β_2-微球蛋白(分子量1.15万)及视网膜结合蛋白为肾小管蛋白尿所特有。

肾小管性蛋白尿临床见于:急性缺血性肾病,慢性非梗阻性间质性肾炎,肾小管酸中毒,胱氨酸累积症,Fanconi综合征,半乳酸血症,糖原累积症,草酸盐沉积症,慢性镉中毒及某些药物引起的肾中毒。

3. 溢出性蛋白尿 由于血浆中某些蛋白质成分异常增多,导致经由肾小球滤过的蛋白质远远超过肾小管的重吸收能力而产生的蛋白尿称为溢出性蛋白尿,又称肾前性蛋白尿。

血浆中异常增多的蛋白质可以是轻链或重链、肌红蛋白、血红蛋白、溶菌酶等。临床所见如骨髓瘤时的凝溶蛋白尿,髓性白血病时尿中溶菌酶含量增多,DIC时尿中FDP增多等。

4. 分泌性蛋白尿 尿中所含蛋白质是由肾脏组织本身分泌及生成的。例如Tamm-Horstfall蛋白(简称T-H蛋白)是一种尿液糖蛋白,为构成肾小管管型的重要基质,肾小管损伤时T-H蛋白排泄增加。另一种常见的分泌型蛋白质是IgA,在类脂性小管间质性疾病时其分泌增加。

5. 组织性蛋白尿 指肾脏或其他组织结构成分从尿中丢失引起的蛋白尿。在某些疾病情况下,尿中可溶性组织分解代谢产物排泄量增加,属于小分子量蛋白或肽。

临床上所见的病理性蛋白尿可以分属于上述5类中的某一类型,也可以同时有两种或两种以上,例如肾小球肾炎后期往往兼有小球性和小管性两种蛋白尿。

【诊断与鉴别诊断】

蛋白尿的诊断一经确立,首先需排除一些假性蛋白尿的情况,以确定是否为真性蛋白尿。当尿中混入血液、脓液、炎症、肿瘤分泌物、精液、前列腺液以及月经血、白带等时,常规尿蛋白定性检查可呈阳性反应。

确定真性蛋白尿后区分生理性与病理性蛋白尿,之后再进一步细分。儿童期蛋白尿的一般诊断步骤见图4-3。

蛋白尿的鉴别诊断应注意其伴随症状:①伴有血尿,高血压者应考虑急慢性肾炎综合征;②伴水肿和低蛋白血症者应考虑肾病综合征;③伴有血尿和水肿者,可考虑急性肾炎综合征、微小病变型肾病、

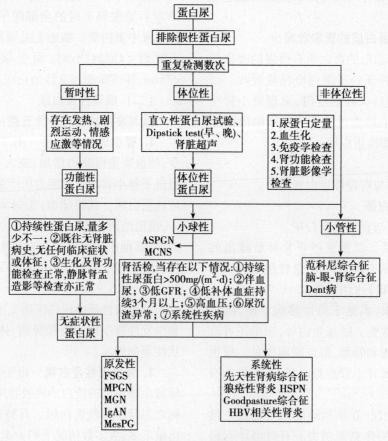

图4-3 蛋白尿的一般诊断步骤

膜性肾小球肾炎、膜增殖性肾炎、过敏性肾脏疾病等;④伴水肿无血尿者可考虑微小病变型肾病、局灶性节段性肾小球硬化等;⑤不伴症状体征者可考虑暂时性蛋白尿、直立性蛋白尿、肾前性蛋白尿、局灶性节段性肾硬化等。

（曾智凤 刘保平）

第五节 脓 尿

尿液中含有脓液或新鲜清洁中段尿离心沉淀检查每高倍视野出现5个以上白细胞时称为脓尿(pyuria)。脓尿的程度依尿中含白细胞的数量而定,仅于镜下发现白细胞增多者,称为"镜下脓尿",如含有大量白细胞和脓球,肉眼见尿液浑浊或乳白色者,称为"肉眼脓尿"。另外,尿中白细胞的多少,还与尿液酸碱度有关,若尿 pH>8.4 时,白细胞可在数分钟内溶解,故尿检时应予注意。

【发病机制】

脓尿一般提示感染,但无感染时也可出现脓尿。感染导致脓尿的产生主要是由于泌尿系统或邻近组织器官对致病菌的炎症反应,导致炎性细胞浸润,组织坏死所致;常见的致病菌有细菌(如大肠埃希菌、副大肠埃希菌、变形杆菌、葡萄球菌)、结核分枝杆菌、病毒、真菌以及淋球菌、梅毒螺旋体、寄生虫等。另外,非感染性病变,如肾小球肾炎、过敏性间质性肾炎等可通过免疫系统介导基底膜损伤;而剧烈运动、发热性疾病等则可通过肾脏血管平滑肌收缩、减少肾脏血流量、肾内血氧含量减少等多种因素导致肾小球滤过膜通透性增加,从而使尿白细胞排泄过多而产生脓尿。

【病因与临床分类】

（一）肾脏与尿路疾病

1. 感染性炎症 肾盂肾炎、肾坏死性乳头炎、肾脓肿、肾结核、肾包虫病、膀胱炎、尿道炎等。

2. 继发性感染 肾与尿路结石、肿瘤、梗阻、外伤、畸形、异物及膀胱憩室等并发感染。

3. 免疫性疾病 肾小球肾炎、SLE 肾炎、过敏性间质性肾炎、移植肾排异反应等。

（二）肾脏输尿管邻近器官或组织感染

肾周围炎、肾周围脓肿、输尿管周围炎或脓肿、阑尾周围炎症或脓肿等。

【诊断与鉴别诊断】

（一）诊断

脓尿的诊断可根据新鲜清洁中段尿离心白细胞计数进行判定:临床上一般以白细胞>5 个/HP 诊断脓尿,但以 12 小时 Addis 计数白细胞>100 万和一小时尿白细胞排出率计数>40 万个诊断脓尿更为标准可靠。

（二）鉴别诊断

在确定真性脓尿前必须排除"假性脓尿"。小儿"假性脓尿"见于女孩阴道分泌物混入尿中所致,故留取尿液标本时应注意外阴清洁,防止污染,取中段尿或导尿即可区别。"肉眼脓尿"呈混浊乳白色时则须与乳糜尿及大量无机盐混浊尿相鉴别。乳糜尿加乙醚后即澄清,无机盐混浊尿可用加热法鉴别:若加热后混浊消失则为尿酸盐晶体尿;若加热后仍混浊者,则再加入醋酸,若混浊消失,有气泡自尿中溢出者为碳酸盐晶体尿,混浊消失而无气泡则为磷酸盐晶体尿。只有在加热后和加酸后均不变者才是脓尿。确定为真性脓尿后,尿病原学检查(尿沉渣涂片直接找细菌、寄生虫或虫卵),以尿细胞学培养对确定病变性质有决定性意义。具有脓尿的常见疾病应注意以下鉴别诊断:

1. 急性肾盂肾炎与单纯性急性膀胱炎 两者均有脓尿,但急性肾盂肾炎几乎全部均有不同程度的脓尿,且多为镜下脓尿,白细胞常为"+",结合临床表现一般可诊断。单纯性膀胱炎以耻骨上腹痛及压痛为主,而无腰痛及肾区叩痛;膀胱刺激征明显,较多出现终末血尿,一般无管型尿及蛋白尿。

2. 慢性肾盂肾炎与肾结核 脓尿是诊断慢性肾盂肾炎的重要依据,其特点多为小量的镜下脓尿,常为+~++,间歇出现。肾结核患者几乎全部都有不同程度的脓尿,早期仅于镜下发现少量白细胞及红细胞,后期如发展为结核性肾积脓时,则尿中可出现干酪样物质,使尿呈米汤样混浊,结合两者的病史、临床表现及其他实验检查不难区别。

3. 肾肿瘤与肾积脓 肾、输尿管肿瘤引起尿路梗阻或因肿瘤本身溃烂、坏死,容易合并细菌感染而出现不同程度的脓尿。但这些患者初起常以血尿为主。肾积脓突出的临床表现为脓尿,可出现持续大量肉眼脓尿,如果炎症瘢痕、水肿、痉挛而引起梗死时,也可呈间歇性脓尿。肾超声波检查、静脉肾盂造影、放射性核素肾图等有助于诊断。

（曾智凤 刘保平）

第六节 少 尿

尿量与液体入量、活动量及周围环境(气温、湿度)等因素有关。正常小儿的尿量个体差异较大,一般认为每天尿量少于 $250ml/m^2$ 为少尿(oliguria),或每天排尿量学龄儿童少于 400ml、学龄前儿童少于 300ml、婴幼儿少于 200ml 均为少尿。

【发病机制】

少尿的发生与尿液生成过程具有密切的关系。尿液的生成过程较为复杂,主要包括肾小球滤过与肾小管重吸收及分泌。

1. 肾小球滤过决定于以下三个因素 ①肾小球滤过膜的通透性和总的滤过面积;②有效滤过压;③肾血流量。上述三因素的异常均可影响肾小球滤过率,从而影响尿的形成,导致少尿。如急性肾小球肾炎时,肾小球毛细血管管腔狭窄或完全阻断,有效滤过面积显著缩小,肾小球滤过率下降,易出现少尿乃至无尿。又如大出血或严重失水,机体血容量不足,血压显著降低时,肾小球毛细血管血压下降,有效滤过压过低,也易引起少尿。

2. 影响肾小管重吸收功能的原因 ①肾小管本身的完整性;②抗利尿激素和醛固酮的作用;③肾小管管液溶质的浓度;④肾小管阻塞(如尿酸结晶、炎症分泌物、色素管型等)。这些因素发生异常,皆可导致少尿发生。如急性肾小管坏死,管腔内滤液可回漏入肾小管管壁内,同样是引起少尿的因素之一。又如剧烈疼痛和情绪紧张可增加抗利尿激素释放,促使水在集合管大量重吸收,造成少尿。

【病因和临床分类】

少尿按其病因可分为肾前性、肾性和肾后性。

1. 肾前性少尿 常见于各种原因所致的大出血、严重失水、灼伤、心力衰竭、重度低蛋白血症、重症肝病等血容量或有效血容量不足。

2. 肾性少尿 各种肾脏疾病均可引起少尿,较常见的有:急性肾小球炎症(包括原发性和继发性肾小球疾病,溶血性尿毒综合征、血栓性血小板减少性紫癜等)、慢性肾小球肾炎、急性肾小管坏死、急性肾小管-间质炎症(包括重症急性肾盂肾炎、肾乳头坏死、急性肾间质性肾炎)、恶性肾硬化等。

3. 肾后性少尿 肾后性少尿的原因有:肾盂出口及输尿管梗阻,如结石、血块、坏死组织、瘢痕回缩、外部压迫、肾下垂、肾扭转以及输尿管炎症、肿瘤等均可引起梗阻而少尿。此外,特发性腹膜后纤维增殖症(阻塞性输尿管周围炎)也是肾后性少尿的病因之一。

【诊断与鉴别诊断】

(一) 诊断

1. 肾前性少尿 肾前性少尿常有明显的症状和体征如心力衰竭、休克、重症肝病、重度脱水和电解质紊乱等。重度低蛋白血症则有全身凹陷性水肿和低蛋白血症,但尿检查一般少见异常,肾功能亦多在正常范围。

2. 肾性少尿 肾性少尿一般可根据详细的病史、临床症状、体征、尿常规化验与一般的肾功能试验作出临床诊断。少数患儿尚须进一步检查,包括放射线检查、肾活体组织检查等,方可确定原发性肾脏病的性质。

3. 肾后性少尿 可有上尿路梗阻病史及临床表现,如排尿异常及肾绞痛等。常有尿闭或少尿与多尿交替出现,尿比重、尿钠、尿渗透压多在正常范围。对诊断有困难的病例可作泌尿系 X 线摄片、静脉肾盂造影、逆行肾盂造影、放射性核素肾图以及超声波检查以帮助诊断。

(二) 鉴别诊断

少尿是肾衰竭的主要症状。少尿的鉴别诊断主要是区别是肾前性少尿还是肾性少尿,详见急性肾衰竭一章。一般不难鉴别。有困难时可作补液利尿试验,具体方法是:用生理盐水 1 份加入 5% ~10% 葡萄糖液 2 份,按体重 20ml/kg 静脉滴注。如少尿系肾前性,静脉滴注后 1 ~2 小时内即有尿排出。如尿量仍不增多,再静注 20% 甘露醇 5 ~ 10ml/kg,呋塞米 1 ~2mg/kg,若出现利尿亦可确定为肾前性少尿,而肾性少尿时,尿量无明显增加或不增加。

(曾智凤 刘保平)

第七节 尿路刺激症

正常小儿生后头几天内每天排尿 4 ~5 次,1 周后排尿可增至 20 ~25 次,1 岁时每天排尿 15 ~16 次,到学龄期每天 6 ~7 次。单位时间内排尿次数明显超过正常范围称为尿频(frequency of urination);

年长儿一有尿意即迫不及待地要排尿的症状称为尿急(urgent urination);排尿时会阴、耻骨上或尿道内感到挛缩样疼痛或烧灼样感称为尿痛(odynuria)。尿频伴尿急、尿痛及排尿不尽感,则称为尿路刺激症或膀胱刺激症。

【发病机制】

病理性尿频、尿急、尿痛的原因很多,但主要是肾脏、膀胱及尿道疾病。其发生机制大致可分为肾脏排泄尿量的增加和膀胱储尿功能减少两类。后者又有下列三种病理基础:①膀胱受激惹:如膀胱、尿道的炎症、结石、肿瘤、异物等刺激膀胱、兴奋尿意中枢,少量尿即对膀胱形成刺激,引起膀胱收缩,出现反射性尿频。②膀胱容量减少:如膀胱有占位性病变,或膀胱壁由于肿瘤、结核浸润以及炎症后瘢痕形成等情况,使膀胱壁失去舒张能力,膀胱绝对容量减少而发生尿频。膀胱如被一定量的残余尿所占,膀胱有效容量减少也可致尿频。③膀胱神经调节功能失常:如精神紧张、癔症及各种引起膀胱调节功能障碍的周围或中枢神经疾病,均可使膀胱排尿功能障碍而致尿频。尿急伴有尿痛者多由于膀胱三角区、后尿道等部位急性炎症或膀胱容量显著缩小所致,或因尿液成分的明显改变、脓尿、结石等刺激膀胱,引起收缩而发生。

【病因与临床分类】

按病因不同可将尿频分为以下几类:

(一) **尿量增多**(多尿性尿频)

常由于内分泌病、肾脏病、精神及神经性疾患所引起。

(二) **膀胱壁受刺激**(刺激性尿频)

1. 感染性 多见于:①急、慢性尿道炎;②急、慢性膀胱炎;③继发于肾脏感染如肾结核、肾盂肾炎、肾积脓等;④邻近器官感染影响,如阑尾炎、阴道炎等。

2. 非感染性 见于:①尿路疾病,如膀胱结石、异物、肿瘤等;②化学性:如环磷酰胺等药物。

(三) **膀胱容量减少**(容量性尿频)

常见于下尿路梗阻,如尿道狭窄、尿道结石、尿道肉阜、针孔包茎等,或膀胱颈挛缩、结核性小膀胱、先天性病变、部分膀胱切除术后、外在压迫(腹疝)等。

(四) **神经源性**(神经性尿频)

见于脑、脊髓损伤或病变所引起的神经性膀胱功能障碍。

【诊断与鉴别诊断】

尿路刺激症诊断并不难,小儿应注意发病年龄、性别及尿路局部情况,结合病史、体格检查、实验室检查,一般可做出诊断。

尿路刺激症是某些泌尿系疾病的重要症状,常见具有尿路刺激症的疾病有:

1. 泌尿系感染 本病是小儿时期的常见病,感染可累及尿道、膀胱、肾盂及肾实质,统称之为泌尿系感染。年长儿症状与成人相似,局部尿路刺激症明显,除尿频外,均同时伴有尿急、尿痛,尿常规可见白细胞和脓细胞增多,尿培养可有细菌生长,或伴有腰痛、发热等,故较易诊断。但婴幼儿局部症状,即尿频、尿急、尿痛多不明显,诊断较为困难,应反复查尿或做细菌培养以明确诊断。

2. 急性肾小球肾炎 急性肾炎初期可有轻微尿路刺激症状,尿中红细胞、白细胞增多,但多伴有水肿及高血压,尿常规检查以红细胞及管型为主,细菌培养阴性,可助鉴别。

3. 肾结核 多见于年长儿,如病变累及膀胱可出现血尿、脓尿及尿路刺激症状,但有结核接触史及结核感染中毒症状,结核菌素试验阳性,尿液可查到结核菌,肾盂造影时可见肾盂肾盏出现破坏性病变,据此可资鉴别。

4. 膀胱结石 常见于男性,在多发地区10岁以下的男孩患者甚为多见。除有明显的尿频症状外,往往伴有尿痛和终末血尿,较大的膀胱结石作直肠指诊检查时可能触到。膀胱镜检查、超声波检查及腹部X线片检查是确诊本病的主要方法。

5. 尿道综合征 尿频、尿急很明显,或伴有尿痛、排尿困难,酷似膀胱炎,但尿液和膀胱镜检查无异常发现,尿细菌培养亦属阴性。儿童多见,与长期穿紧身裤的刺激有关。

6. 容量减少性尿频 排尿次数明显增多,但每次量很少,一般可无尿急、尿痛。根据其病因特征可资鉴别,必要时可做膀胱镜或尿道镜检查。

7. 神经性尿频 可有尿频、尿急,但无尿痛,尿常规检查正常。

(曾智凤 刘保平)

参 考 文 献

1. 易著文. 实用小儿肾脏病手册. 北京:人民卫生出版社, 2005.

2. 易著文. 儿科临床思维. 第2版. 北京:科学出版社,2008.

第五章　肾脏病的检查

第一节　尿的一般检查

尿液中含大量水分、蛋白质、无机盐类、解毒产物、微量元素、酶、激素等。还有一些正常或病理的有形成分,如细胞、细菌、寄生虫及结晶等。因此,检查分析尿液中成分的变化,可为泌尿系统疾病及代谢性疾病的诊断提供重要的诊断依据。

临床尿液检查(uriscopy)通常以清晨第一次尿标本最为理想,因晨尿较为浓缩且偏酸性,有形成分相对多且较完整,无饮食因素干扰,因此,不影响尿液的化学测定。但若进行特殊检验,则必须根据不同实验的具体要求留取尿标本。留取后的尿标本应在 1 小时内立即进行有关检查,否则需作特殊处理,常见的处理方法有:①置 4℃ 冰箱冷藏以防一般细菌生长,但通常不能超过 24 小时;②若为碱性尿应滴加冰醋酸使其成酸性,以免管型遭到破坏;③加防腐剂以防尿液腐败。

一、一般性状检查

(一) 尿量

小儿 24 小时尿量个体差别较大,与液体入量、气温、饮食、活动量及精神因素密切相关。新生儿 24 小时平均排量<400ml,婴儿 400 ~ 500ml,幼儿 500 ~ 600ml,学龄前儿童 600 ~ 800ml,学龄儿童 800 ~ 1400ml,当 24 小时尿量<400ml、学龄前儿童<300ml、婴幼儿<200ml 时,即为少尿,当低于 30 ~ 50ml 时即为无尿。

(二) 颜色

正常人尿液有很宽的色谱带,从无色到深琥珀色变化较大,这主要取决于尿液中色素的浓度及尿液的酸碱度。许多因素可以改变正常尿液的颜色,包括食物、药物及许多疾病。因此,尿色也为临床诊断提供重要依据,如乳糜尿、卟啉尿、黑尿病等。对肾脏疾病临床上较重要的是血尿、血红蛋白尿、肌红蛋白尿之间的鉴别,但需与引起红色尿的其他原因相区别,常用的区分方法见表 5-1。

表 5-1　血尿、血红蛋白尿、肌红蛋白尿的鉴别

	联苯胺试验(尿)	尿色(上清液)	尿沉渣红细胞	血清颜色
血尿	+	清亮	+	清亮
血红蛋白尿	+	红色	-	红色
肌红蛋白尿	+	红棕色	-	清亮

摘自:王海燕,主编.肾脏病学.第 2 版.北京:人民卫生出版社,1996:306

(三) 浊度

正常新鲜尿液清晰透明,久置后可因磷酸盐沉淀后变混浊,细菌生长也可引起尿混浊。另外,若泌尿系统有病理改变,血细胞、上皮细胞、黏液、乳糜尿、脂肪尿、脓尿等也均可使尿液变成混浊。鉴别尿液混浊的原因,可用镜检和化学方法。通常情况下,尿混浊是由于尿液碱性过高,引起尿中磷酸盐类结晶沉淀而使尿液变浊,饭后饮用大量牛奶可引起尿中磷酸盐类增加,这种尿液若加入酸,则混浊消失,正好与蛋白尿相反。尿路感染也是引起尿液混浊的原因,罕见的乳糜尿则是由于淋巴管被寄生的丝虫阻塞引起的。因此,尿液混浊绝不等于蛋白尿,若发现尿混浊需要做尿液显微镜检查及蛋白尿的检测,尿液显微镜检查可以发现尿液是否有感染。蛋白尿检测简便的方法是以试纸反应判读,但是以试纸检测也可能出现假阳性的结果,这些状况包括尿液酸碱度太偏碱性,尿中含头孢菌素、青霉素、磺胺类药物的代谢物,或尿液容器及取样时被杀菌清洁液污染等。

（四）气味

正常新鲜尿由于含有挥发性芳香族酸而具有一定的气味。体外放置一段时间后，由于尿素的分解而放出氨味。新鲜尿若带有氨臭味，则预示患儿发生尿潴留；若具有苹果味，则为代谢性疾病所引起；苯丙酮尿症婴儿的尿有陈腐霉臭味或鼠尿样臭味。此外，当进食葱、韭菜、芥菜以及某些药物时也可使尿中带有特殊气味。

（五）泡沫

正常尿液中没有泡沫。若尿液中蛋白质含量增多，由于表面张力的改变，排出的尿液表面即漂浮一层细小泡沫且不易消失。婴幼儿先天畸形尿道瘘以及产气菌引起的尿路感染等均可引起气泡尿。

（六）比重与渗透压

测定尿比重与渗透压主要用于评价肾脏的浓缩稀释功能。尿比重反映的是单位容积尿中溶质的质量。主要受溶质克分子浓度及其分子量大小的影响。故蛋白质、糖、矿物质、造影剂等均可使尿比重升高。

临床上测定尿比重常采用浮标法即比重计法，但应注意纠正尿标本的温度与比重锤注明的温度差而引起的误差，即较标准温度每升高 3℃，尿比重应追加 0.001，反之则减去 0.001。另外，10g/L 尿蛋白将使尿比重增加 0.003，10g/L 的尿糖则使尿的比重增加 0.004。

渗透压是反映单位容积尿中溶质分子与离子的颗粒数，仅与溶质的克分子浓度有关，与分子量的大小无关。临床上常采用冰点下降法测渗透压，以 mOsm/L 为单位表示。尿糖 10g/L 可使渗透压增加 60mOsm/L，但蛋白对渗透压影响较少，常可忽略。正常情况下，24 小时尿渗透压应高于血渗透压。

正常情况下，尿渗透压与尿比重的关系为：渗透压（mOsm/L）＝（比重－1.000）×40 000，通过计算可知：40mOsm/L 尿渗透压相当于 1.001 尿比重。

临床意义：尿渗透压在 200mOsm/L 以下，比重小于 1.005 为低张尿，固定性低张尿多见于精神性多尿、尿崩症（中枢性、肾性）；尿渗透压在 800mOsm/L 以上，比重大于 1.020 常见于脱水、糖尿病、心功能不全及肾病综合征等少尿；固定性低比重尿（1.010 左右）常见于慢性肾炎、慢性肾衰竭；再则，若尿渗透压与血浆渗透压比值降低则表示肾脏浓缩功能减退。

（七）酸碱度（pH）

肾脏是体内调节酸碱平衡的重要器官之一，它不断排出组织代谢过程中所产生的非挥发性酸。尿酸虽由血浆生成，但小儿尿 pH 比血液 pH 低，平均在 4.8 ~ 7.8 之间，一般在 6 左右。尿液的 pH 随食物谱的变化而不断波动。以食动物蛋白为主则尿多呈酸性，以食蔬菜、水果为主则尿多呈碱性。但进餐后尿 pH 升高是由于胃酸大量分泌，造成体液偏碱形成所谓的"碱潮"。若酸血症病人出现碱性尿，常提示肾小管酸中毒。碱血症病人出现此酸性尿往往预示低钾。

持续酸性尿主要是由于高蛋白饮食、代谢性酸中毒、急性呼吸性酸中毒、发热、脱水、严重失钾以及氯化铵、维生素 C 等药物引起。而持续性碱性尿则主要是由于素食、尿路感染、代谢性碱中毒、急性呼吸性碱中毒、肾小管酸中毒 I 型以及 $NaHCO_3$、乙酰唑胺或噻嗪利尿药等药物引起。

pH 常用的测定方法及其特点：

1. pH 试纸法　常用石蕊试纸，pH 范围在 4.5 ~ 8.3，由红变蓝。

2. 指示剂法　溴麝香草酚蓝指示液，pH 范围在 6 ~ 7.6，由黄变蓝。

3. 滴定法　用标准碱液滴定 24 小时的尿液，即可测出其酸度。

4. pH 计法　作酸碱负荷试验时，用 pH 计可精确测定 pH。这对肾小管酸中毒的鉴别诊断、定位、分型具有实用。

二、尿蛋白检查

正常健康小儿尿液中含有微量的白蛋白、糖蛋白、脂蛋白、β_2-微球蛋白等，其中约有 1/2 来自血浆，其余为脱落的上皮细胞、细菌、腺体分泌物及肾小管分泌的 T-H 黏蛋白，正常排泄量约为 30 ~ 100mg/d，若超过 150 ~ 200mg/d，则为异常。

（一）尿蛋白定性

尿蛋白定性的方法很多，目前较为常用方法主要有以下几种：

1. 加热醋酸法　其原理是加热使蛋白质凝固变性。为提高实验的准确性，避免假阳性结果，通常在加热后再加酸以消除磷酸盐所形成的白色混浊。但醋酸不宜加得太多，以免已沉淀的蛋白质再溶解。

2. 磺柳酸法　其原理是在 pH 略低于蛋白质等电点情况下，蛋白质带正电荷与磺柳酸的负电荷结合形成不溶性蛋白盐沉淀。该试验的灵敏度为 20mg/L。若试验呈阴性反应时，可视为尿中无蛋白质。试验为阳性反应时，应注意排除青霉素、造影剂、磺胺等药物引起的假阳性反应。磺柳酸法是一种比浊法,若尿标本混浊则会影响结果的判断,故应离心吸上清或加几滴醋酸将磷酸盐溶解,然后再测尿蛋白,加入试剂后应立即判断结果,否则,阳性程度将会随时间延长而增加。

3. 试纸法 主要有单项及多联两种试纸。其原理是利用指示剂四溴酚蓝或四溴苯酚肽乙酯的羟基与蛋白质氨基置换,使四溴酚蓝由黄色变成黄绿色及绿蓝色,颜色越深表示蛋白质含量越高。此反应对白蛋白较敏感,而对球蛋白敏感性较差。另外,碱性尿可出现假阳性反应,故试验时应注意 pH(pH<8.0)。此方法较为简便、迅速,目前在临床上应用较为广泛。

尿蛋白定性试验受试验方法的敏感性与尿量的影响,正常人若饮水量少可出现假阳性反应。肾脏病患者由于肾脏浓缩功能的影响或饮水过多可出现假阴性结果,故在做蛋白定性时可考虑同时测尿比重/渗透压。

(二) 尿蛋白定量

尿蛋白定量测定的方法有许多种,常见的有沉淀法、浊度法、双缩脲法、折射法以及凯氏定氮法等。

1. 双缩脲法 以钨酸沉淀尿液中蛋白质,然后用双缩脲法进行定量测定。该法为蛋白定量的经典方法,结果准确可靠,但操作步骤较多,不适宜于大量标本的检测。

2. 沉淀法 Esbach 法是沉淀法中最为常用的一种方法,但其特异性与精确性不够理想,且不够敏感。

3. 浊度法 其原理是利用蛋白沉淀剂使尿蛋白沉淀下来,应用光电比色法与相应的蛋白标准液相比较,求得蛋白含量。其优点是简便快速,但准确

性稍差。

4. 折射法 利用折射计直接测定尿蛋白含量,方法简便易行,但由于影响因素较多,不宜广泛推广使用。

5. 凯氏定氮法 此法是传统的经典蛋白定量测定法,结果准确可靠,但操作过程太繁琐,只宜在必要时采用。

6. 自动分析仪测定法 利用尿液自动或半自动分析仪将尿蛋白直接检测出来,但准确性较差。

(三) 尿蛋白/尿肌酐比值的测定

目前临床上常采用尿蛋白/尿肌酐浓度比值,代替 24 小时尿蛋白定量。这样就可以避免收集 24 小时尿液的麻烦及尿量与肾脏浓缩、稀释功能的影响。

测定方法:①尿蛋白定量测定(Pr,mg/L);②尿肌酐定量测定(Cr,mg/L);③计算任一随机尿标本的 Pr/Cr 的比值,用 X 表示,24 小时尿蛋白排泄是用 Y 表示,则 $Y=0.953X+41.5$。

(四) 尿蛋白选择性测定

蛋白尿的选择性是 1960 年 Blainly 等首先提出来的,它是指肾脏在排出蛋白质时,对蛋白质分子量的大小是否有选择性而言,因为肾小球疾患中蛋白尿与肾小球基底膜损害有关,其损害程度可用蛋白尿的选择性来表示。小分子能排出而大分子不能排出则称"有选择性",大、小分子蛋白均能排出的称为"无选择性",目前临床上较为常用的测定方法是SPI 法。方法如下:

1. 样本处理 收集患者 24 小时尿,测得患者尿量,然后取 10ml 离心,留上清备用。次晨空腹抽静脉血 2ml 分离血清备用。血与尿按表5-2 稀释。

表 5-2 SPI 测定尿和血清稀释倍数表

		测定白蛋白		测定 IgG
加热醋酸法	半定量	++	+++ ~ ++++	
稀释浓度	尿液	1:50	1:1000	原液
稀释倍数	血清	1:1000		1:10

2. 白蛋白与 IgG 含量的测定 以火箭电泳法测得白蛋白与 IgG 的含量(mg/dl)。

SPI 的计算:

$$SPI = \frac{尿\ IgG(mg/dl)/血清\ IgG(mg/dl)}{尿蛋白(mg/dl)/血清蛋白(mg/dl)}$$

3. 结果判断 SPI > 0.2 表示选择性差;SPI 0.1 ~ 0.2 选择性一般;SPI<0.1,选择性好。

4. 临床意义 SPI<0.1,见于微小病变型肾病,对激素敏感,预后较好;SPI>0.2,则说明选择性差,主要见于增殖性肾炎、膜性及膜增殖性肾病,对激素反应差。

(五) 尿蛋白电泳(urine protein electrophoresis)**分析**

目前国内实验室最常用的方法是十二烷基磺酸

钠-聚丙烯酰胺凝胶电泳(SDS-PAGE)法。

1. 基本原理　SDS 能与尿中蛋白质结合形成带负电 SDS-蛋白质复合物,电泳时,向正极移动,通过聚丙烯酰胺凝胶的分子筛作用后可相互分离,若同时与标准蛋白电泳,则可根据移动的距离,判断尿中所含各种蛋白质的分子量范围与性质。

2. 结果观察　电泳后尿蛋白按分子量不同可以分成五种类型,具体见表5-3。

表 5-3　尿蛋白电泳后五种类型

类　　别	分子量范围	蛋白尿特征
正常类型	1 万 ~ 100 万	在白蛋白区带上下两侧从高分子到低分子都有蛋白区带分布,白蛋白为单独的重要组成部分,但并不突出
低分子尿蛋白	1 万 ~ 7 万	主要蛋白区带在白蛋白及白蛋白以下
中分子尿蛋白	5 万 ~ 10 万	主要蛋白区带在白蛋白以上
高分子尿蛋白	1 万 ~ 100 万	主要蛋白区带在白蛋白以上
混合性尿蛋白	低分子+高分子,白蛋白为主要蛋白区带	

3. 临床意义　①有利于肾脏疾病的定位诊断,若尿蛋白以高、中分子为主,往往为肾小球病变;若以低分子蛋白或混合性蛋白尿为主,则提示为肾小管及间质的病变。②有助于肾脏疾病的早期诊断,临床上有的患儿仅有微量尿蛋白,而其他实验指标均无异常,而患儿本身尚有扁桃体炎、腮腺炎等病史时尿蛋白为正常类型尿蛋白;若为异常类型尿蛋白,则提示隐匿性肾炎。若氮质血症患儿有正常类型尿蛋白,则表示其残存肾单位是正常的或代偿性肥大;若为异常类型尿蛋白,则表示残存肾单位继续有活动性病变。

(六) 尿蛋白组分的检测

1. T-H 蛋白　Tamm 及 Horsfall 于 1951 年发现并从尿中提纯了 T-H 蛋白(Tamm-Horsfall protein,简称 THP)。经分析证实尿液中 THP 是肾小管髓祥升支粗段和远曲小管细胞合成和分泌的一种大分子黏蛋白(糖蛋白),其分子量约 7×10^{6},由一些分子量约 80 000 的亚单位组成。正常人尿液中排泄少量 THP,当各种原因(如梗阻、炎症、自身免疫性疾患等)引起肾脏损害时,THP 从尿中排泄量增加,并与肾脏受损程度一致。此外,THP 是管型的基本成分,其聚集物也是肾结石基质的重要前身。当有肾实质性损伤时,THP 可沉着于肾间质并刺激机体产生相应的自身抗体。检查 THP 的方法有化学沉淀法、酶联免疫吸附试验(ELISA)、免疫扩散法、放射免疫法及单克隆抗体定量测定等。有人推荐,可用 THP 抗原制备抗 THP 抗体,应用单向免疫扩散法或火箭电泳法测定尿液中 THP。此法实用、简便,适用于基层单位。

THP 测定需收集 24 小时尿液,报告受试者 24 小时尿液中的 THP 排泄量。由于方法不同等原因,THP 24 小时参考排泄量各家报告各异。如有人报告正常人尿液中 THP 含量为(36.86 ± 7.08)mg/24h,也有人报告为(44.3 ± 16.4)mg/24h 等。

临床意义:①有助于上尿路疾患、各种慢性肾实质性疾病等的鉴别诊断。如尿路长期梗阻、感染、间质性肾炎时可见尿 THP 排泄增多,各种慢性肾实质性疾病时,尿 THP 排出减少,肾小球肾炎时不增多,下尿路炎症时无改变,故 THP 定量有助于尿路感染的定位诊断。②肾毒性物质、肾移植急性排斥反应引起急性小管损伤时,尿 THP 可暂时升高,动态监测肾移植术后患者每天的尿 THP 排泄量,可作为发现急性排斥反应的辅助方法之一,如发现病人尿 THP 骤然增加,应高度警惕产生急性排斥反应的可能。③有人指出,分析肾结石患者尿液及结石中 THP 含量有助于结石发病机制的研究,如据报道草酸钙与尿酸结石的 THP 含量高于磷酸镁铵结石,上尿路结石之 THP 含量高于下尿路结石,24 小时尿中 THP 排泄量结石患者高于正常人。

2. α₁-微球蛋白(α_1-microglobulin, α_1-MG)　α_1-MG 亦称 HC 蛋白(heterogeneous in charge,或 human complex forming),是一种分子量为 26 100 的糖蛋白,PI 为 4.3 ~ 4.8。为一种疏水配体结合蛋白,亦属 Lipocatin 超家属成员 α_1-MG 可以游离态或与高分子蛋白(IgA 或白蛋白)的结合两种形式存在于血液中。正常人血浆中游离 α_1-MG 的浓度约为 20mg/L,尿中浓度低于 20mg/g 肌酐。因其尿内浓度显著高于 β_2-MG 和视黄醇结合蛋白(RBP),使实验检测的

准确性和重复性大为提高,故在临床应用中可大大减少因实验误差引起的干扰。因此,α_1-MG 目前已成为判断肾小管功能的一项重要指标。

目前,α_1-MG 较为精确的测定方法是放射免疫扩散法、放射免疫分析及酶联免疫法。胶乳凝集反应(LFT)较为简单、快速、敏感性高,可作为仅 α_1-MG 的一项筛选试验。其正常值见表 5-4。

表 5-4　α_1-MG 正常值

方　　法	血清(mg/L)	尿(mg/L)
放射免疫扩散法	18.9±5.6	–
放射免疫分析法	13.1±2.5	1.8±1.0
酶联免疫法	8.8±2.9	1.8±0.9
胶乳凝集反应	20.5±5.6	3.0±1.8

其临床意义为:①在急性肾小球肾炎与肾病综合征轻度增高;慢性肾小球肾炎时中度增高;慢性肾功能不全时,高度增高。②α_1-MG 增高与血清肌酐、尿素氮、β_2-微球蛋白呈正相关。

3. β_2-微球蛋白(beta-2 microglobulin,β_2-MG)　是由 100 个氨基酸残基组成的、分子量为 11 800 的单链多肽低分子蛋白质,因电泳区带在 β_2 区而得此名,β_2-MG 为细胞膜上完整的组织相容性抗原 HLA 的一部分,除成熟红细胞和胎盘滋养层细胞外,其他细胞均含有 β_2-MG。其主要由淋巴细胞合成,另外肿瘤细胞的合成能力很强,特别是非霍奇金淋巴瘤和浆细胞病者,当 HLA 代谢和降解时,抑或细胞更新时 β_2-MG 会以游离形式释放到体液中。生理情况下,β_2-MG 以低浓度存在于血、尿液、脑脊液、羊水等多种体液内。因为 β_2-MG 分子量小,进入血液循环后可自由通过肾小球,约 99.9% 被近端肾小管重吸收,再经上皮细胞溶酶体酶分解成氨基酸,故仅约 0.1% 的 β_2-MG 随终尿排出。β_2-MG 在肾脏的分解代谢几乎完全,不再以原形回到血流。肾病患者的 β_2-MG 生成速度比正常高 4~7 倍。

尿液 β_2-MG 测定目前主要应用放射免疫分析(RIA)和酶联免疫分析(EIA)。正常人尿液 β_2-MG 参考值为 0.03~0.37mg/d(0.03~0.37mg/24h),也有报告为 0.03~0.14mg/L。

尿液 β_2-MG 升高见于以下情况:①肾小管疾患,如 Fanconi 综合征、Lowe 综合征、Bartter 综合征、Wilson 病、胱氨酸尿症、糖尿病肾病、低钾性肾病、镇痛剂肾病、子痫、重金属中毒性肾病等,尿液 β_2-MG

是提示(近端)肾小管受损的非常灵敏和特异性指标。②上尿路感染时,尿 β_2-MG 明显升高,而下尿路感染时则正常。故尿液 β_2-MG 测定可区别上、下尿路感染;尿 β_2-MG 在急、慢性肾盂肾炎肾脏受累时尿中升高,与病人炎症活动密切有关,炎症控制后尿 β_2-MG 可下降,若炎症控制后其仍不断升高,就要考虑肾小管功能不全。③Sethi 发现应用氨基糖苷抗生素后,在血肌酐增高前 4~6 天,可见到尿 β_2-MG 升高 2 倍以上;④肾移植者若发生排斥反应,尿 β_2-MG 明显升高,若发生急性排斥反应,尿 β_2-MG 在排异期前数天即可见明显升高,故肾移植后连续测定血、尿 β_2-MG 作为肾小球和肾小管功能的敏感指标之一。⑤β_2-MG 清除率尤其是 β_2-MG 清除率与蛋白清除率的比值是区别蛋白来源于肾小管或肾小球损伤的敏感指标,若比值上升则提示肾小管损伤,低比值为肾小球损伤。⑥区别肝肾综合征与肝病合并肾衰,前者血 β_2-MG 升高,尿 β_2-MG 正常,当 Le-Veer 分流建立后,随着肾功能改善而大大增加 β_2-MG,后者则否。⑦当肾小球损伤、自身免疫性疾病和恶性肿瘤时,由于 β_2-MG 合成增多,其血清中值升高,若超过肾小管的重吸收界限时,尿中 β_2-MG 也随之升高。

4. 视黄醇结合蛋白(retinol conjugated protein,RBP)　RBP 是一种低分子蛋白(分子量约为 26 000),系亲脂载体蛋白,属 Lipocatin 蛋白超家族成员。其主要功能是将视黄醇从肝脏转运到上皮细胞。血清中 RBP 迅速经肾小球滤过,且绝大部分被肾近曲小管细胞分解,少量从尿液中排出。因此,正常人血清 RBP 浓度约为 45mg/L,尿中浓度约为 50~70mg/g 肌酐。目前的研究认为尿中 RBP 测定是评价肾近曲小管功能较为灵敏的指标。尿液中 RBP 测定目前主要应用放射免疫法(RIA)和酶联免疫法(EIA)。其临床意义与 β_2-MG 相似,但与 β_2-MG 相比,RBP 有两大优点:①RBP 在酸性尿液中稳定性较强,尿液标本的留取无须任何处理;②特异性较高,临床上唯有肾衰竭能使血清 RBP 增高,因此可根据尿 RBP 浓度与肾小球滤过率之间的比例判断 RBP 的增高是由于肾小球滤过功能的减退还是近曲小管重吸收功能障碍所致。利尿剂可影响 RBP 的排出,测定 RBP 时病人应停用利尿剂。

5. 转铁蛋白(transferrin,TRf)　TRf 属 β_1-糖蛋白,其相对分子质量为 88 000,球形,PI 5.2,TRf 的主要功能是运输铁,每分子 TRf 可结合两个原子铁,与白蛋白相比,其通过肾小球滤膜更多的是由膜孔的改变而不是受电荷屏障的影响,但在肾小球基底膜上阴电荷越少,则愈易通过肾小球基底膜阴电荷屏障,它是一种肾小球滤过功能不全的敏感指标。正常人尿液中 TRf 含量甚微,蛋白尿时,尿 TRf 排泄增多,当尿铁/尿 TRf 比例增高预示蛋白尿对肾脏损害加重。

TRf 量的测定方法有放射免疫法(RIA)、酶联免疫法(EIA),而以 EIA 为常用。其正常参考值为 $12.3 \sim 144.2 \mu g / mmol\ Cr$。

临床意义:①肾病综合征、慢性肾衰竭时常增高;②糖尿病肾病患者尿 TRf 明显增高;③尿中 TRf 与尿中微量白蛋白含量呈正相关,但较白蛋白更能反映肾小球滤过功能。

6. 免疫球蛋白(immunoglobulin) Ig 是存在于血浆、体液和淋巴细胞表面的一类具有免疫功能的球蛋白。主要由 B 淋巴细胞分化成的浆细胞产生的。血浆中 Ig 正常情况下不会通过肾小球出现在尿中。但在肾小球受到损伤,其通透性和滤过作用发生改变时,Ig 即通过肾小球从尿中排出。肾小球损伤程度不同尿中 Ig 排出的量及种类也不同,因此,尿中 Ig 浓度和种类可作为肾小球疾病的分型、某些肾脏病的疗效观察估计预后的客观指标。此外,若泌尿系统存在细菌感染时,由于局部的免疫反应,尿中也可出现 Ig。

尿中 Ig 定量测定的方法主要有对流免疫电泳法、双向免疫电泳法、火箭电泳法、免疫比浊法、放射免疫法及目前较为常见的酶联免疫法。其正常值为:IgG<10mg,IgA<1.1mg,IgM 一般为零。

临床意义:肾病患者,80% 以上的单纯型肾病和急性肾炎以及 60% 的肾炎型肾病的尿 IgG 排出在 $10 \sim 100mg / 24$ 小时。如尿中 IgM>10mg/24 小时,则肾炎型肾病多于单纯型肾病。但 70% 的急性肾炎和肾炎型肾病与几乎全部单纯型肾病的尿 IgM 排出在 $0 \sim 10mg / 24$ 小时。急性肾炎、单纯型肾病和肾炎型肾病在活动期及部分缓解期尿 Ig 的异常率较高,随着病情好转异常率降低。尿 IgG 和 IgA 的较大量排出是肾病患者发生低 IgG 和 IgA 血症的主要原因。由于急性肾炎病程较短,合成 Ig 功能较好,故临床表现少有低丙种球蛋白血症。

血浆中免疫球蛋白,除大分子 Ig 外,还存在小分子的游离轻链(L 链),L 链主要包括 κ 型和 λ 型。它们的氨基酸组成及抗原性均异。Ig 轻链分子量约为 $18\ 000 \sim 20\ 000$,能自由通过肾小球基底膜,然后被肾小管重吸收。正常人尿中仅少量轻链存在,当患肾脏疾病及多发性骨髓瘤时,尿中 Ig 轻链明显增高。

目前 Ig 轻链的主要测定方式有本-周蛋白测定,醋酸纤维膜电泳、免疫电泳等定性法及目前已广泛使用的酶联免疫定量法。在此我们主要介绍一下临床上较为常用的尿本-周蛋白检查。

本-周蛋白(Bence-Jones protein, BJP),首先由 Benee-Jones 于 1840 年发现并命名,后经 Edelman 证实为免疫球蛋白的轻链成分。由于其特殊的物理性质,即含 BJP 的尿液加热至 56℃ 左右时,出现白色絮状沉淀,当继续加热至 100℃ 时絮状沉淀又复溶,故其又名凝溶蛋白。BJP 系恶性增生的浆细胞大量产生的单克隆蛋白,即轻链过剩,分为 κ 及 λ 两种,而并非由免疫球蛋白在血或尿中分解游离的轻链。BJP 单体分子量为 22 000,二聚体约为 44 000,故能通过肾小球基膜滤过。在血中 BJP 多为二聚体形式,有时也可见到其单体和四聚体,尿中检出的通常为二聚体。蛋白电泳时,BJP 呈 M 蛋白带在 $\gamma \sim \alpha_2$ 之间。BJP 是产生溢出性蛋白尿的一种成分。

尿 BJP 除多见于多发性骨髓瘤外,也见于巨球蛋白血症、良性单克隆免疫球蛋白血症、淋巴瘤、慢性淋巴细胞白血病、骨转移性肿瘤及重链病中 μ 链病等。此外,新生儿亦可出现 BJP 微弱阳性。

多发性骨髓瘤除临床上引起骨痛、骨质破坏、病理性骨折、贫血、出血等外,还可引起肾脏(肾小管、间质、肾小球)损害,所以尿 BJP 测定与肾病临床关系大。

测定尿液 BJP 的方法较多,加热试验虽较特异,但敏感性较低、操作费时,且易受共存蛋白的干扰。磺基水杨酸法同样有共存蛋白的影响,且 BJP 对试剂反应迟缓。其他如盐析法等与对甲苯磺酸法比较存在有不足之处。

(1)筛查试验:对甲苯磺酸试验:取试管 1 支,加受试者新鲜尿液 2ml,沿管壁缓慢加入 12% 的对甲苯磺酸冰醋酸试液 1ml,轻轻混匀,放置 5 分钟。出现混浊或沉淀即为阳性。该法操作简便、灵敏,且共存蛋白影响较小。如为阳性结果应做验证试验,而阴性则否。

(2)验证试验:有加热试验、醋酸纤维素膜蛋白电泳、免疫固定电泳及单向环状免疫扩散试验,具体操作见有关书籍。必须注意的是,做加热试验时,先除去共存蛋白;若受试者尿中含有多克隆游离轻链时,该试验可出现假阳性结果,应进一步验证。

正常新鲜尿 BJP 检测为阴性(新生儿可以微弱

阳性)。尿 BJP 见于 60% ~ 70% 的多发性骨髓瘤患者,16% ~ 25% 的巨球蛋白血症、20% 的良性单克隆免疫球蛋白血症、3% 的淀粉样变性症等。多发性骨髓瘤的肾损害多见(60% ~ 90%),损害的表现可为肾小管功能异常(可能是 BJP 直接毒性作用)、慢性肾损害引起尿毒症、高钙性肾病、肾盂肾炎、肾淀粉样变(发生率为 6% ~ 15%)、纤维蛋白沉积等。当发现类似肾损害表现及 BJP 尿时,可借助血 M 蛋白测定及骨髓瘤细胞检查等手段来帮助确诊多发性骨髓瘤。

三、尿沉渣检查

尿沉渣(urinary sediment)主要用来检查肾实质疾病。对尿路感染、肾盂肾炎、间质性肾炎、急性肾小管坏死、肾小球肾炎、肾病综合征和胱氨酸尿等疾病的诊断尤其有用。故有学者将其称为"体外肾活检"毫不为过。

尿沉渣中有形成分特别多,有细胞类、管型类、

结晶类等。镜检方法也有许多种。临床检测常采用非染色普通光镜检查,如有特殊需要,则需进行染色镜检或采用位相显微镜、荧光显微镜、干涉显微镜甚至电子显微镜进行检查。

(一)标本制备

取 10ml 混匀尿液于锥形刻度离心管中,以 1500 ~ 2000r/min 离心 5 分钟,弃上清,留 0.5ml 沉渣液,混匀,取一滴涂片镜检或充池计数。

(二)普通光镜非染色法镜检

先在低倍镜下(LP)粗略检查全片是否有结晶或管型,再用高倍镜(HP)辨认管型种类及尿液中细胞与其他成分。镜检时,应观察多个视野,取其平均值进行报告,应注意盖玻片边缘的管型成分,再则需要在柔和的光线下进行观察,以免使反光弱的有形成分漏检。

(三)普通光镜染色法镜检

尿沉渣中有形成分特别多,若形态有不典型改变时,则需根据不同的要求采用不同的染色法进行检查,具体见表 5-5。

表 5-5 尿沉渣不同染色法检查及鉴别目的

染 色 法	鉴 别 目 的
盐酸联苯胺法	鉴别 RBC 形态
Raye 法	鉴别 RBC、WBC
Lippman 法	鉴别 RBC、WBC、上皮细胞、黏液、红细胞管型、白细胞管型
滕林高桥染色法	鉴别 RBC、WBC、上皮细胞、肿瘤细胞、透明管型、颗粒管型、上皮细胞管型、蜡样管型、脂肪管型、血液管型、红细胞管型、黏液、细菌、真菌、滴虫
过氧化物酶法	肾脏上皮细胞、中性白细胞
快速 papanicolaou 染色法	鉴别透明管型、红细胞管型、血液管型、白细胞管型、上皮细胞管型、颗粒管型、蜡样管型、脂肪管型、宽大管型、混合细胞管型
苏丹Ⅲ法	鉴别脂肪颗粒
油红 0 法	鉴别脂肪颗粒
环六亚甲基四胺亚硝酸银法	真菌及真菌管型
瑞氏法	RBC、WBC、肿瘤细胞
瑞氏-吉姆萨染色法	肿瘤细胞、淋巴细胞、浆细胞、肾小管上皮细胞、血液性细胞
革兰染色法	细菌

(四)尿沉渣中有形成分

1. 细胞成分

(1)红细胞:正常人在生理状况下,可自肾小球漏出一定数量的红细胞,但 24 小时尿液中不超过 1 百万个或每毫升尿中不超过 8000 个。

尿中红细胞由于受尿液渗透压、pH 等内环境因素的影响,其形态不如外周血涂片中红细胞那样规则。一般来说,来自下尿道、酸性、等渗、新鲜尿液中

的红细胞常呈均一型。在低渗尿中,红细胞胀大而呈无色空环形,通常称之为红细胞淡影(shadow cell)或"鬼影细胞"(ghost cell)。在高渗尿液中,红细胞则可皱缩呈桑葚形或星状,称棘细胞。而来自肾小球的或肾小管髓袢上升支以前的红细胞,其大小、形态、颜色改变更大。

临床意义详见"血尿"章节。

(2)白细胞:正常人尿液中白细胞一般为 0~5 个/HP,若超过 5 个/HP 则为不正常。在沉渣涂片中,白细胞可单独出现也可成堆出现,数量增加到一定程度,尿液可出现混浊。

尿液中检出的白细胞有中性粒细胞、淋巴细胞与嗜酸性粒细胞等。通常借助特殊染色将他们区分开来。

1)中性粒细胞:尿沉渣中检出的白细胞多为中性粒细胞。临床上常采用瑞氏或瑞氏-吉姆萨染色法鉴别。但在细胞成分多时,特别是在尿液渗透压高时,中性粒细胞与肾小管上皮细胞通常难以区别,此时 papanicolaou 染色是区别两者的好方法。在低渗尿中,中性粒细胞肿胀、胞质内出现大量发亮的细颗粒呈布朗运动,此种细胞即为"闪光细胞"(glitter cells),有人认为其与泌尿系感染部位有关。

2)淋巴细胞:淋巴细胞在尿液中较为常见,当其数量异常增多时常称淋巴细胞尿。由于其与肾小管上皮细胞形态比较相似,因此,临床上常用瑞氏-吉姆萨染色鉴别单核淋巴细胞与肾小管上皮细胞。

3)浆细胞:尿中浆细胞与淋巴细胞较易混淆,通常用 papanicolaou 染色将其区分开。

4)嗜酸性粒细胞:该细胞在尿中很少检出,若有此类细胞,则为嗜酸性粒细胞尿。临床意义:泌尿系统感染或结石合并感染时,中性粒细胞大量增加,此外,在麻疹、病毒性上呼吸道感染、SLE、皮肤黏膜淋巴综合征、肾小球肾炎、泌尿系结石、阑尾炎、胰腺炎时,尿中白细胞也轻度增多。

嗜酸性粒细胞尿多出现在药物过敏、寄生虫感染、间质性肾炎、间质性膀胱炎患者的尿沉渣中。淋巴细胞:若在尿中检出典型规则的淋巴细胞,则提示炎症处于慢性期,如在狼疮性肾炎、肾移植的急性排斥反应及病毒感染过程中,均能在患者尿中检测到淋巴细胞。但若在尿中发现淋巴细胞核有突出、不规则的变化,则应考虑其他恶性病变。

2. 上皮细胞 尿沉渣中能检测到的上皮细胞大约有四种:肾小管上皮细胞(即小圆上皮细胞)、尾形上皮细胞、鳞状上皮细胞及大圆形上皮细胞。

(1)肾小管上皮细胞呈扁平状、立方形或圆柱形,直径约 15μm,核大而圆,核居细胞中央或偏离中央,核膜清楚。实验室常用 papanicolaou 染色法区分肾小管上皮细胞、中性粒细胞及淋巴细胞。尿中若出现肾小管上皮细胞,则说明肾小管有损害。

(2)尾形上皮细胞多来自肾盂,少数来自输尿管及膀胱颈部。细胞呈纺锤形或拖尾形,核较大。有 2 个或 2 个以上核,胞质常有空泡。尿中检测到该细胞,则提示相应部位的炎症。

(3)大圆形上皮细胞胞体呈圆形,核稍大,呈圆形或卵圆形,主要来自膀胱和阴道,正常尿中偶尔出现,膀胱炎时成片脱落。

(4)鳞状上皮细胞是一种较大、扁平状不规则细胞,细胞边缘常折叠,胞质量多,核较小。该细胞主要来自泌尿道和阴道。故女孩尿中多见。尿道炎时可大量出现。

3. 尿管型(urinary cast)**成分** 管型主要来自远端肾小管及集合管,边缘整齐,一端常大于另一端,一端钝圆而另一端常略有细尾或两端钝圆,管型圆柱体有时笔直、有时弯曲或卷曲。离心后管型可被折断而成短圆柱体。由于管型是肾源性的,管型的检出是肾实质病变的重要指标。

管型的基质成分是由髓袢升支厚壁段及远曲小管分泌的 Tamm-Horsfall 蛋白,这是一种糖蛋白。在肾小管及集合管中形成。管型的形成主要受小管液流量与局部理化性状的影响,其大小主要与管径大小有关。根据管型的组成成分不同,可将其分为以下几种类型:

(1)透明管型:透明管型呈圆柱状,无色半透明,主要由 T-H 蛋白组成,偶含少数颗粒状,暗视野下较清晰。正常儿童晨尿中偶见透明管型。但在剧烈运动、高热、直立性蛋白尿、全身麻醉及心功能不全时引起肾脏轻度或暂时性功能改变时,尿中可出现少量的透明管型。而在肾实质病变如肾小球肾炎时,可见透明管型明显增多。

(2)细胞管型:细胞管型根据管型中各种细胞成分不同可分为三类。

1)红细胞管型:通常呈铁锈色或红褐色,经联苯胺染色可见管型内充满红细胞,不同比例的红细胞和红细胞碎片颗粒或全为红细胞碎片颗粒三种形式。红细胞管型常见于急性肾小球肾炎、急进性肾炎、溶血尿毒综合征、过敏性间质性肾炎等。

2)白细胞管型:管型内含有几个以上的白细胞或整个管型充满白细胞。白细胞管型常提示肾实质细菌感染,如急性肾盂肾炎。但过敏性间质性肾炎、急性肾小球肾炎早期也偶见白细胞管型。

3)上皮细胞管型:表示有肾小管上皮细胞剥脱。可分为两类:一类是由脱落的小管上皮细胞与T-H蛋白组成,多数上皮细胞管型属此类,常见于急性肾小管坏死、肾淀粉样变性、重金属或化学药物中毒,亦可见于肾小球肾炎;另一类是由于成片上皮细胞与基底膜分离,脱落的细胞黏在一起而形成的。常见于急性肾小管坏死。上皮细胞管型与白细胞管型常易混淆,实验室常采用 papanicolaou 染色法将其区分开来。

(3)颗粒管型:指管型基质中含有较多颗粒,且大小不等,形状、折光不一。过去曾一度认为该颗粒为细胞崩解的产物,目前已经免疫荧光证实颗粒是血浆蛋白。该管型常见于急慢性肾小球肾炎、肾盂肾炎、肾移植排斥反应等。

(4)蜡样管型:常呈蜡黄色、浅灰色或无色,基质较厚有折光性,是细胞管型在远端肾小管内长期滞留或淀粉样变性的上皮细胞溶解而成,常见于慢性肾小球肾炎、慢性肾功能不全晚期或淀粉样变性。

另外,还有些管型如胆色素管型、结晶管型、细菌管型、真菌管型、脂肪管型、混合管型、类管型和假管型,在此不做一一介绍。

4. 结晶成分 尿中结晶成分主要来自饮食代谢和药物,结晶成分在尿液中饱和度或溶解性发生变化时,便从尿中结晶析出,其检出与温度及酸碱度有关,临床上具病理意义的结晶主要有:

(1)尿酸结晶:尿酸是人体嘌呤代谢的终产物,常以尿酸或尿酸盐的形式排出体外。光镜下呈红褐色或无色的菱形、长方形、斜方形,偶尔呈六边形。易溶于氢氧化钠,正常人尿中可检出尿酸结晶,但新鲜尿若有大量尿酸结晶,应警惕尿酸结石。

(2)胱氨酸结晶:为无色六角形薄片,胱氨酸病或胱氨酸尿时,可大量出现,有时可能形成结石。

(3)亮氨酸结晶:呈淡黄色、小球形或油滴状,有密集辐射状条纹。常出现在肝脏病变患者的尿液内。

(4)酪氨酸结晶:为细针状晶体,常呈束状或羽毛状排列,多呈黑色。临床意义与亮氨酸结晶相似。

(5)胆固醇结晶:为无色薄片状,方形缺角,常浮于尿表面。膀胱炎、肾盂肾炎患者尿中可检测到此类结晶。

(6)磷酸钙结晶:为无色楔形、三棱形、粒形、片形,排列呈星状或束状。碱性尿中易析出。常见于慢性膀胱炎、尿潴留。

(7)磺胺类药物结晶:主要见于服用过量磺胺类药物患者尿中。

5. 其他有形成分

(1)类柱状体:形态与管型类似,但一端细小(似黏液丝)。类柱状体易扭曲或弯曲,如螺旋状,经常是透明的,也可含有其他成分。由于其常与透明管型同时出现,故其检出意义同透明管型,多见于肾血液循环障碍或肾脏受刺激时。

(2)黏液丝:形态丝状不规则,边缘不整齐,长短、粗细不匀,末端尖细或分支,常自身盘旋,宽大的黏液丝中可含有白细胞等,易与管型相混淆,整个泌尿道均可产生。正常尿内可少量存在,尿道袋症或受刺激时,大量增加。肾小球肾炎病人的尿黏液丝中含有免疫球蛋白(IgG、IgA、IgM)。尿黏液丝免疫荧光检查,有诊断肾小球肾炎和鉴别肾小球肾炎与泌尿系统感染的意义。

(3)细菌:详见尿液的细菌学检查。

(4)酵母菌:酵母菌光滑、无色,常呈卵圆形,有双层折光壁,大小不一,带有芽胞。易与红细胞相混淆,但加酸、加碱、加水不引起菌体溶解,对伊红、联苯胺不着色,可与红细胞区别开来。papanicolaou 染色、methenamine 硝酸银染色,能很好地识别尿沉渣中酵母菌及其他真菌。清洁尿中查出酵母菌及其他真菌,表示泌尿系有酵母菌或其他真菌感染

(5)脂肪球(脂肪小体):尿中脂肪球或游离或掺和到管型、细胞中,或存在于蜕变、坏死的细胞中,如肾小管上皮细胞、多叶核白细胞等(细胞中的脂肪球或来自肾小球滤过的脂肪的掺和,或是吞噬细胞消化类脂质或其他细胞的产物,或是细胞本身发生脂肪变性形成)。类脂物亦可以游离脂肪球形式出现在尿中。脂肪球大小不一,折光强,黄棕色,而在低倍镜下,有时可能为黑色。在脂肪尿中,游离脂肪球可以浮在尿液表面。脂肪球由胆固醇或游离胆固醇组成,如果他们是各向异性的,偏振光下呈马尔他十字(Maltese-Crosses),但用苏丹Ⅲ或油红O染不上色;如果是由甘油三酯组成,或中性脂肪,将没有马尔他十字,但可用苏丹Ⅲ或油红O染上色。发现游离脂肪球的临床意义与发现脂肪管型相同。

四、尿糖检查

正常儿童尿中无糖。当小儿血糖超过肾糖阈值

(8.88mmol/L 或 160mg/dl）时,肾小管不能将肾滤液中的糖完全重吸收,或肾小管重吸收功能障碍时,均可引起糖尿(glycosuria)。

（一）测定方法

临床上尿糖检查方法有许多种,如发酵法、还原法、旋光法、苯肼试验、葡萄糖氧化酶试纸法等,近年来开展的葡萄糖氧化酶试纸法,对葡萄糖有高度的特异性,且操作简便、灵敏度高,并可作半定量检测。其基本原理是葡萄糖氧化酶能使尿中葡萄糖氧化为葡萄糖酸并释放过氧化氢。在过氧化物酶存在下,碘化钾被过氧化氢氧化产生绿至棕色,然后比色判定结果。

（二）临床意义

1. 肾外性糖尿 主要见于糖尿病、Cushing 综合征、半乳糖血症、果糖或乳糖不耐受症。

2. 肾性糖尿 血糖正常,但由于近端肾小管功能不全而导致葡萄糖再吸收障碍所致。如新生儿和严重感染的一过性糖尿、肾性糖尿病、周期性呕吐、药物中毒、一氧化碳中毒、胱氨酸尿症、Fanconi 综合征、Lowe 综合征、Wilson 病及糖原积累症 I 型等。

3. 应激性或暂时性糖尿 主要见于脑外伤、精神过度紧张、窒息缺氧、食糖过多及双氢克尿噻等药物引起。

4. 内分泌性糖尿 主要见于胰岛仅及 β 细胞病变、甲状腺、肾上腺皮质、髓质及腺垂体等内分泌功能亢进等病变。

五、尿酶检查

肾脏特别是近曲小管上皮细胞中酶含量非常丰富,在肾脏病时,很易引起尿酶(urinary enzyme)的改变。因此,测定尿酶,可以作为肾脏病的诊断与疗效观察指标,且取材方便,可以连续观察。

（一）尿酶的种类

尿酶有几十种,主要分四大类。

1. 氧化还原酶 如乳酸脱氢酶(LDH)。

2. 水解酶 如碱性磷酸酶(ALP)、溶菌酶(LYS)、β-葡萄糖醛酸酶(β-Glu)、N-乙酰-β 葡萄糖苷酶(NAG)、丙氨酸氨基肽酶(AAP)、亮氨酸氨基肽酶(LAP)。

3. 转换酶 如谷草转氨酶(GOT)、谷丙转氨酶(GPT)、精氨酸-鸟氨酸转酰氨基酶(AOT),γ-谷氨酰转肽酶(γ-GT)等。

4. 裂解酶 如醛缩酶、透明质酸酶等。

（二）尿酶的来源

1. 正常人的尿酶主要有三个来源

（1）血液:血液中分子量小于 8 万以下的酶,可从肾小球滤出,但部分或全部由肾小管重吸收,仅少量排于尿中(如溶菌酶)。

（2）肾实质:近曲小管上皮细胞含酶最丰富,正常代谢时,少量酶可从细胞膜渗透或随上皮细胞脱落排入尿中。

（3）肾盂、输尿管及膀胱上皮细胞,主要含 β-葡萄糖醛酸酶。

2. 当患者尿酶升高时,除上述来源外,尚有:

（1）血清内酶含量增高,或因肾小球受损,肾小管重吸收障碍,使血清中大分子酶类也出现在尿中。这种血液来源的酶类,其同工酶电泳图形与肾脏局部产生的酶不同,可用同工酶电泳法区分。

（2）肾小管上皮细胞受损,如炎症、中毒、缺氧、排异、肿瘤等损害,早期肾小球细胞膜渗透性改变,近端肾小管上皮细胞的刷状缘脱落,肾小管重吸收障碍;重者细胞坏死分解,尿酶大量增加,并出现新的尿酶,如 NAG 及 AOT。

（3）由肿瘤、炎症细胞或细菌分解产生。

（三）影响尿酶活性的因素

1. 抑制剂 如尿酸、尿素、无机磷酸及青霉素、磺胺类、水杨酸盐等。尿酶抑制剂可通过稀释、透析及凝胶过滤等方法排除。

2. 亲溶酶体物质 如甘露醇、葡萄糖、氨基糖苷类抗生素、胆汁酸、蛋白质等使溶酶体破坏,释放大量酶,故可使尿酶增高。

3. 稀释 尿酶在稀释尿中的稳定性降低。

4. 假活性 酶的活性测定时有时存在假活性。

5. 尿色素 尿液色素太浓能严重干扰临床实验室的比色分析。

6. 透析 由透析而引起渗透压变化从而可以影响酶的活性。

7. 留尿时间与方式 留尿时间长会使尿酶失活,防腐剂则抑制尿酶的活性。

由此可见,影响尿酶活性的因素多种多样,所以,在报告尿酶活性时,应同时报告肾功能参数、组织学改变、血清酶活性改变等对肾脏病才有诊断价值。

（四）尿酶常用的测定方法及正常值

尿酶常用的测定方法与正常值见表5-6。

（五）临床意义

1. ALP 在肾实质分解、坏死、肾小球通透性增加或肾小管上皮细胞坏死脱落等病理状态下,可导致尿 ALP 活性增高。急性和急进性肾小球肾炎、狼疮性肾炎、糖尿病性肾病、肾小管坏死、肾梗死等病理状态时尿 ALP 活性增加;肾肿瘤及肾移植急性排斥过程中,ALP 活性也增高。

表 5-6　尿酶的常用测定方法与正常值

尿酶种类	测定法	正常值
r-GT	重氮比色法	0.5～56U%
LAP	改良竹中高桥法	3.6～14 高桥单
LDH	Cabaudp G 法	<40U
β-Glu	Conick H. C 法	<30u
AAP	Peter J. E 法	2.5～6.1mU/mg Cr
NAG	Tucker S. M 法	50～110nmol/(h·mmol Cr)
LYS	Litwaok G 法	0～3r/ml

2. LDH 急性肾小球肾炎、明显的肾小动脉硬化、SLE 肾炎、急性肾小管坏死、急性肾盂肾炎等尿 LDH 活性增高。肾病综合征、慢性肾脏疾病活动期,尿 LDH 也可增高。

3. γ-GT 在肾脏疾病中,尿 γ-GT 的活力变化主要见于急性和慢性肾盂肾炎;肾病综合征、肾缺血、肾移植排斥反应时增高,肾实质恶性肿瘤时尿 γ-GT 活力明显降低。

4. LYS 尿内 LYS 增高见于肾小管酸中毒、Lowe 综合征、Wilson 病、胱氨酸尿、慢性镉中毒、遗传性果糖不耐受症及慢性肾小球肾炎。此外,肾炎性肾病尿 LYS 值明显高于单纯性肾病。

5. LAP 肾病综合征及家族性青年性肾结核活动期增高,慢性肾功能不全显著增高。使用某些药物如磺胺、链霉素、多黏霉素、卡那霉素后,也可使尿中 LAP 增高。

6. β-Glu 急性肾小球肾炎尿 β-Glu 活动性明显增高,SLE 肾炎、肾结核、急性肾小管坏死时 β-Glu 也增高。活动性肾急性肾盂肾炎时尿 β-Glu 活性增高,而非活动性肾盂肾炎时大多正常。故尿 β-Glu 活性可作为肾盂肾炎有无活动性的诊断依据之一。

7. NAG NAG 是一种溶酶体酶,分子量为 130 000～140 000,不能由肾小球滤过,当肾脏组织损害时,肾组织内的 NAG 释放至尿中,此时尿中 NAG 活性增高。常见于局灶硬化型肾炎、膜增生性肾炎、家族性肾炎、慢性肾炎、慢性肾盂肾炎、SLE 肾炎、溶血性尿毒综合征及肾衰等。急性肾小球肾炎,

尿 NAG 活性也增高。肾病综合征患儿尿 NAG 轻度升高,激素治疗后,尿 NAG 逐渐降低至正常。若酶持续升高,提示病情未稳定或会复发。此外,临床上使用对肾脏有损害或毒性的药物,如庆大霉素时,可测定尿 NAG 以便为早期诊断提供参考依据。

8. AAP AAP 自肾小球滤出,在近端小管刷状缘中浓缩。如肾小管损伤(中毒、急性肾小管坏死)时,肾 AAP 或尿 AAP 增加。静滴甘露醇、右旋糖苷、放射性造影剂、胆酸、氨基糖苷类抗生素等药后,均能激惹肾释放出此酶,致尿中排出 AAP 暂时增加。急性肾炎、急性肾盂肾炎、肾恶性肿瘤时均可见 AAP 排出增加。

9. LAP 肾脏是 LAP 酶含量最高的器官,肾皮质比髓质中含量又高一倍,而在肾近端小管上皮细胞中含量最丰富、肾小球中较低,所以说尿中 LAP 升高,一般反映肾小管上皮的损害。升高常见于急性肾炎、急性上尿路感染、急性肾衰竭、药物性肾中毒、肾肿瘤、肾移植排斥反应时,而病情稳定后尿中 LAP 可恢复正常。

六、尿的氨基酸检查

尿液中存在的游离氨基酸有二十余种,大多属于 L-a-氨基酸。经肾小球滤过的氨基酸绝大多数由近端肾小管重吸收。存在于尿液中氨基酸有游离型与结合型两种类型。正常人每天由尿排出游离氨基酸约 1.1g,结合型氨基酸约 2.0g。尿中氨酸排泄是直接受食物蛋白质摄入量的影响。测定尿中氨基酸的含量,对于某些遗传性疾病及肾脏疾病的诊断有一定的临床意义。

1. 测定方法 目前临床上测定尿氨基酸的方法主要有:①氨基酸氮测定法;②层析法;③Lewis 试验;④氨基酸分析仪。

2. 临床意义 氨基酸尿是指尿中氨基酸含量超过正常范围。遗传性疾病、药物或毒物引起的肾损害及近端肾小管重吸收功能障碍均可引起氨基酸尿。

七、尿液电解质检查

肾脏的主要生理功能之一是保持机体内环境电解质的平衡。正常人每天约有 38g K^+、500g 以上的 NaCl、11g Ca^{2+}、5.4～8.1g 无机磷通过肾小球滤出,其中绝大部分又可被肾小管和集合管重吸收。若肾

功能发生异常则会影响电解质平衡,从而引起尿液中电解质含量的变化。因此,测定尿液电解质对肾脏疾病的诊断具有重要意义。

1. 尿钾　尿钾减低多见于慢性肾上腺皮质功能减退或腺垂体功能减退,肾衰竭少尿期特别是尿毒症时,尿钾增高见于 Cushing 综合征、原发性醛固酮增多症,肾衰竭利尿期亦可能有尿钾增多。

2. 尿钠　尿钠增多常见于艾迪生病、西蒙病与席汉病。尿钠降低多见于库欣病、原发性醛固酮增多症及急性肾衰竭少尿期。

3. 氯化物　尿中氯化物增高常见于艾迪生病、库欣病,原发性醛固酮增多症时尿氯化物排泄量减低。

4. 尿无机磷　尿中无机磷增高常见于肾小管再吸收功能障碍,而促使大量磷质随尿排出。严重肾衰竭时尿磷可为正常人的1/10。

八、尿的细菌学检查

正常人的尿自形成到贮存于膀胱全过程应无细菌生长,但若在排出体外后被外生殖器或容器中细菌污染就会很快繁殖。因此,用于细菌学检查的尿标本应无菌操作留取,多采用:①冲洗外阴后留取中段尿;②耻骨上膀胱穿刺术;③导尿法:由于夜间尿在尿路中停留时间较长,细菌数最多,因此,进行尿的细菌学检查时,以晨尿最好,留尿后必须尽快培养检查,或置于冰箱中保存,以免影响结果的准确性。

1. 直接涂片检查　取混匀新鲜中段尿直接涂片检查或革兰染色后直接镜检,正常人尿应无细菌。若找到 1 个细菌则表示存在菌尿。

2. 尿沉渣涂片检查　取晨尿 10ml 离心(同尿红细胞检查),留沉渣涂片,革兰染色镜检找细菌,油镜下每个视野见 2 个以上细菌者,则被认为是有意义的细菌尿(含细菌$>10^5$/ml),其可靠性为80% ~ 90%,简便快速。

细菌培养计数:

1. 定量接种环法　用接种环蘸取约 0.001 血尿液在血平板上涂抹划线,培养 5 小时后进行菌落计数。若为阳性球菌,细菌数$>10^3$/ml 即为菌尿,而阴性菌数$>10^5$/ml 才考虑为菌尿,10^4 ~ 10^5/ml 为可

疑菌尿。但若培养皿上有多种细菌生长,即使细菌数$>10^5$/ml,应怀疑是否污染。

2. 浸片法　这是一种简易快速的细菌定量检查法。即直接在玻片上涂上一层特殊的培养基,然后将玻片直接浸入患者尿液中,取出稍沥干。37℃培养 24 小时,肉眼观察菌带密度并与人工标准板(10^2/ml、10^3/ml、10^4/ml、10^5/ml、10^6/ml、10^7/ml)比较,粗略估计尿中细菌数。

3. 特殊培养法　若怀疑为某种特殊细菌感染,则应采用特殊培养基进行培养。①中段尿检查诊断肾盂肾炎、膀胱炎时,需 2 次以上的培养检查,检出的是同种细菌,尿液细菌数在 10^5/ml 以上时方可确定诊断;②膀胱穿刺取尿培养,正常人无菌,少量细菌也可能为尿路感染(细菌数在 10^3 ~ 10^5/ml 尿液);③在疑为肾盂肾炎和膀胱炎时,尿液沉渣涂片染色检查,大约菌落数在 10^5/ml 以上者,即可认为由检出菌引起的感染;细菌在 10^3/ml 尿液以下时,一般是尿道常在菌的污染;菌落数在 10^3 ~ 10^5/ml尿液时,要结合病情,反复检查,以区别是病原菌还是污染的,常在菌尿中细菌数有一定的鉴别诊断意义。Kass 等观察了尿路感染病人中段尿的细菌数,经统计分析,经一次培养每毫升尿液中$>10^5$个细菌者,其诊断的可信性为80%,二次培养$>10^5$个细菌者为91%,3 次培养均有 10^5 以上个细菌者其尿路诊断的可信性达95%。通常把每 ml 含有 10^5个以上的细菌的尿标本称为"有意义的细菌尿"。

尿培养的常见微生物可分为:致病菌如大肠埃希菌、副大肠埃希菌、克雷伯菌属等急性感染者,变形杆菌、假单孢菌属、结核分枝杆菌等慢性感染菌,链球菌、葡萄球菌等在肾盂肾炎、下尿路感染、慢性肾炎合并尿路感染为82.2% ~ 95%,平均90%;无泌尿系统感染者(包括慢性肾炎、急性肾炎、急性肾小管坏死)平均为27.9%。以尿沉渣中中性分叶核粒细胞70% 为分界,可将感染与非感染病人区分开来;或将沉渣中有核细胞分类,一类为中性分叶核粒细胞,另一类为单个核细胞(包括中性未分叶核细胞、淋巴细胞、肾小管上皮细胞),以前者为主,则提示可能有尿路细菌感染。

(何小解)

第二节　肾功能检查

肾脏是人体重要的生命器官。其主要生理功能之一是生成尿,排出废物,从而使人体的内环境保持

相对稳定。正常人每天通过肾小球滤出的原尿约180L,通过肾小管的重吸收,实际排出体外的尿量仅

1~1.5L。由此可知，肾脏一旦受损造成其功能减退将会导致机体各个系统功能障碍及器质上的损害，最终导致生命危险。由于部分肾病患者可无任何临床表现，偶于体检发现尿异常及高血压，进一步检查肾功能时可能已有改变。若等到出现临床症状时，肾功能改变已达严重程度。因此，肾功能（renal function）检查对了解有无肾脏疾病、疾病的程度、选择治疗，了解预后及对肾脏病的研究均有重要意义。

一、肾小球功能检查

（一）血尿素氮的测定

血尿素氮（BUN）是人体蛋白质代谢的终末产物，是非蛋白氮的主要组成成分。当肾小球的滤过功能下降到正常的1/2时，BUN升高。因此，BUN虽能反映肾小球的滤过功能，但并非特别敏感的指标。对BUN值的临床评价，应结合其他资料综合分析判断。正常新生儿参考值为1~3.6mmol/L，婴儿1.8~3.6mmol/L，儿童3.6~5.4mmol/L。

血尿素氮增高见于：

1. 蛋白质丰富的饮食 当肾小球滤过功能已有所减低时，这种影响更为明显。

2. 蛋白质分解过多 如饥饿、急性传染病、大面积烧伤、大手术后、持续高热及甲状腺功能亢进症等。尿素氮产生过多。

3. 某些肾前或肾后因素 如脱水、水肿、腹水、尿路结石或肿瘤等引起尿路梗阻，使尿量显著减少或尿闭时，尿素氮排出减少。

4. 肾脏疾病 如慢性肾炎、肾动脉硬化症、肾结核和肾肿瘤的晚期等，有效肾单位损害超过60%以上时，尿素氮排出减少，当血尿素氮>21.4mmol/L（60mg%）时，称为尿毒症期。

（二）血清肌酐

血清肌酐（serum creatinine）是人体内肌酸的代谢产物。肌酸主要在肝脏和肾脏由氨基酸代谢生成，生成后再通过血液循环到达肌肉组织（主要是骨骼肌）中，经肌酸磷酸激酶催化下肌酸可转变为磷酸肌酸。肌酸和磷酸肌酸是肌肉收缩的能量来源和储备形式。而磷酸肌酸不稳定又可转化为肌酐。

正常人肌酐的排泄主要通过肾小球滤过。原尿中的肌酐不被肾小管重吸收。当静脉注射肌酐使血肌酐浓度异常增高时，肾小管也能排泌相当量的肌酐。血清肌酐水平主要取决于肌肉中肌酐的含量，受饮食影响较少，昼夜尿中排泄量常保持在一定范围内。正常小儿血清肌酐浓度随年龄不同而异，出生后血清肌酐值高。6个月~2岁为低值，2~11岁则随身高按比例增加，详见表5-7。

表5-7 正常小儿血清肌酐浓度（μmol/L）

年龄（岁）	新生儿	0.5~3	3~5	5~7	7~9	9~11
肌酐浓度（$\bar{x}\pm SD$）	44.2±7.1	28.3±6.2	33.6±6.2	37.1±7.1	44.2±8.8	46.0±8.0

由于血清肌酐值很少受蛋白质代谢及饮食与饮水的影响，故用于判断肾功能较可靠。但由于在肾脏疾病时，血清肌酐升高缓慢，小儿血清肌酐浓度的范围相对较大，即使肾小球滤过率可能已降低50%，其血清肌酐值可能虽有所增高，但仍在正常范围内。只有当肾小管滤过率降低60%以上时，才开始上升至超过正常范围，故血清肌酐值测定有助于较明显的肾功能不全的判断。在急性肾小球肾炎，特别是早期病例，血清肌酐一般不高，如有升高，是病情严重的表现。

（三）BUN（mg/dl）/Cr（mg/dl）的临床意义

肾功能正常时，BUN/Cr的比值通常为10/1。当BUN≥7.5mmol/L（25mg/L）时，即可诊断为氮质血症。当发生氮质血症且BUN/Cr增高时，常提示此氮质血症系肾前因素引起。氮质血症伴BUN/Cr下降时，则提示病变多为肾脏本身实质性病变引起。因此，BUN/Cr的比值可用于鉴别肾前性及肾性氮质血症。

（四）肾小球滤过率

1. 基本概念 单位时间内从双肾滤过的血浆的毫升数即肾小球滤过率（glomerular filtration rate, GFR）。它是测定肾小球滤过功能的重要指标。假设：x：存在于血中并能从肾小球滤过的物质；Px：代表x在血浆中的浓度；Ux：代表x在尿中的浓度；V：每分钟尿量；E：每分钟从肾小管中排泌的x的物质的量；R：每分钟由肾小管重吸收的x物质的量。

则：$GFR \cdot Px = Ux \cdot V + R - E$

如果x在肾小管内不被重吸收也不排泌，只由肾小球滤过并清除则上述公式为：

$$GFR \cdot Px : Ux \cdot V, \text{即} GFR := \frac{Ux F. V}{px}$$

用清除率来表示肾小球滤过功能比单纯测某物质从尿中排出的绝对量更好,因后者与血浓度有关。而清除率能更好地反映肾脏的排泄功能,即净化血液的程度。

2. 菊粉清除率(Cin)　菊粉(inulin)是从植物块茎中提取的不带电荷的果糖聚合物。人体内无此物质。菊粉无毒性,不参与任何化学反应。它可以从静脉注入人体,不与血浆蛋白结合,主要分布于细胞外液。菊粉可以从肾小球中滤过却又不被肾小管重吸收,人体既不能合成也不能分解,完全符合上述测定GFR的要求。再则,菊粉在血浆中的浓度并不影响GFR测定的准确性。故Cin可正确反映肾小球的滤过功能,可以作为测定GFR的金标准。

测定Cin时,患者应于清晨空腹平卧,静脉滴注10%菊粉溶液,同时放置导尿管。待血浆中菊粉浓度稳定在10mg/L水平,每分钟尿量稳定后,测尿中菊粉浓度,代入公式Cin=(Uin·v)/Pin即可求出Cin数值,亦即患者的GFR。Cin虽然精确,但由于测定时程序繁杂,故不适于临床应用,应考虑以体内其他物质的清除率代替Cin。急性肾小球肾炎、肾功能不全时其清除率显著降低,慢性肾小球肾炎、肾动脉硬化症等均有不同程度的降低,肾盂肾炎时可稍有降低。

3. 内生肌酐清除率(endogenous creatinine clearance rate,Ccr)**测定**　正常人体内肌酐根据来源不同,可分为内源性和外源性。若限制受试者摄取含肌酐的饮食,待外源性肌酐排出,此时血浆内肌酐为内源性的。由于肌酐大部分可经肾小球滤过,而又不被肾小管重吸收,且在一般情况下,肾小管认为仅分泌少量肌酐,所以肌酐清除率基本上能反映GFR。所以,目前临床上常采用此法测定肾小球滤过功能。临床上常将肾脏在1分钟内把若干毫升血浆内的内生肌酐全部清除出去称为内生肌酐清除率。

方法:①受试者连续3天低蛋白饮食,禁食肉类,且避免剧烈活动。②第4天晨7时排尽尿液弃之,准确留24小尿液(4~5ml甲苯防腐);准确测定尿液总量及尿肌酐含量;同时于留尿当天采血测血浆肌酐浓度。③用下式计算内生肌酐清除率。

$$\text{内生肌酐清除率}(ml/min) =$$
$$\frac{\text{尿肌酐浓度}(mg/dl) \times \text{尿液量}(ml/min)}{\text{血浆肌酐浓度}(mg/dl)}$$

矫正内生肌酐清除率$[ml/(min \cdot 1.73m^2)] =$

实测内生肌酐清除率 $\times \dfrac{1.73 \times \text{成人标准体表面积}(\text{米}^2)}{\text{小儿实测体表面积}(\text{米}^2)}$

正常值:新生儿$25 \sim 70ml/(min \cdot 1.73m^2)$,$6 \sim 8$个月$65 \sim 80ml/(min \cdot 1.73m^2)$,$2 \sim 3$岁以上$80 \sim 126ml/(min \cdot 1.73m^2)$。

临床意义:①此实验操作方便,是目前常用的检查肾小球功能的方法。②内生肌酐清除率降低见于不同程度的肾功能损害,测定结果可以粗略估计有效肾单位数。但当肾功能不全时,肾小管的排泄也相应增加,故其测定的结果比实际的清除率偏高。③婴幼儿正常值波动范围较大,准确性较差。

4. 血清胱蛋白酶抑制剂C(cystatin C)**测定**　cystatin C是一种非糖基化的碱性蛋白产物,分子量为13.359kD的低分子量蛋白,由120个氨基酸组成,这种蛋白质是细胞溶酶体半胱氨酸蛋白酶的抑制剂。其基因是看家基因,在所有有核细胞中都可以表达,产生速度十分稳定,不受炎症、感染、肿瘤、饮食、体重及肝功能变化的影响,分子量大于肌酐,且带正电,易通过肾小球滤过屏障,它在体内唯一的代谢途径是通过肾脏排泄,并在肾小管上皮细胞内完全降解,这些特点使它能更好地反映肾小球滤过屏障通透性的早期变化,cystatin C在肾小球滤过率(GFR)检测方面具有更高的敏感性与特异性。

测定方法:以免疫试验为基础,有4种方法可测定cystatin C:①酶放大免疫扩散法,此法繁琐,不适于大样本检测。②带荧光标记的多相酶放免试验。③比浊法免疫试验,仅需时约15分钟,较快捷。④颗粒强透免疫比浊法(particle enhanced turbidimetric immunoassay,PETIA)是目前较常用的方法。测定试剂盒购自德国Doda Behriny公司。将兔抗人cystatin C多克隆抗体标记在聚苯乙烯乳胶颗粒上,采用乳胶颗粒增强的免疫散射浊度法测定。测定在Behring nephelometer系统上完成,质控品测定值在靶值上下10%以内即进行标本测定。利用固定时间法,读取一定时间范围内(10秒和6分钟)体系光散射的变化,计算血清标本中的cystatin C水平。

测定值:成人男性$17 \sim 60$岁为$0.62 \sim 0.91mg/L$;成人女性$17 \sim 60$岁为$0.52 \sim 0.83mg/L$;儿童<5个月$0.8 \sim 2.3mg/L$,>5个月$0.5 \sim 1.1mg/L$。

儿童5个月以后cystatin C参考值范围与成人类似,可直接利用cystatin C的测定结果,而不经体表面积或体重的转换来反映肾小球滤过功能改变。

临床意义:cystatin C增高见于肾小球滤过功能受损。cystatin C与24小时CCr有同样的敏感性,比肌酐更能够早期反映肾小球滤过功能的损害。尿中 cystatin C 水平亦可作为肾小管损害的监测指标,正常尿中 cystatin C 水平很低(3.0mg/L)。因其具有无放射性,无需昂贵的技术设备,也无需准确肾留取 24 小时尿液等优点,适应患者更广泛。可作为临床检测肾小球滤过功能和肾小管损害更便捷的方法。

5. 尿素清除率(urea clearance rate)试验 尿素可被肾小球自由滤过,60%排出体外,40%被肾小管重吸收。肾小管对尿素的重吸收量与尿量成反比,若每分钟尿量>2ml,尿素排除较多,称最大清除率;如每分钟尿量<2ml,尿素排除减少,清除率与尿量的平方根成正比,称标准清除率;若每分钟尿量<1ml,则不宜进行此试验。正常 1.73m^2 体表面积的成人,最大清除率正常值为 75ml/min,标准清除率正常值为 54ml/min。

方法:试验日停进早餐。患者饮水 1 杯,30 分钟后排尽尿弃之,记录时间。第一次排尿后 1 小时再排尿,收集、记录时间。采静脉血 2ml,草酸钾抗凝。患儿再饮水一杯,1 小时收集尿液,计量。分别测定尿量,血、尿中尿素氮浓度。根据测定值,求出清除率 C 值。临床上亦常根据实际体表面积加以矫正,以正常成人值为 100%,求出百分率,作为表示的尿素清除率。即:

$$矫正后尿素清除率(\%)$$
$$=\frac{尿素清除率\times1.73\times100}{75(或54)\times实测体表面积(m^2)}$$

正常值[ml/(min·1.73m^2)]:新生儿 30,6 ~ 8 个月 45 ~ 60,2 ~ 3 岁以上 70 ~ 75。若求其百分率,则正常平均值均为 70% ~ 130%。

临床意义:尿素清除率试验是测定肾脏排泄血中尿素氮能力的方法,较测定血尿素氮更能敏感地反映肾功能情况。尿素清除率减退,见于不同程度的肾功能损害:50% ~ 70%时可疑有肾功能不正常;<50%时,血中尿素氮可出现潴留,示有肾功能减退;20% ~ 40%时示有中度损害;<20%时示有重度肾功能损害。

临床应用时应注意:尿素的最大清除率只及肾小管实际滤过率的 60%,而标准清除率常低于真值的 50%。尿素清除率试验常受饮食、尿量、肾小管重吸收功能等因素的影响。

(五)肾小球滤过分数

根据测得的肾小球滤过率(GFR)和肾血浆流量(RPF),求两者的比值可推算出肾小球滤过的部分即滤过分数(FF)。

$$FF=\frac{GFR}{RPF}$$

正常值:小儿肾血浆流量、滤过分数正常值见表 5-8。

表 5-8 小儿肾血浆流量、滤过分数正常值

	肾血浆流量 [ml/(min·1.73m^2)]	肾小球滤过分数
新生儿	130 ~ 210	0.24±0.66
3 个月	200 ~ 350	0.29±0.07
6 ~ 8 个月	400 ~ 800	0.15±0.06
1 岁	400 ~ 750	0.20±0.05
2 ~ 3 岁以上	350 ~ 600	0.2 ~ 0.22
概值	500	0.2

临床意义:肾小球滤过分数增加,常由肾血浆流量降低引起,主要表示肾脏血流障碍,见于慢性肾小球肾炎末期、肾硬化、高血压或心功能不全等。滤过分数降低,常由肾小球滤过功能障碍引起,见于急性肾小球肾炎、慢性肾小球肾炎初期等。

(六)血中 β$_2$-微球蛋白(β$_2$-MG)的测定

β$_2$-MG 是体内有核细胞包括淋巴细胞、血小板、多形核白细胞产生的一种小分子球蛋白;与同种白细胞抗原(HLA)亚单位是同一物质;与免疫球蛋白稳定区的结构相似。β$_2$-MG 广泛存在于血液、尿、脑脊液、唾液以及初乳中。正常人血浆中 β$_2$-MG 浓度较低,仅 1.5mg/L。正常情况下,β$_2$-MG 可自由通过肾小球,然后又经近端小管几乎全部重吸收。当肾小球滤过功能受损时,血中 β$_2$-MG 将上升。因此,血中 β$_2$-MG 水平是测定肾小球滤过功能的一个较为敏感的指标。值得注意的是:类风湿性关节炎、SLE、恶性淋巴瘤及骨髓瘤等疾病也可导致血浆中 β$_2$-MG 升高。临床上应注意鉴别。

二、肾小管功能检查

(一)近端肾小管功能测定

1. 肾小管最大重吸收量的测定 近曲肾小管重吸收功能正常时,经肾小球滤过的葡萄糖,将被全部吸收,此时尿糖试验呈阴性。若血浆中葡萄糖不断升高,超过某一浓度后,肾小管重吸收功能将不再随血浆血糖浓度升高而增加重吸收,此时的葡萄糖重吸收量称肾小管葡萄糖最大吸收量（TmG）。没有被重吸收的葡萄糖将随尿排出，此时尿糖试验将呈阳性。

（1）TmG 的计算公式为：

$$TmG（mg/min）= GFR×Pc-UG×V$$

P：血浆中葡萄糖浓度（mg%）；U：尿中葡萄糖浓度（mg%）；V：1 分钟尿量（ml）；GFR：肾小球滤过率（ml/min）

（2）正常值：根据 Crossmann 报告：3 ~ 15 岁小儿 TmG 为（254 ± 115）mg/1.73m²；TmG/GFR 为 1.82mg/ml。

（3）临床意义：TmG 可反映近曲肾小管的功能，估计有效肾单位的数据。范可尼综合征、慢性肾盂肾炎、间质性肾炎等引起近曲肾小管损害时，可导致 TmG 值降低。在某些肾单位的肾小球闭塞时，导致葡萄糖不能滤过，也可使 TmG 降低。

2. 肾小管排泌量测定　常采用酚红排泌试验来测定肾小管的排泌量。酚红（PSP）是一种对人体无害的染料，静脉注射后，除小部分由胆汁通过大便排出外，大部分由肾脏排出。在肾脏的排泌过程中，肾小球滤过的仅是 4% ~ 6% 的游离酚红；经近曲小管主动分泌的 94% ~ 96% 的酚红系与血浆白蛋白结合的酚红，其排泌过程包括两个步骤：第一步是与白蛋白结合的酚红先行解离，然后进入肾小管上皮细胞中；第二步是肾小管上皮细胞把酚红排泌于肾小管腔内。当肾小管上皮细胞将周围毛细血管内游离的酚红排泌于尿中之后，肾小管周围环境中游离的酚红含量减少，又促使结合的酚红游离，然后再从肾小管上皮细胞中排出。在刚注射之后，血浆中的酚红含量相对来说是最高的，其排泌的绝对速度也应最快，于注射后 15 分钟时，已达到排泌高峰，其后排泌的酚红量逐渐降低。故注射后 15 分钟，尿中排泌的酚红量能最敏感地反映肾小管的排泌功能。肾血液循环障碍时，肾血流量下降，15 分钟排泌量受影响最大，但由于血液经过反复循环，经肾脏排出的酚红逐步积累，1 小时或 2 小时的排泌总量仍可达正常水平。因此，在规定时间测定酚红的排泌量，可作为判断近曲小管排泌功能的指标。因其排泌量在很大程度受肾血流量的影响，如休克、心功能不全、水肿等都可使酚红排泌量降低。故并非特异性检查方法。

（1）方法：①静脉注射法：试验前饮水 200ml，20 分钟后排尿弃去。随即按体重 5kg 以下婴儿

1.8mg（0.6% PSP 0.3ml）、体重 5kg 以上婴儿 3mg（0.6% PSP 0.5ml）、2 ~ 5 岁 3.6mg（0.6% PSP 0.6ml）、5 岁以上成人 6mg（0.6% PSP 1ml）量，准确静脉注射 0.6% 的酚红。注射后 15、30、60 及 120 分钟准确地各收集尿 1 次，标记送检。②肌内注射法：更适合于小儿，酚红剂量同静脉注射法，注射后 60 及 120 分钟分别留尿送检。

（2）正常值：

➤ 静脉注射法：

```
15 分钟值    35%（范围 28% ~ 51%）
30 分钟值    17%（范围 13% ~ 24%）
60 分钟值    12%（范围 9% ~ 17%）
120 分钟值    6%（范围 3% ~ 10%）
2 小时总值   70%（范围 68% ~ 84%）
```

➤ 肌内注射法：

```
色素初发现时间    5 ~ 10 分钟
60 分钟值        30% ~ 60%
120 分钟总值      50% ~ 80%
```

（3）临床意义：

1）如果试验操作准确，又能排除肾外因素的干扰，静注法则 15 分钟值<25% 时，即使 2 小时总值正常，均属肾功能减退的表现；若 15 分钟值<12%，2 小时总值<55%，则肯定有肾功能不全；若 2 小时总值<55% ~ 40% 时，则示肾功能有轻度损害，如下降至 39% ~ 25% 为中度损害，降至 24% ~ 11% 为重度损害，降至 10% ~ 0% 为极重度损害。肌注法 2 小时排出总量<50% 为异常。

2）本试验对肾小管有明显损害的疾病意义较大。如慢性肾小球肾炎、慢性肾盂肾炎、肾血管硬化症等，其排泌量降低，常与病变程度平行。当发展到氮质血症时，酚红排泌量常明显降低。

3）急性肾小球肾炎时，酚红排泌量多为正常，但由于血流量降低亦可导致肾小管排泌功能减退。

4）肾前因素引起的酚红排泌量降低见于：心功能不全、休克时，由于肾循环障碍，酚红排泌量降低；显著水肿时，因不少酚红进入细胞外液，亦可使酚红排泌量降低。

（4）注意事项：

1）试验前一天不能服用遇碱而显色的药物（如酚酞、山道年等），以免干扰试验结果。阿司匹林、保泰松、青霉素等因与酚红排泄时竞争，故试验前 24 小时应停用上述药物。亦不可饮茶或咖啡或服用利尿剂等。

2）尿量少时，易有误差，故试验前充分饮水甚

为重要,一般饮水量为 200ml,但尿量较大时,排出量亦高。

3) 静注法注射酚红量应十分准确,切勿溢出血管外,否则结果偏低;注射量过多,可使结果偏高;尿液如有洒失,结果不准。上述原因引起的结果不真实须于 2 天后再复查 1 次。

3. 尿氨基酸测定(见本章第一节)。

4. 尿中溶菌酶(Lys)及 β_2-微球蛋白(β_2-MG)测定　Lys 与 β_2-MG 均为小分子蛋白质。两者均由肾小球自由滤过,绝大部分在近端小管被重吸收,所以,正常情况下,尿中两者含量甚微。正常人尿中 Lys<3μg/ml,β_2-MG<0.2μg/ml。如血中含量正常,尿中含量增高,则提示近端小管重吸收功能障碍。

(二) 远端肾小管功能检查

近端肾小管在神经体液的调节下,对机体内环境保持相对稳定具有非常重要的作用。临床上通常检查远端肾小管功能的方法主要有以下几种:

1. 尿比重　若持续低比重尿,则说明远端肾小管浓缩功能减低。

2. 尿浓缩稀释试验

(1) 禁水试验(Fishberg 法):当机体禁水一段时间后,呈失水状态,正常时可因血浆渗透压升高刺激下丘脑视前区渗透压感受器,促使抗利尿激素分泌增加,后者作用于远曲肾小管和集合管,使之对水再吸收增加,尿液的比重和渗透压增加,出现浓缩。禁水试验可采用禁水 8、12 和 18 小时等的方法,根据情况选择。

1) 方法:试验前日晚 6 时后禁水、禁食,就寝前排尿弃去,如夜间有尿也弃去。翌晨 6 时留第一次尿,7 时及 8 时再留第二次尿。留尿期,受试者保持卧位。准确测定上述 3 份尿液的比重或尿渗透压。尿比重受温度、蛋白质含量变化及盐类结晶的影响,应予以校正。

2) 参考值:正常小儿最高尿比重为 1.022 ~ 1.035,最高尿渗透压为 800 ~ 1400mOsm/L。试验结果中有一次尿比重达 1.022 或尿渗透压达 800mOsm/L 以上即为正常。

3) 临床意义:如 3 次尿比重皆在 1.020 以下或尿渗透压在 800mOsm/L 以下,则示尿浓缩功能减退,比重或渗透压越低表明功能损害程度越严重,主要见于慢性肾炎、慢性肾盂肾炎、间质性肾炎、肾积水、Fanconi 综合征等。尿毒症时尿比重固定在 1.010 左右,说明肾脏只起滤过血浆的作用,而完全丧失浓缩稀释作用,为肾萎缩所致。尿浓缩功能试

验较 PSP 排泄试验敏感。

4) 注意事项:如果试验的前一天应用了任何利尿剂,受试者处于水肿消退期、有心功能不全均影响测试结果。

(2) 莫森索尔试验(Mosenthal test):受试者可维持平日的饮食生活习惯,避免试验带来的生活不便。

1) 方法:试验前停用利尿剂,晚餐照常进食,晚 8 时后不再饮食,试验日正常进食,晨 8 时排尿弃去,于上午 10 时、12 时,下午 2、4、6、8 时及次晨 8 时各留尿 1 次,分别准确测定各次的尿量和比重。

2) 参考值:夜尿量不应超过全日尿量的 1/3,夜尿比重应较高,应达 1.020 或以上。白昼尿比重随饮水量而有所差异,可有 1.002 ~ 1.020 以上,其差异不应<0.008 ~ 0.009。

3) 临床意义:肾脏浓缩功能减退时表现为夜尿量超过全日尿量的 1/3,夜尿比重达不到 1.020,其尿比重固定于 1.01 左右(即等张尿),示远端肾单位的浓缩稀释功能已丧失。

尿的稀释功能的测定亦反映远端小管的功能,但由于需要在短时期内大量饮水,可引起不良反应甚至水中毒,况且又受许多肾外因素影响,不够敏感,临床上已很少采用。

3. 尿渗透压(urine osmotic pressure)**的测定**　正常人每天大约从尿中排出 600 ~ 700mOsm 的溶质,因此,若 24 小时尿量为 1000ml 时,则渗透压约 600mOsm/kg H_2O,若 24 小时尿量为 1500ml 时,则尿渗透压约 300mOsm/kg H_2O;总之,尿渗透压应高于血渗透压。禁水 8 小时后晨尿的渗透压应>700 ~ 800mOsm/kg H_2O,尿蛋白对渗透压影响较小,但若有尿糖时则渗透压明显增高。

4. 无溶质水清除率(free water clearance,CH_2O)　无溶质水清除率 CH_2O 是指单位时间内从血浆中清除至尿中不含溶质的水量。正常人排出的均为含有溶质且浓缩的尿,故 CH_2O 负值。负值代表肾浓缩功能,负值越大示浓缩功能越强;正值代表肾稀释尿液的功能。其计算公式为:

$$CH_2O = 单位时间内尿量 \times \left(1 - \frac{尿渗透压}{血渗透压}\right)$$

$$= Uvol \times \left(1 - \frac{尿\ Osm}{血\ Osm}\right)$$

$$= 每小时尿量 \times \left(1 - \frac{尿渗透分子浓度}{血浆渗透分子浓度}\right)$$

其中渗透分子浓度常以渗透压表示。

正常人禁水 8 小时后晨尿 CH_2O 为 -25 ~

120ml/h。CH_2O 可用于了解远端肾小管浓缩功能状态。急性肾小管坏死时，CH_2O 常为正值。因此，可用 CH_2O 作为观察肾小管功能恢复状况的指标。

三、分侧肾功能检查

分侧肾功能检查包括静脉肾盂造影(IVP)、放射性核素肾图、肾显像、肾功能造影等，将在其他有关章节分述。

四、肾脏的内分泌功能检查

（一）血浆肾素(renin)活性(PRA)的测定

肾素是由肾小球旁器产生的一种糖蛋白，它具有蛋白水解酶的活性，能使血管紧张素原转化为血管紧张素Ⅰ，后者在血管紧张素转化酶的作用下可转化为血管紧张素Ⅱ，血管紧张素Ⅱ可促进抗利尿激素的分泌，进一步促进醛固酮的分泌。临床上常采用放射免疫分析技术测定PRA。其基本原理是血浆中内源性肾素和一定量肾素基质在37%下孵育一段时间后，即可生成一定量的血管紧张素Ⅰ(A_1)，若于此反应系统中加入A转化酶抑制剂抑制 A_1 分解，然后用放射免疫分析技术测 A_1。此时，A_1 生成量即能反映PRA。由于试剂盒的差别及各个实验室的条件限制，PRA的正常值略有差别。通常，原发性醛固酮增多症患儿血浆肾素活性常降低；继发性醛固酮增多症(如肾血管性高血压、Batter综合征)等，常增高。

（二）血浆血管紧张素Ⅱ(angiotensin Ⅱ, $A_Ⅱ$)测定

血浆中 $A_Ⅱ$ 浓度可直接应用放射免疫技术测定。

（三）激肽释放酶-激肽系统(KKS)测定

肾脏激肽释放酶-激肽系统(kallikrein-kinin system, KKS)的活性常通过测定尿中激肽释放酶而推测出来。目前，国内外常采用以下几种方法测定：①通过测定激肽生成量来推算酶活性；②使用裂解合成精氨酸酯的方法来测定其活性；③放射免疫分析技术直接测定激肽释放酶的浓度；④应用免疫学方法测尿中激肽。慢性肾炎与急、慢性肾衰KKS活性均降低。

（四）1,25-二羟维生素D

肾脏是合成 1,25-二羟维生素 D_3[1,25-$(OH)_2D_3$]的主要器官。肾病综合征、慢性肾衰竭以及肾小管疾病均可引起 1,25-$(OH)_2D_3$ 降低。而原发性甲状旁腺功能亢进、结节病及特发性尿钙增多症、低血磷则可使 1,25-$(OH)_2D_3$ 升高。

目前，国内外常采用放射受体分析法、放射免疫分析及 Sephader LH20 层析分离等技术测定血中 1,25-$(OH)_2D_3$，国内正常参考值见表5-9。

表5-9　血 1,25-$(OH)_2D_3$ 正常参考值

方法	浓度（pmol/L）	（pg/mg）	资料来源
放射受体分析	69.6±3.23	(35±3)	美国
放射受体分析	98.4±6.0	(29±1.37)	日本
放射免疫测定	86.4±40.8	(41±2.5)	欧洲
放射受体分析	86.4±40.8	(36±17)	美国
放射免疫测定	91.2±28.8	(38±12)	欧洲
放射免疫测定	85.68±47.52	(35.7±19.8)	美国
放射受体分析	198±51.94	(82.5±21.64)	中国

注：参见王海燕《肾脏病学》，1996

临床意义：血浆 1,25-$(OH)_2D_3$ 减少见于慢性肾功能衰退衰竭、肾病综合征、原发性甲状旁腺功能减退与假性甲状旁腺功能减退、抗维生素D佝偻病(性连锁低血磷性佝偻病)或软骨病、维生素D依赖性或假性维生素D缺乏性佝偻病、铝中毒、肾小管疾病(范可尼综合征、Lowe综合征、肾小管酸中毒等)。升高见于原发性甲状旁腺功能亢进、结节病、特发性尿钙增多症、低血磷、垂体生长素瘤等。

（何小解）

第三节　肾脏病特殊生化检查

（一）血清蛋白检查

正常血清蛋白(serum protein)通过醋酸纤维薄膜电泳后可以很好地分为 5 条区带(Alb、α1、α2、β、γ)，在多种疾病和多种因素影响下血清蛋白可出现多种变化，肾脏疾病是常见的影响因素之一。

肾病综合征时，由于肾小球滤过膜的通透性增高，可导致大量血浆白蛋白自尿中丢失，常导致血浆蛋白低下，血清蛋白电泳图像改变。肾小球损害程度轻重不一，肾小球滤过的蛋白质分子量大小有很大差异。肾小球损害较轻时，只有分子量 20 万以下的蛋白才能滤过，为"选择性蛋白尿"。肾小球损害严重时，则分子量超过 20 万的蛋白质也可滤过，为

"非选择性蛋白尿"。血清蛋白电泳各种蛋白质的含量直接受尿中排出蛋白质的种类与量的影响,两者呈负相关。

由于大量蛋白尿的排出,肝脏合成蛋白供给不足,导致低蛋白血症。血液中的蛋白减少后,就会导致血浆胶体渗透压的下降,胶体渗透压下降失衡,血浆内的水分就会外溢,并积聚到组织和体腔中,从而导致人体高度水肿。与此同时,在血浆水分外溢时,血液中的水分容量减小,参加有效循环的血容量就不足,因而,血液中水分减少后,就导致血黏稠度高,容易形成血栓,导致肾脏局部缺血缺氧。这些肾病症状的出现都会加重肾病的进程。

另外,在人体处于低蛋白血症时,患者在肾病治疗过程中所服用药物即会因为与蛋白的结合机会减少,使之不但不能很好与蛋白结合被人体吸收,产生有效作用;反而会导致药物呈游离状态溶解在血液中,游离积聚,从而导致血药浓度升高,药毒性增大,对人体造成药物性伤害,进一步加重了肾脏的负担,导致人体中毒。

低蛋白血症除以上危害外,还会导致人体必需元素的缺乏和营养物质的减少,如铜、铁、锌的缺乏,维生素 D 结合蛋白的能力下降,会导致钙磷代谢紊乱,从而人体就会出现营养不良。儿童此时就会发育迟缓,易于感冒感染,容易引起其他疾病的产生。所以,血清蛋白检查对肾病患者的诊断与治疗具有重要意义。

【临床意义】

1. 参考值 见表 5-10。

表 5-10 血清蛋白质参考值

	等电点	分子量	占总蛋白的百分数(%)
白蛋白	4.64	69 000	57~72
α_1 球蛋白	5.06	200 000	2~5
α_2 球蛋白	5.06	300 000	4~9
β 球蛋白	5.12	90 000~150 000	6.5~12
γ 球蛋白	6.85~7.3	156 000~950 000	12~20

2. 临床意义 血清蛋白质醋酸纤维薄膜电泳在临床上常用于分析血、尿等样品中的蛋白质,供临床上诊断肝、肾等疾病参考。如肾病综合征患者,血浆蛋白中小分子量的白蛋白漏出随尿液排出体外,导致醋酸纤维素薄膜电泳图谱中白蛋白区带明显变小变浅。又如慢性肝炎和肝硬化患者,由于肝细胞受损,肝脏合成血浆蛋白质的能力大大下降,使血浆白蛋白显著降低,γ 球蛋白相对显著增加。多发性骨髓瘤患者血清蛋白质醋酸纤维素薄膜电泳图谱中可见不正常的球蛋白条带。

(二) 血脂检查

肾脏疾病和 CRF 时常伴随脂代谢的改变。虽然脂类转运、代谢障碍通常表现为血脂(serum lipid)水平升高,许多肾病患者并无高脂血症(HLP),这并不表示不存在血脂代谢异常。随着对血浆脂蛋白脂谱及脂质、蛋白组分分析,发现脂蛋白异常血症(dyslipoproteinemia)是肾脏疾病最常见的并发症,在 CRF 早期出现,并延续整个 CRF 发展及透析过程。

血浆中所含脂类统称为血脂,血浆脂类含量虽只占全身脂类总量的极小一部分,但外源性和内源性脂类物质都需经进入血液运转于各组织之间。因此,血脂含量可以反映体内脂类代谢的情况。食用高脂肪膳食后,血浆脂类含量大幅度上升,但这是暂时的,通常在 3~6 小时后可逐渐趋于正常。测定血脂时,常在饭后 12~14 小时采血,这样才能较为可靠地反映血脂水平的真实情况。

血脂检查内容:临床上检测血脂的项目较多,血脂的基本检测项目为 TC、TG、高密度脂蛋白胆固醇(high density Lipoprotein-cholesterol,HDL-C)和 LDL-C。其他血脂项目如 apo AI、apo B、Lp(a) 等的检测属于研究项目,不在临床基本检测项目之列。

(1) TC:TC 是指血液中各脂蛋白所含胆固醇之总和。影响 TC 水平的主要因素有:①年龄与性别:TC 水平常随年龄而上升,但到 70 岁后不再上升甚或有所下降,中青年期女性低于男性,女性绝经后 TC 水平较同年龄男性高;②饮食习惯:长期高胆固醇、高饱和脂肪酸摄入可造成 TC 升高;③遗传因素:与脂蛋白代谢相关酶或受体基因发生突变,是引起 TC 显著升高的主要原因。

(2) TG:临床上所测定的 TG 是血浆中各脂蛋白所含 TG 的总和。TG 水平也受遗传和环境因素的双重影响。与 TC 不同,同一个体的 TG 水平受饮食和不同时间等因素的影响较大,所以同一个体在多次测定时,TG 值可能有较大差异。人群中血清 TG 水平呈明显的正偏态分布。

(3) HDL-C:基础研究证实,HDL 能将外周组织如血管壁内胆固醇转运至肝脏进行分解代谢,提示 HDL 具有抗动脉粥样硬化作用。由于 HDL 所含成分较多,临床上目前尚无方法全面地检测 HDL 的量和功能,故通过检测其所含胆固醇的量,间接了解血浆中 HDL 的多少。

（4）LDL-C：LDL 代谢相对较简单，且胆固醇占 LDL 重量的 50% 左右，故目前认为，LDL-C 浓度基本能反映血液 LDL 总量。LDL-C 增高是动脉粥样硬化发生、发展的主要脂质危险因素。一般情况下，LDL-C 与 TC 相平行，但 TC 水平也受 HDL-C 水平的影响，故最好采用 LDL-C 取代 TC 作为对冠心病及其他动脉粥样硬化性疾病的危险性评估。上述影响 TC 的因素均可同样影响 LDL-C 水平。

（5）apo AI：正常人群血清 apo AI 水平多在 1.2～1.6g/L 范围内，女性略高于男性。HDL 颗粒的蛋白质成分（载脂蛋白）约占 50%，蛋白质中 apo AI 约占 65%～75%，其他脂蛋白极少，所以血清 apo AI 可以反映 HDL 水平，与 HDL-C 明显成正相关，其临床意义也大体相似。但是，HDL 是一系列颗粒大小与组成不均一的脂蛋白，病理状态下 HDL 亚组分及其组成成分常会发生变化，故 apo AI 的升、降也可能与 HDL-C 变化不完全一致。

（6）apo B：正常人群中血清 apo B 多在 0.8～1.1g/L 范围内。正常情况下，每一个 LDL、IDL、VLDL 和 Lp(a) 颗粒中均含有一分子 apo B，因 LDL 颗粒占绝大多数，大约 90% 的 apo B 分布在 LDL 中。Apo B 有 apo B48 和 apo B100 两种，前者主要存于 CM 中，后者主要存在 LDL 中。除特殊说明外，临床常规测定的 apo B 通常指的是 apo B100。血清 apo B 主要反映 LDL 水平，它与血清 LDL-C 水平呈明显正相关，apo B 水平高低的临床意义也与 LDL-C 相似。在少数情况下，可出现高 apo B 血症而 LDL-C 浓度正常的情况，提示血液中存在较多小而致密的 LDL（small low density lipoprotein，sLDL）。

（7）Lp(a)：血清 Lp(a) 浓度主要与遗传有关，基本不受性别、年龄、体重、适度体育锻炼和大多数降胆固醇药物的影响。正常人群中 Lp(a) 水平呈明显偏态分布，虽然个别人可高达 1000mg/L，但 80% 的正常人在 200mg/L 以下，文献中的平均数多在 120～180mg/L，中位数则低于此值。通常以 300mg/L 为重要分界，高于此水平者患冠心病的危险性明显增高。临床上用于 Lp(a) 检测的方法尚未标准化。

（8）sLDL：血浆中 LDL 的颗粒大小不均，每一个体都有大、中、小颗粒 LDL。已证明血浆 TG 水平与 LDL 颗粒结构有关。当 TG<1.70mmol/L（150mg/dl）时，大而轻的 LDL 较多，血浆电泳时 LDL 谱呈"A"型；当 TG>1.70mmol/L 时，sLDL 水平升高，LDL 谱呈"B"型，并伴随血浆 apo B 水平升高，HDL-C 及 apo AI 水平降低。目前认为 sLDL 具有很强的致动脉粥样硬化作用。但是，临床上尚无简便可靠的实用方法检测 sLDL。

上述 8 项血脂检测项目中，前 4 项即 TC、TG、HDL-C 和 LDL-C 是基本的临床实用检测项目。对于任何需要进行心血管危险性评价和给予降脂药物治疗的个体，都应进行此 4 项血脂检测。有研究结果提示，TC/HDL-C 比值可能比单项血脂检测更具临床意义，但相关的临床研究结果报道并不多，尚需进行更多的研究，尤其是需要直接比较 TC/HDL-C 比值与 LDL-C 或 HDL-C 单项检测的临床预测价值。

【参考值及临床意义】

1. 甘油三酯（GPO-PAP 法） 甘油三酯正常范围差异较大，在 0.56～1.7mmol/L。2007 年《中国成人血脂异常防治指南》建议沿用 1997 年《血脂异常防治建议》的标准规定：合适范围：1.7mmol/L（150mg/dl）以下；边缘升高：1.7～2.25mmol/L（150～199mg/dl）；升高：≥2.26mmol/L（200mg/dl）。

（1）如果超过 1.7mmol/L，为甘油三酯升高，是动脉粥样硬化和冠心病的危险因素。

（2）如果低于 0.56mmol/L，称为低 TG 血症。见于一些脂蛋白缺乏的遗传性疾病或者继发脂质代谢异常，如消化道疾患、内分泌疾患（甲状腺功能亢进、慢性肾上腺皮质功能不全）、肿瘤晚期、恶病质及应用肝素等药物时。

（3）临床意义：甘油三酯属于脂类，它是从食物中吸收和由碳水化合物内源性产生而获得。测定甘油三酯对于诊断和处理高脂血症有着重要的意义。

（4）甘油三酯升高见于：①冠心病、冠状动脉硬化、心肌梗死；②原发性高脂血症、肥胖症；③糖尿病、肾病综合征、急性胰腺炎、胆道梗阻、甲状腺功能减退、乙醇中毒。

（5）甘油三酯降低见于：严重营养不良、脂肪消化吸收障碍、甲状腺亢进等。

2. 血清总胆固醇（CHOD-PAP 法） 人群血脂水平主要取决于生活因素，特别是饮食和营养，所以各地区调查所得参考值高低不一，以致各地区有各自的高 TC 划分标准。现在国际上以显著增加冠心病危险的 TC 水平（医学决定水平）作为划分界限。在方法学标准化的基础上，采用共同的划分标准，有助于避免混乱。

我国《血脂异常防治建议》提出的血清总胆固

醇标准为:

（1）理想范围:<5.2mmol/L(<200mg/dl)。

（2）边缘升高:5.23~5.69mmol/L(201~219mg/dl)。

（3）升高:≥5.72mmol/L(≥220mg/dl)。

（4）美国胆固醇教育计划(NCEP),成人治疗组提出的医学决定水平如下:

（5）理想范围:<5.2mmol/L(<200mg/dl)。

（6）边缘升高:5.2~6.2mmol/L(200~239mg/dl)。

（7）升高:≥6.21mmol/L(≥240mg/dl)。

临床意义:影响 TC 水平的因素有:①年龄与性别:TC 水平往往随年龄上升,但到 70 岁后有所下降。中青年期女性低于男性,50 岁以后女性高于男性。②长期的高胆固醇、高饱和脂肪和高热量饮食,可使 TC 增高。③遗传因素。④其他:如缺少运动、脑力劳动、精神紧张等可能使 TC 升高。

增高:高总胆固醇是冠心病的主要危险因素之一,有原发和继发两种,原发常由遗传因素引起,如家族性高胆固醇血症(低密度脂蛋白受体缺陷)、apo B 缺陷症、多源性高 TC、混合性高脂蛋白血症等。继发的见于肾病综合征、甲状腺功能减退、糖尿病、胆总管阻塞、黏液性水肿、妊娠等。

3. 高密度脂蛋白胆固醇 高密度脂蛋白胆固醇(high density lipoprotein cholesterol, HDL-C)测定主要采用 HDL-C 自动化直接测定。许多因素影响 HDL-C 的水平,包括年龄、性别、遗传、吸烟、运动、饮食习惯、肥胖和某些药物。多项健康人群 HDL-C 水平研究显示,男性 HDL-C 为 1.16~1.42mmol/L(45~55mg/dl);女性为 1.29~1.55mmol/L(50~60mg/dl)。我国血脂异常防治建议将 HDL-C 分为 2 个水平:≥1.04mmol/L(40mg/dl)为合适范围;≤0.91mmol/L(35mg/dl)为减低。NCEP-ATPⅢ文件制订 HDL-C<1.03mmol/L(40mg/dl)为减低,≥1.3mmol/L(50mg/dl)为理想水平;≥1.55mmol/L(60mg/dl)为增高,具有预防 AS 发生的保护作用。

临床意义:流行病学研究表明 HDL-C 与 CHD 的发展成负相关关系,所以 HDL-C 值低的个体患 CHD 的危险性增加;相反,HDL-C 水平高者,患 CDH 的可能性小。所以 HDLC 可用于评价患 CHD 的危险性。HDDC 升高还可见于慢性肝炎、原发性胆汁性肝硬化。HDL-C 降低可见于急性感染、糖尿病、慢性肾衰竭、肾病综合征等。

4. 低密度脂蛋白胆固醇(直接清除法)

（1）正常值:青少年平均约 2.7mmol/L(105mg/dl);中老年人约 3.37mmol/L(120mg/dl);>4.14mmol/L(>160mg/dl)为明显增高。

（2）临床意义:由于 LDL-C 是冠心病的危险因素,所以最多用于判断是否存在患 CHD 的危险性,也是血脂异常防治的首要靶标。

LDL-C 升高可见于:高脂蛋白血症、遗传性高脂蛋白血症、急性心肌梗死、冠心病、甲状腺功能减退、肾病综合征、慢性肾衰竭、梗阻性黄疸、肝病和糖尿病、Cushing 综合征,也可见于神经性厌食及怀孕妇女。

LDL-C 降低可见于:无 β 脂蛋白血症、甲状腺功能亢进、消化吸收不良、肝硬化、恶性肿瘤、慢性贫血、创伤和严重肝病等。

5. 载脂蛋白 A1 和载脂蛋白 B（免疫透射比浊法）

（1）载脂蛋白 A1 参考值:男性 0.92~2.36g/L;女性 0.8~2.10g/L。

（2）载脂蛋白 B 参考值:男性 0.42~1.14g/L;女性 0.42~1.26g/L。

（3）临床意义:载脂蛋白(apo)A1、B 和 A1/B 比值在预测动脉粥样硬化心血管疾病和冠状动脉事件的危险性优于 LDL-C、TC、TG、HDL-C 等。心肌梗死和脑卒中患者较对照组的 apo A1 明显降低,apoB 显著增高。对未治疗的冠心病患者,载脂蛋白 B 比较 LDL-C,载脂蛋白 A1、B/A1 比较 TC/HDL-C 或 HDL-C/LDL-C 为更强的冠状动脉事件预测指标。用他汀类药治疗患者,LDL-C 浓度不再预示或较弱预测继后的冠状动脉事件,而载脂蛋白 B 仍可预测未来的冠状动脉事件。

apo A1 生理性增高见于:妊娠、雌激素疗法、锻炼、饮酒。apo A1 病理性降低见于:①Ⅰ、ⅡA 型高脂血症、冠心病、脑血管病;②apo A1 缺乏症、鱼眼病、家族性 LCAT 缺乏症、家族性低 α 脂蛋白血症;③感染、血液透析、慢性肾炎、糖尿病、慢性肝炎、肝硬化。

apo B 增高见于:冠心病,高脂血症,银屑病。apo B 降低见于:肝实质性病变。

6. 脂蛋白 a（乳胶增强法）

（1）脂蛋白正常值:健康成人血清中浓度小于 300mg/L。

（2）临床意义:①增高可见于缺血性心脑血管疾病、心肌梗死、外科手术、急性创伤和炎症、肾病综合征和尿毒症、除肝癌外的恶性肿瘤等;②减低可见于肝脏疾病,因为脂蛋白在肝脏合成。

7. PL-磷脂 磷脂(PL)并非单一的化合物,而是含有磷酸基和多种脂质的一类物质的总称。在肝脏合成最活跃,主要由胆汁和肠分泌,自粪便中排出。磷脂还是构成细胞膜的重要成分。血清中 PL 包括:①卵磷脂(60%)和溶血卵磷脂(2%~10%);②磷脂酰乙醇胺等(2%);③鞘磷脂(20%)。

(1)正常值:成人血清磷脂41.98~71.04mmol/L(130~220mg/dl),平均值56mmol/L(176mg/dl)。

(2)临床意义:①增高:见于原发性高血压、甲状腺功能减退、糖尿病。肝硬化、肾病综合征、慢性出血性贫血等;②减低:见于重症肝炎、急性感染发热、低色素性贫血、有黄疸的溶血性贫血、恶性贫血恢复期。

8. FFA-游离脂肪酸 正常情况下,在血中含量极微,而且易受各种生理和病理变化的影响。因此,不能凭一次检测结果来评判,要作连续的动态观测。

(1)正常范围:酶法(37℃):在0.4~0.9mmol/L。

(2)临床意义:①升高:糖尿病、糖原累积病、甲状腺功能亢进症、褐色细胞瘤、肢端肥大症、巨人症、库欣病、重症肝损害、心肌梗死、妊娠后期、阻塞性黄疸、肝炎、肝硬化、血色病等;②降低:甲状腺功能减退症、艾迪生病、胰岛细胞瘤、脑垂体功能减退症、降糖药或胰岛素使用过量等。

9. sdLDL-C(小而密低密度脂蛋白)

(1)正常范围:A 型:>25.5nm;B 型:<25.5nm。

(2)临床意义:与代谢密切相关,有助于诊断致动脉粥样硬化脂蛋白表型或脂质三联症。

10. 血清 apo E-载脂蛋白 E(透射比浊测定法)

(1)参考范围:免疫透射比浊法:20~60mg/L。

(2)临床意义:①载脂蛋白 E 是一种富含精氨酸的碱性蛋白,存在于血浆 CM、VLDL 及其残粒中,β-VLDL 中含 apo E 的量高于 VLDL,一部分 apo E 在血液中可与 apo AⅡ形成复合体。apo E 可在多种组织中合成,主要是在肝脏,其次是在脑组织和肾脏中。apo E 的基因位点具有遗传多态性,多态性与个体血脂水平及动脉粥样硬化的发生发展密切相关。同时,apo E 是 LDL 受体的配体,也是肝细胞 CM 残粒受体的配体,它与脂蛋白代谢密切相关。②血液中的 apo E 存在三种异构体(apo Eε_2、ε_3 和 ε_4)。携带 apo Eε_2 等位基因者,其血液中 apo E 浓度高,apo B 浓度低,胆固醇含量也低,对动脉粥样硬化有防护作用;而携带 apo Eε_4 等位基因者,则血液中 apo E 浓度低、apo B 浓度高,胆固醇及三酰甘油含量也高,是动脉粥样硬化的潜在危险因素。

(三)血糖和糖化血红蛋白检查

血液中的糖分称为血糖(blood glucose),绝大多数情况下都是葡萄糖(英文简写 Glu)。体内各组织细胞活动所需的能量大部分来自葡萄糖,所以血糖必须保持一定的水平才能维持体内各器官和组织的需要。正常人在空腹血糖浓度为3.61~6.11mmol/L。空腹血糖浓度超过7.0mmol/L 称为高血糖。血糖浓度低于3.61mmol/L 称为低血糖。

1. 空腹血糖正常值

(1)一般空腹全血血糖为3.9~6.1mmol/L,血浆血糖为3.9~6.9mmol/L。

(2)空腹全血血糖≥6.7mmol/L、血浆血糖≥7.8mmol/L,2 次重复测定可诊断为糖尿病。

(3)当空腹全血血糖在5.6mmol/L 以上,血浆血糖在6.4mmol/L 以上,应做糖耐量试验。

(4)当空腹全血血糖超过11.1mmol/L 时,表示胰岛素分泌极少或缺乏。因此,空腹血糖显著增高时,不必进行其他检查,即可诊断为糖尿病。

2. 餐后血糖正常值

(1)餐后1 小时:血糖6.7~9.4mmol/L。最多也不超过11.1mmol/L。

(2)餐后2 小时:血糖≤7.8mmol/L。

(3)餐后3 小时:第三小时后恢复正常,各次尿糖均为阴性。

【糖化血红蛋白】

自从1968 年第一次描述在糖尿病患者中发现异常的血红蛋白,根据每个糖化位点和反应参与物,总的糖化血红蛋白(glycosylated hemoglobin)分成若干个亚组分。天然(非糖化)血红蛋白是 A0(2α、2β链)。亚组分(HbA1a1、HbA1a2、HbA1b 和 HbA1c)因血红蛋白 β 链-N 末端缬氨酸的游离氨基与不同碳水化合物糖基化而形成,这些亚组分总称为 HbA1。除了血红蛋白 β 链的 N 末端缬氨酸外,血红蛋白分子内其他游离氨基也参与糖基化(α 链 N 末端缬氨酸、赖氨酸 ε-氨基)。相对于 HbA1,所有 β-链 N 末端和其他游离氨基糖基化的血红蛋白被称作总糖化血红蛋白。除基本的成人血红蛋白 A0 外,在健康人里发现少量的胎儿血红蛋白 HbF(2α、2γ链)和血红蛋白 A2(2α、2δ 链)。缬氨酸在 δ 链 N 末端,以类似的方式糖基化,例如,通过与葡萄糖的共价键形成 HbA2c。亲和层析测定的糖化血红蛋白作为总糖化血红蛋白。

血糖是从食物中的碳水化合物分解而来的血液中的单糖,通常仅指葡萄糖。血糖测试结果反映的是即刻的血糖水平。糖化血红蛋白测试通常可以反映患者近8~12 周的血糖控制情况。糖化血红蛋白是糖尿病诊断新标准和治疗监测的"金标准"。空腹和餐后2小时血糖是诊断糖尿病的标准,而衡量糖尿病控制水平的标准是糖化血红蛋白。空腹血糖和餐后血糖是反映某一具体时间的血糖水平,容易受到进食和糖代谢等相关因素的影响。糖化血红蛋白可以稳定可靠地反映出检测前120天内的平均血糖水平,且受抽血时间、是否空腹、是否使用胰岛素等因素干扰不大。因此,国际糖尿病联盟推出了新版的亚太糖尿病防治指南,明确规定糖化血红蛋白是国际公认的糖尿病监控"金标准"。如果空腹血糖或餐后血糖控制不好,糖化血红蛋白就不可能达标。

世界权威机构对于糖化血红蛋白有着明确的控制指标,ADA(美国糖尿病学会)建议糖化血红蛋白控制在小于7%,IDF(国际糖尿病联盟)建议糖化血红蛋白控制标准为小于6.5%,目前我国将糖尿病患者糖化血红蛋白的控制标准定为6.5%以下。

糖化血红蛋白与血糖的控制情况:

(1)4%~6%:血糖控制正常。

(2)6%~7%:血糖控制比较理想。

(3)7%~8%:血糖控制一般。

(4)8%~9%:控制不理想,需加强血糖控制,多注意饮食结构及运动,并在医生指导下调整治疗方案。

(5)>9%:血糖控制很差,是慢性并发症发生发展的危险因素,可能引发糖尿病性肾病、动脉硬化、白内障等并发症,并有可能出现酮症酸中毒等急性合并症。

对于青少年和儿童1型糖尿病患者,糖化血红蛋白的控制目标和成人有所不同,因为这部分人群血糖多变不易控制,而且在发育中的大脑比成年人的大脑更容易受到低血糖的损害,所以血糖控制不宜过分严格,美国糖尿病协会(ADA)给出的建议可参考表5-11。

表5-11 不同年龄段儿童糖化血红蛋白(HbA1c)控制目标

不同年龄	糖化血红蛋白(HbA1c)控制目标
<6岁	7.5%~8.5%
6~12岁	<8.0%
13~19岁	<7.5%

(四)甲状旁腺功能检查

甲状旁腺抑制肾近曲小管对磷的再吸收,故甲状旁腺分泌减少时,肾小管对磷的再吸收增加;甲状旁腺分泌增加时,肾小管对磷的再吸收量减少。由此可知,当肾小管对磷再吸收增加时,清除率减少;而当肾小管对磷再吸收减少时,清除率增大。

1. 甲状旁腺激素(parathyroid hormone,PTH)**测定** 由于测定片段不同和季节对PTH也有影响,各单位报道的正常值差异较大,故各实验室应建立自己所测地区的人群和所采用方法的正常范围。

2. 临床意义

(1)PTH升高的常见疾病:

1)原发性甲状旁腺功能亢进症:PTH可高于正常人5~10倍,腺瘤比增生升高更明显,且失去正常人的昼夜节律变化。

2)继发性甲状旁腺功能亢进症:本症是由于体内存在刺激甲状旁腺的因素,特别是低血钙、低血镁和高血磷,使甲状旁腺肥大、增生,分泌过多的PTH,较常见的有以下几种情况:

①维生素D缺乏症:由于食入不足、肝病、妊娠、哺乳期或应用抗癫痫类药物,使肠钙吸收不足、钙的需要增加和维生素D_3的25羟化减少所致低钙、镁高,磷、PTH升高。

②肾脏疾病:如慢性肾功能不全、肾衰竭,使肾小球滤过率降低后,血钙低,血磷高,刺激甲状旁腺分泌PTH,如肾小球滤过率降至40ml/min时,PTH升高更明显。

③长期磷酸盐缺乏和低磷血症:如肾小管性酸中毒、遗传性低磷血症、长期服氢氧化铝等。由于维生素D活化障碍和血磷过低造成骨软化症和低血钙而刺激甲状旁腺分泌PTH。

④胃、肠、肝、胆和胰疾病:这些主要脏器的疾病引起脂溶性维生素D的吸收不良,致维生素不足、血钙过低、PTH分泌增多。

骨质疏松:徐志惠等观察7例55岁以上的男性病人为(17.1±8.3)pmol/L,显著高于正常人。

⑤其他:如有报道单纯性甲状腺肿、乳腺癌、甲状旁腺癌、暴发性脑膜炎球菌血症等均可有PTH升高。

(2)PTH降低的常见疾病:

1)甲状旁腺功能减退症:本症有70%的病人不能测得PTH,有的为0。

2)甲状腺功能减退症:PTH明显低于正常。而甲亢病人的PTH 80%在正常范围内。

3)类风湿关节炎:国外近来有人观察22例诊断明确的类风湿关节炎病人,与44例正常人对比分析后认为:①急性类风湿的PTH明显减少;②类风湿关节炎抑制PTH分泌可加重病情进展;③PTH减少的基本原因是急性风湿关节炎时细胞内钙贮积所致。

4）其他：暴发型流脑儿、高钙尿症、非甲状旁腺所致的高血钙等均可见 PTH 水平降低。

（五）维生素 D（vitamin D）测定

1. 正常范围

（1）25-(OH)D$_3$：正常人血清 25-(OH)D$_3$ 约为 3.5~30ng/ml。北京协和医院报道夏季为（18.9±6.5）ng/ml，冬季为（13.2±3.8）ng/ml，有季节变化。

（2）1,25-(OH)$_2$D$_3$：正常人血清 1,25-(OH)$_2$D$_3$ 约为 22~25ng/ml。

2. 维生素 D 升高的常见疾病

（1）25-(OH)D$_3$ 升高：主要见于：①维生素 D$_1$ α-羟化酶缺陷，如维生素 D 依赖性佝偻病；②维生素 D 过多症，可达 350ng/ml 以上。

（2）1,25-(OH)$_2$D$_3$ 升高：主要见于：①1,25-(OH)$_2$D$_3$ 受体缺陷的抗 D 佝偻病，可高达 600pg/ml；②甲状旁腺功能亢进症；③结节病；④晚期妊娠；⑤慢性肾衰竭。

3. 维生素 D 降低的常见疾病

（1）25-(OH)$_2$D$_3$ 降低：主要见于：①营养性维生素 D 缺乏症；②慢性肝胆疾病；③长期服用抗癫痫类药物；④结核病，有人认为结核病的 25-(OH)$_2$D$_3$ 降低主要是与服用抗结核药如利福平、异烟肼等有关。

（2）1,25-(OH)$_2$D$_3$ 降低：主要见于：①营养性维生素 D 缺乏症；②维生素 D 依赖性佝偻病；③肾性骨营养不良；④甲状旁腺功能减退症；⑤甲状腺髓样癌等。

（六）细胞因子检查

细胞因子（cytokines）是由免疫细胞（如单核细胞、巨噬细胞、T 细胞、B 细胞、NK 细胞等）和某些非免疫细胞（内皮细胞、表皮细胞、成纤维细胞等）经免疫原、丝裂原或其他刺激剂诱导多种细胞产生的低分子量可溶性蛋白质，具有调节固有免疫和适应性免疫、血细胞生成、细胞生长以及损伤组织修复等多种功能。细胞因子可被分为白细胞介素、干扰素、肿瘤坏死因子超家族、集落刺激因子、趋化因子、生长因子等。众多细胞因子在体内通过旁分泌、自分泌或内分泌等方式发挥作用，具有多效性、重叠性、拮抗性、协同性等多种生理特性，形成了十分复杂的细胞因子调节网络，参与人体多种重要的生理功能。

1. 根据产生细胞因子的细胞种类不同分类

（1）淋巴因子（lymphokine）：主要由淋巴细胞产生，包括 T 淋巴细胞、B 淋巴细胞和 NK 细胞等。重要的淋巴因子有 IL-2、IL-3、IL-4、IL-5、IL-6、IL-9、IL-10、IL-12、IL-13、IL-14、IFN-γ、TNF-β、GM-CSF 和神经白细胞素等。

（2）单核因子（monokine）：主要由单核细胞或巨噬细胞产生，如 IL-1、IL-6、IL-8、TNF-α、G-CSF 和 M-CSF 等。

（3）非淋巴细胞、非单核-巨噬细胞产生的细胞因子：主要由骨髓和胸腺中的基质细胞、血管内皮细胞、成纤维细胞等细胞产生，如 EPO、IL-7、IL-11、SCF、内皮细胞源性 IL-8 和 IFN-β 等。

2. 根据细胞因子主要的功能不同分类

（1）白细胞介素（interleukin, IL）：1979 年开始命名。由淋巴细胞、单核细胞或其他非单个核细胞产生的细胞因子，在细胞间相互作用、免疫调节、造血以及炎症过程中起重要调节作用，凡命名的白细胞介素的 cDNA 基因克隆和表达均已成功，已报道有三十余种（IL-1~IL-35）。

（2）集落刺激因子（colony stimulating factor, CSF）：根据不同细胞因子刺激造血干细胞或分化不同阶段的造血细胞在半固体培养基中形成不同的细胞集落，分别命名为 G（粒细胞）-CSF、M（巨噬细胞）-CSF、GM（粒细胞、巨噬细胞）-CSF、Multi（多重）-CSF（IL-3）、SCF、EPO 等。不同 CSF 不仅可刺激不同发育阶段的造血干细胞和祖细胞增殖的分化，还可促进成熟细胞的功能。

（3）干扰素（interferon, IFN）：1957 年发现的细胞因子，最初发现某一种病毒感染的细胞能产生一种物质可干扰另一种病毒的感染和复制，因此而得名。根据干扰素产生的来源和结构不同，可分为 IFN-α、IFN-β 和 IFN-γ，它们分别由白细胞、成纤维细胞和活化 T 细胞所产生。各种不同的 IFN 生物学活性基本相同，具有抗病毒、抗肿瘤和免疫调节等作用。

（4）肿瘤坏死因子（tumor necrosis factor, TNF）：最初发现这种物质能造成肿瘤组织坏死而得名。根据其产生来源和结构不同，可分为 TNF-α 和 TNF-β 两类，前者由单核-巨噬细胞产生，后者由活化 T 细胞产生，又名淋巴毒素（lymphotoxin, LT）。两类 TNF 基本的生物学活性相似，除具有杀伤肿瘤细胞外，还有免疫调节、参与发热和炎症的发生。大剂量 TNF-α 可引起恶病质，因而 TNF-α 又称恶病质素（cachectin）。

（5）转化生长因子-β 家族（transforming growth

factor-β family,TGF-β family):由多种细胞产生,主要包括 TGF-β1、TGF-β2、TGF-β3、TGFβ1β2 以及骨形成蛋白(BMP)等。

(6) 生长因子(growth factor,GF):如表皮生长因子(EGF)、血小板衍生的生长因子(PDGF)、成纤维细胞生长因子(FGF)、肝细胞生长因子(HGF)、胰岛素样生长因子-Ⅰ(IGF-Ⅰ)、IGF-Ⅱ、白血病抑制因子(LIF)、神经生长因子(NGF)、抑瘤素 M(OSM)、血小板衍生的内皮细胞生长因子(PDECGF)、转化生长因子-α(TGF-α)、血管内皮细胞生长因子(VEGF)等。

(7) 趋化因子家族(chemokine family):包括两个亚族:①C-X-C/α 亚族,主要趋化中性粒细胞,主要的成员有 IL-8、黑色素瘤细胞生长刺激活性(GRO/MGSA)、血小板因子-4(PF-4)、血小板碱性蛋白、蛋白水解来源的产物 CTAP-Ⅲ 和 β-thromboglobulin、炎症蛋白 10(IP-10)、ENA-78;②C-C/β 亚族,主要趋化单核细胞,这个亚族的成员包括巨噬细胞炎症蛋白 1α(MIP-1α)、MIP-1β、RANTES、单核细胞趋化蛋白-1(MCP-1/MCAF)、MCP-2、MCP-3 等。

(何小解)

第四节 肾脏病的免疫学检查

肾脏病的发生、发展与免疫反应有极为密切的关系,各种免疫学检查对肾脏病的病因、病理、治疗及预后的判断均有重要意义。下面主要从细胞免疫学、体液免疫学及肾组织的免疫学三个方面进行介绍。

一、体液免疫学检查

(一)血清免疫球蛋白定量测定

1. 方法 IgG、IgA、IgM 在血清中含量较高,目前临床上多采用单向免疫扩散法测定。IgD 的测定目前一般实验室仍用单向免疫扩散测定,但敏感性太低,故选用 ELISA 法测定较为准确可靠。至于在血清中含量极微的 IgE,一般均采用敏感性较高的 ELISA 法放射免疫技术测定。

2. 正常值 不同测定方法及不同年龄的小儿血清免疫球蛋白(immunoglobulin)的含量不一,见表 5-12。

3. 临床意义

(1) 急性肾小球肾炎:IgG、IgA 轻度升高,IgM 正常或稍增高。

表 5-12 不同年龄血清免疫球蛋白水平

	Ig 合成时间	不同年龄水平(mg/ml)		达到成人水平时间(mg/ml)
IgG	生后 2~4 周(来自母体的 IgG 含量骤减)	生后 7 天	10.0	8 岁以后
		1~2 个月	5~6	6~16(平均 12.0)
		4~6 月	3~4	
		1~2 岁	6~8	
		4~8 岁	8~10	
		9~13 岁	10~11	
IgM	生后 2~3 周以后缓慢增加	生后 7 天	0~0.02	12 岁以后
		1~2 个月	0.1~0.2	
		4~6 个月	0.2±	
		1~2 岁	0.5±	
		4~8 岁	1~1.5	
		9~13 岁	1.2~2.0	
IgM	生后 1 周以后含量速增	生后 7 天	0.3	男性 1 岁,女性 2 岁
		1~2 个月	0.3~0.5	7 岁以后女性含量较高
		4~6 个月	0.6~0.7	男:0.37~2.04(平均 0.90)
		1~2 岁	1.0±	女:0.42~2.61(平均 1.10)
		4~8 岁	1.0±	
		9~13 岁	1.0±	

注:摘自钱玉昆.免疫学(下册).北京医学院微生物教研组;1979;76

（2）慢性肾小球肾炎：若临床表现为肾病综合征，则 IgG 与 IgA 下降，IgM 多正常。肾功能不全时 IgG 下降。

（3）肾病综合征：单纯型活动期肾病综合征患儿，血清 IgG、IgA 明显下降，IgM 增高；缓解期 IgG、IgA 可逐渐得以恢复。此外，微小病变型肾病 IgE 增高。

（4）狼疮性肾小球肾炎：IgG、IgM 可升高，但当合并肾病综合征时，则 IgG、IgA 降低。

（5）IgA 肾病及过敏性紫癜肾炎：部分患儿血清中 IgA 可见有升高。

但遗传性缺陷、年龄、营养状况、环境、药物以及疾病持续时间与病期或是否合并其他感染等因素均可影响 Ig 的分析，临床上应引起重视。

（二）血清补体成分的测定

1. 测定方法　所有的血清补体（serum complement）成分均为糖蛋白，整个补体系统至少由 13 个成分及 8 个调节蛋白构成。血清中 C_3 浓度最高，其次为 C_4、C_{1q} 及 B 因子。目前，补体主要测定方法如下。

（1）单向免疫扩散法：用于测 C_3、C_4、C_5、C_{1q}、裂解素、B 因子等单一补体成分。

（2）免疫电泳法：主要用于 C_3 肾炎因子（C_3NaF）的测定。

2. 正常值　单一补体成分血清浓度见表 5-13。

表 5-13　正常人单个补体成分血浆参考浓度（mg/L）

经典途径成分						
C_{1q}	C_{1r}	C_{1s}	C_2	C_3	C_4	C_5
58～72	25～38	25～38	22～34	800～1550	130～370	51～77

经典途径成分				旁路途径成分		调节蛋白
C_6	C_7	C_8	C_9	B 因子	裂解素	C_1 抑制剂
48～70	43～63	47～69	200～450	24～32	24～32	174～240

注：根据廖二元《最新临床检验手册》（湖南科学出版社出版，1994）整理

3. 临床意义

（1）微小病变型肾小球肾炎、系膜增殖型肾小球肾炎、IgA 肾病、膜性肾病、Good-Pasture 综合征等，血清补体通常无明显改变。

（2）突发性肾病患儿可有 C_{1q} 降低。

（3）急性链球菌感染后肾小球肾炎疾病早期 C_3 下降，C_2、C_4 也可降低，若无并发症，6～8 周后又可恢复至正常状态。

（4）膜增殖型肾小球肾炎中部分病例可出现持续性低补体血症，C_3、裂解素、B 因子均下降，并可检测到 C_3NaF。若表现为急性肾炎综合征，可检测到 C_3NaF。若表现为慢性肾炎综合征，则为持续性低补体血症；若为肾病综合征激素敏感患儿，则 C_3、C_4、C_5 升高，C_9、B 因子下降。

（5）狼疮性肾炎：C_3、C_4 下降，缓解期可恢复正常。

（三）相关抗体的测定

1. 相关抗体的测定方法

（1）血清法：用于检测抗链球菌溶血素"O"（ASO）。

（2）间接血凝法：用于检测抗 DNA 抗体、抗 ENA 抗体。

（3）LE 细胞试验：用于测定抗 DNP 抗体。

（4）放射免疫分析法：用于测定抗肾小球基底膜（GBM）抗体、抗肾小管基膜（TBM）抗体、抗 Tamm-Horsfall（T-H）等蛋白抗体。

（5）间接免疫荧光试验：可用于测定抗 GBM 抗体、抗 TBM 抗体。

（6）酶联免疫吸附试验：主要用于检测抗 TBM 抗体。

2. 正常值　根据不同的实验方法及条件不同而略有差别，各实验室应根据自身情况确定正常值。

3. 临床意义

（1）"ASO"的测定对链球菌感染后肾小球肾炎的诊断起重要作用，ASO 在感染后 10～14 天升高，3～5 周达高峰，于 3～6 个月后逐渐恢复正常。

（2）抗核抗体是诊断 SLE 肾炎不可缺少的指标，SLE 活动期抗核抗体滴度多在 1∶160 以上，病情稳定或好转后滴度下降。

（3）检查血清或肾洗脱液中抗 GBM 抗体是诊断原发及继发抗 GBM 肾炎的必要手段。

（4）抗 T-H 蛋白抗体检查是鉴别上、下尿路感

（5）抗 TBM 抗体检测有助于诊断肾小管间质肾炎。

（四）循环免疫复合物测定

1. 测定方法

（1）根据其物理性状（分子量大小），检测方法有：①蔗糖密度梯度离心法；②凝胶过滤，超滤技术。

（2）根据循环免疫复合物（circulating immune complex, CIC）的生物学活性的测定方法有：①C_{1q}结合试验（放射免疫法或 ELISA 法）；②Raji 细胞放射免疫分析法；③胶固素结合试验（放射免疫分析法、ELISA 法）；④类风湿因子（RF）结合试验：包括 RF 凝胶弥散试验、RF 定量沉淀试验及 RF 放射免疫试验；⑤金黄色葡萄球菌 A 蛋白（sPA）结合试验（ELISA 法）；⑥血小板凝集试验；⑦抗补体活性试验；⑧聚乙二醇沉淀-补体消耗试验。

2. 临床意义 由于 CIC 在许多情况下均可增高而又与肾病无关，而一些原位免疫复合物肾炎 CIC 并不高，加之检测方法可靠性较差。因此，循环免疫复合物测定，在肾脏病临床应用上价值有限。但其对监测某些循环免疫复合物性肾炎的活性有极其重要的意义。如狼疮性肾炎、急性感染后肾炎、急进性肾炎Ⅱ型、感染性心内膜炎肾损害及反流性肾炎等。

（五）血清冷球蛋白试验

1. 测定方法 在 37% 下取血及分离血清，将血清置 4℃1～3 天观察有无沉淀，若有沉淀则离心分离，用生理盐水悬浮后复温（37℃ 30 分钟），若复温后沉淀物溶解则证实冷球蛋白（cryoglobulin）存在。此后可进一步检查其免疫球蛋白的种类及抗体活性。

2. 正常值 正常情况下为阴性结果。

3. 临床意义 除Ⅰ型（单株冷球蛋白）外，Ⅱ、Ⅲ型冷球蛋白本身为免疫复合物，可通过免疫机制致肾病；再则，冷球蛋白极易形成微血栓加重肾损害。因此，临床检测血清冷球蛋白具有十分重要的意义。

（六）尿 C_3 水平测定

C_3 是补体第三成分，也是补体系统中含量最高、作用最关键的成分。其是连接补体激活经典途径与旁路途径的枢纽。C_3 为一种 $\beta_1 C$ 球蛋白，分子量为 180 000，半衰期为 47.5～69.5 小时，主要由肝细胞合成与分泌，巨噬细胞和单核细胞也能合成。正常情况下，尿 C_3 检查为阴性。当免疫复合物沉积于肾小球、激活补体引起肾小球损伤时，血中 C_3 自基底膜漏出而出现于尿中。故尿 C_3 测定可帮助鉴别肾小球基底膜的损害。常用单向免疫扩散法测定尿 C_3。

正常人及非肾小球疾病患者尿 C_3 阴性。膜增生性肾小球肾炎、SLE 肾炎的绝大多数患者能检出尿 C_3。膜性肾病和局灶节段性肾小球硬化的尿 C_3 检出率也很高。微小病变型常为阴性，有人将尿 C_3 测定与蛋白尿选择性的检查结果相比较。认为 SPI >0.2 者尿中排出 C_3 的机会显然大于 SPI <0.1 者。此外，尿 C_3 测定具有判断激素疗效及预后的意义。如肾病综合征尿 C_3 阴性者比阳性者对泼尼松治疗明显地要敏感。尿 C_3 阳性者较阴性者病情重、预后差，其含量与病情严重程度有关。

（七）抗中性粒细胞胞质抗体测定

抗中性粒细胞胞质抗体（anti-neutrophilic cytoplasmic antibodies, ANCA）是针对中性粒细胞胞质中的抗原物质而产生的一种自身抗体。1982 年，Davies 等首先报道在血管炎患者血清中检出。1985 年，Van Der Woude 等报道在 Wegener 肉芽肿患者血清中测得。以后相继在结节性多动脉炎、新月体肾炎、IgA 肾病等患者血清中检出。ANCA 对 Wegener 肉芽肿有明显的特异性，阳性率为 52.3%～58.6%，活动期 Wegener 可达 80%。至今已有许多有关 ANCA 测定与肾脏疾病诊断的研究。

应用间接免疫荧光技术（IF）可将 ANCA 分为胞质型 ANCA（cANCA）及核周型 ANCA（pANCA）两种类型，前者是以细胞质内均匀荧光染色为特征，后者是以细胞核周围荧光深染为特征。众多的研究结果显示，中性粒细胞胞质颗粒中的蛋白酶 3（PR3）是 cANCA 识别的主要靶抗原，而颗粒中的髓过氧化物酶（MPO）是 pANCA 识别的主要靶抗原。此外，弹性蛋白酶、溶菌酶、组织蛋白酶 G 以及乳铁蛋白也可作为 ANCA 的抗原成分。

1. 检测方法 ANCA 检测方法有多种，一般有间接免疫荧光法（1F）、放射免疫测定法、酶联免疫吸附法（ELISA）。

（1）抗 PR3 抗体：多见于 Wegener 肉芽肿及微型多动脉炎（MPA）等，抗 MPO 抗体则主要是与累及肾脏的血管炎相关。IF-ANCA 阳性除见于新月体肾炎、MPA 外，还可见于胶原血管病、风湿性疾病、溃疡性结肠炎、自身免疫性肝炎以及某些肿瘤等。单纯间接免疫荧光下 ANCA 阳性的诊断价值极为有限，应在此研究基础上进一步检测 ANCA 的特异性抗原成分 j,尤其是 PR3 及 MPO。对于间接免疫荧光检测 ANCA 阳性,而抗 MPO 或抗 PR3 抗体阴性者,其 ANCA 的诊断价值有待于进一步研究。

(2) IF-ANCA 和 MPO-ANCA 同步检测的临床意义:由于 IF-ANCA 不能特异性分析 ANCA 的靶抗原,而且敏感性和特异性均可受到多种因素的影响,不能为临床诊断和鉴别诊断提供可靠的实验室依据,黎磊石等开展了 IF-ANCA 和 MPO-ANCA 同步检测的研究。结果表明 MPO-ANCA 检测的敏感性高于 IF-ANCA,同步检测可以提高肾血管炎的诊断价值,减少假阳性,去除外界因素的干扰。若两法同步检测血清 ANCAI 阳性,往往高度提示肾血管炎,如 MPA 肾损害、紫癜性肾炎、Ⅲ型新月体肾炎和 IgA 肾病等。

二、细胞免疫学检查

细胞免疫参与肾炎发病的机制正越来越被高度重视。T 细胞介导引起肾免疫性损伤包括:①引起迟发性变态反应,产生以单核细胞浸润为主的局灶性炎症反应;②释放大量淋巴因子,吸引、激活其他各种吞噬细胞而产生病变;③细胞毒(杀靶细胞)作用;④T-B 细胞间相互作用。此外,T 细胞在免疫功能调节中也起重要作用。如当辅助性 T 细胞(Tn 细胞)与带有抗原决定簇的抗原特异性协助因子 MHC(主要组织相容性复合体)Ⅱ类作用后,会产生许多淋巴因子来调节免疫系统。T 源淋巴因子又可导致一系列介质的释放,如白细胞介素-2(IL-2)至 IL-7、大量 γ-干扰素、生长因子等。以上各类物质又将进一步刺激病灶间的单核-巨噬细胞、T 及淋巴细胞增生、成熟、分化,并与这些炎性细胞共同损害肾间质的结构与功能。

目前已有证据表明:急性肾炎、无明显免疫球蛋白沉积的特发性新月体肾炎、抗 GBM 性肾炎、韦格纳肉芽肿等,有突出的细胞免疫机制在起作用。另外,在微小病变性肾病中,尚未发现有体液免疫作用的证据,却有 T 细胞功能如其克隆形成能力及刺激因子异常等。根据参与细胞免疫反应的细胞的表面受体及产生的淋巴因子等特性可以检测免疫活性细胞的数量及功能,并以此来判断机体内细胞免疫功能状态,为临床提供诊断和治疗依据。

(一) **E-玫瑰花结形成率**(E-rosette formation count,E-RFC)测定

1. 测定方法　人类 T 淋巴细胞表面存在绵羊红细胞(SRBC)受体,在体外可与数个绵羊红细胞结合形成玫瑰花结。高倍镜下计数 100 个淋巴细胞,吸附 3 个以上绵羊红细胞者为玫瑰花结形成细胞,并求出其百分率。

2. 参考值　0.40 ~ 0.70(40% ~ 70%)。另据 J. F. Soothill 等,新生儿为 0.42 ~ 0.60(42% ~ 60%),儿童及成人为 0.54 ~ 0.80(54% ~ 80%)。

3. 临床意义　E-RFC 可代表机体 T 淋巴细胞总数 RFC 下降,可反映细胞免疫功能降低。恶性肿瘤者 29% RFC 明显下降,伴淋转率下降。经抗癌治疗后则回升。慢性肾炎、SLE、干燥综合征、慢性迁延性肝炎、肝硬化及多种病毒感染(如麻疹、水痘、腮腺炎等)急性期等疾患时 T 细胞减少,E-RFC 有不同程度下降。

(二) **植物血凝素**(phytohemagglutinin,PHA)**皮内试验**

1. 方法　在患儿左前臂中 1/3 与下 1/3 交界处掌侧皮内注射 PHA 67pg/0.1ml(PHA 为冻干粉剂,需用生理盐水稀释),于注射后 24 小时观察局部皮肤反应,并测量红斑及硬结的直径。

2. 参考值　以红斑平均直径 ≥5mm 为阳性,<5mm 为阴性。

3. 临床意义

(1) 非肿瘤者细胞免疫功能不全时反应阴性,如结节病、麻疹、风疹等。肿瘤患者随病期发展逐步抑制,与预后有关,晚期恶性肿瘤者绝大部分为阴性反应。

(2) 肾脏病患者阴性者,表示抵抗力较差、容易并发细菌或病毒感染,故应用免疫抑制剂时应慎重,切勿过量,必要时加用免疫促进剂以增加免疫力。

(3) 反映某些肾脏疾病的活动情况,如狼疮肾炎常为阴性,缓解期可转阳性。肾炎晚期肾衰竭常为阴性。

(三) **外周血 T 淋巴细胞亚群测定**

1. 测定方法　用 OKT 系列株产生的 OKT3、OKT4、OKT8 等抗人 T 细胞的单克隆抗体以间接免疫荧光法,测定 T 淋巴细胞数并进行免疫分型。OKT3 单克隆抗体针对的是辅助性 T 细胞(TH)及抑制性 T 细胞(Ts),故可测得 T 和 Ts 细胞总量;OKT4 和 OKT8 分别为抗 TH 和 Ts 细胞的抗体,可以分别测定这两种 T 细胞数。此外,测定外周血 T 淋巴细胞亚群还可用直接 SPA(金黄色葡萄球菌 A 蛋白)菌花环法和间接 SPA 菌花环法。

2. 参考值

（1）间接免疫荧光法：

OKT3 　0.72±0.06 [（71.5±6.20）%]

OKT4 　0.46±0.05 [（45.7±5.27）%]

OKT8 　0.28±0.05 [（27.9±5.01）%]

OKT4/O KT8 　1.66±0.33

（2）直接菌花环法：

OKT3 　0.68±0.06 [（67.7±6.22）%]

OKT4 　0.43±0.04 [（42.9±4.09）%]

OKT8 　0.27±0.04 [（27.0±4.10）%]

OKT4/OKT8 　1.58±0.27

（3）间接 SPA 菌花环法：

OKT3 　0.69±0.06 [（69.1±6.28）%]

OKT4 　0.44±0.05 [（44.0～5.46）%]

OKT4/OKT8 　1.65±0.26

3. 临床意义

（1）单纯性肾病综合征患儿在肾病活动期 OKT4 活性减低，OKT8 活性升高。病情稳定后 OKT4 活性升高，OKT8 活性下降。

（2）肾炎性肾病伴有 HBsAg 阳性者，OKT4/ OKT8 显著下降。

（3）AIDS 时，OKT4/OKT8 比值显著降低。

（4）此时，传染性单核细胞增多症及其他一些急性 I 型变态反应性疾病等，T 细胞数增多。SLE、类风湿性关节炎及干燥综合征等，T 细胞减少。

（四）外周血淋巴细胞白细胞介素-2 活度测定

白细胞介素-2（IL-2）为 T 淋巴细胞受抗原或致分裂原刺激后所分泌的一种重要的淋巴因子（T 细胞生长因子），分子量为 15 000，具有重要的免疫调节活性。

1. 参考值 　外周血淋巴细胞 IL-2 活度为（29.5 +13.5）kU/L。

2. 临床意义 　IL-2 在机体免疫应答中具有关键性作用，其可使活化的 T 淋巴细胞分裂增殖，加强 Tc 细胞（细胞毒 T 细胞）、NK 细胞的杀伤功能，活化 LAK 前体细胞，辅助抗体生成。T_4 细胞是分泌 IL-2 的主要细胞群，而 T_8 细胞则抑制其合成。

三、肾组织标本的免疫组织化学检查

免疫组织化学（immunohistochemistry）具有灵敏度高、特异性强、定位准确及应用广泛等特点。免疫组织或细胞化学的基本原理有三种：①抗体与某种

荧光化合物结合，孵育后抗原即与有标记的抗体接触，然后在荧光显微镜下观察，也就是通常所说的免疫荧光检查；②抗体与过氧化物酶结合，在抗原抗体反应后，将标记物提取过氧化物酶的组织化学方法处理，在光镜或电镜下观察；③抗体与铁蛋白结合，抗原抗体反应后，用电镜观察。

（一）肾组织的免疫荧光检查（immunofluorescence examination）

1. 反应原理 　该方法包括直接法和间接法。

（1）直接法：将荧光素标记在一抗上，直接测定相应抗原。

（2）间接法：将未标记荧光素的一抗与抗原作用，使其成为抗原-抗体复合物，然后用荧光标记的二抗染色，即成为发荧光的抗原-抗体-抗抗体复合物。

2. 方法与步骤（间接法）

（1）取材：肾组织取材后应立即置于液氮中保存或放入 10% 甲醛固定液中固定（石蜡包埋）待用。

（2）切片：Cryostat 切片（温度在 12～14℃下），切成 10μm，或石蜡切片，厚 3～5μm，在载玻片中展平，室温空气干燥。

（3）固定或脱蜡脱水：冷冻切片用预冷氯仿-甲醇（2:1）0℃下固定 20 分钟，石蜡切片则脱蜡、脱水。

（4）洗涤：用 0.1mol/L 预冷 PBS（pH 7.4）洗 3 次，双蒸水洗涤脱盐，然后风干。

（5）消化：石蜡切片需用 0.3% 胰蛋白酶消化 3～5 分钟，然后用自来水冲洗、风干。

（6）孵育：加一抗，37℃下孵育 60 分钟。

（7）洗涤：用 PBS（pII 7.4）洗掉抗血清后，用 1% Triton X-100 PBS 洗 3 次，每次 5 分钟，风干。

（8）再孵育：用 GAR IgG 荧光孵育，37℃，30 分钟，洗涤、脱盐、风干。

（9）封固：风干后用甘油封固（pH 8.6，0.5mol/ L，Na_2CO_3：纯甘油为 1:1）。

3. 结果与评价 　用荧光显微镜即可观察到组织细胞中的阳性荧光。在此实验中，非特异性荧光会直接影响结果的观察，应尽量避免。其有效方法是稀释抗血清并俯脑粉吸附，稀释用 0.3% 的 Triton X-100 PBS。再则，贴片时要尽量展平，以免空隙中存留血清产生非特异性荧光。另外，还需做对照试验。对照试验方法很多，常用的包括如下几种：

（1）标本自身荧光对照：在标本上滴蒸馏水或

PBS 或甘油,不加任何血清,可产生自身荧光。

(2) 对异对照:直接在标本上加荧光抗体,不用一级抗体;或用同种动物的正常血清或制备抗体免疫注射动物前抽取的血清代替第一抗血清。

(3) 阻断试验:①一抗孵育标本,二抗用未标荧光素的 GARIgG 与荧光抗体的混合液代替荧光抗体孵育。GARIgG 与荧光抗体之比 10 : 1 ~ 20 : 1;②一抗血清孵育标本,再用未标荧光素的 GARIgG 孵育,浓度为荧光抗体的 10 ~ 20 倍洗涤,干燥后以荧光抗体做最后孵育。

(4) 阴性对照:用已知不存在相应抗原的组织,或与特异抗血清无交叉免疫反应的异种动物的组织标本染色,应为阴性。

(5) 阳性对照:用已知存在相应抗原的组织染色,应为阳性。

(二) 肾组织的免疫酶标检查

1. 反应原理 该方法具体有三种:①酶标记抗体法;②免疫球蛋白-酶桥法;③可溶性酶-抗酶复合物法(PAP 法)。临床上较常用的为 PAP 法,它分四步反应完成:

(1) 一抗与组织中相应抗原特异性结合。

(2) 二抗的一个 Fab 段与一抗的 Fc 段结合,另一个 Fab 段游离。

(3) 兔 PAP 即过氧化物酶-兔抗过氧化物酶复合体与二抗中游离的 Fab 段结合。

(4) 成色反应,即加过氧化氢和二氨基联苯胺,产生褐色沉淀。

2. 方法与步骤

(1) 包埋前染色:

1) 固定:采用以下几种固定液:①0.1mol/L PBS 缓冲的 4% 多聚甲醛溶液(pH 7.4);②0.1mol/L PBS 缓冲的 2% 多聚甲醛+0.5% 戊二醛溶液(pH 7.4);③改良的 Bouin 液(37% 甲醛溶液 250ml+饱和苦味酸溶液 750ml)。

2) 切片:Cryostat 或 Vibratome 切成 10 ~ 20pm 切片,然后 PBS 洗涤 3 次。

3) 1% H_2O:甲醇处理:孵育 10 ~ 20 分钟,可阻断内源性过氧化物酶。

4) 洗涤:0.2% Triton X-100 PBS 溶液,室温下洗涤 15 分钟。

5) 血清孵育:1 : 20 正常羊血清(PBS 稀释的二抗正常血清)室温下孵育 20 分钟。

6) 一抗用 0.2% Triton X-100 PBS 按 1 : 1000 稀释的抗 DBH 血清,恒温 37℃ 下 60 分钟,或温度 4℃ 下过夜。

7) 洗涤:PBS 洗 3 次×3 分钟。

8) 二抗:0.025% Triton X-100 1 : 10 稀释的羊抗兔 IgG,恒温 37% 下孵育 60 分钟。

9) 兔 PAP 复合物(1 : 50):室温孵育 30 分钟。

10) 洗涤:PBS 洗 2 次×3 分钟。

11) 显色:0.04% DAB+0.03% H_2O_2 显色 5 ~ 12 分钟,充分洗涤。

12) 光镜常规:苏木精衬染,盐酸乙醇分化,树胶封固,光镜观察。

13) 电镜常规:在 DAB 显色反应后 O_sO_4 后固定 60 分钟,脱水、浸透、环氧树脂包埋、超薄切片、铀染色等。

(2) 包埋后染色:

1) 常规制样:灌流固定(勿用 O_sO_4),脱水树脂包埋,超薄切片。

2) 捞片:用镍网捞片置于 5% H_2O_2 溶液中刻蚀 3 分钟。

3) 羊血清:室温 10 分钟孵育。

4) 一抗:(兔抗 DpH 血清 1 : 1000)室温孵育 30 分钟。

5) 二抗:(羊抗兔 IgG 1 : 20)室温孵育 30 分钟。

6) 兔 PAP 复合物(1 : 20)室温孵育 10 分钟。

7) DAB-H_2O_2 液显色 2 (含 H_2O_2 0.01% ~ 0.03%)室温 15 分钟。

8) 1% O_3O 固定 15 分钟,电镜观察。

3. 结果与评价 反应产物呈茶褐色(光镜)、电子致密颗粒(电镜)。在 DpH 阳性的神经元包体中,DpH 特异的免疫反应产物呈颗粒状,电子密度高,颗粒大小不均,粗糙不规则,这些颗粒在胞质中成串或成团聚焦。这些免疫反应沉淀物选择性地分布于高尔基复合体和滑面内质网及某些线粒膜的外表面,核与质膜上未见反应产物。

4. 对照 ①内源性 HRP 对照:实验标本不加抗体,孵育时只加双蒸馏水,洗涤显色与阳性标本相同。或仅以双蒸馏水取代 PAP。②特异对照:未免疫豚血清代替豚抗 DpH 血清,或未免疫羊血清代替 GARIgG。

(何小解)

第五节 肾脏超声波检查

与成人相比,儿童的体表面积小,组织的水分相对较多,而全身脂肪和纤维组织相对少,这些特点为超声显像提供了理想的条件。随着这种先进技术的普遍开展,其简便、无创和费用低廉的优势受到了患者和医务人员的欢迎。超声切面显像在小儿疾病诊断中的应用越来越受到医学界的高度重视。在多数情况下已作为首先的影像检查方法。超声显像(ultrasonography)在小儿肾脏疾病的诊断应用范围是非常全面和广泛的,几乎囊括所有病种。如先天性发育不良、肾肿瘤、肾结石、肾结核、肾积水和肾脏炎性疾病的诊断等。除此以外,近年来对儿童肾脏疾患的介入性超声如肾活检、肾囊肿或脓肿穿刺引流、经皮肾盂造影等也在普遍使用。彩色多普勒超声显像和多普勒能量图显像能反映肾血管内的血流状态和肾实质的血流灌注状态,为肾脏病的发生和发展提供了更丰富的影像学信息,有利于应用超声这种无创性检查技术早期发现泌尿系统病变。

鉴于婴幼儿和儿童生理发育不同阶段有各自不同特点,小儿肾脏超声诊断在许多方面与成人不同,习惯了给成人作超声检查的医师,如果不注意婴幼儿和儿童生理发育不同阶段有各自不同特点,面对一些患病的小孩有时会感到很为难,例如一些能在同医师合作的成人身上使用超声技术,在挣扎不安的儿童身上就不那么容易使用。特别是进行彩色超声多普勒时干扰严重,甚至无法检查。因此,有必要针对儿童的特点,采用一些适当的方法,争取小儿和家长的配合,使检查由紧张变得轻松而愉快。如对那些不够合作的儿童,必须应用快速简单的检查,有时可用适当的药物镇静;父母或奶奶在一旁时,医师应首先向他们说明超声检查没有痛苦及其有关的步骤等,以减轻家长们的恐惧心理并防止这种恐惧心理状态传染给小孩。好奇多动和敏感是小儿的天性,有些儿童对发生在自己身上的一切特别感兴趣,很容易被荧光屏上的图像所吸引,医师和父母可以稍作劝说或做些动作或抱持婴儿,以分散孩子们的注意力,使其安静地躺着接受检查。

一、检查方法

虽然小儿组织的水分相对较多,而全身脂肪和纤维组织相对少的特点为超声显像提供了理想的条件,使小儿肾脏的超声图像远较一般成人清晰,但幼小儿童胸腹式呼吸不如成人协调,呼吸频率快,并且不会自动屏住呼吸以协助检查,因此显示小儿肾脏的上下极等有时有些困难,以致给停帧测量和观察病灶带来一定困难。常规采用的体位是俯卧位、仰卧位和侧卧位,有时通过肝脾作声窗能给检查双侧肾脏提供良好的显示条件。所用仪器:线阵扫描、凸阵扫描和扇形扫描均可,以凸阵扫描为好。所用探头频率:一般为 2.5 ~ 10MHz,年龄越小,体重越轻,所用探头频率越高;年龄越大,体重越重,所用探头频率越低。所用检查体位:①俯卧位:肾纵切面(长轴)与横切面(短轴),能获得完整的肾脏声像图;②仰卧位:能较清晰地显示双肾、肾门及肾血管(肋骨声影);③侧卧位:常用,可经腹、腰、背部扫查,充分显示肾上、下极、肾门及毗邻脏器;④坐位或立位:定位,肾活动度。具体检查方法如下:

(一)背部矢状检查

探头置于被检查者的背部,脊肋角下方,与肾脏长轴保持平行,由内向外的连续扫查,显示肾脏的一系列纵切面声像图。手法:取俯卧位后,探头置于背部脊柱两侧,在第十一胸椎和第四腰椎的范围,骶脊肌的外侧部分,肾脏长轴作矢状切面检查。肋骨和肺组织有碍于肾脏轮廓的描出时,可要求配合好的孩儿深吸气后屏气以及采用腹部下垫置枕头等措施,有利于检查肾脏长轴切面的全貌。

注意:右肾切面声像的腹侧有时可以扫查出胆囊的图像以及左肾上极的脾脏声像图等,要与肿瘤认真鉴别。

(二)右前斜位右肋间检查

探头置于被检查者的右侧腰部,由肋缘下斜向扫查,能清晰显示右肾门等一系列斜切面声像图(图5-1)。手法:取左侧卧位或左前斜位,探头置于右肋间隙,经肝脏作声窗扫查出肾脏,尤其对扫描出接近肝脏的肾上极和肾上腺最为有用。

(三)右侧卧位肋间检查

探头置于被检查者的左侧腰部,由肋缘下斜向扫查,能清晰显示左肾门等一系列斜切面声像图。手法:取右侧卧位或右前斜位,探头置于左肋间隙,经脾脏扫描出左肾的切面。尤其对扫描出接近脾脏的肾上极和肾上腺最为有用。

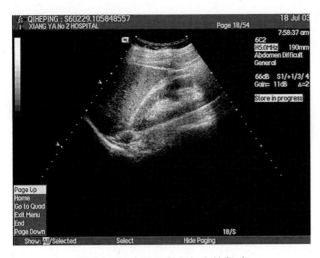

图 5-1 沿右肋间斜向扫查的肾脏

（四）肾脏的横断扫查

在背部长轴切面的基础上,将探头转动 90°,自上往下连续扫查可显示肾脏横断面的一系列声像图（图 5-2、图 5-3）。

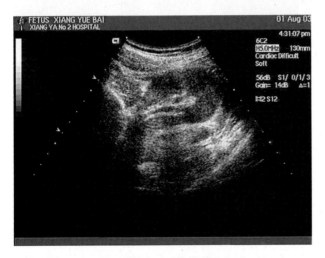

图 5-2 左侧肾脏中部的横断扫查

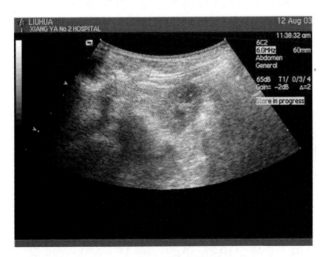

图 5-3 左侧肾脏下极的横断扫查

（五）冠状切面扫查

探头可以放置在肾脏窝部位的侧面或侧腹壁对肾脏进行多种冠切面扫查。手法:取仰卧或侧卧位,于腋中线至腋后线部位,声束指向肾门内侧,调整探头位置与角度,即能较清晰地显示肾冠状切面的图像。

二、肾脏正常切面的一般声像

1. 肾形状(图 5-4～图 5-6) 在正常肾脏的长轴切面和冠状切面,肾脏形状类似于豆形或椭圆,横断面类似于卵圆形,形态规则,轮廓清晰。肾脏横断面显示圆形声像图,肾脏的中部其图像最大,向上下两极移动探头,图像逐渐变小。

2. 肾包膜 肾包膜为肾轮廓边缘的一层明显的强回声光圈,其内为肾实质,为较均匀的稍低回声区,与相邻的器官相比,左右肾实质为略低于脾脏和

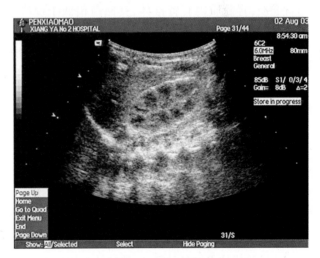

图 5-4 正常新生儿肾脏

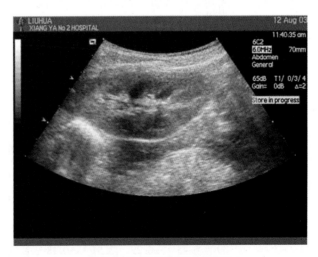

图 5-5 五岁儿童的正常肾脏

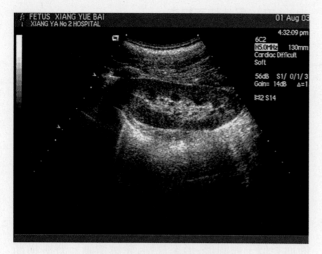

图 5-6 11 岁儿童的正常肾脏

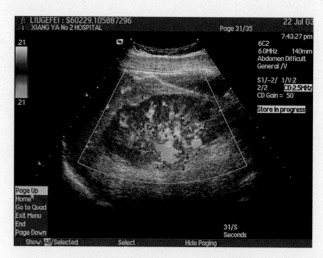

图 5-7 正常肾脏的彩色多普勒图像

肝脏的实质回声,而且肾皮质光点分布均匀,两者相互映衬使肾包膜光带格外清晰。

3. 肾实质 肾实质包绕肾窦呈 C 形或 O 形,靠近肾包膜光带的外 1/3 低回声区为肾皮质,内 2/3 为肾髓质,肾髓质内有肾锥体,其回声稍低于皮质,接近无回声,呈较规则的放射状排列,形似圆钝的三角形。相邻两锥体之间的肾实质为肾柱,其宽度和形态各异,小孩的肾锥体所占比例要比成人大,肾柱肥大时应与肾肿瘤鉴别。

4. 集合系统 肾脏的中央为肾窦的声像。由于有肾盏、肾盂及肾血管淋巴管等组织的分布,故又称为集合系统,使肾窦成为各种组织结构回声的综合,呈强回声、弱回声或无回声交错分布的复合性回声,不但回声强弱不一,而且边缘亦不规则。

5. 肾血管 肾实质内的血管很难在二维图上清楚地显示,肾门内的动脉和静脉较容易显示。应用彩色多普勒显像技术能显示肾动、静脉的各级分支至小叶间动脉和弓形动脉以及肾实质的微灌注状态。肾血流信号丰富,分布均匀,色彩明亮,各级血管充填充整,肾静脉显蓝色,频谱向下(图 5-7、图 5-8)。

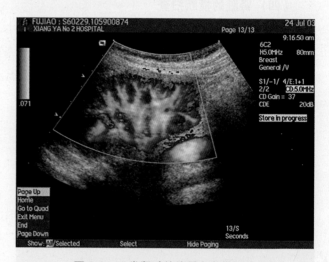

图 5-8 正常肾脏的能量多普勒图像

6. 肾大小 身高和体重接近成人的正常肾的大小约为:①男性:长(102±16)mm,宽(50±11)mm,厚(45±16)mm;②女性:长(100±15)mm,宽(46±11)mm,厚(42±8)mm。儿童肾脏大小的正常数值随年龄而改变,并且有地区差异。表 5-14 是 1986 年北京儿科研究所的测值结果,供作参考。

表 5-14 不同年龄组小儿正常肾脏大小(cm)

年龄	例数	右 肾						左 肾					
		长		宽		厚		长		宽		厚	
		均值	±标准差	均值	±标准差	均值	±标准差	均值	±标准差	均值	±标准差	均值	±标准差
新生儿	29	4.44	±0.40	2.60	±0.26	1.84	±0.22	4.46	±0.38	2.60	±0.24	1.89	±0.26
~1 个月	28	5.44	±0.35	3.14	±0.27	2.33	±0.25	5.42	±0.35	3.14	±0.29	2.33	±0.32
~6 个月	35	5.96	±0.42	3.14	±0.20	2.46	±0.23	5.99	±0.42	3.42	±0.20	2.56	±0.25
~1 岁	30	6.45	±0.29	3.55	±0.18	2.69	±0.32	6.48	±0.25	3.57	±0.15	2.73	±0.24

续表

年龄	例数	右　肾						左　肾					
		长		宽		厚		长		宽		厚	
		均值	±标准差	均值	±标准差	均值	±标准差	均值	±标准差	均值	±标准差	均值	±标准差
~2 岁	30	6.45	±0.32	3.38	±0.24	2.79	±0.22	6.69	±0.39	3.44	±0.19	2.84	±0.19
~3 岁	30	6.83	±0.38	3.40	±0.17	2.85	±0.20	6.95	±0.40	3.48	±0.21	2.99	±0.27
~4 岁	30	7.07	±0.33	3.50	±0.26	2.91	±0.25	7.24	±0.40	3.51	±0.21	2.96	±0.22
~5 岁	30	7.25	±0.40	3.75	±0.36	3.06	±0.31	7.32	±0.40	3.83	±0.34	3.14	±0.30
~6 岁	30	7.63	±0.44	3.93	±0.34	3.19	±0.16	7.85	±0.51	4.03	±0.35	3.31	±0.26
~7 岁	30	7.96	±0.56	3.94	±0.24	3.22	±0.23	8.20	±0.53	4.17	±0.24	3.32	±0.24
~8 岁	30	7.97	±0.38	4.20	±0.23	3.24	±0.30	8.19	±0.44	4.37	±0.27	3.42	±0.35
~9 岁	31	7.82	±0.42	4.09	±0.29	3.27	±0.24	8.08	±0.44	4.22	±0.25	3.39	±0.25
~10 岁	30	8.66	±0.47	4.50	±0.25	3.58	±0.23	8.90	±0.46	4.53	±0.27	3.80	±0.27
~11 岁	30	8.76	±0.53	4.60	±0.31	3.49	±0.31	8.95	±0.49	4.70	±0.33	3.66	±0.30
~12 岁	30	8.95	±0.64	4.83	±0.29	3.62	±0.24	9.21	±0.62	4.91	±0.32	3.83	±0.26
~13 岁	30	9.64	±0.54	4.85	±0.36	4.01	±0.32	9.92	±0.60	5.11	±0.35	4.08	±0.33
~14 岁	30	9.87	±0.44	4.66	±0.28	3.95	±0.25	10.11	±0.47	4.76	±0.30	4.07	±0.26
~15 岁	31	10.13	±0.57	4.96	±0.33	4.14	±0.23	10.38	±0.51	5.00	±0.28	4.23	±0.26
~16 岁	29	10.06	±0.59	5.22	±0.28	4.30	±0.36	10.09	±0.62	5.24	±0.36	4.25	±0.33
~17 岁	29	10.55	±0.50	5.28	±0.42	4.50	±0.35	10.34	±0.51	5.76	±0.37	4.35	±0.38

三、肾脏异常切面声像特点

1. 肾脏切面大小异常

（1）肾脏肿大：指肾脏的测径大于正常值。常见于肾盂肾炎、急性肾炎早期、肾肿瘤、肾积液、代偿性肥大和移植肾等。

（2）肾脏缩小：指肾脏的测径小于正常值。常见于肾脏慢性炎症、肾发育不良和肾血管异常等。

（3）肾缺如：指肾床处无肾脏图像。常见于先天性肾缺如和手术切除等。

2. 肾周边的异常

（1）边缘的隆起：常见于肾肿瘤、肾囊肿、肾血肿和新生儿肾脏的分叶状等。

（2）边缘的断裂：肾外伤所致肾包膜的断裂；肾肿瘤的破裂。

（3）肾实质内肿瘤性病变：指肾内出现异常的实质性占位性病变。肾实质内肿瘤图像的内部回声水平以及分布和肿块的边界整齐与否，对其性质的判断尤为重要，都是要一一认真观察和分析。

3. 集合系统的声像异常

（1）集合系统的低回声区域常见于肾盂肿瘤、肾癌和血栓等。

（2）集合系统的无回声常见于肾积水、肾积脓、肾积血、肾盂旁囊肿和肾静脉扩张等。

（3）集合系统回声断裂常见于肾癌、肾盂肿瘤、肾母细胞瘤和双肾盂畸形等。

（4）集合系统回声消失常见于肾盂肿瘤、多囊肾等。

4. 肾实质回声水平的异常

（1）实质回声增强增粗，常见于弥漫性的慢性肾炎和多囊肾等。

（2）实质回声减低增粗，常见于弥漫性的急性肾炎和肾排斥反应等。

5. 强光团声像　肾脏内的强回声光团，可伴声影或不伴声影，常见于肾结石、钙化病灶和异物等。

6. 肾血管异常　肾动脉和肾静脉的扩张或狭窄，血管畸形和动静脉瘘形成。

7. 局限性肿瘤病变如图 5-9 所示。

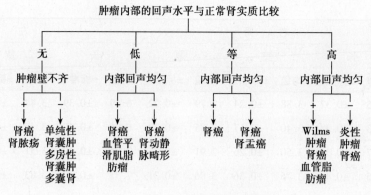

肿瘤内部的回声水平与正常肾实质比较

无 — 肿瘤壁不齐 — +肾癌肾脓疡 / −单纯性肾囊肿多房性肾囊肿多囊肾

低 — 内部回声均匀 — +肾癌血管平滑肌脂肪瘤 / −肾癌肾动静脉畸形

等 — 内部回声均匀 — +肾癌 / −肾癌肾盂癌

高 — 内部回声均匀 — +Wilms肿瘤肾癌血管脂肪瘤 / −炎性肿瘤肾癌

图 5-9　局限性肿瘤病变的回声特点

四、主要疾病的超声检查

(一) 先天性肾发育异常

肾先天性发育异常的种类很多,如数目、大不、形态、位置、轴向、血管发育以及双肾盂等异常。

1. 肾缺如(孤立肾)　一侧孤立肾(solitary kidney)又称先天性单肾缺如(congenital unilateral renal agenesis)是患者的一例肾脏床内检查不出肾脏切面图像,并且在隔的周围,腹腔及盆腔均找不出肾脏切面声像图。健侧肾脏的切面代偿性增大,明显大于正常肾。①一侧肾床探不到肾脏声像图。②对侧肾脏代偿性增大。③代偿性增大的肾脏的内部结构声像正常(图 5-10、图 5-11)。④肾缺如(孤立肾)与异位肾和肾自截的鉴别要点:异位肾可探及两个肾脏;肾自截的肾脏缩小并结构不清。

2. 重复肾(duplex kidney)　①外形轮廓上无明显变异,可稍拉长;②肾窦回声分开成上、下两团且在不相连(图 5-12、图 5-13);③合并肾盏积水时出现类似囊肿的无回声区,且多伴有同侧输尿管积水。

3. 肾发育不全　肾发育不全(renal hypoplasia)可以是单侧或双侧,单侧肾发育不全者,对侧肾往往代偿性增大,双侧肾发育不全时易导致肾功能不全、尿毒症、发育障碍甚至死亡。①一侧或双侧肾区同现小肾脏,其大小可以不一致(图 5-14、图 5-15);②肾内结构显示尚清晰;③肾实质可能较薄;④肾窦回声尚可;⑤肾周脂肪回声较多;⑥彩色血流图:血流较正常肾脏减少。

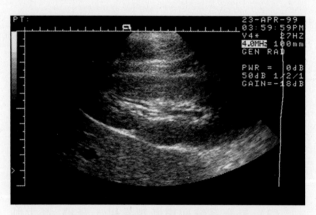

图 5-10　代偿性增大肾脏的内部结构声像

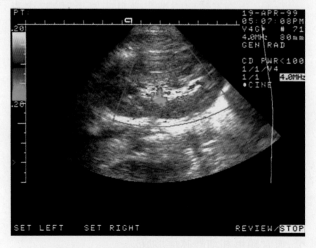

图 5-11　代偿性增大肾脏的彩色多普勒图

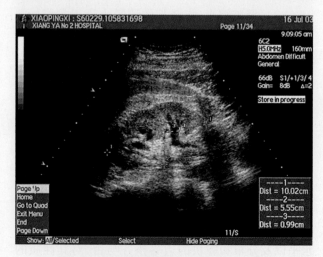

图 5-12　重复肾肾窦回声分开成上、下两部

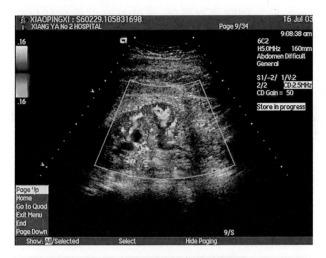

图 5-13　重复肾的彩色多普勒图

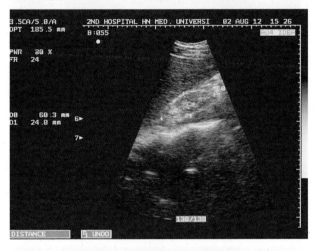

图 5-14　右肾发育不全,肾脏小

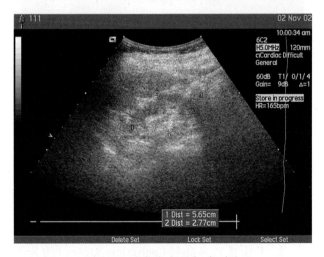

图 5-15　左肾发育不全,肾脏小

肾发育不全与后天性肾萎缩(nephrarctia)鉴别,后者结构模糊实质光点增粗,回声强,与肾窦回声分界不明显。

4. 融合肾　融合肾(fused kidney)可分为同侧

融合和对侧融合,同侧融合肾是两肾位于同侧且融合成一个肾脏,似重复肾;对侧融合常见的是蹄形肾或 S 形肾。蹄形肾为左右肾下极在脊柱的中线相连,S 形肾前方是一肾下极与另一肾上极在中线相连,融合肾常伴有肾门向前或肾盏及输尿管内积水,并且容易形成致结石及感染。

声像图表现如下:

(1) 同侧融合肾(图 5-16):①与重复肾相似,肾形变长;②肾窦形成上下两团;③集合系统常伴有分离暗区;④对侧探不到肾脏。

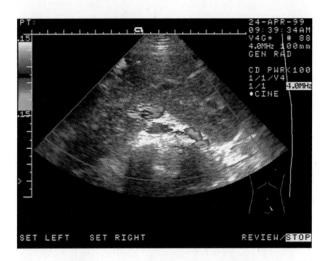

图 5-16　同侧融合肾的彩色多普勒图

(2) 蹄形肾(horseshoe kidney)(图 5-17):①探头中腹纵切见腹主动脉和下腔静脉前方椭圆或扁平低回声色块,与肾实质回声一致;②横切面与色块与左右肾相连;③背部切面左右肾高低位置正常,但下极靠近中线;④常伴肾积水或肾结石。

(3) S 形肾:①中腹部纵、横切面同蹄形肾;②背部切面两肾高低不一;③肾门朝前,常并发肾积

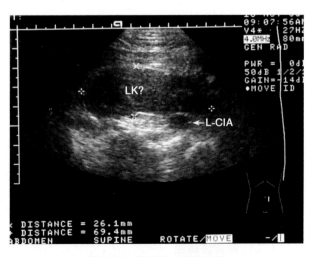

图 5-17　蹄形肾左侧肾图像

水或结石。

5. 异位肾（ectopic kidney） 肾在胚胎发育过程中，不能上升至正常位置，常位于髂腰部、盆腔或对侧肾区（图5-18、图5-19）。

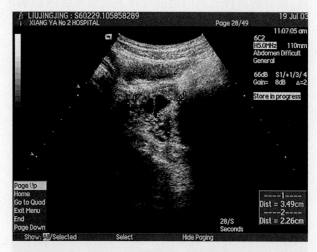

图5-18 右侧异位肾并发育异常

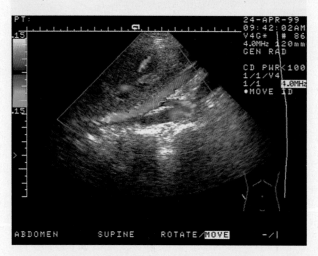

图5-19 盆腔异位肾的彩色多普勒图

声像图表现如下：①在一侧肾床探测不到肾脏，于髂腰部、盆腔或对侧肾区可探及到肾脏图像。②异位肾常发育不良，形态结构不规则。③易并发肾积水。④注意与孤立肾、游走肾、肾下垂鉴别。孤立肾只能探测到一侧代偿性肥大的肾脏，不能探测到另一个肾脏，游走肾及肾下垂尚能还纳到肾床的位置。

6. 肾柱肥大 声像图表现如下：①肾窦外后部出现低回声区，大小不超过30mm；②低回声区与肾皮质有回声差异但无明显分界；③低回声区肾表面不隆起，即没有形成明显占位现象；④彩色多普勒血流图显示肾血管无异常。

（二）肾囊性病变

1. 肾囊肿 肾囊肿（renal cyst）有单发或多发

性之分，一侧肾或双侧肾，可发于肾实质的任何部位，囊壁薄而光滑，体积较大时可向肾表面隆起，向肾窦方向突出，囊腔多为单房，亦可为多房。肾囊肿多无临床症状，较大时可能出现腰背部胀痛或肿块。

声像图表现如下：①肾实质内单个或多个圆形或椭圆形透声良好之无回声区，单房或多房改变（图5-20、图5-21）；②囊壁薄、光滑、完整，小囊肿可有侧壁回声落；③囊肿后方回声增强；④囊肿大或多时，肾脏体积增大，外形不规则；⑤囊与囊之间，囊与肾盂之间不相通；⑥囊肿如有感染、出血时，囊腔内透声差，见光点或光团或钙化。

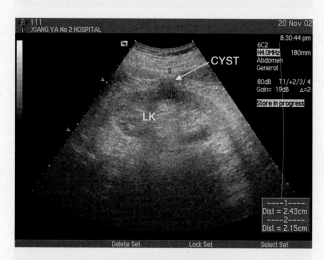

图5-20 肾中部小肾囊肿

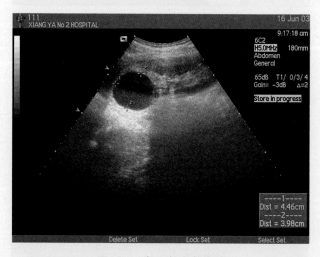

图5-21 肾上部大肾囊肿

2. 多囊肾 多囊肾（polycystic kidney）为先天性遗传疾病，表现可见肾体积增大，轮廓不清，外形不规则，肾内布满无数个大小不等的囊状结构，并向肾表面隆起，囊内为淡黄色澄清液体，肾实质因受囊肿压迫可有不同程度萎缩。多囊肾常伴有肝、脾的多囊性疾病，本病小儿多无症状，40岁以后可出现腹部肿块,腰腹胀痛,间歇性血尿就诊时被发现。

声像图表现如下:①肾脏体积增大,轮廓不清,外形不规则。②肾内显示大小不等的无数个无回声区,圆形或椭圆形,囊壁光滑,囊内透声好(图5-22、图5-23)。囊肿直径多为0.5~5cm间。③肾实质大部分被囊肿占据而仅少部分肾实质回声,且回声增强。④肾窦常被囊肿推挤变形、萎缩,故其声像结构显示不清。⑤并发出血或感染时,囊内见弥散的光亮。

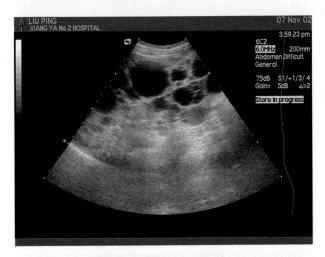

图5-22 多囊肾二维图像

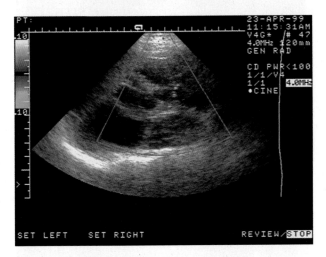

图5-23 多囊肾彩色多普勒图像

3. 肾盂源性囊肿(肾盏憩室) 肾盂源性囊肿是一种先天性疾病,囊肿与肾盂或肾盏之间有一狭窄通道,囊腔内液常因流通不畅而形成结石、感染。囊腔可大(5cm左右)可小(1~2cm)。

声像图表现(图5-24、图5-25):①囊肿多位于肾盏周边,一般为2cm左右,不向肾外突起;②囊壁较厚、光滑,囊腔内透声可;③后方回声增强;④囊内常并发多而小的砂粒样结石,称肾钙乳症,后方伴声影,随体位改变而移动。

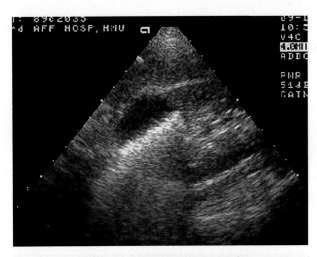

图5-24 肾盂源性囊肿侧卧位图

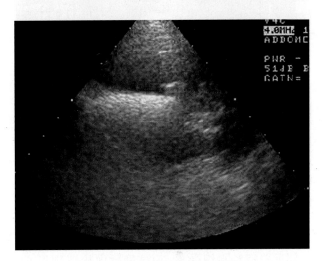

图5-25 肾盂源性囊肿俯卧位图

(三) 肾肿瘤

在肾实质性肿瘤中,肾肿瘤可发生在肾脏的任何部位,小儿的肾肿瘤以肾母细胞瘤多见,90%以上为恶性,成人常见的肾细胞癌在小儿则较少见;其他较少见的肿瘤为平滑肌肉瘤、恶性淋巴瘤、纤维肉瘤。实质性良性肿瘤则以肾血管平滑肌脂肪瘤(错构瘤)较多见,其次为血管瘤、纤维瘤、平滑肌瘤等。肾盂肿瘤主要为移行上皮乳头状瘤。这些不同的肿瘤声像图会有一些相似的表现,但也有其各自的特点,分述如下:

1. 肾细胞癌(renal cell carcinoma)(图5-26、图5-27) ①肾脏局部肿大,外形不规则,局部包膜向外突出;②肾内显圆形或椭圆形或不规则实质性团块,边界不清,多无包膜,后方多有衰减;③肿块内部多为低回声,亦可为强回声或回声强弱不一,如有出血或坏死、钙化时,则呈现为混合性回声区;④肿瘤较大时可能有肾盂受压变形或侵犯,亦可有肾血管

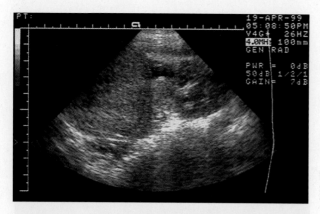

图 5-26　肾细胞癌二维图

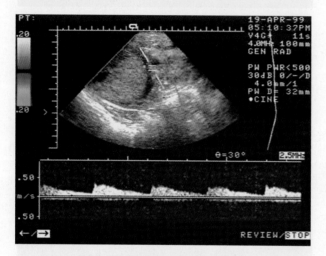

图 5-27　肾细胞癌彩色多普勒图

或邻近器官和组织受累;⑤肾静脉内栓塞物形成;
⑥彩色多普勒显像肿瘤边缘血流丰富,肿瘤病变区
血流减少,非肿瘤区血流可正常。

　　2. 肾母细胞瘤(nephroblastoma)(图 5-28、图 5-
29)　①肾脏体积增大,失去正常形态,轮廓多不清。
②肿块多较大,形态不规则,边界不清,肿块内回声不

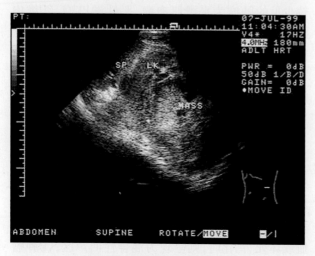

图 5-28　肾母细胞瘤二维图像

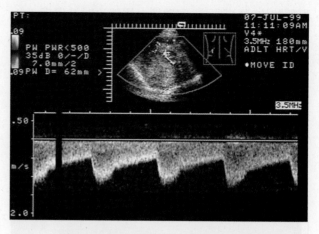

图 5-29　肾母细胞瘤彩色多普勒血流图

均匀。③肾窦常受挤压而变形,或结构不清。④肿瘤
与残存的部分正常肾组织分界清晰。部分肾组织常
被推挤移位于一侧。⑤彩色多普勒显像肿瘤边缘血
流丰富,肿瘤病变区血流减少,非肿瘤区血流可正常。

　　3. 肾盂肿瘤(图 5-30、图 5-31)　①出现血尿等
症状时,肾脏体积可增大,也可以在正常范围,外形
饱满,轮廓尚清;②肿块内部多为低回声,亦可为强

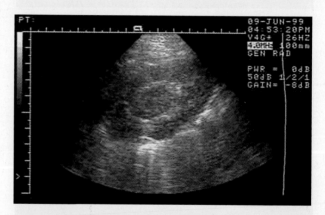

图 5-30　肾盂癌二维图像

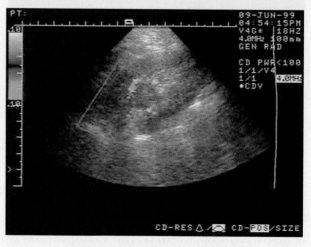

图 5-31　肾盂癌彩色多普勒图

回声,形态不规则,边界不清;③肾集合系统回声因肿瘤而分离扩张或肾盂扩张呈积水液暗区;④彩色多普勒显像肿瘤边缘血流丰富,肿瘤病变区血流减少,非肿瘤区血流可正常。

4. 肾血管平滑肌脂肪瘤(renal angiomyolipoma)又称肾错构瘤(hamartoma of kidney)(图 5-32、图 5-33)①瘤体多较小,一般直径为 3cm 以内,但也有少数巨大的错构瘤。②小肿块多位于肾实质低回声区内,近肾表面。大错构瘤凸现于肾轮廓之外。③肿块形态多规则,类圆形多见,边界清楚。④位于肾实质内的肿块内部多为高回声且均匀,后方无明显声衰减。突出于肾外的错构瘤以混合性回声为主。⑤彩色多普勒显像肿瘤边缘血流丰富,肿瘤病变区血流减少,非肿瘤区血流可正常。

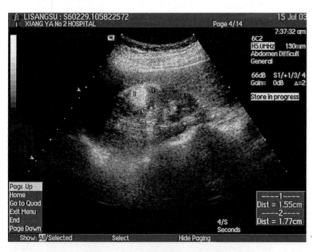

图 5-32　肾错构瘤二维图像

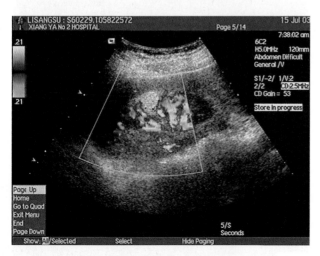

图 5-33　肾错构瘤彩色多普勒图

(四) 肾结核

肾结核(renal tuberculosis)可局限于肾的一部分或影响全肾,最后形成结核性脓肾。肾结核病理上

有硬化型、干酪空洞型和钙化型,临床上以干酪空洞形多见,几种病理变化往往混合存在。当肾脏声像异常,这也不像、那也不像时应考虑到有结核的可能。肾结核晚期常出现肾脏缩小、钙化,肾脏无功能。当病灶累及输尿管膀胱时,临床表现为尿频、尿急、脓、血尿。声像图表现:

1. 早期肾结核　①肾体积增大,可出现结核空洞形成与肾内积脓时的混合性回声;②肾实质和(或)肾窦内见不规则低回声区或透声差的无回声区;③可见病灶周围的点状或片状强回声,散在分布,可伴弱声影;④彩色多普勒显像病变区血流减少,非病变区血流多正常。

2. 晚期肾结核(图 5-34、图 5-35)　①肾脏轮廓可以增大,也可以缩小,表面不光滑呈结节状,肾实质变薄;②肾区内呈现为大小不一之强回声光团,斑片,后方伴声影;③肾窦结构紊乱,回声模糊;④彩色多普勒显像病变区血流减少,非病变区血流多正常。

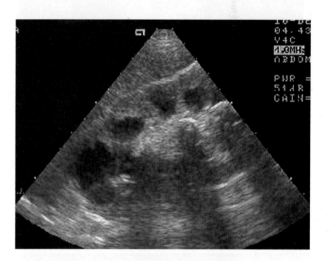

图 5-34　晚期肾结核二维图

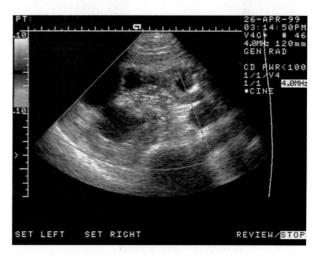

图 5-35　晚期肾结核彩色多普勒图

（五）肾结石

肾结石（kidney stone）是一种常见病,结石可单发或多发,可发于一侧肾脏,亦可为双侧肾脏,主要临床表现是腰痛、血尿。B超能较准确地判断出肾结石的大小、数目、部位、形状等。肾结石的大小、形状和硬度与其他学成分有关。如草酸钙结石质较硬,多呈桑葚状,磷酸钙结石多呈鹿角形,尿酸石结构较疏松。

声像图表现如下（图5-36、图5-37）:①肾集合系统内强回声光团伴声影是肾结石的典型声像。2mm×3mm大小的结石为强光点,可无声影,而中等大为强光团多有声影,大的结石为强光带伴声影。②肾集合系统可能有局部分离暗区,合并炎症时集合系统回声欠清。③海绵肾的结石甚小,且无声影,沿肾窦边缘呈放射排列。④伴有肾积水时,肾内光团可因人的活动和体位的变化而移位。

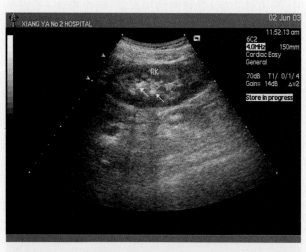

图5-36 肾多发性结石伴声影

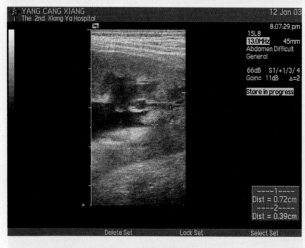

图5-37 肾下盏结石

（六）肾积水（hydronephrosis）

尿路梗阻后出现肾盂、肾盏分离,肾脏体积增大,肾皮质变薄,梗阻可发生在尿路的任何部位,上起肾盏漏斗部,下至包皮口。如果肾盂积水,可推测梗阻平面在输尿管上段或肾内部;如果一侧肾盂及输尿管扩张,可推测梗阻平面在输尿管下段;如果双肾盂、输尿管及膀胱积水,提示下尿路梗阻。梗阻部位越高,肾脏危害越快。梗阻原因主要有机械和动力性两种。积水的程度分轻、中、重和巨大型积水四型。声像图表现如下:

1. 肾形增大,轮廓欠清或清晰。

2. 肾窦分离暗区、无回声相互连通。

3. 肾实质受压变薄（轻度可不明显）。

4. 输尿管内腔扩张。

5. 肾积水超声学分型 ①菱角型:肾盂轻度积水,肾盏未分离,肾实质不薄;②烟斗型（图5-38）:肾外肾盂中度积水并输尿管积水,肾盏无扩张;③花朵型（图5-39）:轻-中度积水,肾盂及肾盏均积水,实质不薄或稍薄;④调色板型:重度积水,肾盂及各肾

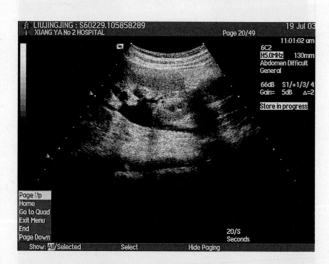

图5-38 烟斗型肾积水图像

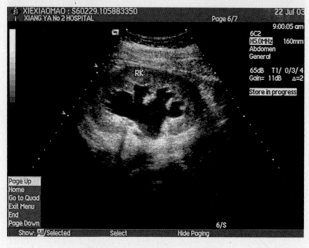

图5-39 花朵型肾积水图像

盏均显著积水,肾实质受压变薄,其切面形状类似调色板。

6. 肾积水与正常肾盂的鉴别　在某些情况下,肾窦内可能会出现分离声像,如大量饮水后膀胱高度充盈,妊娠早期子宫压迫输尿管下段及膀胱,或解痉药物等的影响,使输尿管蠕动减慢,膀胱排完差而引起。鉴别要点见表5-15:

表5-15　肾积水与正常肾盂的鉴别要点

	正常肾盂	肾积水
肾窦内无回声区	呈平行状	分散、饱满
肾窦分离程度	分离平段<14mm (但需排除病理因素)	一般>20mm
肾实质受压变薄	无	可有

7. 肾积水与多发性肾囊肿及多囊肾的鉴别　肾积水时无回声区互相连通,肾囊肿和多囊肾则互不相通。肾积水时无回声区的大小,形态基本相等,排列规整。而肾囊肿,多囊肾的大小、形状不一,排列不整。肾积水可找到与输尿管相接处;肾囊肿、多囊肾则不能。

8. 尿路梗阻部位及梗阻原因的确定　当超声确立肾积水的诊断后,还须继续沿输尿管、膀胱扫查,找出梗阻的部位和原因。

部位:①单钝肾窦内积水,梗阻在肾门或输尿管上段;②肾窦积水,输尿管中上段扩张,提示梗阻在输尿管下段。③双肾、双输尿管及膀胱积水,提示梗阻在膀胱颈部或后尿道。原因:常见原因为结石、肿瘤、前列腺增生症。其次为先天性发育异常、炎症、外囊肿瘤压迫等。

(七) 肾损伤

肾脏损伤常见于外伤性肾挫、裂伤;医源性肾创伤和肾自发性破裂。肾外伤分肾挫伤、部分裂伤、全层裂伤和肾蒂损伤四类,肾部分向外裂伤时引起肾周血肿,向内裂伤时肾盂积血而引起大量血尿。医源性肾损伤常因肾活检、手术等引起。肾自发性破裂常因肾肿瘤而引起。

声像图表现:①患者肾体积增大,形态轮廓模糊不清,包膜不连续;②损伤处呈低回声或透声差的无回声,血块可为稍高回声;③肾盂内积血时:肾窦分离,透声差呈结构紊乱;④肾周血肿时,肾脏及其周围轮廓不清,结构模糊,肾周间隙增宽,肾脏可能受压变小,肾周无回声透声差;⑤血肿机化:肾内或肾

周见较高回声区,边界不清。

(八) 肾化脓性感染

1. 肾皮质脓肿　①肾脏不均匀增大,外形不规则,局部向外隆起;②肾内单个或多个低回声为主的非均质性肿块,类圆形,未液化时可呈高回声,液化后为无回声区;③病灶周边模糊,可有较厚的包膜回声;④呼吸运动时肾脏活动受限;⑤彩色多普勒超声显像见病灶内无血流信号,病灶周围血流异常丰富;⑥脓肿向周围溃破后,肾内病变缩小,肾周出现积液。

2. 脓肾　整个肾脏出现严重的化脓性感染,肾实质破坏严重,形成一个大的或多个大小不等的脓肿。

声像图表现(图5-40、图5-41):①肾脏增大,外形饱满,肾内结构紊乱;②肾内单个或多个脓性囊肿,其形似肾积水,内部透声差,可见絮状或沉渣样回声,并随体位的改变而移动;③肾皮质回声强,部分受脓肿的挤压变薄;④由于肾结构被广泛破坏,彩色多普勒显示肾内血管结构混乱,可显示肾血管受累及的图像。

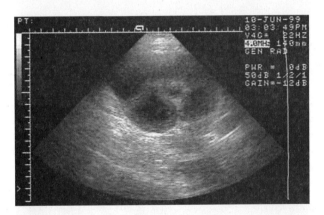

图5-40　脓肾二维图像

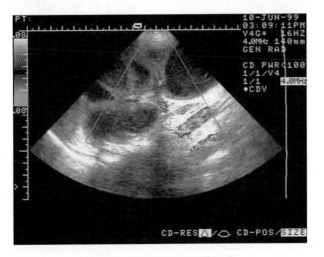

图5-41　脓肾彩色多普勒图像

（九）肾周围积液性病变

1. 肾周炎和肾周脓肿（perinephric abscess） 常继发于脓肾经肾被膜或其他途径蔓延至肾周围脂肪囊而形成。

声像图表现（图5-42、图5-43）：①肾周围脂肪囊明显扩大、膨隆。②肾脂肪囊由中高回声变成低、无回声区。并通过衬托作用使肾筋膜光带格外清晰。③肾活动度明显受限。④加压探头时局部压痛明显，肾脂肪囊内低无回声内光点浮动，暗区变形。⑤彩色多普勒显示肾内血流可明显增加。

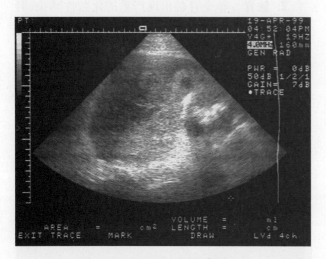

图5-42 肾周炎并肾周脓肿二维

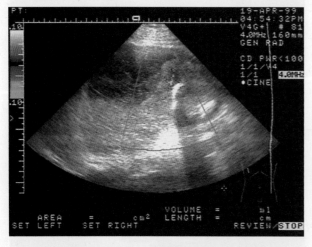

图5-43 肾周炎并肾周脓肿彩色多普勒

2. 肾周血肿（perirenal hematoma） 常继发于肾活检、肾肿瘤破裂或肾外伤。

声像图表现：①肾周围脂肪囊局部明显扩大、膨隆；②肾脂肪囊由中高回声变成低、无回声区；③肾活动度明显受限；④加压探头时局部压痛明显，肾脂肪囊内低无回声暗区可变形；⑤彩色多普勒显示小血肿肾内血流明显增加，大血肿肾内血流减少。

（十）肾小球疾病

1. 急性肾小球肾炎 因种种原因引起的肾小球滤过率急剧下降。

声像图表现如下（图5-44、图5-45）：①双肾体积增大；②皮质增厚，回声极低；③椎体肥大，可有肾周、肝肾窝区少量无回声；④彩色多普勒显示早期肾内血流增加，晚期肾内血流减少。

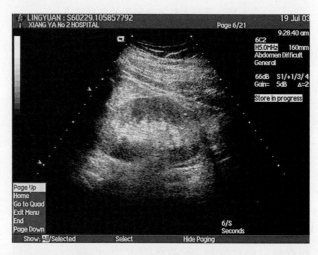

图5-44 急性肾小球肾炎二维图

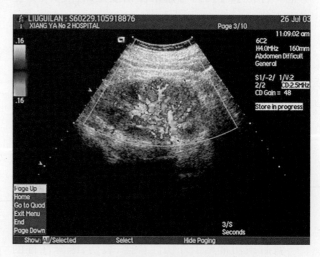

图5-45 急性肾小球肾炎彩色多普勒图

2. 慢性肾小球肾炎 声像图表现如下：①肾轮廓模糊，肾脏切面的外形不规则，表面不平整；②肾实质变薄，回声增强，中心部位与周围肾实质的境界变得不明显；③动态观察肾切面进行性缩小。

3. 肾病综合征 因种种原因引起的肾小球损伤，大量蛋白尿，声像图表现如下（图5-46、图5-47）①双肾体积明显增大；②皮质增厚，回声稍高；③椎体肥大，肾盂内可见少量无回声液暗区；④全身组织水肿声像，肾周围组织水肿，可见肾周、肝肾窝区少量无回声液暗区；⑤彩色多普勒显示早期肾内血流

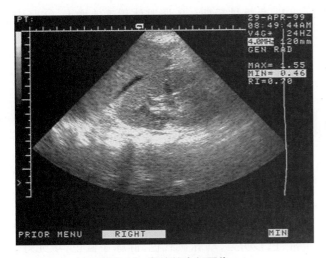

图 5-46　肾病综合征图像

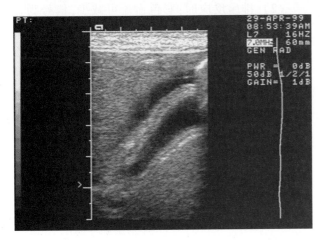

图 5-47　肾病综合征并腹水和胆囊壁水肿

增加,晚期肾内血流减少。

（十一）肾衰竭

1. 急性肾衰竭　因种种原因引起的肾小球滤过率急剧下降,水盐代谢紊乱,短期内少尿,无尿者称急性肾衰竭,按其原因可分为肾前性、肾性和肾后性三种。

各种声像图表现如下:①肾前性:两肾结构基本正常,肾血管结构异常,肾动脉和肾静脉管腔萎缩,出现腹水等体腔积液声像。彩色多普勒显示肾内血流稀少。②肾性:双肾体积稍大,皮质稍厚,椎体肥大,回声极低,可有肾周、肝肾窝区少量无回声。彩色多普勒显示早期肾内血流增加,晚期肾内血流减少。③肾后性:双肾体积增大,形态轮廓欠清,肾窦内见分离暗区,肾皮质受压变薄。

2. 慢性肾功能不全　各种原因如肾小球肾炎、慢性肾盂肾炎、小动脉硬化、结缔组织疾病、多囊肾等造成肾脏慢性损害,使肾脏不能维持基本功能,从而引起氮质血症和一系列临床症状,分四期:肾

功能代偿期;氮质血症期;肾衰竭期及肾衰竭末期。超声检查在肾功能代偿期肾脏声像类似正常,可无明显异常声像,失代偿后声像图表现如下（图 5-48、图 5-49）:①双肾缩小,轮廓欠清。②肾实质光点增粗,回声增强。③肾窦结构模糊与肾实质分界不清。④CDFI:肾功能代偿期为高速低阻血流频谱。肾功能失代偿期为低速高阻血流。阻力指数与肾功能损害的程度成正相关,与肾皮质的厚度成负相关。

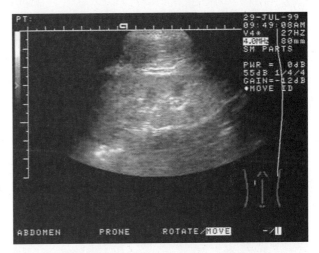

图 5-48　慢性肾功能不全的肾脏二维图

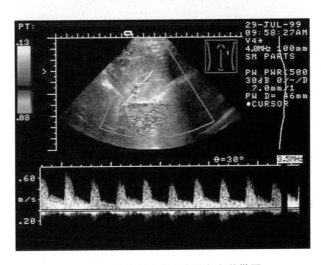

图 5-49　慢性肾功能不全彩色多普勒图

（十二）移植肾

超声检查对肾移植术前受体与供体肾脏大小、形态、皮质厚度、肾窦回声、血流测定及肾移植后移植肾的观测,并发症的诊断与处理等均有很大的帮助。移植肾常位于髂窝处,位置表浅,紧贴腹壁,凸面向外前方,肾门在内后面,上外下内。声像图表现如下（图 5-50、图 5-51）:

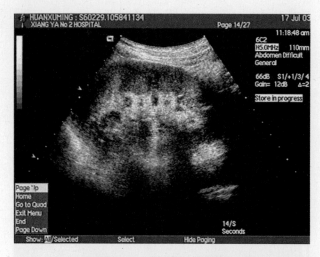

图 5-50 移植肾二维图像

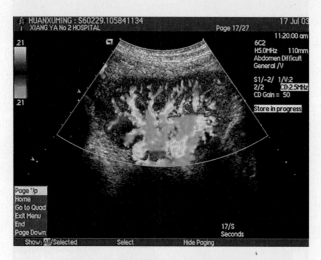

图 5-51 移植肾彩色多普勒血显像

1. 急性排斥期 ①肾脏体积迅速增大;②肾内回声低皮质、髓质境界分明;③肾锥体异常清晰。

2. 慢性排斥反应 ①肾脏体积逐渐增大,后期可缩小,最后萎缩;②肾内结构渐模糊;③实质光点增粗,回声渐强。

3. 移植肾彩色多普勒显像(CDFI) CDFI 鉴别排斥反应有一定意义,RI≥0.75 时,可考虑有急性肾排斥反应,移植肾动脉吻合口狭窄时,花色血流间杂有高速血流,多普勒呈湍流频谱,当肾动脉栓塞时则肾内无明显血流信号。

(1)无排斥时:肾内血流丰富,分布均匀,走行正常,色彩明亮,动脉显红色,静脉显蓝色,填充好,多普勒测值无明显异常。

(2)排斥反应时:彩色血流可减少,信号为显点状或斑块状,皮质更明显,多普勒测量血流速度无多大意义,而 RI、PI 相对增高。

4. 肾移植术后并发症 肾移植术后除肾排斥反应外,最常见的并发症是血肿、脓肿、尿液肿、淋巴肿、肾动脉吻合口处动脉瘤。声像图表现:移植肾旁或周围不规则无回声区,如为血肿、脓肿时无回声区内见光点,光团;尿液肿、淋巴肿则透声较好(扦治:必要时可在 B 超引导下穿刺,以协助诊断和治疗),肾动脉吻合口动脉瘤则呈现为搏动性,无回声,其内见光点流动,CDFI 见血彩充填,可探测到端流频谱。

（刘明辉）

第六节 肾脏 X 线检查

医学影像学是诊断小儿肾脏病常用的方法,近年来,随着血管造影、CT、MRI 及介入放射学的开展,扩大了泌尿系统的 X 线应用范围。肾脏缺乏良好的自然对比,平片仅能发现结石和钙化。尿路造影是 X 线检查(X-ray examination)的主要方法,可显示泌尿器官的形态并了解肾脏的功能,为诊断泌尿系统疾病提供可靠的依据。

一、常用 X 线检查技术

虽然肾脏的影像检查方法很多,但平片及静脉肾盂造影(IVP)仍为肾脏放射诊断不可替代的影像检查方法。

(一)平片检查

泌尿系平片应包括两肾、输尿管及膀胱区。平片可显示肾的大小、形状、位置、有无泌尿系统结石和钙化。摄片前儿童应清洁肠道,以免粪便和气体的重叠而影响观察。新生儿及婴儿可不行肠道准备。

检查前的准备:造影前一天行少渣饮食并服导泻剂,口服硫酸镁导泻是一种简便有效的方法。硫酸镁是一种容积性泻药,无毒,易溶于水,味咸凉微苦,无刺激性。口服后在肠道内形成较高的渗透压,使肠道内的水分不被肠壁吸收,肠内保留大量水分,容积增大,机械性刺激肠蠕动,达到导泻目的。大多情况下,内服硫酸镁约经 2～4 小时即可排出。儿童 1 次或 2 次顿服 50% 硫酸镁 50ml,同时饮温水 500ml,其肠道内作用浓度可以达到 5% 左右。口服硫酸镁肠道准备的满意率可达 97.2%,远高于清洁灌肠和口服蕃泻叶。口服硫酸镁作用于全消化道,肠内容物排泄迅速,不损伤黏膜,肠胀气少,应用方便。

(二)静脉肾盂造影

静脉肾盂造影(intravenous pyelography,IVP)又称排泄性尿路造影,本法是有机碘液在静脉注射后,经肾小球滤过而进入肾小管系统,最后排入肾盏及肾盂而显影,可清晰显示两侧肾实质和贮集系统,包括肾盏、肾盂、输尿管和膀胱(图5-52)。IVP 广泛应用于评估各种肾脏病变,包括血尿、创伤、先天性畸形、新生物、梗阻、感染及外科手术后并发症。

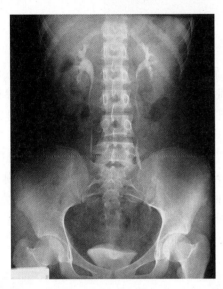

图5-52　静脉肾盂造影(IVP)
清晰显示两侧肾盏、肾盂、输尿管及膀胱

1. 造影前准备　患儿肠道准备与摄腹部平片的准备相似。还应限制饮水 6 ~ 12 小时,以免造影剂稀释而显影不良。禁水对肾衰、多发性骨髓瘤、婴幼儿、衰弱者或糖尿病患者有危害。对电解质平衡代偿功能差的患者,禁水可诱发急性肾衰,故造影前对此类患者禁水应持慎重态度。

2. 造影方法　儿童按 1.0 ~ 1.5ml/kg 体重计算。患者排尿后仰卧于检查床上,先静注造影剂 1ml,作碘过敏试验,15 分钟内无反应,再于 2 ~ 3 分钟内将造影剂注射完毕。由于大量造影剂在注射以后 15 ~ 20 分钟以内排出,故摄片应在此期间进行。5 ~ 6 岁以下儿童不压迫输尿管,生殖器部位用小块含铅橡皮遮盖以减少辐射。由于同样原因,照片张数亦相应减少,除平片外,注射造影剂后 3 ~ 5 分钟摄肾脏片一张。7 ~ 12 分钟摄第 2 张,包括肾及膀胱。大于 7 岁患儿,注射造影剂以后,压迫输尿管,在 7、15、30 分钟各摄片一张。然后摄松压后照片,

根据需要行俯卧位和站立位照片。应保持最低曝光剂量,减少运动伪影。压迫输尿管禁忌证:①主动脉动脉瘤;②腹痛;③近期曾行外科手术;④过度肥胖;⑤腹水;⑥泌尿道分流;⑦先天性输尿管梗阻。

对肾功能较差、肾盂积水和体重较大的患者,常规法显示不佳,可作双剂量法或大剂量静脉滴注法。前者用量加倍,操作方法同前;后者用量按 1.5 ~ 2ml 体重计算,加入等量 5% 葡萄糖或生理盐水,5 ~ 10 分钟滴完,滴完后 1、3、5、10、20 分钟各摄片一张。此法不必禁水,也不必腹部加压,肾盂、肾盏及肾实质显示均佳。

(三)逆行肾盂造影

逆行肾盂造影(retrograde pyelography)用于排泄性尿路造影显影不良者。有急性尿路感染和尿道狭窄者禁用。先作膀胱镜检查,然后向输尿管开口插入输尿管导管,使导管顶端置于肾盂输尿管交接部(可电视透视或照片定位),每侧缓慢注入 30% 泛影葡胺 7 ~ 10ml 后立即摄片。注意注射压力不可过高,造影剂量不可过多,否则会引起造影剂逆流和疼痛。本法显示肾盂肾盏形态较好(图5-53),主要缺点是不能了解肾脏的排泄功能,并具有创伤性,可诱发痉挛及肾绞痛。逆行肾盂造影应在 X 线电视监控下观察所注射造影剂的容量,以便得到满意的充盈。

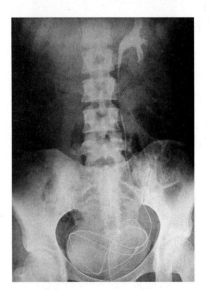

图5-53　左侧逆行肾盂造影
左侧肾盂肾盏形态显示良好

(四)膀胱造影

造影前清洁洗肠并排尿,将导管插入膀胱,注入 20% ~ 30% 泛影葡胺 150 ~ 200ml,摄正位及左右斜位片(图5-54),显影后将造影剂排出,必要时可注入适量空气双对比造影。

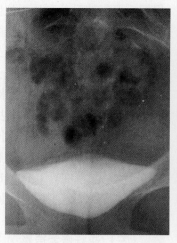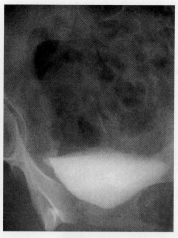

图 5-54 膀胱造影

（五）尿道造影

将导尿管插入前尿道，注入 20%～30% 泛影葡胺，同时摄片，也可在做完膀胱造影后拔出导尿管，嘱患者排尿，在排尿时摄片。后者全尿道处于松弛状态，对观察尿道狭窄、瘘管等更为满意（图 5-55）。

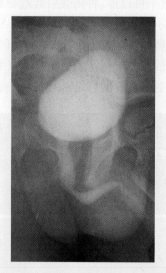

图 5-55 尿道造影

（六）导管法肾动脉造影

经皮股动脉穿刺法（Seldinger 套管针穿刺法）为常用方法。肾动脉造影（renal arteriography）对诊断高血压具有一定意义。对可疑肾血管性高血压，肾动脉造影为一重要诊断方法，能可靠地显示肾动脉主干及其大分支有无狭窄或狭窄后扩张，观察动脉侧支循环。

临床应用：

1. 肾血管疾病 5%～10% 高血压系因肾动脉狭窄所致。肾动脉狭窄是最常见可治愈的高血压。DSA 对识别肾动脉及其狭窄有较高的准确性。

2. 肾肿瘤 肾肿瘤术前血管造影的目的在于了解下腔静脉、肾静脉受累情况，识别肾血管和肿瘤供养血管。能帮助鉴别肿块性质、进行肿瘤分期和了解血管闭塞等情况。肾肿瘤 DSA 检查可帮助正确识别下腔静脉的通畅性、肾动脉数目、肾静脉闭塞及肿瘤定位。DSA 仅能偶见小叶间肾动脉分支，DSA 常见叶间肾动脉分支；在某些病例可比常规 CT 动脉造影更清晰显示肿瘤血管。DSA 的肿瘤染色可以诊断肾区多血管肿瘤（图 5-56）。

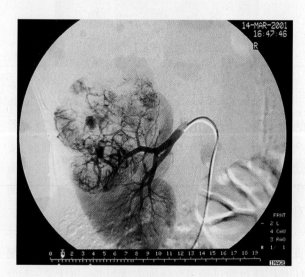

图 5-56 右侧肾动脉 DSA
清晰显示右侧肾癌肿瘤血管，可见肿瘤染色

3. 肾移植术 肾移植接受者，即使成功的移植也约有 25% 发生肾动脉狭窄、慢性肾排斥、术中移植肾的缺血性损害、输尿管梗阻等。DSA 可用于评估血流动力学意义。此外，尚可发现移植肾的肾动脉瘤样扩张。对肾移植的供体，术前了解肾周围血管结构及肾动脉主干。

造影剂的应用:肾脏X线检查,经常使用水溶性含碘造影剂。在放射学走进21世纪之时,水溶性含碘造影剂在不断地发展,其目的主要为减少毒副反应,提高安全性和增强效应,但实际上造影剂的不良反应(包括肾中毒性影响等)并未能完全消除,因而必须引起足够的重视并提出相应的防治措施。

不良反应:造影剂的反应可按严重程度分类,也可按已知或假定可能的原因分类。特异反应与变应性(药物过敏性)反应相似,症状包括荨麻疹、喉头水肿或支气管痉挛。非特异反应(如恶心、呕吐、肾中毒及心律不齐)可能由于直接化学毒性影响或高渗透性所致。区分两者的重要性不仅在于两者的治疗方法不同,而且对其预防的措施不同。

造影后肾中毒:造影剂为第三个最常导致医源性肾衰的原因,仅次于低灌注状态及外科手术后。血管内注射造影剂对肾脏常可导致急性肾衰。造影剂诱发急性肾衰的危险因素:肾功能不全、糖尿病、脱水、心血管疾病及多发性骨髓瘤等。注射造影剂后肾中毒严重程度不同,可包括无症状、一过性非少尿性肾功能不全至少尿症(尿量<400ml/d),严重急性肾衰需要血液透析。

轻度非少尿性急性肾衰仅为一过性病变,血清肌酐水平在给造影剂后3～5天升高,10～14天恢复正常。严重肾中毒者在24小时内发生少尿症。少尿症常持续2～5天,血清肌酐5～10天内最高,14～21天恢复正常。

二、正常肾脏X线表现

肾周围有脂肪囊,在质量良好的平片上,两肾轮廓清晰。正常肾影位于腰大肌影外缘,呈"八"字形排列。肾影如蚕豆,轮廓光滑,上极略尖,下极圆钝。其内侧中部略凹陷为肾门。两肾大小、形状大致对称,一般在第十二胸椎至第三腰椎范围内。左肾稍高于右肾。肾脏有一定移动度,立位较卧位略低,正常不应越过邻近一个椎体的高度。侧位片上肾影与腰椎重叠。

肾大盏呈管状,其外侧又与2～3个肾小盏连接,肾锥体乳头伸入小盏顶端使肾小盏在肾乳头周围形成隐窝,即小盏穹隆部。由于肾乳突伸入,故小盏呈杯口状凹陷,而正面及斜面投影,则为圆形或卵圆形影中央密度稍淡。正常肾盂形态两侧大致相似,轮廓光滑规则,小盏的杯口边缘锐利。肾盂肾盏的形态也可有较大变异,如有的肾盂狭小,很快分成

两个长形的肾大盏,称为分支型肾盂;有的肾盂大且饱满,可直接与小盏相连而没有大盏,称为壶腹型肾盂(图5-57),这种肾盂易误为肾盂积水。

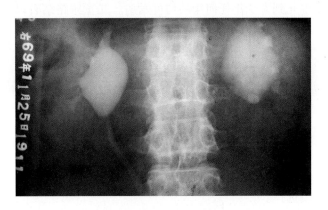

图5-57　双侧壶腹型肾盂

造影时若肾盂肾盏内压力过高,可引起造影剂逆流,多见于逆行肾盂造影注射压力过高时,常见的逆流有:①肾小管逆流:造影剂进入乳头的肾小管内,表现为肾小盏穹隆向外呈放散的毛刷状纤细条影;②肾窦逆流:肾小盏穹隆部撕裂,造影剂溢入肾窦,表现为穹隆边缘角状、块状或条状影;③静脉逆流:外溢间质的造影剂,沿静脉散布,表现为自穹隆向外走行的拱形细线条影;④淋巴管逆流(图5-58):造影剂进入淋巴管内,表现为向肾门方向走行的纤细线条,迂曲而边缘略不规则。

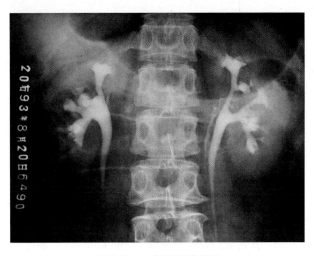

图5-58　左肾淋巴管逆流

三、常见疾病

(一)泌尿系结石

儿童尿石症相对少见,在泌尿系结石(urinary calculus)患者中,儿童约占2%～3%。美国儿童尿

石症住院患者的发病率为 1/7600～1/1000；在欧洲，儿童肾结石的发病率为每年每百万人口 1～2 人。男孩发病率略高于女孩，但比例非常接近，从早产新生儿到青少年任何年龄均可发病。儿童尿路结石以肾结石和输尿管结石为主，膀胱结石和尿道结石日趋减少。泌尿系结石主要由磷酸钙、草酸钙和尿酸盐等组成。95% 以上的结石密度较高，能在平片上显影，称为阳性结石。极少数尿酸盐为主的结石密度低，在平片上不能显影，称为阴性结石。儿童尿路结石的形成原因、治疗方法与成人既有许多相似之处，又有其特殊性；受儿童尿路解剖特点的限制。成人常规使用的经皮肾镜、输尿管镜等微创技术尚需谨慎选择。

1. 肾结石（kidney stone） 肾结石多数位于肾盂肾盏内，肾实质结石少见。平片显示肾区有单个或多个圆形、卵圆形或钝三角形致密影，密度高而均匀（图 5-59）。边缘多光滑，但也有不光滑呈桑葚状。在肾盂肾盏内的小结石可随体位而移动，较大结石其形态与所在腔道形态一致，可表现为典型的鹿角形或珊瑚形。有时结石可充满整个肾盂肾盏而类似肾盂造影的表现。侧位观，肾结石大多与脊柱相重叠。

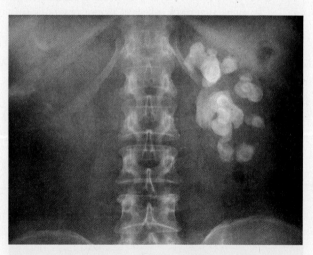

图 5-59 左肾多发结石 右肾小结石

2. 肾钙乳（calcium milk of the kidney） 多无临床症状，通常是偶然发现，尤其是囊肿型。积水型肾钙乳因并发尿结石而出现相应症状。肾钙乳也可引起尿路感染、腰痛、脓尿、肉眼或镜下血尿、高血压等。因此，对肾区有圆形或类圆形致密影者，不论有无泌尿系症状，应注意排除肾钙乳的可能。

影像学检查的目的是为了显示并证明钙乳的活动性和重力依赖性。即高比重的钙乳颗粒总是随重

力的改变处于积水最低处，形成的钙质分层现像，并可随患者体位改变而发生形状变化，最可靠地将其与其他影像学密度增高的疾病区别开来。肾钙乳诊断主要依据 X 射线检查，立位和侧卧位投照均可显示出钙液平面，这是确诊肾钙乳的主要依据。肾钙乳各种影像表现的典型程度与钙乳颗粒数量、大小、成分、肾积水程度、肾囊肿大小有一定关系。而且，肾钙乳常合并肾及输尿管结石，故需与多发性肾及输尿管结石、肾囊肿钙化或囊肿内结石相鉴别。立位片或侧卧位显示钙液平面，表现为盘状或半圆形密度增高影。卧位片显示"麻饼"征，表现为团状颗粒性或不均匀性密度增高影，边缘较模糊。

肾钙乳常被误诊为肾结石，原因主要是：肾钙乳的临床表现和体征与尿石症相似；部分医师对肾钙乳的认识不足；X 射线检查时只常规采取仰卧位，极易忽视肾钙乳的诊断。

3. 肾盂输尿管连接部梗阻合并肾结石 X 线检查可以发现肾积水、了解积水的程度，并确定梗阻的原因、部位和性质。一般情况下，常规静脉尿路造影可了解肾功能和积水情况，必要时可延迟摄片；大剂量滴注静脉尿路造影可了解肾实质情况；当静脉尿路造影显影不满意时，可进行逆行肾盂造影；若逆行插管失败或仍不能满意显影时，可进行 B 超引导下经皮穿刺肾盂造影。

（1）平片肾脏轮廓可发生改变，并可发现阳性结石。巨大肾积水时，可见肾影增大，可有邻近脏器移位。

（2）静脉尿路造影可明确有无梗阻及梗阻的部位、积水的程度，同时还可了解肾脏的功能。肾积水表现为肾盂、肾盏显影慢而淡；肾小盏杯口变平或圆钝，或呈杵状，肾大盏颈部变宽。轻度肾积水者，可见肾小盏杯口变平，肾盏变短、变粗呈杵状，随着积水量逐渐增加，上述改变更为明显。严重积水时，扩张的肾盏淡而圆，甚至肾盂和肾盏均不显影；肾皮质可变薄。肾积水患者肾功能受到影响时，静脉尿路造影结果常不满意，肾显影延迟，密度减低，甚至完全不显影。

（3）逆行肾盂造影可较清楚地显示肾积水的程度，确定上尿路梗阻的位置及梗阻病变的性质，对诊断有重要意义。逆行尿路造影虽有较大的诊断价值，但操作复杂，受检者有一定痛苦，并可引起上行感染，而不宜常规采用，仅用于肾脏显影不良时。

（4）当静脉尿路造影肾显示不满意，而逆行肾盂造影失败或不能明确诊断者，可考虑采取经皮肾

穿刺尿路造影。肾穿刺尿路造影可使梗阻以上的部位显影,明确梗阻的部位和程度。目前采用磁共振水成像对肾盂输尿管进行显像(MRU)来取代有创的经皮肾穿刺尿路造影,能取得满意的效果。

(二) 肾结核

结核侵犯肾脏引起肾结核(renal tuberculosis),但往往蔓延至膀胱时才出现典型的临床症状:尿频、尿急、血尿或脓尿,可伴有低热、体重减轻、乏力和贫血等。泌尿系结核大多继发于肺结核。

1. 主要病理过程 结核菌多经血行到达肾实质,形成许多小病灶,其中多数自愈,仅少数进一步发展。病灶中心干酪坏死形成结核性脓疡,经肾乳头溃破与肾小盏相通,坏死组织排出后形成空洞,引起肾盏和肾盂结核。病变扩展形成多数干酪样脓腔,同时结缔组织增生引起管腔狭窄或闭塞,使病变扩展到全肾,成为肾盂积脓或称结核性脓肾。干酪物质可以钙化,如全肾广泛破坏后引起全肾钙化,输尿管闭塞,肾功能完全丧失,称为肾自截。结核病变蔓延到输尿管时引起管壁的溃疡和纤维化,使输尿管增粗变硬,管腔狭窄而加速肾脏破坏。膀胱受累开始仅为黏膜充血、水肿,继之干酪坏死形成溃疡,肌层纤维化可造成膀胱挛缩,累及健侧输尿管口导致对侧肾盂及输尿管积水。

2. X线表现

(1) 尿路平片:平片可见肾外形增大或呈分叶状。4.5%~31%可显示肾结核的片状、云絮状或斑块状钙化灶。其分布不规则、不定型,常限于一侧肾脏。若钙化遍及结核肾的全部甚至输尿管时,即形成所谓的"自截肾"。

(2) 静脉肾盂造影:典型的结核表现可见肾实质破坏。局限在肾乳头和肾小盏的病变为边缘毛糙,不整齐,如虫蚀样变,或其漏斗部由于炎症病变或瘢痕收缩,使小盏变形、缩小或消失。如病变广泛,可见肾盏完全破坏,干酪坏死呈现边缘不齐的"棉桃样"结核性空洞。若全肾破坏,形成脓肾,肾功能丧失,则静脉肾盂造影检查时患肾不显影。输尿管结核(tuberculosis of ureter)在X线造影可显示管壁不规则,管腔粗细不匀,失去正常的柔软弯曲度,呈现僵直索状管道。晚期表现为缩短而僵直,可有条状钙化。膀胱结核(tuberculosis of urinary bladder)早期改变不明显,有时可见到膀胱边缘稍粗糙。晚期膀胱挛缩变形,容积缩小,边缘不规则。当病变侵及对侧输尿管口引起狭窄时,则出现该侧肾盂及输尿管积水(图5-60)。

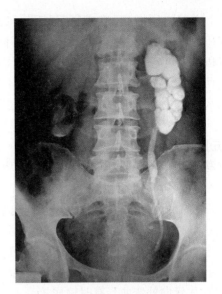

图5-60 右肾结核,右侧肾自截;
左侧输尿管结核,左肾积水

(三) 肾囊肿

平片表现为肾影局限性增大。尿路造影可见肾盏受压变形和移位,多呈弧形,边缘锐利,肾盏无破坏,局限于肾的一部分(图5-61)。选择性肾动脉造影对鉴别肾癌和肾囊肿(renal cyst)极有价值,囊肿仅有肾动脉分支受压移位。分散和包绕等占位征像,无肿瘤血管。肾实质显影时可见边缘清晰的充盈缺损。

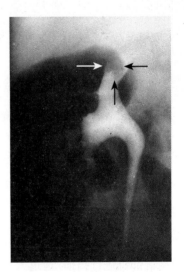

图5-61 右肾上极囊肿,
右肾上盏受压变形

(四) 尿路梗阻与肾积水

肾积水(hydronephrosis)主要由尿路梗阻引起,梗阻的最常见原因是结石,其次为瘢痕狭窄、肿瘤、腔外迷走血管和粘连带等。此外,排尿功能障碍也能造成肾积水。尿路梗阻或排尿功能障碍均可引起梗阻上方腔内压增高,造成肾盏扩张、肾泌尿功能减退和肾皮质萎缩。梗阻部位和程度不同,积水的范围和程度也各异。可表现为局限性肾盏积水,一侧或两侧肾盂及输尿管积水等。尿路造影可显示积水的范围、程度及其原因,了解肾脏的排泄功能。

(五) 泌尿系先天性异常

1. 马蹄肾(horseshoe kidney) 是先天性肾融合中常见者,两肾下极相互融合,形如马蹄,故称马蹄肾。平片见两肾位置较低,肾下极斜向内侧,在峡部越中线处腰大肌影中断。尿路造影可见两侧肾盂肾盏位置低而且两肾接近(图5-62)。由于旋转不良肾盂肾盏多重叠,甚至肾盏指向内侧,肾盂转到外侧,上段输尿管向外弯曲。有时输尿管受血管、纤维带或峡部压迫可引起肾积水。腹主动脉造影对决定手术方式有很大帮助。

2. 异位肾(ectopic kidney) 是胚胎期肾胚芽位于盆腔,在发育过程中,肾逐渐上升到腰部。通常由于肾血管起源异常,导致肾上升发生障碍,成为异位肾。异位肾可位于盆腔、髂窝或上腹部,偶尔可位于胸腔。常伴有旋转不良、输尿管多较短,尿路造影或血管造影可明确诊断。

异位肾与肾下垂不同,后者是为肾周围支持组织薄弱造成肾脏活动度过大,可引起肾排空功能障碍,多见于成年体弱者,其肾动脉起源与输尿管长度均正常。

3. 肾盂输尿管重复畸形(duplication of pelvis and ureter) 是因胚胎早期有两个输尿管芽进入一个后肾胚基发育而成。可为单侧或双侧。肾分上下两部,各自的肾盂与输尿管连接,两条输尿管可合并为一进入膀胱,也可各自进入膀胱。一般上位肾盂较小,排泄性尿路造影大部分可明确诊断(图5-63)。

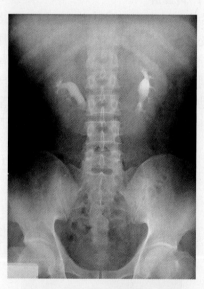

图5-62 马蹄肾
两肾下极融合,两侧肾盂肾盏旋转不良

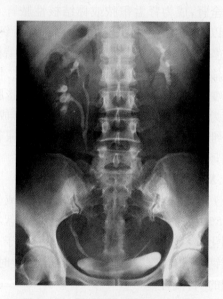

图5-63 右侧肾盂输尿管重复畸形

(刘 辉)

第七节 肾脏电子计算机体层检查

计算机体层摄影(computed tomography,CT)是利用X线对检查部位进行扫描,透过人体的X线强度用检测器测量,经信号转换装置和计算机处理,构成检查部位的图像。CT对诊断肾脏病变可提供有价值的信息,是肾脏疾病影像诊断重要手段。

螺旋或容积采集(spiral,亦称helical或volume acquisition)CT是在X线管-探测器连续旋转的同时,患者以恒定速度经过机架,其结果可获得螺旋型数据,通常患者只一次屏气即可完成。螺旋一词系来自在扫描过程中,X线焦点围绕患者形成一螺旋线行径。

一、正常肾CT表现

CT可直接显示肾横断面解剖,并可提供冠状面、矢状面及不同角度斜面的重建图像。肾周围有大量脂肪组织,所以肾边缘可以清晰刻画。CT扫描,肾上、下极呈横位椭圆形,肾门呈镰刀状。肾实质有一相对均匀的密度,其 CT 值为(30±10)HU,依含水量而异。注射造影剂以后与动脉造影的动脉早期相似,皮质强化;髓质、肾锥体呈低密度区。由于肾小管系统造影剂逐渐集聚,导致肾髓质密度逐渐增高,皮质强化程度则渐呈下降,以后,肾盏逐渐显影。CT 能显示正常肾包膜外脂肪。肾外缘轮廓光滑。

二、肾脏疾病

(一) 先天畸形

肾先天异常包括肾缺如、肾异位或融合肾等,甚至不用静脉注射造影剂的 CT 平扫即可显示。

1. 先天性孤立肾(congenital solitary kidney) 又称单侧肾未生成(unilateral renal agenesis),本病无特异性的症状或体征,可终生不被发现。该病常合并生殖系统畸形,如女性可合并阴道闭锁、一侧输卵管和卵巢及双子宫等。男性可合并输精管发育不全或缺如。先天性孤立肾可发生旋转不良、肾盂积水等。先天性孤立肾常为影像学检查偶然发现,一侧肾脏代偿性肥大可以提示先天性孤立肾(图 5-64)。若一侧肾脏不肥大,应仔细搜寻是否存在异位肾。当静脉尿路造影见一侧肾脏缺如时,CT 可帮助进一步确诊,增强 CT 更具有优势。

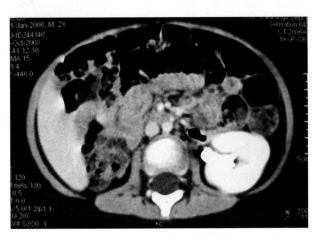

图 5-64　左侧先天性孤立肾

2. 异位肾(ectopic kidney) 是胚胎肾发育上升过程中的停顿,成熟肾脏未能达到肾窝,依据其停留部位不同分别称"盆肾"、"髂肾"、"腹肾",肾脏跨越中线至对侧称"交叉异位肾",90% 交叉异位肾与对侧肾脏发生融合。胸腔异位肾十分少见,指部分或全部肾穿过横膈的侧后方、Bochdalek 孔内,横膈变薄,似薄膜包绕肾的深入部分,因此,胸腔移位肾不在游离胸腔内。胸腔异位肾已完成正常旋转过程,肾的形态和收集系统正常,输尿管拉长且开口位置正常。CT 检查是诊断异位肾的可靠方法,通常情况下静脉尿路造影可以显示异位肾脏的位置、形态和异位肾脏不同程度的旋转异常,以及伴随的输尿管弯曲、拉长和积水等。

3. 肾发育不全(renal hypoplasia) 指肾单位及导管发育分化正常,仅肾单位数目减少,肾外形正常,但体积小于正常肾的 1/2 左右,甚至仅为蚕豆大小,输尿管发育正常。单侧肾发育不全时,对侧肾脏可代偿肥大。双侧肾发育不全可导致肾功能不全,肾血管畸形可导致肾性高血压,合并输尿管异位开口时可有尿失禁或尿路感染。静脉尿路造影常因过小肾脏分泌对比剂量少而显影不良。CT 检查可以进一步显示患侧肾脏均匀性缩小,为正常肾脏的 1/2 或更小(图 5-65、5-66)。肾小盏和肾乳头的数目减少,肾盂缩小且靠近脊柱。影像学主要与慢性萎缩性肾盂肾炎和先天性肾动脉狭窄鉴别,前者肾脏表面轮廓不光整,凹凸不平,肾实质薄,肾盏数目无减少;后者肾脏缩小不明显,肾盏数目无减少,临床有高血压病史。多排螺旋 CT 的增强检查结合后处理能良好地显示其特点。

4. 肾发育不良(renal dysplasia 或 dysgenesis) 可以表现为实性或囊性为主,组织学见存在原始导管、不成熟肾小管、过量的纤维组织及囊性结构,可含有不等量的正常肾单位。以实性为主的肾发育不良在 CT 检查可显示患侧肾脏缩小,可见大小不等、数目不一的囊肿,可合并输尿管梗阻、异位开口等(图 5-67)。以囊性为主的肾发育不良,肾轮廓不规整,肾脏被大小不等、数目不一、成簇状的囊肿所替代,其间含有岛状肾组织,收集系统缺失,输尿管缺如或呈纤维索状。

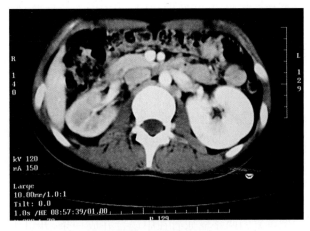

图 5-65　右肾发育不全

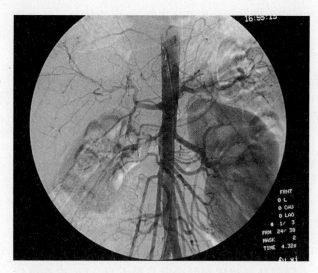

图 5-66 （图 5-65 同一病例）肾动脉 DSA 显示
右侧肾动脉较左侧细小

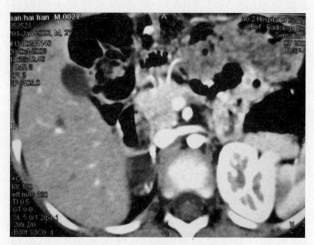

图 5-67 肾发育不良 右肾呈少量
纤维组织及囊性结构

5. 肾旋转不全（renal malrotation） 肾脏在上升到最终位置肾窝时，其肾盏不能转向外侧，肾盂没有指向中线，CT 检查可明确诊断。包括：①不旋转肾：肾盂朝向腹侧，与胚胎期相同；②不完全旋转肾：肾盂朝向腹内侧；③相反旋转肾：肾血管围着肾前方扭转，肾盂指向外侧，肾盏指向中线；④过度旋转肾：肾旋转 180°，肾盂面向背侧。常合并肾盂积水、尿路感染等。

6. 重复肾畸形（renal duplication） 指两个肾的实质融合在一起位于同一被膜内，外观呈一个体积较大的肾，上下两部分各有其本身的肾盂、输尿管和血管。部分病例可见一条浅沟作为两个肾的分界线，输尿管多开口于膀胱同侧，也可异位开口，部分病例重复的两条输尿管在中途合并成一条，开口于膀胱。本病常在影像学检查时偶然发现，静脉尿路

造影可显示上下两套收集系统显影，位于上部的肾脏可以显影不良或不显影。增强 CT 检查可以评估重复肾脏的功能。

7. 融合肾（fused kidney） 指双侧肾脏组织的广泛或局部性互相融合。包括：①马蹄肾（图 5-68）：指两肾下极在脊柱大血管前方相互融合，融合部分为肾实质和结缔组织构成。最常见，发生率约为 1∶400，男性多见，约 1/3 病例合并各系统多种畸形。②S 型肾：指交叉移位的肾脏位于下面，肾下极相互融合，每个肾在各自的垂直轴线上旋转，肾盂方向相反，形成"S"状。③L 型肾：指肾的交叉移位横卧于正常的肾下极而形成，肾长轴可产生颠倒或反向旋转。④盘状肾：指肾的两极内缘的连接，形成 1 个平圆形体，像盘状，每个肾的外形保持正常。盘状肾的位置常位于骶前部，因此也称"骶前盆肾"。⑤块状肾：两侧肾广泛融合成一个不规则的分叶状块，通常停留在盆腔内。CT 检查是诊断融合肾的可靠方法。

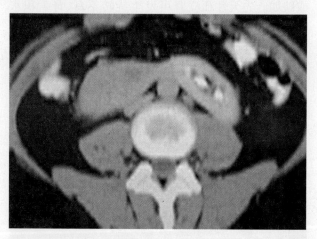

图 5-68 马蹄肾

8. 肾囊性病（renal cystic disease） 囊性病变有些为先天性发育异常，有些与遗传有关，有些为后天的。发病年龄不同，多见于儿童，CT 增强能准确诊断（图 5-69）。

（二）小儿泌尿系肿瘤

小儿肿瘤的发生率目前呈增多趋势，一些成人肿瘤也可发生在小儿。小儿肾脏肿瘤具有其特殊性，表现在：①小儿肾肿瘤与胚胎形成过程有关，有先天异常和肿瘤的双重性；②胚胎性母细胞瘤常见，肿瘤可合并某些先天异常或综合征；③小儿还可发生非起源器官的细胞肿瘤；④生殖细胞的畸胎瘤可见于任何器官。随着肿瘤发生学的深入研究，小儿因免疫异常或散发性染色体异常而发生肿瘤者不少见。

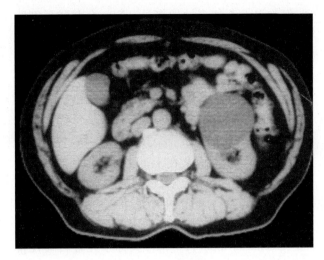

图 5-69　左肾囊肿

　　小儿恶性实体瘤中最多见的是腹部肿瘤,而其中肾脏肿瘤占首位。肿瘤生长迅速,恶性度高,但对化疗敏感,成活率高。随着诊断手段的发展和综合治疗方法的进步,肿瘤的早期诊断和早期治疗大大提高了患儿的存活率。

　　1. 肾母细胞瘤　肾母细胞瘤(nephroblastoma,又称肾胚瘤、Wilm's 瘤)及其相关的亚类占小儿肾脏原发性肿瘤的 85% 以上,如为预后良好的类型,Ⅰ、Ⅱ期病变经合理治疗存活率可达 90% 以上,因此对肾母细胞瘤进行深入了解是非常重要的。

　　CT 检查可清楚显示肿瘤的部位及范围,有助于肿瘤分期(图 5-70)。平扫表现为肾区向周围生长的实性、囊实性肿物,少数则以囊性病变为主(囊肿型)。瘤体一般较大,直径>4cm,巨型者向前可抵前腹壁,向内越过中线,向上伸展压迫肝左右叶或居胃胰脾间区,向下进入盆腔。肿瘤轮廓多较光滑,或为大分叶状。截面呈边缘清楚的圆形或椭圆形肿块,密度低于或接近肾实质(CT 值 34~50HU),瘤内密度不均匀,出血、坏死、囊变形成瘤内更低密度区,CT 值(0~25HU)。平扫可显示肿瘤内钙化(5%~15%)、脂肪组织密度(7%),残余的肾脏见于瘤体周围或上下极,平扫时与肿瘤分界不清,部分病例见其内扩大的肾盂、肾盏,肿瘤包膜也显示不清,少数中心性肿瘤早期在肾盂呈息肉状生长,形成软组织密度影。增强示肿瘤实体部分强化相对较轻(提高40HU),与明显增强的肾脏形成鲜明的对比,构成清楚的肿物边界。正常增强的残肾(CT 值达 120HU以上)在肿瘤周边形成新月形或厚薄不等的半环形或多环形高密度影,称边缘征。肿瘤包膜可强化。肿瘤内无强化的出血坏死,囊变区显示更清楚。延

迟扫描可见肿瘤压迫肾盂、肾盏,使之撑长、移位或扩张等表现。周围脏器血管可有推移、变窄。较大肿瘤常压迫相邻器官和血管使之移位及狭窄,为Ⅰ期表现。多中心肾母细胞瘤、双侧肾母细胞瘤 CT 所见同上。肾盂内肿瘤可似息肉样,形态不规则,部分病例可见肾母细胞增生结节。

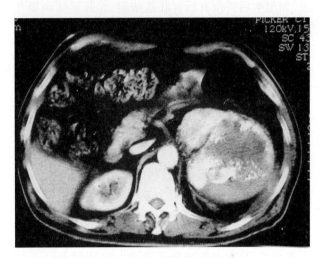

图 5-70　左侧肾母细胞瘤

　　肾包膜的边缘不规则或肾周脂肪模糊消失,肾筋膜增厚,提示肿瘤向包膜外生长。血管侵犯于增强早期和肾皮质期显示较清楚,下腔静脉增粗,腔内充盈缺损,密度不均匀或肾造影期延长,提示有瘤栓。文献报道 40% 侵犯肾静脉,但 CT 常不易确定肾静脉病变。有时瘤栓经下腔静脉进入右心房,形成心房内低密度灶。肾门、腹膜后淋巴结肿大,可由淋巴管转移或肿瘤直接蔓延所致。值得注意的是术前化疗后在短期内肿瘤出现多房囊性变,类似囊性肿瘤。病侧集合系统可不显影。腹部 CT 扫描时应注意有无肝转移、远处淋巴结转移及对侧肾脏情况。腹腔积液、腹膜结节、肠系膜混浊、大网膜增厚为腹腔内肿瘤种植的表现。

　　鉴别诊断:典型的肾母细胞瘤 US 及 CT 诊断符合率高达 90% 以上,肾母细胞瘤的不典型表现仍为本病诊断的难点。肾盂内肾母细胞瘤需与慢性黄色肉芽肿性肾盂肾炎、肾盂积水、肾盂内其他肿瘤如后肾腺瘤、肾癌(renal cell carcinoma,RCC)等鉴别。肾中上极外生性肾母细胞瘤需与肾上腺肿瘤(如神经母细胞瘤)鉴别。

　　肾母细胞瘤伴肾周积液及包膜下血肿、尿瘘,应与肾外伤、恶性横纹肌样瘤(恶性杆状细胞瘤)、肾母细胞瘤破裂等鉴别。肾母细胞增生症与肾母细胞瘤并存时需与单纯肾母细胞增生症和淋巴瘤鉴别,

还应注意先天性中胚叶肾瘤及其他少见肿瘤如外源性神经源性上皮细胞瘤等。囊性肾母细胞瘤应与多房性囊性肾瘤、透明细胞肉瘤、恶性杆状细胞瘤等鉴别。

2. 肾母细胞增生症

（1）胚胎与病理：肾胚胎在妊娠 34～36 周完成，如出生后持续有后肾胚基细胞，尤其延续到婴儿期时，可在肾实质内引起一些组织上不同、病原上相关的异常改变。所有持续存在的后肾组织胚胎细胞病灶称为生肾残余（nephrogenic rests, NRs），被认为是肾母细胞瘤的前驱病变。

Beckwith 根据病变部位将之分为肾叶周型、肾叶内型、联合型和普遍型。根据 NRs 数目分为单灶、多灶性或弥漫性，而以多灶性和弥漫性 NRs 多见。组织学根据 NRs 发展状态又可分为静止、退化或硬化、增生及肿瘤等 4 个亚型。前两型系镜下所见，增生型 NRs 肉眼为斑块或透镜状；结节状或发展增大者为肿瘤型。镜下增生型 NRs 与肾母细胞瘤甚相似，只有肉眼观预示恶变。叶周型者位于肾脏周围皮质或 Bertin 肾柱，常伴发于 Beckwith-Wiedeman 综合征及偏侧肥大、Perlman 综合征等，3% 恶变为肾母细胞瘤。叶内型者较叶周型远为少见，但伴发肾母细胞瘤者较多，且多见于 Drasch 综合征、WAGR 综合征。

（2）临床及 CT 表现：本病见于任何年龄组，高峰年龄为 6～18 个月，很少引起症状，少数可触及包块。90%～95% 双侧肾母细胞瘤（尤多伴发于综合征者）和 30%～44% 的单侧肾母细胞瘤肾内有 NRs。单侧肾母细胞瘤伴 NRs 者 16% 发展为双侧肾母细胞瘤。并非所有的 NRs 都需手术治疗，化疗不能制止其转变为肾母细胞瘤。镜下 NRs 与肾母细胞瘤不易区别，多灶性病变穿刺活检的可靠性低，因此影像学诊断和随访十分重要。

CT 表现：单纯 NRs 表现为多灶性者，平扫 NRs 通常呈等或稍高密度病灶，小病灶不能发现；增强示单侧或双侧肾内多发性病灶位于外周肾皮质内，多呈斑片状、透镜状或卵圆形（直径 0.5～3.5cm），边界锐利、均匀的低密度灶，突出肾表面时使肾轻度分叶。病灶较大时呈球型，还可融合，使肾表面局部隆起、肾脏肿大，相邻肾组织受压分离。弥漫性者呈双侧肾脏弥漫性增大，轮廓光滑或分叶。增强后病灶无强化，肾周边或肾包膜下见均匀无强化的低密度宽带或含条纹状强化。中心剩余正常肾实质呈高密度边缘参差不齐的针状突起，似鹿角状，为特征性表

现，但弥漫性不如多灶性多见。NRs 合并肾母细胞瘤表现：以 NRs 为主时，整个形态似 NRs，而并存的肿瘤内常可见轻度至明显不均匀的密度，且有不均匀增强，CT 上能显示肾母细胞瘤者占 86%，如随访中病变增大，密度变得不均匀，常可明确肿瘤形成。以肾母细胞瘤为主者，NRs 可分布在肾母细胞瘤周围或呈与之分离的结节，但 CT 常不能分辨肾母细胞瘤周围的 NRs。其意义在于单侧肾母细胞瘤伴 NRs 者，在其余肾组织内形成肾母细胞瘤的概率较高，应随访至 7 岁。需与肾母细胞瘤、淋巴瘤鉴别诊断。

3. 肾透明细胞肉瘤 肾透明细胞肉瘤（clear cell sarcoma of kidney, CCSK）又称小儿骨转移性肾肿瘤，既往曾归属于不良型组织结构的肾母细胞瘤，但其细胞来源不明。

CT 表现：CT 形态同其他肾内实性肿瘤，边界清楚，肿瘤通常侵犯单侧肾，病灶单发，体积较大时直径可达 16cm，含有坏死及大小和数目不等的囊性变区，25% 可见钙化。因肿瘤血管丰富 CT 增强可有中度强化。骨转移的 X 线形态并无特异性，需要与骨髓炎、Ewing 肉瘤鉴别。CCSK 与其他肾内实性肿瘤形态学相仿，根据发病年龄和诊断时已有骨转移的特点可帮助鉴别。

4. 肾细胞癌 肾细胞癌（renal cell carcinoma, RCC）偶见于小儿，大多为透明细胞癌，颗粒细胞癌相对少见，占小儿恶性肾肿瘤 2% 以下。

CT 平扫肿瘤呈圆形或不规则形，低或稍高密度的实性肿块使局部肾皮质隆起，密度不均，边缘不清，20%～33% 可有较大的斑块或点状中心性钙化，少数骨化者，标志预后良好。CT 增强肿瘤强化明显低于正常肾实质，使癌肿范围显示更清楚，密度不均匀。肿瘤穿破肾包膜可侵犯肾周及肾窦部脂肪，包绕肾蒂。肾静脉和下腔静脉内形成瘤栓时，可见静脉管腔增粗，显现软组织密度的条带或腊肠样影或充盈缺损。腹膜后血管旁膈脚后淋巴结转移时，淋巴结呈结节状肿大并可有钙化。需与肾母细胞瘤鉴别。

5. 多房性囊性肾瘤 多房性囊性肾瘤（multi-locular cystic renal tumor, MCRT），曾名肾囊性错构瘤、多房性肾囊肿等。

CT 平扫示边界清楚的肾内多房性囊性占位，囊大小不等，分隔完全，厚薄不一，偶见弧线状钙化，囊之间、囊与集合系统间均无交通。CT 值因囊内容物性质而异，一般多为水样密度。囊内含黏液瘤凝胶较多时，CT 值为软组织密度。邻近肾脏受压呈爪状

或握持状。CT 增强后的肾实质明显增浓，肿物包膜和分隔增强，构成蜂窝状，但对比剂不进入囊腔，囊腔直径小于 1cm 或微小囊靠近隔时，CT 可无囊性特征或为囊实性。囊肿如疝入肾盂可引起肾积水。CN 和 CPDN 不能由影像学区分。鉴别诊断应区分囊性肾母细胞瘤（<10%）中胚叶肾瘤、少数肾透明细胞肉瘤、肾癌和节段性多囊性肾发育不良。

6. 恶性横纹肌瘤　恶性横纹肌瘤（malignant rhabdoid tumor of kidney, RTK），又称恶性杆状细胞瘤，是一种少见的恶性度较高的肿瘤。本病在所有肾肿瘤中预后最差，成活率低，18 个月成活率仅 20%。

CT 表现：肿瘤可为单侧或双侧，多数居肾中心部位、肾门周围，侵犯肾髓质及集合系统，瘤体偏大，平均直径 8cm（3 ~ 14cm），边缘清楚或模糊（肿瘤呈浸润性生长），肿瘤密度不均，常有分叶。文献记载 70% 有包膜下积液（血）、肿瘤出血，坏死腔勾出肿瘤小叶的边缘（并可见点状及弧线状钙化）。增强示肿瘤不均匀强化，出血坏死区无增强，血管和局部侵犯较常见。需与肾母细胞瘤、先天性中胚叶肾瘤鉴别。

7. 先天性中胚叶肾瘤　先天性中胚叶肾瘤（congenital mesoblastic nephroma）亦称胎儿间叶性错构瘤、平滑肌瘤性错构瘤。

CT 表现：平扫示肾内大的实性低密度肿块，典型的常侵犯肾窦并取代大部分肾实质及集合系统。外周正常的肾实质受压，患肾增大变形。60% 有囊变，甚至为囊性，且可有包膜下积液，病变区内小钙化多见，个别可含大量脂肪。CT 增强表现为肾内低密度稍不均匀肿块，周边部可有增强。文献报道平滑肌瘤型瘤周还可有血管环包绕构成晕征。于延迟图像中有少量对比剂分布，这是由滞留于基质内的肾小球、肾小管排泄对比剂所致，仅见于典型的平滑肌瘤型。此种情况罕见于其他肾内肿瘤，因而有一定的特征性。细胞型者因出血坏死多见，密度不均匀，与正常肾界面模糊，常侵犯肾周组织，变异的细胞型可于诊断后一年内局部复发或发生肺、骨、脑部转移。本病和肾母细胞瘤易混淆，结合临床和发病年龄可诊断。

8. 肾血管肌肉脂肪瘤　肾血管肌肉脂肪瘤（angiomyolipoma）是肾脏错构瘤（hamartoma），在小儿少见，常发生于结节硬化症的患儿。CT 平扫表现为双侧或单侧肾内单发或多发肿块，以双侧多发灶多见，境界清楚，具有不同密度组织，低密度脂肪至

高密度的钙化构成特殊形态。增强示肿瘤的血管及软组织部分强化，脂肪密度不变，有时可与多发性小囊肿并存。少数病例肿瘤可侵犯局部软组织或进入下腔静脉。

9. 淋巴瘤　肾淋巴瘤（lymphoma）多为继发性，由血行转移或腹膜后淋巴瘤直接侵犯引起，多见于非霍奇金淋巴瘤（non-Hodgkin lymphoma, NHL），极少为原发。尸检淋巴瘤侵犯肾占 34% ~ 62%，而 CT 诊断者仅占 3% ~ 8%。

（1）病理：肾脏淋巴瘤的侵犯主要为全身血行转移，常为双侧，最初肿瘤在间质内，于肾单位间，沿肾小管和血管浸润性生长，肾形态结构保持正常，继之肿瘤呈膨胀性生长，形成肿块，互相融合，破坏肾实质的正常结构。少数为腹膜后淋巴结直接蔓延侵犯肾脏，病变以单侧为主。病变可呈孤立或多发结节，灶性或弥漫性浸润，单侧肾肿大或肾脏被腹膜后淋巴结侵犯、包绕。肾内病灶还可经肾包膜或淋巴管侵犯肾周组织，也有认为是腹膜后病变经周围组织侵入肾内，单纯侵犯肾周组织者不多见。

（2）临床及 CT 表现：主要为腹部包块和肾功能受损，偶见血尿。大多病例有其他部位淋巴瘤存在，作者曾见原发性肾淋巴肉瘤（Burkitt 瘤）由尸检证实。

CT 表现：平扫见双肾对称或不对称肿块状、分叶状或弥漫性增大。肾实质明显增厚，肾盂、肾盏不易分清。肾实质密度欠均匀或等密度灶，有时见肾实质内多发密度均匀的稍高密度的结节灶。增强后于增大的肾影内见弥漫性或多发性境界清楚、大小不一的卵圆形低密度灶，集合系统受压移位、变形、拉长。多发结节是最常见的 CT 表现，结节可融合成不同大小的肿块，CT 增强后常无明显强化。腹膜后淋巴结融合成团，侵犯肾门、肾内侧，将肾脏向外前方推移，甚至包绕肾脏。侵犯肾窦，包绕输尿管时引起肾盂积水。肾周组织肿瘤表现为筋膜增厚，肾周条状、片状或小结节状病灶或于肾包膜周围形成完全或不完全性的稍高密度的肿瘤带，增强后则表现为低密度带。弥漫性浸润者表现为双肾肿大，密度减低或增高，不规则强化（5%），淋巴瘤偶尔表现为单侧肾内多发结节或较大肿块影。

血液病侵犯肾脏小儿多见于急性淋巴性白血病，影像学表现与 NHL 不易区分，但白血病肾脏多呈弥漫性增大，同时有肝脾大。而 NHL 肾内多呈结节状病灶，除肝脾大外，伴腹膜后淋巴结肿大者更多见。一般需与肾母细胞增生症、腹膜后神经母细

瘤、中胚叶肾瘤、透明细胞肉瘤鉴别。

（三）肾钙乳 CT 检查

CT 扫描同样可以显示传统 X 射线检查肾钙乳表现的钙液平面征像，呈横条形或半月形高密度影，并可随体位的变化发生形态学改变。但 CT 扫描不能显示仰卧位片上所见的"麻饼"征。

CT 分辨不同组织密度的能力，较传统 X 射线检查强得多。因此，CT 扫描更容易发现肾脏内的钙化病变。CT 还能充分显示与肾钙乳相关的解剖结构、病理形态，如肾积水、变薄的肾实质等。CT 扫描时，层厚 5~10mm，层距 5~10mm，全肾扫描。所有的患者均应行平扫、增强和延迟扫描（注射造影剂后15~60 分钟）。平扫显示肾内不均匀的圆形病灶，大小 1~2cm。当让患者转动体位时，钙乳形成的半月形密度增高影总是位于病灶的最低处，并与检查床平行。增强扫描显示，上部液体大多没有强化，个别出现轻度"强化"，15~60 分钟后延迟扫描，个别病例显示整个病灶呈不透光高密度影，可与集合系统区别，这种强化表现提示病灶与集合系统有沟通。

（四）肾脏感染

急性肾盂肾炎 CT 检查可能仅示为肾轻度增大、轻度水肿并有肾功能损害。肾皮质可见线状低密度区。急性细菌性肾盂肾炎可示为灶性肿块，境界不清，由于对内科治疗有良好反应，故不需外科手术。

如感染的治疗不足，则可形成肾脓肿，示为中央低密度坏死灶的周围有增强的病变。CT 亦可显示肾旁脓肿。

肾结核的 CT 所见无特征性，可示为厚壁低密度病变并有钙化及其他部位的结核病灶。

（五）泌尿系外伤

肾挫伤（contusion of kidney）多为撞击或挤压所致。轻者肾实质出血、裂伤，形成肾包膜下血肿；重者肾实质、肾盂黏膜及肾包膜均破裂，造成大量血液和尿液外渗至肾周组织（图 5-71）。肾包膜下血肿时，平片可见肾影增大；如肾包膜破裂，则肾影及上部腰大肌影模糊。尿路造影可了解损伤的部位和范围。由于伤后肾功能减退，应行大剂量造影。肾实质损伤到肾盂肾盏时，可见造影剂外渗到间质内。肾内血肿可压迫肾盂肾盏使之移位变形，肾盂内血块则显示为充盈缺损。当造影剂进入肾包膜且整个肾脏显影，则表明肾包膜尚完整。

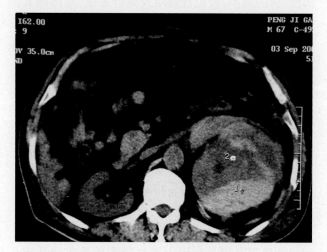

图 5-71 左肾挫裂伤
左肾实质出血、左肾包膜下血肿

（刘 辉）

第八节 肾脏磁共振成像

磁共振成像（magnetic resonance imaging，MRI）的物理基础为氢密度或质子密度，T_1 和 T_2 弛豫时间。T_1 弛豫时间为与静磁场相对应的组织磁化增长率。T_2 弛豫时间为组织磁化旋转成分衰减率，这种成分系由于外加射频能量形成。

MRI 信号强度和组织对比度不仅依赖组织内在的 MRI 特性，同时也受所用影像技术的影响，包括脉冲序列类型，如饱和恢复（saturation recovery）、自旋回波（spin echo）、返转恢复（inversion recovery）、自由感应衰减（free induction recovery，FID）和在某一特定脉冲序列以内，信号也受机器参数影响、重复时间（repetition time，TR）及回波时间（echo delay time，TE）等。影像技术的改变可导致所观察的组织图像信号强度变化，可更好地显示解剖细节。软组织的 T_1 和 T_2 值的改变比 X 线衰减系数更明显。因此，与 CT 比较，MRI 影像技术具有更优越的软组织对比分辨率。MRI 可用于不能接受含碘造影剂检查的肾脏疾病，对肾癌的分期及评估肾移植术后的病变，鉴别急性排斥及药物中毒等具有优越性。

一、成像技术

钆螯合物 Gd-DTPA 经肾小球过滤后，经肾小管排泄，但肾小管不再吸收，使钆螯合物成为检查肾脏形态及功能的理想造影剂。钆的另一特性为其信号强度依浓度而变。在稀释状态下，T_1 弛豫增强，使尿呈高信号，故肾脏的浓缩功能可用钆增强的 MRI 评估。对检查肾脏最好采用 4 个序列：①增强前，T_1WI，FLASH 序列；②增强前，脂肪抑制 T_1WI；③动态毛细血管期 Gd 增强后 T_1WI，梯度回波；④增强后脂肪抑制 T_1WI。增强前及增强后矢状位及冠状位成像对病变定性、定位有帮助。

（一）磁共振尿路成像

通过重 T_2 加权图像显示静态尿液的高信号，磁共振尿路成像（MR urography，MRU）可从各个角度来观察泌尿系统。MRU 成像速度快，一般无需造影剂，无放射损害。磁共振尿路成像最常用的技术可分为两类：静态液体 MRU（简称静态 MRU）和动态排泄期 MRU（简称排泄 MRU）。静态 MRU 采用重 T_2 加权技术获得静态下的尿路影像，能够连续地重复使用（电影 MRU）来更好显示尿路的全貌从而发现狭窄的部位（图 5-72），这项技术在集合系统扩张或梗阻的患者中应用得非常成功。排泄 MRU 用于经静脉注射造影剂后获得增强的排泄期影像。但要求患者肾功能良好，能够正常排泄和分泌造影剂。做排泄性 MRU 前的尿路准备也很重要，这能更好显示无扩张的集合系统。MRU 可用于各种原因的肾盂积水，包括：各种原因的输尿管梗阻、儿童的膀胱输尿管反流等。

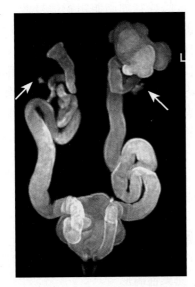

图 5-72 MRU 双侧重复肾、巨输尿管畸形、左侧输尿管异位开口

（二）肾皮髓质分界

肾皮髓质分界（cortico-medullary differentiation，CMD）是由于肾髓质的水含量多于皮质，导致 T_1 加权图像上髓质信号较低。肾功能损伤引起血清肌酐高于 3mg/dl 时可导致 T_1 加权脂肪抑制图像上 CMD 消失，血清肌酐高于 10mg/dl 时钆螯合物增强 CMD 消失。肾衰竭的磁共振表现，发现可引起肾皮质 T_1、T_2 弛豫时间显著延长，而肾髓质的 T_1、T_2 弛豫时间延长仅见于尿路梗阻。存在排斥反应的肾移植患者，CMD 可有异常，表现为肾脏皮质的 T_1 弛豫时间显著延长，而相应的肾脏髓质无明显改变，肾脏皮、髓质的信号比也反映这些改变。但仅观察 CMD 变化尚不具特异性，需要结合观察其他改变来明确诊断，如肾脏的大小、形态，肾锥体的大小，皮质的厚度等。

（三）磁共振肾灌注成像

磁共振肾灌注成像（kidney MR perfusion imaging）基于快速成像技术的出现，用快速梯度回波序列信号采集只需几秒，用 echo planar 成像信号采集时间短于 1 秒。为观察肾脏病人的排泄情况，可用兼有 T_1、T_2 权重的 GRE 序列成像。0.1mmol/kg Gd-DTPA 快速给药后 10～20 秒即可看到肾皮质区信号增高，20～50 秒后信号达最高值，接着信号强度慢慢下降（由于肾小球滤过及造影剂向血管外腔渗出）。由于造影剂在肾小管和集合管内浓缩，肾髓质的信号变化与肾皮质有所不同。肾髓质在肾皮质增强后 10 秒后开始增强，在 20～30 秒后达峰值。在 unspoiled GRE 图像上，皮质显像 30～40 秒后肾髓质信号强度很快下降到平扫时的信号强度（造影剂浓缩后 T_2 弛豫时间缩短效应占优势），只有在造影剂到达肾盏被不含造影剂的尿液稀释后肾髓质的信号强度上升至和肾皮质的信号相似。用其他序列亦可看到类似表现，用重 T_2 加权单次激发 echo planar 序列，钆螯合物表现为黑色的条带从皮质向肾盏移动。根据皮质、髓质信号强度随时间变化的定量曲线，可以得出许多肾功能参数，包括肾小球滤过率、肾单元浓缩系数、肾皮质血容量等。

肾脏的浓缩、排泄功能和机体水化程度密切相关，脱水状态下可看到明显的皮质信号峰值出现时间延长和髓质信号峰值降低。在病理状态下，如肾小球肾炎、慢性肾盂肾炎、药物性肾中毒及梗阻性肾积水时，肾功能损伤可引起肾灌注成像中造影信号出现延迟或信号幅度下降。当肌酐清除率在 50～80ml/min 时肾髓质信号升高与正常相比延迟 10～20 秒；当肌酐清除率低于 30ml/min 时，髓质无信号下降提示肾脏失去浓缩功能。肾灌注成像亦可区分慢性和急性梗阻，急性梗阻可看到与正常肾一样的皮质、髓质强化,而慢性积水的患者肾髓质信号峰值出现延迟、峰值下降。肾灌注成像尚可用来区分移植肾功能异常的原因,正常功能的移植肾、急性肾排斥、环孢素肾中毒间有明显的差异。Unspoiled GRE 序列肾灌注成像显示体外震波碎石后 25% 的肾脏可出现局限性肾浓缩功能损伤区,表现为局部肾髓质信号反转消失。

(四) 磁共振血管造影及肾血流测定

磁共振血管造影(MR angiography, MRA)用于观察肾动脉形态的技术已经成熟,钆螯合物增强 MRA 可良好地显示肾动脉分支、侧支及诊断肾血管狭窄,在静脉期可良好地显示肾静脉和下腔静脉内血栓。测定肾血流狭窄的主要两种技术是团注跟踪技术 TOF 和 PC(phase contrast)技术。团注跟踪技术可用于测定流速峰值,而 PC 法可用于流速峰值和流量,可用于肾血管扩张术的随访。血管紧张素转换酶抑制剂和 MRA 联合应用不仅可提供肾动脉狭窄的解剖信息,还可提供肾动脉狭窄功能重要性的信息。MRA 也可用于测定移植肾的血流。

(五) 磁共振肾弥散成像

磁共振弥散成像较广泛地用于神经影像,以早期检出脑梗死和对脑肿瘤定性。弥散成像在腹部应用的主要限制为其对运动极度敏感。近来随着快速成像技术的出现,弥散成像可在一次屏气中完成,从而可能应用于腹部。在各种肾脏疾病中水分子的运动可有所变化,而弥散成像可以反映这些变化,运动限制较少的分子相移(phase shift)较大,信号较低。除水分子布朗运动外,其他因素包括高血流量和肾小管的水分转运都可影响肾脏组织表面弥散系数(apparent diffusion coefficient, ADC),可在磁共振弥散成像时测得。肾动脉狭窄引起皮质血液灌注减少,表现为选择性皮质 ADC 下降。随着狭窄程度的加重,ADC 下降随之明显,完全梗阻时 ADC 可下降 50%。慢性肾衰竭因肾单元减少和纤维化,病变同时在肾皮质和髓质,肾皮质和髓质 ADC 均下降。弥散成像亦用于观察移植肾的功能。

(六) 血氧依赖性 MR 成像

血氧依赖性 MR 成像[blood oxygen level dependent(BOLD)MR imaging]因氧合血红蛋白及脱氧血红蛋白磁性的差异而成像,氧合血红蛋白为抗磁性而脱氧血红蛋白为顺磁性。血液中高浓度的脱氧血红蛋白可引起局部磁场不均匀。用 BOLD 磁共振成像可测定局部肾组织的供氧状况。Trillaud 等报道 BOLD 磁共振成像的空间分辨率令人满意,可

用于判断血管收缩药物给药后肾组织氧含量及病理状态下肾髓质对缺氧的敏感性。在临床上,由于磁共振肾功能成像可同时提供关于肾脏的解剖和功能的信息,从而了解肾脏的病理生理,磁共振肾功能成像在临床和实验研究上将起越来越大的作用。

(七) 肾移植排斥的 ^{31} 磷 MR 波谱分析

肾移植排斥的 ^{31} 磷 MR 波谱分析(^{31}P MR spectroscopy)可用于诊断同种异体肾移植后肾功能不良的非侵犯性检查方法。可对患者进行计算各种磷代谢产物的比率,包括:PDE/PME(phosdiesters/phospho-monoesters);PME/Pi(phosphomonoesters/inorganic phosphate);Pi/ATP(inorganic phosphate/adenosine triphosphate)。对预测排斥,如 PDE/PME 比值超过 0.8,其敏感性为 100%,特征性为 86%。对预测排斥,如 Pi/ATP 比值大于 0.6,其敏感性为 72%,特征性为 86%。

二、正常肾的 MRI 解剖

MRI 的优点在于可显示冠状位、矢状位和轴位图像,可清晰显示血管结构等肾内部结构细节,能很好地评估肾脏及周围结构的关系。肾脏血管的信号强度与血液的弛豫时间和速度效应相关。

肾盂、肾盏系统和输尿管,由于尿的主要成分为水,故示长 T_1 和 T_2 弛豫时间。皮质比髓质信号强度高,但比肾门或肾周脂肪组织信号低。髓质示为皮质中央的三角形低信号区。当在高度利尿作用时,皮质与髓质的区分更为明显。在短 TR 脉冲序列时皮质、髓质区分得到增强;采用较长 TR(2000msec)成像则两者不能区分。肾周脂肪为高信号。肾筋膜示为分开肾周间隙的低信号线条。致密结缔组织的低信号系由于含水较少之故。腰肌为横纹肌,呈低信号,与骨骼、血管或脂肪组织易于区分。横纹肌具有中等度长 T_1 弛豫时间。骨髓为高信号,系由于含脂肪所致。

三、肾脏疾病的 MRI 表现

(一) 先天性畸形

先天性畸形,如肾缺如和异位肾,MRI 可作出诊断。但对这些疾病采用 MRI 作为首选方法并不适宜,因为采用传统检查方法即可得到正确性相同的诊断,更为经济,易于获得。与 CT 和血管造影相似,MRI 亦可明确肾脏畸形,特别能鉴别肾增生等肾实

质异常。

　　肾增生（renal hypertrophy）也称附加肾或额外肾，是指有 2 个正常肾脏以外的第 3 个有功能的额外肾。它有自己的收集系统、血液供应和肾被膜，与同侧正常肾完全分开，或由疏松结缔组织与之连接。输尿管可与正常肾的输尿管完全分开或两者呈分叉形。它们不同于单一肾被膜包绕的重复肾、双输尿管畸形。肾增生的发生为在胚胎发育过程中，一侧的中肾管发出 2 个输尿管芽或分叉的输尿管芽，进入分得较开的生后肾组织，形成 2 个互相分开的独立肾，各有完整的被膜和发自腹主动脉的供血。静脉尿路造影可显示一侧有两套收集系统显影，需要与重复肾鉴别，2 个肾实质是否被覆同一肾被膜是

主要鉴别诊断依据，MRI 检查结合后处理显示具有鉴别意义。

（二）肾囊性疾病

　　1. 多囊肾　有婴儿型和成人型多囊肾。婴儿型为常染色体遗传病，均伴肝脏病变，年幼儿多见，也见于年长儿及成人。双肾明显增大，外形正常，表面光滑。肾皮质和髓质被囊肿侵犯，切面呈海绵状或蜂窝状（图 5-73）。婴儿出生时腹部膨隆，可触及巨大肾脏。生后即有血尿、脓尿、高血压、尿毒症，预后与囊性变占据肾的范围多少有关。如占 90% 以上者多在新生儿期或 3 个月内死亡，60% 者生后 6 个月内，25% ~ 50% 者可存活至年长儿期，小于 10% 者至成人期。

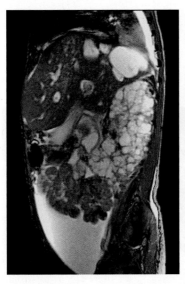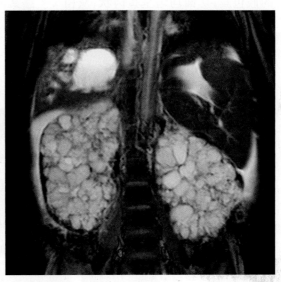

图 5-73　双侧多囊肾

　　2. 肾多房性囊肿　肿物有完整的被膜，无浸润性，切开可见由很多囊肿构成，囊肿大小不一，直径由数毫米到数厘米，其中有草绿色或血性液体。显微镜下看到囊肿由扁平及立方形上皮细胞覆盖。肿物常将正常肾组织推移，并压迫、萎缩。本病可见于任何年龄儿童，就诊者多为腹部肿物，表面光滑无压痛，一般无其他症状。当囊肿疝入肾盂时可见血尿。

　　MRI 诊断肾囊性病变的潜在危险性在于传统检查所示单纯性肾囊肿，MRI 可示为复杂性肾囊肿。此外，传统检查示为非典型囊肿，而 MRI 检查可示为单纯性囊肿。虽有这些限制，MRI 的典型弛豫参数和图像特征，对单纯肾囊肿的诊断正确性提供相当可靠信息。在 T_1 加权图像，典型肾囊肿示为均匀低信号边缘光滑的肿块。囊壁仅能见及或不能见

及。采用 T_2 加权则示为高信号。囊内如有出血，可导致由于含铁血红素所致的 T_1 值变短。

　　CT 有时对区别肾盂旁囊肿和肾窦脂肪过多症有困难。但由于这两种组织在 T_1 加权扫描时有显著信号差异；或采用脂肪抑制技术，MRI 常易于判别。MRI 检查成人常染色体遗传性多囊肾常用 T_1 加权技术，其检查所见与传统 CT 相似。MRI 对超声检查示有不典型囊肿，而又对含碘造影剂检查示有禁忌者的诊断有帮助。

（三）血管平滑肌脂肪瘤

　　本病含有三种成分：①血管；②平滑肌；③脂肪。这种肿瘤实际上均为良性。脂肪成分常很明显，可在 CT 或 T_1WI 及脂肪抑制成像上定性。病变直径 1cm 时即可查出。T_1WI 成像示为脂肪的高信号；脂肪抑制成像为低信号。T_2WI 脂肪抑制为低信号。

少数病例,当肌肉及血管成分增加时,则与肾癌难以鉴别。按照影像诊断,瘤肿小于4cm,无症状,处理方式为影像检查随访。

(四) 肾炎性疾病

在 T_1 加权图像,急性细菌性肾炎,肾有肿大,肾皮质、髓质对比差异减低。治疗后,MRI 改变转为正常。在局灶性急性炎性疾病,仅受累部位示这些改变。黄色肉芽肿肾盂肾炎的 MRI 可示肾盂积水, T_1 弛豫时间变短,由于积脓所致。

(五) 肾母细胞瘤(Wilms tumor)

又称肾胚胎瘤或 Wilms 瘤,是最常见的腹部恶性肿瘤,其发病率在小儿腹部肿瘤中占首位。病理改变肿瘤可发生在肾实质的任何部位。瘤体大小不一,覆有薄而脆的假包膜,切面均匀呈鱼肉状,灰白色,有坏死、出血、囊性变。镜下典型的肾母细胞瘤是从胚胎性肾组织发生,由上皮性、间叶性、胚芽性组织组成,上皮分化为不规则的腺样结构或形似肾小球的团块。间叶组织占肿瘤绝大部分,包括腺体、神经、分化程度不同的横纹肌纤维、平滑肌、骨、软骨、血管、胶原结缔组织等。肿瘤增长极快,可直接穿破包膜侵犯肾周围组织,或转移至局部淋巴结、肝脏等;经血行转移,以肺转移多见,其次为肝、脑;10% ~45% 有肾静脉瘤栓,下腔静脉瘤栓为4.5%,骨转移较少。

MRI 能提供精确的肾脏及腹膜后解剖图像(图5-74),显示肿瘤的性质、范围和对邻近组织是否有侵犯,对腹主动脉旁淋巴结的转移情况有诊断意义。

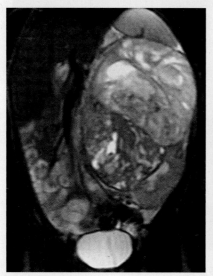
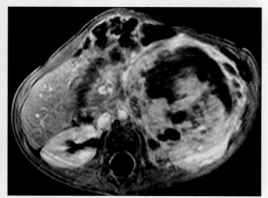

图 5-74　左侧肾母细胞瘤

分期:

Ⅰ期:肿瘤限于肾内,可完全切除,肾被膜完整,术前或术中肿瘤未破溃,切除边缘无肿瘤残存。

Ⅱ期:肿瘤已扩散至肾外,但可完全切除;有区域性扩散:如肿瘤已穿透肾被膜达肾周围组织;肾外血管内有瘤栓或已被肿瘤浸润;肿瘤曾做活体检查或有肿瘤局部散落但仅限于肾窝;切除边缘无明显肿瘤残存。

Ⅲ期:腹部有非血源性肿瘤残存。

1. 肾门或主动脉旁淋巴结经病理检查有肿瘤浸润。

2. 腹腔内有广泛性肿瘤污染,如术前或术中有肿瘤散落或肿瘤生长穿透至腹膜面。

3. 腹膜有肿瘤种植。

4. 切除边缘有肿瘤残存(大体或镜检)。

5. 由于浸润周围主要脏器,肿瘤未能完全切除。

6. 手术前或手术中不能确定肿瘤破裂到腹侧。

Ⅳ期:血源性转移,如肺、肝、骨、脑或腹腔、盆腔外的淋巴结转移。

Ⅴ期:诊断时为双侧性肿瘤,应按上述标准对每侧进行分期。

(六) 血管疾病

MRI 能显示流动血液的特性,使其不仅能评估血流异常,同时也能了解血管大的病变。中等度至大的肾动脉动脉瘤和动静脉瘘可用 MRI 诊断。肾动脉血流量下降或受阻和肾静脉栓塞可在长和短SE 脉冲序列显示,但在快速扫描技术,如 GRASS （gradient recall acquisition in the steady state）技术显示最好。如栓塞合并出血，则可见梗死的肾实质；若采用 T_2 加权图像示为低信号。MRI 主要作用之一为观察肾癌向肾静脉或下腔静脉扩散的情况，可明确见及肾内出血或肾周包囊下出血。

（刘　辉）

第九节　肾脏放射性核素检查

核医学（nuclear medicine）是一门利用开放型放射性核素诊断和治疗疾病的学科。诊断方法按放射性核素是否引入受检者体内分为体外和体内检查两类：体外检查最具代表性的是放射免疫分析，是一项超微量生物活性物质的测量技术，如 β_2 微球蛋白的放射免疫测定（本章略）；体内检查根据最后是否成像又分为显像检查法和非显像检查两种。非显像检查法是指将一定的放射性核素引入体内，在体表通过放射性探测仪记录该物质在脏器和组织中被摄取、聚集和排出的情况，并形成时间-放射性活性曲线，如放射性肾图。而核素显像是一种以脏器和病变聚集放射性显像剂的量为基础的脏器病变显像方法，用核医学显像仪器，可以将放射性显像剂的聚集量明显高于邻近组织的脏器或病变以浓影显示出来，也可将放射性显像剂的聚集量明显低于邻近正常组织的病变以正常组织浓影中的淡影显示出来。脏器和病变影像的浓淡程度取决于放射性显像剂的聚集量，而后者与局部血流、功能、代谢和引流等因素有关，因此核素显像是一种功能依赖性显像。

核素显像的基本条件是：①能够选择性聚集在特定脏器或病变的各种放射性显像剂；②能够探测脏器和病变中聚集的放射性并将之显像成像的核医学显像仪器。现在最常用的是单光子发射计算机断层照相（single photon emission computed tomography，SPECT）和正电子计算机发射断层显像仪（positron emission tomography，PET）。

放射性核素肾脏检查可评价肾脏的血液供应（肾灌注显像）、显示肾实质功能（应用肾小球滤过型显像剂和肾小管分泌型显像剂分别反映肾小球与肾小管的定性及定量功能）和形态。对上尿路梗阻性疾病的诊断、肾内占位性病变的诊断和鉴别诊断以及肾移植手术后监护等均有较大的临床价值。放射性微球灌注法判断移植前冷藏肾的活力也取得了新的进展；应用体外放射分析法测定某些激素类的生理活性物质，如肾素-血管紧张素-醛固酮系统的活性，有助于肾源性高血压病人的诊治。与常规 X 线检查比较，不受腔内气体与骨骼的影响。虽在显示肾脏解剖结构变化上分辨率不如超声和 X 线 CT 检查，但可提供功能方面的定量数据，便于判断疾病的转归和疗效，并且检查过程安全。

一、^{131}I-邻碘马尿酸肾图（^{131}I-OIH）

（一）原理

^{131}I-邻碘马尿酸与马尿酸性质相近，对人体是一种无毒、无用的物质，静脉注射后随血流进入肾脏，10% 出现于胆汁，90% 在 24 小时内由尿排出（80% 由肾小管分泌，20% 由肾小球滤过），可从肾区描记到的放射性升降曲线得知 ^{131}I-OIH 在肾内的聚集和排出情况。曲线上升的高度和速率主要反映肾脏有效血浆流量和肾小管细胞功能，曲线下降速率主要反映尿流量的多少和包括肾小管在内的上尿路通畅情况。这一放射性升降曲线称为 ^{131}I-OIH 肾图（renogram），它可从左右两肾区分别获得，因此它是一种检查分侧肾功能和上尿路通畅情况较灵敏而又简便的方法，且所受剂量是 IVP 的 1/1000，安全可靠。目前，^{131}I-OIH 肾图在我国仍有实用价值。

（二）检查方法

1. 饮水准备　受试儿童先测身高体重，然后于检查前 30 分钟饮水 100～300ml（年龄小于 3 岁者服 100ml，大于 3 岁者服 200～300ml）。

2. 肾脏定位　受试儿童仰卧在特殊的检查床上，于胸、膝处用固定带固定，以免操作中体位移动。肾脏定位一般用超声波（或用体表定位法）。肾图仪用两只探头分别指向左右肾中心。整个试验操作过程必须有专职医务人员在场照顾儿童，特别注意不得移动体位。

3. ^{131}I-OIH 的剂量　成人为 0.37～0.74MBq（0.1～0.2μCi/kg），小儿适当减量（关于小儿应用放射性核素剂量的计算详见注解）。总体积在 0.5ml 以下。静脉注射后即按键进行肾图描记共 20 分钟左右。

注：小儿应用放射性核素剂量计算方法较多，如按 Webster 公式、体重（或体表面积）计算等，一般可用简便估计法较为实用。即：

1 岁以内　　用成人剂量的 10%～30%

1岁~ 　　　用成人剂量的30%~50%

3岁~ 　　　用成人剂量的40%~70%

6~15岁 用成人剂量的60%~90%

本章所涉及的放射性核素检查,其剂量一般均只写出成人的剂量,小儿剂量如无特别说明,一般可参考此估计法推算。

值得注意的是:儿童年龄越小,对辐射的敏感性越高,为此要特别注意辐射对生殖腺与骨骼的影响。一般而言,[131]I标记的药物尽量少给婴幼儿检查。

4. 注射方法 做[131]I-OIH肾图时,注射的[131]I-OIH一般均要求静脉快速弹丸式静注[131]I-OIH,注射部位一般对较大儿童使用肘静脉穿刺。较小儿童或肘静脉注射困难的儿童先用头皮针穿刺手背或足背静脉,并用生理盐水点滴保持静脉穿刺部位通畅后进行[131]I-OIH推注,推注后即用生理盐水冲洗一次,以保证剂量全部进入体内。

（三）适应证

1. 诊断上尿路梗阻 当疑有尿路结石、畸形、狭窄或肿瘤浸润等时。

2. 测定分肾功能 观察血尿、泌尿系统感染、外伤等与肾的关系。筛选肾性高血压,肾脏手术前了解肾脏功能情况。

3. 测定总肾功能（以较好侧肾图为代表）。

4. 急性尿闭的鉴别诊断。

5. 移植肾监测。

6. 追踪观察尿路通畅情况和肾功能的变化。

7. 适用于对碘过敏不能进行X线造影的检查者。

（四）正常图形及正常值

典型的正常肾图（图5-75）包括陡然上升的"示踪剂"出现段a、聚集段b和排除段c。b段上升良好,峰时多为2~3分;c段呈近似指数规律下降,下降斜率与b段上升斜率近乎对称,两侧肾图基本相同。

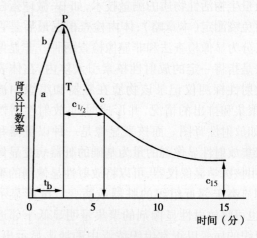

图5-75 肾图的分析指标

肾图可定量分析,常用指标和成人平均正常值见表5-16。

表5-16 常用肾图分析指标及成人正常值

肾图指标	计算方法	正常值
峰时（t_b）	从曲线上升到高峰时间	<4.5min（平均2.5min）
半排时间（$C_{1/2}$）	从高峰下降到峰值1/2的时间	<8min（平均4min）
15min残留率	$\dfrac{c_{15}}{b} \times 100\%$	<50%（平均30%）
肾脏指数（RI）	$\dfrac{(b-a)^2+(b-c_{15})^2}{b^2} \times 100\%$	>45%（平均60%）
分浓缩率	$\dfrac{b-a}{a \times t_b} \times 100\%$	>6%（平均20%）
峰时差	$\left\vert 左\, t_b - 右\, t_b \right\vert$	<1min
峰值差	$\dfrac{左\,b-右\,b}{b} \times 100\%$	<30%
肾脏指数差	$\dfrac{左\,RI-右\,RI}{RI} \times 100\%$	<25%

国内外尚无完整的小儿正常值，上海第二医科大学新华医院测定 200 例正常儿童，其结果见表 5-17，从表上可见，A、B、C 三组的峰时上限 B、C 组分别为 3.6 分、4.4 分，基本接近正常成人水平。但 A 组峰时上限达 5.5 分，出峰时间稍有移长。由于 A 组峰时延长，故其半排时间也略显延长，上限可达 8.9 分，而 B、C 组上限均不超过 7.8 分。另外，A 组的 15 分残留率亦明显高于 B、C 组。但和成人比均

已达到成人水平（<50%）。A、B、C 三组的肾脏指数均明显高于正常成人（>45%）。平均在 70% 以上，以上 A、B、C 三组之间的部分差异，反映了 A 组小儿肾脏的发育尚未臻成熟。该院曾检查 10 例年龄为 2～12 个月的正常婴儿，结果发现该年龄范围内的正常婴儿肾图均为非典型肾图曲线。曲线呈水平缓慢上升，出峰时间超过 9 分，和 A、B、C 三组的肾图有明显差异。因此，在分析婴儿肾图时需特别注意。

表 5-17　正常儿童肾图常用指标

目的年龄组	观察	峰时		半排时间		分肾浓缩率		15'残留率		肾脏指数		肾脏指数差	峰值差	峰时差
		左	右	左	右	左	右	左	右	左	右			
1～3岁(A)	平均	3.65'	3.74'	5.78'	6.43'	39.96%	34.63%	36.00%	34.67%	73.71%	73.17%	7.79%	17.50	0.93'
	SD	1.83	1.74	2.49	2.49	15.72	10.82	14.34	14.43	14.88	11.62	5.78%	8.47	0.75'
	范围	1.82'～5.48'	2.0'～5.48'	3.29'～8.27'	3.94'～8.92'	24.24～55.68%	20.29～45.45%	21.66～50.34%	20.24～49.10%	58.83～88.59%	61.55～84.79%	2.01～13.57%	9.03～25.97	0.18～1.68'
4～6岁(B)	平均	2.61'	2.67'	5.32'	5.23'	36.35%	36.99%	29.68%	27.65%	71.13%	75.38%	12.66%	15.38	0.66'
	SD	1.03	0.78	2.47	1.91	16.84	17.33	10.33	8.15	14.02	12.10	7.84	9.0	0.54'
	范围	1.58'～3.64	1.89'～3.45'	2.85'～7.79'	3.32'～7.14'	19.51～53.19%	19.61～54.27%	19.35～40.01%	19.5～35.8%	57.11～85.15%	63.28～87.48%	4.82～20.5%	6.38～24.38	0.12～1.20'
7～12岁(C)	平均	2.94'	3.05'	5.09'	4.35'	38.73%	33.06%	27.73%	26.0%	76.70%	76.67%	11.12%	13.33	0.68'
	SD	1.24	1.32	2.11	1.43	21.09	15.75	10.18	7.96	13.91	12.17	8.78	9.54	0.79'
	范围	1.7'～4.18'	1.73'～4.37'	2.98'～7.20'	2.92'～5.78'	17.64～59.82%	17.31～48.81%	17.55～37.91%	18.04～33.96%	62.79～90.61%	64.5～88.84%	2.34～19.9%	3.79～22.87'	0～1.47'

（五）异常肾图及其临床意义

1. 常见的异常肾图　有以下几种类型：

（1）急剧上升型：a 段基本正常，b 段持续上升，至检查结束时不见下降的 c 段。出现在单侧者，多见于急性上尿路梗阻，出现在双侧者，多见于急性肾性肾衰竭，或继发于下尿路梗阻所致的双侧上尿路引流不畅。

（2）高水平延长线型：a 段基本正常，b 段上升稍差，以后基本上维持在同一水平，不见下降的 c 段，多见于上尿路梗阻伴明显积水和肾功能轻度受损。

（3）抛物线型：a 段正常或稍低，b 段上升缓慢，峰时后延，然后徐徐下降为 c 段，峰型圆钝，主要见于肾缺血、肾功能受损和上尿路引流不畅伴轻、中度积水。

（4）低水平延长线型：a 段低，b 段上升不明显，检查期间基本维持在同一水平。常见于肾功能严重受损和急性肾前性肾衰竭，也可见于慢性上尿路严重梗阻。偶见于急性上尿路梗阻，当梗阻原因解除，肾图可很快恢复正常。

（5）低水平逆降型：a 段低，无 b 段，只是放射性逆降，且总比健侧同时的计数低，见于肾脏无功能、功能极差或肾缺如。

（6）阶梯状下降型：a、b 段基本正常，c 段呈规则的或不规则的阶梯状下降，见于因疼痛、精神紧张、尿路感染、少尿或卧位等所致上尿路痉挛。

2. 两侧肾图对比异常　不管分侧肾图本身是否正常，只要两侧肾图形态差别明显，即提示两侧对比异常，表明两侧肾功能或上尿路通畅可能有明显差异。在这种两侧对比异常中，有一种特殊的小肾图型，其特点是一侧肾图幅度明显低于对侧，但图形正常，见于功能正常的小肾，病因多为该侧血管病变。

3. 定量分析 肾图是否正常,一般皆可依据其图形分析而作出判断,但有时尚需采用一些指标进行定量分析才能作出判断。为追踪患者病情变化也常需进行定量分析。要根据不同的临床情况和要求选用适当的指标。在尿路通畅的情况下,判断肾功能,用以下三个指标或其中的 2 个指标:峰时、半排时间(或 15 分钟残留率)和肾脏指数;为判断肾功能受损程度,推荐采用肾脏指数。肾脏指数在 30% ~ 45% 为肾脏功能轻度受损,20% ~30% 为中度受损,20% 以下为严重受损,随年龄增长,诊断指标要适当降低;有尿路梗阻时,选用分浓缩率判断肾功能。判断尿路畅通情况,主要选用半排时间,两侧肾功能有无明显差别,选用肾脏指数差、峰值差和峰时差,小肾图型选用峰值差。

(六)注意事项

1. 严格遵守操作规程,并应特别注意对位、仪器效率和饮水情况。图形不满意时,应检查原因及时重复。比较两侧肾功能或观察肾功能的变化时,更需检查两侧或前后两次测量条件是否一致,下结论要慎重。

2. 疑有细菌污染或游离[131]I 增高时,可将注射液密闭后高压消毒。

3. 肾图的异常表现对肾脏病理的生理各环节和各种病因都无特异性,只有结合临床症状和体征考虑才有意义。

4. 重复肾图至少在 1 小时后进行,这个期间要饮水、排尿。近期作过腹部脏器核医学检查或用过亲骨放射性药者,一般应在作肾图前测肾区"本底"。当接近自然本底时才能进行肾图检查,一般应在肾显影前进行肾图检查。

5. 用成人常规肾图仪给小儿作肾图检查时应考虑以下的因素:因小儿两肾间距小,两肾的肾图分别受对侧放射性影响较大;膀胱距双肾近,对肾图 C 段也有影响;要特别注意固定体位,下结论更应慎重。故最好采用小探头的小儿肾图仪。

6. 少数精神高度紧张和体弱者,可能在注射后数分钟发生程度不同的虚脱,血压无明显降低,平卧后很快好转者,经休息后可重复检查。

二、肾动态显像

(一)原理

肾动态显像(renal dynamic imaging)是静脉注射肾脏动态显像剂,用 SPECT 快速连续采集包括双肾和部分膀胱区域的放射性影像,可以依次观察到显像剂灌注肾动脉后迅速聚集在肾实质,然后逐渐由肾实质流向肾盏、肾盂和输尿管而达膀胱的整个过程,根据计算机感兴趣区(ROI)技术等,能提供灌注影像、肾实质影像和肾图等多方面的信息。

(二)正常所见

1. 肾血流灌注影像 当腹主动脉上段显像后 2 秒左右,两侧肾同时显影,此实为肾内小动脉和毛细血管床的血流灌注影像,两侧影像形态和浓度基本对称,显影时间差<2 秒,双侧峰值差<25%。

2. 肾实质影像 2 ~3 分钟后,左右肾影清晰,形态如解剖所见,且两侧大小和浓度基本相同。

3. 排出影像 3 ~5 分钟以后,肾实质影像由外周向内逐渐减淡,至 20 ~30 分钟肾影基本消退,膀胱显影逐渐增强,输尿管通常不显影或隐约可见。

4. 肾图 峰时<4 分钟,两肾峰时差<1 分钟,峰值差<30% ,20 分钟清除率>50% 。

(三)临床意义

1. 肾功能受损的诊断 各种原因引起的肾实质病变或血流障碍,如肾炎、肾盂肾炎、单侧肾缺如等,根据肾功能受损的程度,肾动态显像可见一侧或双侧肾脏显影模糊、显影延迟、肾影消退缓慢、肾不显影等变化。尤其有利于对分肾功能作出评价,对肾功能的判断也明显优于 IVP 检测,当 IVP 不显影时,部分病例肾动态显像仍显影。

2. 肾血管性高血压的诊断 肾血流灌注显像和肾功能动态显影均出现患侧显影时间明显延迟,时差可达 6 ~11 秒,患侧肾体积缩小且显影程度低于健侧,可呈小肾图。本法简便无创伤,且有较高的阳性率,手术证实为 89% ,本检测假阴性的发生与肾动脉狭窄程度有关,动物实验证实狭窄程度>50% ,可见异常改变,狭窄程度 20% ~25% ,只有50% 有异常改变,采用巯甲丙脯酸试验可提高阳性检出率和特异性。

巯甲丙脯酸试验:

【原理】当肾动脉狭窄时,患肾通过加强血浆紧张素转换酶的作用,血管紧张素 Ⅱ 增多,使肾小球输出小动脉收缩而提高灌注压和肾小球滤过压,保护性地自动调节肾小球滤过率,甚至可以维持正常,故肾动态显像和肾图有时可以正常。巯甲丙脯酸(captopril)是一种血管紧张素转换酶抑制剂,服用后血管紧张素 Ⅱ 不能增加,使上述保护机制受到损害,导致肾小球滤过率下降及肾有效血浆流量降低。健侧肾不受影响,因此服用巯甲丙脯酸前后两次肾动态显像或肾图会有明显变化,患肾由正常变为异常或异常所见更为明显,增加了两侧的不对称性。

【诊断要点】

(1) 一侧肾动脉灌注降低,肾显影和消退延缓,肾影小且变淡。

(2) 一侧肾图 a 段、b 段及 c 段皆变小,可伴有峰时后延和 c 段下降延缓。

注意事项:口服巯甲丙脯酸后需每 15~20 分钟监测血压一次,预防低血压。

3. 上尿路梗阻的诊断 可了解梗阻的程度、部位和功能状态,可出现肾盏、肾盂或输尿管等处显像剂异常滞留,消退延迟,且有扩张改变,在扩张的影像下端即为梗阻部位。可利用利尿试验鉴别诊断机械性尿路栓塞和非梗阻型尿路扩张。

利尿试验:

【原理】静脉注射经尿排泄的显像剂后,单纯扩张的肾盂和输尿管由于张力降低和"储水池"效应使尿液经肾扩张部位的速度减慢,出现肾盂影像扩大且消退延缓与上尿路机械性梗阻的影像一样。此时给予利尿剂,如肾功能尚可,短时间内尿量流速增加,原来滞留在扩张部位的显像剂将随尿液排出,扩大的影像将很快地明显缩小,且肾图出现 C 段或原有 C 段下降变快,机械性尿路梗阻时,利尿则不能出现类似改变。

注意事项:尽可能前三天停服任何利尿药。

4. 肾移植术后监测 若移植肾显像不清或不显影,提示有血栓形成或超急性排斥反应。若移植肾显像影像增大,但肾盂不扩大,造影剂排泄延缓或滞留示急性肾小管坏死和急性排斥反应。若移植肾显像延缓且放射性减低示慢性排斥反应。若显像剂聚集于移植肾及膀胱外的盆腔内示尿漏现像。

5. 肾内占位病变良、恶性鉴别诊断 良性病变时各时期均出现局部缺损。而恶性病变时,血流灌注像表现为放射性增强,其他时相则显示缺损区。

6. 肾动态显像尚能观察肾的大小、位置和形态的改变。

三、膀胱尿反流显像

(一) 检查目的

检查尿路感染病人有无膀胱尿反流存在。

(二) 原理与方法

待静脉注射肾显像剂大部分排至膀胱,肾区和输尿管内已无明确的放射性时,用力憋尿或在膀胱区加压,然后连续采集影像,若有输尿管和肾区明显的放射性增加,则提示有膀胱尿反流存在。

四、肾有效血浆流量(ERPF)测定

(一) 原理

放射性核素测定肾血流量的方法有三类:一为清除-提取方法;二为惰性气体清除法;三为示踪稀释法。虽然二、三两种方法有其优越性,能较直接反映肾血流及其分布,但均需选择性肾动脉插管,方法较复杂,对病人是创伤性的,因而推广上有困难,故目前临床上多采用清除-提取法。

肾脏在单位时间内能清除某一物质的血浆容量称为血浆清除率(ml/min),由于氨基马尿酸(PAH)和 OIH、^{99m}Tc-MAG$_3$ 等在通过肾脏时,几乎被完全清除,故它们的血浆清除率相当于有效肾血浆流量(ERPF)。由于流经肾单位以外(如肾周围组织)的血流无清除该类物质作用,所以利用这些药物测得的肾血浆流量称为肾有效血浆流量,约为总肾血浆流量的 96%。通过血细胞比容可计算出肾有效血浆流量,正常人约为心排血量的 15%~25%。

(二) 方法

测定 ERPF 的方法有多种,现就简便而可靠的方法介绍如下:

心前区体表测定法:通过单探头或 γ 照相机获得心前区时间放射性曲线。

坐位,将 γ 照相机探头紧贴心前区,使心血池置于视野内,静脉注射 ^{99m}Tc-MAG$_3$ 后,启动 γ 照相机及计算机系统以 20s/帧连续采集 20 分钟,并在 15 分钟时从对侧静脉取血 2ml。检查结束后,通过计算要重建图像,并将感兴趣区(ROI)置于心血池,产生时间-放射性曲线。取 8~18 分钟曲线段转移到半对数坐标纸上成为直线。将该直线外推到"零",求出零时和 15 分钟时的放射性计数(CPM)、$T_{1/2}$、斜率 λ。并测出每毫升标准源和 15 分钟时的血浆放射性计数(CPM),通过下列公式求得 ERPF。

$$ERPF_{(ml/分钟)} = \frac{标准源(CPM)\times稀释倍数}{曲线零时\,CPM} \times \frac{15\,分钟曲线\,CPM}{15\,分钟血浆\,CPM/ml}$$

(三) 适应证

1. 判断总肾功能和观察病程变化或疗效。

2. 评价分肾的血浆流量。

3. 与肾小球滤过率同时测定,可能有助于分析肾病变的主要定位。

4. 可用于肾移位术的鉴别。

（四）临床意义

参考正常值：600～750ml/min。上海第六人民医院测定 ERPF 的结果发现，成年以后随着年龄的增长 ERPF 有下降趋势。

有效肾血浆流量和有效肾血流量的临床价值在于：

1. 是反映肾脏血流动力学的一项重要指标。如结合心排血量的测定可鉴别肾血流减少的原因是心排血量减少还是肾脏病变所致。

2. 有助于肾脏病变的诊断和疗效观察。如病情好转及狭窄解除则上升。

3. 肾移植中诊断排斥反应的一个较敏感的指标。若配合膀胱/肾（B/K）比值测定，则有利排斥类型的鉴别，如 ERPF 的增高，而 B/K 降低，为急性早期排斥；如两者均降低，则为超急性或延迟的超急性排斥。

4. 可作为反映肾功能的一项指标，并可作为肾功能的临床分型依据，但不能反映分肾功能。ERPF 测定易受心排血量、血容量、血压和血管活性物质等因素的影响，在结果分析时应予注意。

五、肾小球滤过率（GFR）测定

（一）原理

肾小球对血浆内的小分子物质有超过滤作用。单位时间内从肾小球滤过的血浆容量（ml/min）称为肾小球滤过率（GFR）。对测定肾小球滤过率药物的基本要求是只经肾小球滤过而无肾小管分泌。用放射性核素标记化合物测定 GFR 方法简便、结果准确。^{99m}Tc-DTPA 最常用，静脉注射后，全部被肾小球滤过，为目前测定 GFR 首选药物，用体表面积 $1.73m^2$ 计算。

（二）检查方法

1. 传统法 应用 γ 照相机及计算机系统，获取注射 ^{99m}Tc-DTPA 后心前区的时间放射性曲线并结合一次采血计算 GFR。方法为：坐位，将 γ 照相机探头向前胸，使心血池影像处于视野中心位置，静脉注射 111～148MBq（3～4mci）的 ^{99m}Tc-DTPA 后，启动 γ 照相机及计算机系统，以 1 分钟/帧连续采集 40 分钟。在 35 分钟时采血 2ml。然后通过计算机显示心血池图像，置 ROI 于心血池区测得心前区时间-放射性曲线。将 15～40 分钟间的时间-放射性活度描绘到半

对数坐标纸上并外推到"零"，测了"零"时（HO）与 35 分钟时的放射性活度（Hs），求出半清除时间（$T_{1/2}$）。测定同一时相血浆标本（S）、标准源（D）的放射性活度。为校正残留在注射器内的放射性活度，通过 γ 照相机测定注射前后注射器的放射性计数（Cpa、CP）。

$$GFR(ml/min) = \frac{D \times T \times V \times (Cpa - Cpt)}{S \times Ho/Hs \times CPa} \times \frac{0.693}{T1/2}$$

式中，V：注射体积；T：标准源稀释倍数。

传统法的缺点在于测定结果影响因素较多，可靠性较差。

2. 摄取法 静脉注射 ^{99m}Tc-DTPA 后，通过 γ 照相机及计算机系统采集双侧肾区时间放射性曲线，计算 GFR。^{99m}Tc-DTPA 注射后 2～3 分钟，肾区放射性活度曲线高峰前 1 分钟或相当于注射后 2～3 分钟期间肾摄取率推算出 GFR。可克服传统法存在的缺点。

检查时，γ 照相机紧贴背部，使双肾在视野内，注射 ^{99m}Tc-DTPA 后，启动 γ 照相机及计算机，以 15s/帧连续采集 6 分钟。然后通过计算机显示图像，取第 10 帧图像，通过 ROI 绘出曲线，或取曲线高峰的 4 帧图像叠加后，勾画出双肾及肾处下方半月形的"本底"的 ROI，测定各曲线面积、计数率。按下式求出 GFR：

$$双肾摄取率(\%)$$

$$= \frac{\dfrac{C_{LK} - C_{LB}}{e^{-0.153(13.2W/H + 0.7)}} + \dfrac{C_{RK} - C_{RB}}{e^{-0.153(13.3W/H + 0.7)}}}{Cpa - Cpt} \times 100$$

式中：C_{LK}、C_{PK} 为左右二肾 ROI 计数率；C_{LB}、C_{RB} 是经面积校正后的左右本底区 ROI 的计数率；W 为体重；H 为身高；C_{pa}、C_{pt} 为注射器注射前后放射性计数率。

$$总肾 GFR(ml/min)$$
$$= 9.81270 \times 双肾摄取率 - 6.82519$$

然后，再根据左右肾净计数率比值，计数分肾 GFR。

感兴趣区的大小及"本底"位置将影响测定结果，一般认为 ROI 宜略大于肾影像为合适，"本底"应选择在肾下比较接近实际。

（三）适应证

1. 判断总肾功能和观察病程变化或疗效。

2. 肾小球滤过率与血浆流量同时测定,可能有助于肾病变的主要定位。

（四）临床意义

参考正常值:成人正常男性为（125±15）ml/min;女性为（115±15）ml/min。

肾小球滤过率是反映肾功能又一较灵敏的指标,故亦可用于肾功能的评价、病情判断、疗效观察及肾移植术的有无并发症的客观指标。它与肾血浆流量同时测定,有助于肾病变的定位诊断。

六、肾静态显像

（一）原理

肾静态显像（renal static imaging）是应该被肾实质细胞浓聚且排泌缓慢的显像剂,在静脉注射后的适当时间内,通过 γ 照相机（或扫描机）显像,观察肾内放射性活度分布,以判断肾的位置、形态、大小和肾内的占位性病变。

（二）检查方法

^{99m}Tc-DMSA（二巯基丁二酸）为肾静态显像的首先药物。常规剂量为 74 ~ 185MBq（2 ~ 5mci）,一般无需特殊准备,给药后 1 小时应用 γ 照相机作后位（POST）、左后斜位（LPO）、右后斜位（RPO）照相。如有肾功能异常,则需行 2 小时后延迟照相（静态显像亦可用扫描机进行）。

（三）适应证

1. 确定肾脏的位置、大小、形态异常,如肾下垂、肾萎缩、马蹄肾等。

2. 肾占位性病变的探测,如肾肿瘤、囊肿、脓肿等。

3. 肾血流供给障碍的判定,如肾动脉狭窄、肾梗死、肾静脉栓塞等。

4. 肾活检前的辅助定位。

5. 胸部肿块需鉴别肾内、肾外时。

6. 肾移植术后的监护。

7. 尿路梗阻的诊断。

（四）结果分析

1. 正常图像　双肾呈椭圆形,轮廓清晰、边缘整齐。除肾门区放射性稀疏外,其余部位均呈均匀分布,左右二肾对称。两肾长轴呈"八"字形,位于第十二胸椎与第三腰椎之间,成人多数情况下右肾位置低于左肾。

2. 肾影位置形态放射性分布异常　位置异常常见于肾下垂及游走肾,形态异常多见于马蹄肾、多囊肾、先天性肾发育不良畸形等。而肾萎缩、肾缺血或发育不全常多表现于肾影大小异常。当肾放射性分布出现肾放射性稀疏和缺损区时应要鉴别,可以是占位病变（肾肿瘤、肾囊肿）,也可以是局部梗死缺血,也可以是局部炎症（结核、脓肿）及肾积水所引起。当肾功能严重受损时整个肾脏可不显影。局部放射性浓集常见于肾盏和肾盂积液,罕见于肾实质陷入肾窦的先天性变异和肾小管腺瘤。

3. 肾 SPECT 断层显像图　即在肾静态的基础上进行断层显像,可获得横断、冠状、矢状三个断面立体肾实质影像,与平面静态显像比较,提高肾内肿瘤的检出能力,能提供 X 线检查难以提供的肾内占位性病变的形态和功能。

（五）临床应用

1. 诊断先天性肾脏解剖异常

（1）肾脏数目的异常:新生儿先天性单肾缺如的发病率为 1/1000,常见于左肾,残留肾通常呈代偿性增大。

（2）肾脏位置异常:肾下垂常见于右肾及女性患者,肾动脉位置正常,应用立位及仰卧位二次显像,可以观察下垂肾的移动范围。异位肾常见于左肾且多见于男性患者,左下腹是常见的异位肾区,但也有异位至纵隔的报告。肾融合多见于男性,其中马蹄肾是最常见的融合形式,发病率为 0.4%,通常融合的肾朝前,故前后位图像更易清晰地显示马蹄肾。

2. 诊断肾脏占位性病变　病变直径大于 1cm 的靠近肾外侧的肾实质占位性病变,不易被 X 线肾盂造影发现,但较容易用核素显像检出,而一个位于或靠近肾盂中心的病变,一般容易用 X 线肾盂造影检出。小的病变由于结肠内气体及肾周围脂肪的干扰,在 X 线片上可能模糊不清,而在核素显像图上可能容易被发现。

（1）囊性病变:典型的囊肿在肾灌注显像上呈局部灌注缺损,在延迟静态显像上（2 ~ 3 小时）则为圆形放射性缺损区。如果囊性病变较小而且较深,其灌注显像可能为阴性而被误认为肿瘤。反之,一个低灌注的肿瘤,也可能被误认为囊肿。因此,应结合应用超声或 X-CT 综合判断。①单个肾囊肿:多见于成人,发病率随年龄增大,位于皮质,直径一般小于 2.5cm,内含黄色透明漏出液。在灌注及延迟静态显像上均呈放射性缺损区。②单侧多囊肾:是一种罕见的发育异常,男性较多见,患肾肿大,囊肿大小不一,从几毫米至几厘米。总肾功能取决于另一侧肾情况,25%～35%的对侧肾发育异常或输尿管肾盂梗阻。患儿出生后即可见腹部肿物,在核素灌注显像上肿物呈一大的放射性减低区,在延迟静态显像上病变部位仅见少量放射性或无摄取。③双侧多囊肾:可见于成人或婴儿。成人多囊肾源于遗传,典型的发病年龄为30～40岁,常伴有腰痛、高血压、尿血及水肿。双侧肾脏肿大,满布囊肿,且囊肿取代了正常的肾实质。囊肿直径可达4～5cm,囊壁为肾小囊或肾小管的上皮细胞。肾静态显像为双侧对称性肿大,伴有多个圆形放射性缺损或稀疏区,灌注显像及肾动态显像也可见到类似的表现。婴儿双侧多囊肾较少见,往往只能存活几个月。核素显像为灌注缺损,显示病变为无血管的肿物,但在延迟的静态显像上,可见斑块样的聚集。④肾盏憩室:在X线肾盂造影片上常易将肾盏憩室误诊为肾肿瘤。应用肾显像很容易对此进行鉴别,在核素肾显像上,由于肾盏憩室与肾盂相通而呈放射性浓聚区。⑤肾髓质囊肿:本病多见于男性青年,双肾小且对称,囊肿直径从几毫米到几厘米不等。肾显像可见双肾变小,肾摄取功能随肾皮质受损程度而相应减低。

(2) **肾肿瘤**:①肾细胞癌:肾细胞癌是最常见的成人肾肿瘤(85%),好发年龄为50～60岁,用肾静态显像检查,其典型表现为大而圆的放射性缺损区,相邻的肾皮质常常萎缩。部分病例可在病灶中心发生坏死,形成囊肿,从而使超声诊断出现困难。②肾母细胞瘤(Wilms瘤):儿童多见。大多数患儿(68%)的年龄为1～5岁。临床表现为腹部肿物、低热、高血压及血尿。延迟肾静态图像上常为圆形放射性缺损区。③错构瘤(hamartoma):是一种良性肿瘤,常见于40～60岁的女性患者,病变大小从几毫米到可以触及。错构瘤富含血管,故有出血倾向。典型者在灌注显像上呈浓集区,此点易与多囊肾鉴别,但有时难以与肾细胞癌引起的单个病灶相鉴别。在静态延迟显像上为单个或多发性的放射性缺损区。④转移癌:转移灶可呈弥漫性浸润(6%)、多发性结节(61%)或单个病灶(6%),后者类似原发性肾癌。淋巴瘤少血管,在核素灌注及静态显像上均呈放射性缺损区。弥漫性病变常呈无功能性肾肿大,但可浓聚[67]Ga。

3. 炎症性病变 许多与肾脏无关的病变可损伤肾功能,甚至造成不可逆转的肾实质性病变。这些损害包括感染(如急性肾盂炎)、自身免疫病(如肾小球肾炎)以及中毒(化学物质)。这种炎症性损伤可以是急性或慢性、弥漫性或局灶性、单侧或双

侧。应用放射性核素显像技术有助于对上述炎症性病变作出肾功能评价。

在上述炎症性病变中,核素肾静态显像对肾盂肾炎的诊断价值最为突出,有些学者认为放射性核素显像至少等于甚至超过静脉肾盂造影,因为肾核素显像可以同时评价动脉灌注、功能性损伤、局部异常以及观察治疗效果。

(1) **急性肾盂肾炎**:急性肾盂肾炎是一种化脓性疾病,病变波及肾实质和肾盂。在肾灌注显像上,可见感染肾放射性减低,甚至无放射性聚集。[99]mTc-DMSA或[99]mTc-GH肾静态显像可显示单肾或双肾单发或多发性的放射缺损区。结合使用超声、X-CT以及[67]Ga显像,以及结合病史及临床表现有助于对静态显像所示的单发或多发放射性缺损进行鉴别诊断。

小儿急性肾盂肾炎的诊断:急性肾盂肾炎是小儿泌尿道感染的主要原因。肾瘢痕是急性肾盂肾炎的后遗症。临床及实验研究证明,早期诊断及严格的治疗可以预防或减低肾瘢痕的发生。

在DMSA肾静态显像上,其典型表现是单个或多发的肾皮质放射性减低或缺损区,可能伴有肾形态的失常。急性病变的特点是放射性缺损区并不伴有容积丧失。大多数病变发生在上、下极,中区也可累及。弥漫性放射性减低较为少见,急性肾盂肾炎的上述变化经过6个月的有效治疗可以完全恢复正常,或者变成永久性损伤并形成肾瘢痕。

肾皮质瘢痕通常伴有受累肾皮质的缩小及相应的容积丧失。肾瘢痕可致肾形态的改变,包括皮质变薄、肾外缘变平及楔形缺损。肾显像的异常类型与病变的严重度、年龄、瘢痕部位及周围正常肾组织的生长速度有关。

自20世纪90年代以来,人们认为:肾皮质显像(DMSA)是诊断肾实质感染的高度敏感而可靠的技术,可作为诊断急性肾盂肾炎的参考标准。急性肾盂肾炎者肾摄取DMSA减少是肾缺血及肾小管细胞功能受损所致。在炎症早期阶段,由于缺血即可呈阳性结果,此时肾小管还未发生明显的损伤。急性肾盂肾炎不伴尿返流在儿童中十分常见。严重的尿返流是急性肾盂肾炎的一个危险因素。但是轻度尿返流及无尿返流并未减少肾盂肾炎的危险性。急性肾实质性炎症病变是可逆的,绝大多数病例并不导致肾瘢痕的产生,是否发生肾瘢痕与是否伴发尿返流无关。肾瘢痕仅仅发生在以前发生过急性肾盂肾炎的部位。

（2）慢性肾盂肾炎:慢性肾盂肾炎即复发性或持续性肾感染。静脉肾盂造影是传统的诊断方法,但是灵敏度低。应用肾静态显像可见肾变小,肾瘢痕可使肾实质摄取降低,而且放射性分布不均。比较研究证明,24%的病例核素显像优于 X 线肾盂造影;10% 双肾受累的病例,X 线肾盂造影诊断为单侧病变。

七、闪烁照相评价移植前冷藏肾脏的活力

随着器官移植技术的不断发展,肾脏移植已得到广泛应用。供肾的处理和保存技术直接关系到手术效果,在移植前如何检测冷藏肾的活力,这是人们十分关注的问题。迄今为止,有些方法可以评价冷藏肾的活力,但是多属于基础研究,经检测后使再植手术不可能进行,而且,在移植前未能提供移植前功能的精确指示。现在介绍一种非创伤性方法,即应用能自行生物降解的放射性微球,通过肾动脉灌注和 γ 闪烁照相,测定总肾活性和肾皮质活性,计算皮质活性比值(CAR),从而对移植前的肾脏活力提供准确的指标。

（一）原理

一般认为,肾脏缺血性损伤常伴有流向外周肾皮质的血流显著减少,同时近髓质处肾小球的血流却增多。长期缺血性损伤使皮质血流进一步减少,终致急性肾小管坏死。因此,保持微循环的完整性,与维持移植后的生命能力密切有关。自冷藏肾动脉注入直径 $20\mu m$ 的 ^{99}mTc-白蛋白微球,正常时 99% 的微球局限于肾小球内(仅 10% 的肾小球被充盈),3 小时后即被巨噬细胞清除,故对肾小球滤过率或排钠功能无明显的影响。通过冷藏肾 γ 照相,从放射性分布情况可直接了解冷藏肾的微循环状态。

（二）方法

取 50 000 个直径 $20\mu m$ 的白蛋白微球,用 50mCi ^{99}mTcO4-进行标记。然后悬浮于 100ml 柯林溶液中,经超声震荡,自 1m 高肾动脉灌注,并记录流速。选用直径 3mm 的针孔准直器,肾脏置于准直器下 6 ~ 8cm 的中心视野上,累积计数 200k 的形式将数据记录在计算机磁盘上,经图像重建得到显示图像,利用感兴趣区技术画出整体肾脏及皮质上,从而测定总肾活性、肾皮质活性,并计算 CAR = 皮质活性/总肾活性×100% 。

（三）评价肾活力

应用上述方法检测移植前冷藏肾的活力,不仅

有助于术前筛选冷藏肾,而且可大大提高冷藏肾的正确使用率。实验结果表明,供肾离体后应用不同的灌注液处理,经不同保存时间,其活力出现明显差异。单独应用柯林液灌注,在 4 ~ 6℃ 中贮存 5 小时,整个肾皮质内的微粒分布均匀,CAR 平均值仅为 52.2%;保存 24 小时,皮质活性轻度减少,近肾门处放射性增多;冷藏 48 小时,皮质内微粒呈斑片状摄取,CAR 均值降为 38%,表示微循环明显受损;72 小时后,皮质显影极差,CAR 均值仅为 24.6%。与此同时,经柯林液灌注处理并冷藏 24、48、72 小时的肾脏,移植后的存活率分别为 100%、66%、33%。若每升柯林液中加入 5mg 三氟拉嗪(trifluoperazine,TFP)灌注处理,经同样条件冷藏保存后进行 γ 照相,表明保存 5 小时与保存 24 小时放射性微粒均匀分布的情况基本相似,即使冷藏 48 小时及 72 小时微粒分布仍然相对均匀,CAR 均值分别为 48.2% 与 45.5%,说明经过含 TFP 柯林液灌注处理保存的冷藏肾的微循环良好,保存 72 小时移植后的存活率可提高至 80%。由此可见,放射性微球照相法还可为筛选有效的灌注液提供客观指标。

八、阴囊显像

（一）检查目的

鉴别诊断附睾炎和睾丸扭转。

（二）原理

睾丸由睾丸动脉供血,而阴囊壁则由阴部动脉分支供应。睾丸一旦发生扭转,即可引起局部血流减少,导致睾丸梗死,而阴囊壁的供血正常。而睾丸附睾炎症引起局部血流增加。这些由血供所引起的放射性变化可造成睾丸阴囊血流,血池影像发生异常改变。

（三）诊断要点

睾丸炎或睾丸肿瘤时,因局部血运增加,病变区示踪剂增浓,表现为"热区",而睾丸扭转则由于血流减少,局部放射性分布稀疏,表现为"冷区"。

九、血浆肾素活性的放射免疫分析法

肾素主要来自肾脏皮质,是一种蛋白水解酶,其本身并无生理活性,但作用于血液中的血管紧张素原,可产生生理活性较小的血管紧张素Ⅰ。血管紧张素Ⅰ经转换酶作用可形成生理活性很强的血管紧

张素Ⅱ,它能促进血管收缩并兴奋醛固酮的分泌。最后,血管紧张素Ⅱ被一组血管紧张素酶分解为无活性的碎片。

如果将血浆和相对过量的高亲和力的抗血管紧张素Ⅱ抗体一起温育,抗血管紧张素Ⅱ抗体即与血浆中的血管紧张素Ⅱ结合成复合物,从而使血管紧张素Ⅱ不被血管紧张素酶降解,又能保护肾素与转换酶的活性。然后,再加入放射性标记的血管紧张素Ⅱ,这时候抗原相对过量,促使原复合物分解,产生抗原、抗体、复合物之间新的平衡,原来血浆中的血管紧张素Ⅱ和放射性标记的血管紧张素Ⅱ竞争抗血管紧张素抗体的结合点。这样便可用放射免疫分析测定样品温育时产生的血管紧张素Ⅱ,所得血管紧张素Ⅱ的产生速率[ng/(ml·h)]能间接反映血浆肾素活性(PRA)的水平。

正常人,随意饮食,卧位 PRA 的均值为 0.29 (0.13~0.50)ng/(ml·h),立位 0.98(0.15~2.89) ng/(ml·h);低钠饮食3天后卧位 PRA 均值为 2.72 (0.82~7.32)ng/(ml·h),立位为 6.61(2.27~ 12.44)ng/(ml·h)。

肾素-血管紧张素可引起醛固酮分泌增多,后者又可抑制肾素释放。因此,原发性醛固酮增多症时,体内肾素释放受到抑制,PRA 多处于低水平。恶性高血压或肾血管狭窄时,由于肾缺血促使肾素分泌增多,PRA 则增高。所以,测定血浆肾素活性,可作为鉴别原发性醛固酮增多症与肾血管性高血压所致继发性醛固酮增多症的诊断指标。也可用于指导高血压病分型及治疗,预测肾性高血压手术效果及肾衰病人的疗效观察和预后,特别对分泌肾素的肿瘤有特殊诊断价值。

(吴永港)

参 考 文 献

1. 易著文. 实用小儿肾脏病手册. 北京:人民卫生出版社, 2005.

2. Schwartz GJ,Furth SL. Glomerular filtration rate measurement and estimation in chronic kidney disease. Pediatr Nephrol, 2007,22:1839-1848.

3. Zappitelli M,Parvex P,Joseph L,et al. Derivation and validation of cystatin C based prediction equations for GFR in children. Am J Kidney Dis,2006,48:221-230.

4. Schwartz,GJ,Furth S,Cole S,et al. Glomerular filtration rate via plasma iohexol disappearance:pilot study for chronic kidney disease in children. Kidney Int,2006,69:2070-2077.

5. Bennett M,Dent CL,Ma Q,et al. Urine NGAL predicts severity of acute kidney injury after cardiac surgery:a prospective study. Clin J Am Soc Nephrol,2008,3:665-673.

6. Khazaei MR,Mackie F,Rosenberg AR,et al. Renal length discrepancy by ultrasound is a reliable predictor of an abnormal DMSA scan in children. Pediatr Nephrol,2008,23(1): 99-105.

7. Wiersma F,Toorenvliet BR,Ruige M,et al. Increased echogenicity of renal cortex:a transient feature in acutely ill children. AJR Am J Roentgenol,2008,190(1):240-243.

8. Glockner JF,Vrtiska TJ. Renal MR and CT angiography:current concepts. Abdom Imaging,2007,32(3):407-420.

9. Rountas C,Vlychou M,Vassiou K,et al. Imaging modalities for renal artery stenosis in suspected renovascular hypertension:prospective intraindividual comparison of color Doppler US,CT angiography,GD-enhanced MR angiography,and digital substraction angiography. Ren Fail,2007,29(3):295- 302.

10. Linebarger JS,Roy ML. Focus on diagnosis:common nuclear medicine studies in pediatrics. Pediatr Rev,2007,28(11): 415-417.

11. Prasad SR,Dalrymple NC,Surabhi VR. Cross-sectional imaging evaluation of renal masses. Radiol Clin North Am, 2008,46(1):95-111,vi-vii.

12. Grattan-Smith JD,Little SB,Jones RA. MR urography in children:how we do it. Pediatr Radiol,2008,38 Suppl 1:S3- S17.

13. Miron D,Daas A,Sakran W,et al. Is omitting post urinary-tract-infection renal ultrasound safe after normal antenatal ultrasound? An observational study. Arch Dis Child,2007, 92(6):502-504.

14. Volkan Tugcu,Emin Ozbek,Bekir Aras,et al. Bone mineral density measurement in patients with recurrent normocalci-uric calcium stone disease. Urological Research,2007,35, (1):29-34.

15. sudakoff GS,Guralnic KM,langenstroer P,et al. CT urography of urinary diversionswith enchanced CT digital radiography:preliminary experience. AJR,2005,184,184:131- 138.

16. Mistry R,Manikandan R,Williams P,et al. Implications of computer tomog-raphy measurement in the management of renal tumours. BMC Urol,2008,8:13.

17. Rountas C,Vlychou M,Vassiou K,et al. Imaging modalities for renal artery stenosis in suspected renovascular hypertension:prospective intraindividual comparison of color Doppler US,CTangiography,GD-enhanced MRangiog-raphy,and digital substraction angiography. Ren Fail,2007,29(3):295- 302.

18. Grattan-Smith JD,Little SB,Jones RA. MR urography e-val-

uation of obstructive uropathy. Pediatr Radiol, 2008, 38 (Suppl1):S49.

19. Stacul F, Gava S, Belgrano M, et al. Renal arterystenosis: comparative evalu-ation of gadolinium-enhanced MRA and DSA. Radiol Med,2008,113（4）:529-546.

20. 吴永港.肾脏放射性核素检查//易著文.实用小儿肾脏病

手册.北京:人民卫生出版社,2005:124-142.

21. Van Der Horst-Schrivers AN, Jager PL, Boezen HM, Schouten JP, Kema IP, Links TP. Iodine-123 metaiodo-benzylguanidine scintigraphy in localising phaeochromocyto-mas-experience and metaanalysis. Anticancer Res, 2006, 26 (2B):1599-1604.

第十节　儿童肾穿刺活组织检查

肾穿刺活组织检查（renal biopsy）是用以诊断肾脏疾病的极为重要的检查技术。随着穿刺针及穿刺方法的不断改进,穿刺成功率及安全性大大提高。目前各种穿刺法的成功率均在90%以上,合并症的总发生率在5%～10%。随着近代显微镜和免疫荧光、免疫技术的发展,肾穿刺活检的意义已不限于肾脏疾病的诊断,还包括对肾脏病的病因探讨、免疫发病机制的研究、疾病活动性和肾脏受损程度的了解、病理分型、指导合理治疗方案的制订、观察疾病的演变及估计预后等多方面的价值,故它已成为肾脏病学科进一步发展所不可缺少的一项重要检查技术。

一、适应证

1. 肾病综合征
（1）应用足量糖皮质激素治疗3～4周,尿蛋白仍持续在3+～4+,无明显改善者。
（2）对激素部分效应者。
（3）对激素依赖者。
（4）多次复发者。
2. 急性肾炎综合征病因不明,临床表现不典型或伴肾功能受损或病程大于一年者。
3. 隐匿性肾炎、迁延性肾炎、各种慢性肾炎及血清HBsAg阳性肾炎。
4. 无症状持续性蛋白尿,24小时尿蛋白定量>1g。
5. 反复发作的镜下或肉眼血尿,原因不明,病程已持续6个月以上者。
6. 继发性肾小球疾病。
7. 不明原因的急慢性肾功能不全。
8. 疑为急进性肾小球肾炎者。
9. 遗传性肾炎。
10. 临床诊断不明的肾脏疾病,已排除肾血管畸形者。

11. 移植肾、鉴别排斥,感染或原发病复发者。

二、禁忌证

1. 肾脏畸形,包括先天性多囊肾、孤立肾、马蹄肾或对侧肾发育不全及萎缩肾,及肾动脉狭窄者。
2. 急性肾内感染（含肾结核或肾周围脓肿）。
3. 肾肿瘤（含血管瘤）及肾囊肿。
4. 出血性疾病未能纠正者。
5. 肾脏疾病抗凝治疗期间及停止抗凝治疗小于10天者。
6. 严重尿毒症BUN>35.7mmol/L（100mg/dl）或有严重贫血或出血倾向者。
7. 严重高血压或血压控制正常在一周以内者。
8. 骨骼发育畸形,定位困难者。
9. 中→大量腹水,肾脏不易压迫固定者。
10. 长期应用大量激素,库欣病症状明显者。
11. 肾盂积水。

三、术前准备

1. 向患儿家属说明肾穿刺检查目的和可能发生的并发症及采取的预防措施,以征得患儿家属理解和同意并签字。
2. 解除患儿思想顾虑和恐惧心理,进行必要的体位和呼吸屏气动作训练,即训练患儿在腹部放置砂袋,俯卧位时能用腹式呼吸及听口令作屏气动作,以利术时很好配合。
3. 术前检查
（1）B型超声检查双肾大小、厚度、形态及定位,探测皮肤到肾包囊之深度。
（2）血常规、血小板计数及尿常规检查。
（3）出、凝血时间,凝血酶原时间（PT）及白陶土部分凝血活酶时间（APTT）检查。
4. 血尿素氮,肌酐和肝功能,HBsAg检查。

四、穿刺针的选择

（一）国产 Menghini 针

该针长 10～12cm,分 16、18 及 20 三种型号,小儿一般 6 岁以下用 16 号,6 岁以上用 18 号。有长短针蕊和套管,套管针尖为斜面利刃,其内壁斜面呈喇叭花样,针外套可通过橡皮吸管与注射器连接。该针优点是获取肾组织较理想,穿刺成功率达 90%～94.7%,且较安全。缺点是穿刺时需两人密切配合。

（二）Tru-Cut 槽状针

该针是由针蕊和套管针组成,其上部有塑料柄。内蕊有尖刀,其后有 2cm 的取物槽,外配套管,管端锐利,其内壁和针蕊紧密接触便于割取组织。此针穿刺时只需一人操作,取材成功率 80%～92%,能取得较多肾组织。缺点是可能对肾的创伤较大,肉眼血尿和血肿发生率较其他种类肾穿针高。

（三）自动穿刺枪

该装置是将 Tru-Cut 针装在一个由弹簧支配的枪体上,由一人操作,其穿刺效果与 Tru-Cut 针相同,但穿刺针的直径一般比单独 Tru-Cut 针细。其价格比较昂贵。常用的有 Bard MAGNUM 针肾活检术,该装置为 Bard(美国)活检系列产品,包括 Bard 全自动复用型活检枪和一次性活检针,活检枪的长度只有 12cm,体积小、体重轻,强有力的弹簧使发射速度更快,穿刺的深度可以选择为 15mm 或 22mm,以确保获取较好的标本。Bard MAGNUM 一次性活检针有多种规格,有 5 种直径,且分别有多种长度,临床上适合于小儿肾活检的活检针规格为 16G。目前,此穿刺针临床运用较广,穿刺速度快,组织损伤小,术后并发症少,适合在儿科推广使用。另有一种简易自动化活组织穿刺针(TEMNO 活组织检验针),设计原理与穿刺效果同自动穿刺枪(antomatic biopsy gun)。简易的单手操作,亦适用于小儿。小儿肾穿刺多选用 T19/15、T18/15、T15/15 型号,长度为 15cm,直径分别为 1.0、1.25、1.6mm。

五、器械药品准备

1. 肾穿针盒(盛器械消毒液) 内有肾穿针 2 根,穿刺深度固定器 2 个,钢尺一把。如用一次性穿刺针,则无需此盒。

2. 皮肤用件包 内有 5ml 注射器一副,手术尖刀 1 把,孔巾 1 块,纱布数块。

3. 无菌手套。

4. 药品 络合碘,2% 利多卡因,1‰肾上腺素,生理盐水,地西泮注射液,10% 水合氯醛,甲紫等。

5. 其他 冰壶 1 只,标本瓶 3 只(分送光镜、免疫荧光、电镜检查标本),多头腹带 1 条,创可贴,砂轮 1 只,砂袋(或盐袋)1 个,棉签 1 包。

六、肾穿刺点定位

经皮肾穿刺活检成功的关键之一即对肾脏穿刺点的准确定位。一般由于右肾下极与大血管、肾盏和其他器官相距较远,故较多选用右肾。对穿刺点定位时,患儿体位必须和活检时一致。即腹下垫有砂袋以固定肾脏,前胸紧贴床面,头部放一小枕,头正中位或向一侧卧位,两臂前伸过头。

目前多采用 B 型超声波切面显像仪进行肾穿刺点定位。通过扫描后,除测得肾脏形态、大小外,尚可同时探测肾厚度与皮肤到肾包囊的深度供进针和穿刺深度的参考。有效穿刺点一般以平静呼吸时定在肾下缘的下外缘内 0.5cm 处为宜。本法具有以下优点:①安全可靠,定位准确;②操作简便,省时经济,避免静脉用药,更适用小儿;③免除患儿接受 X 线辐射及造影剂的危害,并不受肾功能的影响。

七、穿刺步骤

以 Bard MAGNUM 针 B 超定位引导下穿刺为例。

1. 穿刺前患儿排尿,年幼儿童或配合不好的患儿予适当镇静,肌注苯巴比妥或水合氯醛灌肠,必要时予地西泮;3 岁以下患儿建议全麻。

2. 患儿取俯卧位,腹部垫一砂袋(或盐袋)。

3. B 型超声波切面显像仪进行肾穿刺点定位,并用甲紫作好标志。

4. 用络合碘按常规消毒穿刺点及其周围皮肤。

5. 术者戴无菌手套,铺孔巾。

6. 用 2% 利多卡因从穿刺点皮内逐层浸润麻醉,直达肾包囊。

7. 肾脏穿刺 ①持枪:枪体平放于手掌,手指置于扳机处。②激活:将白色扳机向后拉两次,使活检枪处于待击发状态。此刻可看到枪盖上的状态显示窗完全为红色。③选择穿刺深度:顺/逆时针拨动枪体末端左上方的旋钮来选择取样深度,可为 22mm 或 15mm,小儿为 15mm。④安装活检针:打开枪盖,选取适当规格的活检针放入合上枪盖,轻微挤捏固定手柄将之取下,完全扣好枪盖。⑤穿刺:通过定位针或直接穿刺,B超引导下使针尖接近要活检的部位。⑥打开保险:将枪体末端下方的保险杆从水平位的"S"逆时针旋到垂直位的"F"。⑦击发:压下侧面的启动按钮采样,采样后立即拔出穿刺针。⑧收获样本:向后拉动扳机一次,取出组织块。⑨继续取样:如需继续取样,再次向后拉动扳机一次,从步骤③开始。

8. 拔针后术者用手掌大鱼际处垫纱布紧压穿刺点15分钟。

9. 助手将针头内组织用盐水冲入小瓷杯内,所得组织应用放大镜检查,若有肾小球,可见细小红颗粒。然后将肾组织标本用锋利的刀片切成三段,分别装入三个消毒的小标本瓶内(瓶内分别盛有10%甲醛液、生理盐水、2.5%戊二醛)置冰筒内,即送检做光镜、免疫荧光和电镜检查。

10. 局部伤口再次络合碘消毒,用创可贴覆盖,盐袋压迫固定,以多头腹带包扎,仰卧送回病房。

八、术后处理注意事项

1. 术后至少要平卧24小时,在此期间需密切观察面色、血压、脉搏、腹痛、腰痛和尿色。如肉眼血尿明显,要延长平卧时间,直至肉眼血尿消失。平卧期间,大小便不宜起床,血尿明显尽量不要翻身,受术者回病房后的平卧期间起初每15分钟测1次血压和脉搏,共2次,随后每30分钟1次共2次,1小时1次共2次,以后每2~4小时1次。有多功能监护仪则更为方便,一般监测12~24小时。

2. 穿刺后常规补液和碱化尿液,以免血块堵塞输尿管。

3. 术后常规使用止血剂(如酚磺乙胺、维生素K_1等),对穿刺不顺利者,应加用立止血一次。术后3天禁用抗凝、活血化淤类中西药。

4. 术后24小时可撤去腹带,可以起床。但若肉眼血尿明显者,应待肉眼血尿消失后才能起床活动。术后3天严禁肾脏扣诊,予止血抗感染治疗3天左右,观察3~7可出院。3个月内应避免剧烈活动。

九、并发症

肾穿刺活检是临床肾脏诊断必不可少的手段。但作为一种有创性检查,仍具有一定的风险性。随着肾活检针及穿刺技术的改进,特别是应用B超定位及实时引导穿刺以后,肾穿刺活检并发症的发率已明显下降。笔者科室已行肾穿刺活检一千五百余例次,无一例出现严重并发症。

1. 肾穿刺术最常见的并发症为镜下血尿或轻微腰痛或腹痛,多于术后24~28小时消失。肉眼血尿发生率为2%~12%,多发生于穿刺后1~2天,大多在1天消失,80%在3天消失。

2. 肾穿刺术后部分病例可发生肾周围血肿。经影像学检查判断的血肿发生率为3.88%~70.00%。大的血肿可出现腹部痛,并放射到同侧腹股沟或睾丸,伴腹胀、恶心、呕吐及尿潴留等。

3. 其他并发症如肾感染、严重腰背痛、肾大血管刺破、肾栓塞、肾绞痛、肾内动静脉瘘形成,或损伤肝、脾、肠等脏器,或出现肠梗阻、气胸等,多因定位不准确或技术恶劣、操作不严所致。若严格掌握适应证,做好术前准备,做到定位准确,技术熟练,则并发症大大减少而无死亡病例。

(黄丹琳)

第六章　临床肾脏病学研究中常用的方法

第一节　实验性肾炎的常用动物模型

实验性肾炎模型（experimental glomerulonephritis model）的成功复制，为人类认识和研究各种肾炎的发生发展过程、发病机制、病理特征、临床表现、药物治疗机制及疗效、阻止或延缓肾脏疾病进展等诸方面构建了重要的实验研究平台，越来越受到研究者们的重视。

一、抗肾小球基底膜肾炎模型

（一）研究背景及原理

肾小球基底膜是由肾小球毛细血管内外透明层及中间致密层构成的网状结构，以糖蛋白为主体。为肾小球滤过屏障的重要组成单位，其结构和功能的完整性是肾小球正常滤过功能的重要保障。抗肾小球基底膜（GBM）抗体相关疾病是一组自身免疫性疾病，肾脏和肺脏是靶器官。肾脏受累多为新月体性肾炎，肾功能损害进展迅速；少数为轻度系膜增生性肾炎，可保持肾功能正常。

抗 GBM 肾炎模型利用免疫损伤原理，将抗基底膜抗体靶向定置在基底膜形成免疫复合物，激活补体系统，造成基底膜损伤，引起肾小球基底膜结构及功能破坏，形成类似人类新月体性肾小球肾炎病理及临床表现。已有研究发现，抗 GBM 肾炎免疫损伤一般可分为两个时相，第一时相为异种抗体相或称异相阶段（异源抗 GBM 抗体作用于 GBM，主要表现为补体激活和中性粒细胞介导的增生性肾炎，免疫损伤相对轻微，一般持续 3~6 天）。第二时相为自身抗体相或称自相阶段（出现于注射抗血清 7~10 天后，免疫损伤严重，进展为系膜毛细血管性肾炎，最终可致肾小球硬化。动物表现为血尿、大量蛋白尿和肾功能损害。多数逐渐进展到尿毒症，极少数

可自愈恢复，时间约数周）。目前，抗基底膜肾炎模型主要有两类：Masugi 肾炎（又称肾毒血清性肾炎）和 Stably 肾炎（又称自身抗肾抗体性肾炎）。前者研究较多并更为常用，介绍如下。

（二）材料与方法

1. 动物　SD 成年大鼠，3~4 月龄，雌雄不限，体重约为 200g。新西兰白兔，雄性，体重 2.5~3kg。

2. 主要试剂　胶原酶、羊抗兔 IgG 荧光抗体、羊抗鼠 IgG 荧光抗体。完全弗氏佐剂。

3. 造模方法

（1）GMB 抗原的提取及鉴定：试验大鼠适应性饲养 2 周后，10% 水合氯醛 300mg/kg 腹腔注射或者 3% 戊巴比妥钠（50mg/kg）麻醉大鼠。常规消毒铺孔巾，选择腹正中线切口，依次切开皮肤至腹腔，无菌条件下取出大鼠双肾。剥离肾包膜，剪取肾皮质，称重。将肾皮质切碎后放入 50 目不锈钢筛网中研磨，取滤液，再放入 250 目不锈钢筛网中研磨，取滤渣，即为不溶性 GBM。滤渣收集后洗涤 3 次后取沉淀。将沉淀置于超声粉碎机上爆破后，加入胶原酶（肾皮质干重 0.1854g 加入 8mg 胶原酶）消化溶解，置 37℃ 孵温箱 24 小时，再置 60℃ 水浴箱 2 小时，即得到可溶性 GBM。

（2）兔抗鼠 GBM 抗血清制备：参照相关文献，根据兔体重，首次予免疫抗原 10mg。将提取的鼠 GBM 抗原计入等量不完全佐剂，充分乳化后在雄性新西兰白兔背部皮肤进行多点皮内注射。第三周再用相同剂量抗原，加强免疫一次。第五周进行第三次加强，予抗原 2mg，不加佐剂，选择兔耳缘静脉注射。第三次加强后 1 周，从兔耳缘静脉采血测定抗体效价，待抗 GBM 抗体效价为 1:320 时收获血清，−30℃ 保存备用。

（3）大鼠抗 GBM 肾炎模型诱导建立：试验大鼠于代谢笼中适应性饲养 2 周后。实验前收集 24 小时尿液并检测 24 小时尿液蛋白总量，眼静脉采血测血肌酐、尿素氮含量，判断大鼠无基础肾脏疾病。取健康大鼠，尾静脉注射兔抗鼠 GBM 血清，剂量 0.5ml/kg 体重。在注射后第 4 天、14 天及 21 天，随机取鼠，留取血、尿标本进行生化检测，并取大鼠肾皮质标本，分别进行光镜、免疫荧光和电镜检测。

（三）观察项目

1. 生化指标检测　检测血红蛋白、尿素氮、血肌酐，尿液检查包括尿渗透压检测和尿量检测。代谢笼饲养可留取 24 小时尿液，检测 24 小时尿蛋白。

2. 肾脏病理检测　处死大鼠取肾脏经固定、包埋等处理后，切成 3μm 石蜡切片，进行常规 HE、Masson、银染、PAS 染色。观察肾脏病理学改变。

（1）光镜检查：取 3μm 石蜡切片，常规 HE 染色。观察肾小球体积大小、肾小球内细胞数、新月体形成及肾小管内蛋白管型形成等情况。

（2）免疫荧光观察：肾皮质标本常规 OCT 包埋后切成 4μm 冷冻切片，直接免疫荧光染色。观察肾小球内兔 IgG 和鼠 IgG 类免疫复合物沉积范围、形状及荧光强度等。

（3）电镜检测：取肾皮质经戊二醛固定和 1% 锇酸固定，包埋后制成 60nm 超薄切片。电镜下观察免疫复合物在 GBM 沉积的部位、大小、形状，观察足细胞、内皮细胞、上皮细胞改变。

（四）结果

1. 生化指标　造模后第 4 天模型大鼠 24 小时尿蛋白定量、血清肌酐水平、尿毒氮水平即开始上升，并随时间推移呈上升趋势。

2. 肾组织病理形态学观察　造模后第 4 天开始，光镜下模型组肾小球内细胞数开始增多，毛细血管基底膜增厚，系膜基质增多。随时间推移，至第 14 天、21 天，肾小球逐渐出现部分肾小球局灶节段性硬化，肾小球囊壁层上皮细胞增生，可见细胞性新月体形成。部分肾小管管腔内可见蛋白管型，上皮细胞颗粒变性，间质炎症细胞浸润，可见间质散在纤维化。

3. 免疫荧光检测　造模后第 4 天开始肾小球毛细血管壁可见兔 IgG 呈点线沉积，荧光强度 ++ ～ +++，随时间推移，至第 14 天、21 天，兔 IgG 呈线性沉积，荧光强度 +++ ～ ++++。

4. 电镜检测　造模后第 4 天开始，电镜下观察基底膜出现电子密度增加，基底膜节段性不规则增

厚，上皮细胞足突开始出现融合。至第 14 天、21 天，GBM 电子密度持续增加，且在上皮侧出现不规则团块状 IgG 沉积，整个 GBM 厚度增加更加明显。上皮细胞足突广泛融合，内皮细胞肿胀严重。

（五）讨论

抗 GBM 肾小球肾炎临床过程凶险，治疗难度大，患者预后相对较差。因此，深入了解抗 GBM 肾小球肾炎发病机制甚为重要。

抗 GBM 肾炎动物模型制作过程复杂，关键是制备可溶性 GBM 抗原和抗 GBM 血清。因此，制备优质可溶性 GBM 抗原和抗 GBM 血清，决定实验的成败。该肾炎模型急性表现类似于人类的新月体肾炎，慢性表现则类似于系膜毛细血管性肾炎，并最终导致肾小球硬化。诊断肾炎的金标准当然是病理，但对于 Masugi 肾炎而言，动物出现大量蛋白尿时即可认为模型已制备成功，如有相应的病理改变当然更为可靠。目前常用实验动物体系分两类：兔抗鼠抗 GBM 肾炎及羊抗兔抗 GBM 肾炎。由于后者实验动物体型大，实验操作难度大，且费用贵，因此，动物实验中常常采用兔抗鼠抗 GBM 肾炎模型。

二、嘌呤霉素肾病动物模型

（一）研究背景及原理

嘌呤霉素氨基核苷（puromycin aminonucleoside，PAN）诱发的实验性肾病综合征大鼠模型其表现和病理改变与人类肾病相似。典型者能够出现大量蛋白尿、低蛋白血症、水肿和高脂血症。肾脏病理则表现为微小病变或局灶性肾小球硬化。因此，嘌呤霉素肾病模型被广泛用于人类疾病的研究中。该类模型有制作方法简单、成模快、成功率高以及病理指标改变显著等优点，为临床肾病的研究提供了很好的基础。

（二）材料与方法

1. 动物　SD 雄性大鼠，体重范围 40～260g，体重为 150～200g 最佳。已有研究发现，PAN 模型有种属特异性，在 SD 大鼠、猴和人可诱发肾脏综合征，在犬、兔、小鼠和豚鼠则不能引起肾病表现。

2. PAN　所引起的肾脏病理改变与给药剂量密切相关。药物注入途径包括皮下注射、腹腔注射、颈静脉注射和背部静脉注射；给药次数由一次性或多次重复给药。根据不同实验要求选择合适的注射途径和观察期限。

本文采用中日友好医院李平教授科研组采用方

法,具体介绍如下:试验大鼠适应性饲养2周后开始造模:大鼠用10%水合氯醛300mg/kg腹腔注射或者3%戊巴比妥钠(50mg/kg)麻醉大鼠。成功后,仰卧位固定,颈部备皮,75%乙醇消毒。颈静脉给药组行颈静脉插管术缓慢推注PAN生理盐水溶液40mg/kg体重。追加给药组在颈静脉插管给药基础上,于术后第13、16、19天分别尾静脉追加PAN生理盐水溶液5mg/kg体重。

(三)观察项目

1. 生化指标检测 检测尿素氮、血肌酐、血白蛋白、血脂等项目,尿液检查包括尿渗透压检测和尿量检测。代谢笼饲养可留取24小时尿液,检测24小时尿蛋白。

2. 肾脏病理检测 处死大鼠取肾脏经固定、包埋等处理后,切成3μm石蜡切边,进行常规HE、Masson、银染、PAS染色。观察肾脏病理学改变,主要从肾小球硬化指数和肾小管、间质损伤指数。

肾小球硬化指数(glomerulosclerosis index,GSI):每张切片在光学显微镜400倍下随机观察40个肾小球,对肾小球局灶节段硬化的程度进行半定量评分,正常记为0分,肾小球硬化面积占整个肾小球面积的0%～25%计为1分,26%～50%计为2分,51%～75%计为3分,76%～100%计为4分,每张切片的得分按照以下公式计算:肾小球硬化指数＝(1×a+2×b+3×e+4×d)÷40×100。

小管间质损伤评分:按照文献描述方法,半定量肾小管间质的病变。200倍光镜下,每张切片随机选择10个不含肾小球视野,肾小管间质病变有三个参数判定:蛋白管型和肾小管扩展;肾间质炎性细胞浸润和肾间质纤维化程度。每个参数按照0～3分评定(0＝正常;1＝轻度受损;2＝中度受损;3＝重度受损),每个样本小管间质评分0～9分。

(四)结果分析

1. 尿蛋白分析 已有研究证实,尿蛋白排泄量与肾脏病恶化程度相关,且尿蛋白排泄量越多肾衰进展越快。一次性颈静脉注射PAN模型,自注射之日算起,第3天开始尿蛋白排泄量开始增加,第5～7天明显增高,第10～14天达高峰,随后出现下降趋势,在第12周尿蛋白水平下降至最低值。第13周起,尿蛋白水平在此回升。考虑此现象可能与肾脏病变由MCNS向慢性FSGS转变相关。

李平科研小组改良后尿蛋白水平显著增加,且出现一个持续增高的平台期(均值维持在略高于150mg/24h的水平),其中第20～28天的尿蛋白仍

显著增加。第42天和第56天时的尿蛋白仍明显高于一次性颈静脉注射PAN模型。

2. 肾脏病理 研究发现,一次性PAN肾炎模型大鼠10天后见肾小球内细胞轻度增生,以内皮细胞为主,部分系膜细胞增殖。第2、3周明显。第4周后开始减少。电镜检查4天后出现上皮细胞空泡形成,少数上皮细胞足突消失或融合成片。第4周后减轻。免疫荧光检测可见肾小球系膜区IgG呈颗粒状或局灶阶段性沉积。

李平科研小组改良后肾脏病理损伤较一次性PAN颈静脉注射模型鼠加重,肾小球系膜区明显扩张,系膜细胞数目增多,基质区明显变宽,大多呈局灶节段性,严重者可呈弥漫性改变。鲍曼囊扩张增宽,或者囊腔变窄,球囊粘连,部分小球囊腔内可见渗出物。皮质区和髓质区小管管腔扩张,上皮萎缩扁平,或基底膜明显增厚。

(五)讨论

不同PAN剂量、给药次数可诱发出不同病理类型的肾病模型,研究者可根据不同的研究目的进行选择。微小病变肾病综合征是儿童常见的病理类型,大剂量单次注射可导致该病理类型,故可作为儿童肾病综合征的首选。而多次小剂量给药诱发典型的肾小球局灶节段硬化模型,适宜用于慢性肾病的研究。

三、急性阿霉素肾病模型

(一)研究背景及原理

肾病综合征是临床常见病及多发病,病理类型以轻微病变为主。嘌呤霉素可诱发大鼠出现蛋白尿、高脂血症等典型肾病表现,是肾病综合征常用模型,被广泛应用于科学研究。阿霉素肾病模型是继嘌呤霉素肾病模型后又一新的肾病大鼠模型。阿霉素肾病模型分为急性肾病模型及慢性肾病模型。急性肾病表现为典型肾病综合征表现,慢性肾病模型肾脏病理则表现为肾小球硬化。本文将急性阿霉素肾病模型造模过程简介如下:

(二)材料与方法

1. 实验动物 SD成年大鼠,8周龄,体重为300g左右。

2. 方法 试验大鼠适应性饲养2周后开始造模,采用一次性尾静脉注射法:阿霉素5mg/kg,用生理盐水稀释至3ml,一次性尾静脉注射。注射后第3小时、3天、14天、28天、42天及56天处死大鼠。处

死前,将大鼠置于代谢笼中(禁食,不禁水),收集24小时尿液测量尿量。处死时可经动脉(股动脉或腹主动脉)采血标本,用于后续实验室指标检测。肾脏标本4%甲醛固定,石蜡包埋。

(三)观察项目

1. 生化指标检测　代谢笼饲养可留取24小时尿液,检测24小时尿蛋白。检测血红蛋白、尿素氮、血肌酐、血脂、血白蛋白;尿液检查包括尿渗透压检测和尿量检测。

2. 肾脏病理检测　处死大鼠取肾脏进行肾脏病理检测,常规HE、Masson、银染、PAS染色。观察肾脏病理学改变。

(四)结果

1. 蛋白尿　全部大鼠分别在注射药物前及注射药物后次日开始每天收集24小时尿液,测定尿蛋白定量。结果发现,注射阿霉素6天后出现蛋白尿,并随时间推移逐渐加重,28天时最明显,后缓慢下降,可一直延续至术后56天。尿蛋白的单峰变化可能与肾脏病理转型有关(由微小病变向其他类型肾炎转变,如模型肾病、局灶节段硬化)。

2. 血清生化指标　血清白蛋白在注射药物14天开始降低,28天起出现严重低蛋白血症。血清胆固醇在注射药物后14天已显著升高,以56天时最高。尿素氮从注射药物后开始明显升高,并随时间推移加重。血肌酐尽在42天和56天轻度升高。

3. 肾脏病理改变　光镜下,14~56天可见肾小管官腔可见少量蛋白管型,余未见明显病理改变。电镜观察,注射药物3天后即可出现肾小球脏层上皮细胞足突轻度融合,并随时间推移加重。14天可见大部分足突显著肿胀、扁平、融合,且可见微绒毛形成、裂空消失。此外,尚可见肾囊腔变窄,甚至消失,系膜基质轻度增多,肾小球基底膜呈灶型增生,未发现电子致密度沉积。

(五)讨论

阿霉素一次性注射大鼠,注药后6天开始出现严重蛋白尿,28天后蛋白尿进一步加重,且出现严重的低蛋白血症、高脂血症以及浆膜腔积液。光镜下病理改变甚微,仅可见少数肾小管内蛋白管型形成。电镜下表现为足突肿胀、融合。上述表现与MCN肾炎极为相似。本实验后期动物开始出现肾衰竭表现,如氮质血症、肌酐升高等。此时肾小球基底膜开始增厚、灶性增生,考虑病理变化转型,有待进一步研究。

阿霉素肾病模型较嘌呤霉素核苷酸肾病模型有

以下优势:①操作简单,只需一次静脉注射,成功率高;②尿蛋白持续时间长,且稳定。有研究发现,尿蛋白持续时间9个月;③病变稳定,给药后均可出现肾组织超微结构的改变,仅有程度上的差异。

四、慢性阿霉素肾病模型

(一)研究背景及原理

肾小球硬化是肾小球病变发展至终末期的一种不可逆性病理改变,要深入研究其动态发生发展及有关机制,就需要建立一病理特征与之相似、病变稳定而且重复性好的动物模型。研究表明单纯静脉注射阿霉素或单侧肾摘除均可诱发大鼠产生类似于人类肾小球疾病的局灶节段性肾小球硬化。但其肾小球硬化程度轻且所需时间相当长,不便于实验。单侧肾摘除与重复静脉注射阿霉素相结合制作加速肾小球硬化大鼠动物模型成功率高,可重复性好,本文介绍如下。

(二)材料与方法

1. 实验动物　SD成年大鼠,8周龄,体重为300g左右。

2. 方法　试验大鼠适应性饲养2周后开始造模,10%水合氯醛300mg/kg腹腔注射或者3%戊巴比妥钠(50mg/kg)麻醉大鼠,剖腹暴露并钝性分离左肾及肾蒂,行左肾摘除,术后第7天给予阿霉素5mg/kg尾静脉注射,再于术后第28天重复注射阿霉素3mg/kg。于第一次静注阿霉素第4周、8周、12周处死大鼠。处死前,将大鼠置于代谢笼中(禁食,不禁水),收集24小时尿液测量尿量。处死时可经动脉(股动脉或腹主动脉)采血标本,用于后续实验室指标检测。肾脏标本4%甲醛固定,石蜡包埋。

(三)观察项目

1. 生化指标检测　代谢笼饲养可留取24小时尿液,检测24小时尿蛋白。检测血红蛋白、尿素氮、血肌酐、血脂、血白蛋白;尿液检查包括尿渗透压检测和尿量检测。

2. 肾脏病理检测　处死大鼠取肾脏进行肾脏病理检测,常规HE、Masson、银染、PAS染色。观察肾脏病理学改变。

(四)结果

1. 生化指标检测　注射阿霉素后第4周大鼠24小时尿蛋白、血尿素氮、血肌酐水平较术前均显著增加,并随时间推移逐渐加重,提示随着实验进展,肾功能进行性恶化。

2. 肾脏病理改变 第 4 周实验组大鼠系膜细胞、系膜基质轻度增生,第 8 周系膜细胞和系膜基质增生较第 4 周加重,部分肾小球出现节段硬化,第 12 周肾小球平均截面积和平均体积显著增大,系膜基质增生明显,血管扩张,球囊壁粘连,60% 肾小球有节段硬化,少数可呈球性硬化。

3. 电镜检测 模型大鼠第 4 周电镜观察可见肾小球脏层上皮细胞足突部分融合,且随着观察时间的延长而逐步加重,到第 12 周可见肾小球脏层上皮细胞足突广泛融合甚至消失,肾小球毛细血管基底膜增厚。

(五) 讨论

近年来,国内外已涌现出多种不同的肾小球硬化动物模型如肾大部切除术、单肾摘除术、肾动脉分支结扎术和冷冻术等外科模型,抗 Thy-1 抗体介导免疫损伤模型以及静脉注射嘌呤霉素、阿霉素、柔红霉素或喂食腺嘌呤等药物模型。本文所介绍方法是将单侧肾摘除与重复静脉注射阿霉素相结合制作加速型肾小球硬化大鼠动物模型。结果发现第一次静脉注射阿霉素后 4 周血尿素氮、肌酐和 24 小时尿蛋白定量明显升高,肾小球系膜细胞、系膜基质增生,但程度较轻,类似于人类微小病变型肾病;实验第 8 周血尿素氮、肌酐和 24 小时尿蛋白进一步升高,系膜细胞和系膜基质增生加重,出现局灶节段性肾小球硬化。到 12 周肾功能恶化,平均动脉压显著升高,肾小球明显肥大,毛细血管襻与球囊壁有不同程度的粘连。肾小球硬化程度和范围加重加广,除有 60% 节段硬化外,少数还可呈球性硬化。因此,此方法可靠、简便易行;鼠间测定的指标变异性小,稳定性高;可明显缩短模型制备周期,实验重复性好,便于实验研究,为具有一定实用价值的加速性肾小球硬化动物模型。

五、单侧输尿管结扎法(UUO)梗阻性肾病大鼠模型

(一) 研究背景及原理

肾间质纤维化是多种肾脏疾病发展至终末期肾衰竭的共同通路和主要病理基础,以肾间质炎性细胞浸润伴肾小管细胞丢失为特征。早期阶段炎性细胞浸润明显,肾间质开始出现早期纤维化。伴随疾病的发展,小管细胞丢失、小管萎缩,肾间质纤维化明显,导致整个肾脏结构破坏而影响肾功能。

单侧输尿管结扎法(unilateral ureter obstruction,

UUO)梗阻性肾病模型是目前研究肾小管间质进行性纤维化较为成熟的一种实验动物模型。伴随肾间质纤维化变逐渐加重,最终导致整个肾脏结构破坏。

其可能发病机制包括以下几点:

1. 输尿管结扎后肾小囊内压力增加,导致肾小球有效滤过率下降,肾脏有效灌注下降,引起肾脏缺血改变,肾小管上皮细胞萎缩、坏死,机体内尿毒素增加。

2. 肾小囊内压力增加,原尿反流至肾间质,肾间质炎性细胞浸润,而且原尿成分(如白蛋白等)引起肾小管上皮细胞、系膜细胞等肾间质细胞出现转分化,形成成纤维细胞,进而进一步加重肾脏纤维化。已有动物实验显示:梗阻以后间质成纤维细胞增殖和单核细胞浸润,4 小时开始,12 小时大高峰。梗阻 7 天时扩张的集合管就有些萎缩和坏死,14 天时近曲小管萎缩,28 天时肾髓质厚度减少 1/2。肾小球梗阻 28 天以后才有病理改变。

本文采用单侧输尿管结扎法模拟制作梗阻性肾病大鼠模型。

(二) 材料与方法

1. 动物 SD 成年大鼠,8 周龄,体重为 200g 左右。

2. 试验大鼠适应性饲养 2 周后开始造模:10% 水合氯醛 300mg/kg 腹腔注射或者 3% 戊巴比妥钠(50mg/kg)麻醉大鼠。常规消毒铺孔巾,选择腹正中线切口,依次切开皮肤至腹腔,并钝性分离游离、双线结扎右侧输尿管(亦可输尿管结扎 2 次,并在两组结扎线之间剪断输尿管)后再缝合皮肤。建模后第 3、7、14、21 和 28 天处死大鼠。处死前,将大鼠置于代谢笼中(禁食,不禁水),收集 24 小时尿液测量尿量。处死时可经股动脉采血标本,用于后续实验室指标检测。肾脏标本 4% 甲醛固定,石蜡包埋。

(三) 观察项目

1. 生化指标检测 检测血红蛋白、尿素氮、血肌酐,尿液检查包括尿渗透压检测和尿量检测。代谢笼饲养可留取 24 小时尿液,检测 24 小时尿蛋白。

2. 肾脏病理检测 处死大鼠取肾脏经固定、包埋等处理后,切成 $3\mu m$ 石蜡切边,进行常规 HE、Masson、银染、PAS 染色。观察肾脏病理学改变。

(1) 小管间质损伤评分:按照文献描述方法,半定量肾小管间质的病变。200 倍光镜下,每张切片随机选择 10 个不含肾小球视野,肾小管间质病变有三个参数判定:蛋白管型和肾小管扩展;肾间质炎性细胞浸润和肾间质纤维化程度。每个参数按照

0~3分评定(0＝正常;1＝轻度受损;2＝中度受损;3＝重度受损),每个样本小管间质评分0~9分。

(2) 肾小管间质炎性细胞浸润计数:按照文献描述方法,400光镜下观察,每张切片随机选择10个不含肾小球视野,计数肾间质内浸润的炎性细胞数量(单核巨噬细胞、淋巴细胞、中性粒细胞)。结果以炎性细胞数目/HP×400表示。

3. 免疫组织化学方法　采用免疫组织化学方法进行检测肾间质纤维蛋白原(FN)及α-SMA表达变化。

(四) 讨论

已有研究证实,肾间质纤维化是慢性肾脏病重要病理表现,与肾功能密切相关。临床工作中,导致肾纤维化的常见原因为输尿管梗阻。本模型制作过程中发现,短期内(术后7~14天)大鼠即可出现血尿素氮、肌酐值升高,提示模型复制成功。随时间推移至21~28天,血尿毒氮、肌酐值出现下降趋势,提示单侧输尿管结扎造成梗阻后,健侧肾脏代偿功能为渐进性过程。

肾间质纤维化以肾间质中细胞数量及胶原成分增多伴肾小管萎缩或扩展为特征。本模型观察到,UUO术后3天,肾脏间质出现炎性细胞浸润、细胞增殖、小管扩展等改变,此后呈现进行性小管萎缩及间质纤维化过程。整个观察过程中,术后28天小管间质纤维化已十分严重,肾小球仍无明显病变,进一步验证该模型的病理改变特点。免疫组织化学显示,UUO术后三天肾间质FN及α-SMA表达增加,提示成纤维细胞激活,且持续至术后28天,参与肾间质纤维化形成过程。此外,肾小管上皮细胞亦出现α-SMA表达,提示肾小管上皮细胞可能出现上皮-间质转分化现象,直接或间接参与肾间质纤维化过程。

肾间质炎性细胞浸润是本模型另一个重要病理改变。浸润炎性细胞学包括单核巨噬细胞、淋巴细胞、中性粒细胞。炎性细胞参与肾间质纤维化可能是通过旁分泌炎性细胞因子实现,如TGF-β、IL-6等。炎性细胞因子介导间质细胞增殖、合成、分泌细胞基质,参与并加重肾脏间质纤维化。

UUO模型制作方法、过程相对简单,重复性较高,肾间质纤维化发生迅速,可观察到肾脏细胞转分化过程,因此,UUO模型是一种研究肾间质纤维化、肾脏细胞转分化和评价肾纤维化治疗方法的理想模型。

六、5/6肾切除慢性肾脏病模型

(一) 研究背景及原理

近年来,慢性肾脏病发病率逐年增高,成为严重的公共健康问题之一。慢性肾脏病临床表现为水电解质代谢紊乱、尿毒素体内异常堆积、继发性内分泌紊乱、造血系统功能异常等临床综合征,长期预后欠佳,给患者带来严重的健康威胁、经济负担。慢性肾脏病以肾小管间质纤维化为主要病理基础,表现为肾小管损伤、肾间质炎性细胞浸润、纤维化为特征,并伴肾小球硬化等。

为探究慢性肾脏病发病机制及临床治疗方法,医学研究者尝试各种慢性肾脏病动物模型模拟慢性肾脏病临床过程。迄今为止,动物实验学家已研究出多种慢性肾衰竭造模方法,如肾动脉结扎术、肾脏切除术、肾脏皮质功能灭活(冰冻、电凝、药物毒性)等方法,上述方法通过减少肾单位,使之出现残余肾单位代偿性肥大,肾小球出现高过滤、高灌注和囊内高压,尿蛋白排泄增加,继之出现肾小球硬化、肾小球毛细血管塌陷、肾小管萎缩、肾间质炎性细胞浸润和肾间质纤维化,最终发展为慢性肾衰竭。本文简介以肾间质纤维化伴肾小球硬化为主要病理表现的5/6肾切除慢性肾病动物模型,如下。

(二) 材料与方法

1. 动物　SD成年大鼠,8周龄,体重为(200±20)g。

2. 试验大鼠适应性饲养2周后开始造模　10%水合氯醛300mg/kg腹腔注射或者3%戊巴比妥钠(50mg/kg)麻醉大鼠,剖腹暴露并钝性分离左肾及肾蒂,暴露左肾,剥离肾包膜时,要从下极往上剥(以免损伤肾上腺)。游离肾周围脂肪囊后,弧行切除靠近上下极的部分,保留肾门部分(以免影响血供)。用明胶海绵压迫止血1分钟,复位肾脏,逐层关腹(肌层一定要缝紧,以免组织暴露在外,引发鼠吃鼠的现象)。1期手术后4天行2期手术,同样方法麻醉、剖腹,暴露右肾,结扎肾蒂,摘除右肾;两次手术共切除肾脏5/6。

3. 建模后第12周留取尿液标本,并处死动物,取得血液和肾脏标本。

(三) 观察项目

可在CRF大鼠第一次手术前1天、第二次手术后第12周测体重、血红蛋白、尿素氮、血肌酐,尿液检查包括尿渗透压检测和尿量检测。代谢笼饲养可留取 24 小时尿液。取肾脏进行肾脏病理检测,常规 HE、Masson、银染、PAS 染色。观察肾脏病理学改变。

(四)结果

在实验的第 12 周,慢性肾衰竭大鼠血肌酐、尿素氮水平显著升高。光镜下,慢性肾衰竭大鼠肾小球大多数呈重度甚至完全硬化,还可见残余肾小球出入球小动脉关闭明显增厚,肾小管萎缩,间质见较多炎细胞浸润和纤维化。

(五)讨论

迄今为止,慢性肾衰竭造模方法很多,其中以肾动脉结扎术、肾脏切除术、肾脏皮质功能灭活(冰冻、电凝、药物毒性)等方法减少肾单位,使之出现残余肾单位代偿性肥大,肾小球出现高过滤、高灌注和囊内高压,尿蛋白排泄增加,继之出现肾小球硬化、肾小球毛细血管塌陷、肾小管萎缩、肾间质炎性细胞浸润和肾间质纤维化,最终发展为慢性肾衰竭。

研究发现,肾大部切除所致慢性肾衰竭对阐述肾素-血管紧张素系统在慢性肾衰竭肾小球硬化及肾小管-间质纤维化中具有独特作用,在慢性肾脏病发病机制、病理生理中可能有更多研究价值。

七、IgA 肾病模型

(一)原理及背景

IgA 肾病是以反复发作性肉眼或镜下血尿为临床表现的一种原发性肾脏疾病,是原发性肾小球疾病中最常见的类型之一。1968 年,Berger 首先描述本病,故又称 Berger 病。特征性病理改变表现为免疫荧光检测时 IgA 或以 IgA 为主的免疫球蛋白在肾小球系膜区及毛细血管襻弥漫性沉积,同时伴肾小球系膜细胞增生,基质增多。

目前,关于 IgA 肾炎的动物模型方法颇多。国外所用的自发性 IgA 肾病模型所采用的是具有血清高浓度 IgA 的 ddY 小鼠选择性交配而衍生的具有自发性 IgAN 倾向的 HIGA 鼠系。此种方法动物模型尿蛋白含量不高,且从未出现血尿。另外,费用昂贵,成功率低,且重复性差。国内学者常用 IgA 肾炎动物模型制作方法有:口服免疫引起的 IgA 肾病模型和继发于肝脏病变的 IgA 肾病模型。此种方法主要基于使胃肠黏膜免疫功能紊乱和免疫系统对血液和肾小球中的多聚 IgA 清除障碍两种机制。具体如下:①利用口服免疫原+肝脏切除+免疫佐剂;②葡萄球菌肠毒素+口服免疫原+免疫佐剂;③腹腔注射

CCl_4 引发的 IgA 肾病模型。我国中山大学在已有试验方法的基础上进一步改进,现介绍如下:

(二)材料与方法

1. 实验动物 SD 成年大鼠,8 周龄,体重为 250g 左右。

2. 方法 试验大鼠适应性饲养 2 周后开始造模:运用脂多糖牛血清白蛋白(BSA)+脂多糖(LPS)+四氯化碳(CCl_4)方法建立实验性 IgAN 模型,方案如下:口服免疫原 BSA 剂量 400mg/kg 隔天灌胃,持续 6 周;CCl_4 皮下注射(皮下注射蓖麻油 0.5ml+CCl_4 0.10ml,每周 1 次,持续 9 周),并联合运用 LPS(分别于第 6、8 周以 LPS 0.05mg 尾静脉注射)。处死时可经动脉(股动脉或腹主动脉)采血标本,用于后续实验室指标检测。肾脏标本分为两部分:一部分常规 4% 甲醛固定,石蜡包埋。另一部分冷冻切片行免疫荧光检测。

(三)观察项目

1. 生化指标检测 检测血红蛋白、尿素氮、血肌酐、血脂、血白蛋白;尿液检查包括尿渗透压检测和尿量检测。代谢笼饲养可留取 24 小时尿液,检测 24 小时尿蛋白。

2. 肾脏病理检测 处死大鼠取肾脏进行肾脏病理检测,常规 HE、Masson、银染、PAS 染色。观察肾脏病理学改变。采用免疫荧光检测方法,检测肾小球内免疫复合物沉积情况。

(四)结果

1. 生化指标 模型成功后 24 小时尿蛋白总量显著增高,且可见到血尿(大部分为镜下血尿,少数可见肉眼血尿);BUN、SCr 水平均显著增高;模型成功后大鼠均出现肝功能受损,表现为谷草转氨酶、谷丙转氨酶升高。

2. 肾脏病理 模型成功后光镜下模型组肾小球内细胞数增多,系膜区增宽,系膜基质增多。部分肾小管管腔内可见蛋白管型。

3. 免疫荧光检测 模型成功后肾小球系膜区可见免疫复合物呈点线或团块状沉积,荧光强度 ++~++++。

八、抗 Thy-1 抗体肾炎模型

(一)研究背景及原理

系膜增生性肾炎(MsPGN)是由免疫介导的肾小球炎症性疾病,是我国原发性肾小球疾病中最常见的病理类型。该病在临床上发病率高,主要病理

学特点为系膜溶解,系膜细胞过度增殖和细胞外基质沉积,逐渐导致肾小球硬化,最终步入终末期肾脏病。

Thy-1 为鼠类胸腺细胞表面糖蛋白,与大鼠系膜细胞有交叉抗原性,抗 Thy-1 抗体能诱导肾小球系膜细胞病变,早期为系膜细胞变性甚至坏死,继而增生,产生细胞外基质增多,形成系膜增生性肾炎。目前国际上普遍采用抗 Thy1 诱导的肾炎模型来模拟和研究人类 MsPGN 的病变。

(二)材料与方法

1. 动物　SD 成年大鼠,3 ~ 4 月龄,雌雄不限,体重为 200g 左右。新西兰白兔,雄性,体重 2.5 ~ 3kg。

2. 大鼠胸腺细胞悬液制备　选择 SD 大鼠一只,10% 水合氯醛 300mg/kg 腹腔注射或者 3% 戊巴比妥钠(50mg/kg)麻醉大鼠。常规消毒铺孔巾,取出胸腺,剪碎后放入无菌尼龙网过滤,除去混杂组织,滤液即为胸腺细胞混悬液。离心后取沉渣,用无菌 PBS 重悬,计数调整细胞密度至 10^{11}/L。

3. 抗鼠 Thy-1 血清制备　选择雄性新西兰兔,卡介苗预致敏,14 天后两侧腘窝淋巴结肿大,胸腺细胞与完全福氏佐剂相混合,皮下。初次免疫后每隔 2 周加强 3 次,最后一次免疫 1 周后,免疫荧光法测定抗血清效价达 1:160 ~ 1:320 时,麻醉后将兔行心脏采血处死,留血清,即为抗 Thy-1 血清。血清经大鼠肝细胞吸附后,-20℃保存,使用时 56℃ 水浴灭活补体备用。

4. 大鼠 Thy-1 肾炎模型制作　选择雄性 SD 大鼠于代谢笼适应性饲养 2 周后。实验前收集 24 小时尿液并检测 24 小时尿液蛋白总量,眼静脉采血测血肌酐、尿素氮含量,判断大鼠无基础肾脏疾病。取健康大鼠,尾静脉注射兔抗鼠抗 Thy-1 血清(5ml/kg),每周一次,连续 4 周。分别于注射后 1 天、3 天、5 天、7 天、2 周、3 周、4 周、5 周处死大鼠。留取血、尿标本进行生化检测,并取大鼠肾皮质标本,分别进行光镜、免疫荧光和电镜检测。

(三)结果

1. 生化指标　造模后第 7 天模型大鼠 24 小时尿蛋白定量水平即开始上升,并随时间推移呈上升趋势。部分大鼠可出现镜下血尿。

2. 肾组织病理形态学观察　病变肾小球体积增大。造模后第 1 天开始,光镜下模型组肾小球系膜区开始溶解,肾小球细胞数量减少,部分毛细血管扩展。第 3 天细胞开始增生,第 4 周、第 5 周细胞增

生的同时伴系膜基质明显增多。肾小管内可见蛋白管型。

(四)讨论

国际公认的抗 Thy-1 肾炎是最能模拟人类 MsPGN 病理变化的动物模型,常用的方法有抗胸腺血清法和单克隆抗体法,具体又因单次大剂量注射和多次小剂量注射而分为急性和慢性模型。

抗 Thy-1 血清制备过程复杂,制备高效价、高纯度和特异性强的抗 Thy1 抗体是成功建立大鼠 MesPGN 实验模型的关键,要得到高效价、高纯度的抗体必须选用针对性强、制作方法简单且所得抗体易于纯化的方法。现在已有商品化的抗鼠 Thy-1 血清购买,为科学实验提供了方便。此外,吕杨科研小组由 OX7 细胞株制备抗 Thy-1 血清,方法简单,且抗体纯度、效价高,不失为另一种选择。

九、狼疮样肾炎小鼠模型

(一)研究背景及原理

系统性红斑狼疮(systemic lupus erythematosus,SLE)是一种自身免疫性疾病,以 T、B 细胞活化增强,产生抗核抗体、抗双链 DNA 抗体、形成免疫复合物以及多种组织器官损伤为其特征。其中狼疮性肾炎(lupus nephritis,LN)是系统性红斑狼疮最常见和最严重的并发症,是导致患者死亡的主要原因。因此,研究人员致力寻找一种重复性好、稳定的狼疮样肾炎模型。

至此,狼疮样肾炎模型制作方法有四类:①慢性移植物抗宿主病(graft-versus-host disease,GVHD)狼疮样肾炎小鼠模型;②降植烷诱导 C57BL/J6 狼疮样肾炎小鼠模型;③同种异体淋巴细胞致狼疮肾炎小鼠模型;④NZM2328 狼疮样肾炎小鼠模型。

慢性 GVHD 狼疮样肾炎小鼠模型是 1988 年建立的国际公认的狼疮样肾炎小鼠模型。可通过实验诱导,实验条件易控制,并且发病早,诱导后 12 周就可出现典型的肾脏病理改变,其病变类似人类狼疮样肾炎的典型表现,特别适合狼疮样肾炎的研究。我国在国外文献报道的基础上成功地复制出慢性 GVHD 狼疮样肾炎小鼠模型并动态地观察了该模型不同阶段的肾脏病理改变特点。现将慢性 GVHD 狼疮样肾炎小鼠模型成模过程介绍如下。

(二)材料与方法

1. 动物　雌性 DBA/2 小鼠;8 ~ 10 周龄雌性(C57BL/10×DBA)F1 杂交鼠。

2. 小鼠淋巴细胞悬液制备 无菌分离一周龄雌性 DBA/2 小鼠脾、胸腺、淋巴结淋巴细胞，剪碎过 80 目筛，用淋巴细胞分离液分离细胞，D-Hanks 液制成单细胞悬液，其中脾、胸腺及淋巴结细胞的比例为 6:4:2。

3. 制作慢性 GVHD 狼疮样肾炎小鼠模型制备 取 8~10 周龄雌性（C57BL/10×DBA）F1 杂交鼠，代谢笼适应性饲养 2 周。第 1 次注射日设为 0 天，于 0、3、7、10 天尾静脉静脉注射，每次给予 50×10⁶ 个活细胞。

（三）观察指标及结果分析

1. 尿液分析及血生化指标检测 模型小鼠于首次淋巴细胞注射后 8 周开始出现尿蛋白，12 周达到高峰，一直持续至 16 周。模型小鼠于 12、16 周可见尿红细胞。

模型小鼠首次淋巴细胞注射后 12 周时血胆固醇甘油三酯显著增高，血清总蛋白及白蛋白显著降低。16 周时血尿素氮、肌酐增高。模型小鼠 8、12、16 周血清抗 ds-DNA 抗体显著增高。

2. 慢性 GVHD 狼疮样肾炎小鼠模型的外观变化 模型小鼠于首次淋巴细胞注射后 8 周体重明显增加，至 12 周达高峰，腹部明显增大。之后体重逐渐下降。分阶段处死小鼠，肉眼观察可见第 12 周时模型鼠有腹水及胸水形成，肾脏明显增大，颜色苍白。血清呈乳糜样，脾脏、胸腺淋巴结均明显增大。16 周时血清乳糜状改变消失，肾脏较 12 周时缩小，颜色更苍白。

3. 慢性 GVHD 狼疮样肾炎小鼠模型肾脏病理改变 首次淋巴细胞注射后 8 周可见肾小球系膜细胞明显增生，注射 16 周时肾小球全球硬化、肾小管腔有大量蛋白管型、小管细胞脱落、间质大量单核-巨噬细胞浸润并有基质沉积。

荧光检查见注射后 8 周时 C3、IgG 沿肾小球毛细血管壁呈细颗粒状沉积，12 周时则呈粗颗粒状及团块状沉积。IgM 主要沉积于系膜区。

电镜显示模型动物 8 周时部分足突融合系膜区基底膜上皮下及内皮下有电子致密物沉积。

（四）讨论

小鼠诱导后 12~14 周肾脏出现肾小球系膜节段弥漫增生及膜性肾小球肾炎，严重者出现球性肾小球硬化。多数小鼠显示增生型的肾小球病变，还表现为慢性间质性肾炎。浸润细胞主要由 T 细胞和巨噬细胞组成。用本方法诱导的模型 12 周时上述这些病变均可见到，但主要为弥漫增生性肾小球肾炎，类似人类狼疮样肾炎Ⅳ型及Ⅳ型伴节段肾小球基底膜钉突形成。

国外多采用 C57BL/10 与 DBA/2 的 F1 小鼠制作模型用无菌的 RPMI1640 液制成单细胞悬液，注射经微孔筛过滤后将过滤后的混合液注射到小鼠体内。由于国内 C57BL/10 小鼠较少，此模型选用其同一家系的 C57BL/6 与 DBA/2 的 F1 小鼠制作模型。鼠源丰富用无菌的生理盐水制成单细胞悬液注射生理盐水较 RPMI1640 液配制简单，又可降低实验成本。

十、同型免疫复合物肾炎动物模型

（一）研究背景及原理

膜性肾病（MN）是一种器官特异性自身免疫性疾病，是原发性肾病综合征的常见类型之一，其病理特点为肾小球脏层上皮细胞下免疫复合物沉积、肾小球基膜（GBM）增厚及足细胞足突广泛融合。

原位免疫复合物肾炎动物模型是由抗原物质在肾小球形成原位免疫复合物，并激活补体引起的肾脏病理损害模型，原位免疫复合物肾炎动物模型发病机制、病理表现与人类 MN 类似，长期作为研究人类 MN 的模型使用。该类常用动物模型包括 Heymann 肾炎、凝集素及其抗体诱导肾炎、阳离子化牛血清白蛋白肾炎等。Heymann 肾炎模型分主动性和被动性两种。主动性 Heymarm 肾炎是指用近端肾小管刷状缘成分免疫大鼠，引起类似于人类 MN 的肾炎表现；被动性 Heymarm 肾炎是直接给大鼠注射抗刷状缘抗体（FxlA）而造成的。下文将常见的主动型 Heymann 肾炎模型制作方法介绍如下。

（二）材料与方法

1. 动物 清洁级 SD 成年大鼠，雄性，体重为 200g 左右。

2. 制备肾皮质+完全弗氏佐剂悬液 取 180~220g SPF 级 SD 大鼠，10% 水合氯醛 300mg/kg 腹腔注射或者 3% 戊巴比妥钠（50mg/kg）麻醉大鼠。常规消毒铺孔巾，选择腹正中线切口，依次切开皮肤至腹腔，处死后无菌条件下摘取两侧肾脏。用生理盐水反复冲洗至发白，切取肾皮质碾成匀浆与完全弗氏佐剂混匀（5g 肾皮质加完全弗氏佐剂混匀成 10ml），加 2 倍量生理盐水混匀后，-10℃ 冷藏备用。

3. 主动型 Heymann 肾炎模型复制 大鼠均腹腔注射上述肾皮质完全弗氏佐剂悬液（2ml）进行免疫，每 2 周 1 次，共 6 次。大鼠在注射肾皮质+完全弗氏佐剂悬液 4 周后以尿蛋白试纸检查大鼠尿液，以大鼠尿蛋白呈阳性为肾炎形成的指标。

（三）观察项目

1. 生化指标检测　检测血红蛋白、尿素氮、血肌酐，尿液检查包括尿渗透压检测和尿量检测。代谢笼饲养可留取 24 小时尿液，检测 24 小时尿蛋白。

2. 肾脏病理检测　处死大鼠取肾脏经固定、包埋等处理后，切成 3μm 石蜡切片，进行常规 HE、Masson、银染、PAS 染色。观察肾脏病理学改变。

（1）光镜检查：取 3μm 石蜡切片，常规 HE 染色。观察肾小球体积大小、肾小球内细胞数、新月体形成及肾小管内蛋白管型形成等情况。

（2）免疫荧光观察：肾皮质标本常规 OCT 包埋后切成 4μm 冷冻切片，直接免疫荧光染色。观察免疫复合物沉积范围、形状及荧光强度等。

（3）免疫组化检测：常规石蜡切片，按照免疫组织化学方法，检测肾脏标本Ⅳ型胶原（Col Ⅳ）、α-平滑肌肌动蛋白（α-SMA）等表达。

（4）电镜检测：取肾皮质经戊二醛固定和 1% 锇酸固定，包埋后制成 60nm 超薄切片。电镜下观察免疫复合物沉积的部位、大小、形状，观察足细胞、内皮细胞、上皮细胞改变。

（四）结果

1. 生化指标　造模后第 6 周模型大鼠 24 小时尿蛋白定量已明显增加，免疫第 10 周 24 小时尿蛋白定量值显著增高；后尿蛋白水平进入平台期。血清尿毒氮第 6 周开始水平即开始上升，并随时间推移呈上升趋势。血肌酐第 10 周开始水平开始轻微上升。

2. 肾组织病理形态学观察　成模后光镜下大鼠肾脏病可见肾小球基底膜增厚，肾小球细胞数增多，系膜细胞轻度增生，系膜基质增宽，炎性细胞浸润。近曲小管上皮空泡变性，有的小管上皮脱落，间质有局灶性炎性细胞浸润，肾小管萎缩或扩张，可见蛋白管型，有的间质区域扩张。PAS 染色可见局部肾小球 GBM 轻度增厚，钉突形成及部分基底膜空泡变性。Masson 染色可见 GBM 外侧有细颗粒状嗜复红蛋白即免疫复合物沉积。

3. 免疫组化检测　Col Ⅳ 除表达于肾脏基底膜，在扩张的间质区域亦可有表达；α-SMA 除主要表达于小血管肌层外，在远曲及近曲小管表达显著增加。

4. 免疫荧光检测　成模后抗鼠 IgG、抗鼠 C3 均沿基底膜呈点线状沉积，荧光强度 ++ ~ +++。

5. 电镜检测　成模大鼠肾小球在 GBM 靠足细

胞侧有大量电子致密物沉积，毛细血管 GBM 不规则增厚边宽，局部有钉突形成，足细胞损伤明显，排列紊乱，足突融合、增宽、裂孔膜消失，毛细血管内皮细胞肿胀，管壁不规则。

（五）讨论

Heymann 肾炎的发病和病理类型与 MN 十分相似而作为研究人类 MN 的模型使用已四十余年。在 Heymann 肾炎模型中，循环抗体与足细胞足突表面的 Megalin/gp330 及受体相关蛋白结合后形成上皮下原位免疫复合物，继而激活补体形成 C5b-9 膜攻击复合物损伤上皮细胞和 GBM 损害，最终导致蛋白尿。对绝大多数 Heymann 肾炎的研究显示 C5b-9 复合物对蛋白尿的形成起决定性作用。近年研究显示肾小球足细胞蛋白 nephrin、podocalyxin 构成的足细胞足突裂孔隔膜的损伤在 Heymann 肾炎的发生中亦具有重要作用，这为今后治疗 MN 提供了新的方向，也使肾脏病研究者看到了治愈 MN 的希望。

十一、血清病性肾炎动物模型

（一）研究背景及原理

循环免疫复合物沉积是肾炎主要发病机制之一，血清病肾炎模型就是这种经典肾炎发病机制学说的代表性动物模型，它与临床常见的肾小球肾炎有着较为相似的发病机制及病理过程，因此在国际上受到了密切关注，广泛用于研究肾炎发生进展机制及观察药物疗效等实验。

血清病肾炎模型可分为急性血清病肾炎模型和慢性血清病肾炎模型。急性血清病性肾炎动物模型采用牛血清白蛋白 250mg/kg 一次性注入兔静脉，注射 2 周后，在肾小球系膜区可见免疫复合物和补体的沉积，系膜细胞和内皮细胞增生，肾小球和肾间质内炎性细胞浸润，其病理特征类似于人类毛细血管增生性肾小球肾炎；慢性血清病性肾炎动物模型以牛血清白蛋白 10 ~ 15mg/d，给兔作静脉注射，连续 1 ~ 6 个月，可诱导肾小球毛细血管基底膜内免疫复合物沉积，足细胞足突融合，滤过膜增厚，并出现蛋白尿，类似于人类膜性肾病。急性血清病模型不易控制发病时间；慢性血清病模型需时长，病变较轻，不稳定。因此，研究学者在原有基础上对试验方法进行各种改进，力求寻找一种稳定、重复性强的方法。

（二）材料与方法

1. 动物　Wistar 大鼠，雌性，体重为 130 ~ 150g。

2. 试剂　牛血清白蛋白（BSA）。大肠埃希菌内毒素(LPS)。

3. 模型制作方法 选择 SD 大鼠于代谢笼适应性饲养 2 周后。实验前收集 24 小时尿液并检测 24 小时尿液蛋白总量,眼静脉采血测血肌酐、尿素氮含量,判断大鼠无基础肾脏疾病。10% 水合氯醛300mg/kg 腹腔注射或者 3% 戊巴比妥钠(50mg/kg)麻醉大鼠。常规消毒铺孔巾,切除右侧肾脏。2 周后开始足垫注射完全弗氏佐剂 0.1ml,内含牛血清白蛋白 3mg。此后每隔 2 周多点皮下注射一次。足垫注射后 2 周开始隔日饮饲含 0.1% BSA 的 6mmol/LD 的盐酸酸化水。BSA 免疫注射三次后内眦取血,测定血清抗 BSA 抗体浓度。抗体滴度达到 1:16后,每天腹腔注射 3mg BSA。3 周后腹腔注射 100μg的 LPS 一次。4 周后杀鼠。

4. 标本采集及指标检测 实验前、腹腔注射BSA2 周、3 周、4 周末留取代谢笼 24 小时尿液,测定24 尿蛋白总量。实验末留取血清测定血生化指标,包括尿素氮、肌酐、总蛋白、白蛋白、血清甘油三酯、胆固醇。取大鼠肾皮质标本,分别进行光镜、免疫荧光和电镜检测。

(三)结果

1. 尿液、生化指标 腹腔注射 BSA 2 周、3 周、4周后大鼠 24 小时尿蛋白定量即开始上升,并随时间推移呈上升趋势。部分大鼠可出现血尿。造模后大鼠尿素氮、肌酐、血清甘油三酯、胆固醇水平逐渐升高,血清总蛋白、白蛋白水平逐渐下降。

2. 肾组织病理形态学观察 造模成功后甚至病理表现为弥漫性渗出性炎症,病变肾小球体积增大,球内细胞数增多,中性粒细胞浸润,系膜基质增多,系膜区面积增宽,部分肾小球毛细血管腔受压变窄,血管消失,球囊壁增厚,部分肾小球基膜断裂。肾小管扩展,可见蛋白管型形成。上皮细胞呈颗粒及空泡变性,肾间质有单核细胞、淋巴细胞等炎性细胞浸润。

3. 肾脏组织免疫荧光检测 免疫荧光检测可观察到肾小球内 IgG、IgA 和补体 C3 的团块状沉积,沉积部位在系膜区及毛细血管襻,荧光强度++~++++。

(四)讨论

血清病肾炎模型就是这种经典肾炎发病机制学说的代表性动物模型,它与临床常见的肾小球肾炎有着较为相似的发病机制及病理过程,但传统的慢性血清病肾脏病模型建立方法难度大,成模率低,实验室应用困难,限制了此类模型在科学研究中的应用。本研究采用改良方法进行造模。与传统的慢性血清病模型相比,改良方法切除了一侧肾脏,造成残存肾脏高灌注、高滤过、高跨膜压状态,进而加快了病变发展。隔天饮饲 BSA 酸化水,扰乱大鼠肠道免疫功能,使胃肠黏膜免疫功能紊乱,腹腔注射 LPS 可以阻断单核-吞噬细胞系统对免疫复合物的吞噬及清除,同时激活补体系统,加快肾脏局部免疫复合物沉积,促进肾脏病理发展。相对于传统造模方法,改良方法具有以下优点:①病理类型稳定,病变均一,所有大鼠均出现同一种病理类型(弥漫性毛细血管内增生肾炎)。②所致病变程度严重,受试大鼠 6~7 周时均产生 500~1000mg/24h 的大量蛋白尿。7周时光镜可见严重的弥漫性毛细血管内增生型肾炎的病理改变。③制备时间短,发病率高。

(许自川)

第二节 临床肾脏病学中的常用研究方法

临床研究问题总是围绕着诊断和治疗两个方面,肾脏病研究也不例外。其研究方法涉及临床观察、基础实验及临床流行病学研究等。临床流行病学是从群体的角度研究疾病的诊断和治疗问题,该类方法既可做探索性研究,也可做确证性研究,是目前临床研究的最常用方法。本章除了简要介绍系列临床流行病学研究方法的主要特点外,将重点介绍用于治疗方法研究的随机临床对照实验和诊断方法研究。

一、临床流行病学研究方法概述

根据是否原始研究,临床流行病学研究方法可分为一次研究和二次研究,一次研究主要有描述性研究、分析性研究、实验性研究和理论研究,二次研究主要有系统综述和 Meta 分析。这些方法在临床研究中有不同的用途。

(一)描述性研究

描述性研究(descriptive study)是指利用已有的资料(如各种临床累积的资料)或特殊调查的资料,包括实验室检查结果,按不同地区、不同时间及不同人群特征分组,把疾病或健康状态或暴露因素的分布情况真实地描述出来。通过比较分析存在分布差异的可能原因,提出进一步的研究方向或防治策略的设想。

描述性研究具有以下特点:①收集的往往是比较原始的或比较初级的资料,影响因素较多,分析后所得出的结论往往只能提供病因线索;②一般不需要设立对照组,仅对人群疾病或健康状态进行客观的反映,一般不涉及暴露和疾病的因果联系的推断;③描述性研究中常常既有描述又有分析,在描述中分析,在分析中描述;④常用来进行社区诊断及疾病病因和危险因素探索。

描述性研究主要包括历史或常规资料的收集和分析、病例调查、现况研究、纵向研究及生态学研究等。其中历史或常规资料的分析及病例调查常用于临床研究。

1. 历史和常规资料的收集 常规资料的收集多数是以医院为基础的,包括医院的病历、健康档案及部分随访数据等。临床医师是常规资料收集的主要参与者、质量保证者和利用者。这些资料常可用来研究病因、疾病的临床特征及估计预后等。

2. 病例报告与系列病例研究 病例报告(case report)是有关单个病例或10个以下病例的详尽临床报告,包括临床表现(症状、体征和实验室检查结果)、治疗、治疗后的反应及结局,最后是作者对病因的分析及治疗的经验。病例报告是对新发病例和罕见病例进行临床研究的一种重要方式。系列病例研究(series case study)与病例报告相似,但报告病例较多,多在10例以上,有时是对多年积累的病例的一种总结。虽然系列病例研究的样本增加了,但由于缺乏对照,所获得的结论仍有局限性,仅能代表所报道的病例,对病因研究而言,依然只能提供线索。

(二) 分析性研究

分析性研究常用于对有因果线索的关系做深入探讨,如临床上的病因研究、疾病预后的影响因素研究、药物不良反应研究等。分析性研究主要包括队列研究和病例对照研究。

1. 队列研究 队列研究(cohort study)的基本原理是首先在一个特定人群中选择所需的研究对象,根据目前或过去某个时期是否暴露于某个待研究的危险因素,或其不同的暴露水平而将研究对象分成不同的组,如暴露组和非暴露组、高剂量暴露组和低剂量暴露组等,然后随访观察一段时间,检查并登记各组人群待研究的预期结局的发生情况(如疾病、死亡或其他健康状况),比较各组结局的发生率,从而评价和检验危险因素与结局的关系。如果暴露组某结局的发生率明显高于非暴露组,则可推测暴露与结局之间可能存在因果关系。在队列研究中,研究对象在被选择时必须是没有出现,但有可能出现所研究结局的人群。暴露组与非暴露组必须有可比性,非暴露组应该是除了未暴露于某研究因素之外,其余各方面都尽可能与暴露组相同的一组人群。

队列研究依据研究对象进入队列时间及终止观察的时间不同,分为前瞻性(prospective)队列研究、历史性(historical)队列研究和双向性(ambispective)队列研究三种。三种队列研究方法原理示意如图6-1。

队列研究具有如下一些基本特征:①属于观察法:队列研究中的暴露不是人为给予的,不是随机分配的,而是在研究之前已客观存在的;②设立对照组:队列研究必须设立对照组,对照组的设立使之有

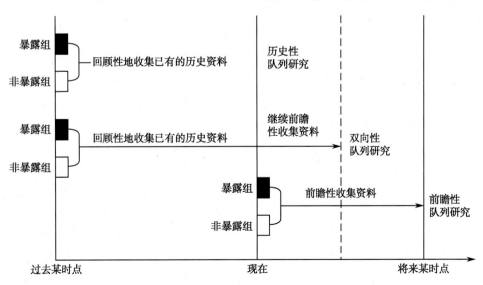

图6-1 队列研究类型示意图

别于描述流行病学而成为分析流行病学的共同特点之一;③由"因"及"果":在队列研究中,一开始(疾病发生之前)就确立了研究对象的暴露状况,而后探求暴露因素与疾病的关系,即先确知其因,再纵向前瞻观察而究其果;④能确证暴露与结局的因果联系:由于研究者能切实知道研究对象的暴露状况及随后结局的发生,且结局是发生在确切数目的暴露人群中并在暴露之后,所以能据此准确地计算出结局的发生率,估计暴露人群发生某结局的危险程度,因而能判断其因果关系。

队列研究的主要用途包括:①检验病因假设:深入检验病因假设是队列研究的主要用途和目的。通常一次研究只检验一种暴露与一种疾病的因果关联,但也可同时检验一种暴露与多种结果之间的关联,即检验多个假说,如可同时检验吸烟与肺癌、心脏病、慢性支气管炎等的关联。②评价预防和治疗效果。③研究疾病的自然史:临床上观察疾病的自然史只能观察单个患者从起病到痊愈或死亡的过程;而队列研究可以观察人群从暴露于某因素后,疾病逐渐发生、发展,直至结局的全过程,包括亚临床阶段的变化与表现。

2. 病例对照研究　病例对照研究(case-control study)的基本原理是选择一组病例和一组与病例具有可比性的对照,通过询问,查阅现存记录、体格检查或实验室检查,搜集既往各种可能的危险因素的暴露史,测量并比较病例组与对照组中各暴露因素的暴露比例。如某因素在病例组的暴露比例明显高于对照组,则推测该因素为该病的危险因素或病因,反之,则为该病的保护因素。病例对照研究的原理示意如图6-2。

病例对照研究具有如下几个基本特征:①属于分析流行病学;②必须设立对照;③在时间上是回顾性的;④在逻辑上是从果求因的;⑤一次可研究多个因素与疾病的关系,因此可用于病因的筛选。

病例对照研究的用途可概括为:①探索或验证病因和流行因素;②评价预防和治疗措施效果;③项目评价。病例对照研究是临床研究中最重要的方法。

(三) 实验性研究

在不干预的自然情况下认识自然现象的本来面目属于"观察"(observation)性研究,而采用一些人为方法改变自然现象的条件下研究事物的规律则属于"实验"(experiment)性研究。以人群为研究对象,以医院、社区、工厂、学校等现场为"实验室"的实验性研究称为实验流行病学(experimental epidemiology)研究,或称为流行病学实验(epidemiological experiment)。实验流行病学是流行病学研究的主要方法之一,也是临床研究的重要方法。

在实验流行病学研究中,研究对象被随机分为两组或多组,分别接受不同的干预(处理或对照)措施,随访观察一段时间,然后比较各组的某(些)结局(outcome)或效应(effect)的差异。如果干预组的结局与对照组的结局有差异,而且实验前两组是可比的,则这种差异可能是干预的效果。实验性研究的原理示意如图6-3。

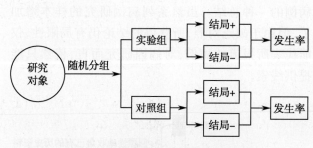

图6-3　流行病学实验研究原理示意图

实验流行病学研究具有以下基本特点:①属于前瞻性研究:实验流行病学必须是干预在前,效应在后;②随机分组:严格的实验流行病学研究应采用随机方法把研究对象分配到实验组或对照组,以控制研究中的偏倚和混杂;③具有均衡可比的对照组:实验流行病学研究中的对象均来自同一总体的样本人群且经随机分组,因此,其基本特征、自然暴露因素和预后因素(prognostic factor)应相似;④有干预措施:这是与观察性研究的一个根本的不同点。缺少一个或多个上述特征的实验称为类实验(quasi-ex-

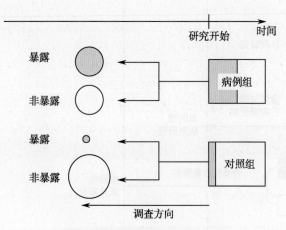

图6-2　病例对照研究原理示意图
注:阴影区域代表暴露于所研究的危险
因素的研究对象

periment)。

实验流行病学研究,一般根据干预和分组的单位的不同分为以个体为干预单位的试验和以群体为干预单位的试验,前者又根据研究地点是在医院还是在社区分为临床试验和现场试验两大类。以群体为干预单位的试验又称为社区干预实验,主要用于对社区干预措施(多为预防性的)的效果考核。临床试验(clinical trial)是以患者为研究对象,以个体为单位进行随机化分组的实验方法。其目的是评价某种新药或新疗法对某种疾病的疗效,包括是否能防止复发和延长寿命。临床试验是本章的重点,将有专节做详细介绍。

(四) 理论流行病学研究

理论流行病学(theoretical epidemiology)也叫数学流行病学(mathematical epidemiology)。理论流行病学是在了解了某疾病(或事件)的本质特征,并对其发生发展规律及主要影响因素有深入细致了解的基础上,将各因素在事件发生中的作用量化,并用不同符号代表有关病因、环境和机体等各因素,通过数学表达式定量地阐述疾病流行过程的本质特征,模拟(simulate)流行过程,并以实际流行过程的相关资料对模型涉及到的参数进行恰当的估计、检验、调整和修正,从而在理论上探讨疾病流行的发生机制和评价预防措施的防治效果。简言之,流行病学数学模型是用不同符号代表有关病因、环境和机体诸因素,把掌握到的某种疾病规律性通过各种符号和数字组成的数学表达式表述出来,当此表述结果与实际相符合时,即上升为理论,可作为理想状态下的抽象研究。

理论流行病学研究具有如下重要特征:①属于理论性研究:是借助于某些字母来代表对研究疾病发生、流行有重要影响的因素,用数学符号通过表达式将其对疾病的影响表现出来。②研究对象标准化:研究对象是假定在某种理想状态下存在的彼此无差异的相对独立个体。③研究状态理想化:研究因素、研究对象和研究空间均在理想的状态下。具有相对的独立性、不受干扰性。④研究资料的完整性:理论流行病学研究是比较研究对象的理论期望值与实际人群的观察值之间的符合程度,因此,需要有完整的实际人群的资料。包括发病时间、诊断、治疗及预防措施。⑤研究结果对事件发展的预测性:理论流行病学研究是为了预测疾病发生、发展趋势,探讨对疾病影响的本质因素及内在规律。研究结果代表疾病在未来的变化趋势,因此,具有对将来的预测性。

理论流行病学研究的主要用途包括:①可定量地研究各种因素对疾病流行的影响:如不同地区人口的年龄构成、免疫状况、文化水平、生活习惯不同或时间、季节、传染源数量不同,将导致某传染性疾病的流行规模、流行面貌、流行强度以及年龄分布等不同,这些都可能通过模型进行演绎。如果是一个临床疾病发展模型,则可用来对不同状态的患者的发展结局进行预测。②设计和评价治疗和控制疾病的方案:将不同控制措施输入模型,观察各种可能出现的结果。在评价各种疾病治疗和控制方案的流行病学效果时,还需评价方案的卫生经济学效益,在这方面流行病学数学模型的研究起着不可替代的作用。在临床,可利用临床疾病发展模型,预测各种治疗措施的效果和效益,从而作出科学的临床决策。③研究疾病流行的动力学特点:数学模型在计算机上可以随意改变模型中各种参数,如易感者比例、潜伏期和传染期的长短、传染力的大小、有效接触率的多少等,从而获得不同参数下的各种流行动力学过程。④数学模型在临床的另一个重要用途是建立计算机模拟诊断系统。⑤模拟疾病流行过程用于教学和培训:利用数学模型可在远离疾病流行现场的环境中,再现各种疾病在人群中的流行过程,生动地阐明重要的流行因素在传播机制及流行动力学中的作用,并通过改变重要的参数值来观察这些因素在流行过程中的效应;也可以在严格定量意义上正确而有预见性地判断各项可选措施的预防效果,并对之作出科学全面的评价;还能够对某病的各种病因假设进行模拟评价,并利用现场资料作拟合检验及验证。

(五) 二次研究

二次研究是相对于原始研究而言的,它是指对一系列的原始研究结果进行再次研究、综合和创新。二次研究是随着循证医学的发展而发展,其主要方法和技术支持包括流行病学、统计学、高速互联网和计算机以及大量的原始研究成果。目前在临床研究中常用的二次研究方法包括系统综述(systematic review)和 meta 分析(meta-analysis)。系统综述已被公认为客观地评价和合成针对某一特定问题的研究证据的最佳手段,是对某一专题全球范围内的所有文献,采用清楚的方法,系统检索、严格评价,并进行合成的医学文献总结。meta 分析作为系统综述中使用的一种统计方法,过去 20 年间在医学研究领域得到了广泛的应用。

系统综述是指针对某一主题进行的二次研究，在复习、分析、整理和综合针对该主题的全部原始文献的基础上进行，综述过程要依照一定的标准化方法。其主要原理是通过合并所有同类研究，使新的研究的样本大于任何单一的研究，从而减少抽样误差，提高研究的精确性。其基本过程是：①提出问题，问题通常来自临床实际，提出的问题要明确具体，一次只能提出一个问题。②检索针对该问题的全部原始文献，文献检索的重点是要尽可能全面，包括不同杂志、不同语种，甚至包括未发表的研究。③依照一定的标准评价和选择研究，标准要统一，选择要严格，保证被选择的文献是同质的。④提取所有被选文献的数据，并对数据进行重新统计分析。一般采用 meta 分析的方法对资料重新进行统计分析，如果所选文献的同质性很高，可用固定效应模型合并效应；反之，如果所选文献的异质性很高，则需用随机效应模型合并效应。⑤结果报告。系统综述和 meta 分析的结果报告需遵循国际推荐的 PRISMA 标准（preferred reporting items for systematic reviews and meta-analysis，PRISMA），该标准包括一个含 27 个条目的清单以及一个 4 阶段的流程图。

系统综述和 meta 分析的主要特点包括：①是某个主题的二次研究；②是在该主题基础上，收集大量关于该主题的原始文献资料，综合整理、分析的结果；③此综述过程需要一些标准化的方法；④"海量信息需要整合"是该方法广泛应用的动力；⑤能避免"只见树木不见森林"，从而得出科学的综合性结论；⑥克服传统文献综述的缺陷，即系统综述是系统的、可重复的、客观的、定量的综述，能提高原始结果的统计效能，解决研究结果的不一致性，改善效应估计值。

系统综述和 meta 分析的主要用途是合并文献，从而得到一个稳定和可靠的结果。在循证医学中使用较多，特别是当针对某一问题有很多同类研究，而每个单个研究的样本都比较小，结果不稳定时特别适用。特别值得注意的是，系统综述只能克服原始文献样本小、误差大、结果不稳定的问题，而不能克服原始文献中的设计错误和资料收集中的信息偏倚。

meta 分析的主要应用指征：①需要做一项紧急决定，而又缺乏时间进行一项新的试验；②目前没有能力开展大规模的临床试验；③有关药物和其他治疗，特别是副作用评价方法的研究；④研究结果矛盾时。

然而，meta 分析的结果对指导临床个体治疗还有一定困难，因为临床试验的 meta 分析所得汇总结果是指该治疗方法用于一系列患者时的"平均"效

果，而不一定对每个患者都能得到这样的结果。虽然总的效应估计值通常能够用于大部分患者，但患者之间个体差异是客观存在的，临床医师更关心这种治疗对某个指定患者的疗效如何。

二、随机对照临床实验

临床试验（clinical trial）是以患者为研究对象，以临床治疗措施为研究内容，按照随机的原则分组，评价临床各种治疗措施有效性的方法。临床试验的目的有三个：①对新药进行研究，新药在取得新药证书前必须经过临床研究，确定安全有效后，才能被批准进行批量生产，进入市场广泛应用；②对目前临床上应用的药物或治疗方案进行评价，从中找出一种最有效的药物或治疗方案；③评价预防措施的效果，有些临床治疗措施属预防性的，如老年患者给予抗凝药物就是为了预防血栓，这些措施亦需通过临床试验进行验证。

临床试验研究主要是帮助临床大夫寻找有效的治疗措施，它可以是对一种药物、外科手术或理化因素的效果进行研究，也可以对一组完整的治疗方案或综合治疗措施进行研究。临床实验研究具有以下特点：

1. 具有实验性研究的特性 因此，在实验设计时要掌握以下几条原则：①对照的原则：因为临床试验的研究对象很复杂，存在很多干扰或混杂因素，通过设立对照组，就可去除非研究因素的干扰作用。②随机化的原则：随机化可以使研究样本具有很好的代表性，并可以提高组间的均衡性，使研究结果具有良好的可比性。随机化包括随机抽样和随机分组。③盲法原则：通过盲法观察结果就可减少或避免因主观心理因素对试验造成的误差，能得到客观真实的结果。④重复原则：要获得研究因素的真实效应，除用随机方法缩小抽样误差外，重复是消除非处理因素影响的又一重要手段。

2. 研究对象具有特殊性 临床试验的对象是患者，因其个体之间的生理特点、心理状态、文化水平及所处的自然和社会环境不同，疾病的严重程度、病变部位、病变范围大小不同，对治疗的反应也会因人而异。因此，即使同一种疾病，其临床表现因个体差异可能相差十分显著。研究对象的个体差异不仅影响疾病的表现，也可影响治疗效果；因其心理状态、文化和经济水平等，还可影响患者对研究的依从性。所以，为了保证研究结果的真实性，除了使用随机方法选择研究对象和分组及使用盲法观察结果

外,在实验过程中还必须采取一些措施保证研究对象的依从性。

3. 要考虑医学伦理学问题　因为临床试验是以人作为研究对象,所以必须面对医学伦理学问题,严格遵守医学研究国际伦理标准。赫尔辛基宣言中指出:"凡涉及人的生物医学试验,必须遵循科学的原则。应建立在足够的实验室和动物试验及科学文献认识的基础之上。"因此,用于人的治疗性药物或措施,必须有充分的依据,并经过药效学、药代动力学和毒理学等基础研究证实安全有效后,才能用于临床研究。

4. 要科学评价临床疗效　研究者对临床试验的效果进行实事求是的科学评价,科学评价应包括试验的真实性、重复性及实用性三个方面。

临床试验的方法概括起来可分为两大类:一为随机对照试验,另一为非随机对照试验。随机对照试验是最常用的研究方法,其结果真实可靠,但设计和实施复杂;非随机对照试验虽然设计和实施简单,但结果的可信性差,在不能进行随机对照试验时可以选择非随机对照试验。

(一) 基本原理

随机对照临床试验(randomized controlled clinical trial,RCT)是将研究人群(临床患者)随机分为试验组与对照组,将研究者所控制的措施(各种待评价的治疗方法与措施)施加给试验人群后,对照组不施加待评价的措施,随访观察并比较两组人群的结局,以判断干预措施的效果。其基本原理示意如图6-4。

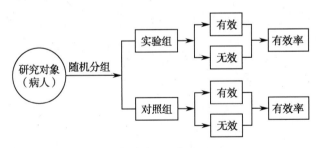

图 6-4　随机对照临床试验原理示意图

(二) 实验步骤与设计

1. 制订实验计划　随机对照试验在实施前必须制订科学、严谨的研究计划,否则研究结果可能出现误差,影响结果的真实性。制订研究计划应包括以下几方面内容:

(1) 明确实验的目的:即本研究要解决的问题是什么。

(2) 明确实验对象的具体要求和来源:选择研究对象时,要使用统一的疾病诊断标准,并严格遵照执行;同时,要注意研究对象的代表性,即研究对象的年龄、性别、病情、病变部位、病变的范围和试验的样本量。

(3) 明确规定研究因素:如药物的剂量、用药的时间或疗程、给药的途径等。

(4) 确定观察指标:即反映干预措施效果的指标。选择研究指标时,最好选择客观的或定量的指标。

(5) 确定随访观察时间及如何进行资料的收集并做好记录,根据药物的治疗效果、疾病严重程度和结局,确定药物治疗后随访观察的时间。

(6) 资料的整理和分析:资料收集后要对资料进行整理和分析,设计时应说明要采用的统计分析方法。

2. 确定研究人群　在制订试验计划时,应考虑选择哪些人做研究人群。所谓研究人群是指符合研究对象入选标准的人群,既包括试验组,也包括对照组,两者均属研究人群。选择研究对象时应注意以下几点:

(1) 研究对象的选择必须使用统一的诊断和排除标准,并严格遵照执行,以确保实验组和对照组的可比性及最终结果的真实性。

(2) 入选的研究对象应能从实验中受益,即参加研究,当实验结束时患者的疾病被治愈了或症状得到缓解,如以泌尿系感染患者为研究对象,首先要求对试验用药的作用机制有清楚的认识,即应该知道哪种抗生素是通过泌尿系统消灭细菌的,其次要求我们选的对象是同质的,即都是感染了该类型菌株的。这样才能使治疗对象真正受益。

(3) 尽可能选择已确诊的或症状和体征明显的患者做研究对象,如研究治疗心肌梗死药物的药效时,试验对象最好是近期心绞痛频繁发作的患者,而不是病情稳定的患者,这样才能容易获得要观察的实验效应。

(4) 尽可能不用孕妇作为研究对象,临床试验中,任何药物不可能不产生副作用,有些药物的副作用对正常人虽然很小,但对孕妇或对胎儿可能影响很大,所以试验前要充分估计副作用的程度,衡量其得失后再选择恰当的对象。能不用孕妇作研究对象的,要尽量避免。

(5) 尽量选择依从者作研究对象,临床试验研究特别要求研究对象能服从实验设计安排,并坚持合作到底,这叫依从性好。如果很多研究对象在中途退出,或不遵守规则,就会给结果带来很大的影响,最终导致研究结果偏离真实情况。因此,选择的研究对象要注意保证较高的依从性。

3. 样本含量的确定

(1) 影响临床实验样本量大小的因素主要包括:

1) 如果效应观察指标为计数资料,如治愈率、有效率、缓解率、生存率,也可以是病死率等,总之是反映药物疗效的指标,假设该指标的预期发生频率为 P,P 值越低,所需的样本量越大。

2) 如果效应观察指标为计量资料,则实验组和对照组的效应均数差值的大小 d 是重要的影响因素,差值越小,所需的样本量越大。

3) 检验的显著水平 α(第 I 类错误的概率)和检验效能 $1-\beta$(β 为第 II 类错误的概率)。α 和 β 规定得越小,所需样本量越大。

4) 单侧检验还是双侧检验,单侧检验所需样本量小,双侧检验所需样本量大。

(2) 在考虑上述因素后,可根据资料性质的不同采用不同的样本量大小计算公式,准确计算出所需的样本量。

1) 计数资料样本量大小的计算:按式 6-1 计算:

$$N = \frac{[Z_\alpha\sqrt{2P(1-P)} + Z_\beta\sqrt{P_c(1-P_c)+P_1(1-P_1)}\,]^2}{(P_c-P_1)^2}$$

(式 6-1)

P_c:对照组发生率;P_1:试验组发生率(估计值),$P = (P_c+P_1)/2$;Z_α:水平相应的标准正态差;Z_β:水平相应的标准正态差;N:样本量。先确定 α 和 β 后,再查表确定相应的标准正态差(表 6-1)。

表 6-1 标准正态差分布的分位数表

α 或 β	检验效力 $(1-\beta)$	Z_α(单侧检验) Z_β(单双侧检验)	Z_α (双侧检验)
0.001	0.999	3.090	3.290
0.002	0.998	2.878	3.090
0.005	0.995	2.576	2.807
0.010	0.990	2.326	2.576
0.020	0.980	2.058	2.326
0.025	0.975	1.960	2.242
0.050	0.950	1.645	1.960
0.100	0.900	1.282	1.645
0.200	0.800	0.842	1.282

2) 计量资料样本量大小的计算:样本量大小的计算公式为:

$$N = \frac{2(Z_\alpha+Z_\beta)^2\sigma^2}{d^2}$$

(式 6-2)

σ:估计的标准差;d:两个样本均数之差(一般为估计值),Z_α、Z_β 和 N 与上述相同。

(3) 样本量计算后需要注意几点:

1) 以上计算所得到的 N 是一组人群(实验组或对照组)的大小。如果两组人数相等,则全部实验所需要的样本量为 2N。

2) 实验中 α 和 β 值一般由研究者根据需要确定,如果要使样本大些以保证结果的可靠性,可选择数值小的 α 和 β 值。

3) 最后还要考虑失访对实验结局及检验差异所带来的影响,这一点可用增大样本量来补救。确定样本数目时,应对失访有个预先的估计,在计算的样本量基础上增加 10% ~ 15% 作为实际应用的样本量。

4. 设立严格的对照 设立对照的目的是消除非研究因素干扰而产生的偏倚,以便得出正确的结论。在临床上,由于多数疾病的自然病程还不能准确地预料,当有的疾病自然恢复时,如果没有设立阴性(不用治疗的)对照,则易误认为是某药的治疗结果。若设立对照就可消除这些因素对实验产生的干扰,可得出正确的结论。另外,设立对照还有助于确定治疗的副作用或疾病本身产生的并发症。常用的对照方法有:

(1) 标准对照(standard control)或称阳性对照(positive control):是临床上最常用的一种对照方法。此种对照设立的方法是以现行最有效或临床上最常用的药物或治疗方法作为对照,用以判断新药或新疗法是否优于现行的药物或疗法。应用时要注意,不能为了提高试验药物或疗法的效果而选用疗效低的药物或疗法作对照。

(2) 安慰剂对照(placebo control)或称阴性对照(negative control):药物常具有特异和非特异效应,为了排除非特异效应的干扰,可采用安慰剂作对照。安慰剂是指没有任何药理作用的物质(如淀粉、乳糖、生理盐水等)。使用安慰剂对照时,要注意两点:第一,要求安慰剂的剂型和外观尽量与实验药物相同,而且对人体无害,以利于进行盲法实验;第二,要掌握安慰剂的使用指征,此种对照由于患者未得到治疗,故应限于研究那些目前尚无有效药物治疗的疾病,或在使用安慰剂期间,对病情和预后基本没有影响,否则不能应用安慰剂对照。

(3) 交叉对照(crossover control):这是一种特殊的随机对照,即按随机方法将研究对象分为甲、乙两组,甲组先用实验药,乙组先用对照药。一个疗程结束后,间隔一段时间以消除治疗药物的滞留影响,然后甲组再用对照药,乙组用实验药,最后分析和比较疗效。这样既有自身前后对比,又有同期组间比较,还可消除实验顺序带来的偏倚。两次治疗的间隔时间因疾病的症状或药物残留的时间长短而不同。

(4) 互相对照(mutual control):如果同时研究几种药物或治疗方法时,可以不设专门的对照,分析结果时,各组之间互为对照,从中选出疗效最好的药物或疗法,此种对照也是最常用的一种对照方法。

(5) 自身对照(self control):试验中研究对象不分组,在同一研究对象中进行实验和对照,如比较用药前后体内某些指标的变化情况,以判断药物的疗效;或研究皮肤科用药时使用左右肢体做实验和对照,分析何种药物疗效更好。

5. 随机分组 研究对象和使用的对照方式确定之后,下一步的工作就是随机将研究对象分配到实验组与对照组。

(1) 随机分组的原则:研究对象确定后,每位研究对象被分配到实验组或对照组的机会相等,而不受研究者或受试者主观愿望或客观原因所影响。随机化是为了使对照组与实验组具有可比性,提高研究结果的真实性,减少偏倚的重要手段。

(2) 随机分组方法:在临床试验中常用的随机分组方法有三种:

第一种,简单随机法(simple randomization):最常用的方法是利用随机数字表或随机排列表,也可用抽签或抛硬币等方法。简单随机法应用和操作简单,但分配到各组的样本量可能不等,当分配到各组的样本量差异较大时有必要再次经随机化原则调整。多中心试验研究时,不适合用单纯随机法。

第二种,区组随机法(block randomization):当研究对象人数较少,而影响实验结果的因素又较多,简单随机化不易使两组具有较好的可比性时,可以采用区组随机化法进行分组。其基本方法是将条件相近的一组受试对象(如年龄、性别、病情相近)作为一个区组,每一区组内的研究对象(通常4~6例)数量相等,然后应用单纯随机分配方法将每个区组内的研究对象进行分组。该法的优点是在分组过程中,任何时刻试验组与对照组病例数都将保持相对一致,并可根据试验要求设计不同的区组。该法适用于样本量小的研究。

第三种,分层随机法(stratified randomization):将对研究对象治疗效果影响较大的特征(如年龄、性别、病情、临床分型等)找出,按此将研究对象分为若干层,再运用简单随机化方法将每层内的研究对象随机分配到实验组和对照组。当影响因素较多时,如果不使用分层随机法,试验对象的个体差异较大,需要对较多的患者进行对比才能显示两组的差别。而使用分层随机化方法能将影响疗效的因素按影响程度的大小依次分层加以考虑,就使得两组的临床特征比较相近,增加组间可比性,结论更可靠。分层随机法的优点是所用样本量小,效率高;缺点是分层不可太多,分层越多选择可比性的研究对象越难,需要的样本量越大。

6. 盲法的应用 临床试验中的研究对象一般都是人,为了去除人(包括研究对象、观察者及资料整理和分析者)的主观心理因素对研究结果可能产生的某些干扰作用,观察结果时最好使用盲法。盲法分单盲法、双盲法和三盲法。

(1) 单盲(single blind):单盲是指研究对象不知道自己所在分组和所接受的处理,但观察者和资料收集分析者知道。单盲方法简便,容易进行,观察者知道受试者分组的情况,对受试者的健康和安全有利。观察者可根据病情变化,调整药物剂量,更换药物种类或采取其他的处理措施,做到心中有数。单盲法可以减少来自研究对象的偏倚,但不能防止来自观察者的观察性偏倚。

(2) 双盲(double blind):研究对象和观察者都不知道分组情况,也不知道研究对象接受的处理措施,称为双盲。患者与医师只知道药物的编号,如A和B。待试验结束和资料分析后才宣布A药和B药何为试验药、何为对照药。双盲法能同时控制来自研究对象和观察者的可能偏倚,但执行起来也比较困难,应用时必须考虑其可行性,在执行中要有严格的管理制度和方法。在实验过程中,双盲状态可因种种原因遭到破坏,因此在使用时应注意一些问题:①试验药的制剂应防止破密,试验药和安慰剂两种制剂的颜色、气味、大小、外形要相同,甚至容器和外包装也要一样,一般常用胶囊制剂。②保证试验对象的安全,在双盲试验中,当医师发现患者出现了严重的副作用、治疗无效或病情加重时,不能单纯为追求完整的资料而继续试验,必须从医德的观点出发,对该患者应立即停止盲法治疗,并公开该患者所用的真实药物。因此,在盲法试验之前,应由设计者预先制定出停止盲法的指标和条件,以利观察者执行,避免给患者带来不良影响或严重后果。③不适用于危重患者,双盲法的缺点是在管理上缺乏灵活性,因而不适于危重患者的抢救。此外,有特殊副作用的药物容易破密。

(3) 三盲(triple blind):三盲法是研究对象、观察者和资料整理分析者均不知道研究对象分组和处理情况,只有研究者委托的人员或是药物的制造者知道患者分组和用药情况,直到试验结束时才公布分组和处理情况。这种方法除了具有双盲法的优点外,在理论上还可减少资料分析时可能产生的偏倚,使研究结果更符合客观情况。该法减弱了对整个科研工作的监督作用,使科研的安全性得不到保证,应用并不普遍。在实际应用中通常用双盲随机对照试验。

7. 资料的收集与分析 收集资料前,应该根据研究目的设计不同的调查表,在实施过程中仔细记录调查表中的各项内容。资料收集的方法包括访问、体检和实验室检查等。对门诊患者的随访可用信访法或电话访问法收集资料。

研究结果是否具有真实性,除了要做好严谨的科研设计外,还需收集高质量的资料,即具有可靠性、完整性及可比性的资料。要对研究的全过程实行质量控制。

资料收集后,首先要对资料进行仔细核对,然后确定分析的指标和分析方法。

(1) 仔细核对资料:对收集到的资料要进行仔细的核对,首先剔除不合格的调查表,如填写不合格的调查表或有缺项的调查表。资料核对后,进行分类整理,即按分组和结果的阴阳性进行整理。在资料整理过程中,要防止差错、偏倚和混杂发生。

(2) 确定评价指标:临床试验最终目的就是比较两组或多组结果之间孰大孰小、孰高孰低。一般来说,仅用绝对数值相比是不合适的,如治疗组死亡8例,对照组死亡10例,认为疗效是减少2人死亡,这样的评价是没有意义的。因为死亡、好转或治愈等都是以概率为基础表达的。因此,常用指标是一些率,如有效率、治愈率、病死率、n年生存率等。有些情况下,反映干预措施有无效果的指标是计量资料,如抗高血压的药物以血压数值下降的幅度作为疗效标准,抗高血脂的药物以血脂下降的幅度作为疗效标准;也可将这些数据转换成计数资料进行统

计分析,如应用有效率、治愈率等指标表示药物的疗效。

实际应用时选择哪种指标,要根据研究目的和研究内容的具体性质来决定。无论是哪种指标,最重要的是要对指标有明确的规定,如什么情况是好转、恶化、复发。除了对观察指标的性质进行严格规定外,还应该规定观察起止时间等。对使用的指标规定后,要严格执行,否则各组间就无法进行比较。研究治疗措施效果常使用的指标如下:

1) 有效率(effective rate):

$$有效率 = \frac{治疗有效人数}{治疗的总例数} \times 100\% \quad (式6-3)$$

治疗有效例数应包括治愈人数和好转人数。

2) 治愈率(cure rate):

$$治愈率 = \frac{治愈人数}{治疗人数} \times 100\% \quad (式6-4)$$

3) 病死率(fatality rate):

$$病死率 = \frac{因某病死亡人数}{某病接受治疗人数} \times 100\%$$
$$(式6-5)$$

4) n年生存率(survival rate):

$$n年生存率 = \frac{随访满n年存活病例数}{随访满n年的病例数} \times 100\%$$
$$(式6-6)$$

5) 不良事件发生率(adverse event rate):

$$不良事件发生率 = \frac{发生不良事件的病例数}{评价不良事件的总病例数} \times 100\%$$
$$(式6-7)$$

此外,治疗措施效果的考核还可用病情轻重、病程长短及病后携带病原状态、后遗症发生率、复发率等指标评价。

(3) 主要的分析方法:临床试验资料分析的主要形式就是比较两组或多组指标之间有无差异,如果有差异,检验其差异有无统计学上的显著性。

一般来讲,资料经过整理后可分为两大类。一类为计量资料,即用定量方法测定某些指标所得的数据(有度量衡单位的数据),如身高、体重、血压、血脂、白细胞数等,也称连续性数据;另一类为计数资料,此类资料是将观察单位按某种类别或属性分组,再计算各组的数据,如好转、恶化、死亡、治愈等,也称归类性数据,描述该类数据可用率和构成比。进行统计分析比较时不同性质的资料要用不同的统

计方法。计量资料统计时用 t 检验或 F（方差）分析,大样本正态分布资料还可用 U 检验。计数资料统计时用 X^2 检验或非参数检验,后者适用于计数资料呈等级顺序关系时。如果比较的指标是生存率,特别是用寿命表法计算的生存率,需要用 Log-Rank X^2 检验(时序检验)。大样本正态分布的资料,还可用 U 检验进行两个率的显著性检验。

8. 偏倚及其控制　偏倚可以发生在研究工作的任何阶段,从而影响结果的正确性。临床疗效研究中常见的偏倚有:

(1) 选择偏倚:主要是选择研究对象和分组时,由于人为干预而导致的偏倚,使研究结果偏离真实情况。防止的方法就是严格掌握研究对象的入选标准和排除标准,并使用随机抽样和随机分组法。

(2) 测量偏倚:收集资料过程中,因仪器或试剂的问题所产生的误差,以及观察者操作的误差和被观察者主观的误差均可导致测量偏倚的发生。防止的方法主要是实验前对所使用的仪器进行标定,实验过程中使用统一的试剂,而且对操作规程进行规范。盲法是控制测量偏倚的重要手段。

(3) 干扰和沾染:干扰是指实验组或对照组额外地接受了类似试验药物的某种制剂,从而人为地夸大疗效的假象。如实验组接受了"干扰"药物,导致疗效提高,引起实验组与对照组疗效差异的增大;反之,如果对照组接受了"干扰"药物,则可引起对照组疗效增高,使两组间的疗效差异缩小。沾染是指对照组的患者额外地接受了试验组的药物,从而人为地造成一种夸大对照组疗效的现象。干扰和沾染的控制办法就是使用盲法,并严格按治疗方案进行,不要随意增加和减少药物种类。

(4) 依从性:临床试验中所涉及到的一种特殊情况就是依从性。要提高患者的依从性,可在实验的设计和实施阶段采取措施。实验设计阶段:尽可能缩短研究持续的时间,在水平较高的医院开展研究,选择居住地离医院近的患者等;实验开始后充分做好宣传工作,让患者了解研究的重要性,与研究对象保持密切联系,联络感情争取合作,随访时尽量给患者方便,多提醒研究对象按时服药或定期检查,与患者的家属搞好关系等。

三、诊断试验研究

正确的诊断是临床医疗服务的首要前提,是临床医师必备的技能,而正确诊断本身却依赖于灵敏可靠的诊断试验。

(一) 概念

1. 筛检(screening)　筛检是运用快速、简便的实验、检查或其他手段,自表面健康的人群中去发现那些未被识别的可疑患者或有缺陷者。用于筛检的试验称为筛检试验。由于许多疾病在临床症状和体征出现以前,体内的组织器官已经发生了病理学上的改变,或体内的生化代谢或免疫等已出现异常反应,因此我们有机会在该时期通过某些检查,早期发现这些患者,以利早期诊断和早期治疗。应该注意的是,筛检不是诊断,筛检试验阳性者只是某病的可疑患者或某种可疑有缺陷者。因此,还需作进一步确诊后才能开始治疗。

2. 诊断(diagnosis)　诊断不同于筛检,筛检是把患者及可疑患者与无病者区别开来,而诊断则是进一步把患者与可疑有病但实际无病者区别开来。因此,诊断对指导下一步治疗有决定意义,诊断正确与否至关重要。用于诊断的试验称为诊断试验。临床医师掌握科学的研究和评价诊断试验的方法可为其选择合理的诊断方法奠定基础,因而可避免单凭经验诊断造成的错误。

筛检与诊断既有联系,也有区别。其共同点都是通过试验对健康状况进行判断,其差别是:筛检是自表面健康的人群中去发现那些未被识别的可疑患者或有缺陷者,其阳性者只是可能有病,其目的是为了早期发现患者,以便早期治疗;而诊断是自可能有病者中将实际有病与实际无病者区别开来,其阳性者是真正有病需要治疗者,其目的主要是疾病诊断,当然还可用于疾病随访,确定疾病的转归,用于疗效考核时的疾病状态的诊断,或用于药物毒副作用的监测等。一项试验首先必须安全可靠,有较高的灵敏度和特异度,能有效地区别患者和非患者,才能用于筛检和诊断。另外,还需考虑价廉和易于被群众所接受。一种价格昂贵,对被检查者有创伤或造成被检查者痛苦的试验一般不能用于筛检,用于诊断也要慎重。

(二) 诊断试验的研究方法

对诊断试验和筛检试验必须进行科学的研究与评价,制定出符合实际的应用条件和标准,才能使其具有最大的诊断和筛检价值。两者的研究方法相同,具体步骤如下。

1. 选择"金标准"　金标准(gold standard)即标准诊断方法,是指可靠的、公认的、能正确地将有病和无病区分开的诊断方法。不同的疾病有不同的金标准,如诊断冠心病的金标准可能是冠状动脉造影,诊断肿瘤的金标准是病理学检查,诊断肾结石的金标准是外科手术所见。对有些诊断困难的疾病,可能暂时没有真正意义上的金标准,此时只能选择一个相对公认的方法作为金标准。对用这种相对标准诊断的病例,可采用长期随访病例,以获得肯定结果的办法进行复核。为了避免外界环境因素的干扰,要求待评价的诊断或筛检试验与标准方法应在同一时间在相同条件下进行试验。要对诊断或筛检试验作出正确评价,金标准的选择至关重要。

2. 选择病例 病例除要求用金标准正确诊断外,同时要求所选病例应有代表性,应包括临床各型(轻、中、重)、各期(早、中、晚)及有或无并发症的病例。病例代表性的好坏,将直接影响对筛检或诊断试验的评价结果的普遍性和推广价值。

3. 选择对照 对照应在年龄、性别及某些重要的生理状态等方面与病例具有可比性,对照不仅包括健康人,还应包括一些确实未患该病但患有其他疾病的病例,特别是那些在临床上极易与该病混淆的病例。

4. 确定样本量 影响研究样本量的因素主要有:①待评价筛检试验的灵敏度;②待评价筛检试验的特异度;③要求的显著性检验水平 α;④容许误差 δ。一般可用公式6-8。

$$n = \left(\frac{z_\alpha}{\delta}\right)^2 (1-p)p \qquad (式6-8)$$

式中:n 为所需样本量;Z_α 为正态分布中累积概率等于 α/2 时的 Z 值,如 $Z_{0.05}=1.96$ 或 $Z_{0.01}=2.58$;δ 为容许误差,一般定在 0.05 ~ 0.10;p 为待评价的筛检方法的灵敏度或特异度,通常用灵敏度估计病例组所需样本量,特异度估计对照组所需样本量。

5. 盲法检测 对选择的病例和对照,同时应用金标准方法和待研究的筛检或诊断试验盲法地对该人群重复检查,将两种方法对两组人群的检查结果进行分析比较后,就能对诊断或筛检试验进行评价。

6. 确定正常值 比较金标准和待评价方法的检查结果,一般选择检查结果最接近金标准判断结果的界值作为正常值标准。常用的确定正常值的方法是统计学的方法,一般包括标准正态分布法、对数正态分布法和百分位数法三种方法。正常值的确定是否恰当,将对诊断或筛检试验的真实性产生明显的影响。

(三)诊断试验的评价

对诊断试验和筛检试验的评价,除考虑安全可靠、简单快速及方便价廉外,主要从试验的真实性和可靠性两个方面进行评价。

1. 真实性 真实性(validity)又称准确性(accuracy),它是指测定值与实际值符合的程度,是指将患者和正常人正确区分开的能力。在对一项筛检或诊断试验进行评价研究时,受检人群将出现如表6-2所示的真阳性、假阳性、真阴性、假阴性四种情况,据此可计算出一系列评价真实性的指标。

表6-2 试验检查结果真实性评价模式表

试验	有病	无病	合计
阳性	真阳性(a)	假阳性(b)	总阳性人数(a+b)
阴性	假阴性(c)	真阴性(d)	总阴性人数(c+d)
合计	患者总数(a+c)	正常人总数(b+d)	受检总人数(a+b+c+d)

(1)灵敏度(sensitivity):又称真阳性率,是指将实际有病的人正确地判断为患者的能力。理想的试验应为100%。

$$灵敏度 = \frac{a}{a+c} \times 100\% \qquad (式6-9)$$

(2)特异度(specificity):又称真阴性率,是指将实际未患某病的人正确地判断为未患某病的能力。理想的试验应为100%。

$$特异度 = \frac{d}{b+d} \times 100\% \qquad (式6-10)$$

(3)假阴性率:又称漏诊率,是指实际有病者而被判定为非病者的百分率。理想的试验应为0。

$$假阴性率 = \frac{c}{a+c} \times 100\% = 1 - 灵敏度 \qquad (式6-11)$$

$$假阳性率 = \frac{b}{b+d} \times 100\% = 1 - 特异度 \qquad (式6-12)$$

(4)假阳性率:又称误诊率,是指实际无病者而被判定为有病的百分率。理想的试验应为0。

（5）约登指数（Youden's index）：又称正确指数，是指灵敏度和特异度之和减去1，是综合评价真实性的指标。理想的试验应为1。

如在一次糖尿病的诊断试验的评价中，共检查1000人，其中糖尿病患者20人，非糖尿病患者980人，检查结果真阳性18人，假阳性49人，假阴性2人，真阴性931人。根据该结果计算该试验的真实性指标如下：

灵敏度＝18/20＝90%

特异度＝931/980＝95%

假阴性率＝2/20＝10%，或1-90%＝10%

假阳性率＝49/980＝5%，或1-95%＝5%

约登指数＝0.90+0.95-1＝0.85

（6）预测值：有两个反映诊断试验的实际临床诊断价值的重要指标，即预测值（predictive value），预测值可分为阳性预测值和阴性预测值。阳性预测值是指试验为阳性者真正患有该病的可能性，阴性预测值是指试验为阴性者真正没有患该病的可能性。

预测值的计算公式如下：

$$阳性预测值 = \frac{a}{a+b} \times 100\%$$ （式6-13）

$$阴性预测值 = \frac{d}{c+d} \times 100\%$$ （式6-14）

预测值不但受到试验的灵敏度和特异度的影响，同时，还会受到人群患病率或验前概率的影响。当某试验的灵敏度和特异度一定时，当所用人群的患病率升高时，阳性预测值升高，阴性预测值下降，反之亦然。预测值与患病率及灵敏度和特异度之间的关系亦可用下式表示：

$$阳性预测值 = $$

$$\frac{患病率 \times 灵敏度}{患病率 \times 灵敏度 + (1-患病率)(1-特异度)}$$

（式6-15）

$$阴性预测值 = $$

$$\frac{(1-患病率) \times 特异度}{(1-患病率) \times 特异度 + 患病率 \times (1-灵敏度)}$$

（式6-16）

当患病率很低时，即使一个试验的灵敏度和特异度均很高，仍会出现许多假阳性，使阳性预测值降低。如用ELISA法检测AIDS病的HIV抗体，假设该法的灵敏度和特异度均达到99%，如表6-3所示，在感染率为1/万时的阳性预测值仅为0.99%，而当感染率升至10%时，其阳性预测值则升至91.67%。该结果提示，临床医师在判断一张化验单的阳性结果的临床价值时，必须事先考虑被检人群的患病率高低，才能作出正确评价。同样的试验在基层门诊部和在高级专科医院应用时，其阳性预测值有很大差别。

表6-3 灵敏度和特异度均为99%的试验在不同患病率人群中的阳性预测值

感染率	受检人数（1）	实际感染人数（2）	实际未感染人数（3）	试验阳性人数（4）＝（2）×0.99	试验假阳性人数（5）＝（3）×（1-0.99）	总阳性人数（6）＝（4）+（5）	阳性预测值（%）（7）＝（4）/（6）
1/万	100 000	10	99 990	9.9≈10	999.9≈1000	1010	0.99
1‰	100 000	100	99 900	99	999	1098	9.02
1%	100 000	1000	99 000	990	990	1980	50.00
10%	100 000	10 000	90 000	9900	900	10 800	91.67

2. 可靠性

（1）可靠性（reliability）又称可重复性（repeatability）或精密度（precision），是指在完全相同的条件下，重复进行某项试验时获得相同结果的稳定程度。常用的评价指标有：

1）变异系数（coefficient of variance）：当某试验是作定量测定时，可用变异系数来表示可靠性。变异系数越小，可靠性越好。变异系数的计算见式6-17。

$$变异系数（CV）＝（标准差/算术均数）\times 100\%$$

（式6-17）

2）符合率：当某试验是作定性测定时，可用符合率来表示可靠性，符合率越高，可靠性越好。

$$符合率 = \frac{a+d}{a+b+c+d} \times 100\%$$ （式6-18）

（2）影响一项诊断或筛检试验的可靠性的因素包括试验条件、观察者及被观察者三方面的变异。

1）试验条件的影响：包括试验的环境条件，如温度、湿度等；试剂与药品的质量及配制方法；仪器是否校准等。因此，必须严格规定试验的环境条件，试剂与药品的级别，仪器必须先校准，才能保证试验的可靠性。

2）观察者的变异：包括不同观察者之间的变异和同一观察者在不同时间、条件下重复检查同一样本时所得结果的不一致性。如由几名观察者同时测量同一人的血压值，即使观察者训练有素，差异在

2mmHg 以内当属允许范围。为此，观察者必须经过严格的培训，增强责任心，统一判断标准，使观察者的变异降低到允许范围以内。

3）被观察者的个体生物学变异：生物个体的各种生理、生化测量值均随测量时间、条件等变化而不断变化。如血压值在上下午、冬夏季不同，并随测量体位和部位的不同而变化；血糖值在饭前、饭后不同时间有明显差异。因此，要严格规定统一的测量时间、条件等，以使被观察者在相同条件下进行比较。同时，临床医师应对个体的生物学变异给予足够的重视。

（谭红专）

第三节 肾脏病药物治疗临床观察的设计与实施

我国儿童总数约占全国总人口的 30%，儿科疾病约占所有疾病就诊人数的 20%。近年来，在保证儿童用药的合理安全方面、在儿童用药剂型的开发方面，临床医师和药物研究者都给予了极大的关注，也取得了一定的成绩。国内目前的儿童用药基本上都是成人用药经过长期的临床实践成熟后，加之与小儿治疗有关的信息，从而外延到被允许用于儿童的，缺乏专门针对儿童的疗效和安全性数据，一些相关参数可能不适用于患病儿童。2000 年"欧洲国家儿科病房非许可和标签范围外的药物使用调查"表明，在 5 个医院中（英国、瑞典、德国、意大利、荷兰各一个）624 名儿童接受了 2262 个药物处方。大约 1/2 处方（1036，46%）是非许可或者标签范围外的药物。其结论：使用标签范围外或非许可药物治疗是普遍的。随着美国食品和药物管理局（FDA）儿童专属条款的引进，儿童临床实验的需求越来越多。儿童用药中，大约 50% 没有通过儿童临床实验测试。小于 1 岁的人群中没通过测试的药物比例达 90%。由此可见，儿童使用的大多数药物是没有经过儿童药物临床试验的。

一、小儿药物临床研究的必要性

（一）小儿药物代谢的生理特点

从生理结构的角度分析，儿童处于生长发育时期，许多脏器尚未发育完善，肝、肾的解毒和排泄功能以及血脑屏障的作用均不健全，对许多药物的代谢、排泄和耐受性差，使用不当极易引起中毒。如大多数药物经肝脏代谢，肝药酶决定了药物的代谢情况。2~6 个月低龄儿童的剂量，可根据体重决定；6

月龄以上，按体表面积来确定药物剂量为佳，但某些主要由细胞色素 P450 等药物代谢酶代谢的药物仍可按体重来确定剂量。由于婴幼儿肝药酶发育不完全，一些主要由药酶代谢的药物（如地高辛、茶碱等）治疗窗窄，可因代谢不完全，治疗剂量即出现中毒，因此儿童用药需监测血药浓度。

药物的排泄取决于肾血流量，药代动力学研究表明，当器官发育成熟后，药物清除率随生长发育而增加且随着肝肾的血流量改变而改变。儿童肾血流量低于成人，主要经肾排泄的药物，用于儿童需减量；有肾毒性的药物（如氨基糖苷类、万古霉素类），儿童慎用。国外学者观察万古霉素在早产儿体内的药代动力学的研究中发现，由于万古霉素几乎都是通过肾脏排泄，以胎龄作为万古霉素清除率的预测指标之一，是因为它能预测肾小球滤过率（GFR）发展的时间过程。结果显示对万古霉素的清除率与早产儿的 GFR 状态相一致。GFR 在婴儿期成熟并且出生后 6 个月接近成人的程度。某些用药标准中指出，2 月龄以下的幼儿，需根据其对药物的敏感性以及药物浓度监测结果进行个体化给药。低于 2 岁的儿童，肾排泄率取决于血清肌酐和内生肌酐清除率等肾功能指标，因此主要由肾排泄的药物，其剂量可根据患儿的肾功能决定。将这些标准与药动学效应相结合，是进一步研究儿童用药安全性的基础。因此，把儿童看成是大人的缩影，从大小比例上看成是一个"小大人"，而不考虑儿童独特的生理结构和功能，简单地以成人药量进行折算来用药，就很难保证给药剂量的准确，极易引起危险。

（二）小儿临床用药的局限性

国内许多药品说明书中有这样的标识：12 岁以

下儿童没有相关资料,这是由于该药品上市之前和之后没有做小儿的临床药物试验,以至于缺少儿童用药的临床资料及安全性证据,儿科临床医师仅根据成人的剂量进行换算,这样获得的标签外用药剂量必然缺乏安全性资料,也不一定符合儿童的生理特征。其主要原因是儿童这一个体的特殊性,如取血困难、试验者难招募等导致其临床试验比较难以开展。据悉,实际上专门针对儿童用药的开发,不论在国内还是国外均处于尴尬境地。对于一些药品尽管临床疗效不错,由于有太多的慎用、不良反应,临床医师为了避免医疗纠纷,自然不会固执使用,导致一种有效的药物不能发挥有效的作用。比如:注射用阿奇霉素的药品说明书上写着 16 岁以下安全性不明,以至于当儿童感染肺炎支原体引起了肺炎,滴注红霉素出现严重的消化道症状,或由于肺炎支原体对红霉素的耐药,应用 2 周仍无明显疗效时,使临床治疗陷入难境,但又不能轻易使用阿奇霉素注射剂。尽管全国已有很多医院的儿科医师应用阿奇霉素注射剂治疗肺炎支原体感染,虽然获得了较好的疗效,但医师承担了很大的风险和医疗隐患。另有一些降压药物,在成人已广泛应用,但由于没有小儿使用剂量,以至于儿科医师只好按相应的年龄和体重谨慎应用。

(三) 小儿药物剂型规格单一

国外适用于儿童用药的剂型发展迅速,有咀嚼片、泡腾片、颗粒剂、糖浆剂等众多类型。虽然较几十年前相比,我国近年来在开发新的儿童用药制剂方面取得了长足进展,但新剂型所占比重还较小,开发速度也较缓慢。有关资料显示,在我国三千多个药物制剂品种中,供小儿使用的药物剂型仅有大约 60 种(含中成药)。用药剂型欠丰富、品种规格单一的现状也大大影响着儿童的用药安全。

在儿科用药中,口服制剂与注射剂最为常用。但是,对于 3 岁以下的婴幼儿来说,片剂、胶囊剂却并不宜用,弄不好会使儿童哽噎甚至窒息。使用注射剂不仅繁琐,而且会因有疼痛感给儿童造成就医恐惧。由于产品规格不全,常常导致儿童有时需要将一片成人用片剂或一颗成人用胶囊倒出后分成数份使用,其后果将直接影响剂量的准确性和药效。更需强调的是,有些药物并不宜分割后使用,比如缓控释制剂和肠溶制剂就是不能分割的。如肾脏病患儿最常用的降压药物,仅有很少几种按体重或体表面积计算使用的,绝大部分是缓控释制剂,不能分割后使用。目前,像治疗儿童哮喘的贴剂,退热用的肛门栓剂其实都是非常适合儿童使用的新剂型,还有很多类似的剂型等待开发。

二、小儿药物临床研究必须遵循的法规

2006 年,我国国家食品药品监督管理局(SF-DA)首次批准了为数不多的儿科国家级药理基地,这是国家重视和规范儿科用药的体现。我们小儿肾内科就是其中之一。经过多次的培训,对药物临床试验(drug clinical trial)研究有了一点肤浅的认识。

临床上一般所指的药物疗效观察主要是观察某种药物对某种疾病的疗效,同时观察该种药物的安全性及不良反应,这实际上与药物临床试验所遵循的法规是一致的。国内把这种法规称做临床试验规范或药物临床试验质量管理规范,国际上称做 good clinical practice,简称 GCP。GCP 是国际公认的临床试验标准,凡以人体为对象的临床试验均依照这一标准进行。临床试验(clinical trial)是指任何在人体(患者或健康志愿者)进行的药品的系统性研究,以证实或揭示试验用药品的作用,不良反应及(或)试验用药品的吸收、分布、代谢和排泄,目的是确定试验用药品的疗效与安全性。用于新药在上市以前必须经过临床前各种实验研究及临床各期试验研究两大阶段。

GCP 的目的是保护受试者权益,确保试验数据准确、结果可靠,对新药的安全性和有效性作出科学评价。临床试验不仅指药品,还有非药品,如医疗器械。

我国的 GCP 即《药品临床试验管理规范》是 1999 年 9 月 1 日由国家药品监督管理局发布的。《药品临床试验管理规范》是临床试验全过程的标准规定,包括方案设计、组织、实施、监查、稽查、记录、分析总结和报告。凡药品进行各期临床试验,包括方法、人体生物利用度或生物等效性试验,均须按本规范执行。这一规范还对临床试验前的准备与必要条件、受试者的权益保障、试验方案、研究者的职责、申办者的职责、监查员的职责、记录与报告、统计分析以合理的样本获得正确结论。与数据处理、试验用药品的管理、质量保证、多中心试验等进行了详细规定和解释。该《规范》无疑是我们进行药品临床试验及新药审评的指导性文件。

在做药物临床试验之前,为确保临床试验方案中所设计的内容能被准确无误地执行和落实,方案设计中应强调实施临床试验标准操作规程(standard operation procedure，SOP）的重要性和必要性。SOP 是对试验中所涉及的每项工作的详细规定，如血压测定标准操作方法、清洁中断尿的留取方法等。包括试验前 SOP、试验中 SOP 与试验后 SOP。SOP 并不包括在临床试验方案之中。

（一）药物临床试验必备条件

参加新药临床试验的研究单位必须是国家药品临床研究基地，需有良好医疗设备且具备处理紧急情况的一切措施，确保受试者安全。但进行一般的药物临床研究的单位则不要求是国家药品临床研究基地。

负责临床试验的研究者必须具备合法的任职行医资格，具有丰富的专业知识和经验，熟悉与临床试验有关的资料和文献，有权支配参与试验的工作人员与设备和熟悉 GCP，遵守国家有关法律、法规和道德规范。

（二）药物临床试验必须符合的原则

伦理性：保护受试者的权益和保障其安全。伦理委员会和知情同意书是保障受试者权益的主要措施。

（1）伦理委员会：职责是核查临床试验是否合乎道德标准，确保受试者安全与权益受到保护。

近期有学者对药物临床试验带来的伦理问题从受试者的角度进行了剖析，认为目前的药物临床试验采用的平行对照设计，在研究中把各种处理以同等机会分配给病员，以观察所用药物的临床试验效果。这种方法操作简单、便于控制、统计效率较高。然而，无论从药物的研发成本、速度还是从伦理道德的观点来看，该方法都不令人满意。一是药物疗效评判的延迟会导致机会的丧失和成本的增加；二是会增大药物受试者暴露于危险因素的几率。以往在对治疗诸如癌症、艾滋病等药物的临床试验中，由于传统设计方法不能将受试者尽可能多地分配给疗效好的处置方面，因而引发了伦理道德上诸多的争论和思考。自 1991 年 4 月～1993 年 12 月间，共有 477 名携带艾滋病毒（HIV）的妊娠妇女入组试验，其中 239 名妇女接受艾滋病齐多夫定临床试验（AIDS zidovudine trial，AZT）治疗，238 名接受安慰剂治疗，试验的终点是新生儿的血液 HIV 阳性还是阴性，即母亲分娩后对婴儿血液进行检测，如果婴儿从母体感染了艾滋病毒，则在出生后的 12 周内可以测得 HIV 阳性，如果在新生儿出生 24 周内 HIV 仍然为阴性，则可以断定婴儿没有从母体感染艾滋病毒。试验的结果表明了 AZT 组和安慰剂组之间的差异：在安慰剂组，有 60 名婴儿为 HIV 阳性；而在 AZT 组，只有 20 名婴儿为 HIV 阳性，说明齐多夫定在艾滋病毒母婴垂直传播中有重要作用。然而，这些数字也说明了一个残酷的事实：安慰剂组有 3 倍于 AZT 组的婴儿因为从母亲感染了艾滋病毒而等待死亡的宣判。如果他们的母亲被分配到 AZT 组，他们的生命也许能够得到挽救。因此很多人认为，对治疗艾滋病、癌症等疾病的药物做平行设计的安慰剂对照试验有违伦理道德。后果的严重性使人们有理由怀疑平行对照设计方案研究艾滋病母婴垂直传播的合理性。那么，是否存在药物临床试验的更佳设计方法呢？

有学者提出了以人为本的"自适应设计"方案：如果利用药物临床试验自身的中前期累积信息对后续试验做调整，试验方案会更加合理，试验结果也会更加符合伦理道德的要求。在上述的药物临床试验中，如果利用 AZT 处理组疗效更好这一事实，将分配比例由 AZT 组和安慰剂组的 1∶1 偏向 1.5∶1 或者 2∶1，将会有更多的受试者被分配到 AZT 组，更少的受试者被分配到安慰剂组，当然也就会有更少的婴儿感染艾滋病毒。这无疑给感染艾滋病毒的妊娠妇女及其将要出生的婴儿带来了福音，也充分体现了药物临床试验中以人为本的宗旨。自适应设计的一个明显特点是，允许根据正在进行中试验的前期累积信息调整后续试验，而不破坏试验的整体性。这种调整可以及时发现与更正试验设计之初的一些不合理假设。不难看出，自适应设计主要有两个目的：第一，尽可能地使受试者受益，即尽可能将受试者分配给疗效好的处理组；第二，尽早停止试验，尽可能减少受试者总数，两个目的都与基本的伦理规范相一致。这种设计方法可以借鉴。

（2）知情同意书：知情同意书包括研究的性质、试验目的、药物的作用特点。试验的详细内容、用药周期、观察项目、观察时间、需要检查的项目、需要化验的项目等。受试者可能受益情况。试验的分组，可能被分配到试验组，也可能分到对照组。受试者可能遭到的风险。使用试验药或对照药可能出现的不良反应，对某些不良反应医师需采取的预防方法、治疗措施，对发生严重不良反应医院给予的治疗与补偿等。参加本次试验是自愿的，中途因任何原因可随时退出试验，退出试验后不会遭到医院的歧视或报复。所有个人资料及隐私受到保护等。一般由本人签字，无阅读能力者由见证人签字，无行为能力者由监护人签字，研究者或其代表签字。必须合法获得受试者知情同意书。

（三）药物临床试验分期和方案的制订

1. 药物临床试验分为Ⅰ、Ⅱ、Ⅲ、Ⅳ期

（1）Ⅰ期临床试验：受试者为正常人，20~30例健康者。观察人体对新药的耐受程度和药代动力学，为制订给药方案提供依据。

（2）Ⅱ期临床试验：受试者为患者。不少于100对病例。初步评价药物对目标适应证患者的治疗作用和安全性，也为Ⅲ期临床试验研究设计和给药剂量方案提供依据。

（3）Ⅲ期临床试验：进一步验证药物对目标适应证患者的治疗作用和安全性，评价利益与风险关系。不少于300例试验病例。试验一般应为随机盲法对照试验。

（4）Ⅳ期临床试验：新药上市后考察在广泛使用条件下的药物的疗效和不良反应；评价在普通或者特殊人群中使用的利益与风险关系；改进给药剂量等。大于2000例。

我国儿科目前的药物临床试验仅限于Ⅳ期，尚无Ⅲ期临床试验研究，也就是所观察的药物已在成人广泛应用，尚缺乏儿科使用的剂量、疗效和安全性方面的资料。一般的临床药物观察相当于Ⅳ期临床试验范畴，但又不同于Ⅳ期临床试验，需要如Ⅱ、Ⅲ期临床试验一样设对照组，下面就应遵循的原则阐述如下。

2. 临床试验方案的制订与执行 观察国外大公司的进口药，多由申办者提供临床试验方案，与临床试验各中心主要研究者讨论通过。

观察国内新药，也由申办者提供临床试验方案，但多不够详细和规范。大多数情况下需要由试验牵头单位重新制定，再提交各试验中心主要研究者讨论通过。

临床试验方案均必须经伦理委员会批准后执行。试验期间在执行方案过程中，往往需要调整试验方案的某些内容，应由试验单位与申办者讨论出修改稿，提交伦理委员会审批，同意后按新方案执行。不允许任何一个参加单位擅自修改或调整试验方案。

（四）临床试验方案的内容

1. 临床药物研究中比较常用的随机方法

（1）随机化分组：随机不同于随意和随便，有特定的含义和实施方法。使研究对象有均等的机会被分配到试验组或对照组，使除研究因素以外的非研究因素（包括已知和未知的）在两组间分布均衡，

保证试验组和对照组的可比性，如果在研究结束时无其他方面的偏倚，则可以把两组间疗效差异归因于治疗方法的不同。此外，很多统计学处理方法建立在随机原则基础上，随机分组是统计学分析的基础。常用的随机化分配方法有3种：①单纯随机法或简单随机：主要有随机数学表、计算器随机数学法和抽签法等，研究者可视具体情况而定。使用时应注意，分配到各组间的样本量可能不等，有必要再次经随机化原则调整，该法适用于样本量大于100例以上的试验，过小则使分配到两组的某些特征不均衡，所以应进行均衡性检验或对结果进行分层分析；多中心研究时，不适合用单纯随机法。因为可使各医院两组人数比例不等，甚至可相差悬殊，而产生偏倚。可采用分层随机法控制。②分层随机法是先选出对研究对象治疗结果影响较大的特征（如年龄、性别、病情、临床分型等），然后按此将研究对象分成若干层，再在各层内分别进行单纯随机分配。其优点是所用标本量小，效率高。缺点是分层不可过细，层次不可过多，否则将需要加大样本量。③区组随机法：是将研究对象分成例数（通常4~6例）相等的区组，然后在区组内进行单纯随机分配。其优点是各组患者数目相等，所需样本量小，适合研究单位分散、样本量小的研究。缺点是每个区组例数不能过多。临床上不如前两者常用。

（2）盲法试验：为使观察结果不受主观因素影响，更加客观，临床研究常采用盲法进行观察。盲法试验可分为单盲法试验、双盲法试验和三盲法试验。单盲法试验是指研究对象不知道自己是在试验组和对照组。双盲法试验是受试者和执行者双方都不知道分组情况，也不知道受试者接受的是哪一种干预措施。三盲法试验即受试者、观察者和资料分析或报告者都不知道参与受试的对象在哪个组和接受的哪种干预措施。

2. 常用的对照方法

（1）空白对照：对照组不施加任何处理因素。这种方法简单易行，但容易引起实验组与对照组在心理上的差异，从而影响实验效应的测定。临床疗效观察一般不宜采用此种对照。

（2）安慰剂对照：对照组采用一种无药理作用的安慰剂，药物剂型或处置上不能被受试对象识别。在用安慰剂时要注意安慰剂有时对某些疾病，特别是易受精神因素影响的疾病有效，此时应用安慰剂是不恰当的。另外，安慰剂对需要及时治疗或致死性疾病从伦理上和逻辑上也是禁止的。

（3）实验条件对照：对照组不施加处理因素，但施加某种与处理因素相同的实验条件（包括操作技术、被试因素的溶媒或容量等）。凡对试验效应产生影响的实验条件，宜采用此法。

（4）标准对照：用现有的标准方法或常规方法做对照。在观察评价某种药物或疗法对某病的疗效时，为不延误患者的治疗，对于急性病、危重病和有特殊治疗办法的疾病，均应用已知的有效药物、有效疗法或公认的标准疗法作对照。避免设立非标准化的对照，如试用某种药物治疗感染性皮肤病，对照组选用雷锌洗剂，显然雷锌洗剂不是治疗感染性皮肤病的标准疗法，从而使对照本身失去意义。在有标准疗法时也不要用安慰剂或空白对照作为对照组。

（5）自身对照和交叉的自身对照：此类对照是随机对照的特殊方式。自身前后对照是受试者接受前后两个阶段的治疗，分别应用两种不同的处理措施，并分别对其效果进行观察和对比分析。两阶段之间通常有一个间隔时间即洗脱期，以消除前阶段用药对后阶段的影响。洗脱期约为所用药的 5 个半衰期，多用于慢性精神分裂症。交叉试验是用随机的方法把患者分为两组，一组先用甲药试验，后用乙药对照；另一组先用乙药试验，后用甲药对照。试验与对照间有洗脱期，实施此类对照的条件是原有的治疗作用在间歇期内被洗脱掉。第二阶段开始前两组病例的基本情况应与第一阶段开始时完全一样。

（6）不同病例前后对照研究：又称历史性对照研究，以过去疗法为对照组，以现在的新疗法为试验组。历史性对照比较方便，节省人力物力，但偏倚往往很大，因为随时间的迁移，诊断标准、治疗条件、医务人员水平都在改变，因此两组患者很难有可比性。为了增加可比性，宜将两组病例的主要特征进行配对；不同时间的两组患者应是同一医疗机构，由同一批医师进行；历史对照应是最近临床试验的研究对象，并具备和试验组同样的诊断标准、纳入标准、疗效评价指标和方法等。此外，所研究疾病的自然史（发病原因、机制、临床过程、并发症及自然转归等）必须明确。

（7）无对照组研究：除治疗措施外，多种因素都将影响临床试验结果。因此，无对照组的研究结果通常很难说明问题。对于随机事件的抽样研究必须设有对照组。如果使不可能的事件变成可能，甚至成为必然，这种突破性研究无需对照，如肾移植手术。

（五）试验方案的设计

试验设计方案包括对照、平行或交叉，双盲、单盲或开放，随机化方法和步骤、单中心或多中心试验等。Ⅱ、Ⅲ期应尽量采用双盲对照或双盲双模拟对照法。Ⅳ期临床期临床试验和人体生物等效性试验必须设对照组试验可采用无对照开放试验，但有关病例入选标准、排除标准、退出标准、疗效评价标准、不良反应评价标准、判定疗效与不良反应的各项观察指标等都可参考Ⅱ、Ⅲ期临床试验的设计要求。

1. 双盲随机平行对照试验（double-blind, randomized, parallel controlled clinical trial） Ⅱ期试验必须设对照组进行双盲随机对照试验，常采用双盲法试验，申办者需提供外观、色香味均需一致的试验药与对照药，并只表明 A 药、B 药，试验者与受试者均不知 A 药与 B 药何者为试验药。

2. 双盲双模拟法（double-blind, double dummy technique） 如制备 A、B 两药无区别确有困难时，可采用即同时制备与 A 药一致的安慰剂（C），和与 B 药一致的安慰剂（D），两组病例随机分组，分别服用 2 种药，一组服 A+D，另一组服 B+C，两组之间所服用药物的外观与色香味均无区别。

3. 单盲随机平行对照试验（single-blind, randomized, parallel controlled clinical trial） 随机对照开放试验（randomized controlled open labeled clinical trial）适合于Ⅲ期临床试验和临床所做的药物观察。Ⅲ期临床的对照试验可以设盲也可以不设盲进行。如心血管疾病药物往往既有近期试验目的，如观察一定试验期内对血压血脂的影响，还有长期的试验目的，如比较长期治疗后疾病的死亡率或严重并发症的发生率等，则Ⅲ期临床试验就不单是扩大Ⅱ期试验的病例数，还应根据长期试验的目的和要求进行详细的设计，并做出周密的安排，才能获得科学的结论。

4. 临床试验病例数 Ⅲ期临床试验病例数《新药审批办法》规定，试验期≥300 例，未具有规定对照组的例数。可根据试验药适应证多少、患者来源多寡来考虑。单一适应证，一般可考虑试验组 100 例、设对照组 100 例（1∶1），试验组另 200 例不设对照，进行无对照开放试验。有 2 种以上主要适应证时，可考虑试验组与对照组各 200 例（1∶1），试验组另 100 例不设对照，进行无对照开放实验。若有条件试验组 300 例全部设对照当然最好。若国家药品监督管理局根据品种的具体情况明确规定了对照组的例数要求，则按规定例数进行对照试验。小样本临床试验药与对照药的比例以 1∶1 为宜。多中心时每个试验中心最好不低于 30 对小样本。各个试验中心的病例数力争均衡。主要病种的病例数要足够,特殊病种试验药不低于 20 例。

5. 受试者入选标准、排除标准　根据药物的特点及特殊要求作出尽可能详尽的规定。应详细说明适应证的选择及依据;尽量排除各种外来因素对评价药效和不良反应的干扰。还要尽力保持试验组与对照组病例的均衡性。筛选入组的受试者要有登记,出组病例不能过多,一般不超过 10%。

作者科室所做的热毒宁注射液Ⅳ期临床试验为例加以说明:入选病例标准:①根据临床表现为鼻塞、流涕、轻咳、咽痛和扁桃腺红肿,白细胞$<10\times10^9/L$,诊断为上呼吸道感染的患儿,年龄 2 ~ 14 岁,无其他系统并发症;②发病病程在 48 小时以内;③发病后体温$>38℃$;④治疗前未用过任何抗病毒药物和抗生素;⑤无药物过敏史。所有患者自愿为受试者,其家长签署知情同意书。

6. 对照药选择及理由　试验药与对照药的药品来源、规格、批号、保存条件;对照品的选择参照两种药物的量效比设定,尽量考虑其生物等效。

7. 给药方案　使用药物的剂量、疗程、给药途径,有无联合用药及联合用药方案,应参考药效学和药代动力学资料。药品登记、使用、递送、发放、储存条件制度。

8. 观察项目、指标及观察时间　实验室化验检查项目、心电图、X 线等有关数据、检查时间、复查时间;观察指标尽量详尽、客观。要使用我国颁布的临床试验指导原则中规定的指标和国际国内通用的、公认的观察指标。观察表格的设计应明了、清晰,便于观察人员的书写记录,便于统计人员的数据录入。

9. 疗效判定标准　我国规定治疗方法的有效性评价采用 4 级评定标准:①痊愈(cure):症状、体征、实验室(检验等)检查与专业特异指标均转为正常;②显效(markedly improvement):以上 4 个方面之一未恢复正常;③进步(improvement):有 2 个方面未恢复正常;④无效(failure):治疗后无变化或恶化。(痊愈例数+显效例数)/可供评价疗效总例数$\times100$＝总有效率(%)。

10. 建立中止和撤除临床试验的标准　即在试验过程中出现哪些非预期的情况时,由于安全性原因或其他原因,研究者应必须提前终止或暂停临床试验。研究者应立即通知药品监督管理部门和伦理委员会,同时应通知受试者,并保证其适当的治疗和随访。

11. 结束临床试验的规定　试验开始前明确规定何时结束试验,例如应用某种药物的疗程是 2 周,无论试验结果如何,必须严格遵守,以能够客观评价疗效。

12. 试验结束后的医疗措施　由于试验结束时患者的病情可能未完全治愈,试验又必须结束或继续应用试验药物可能会出现不良反应等事件,应对停药后的序贯治疗作出明确规定。

13. 严格记录不良事件和严重不良事件

(1)建立不良事件评价标准。不良事件:是患者或临床试验的受试者接受一种药品后出现的不良医学事件,但不一定与治疗有因果关系,也包括研究开始前存在的疾病发病次数和严重程度的增加。

(2)严重不良事件:按我国 GCP 规定,临床试验过程中发生需住院治疗或延长住院时间、致残或丧失(部分丧失)生活能力、威胁生命或导致死亡、导致先天畸形或出生缺陷等事件。

(3)非预期药物不良反应:是性质或严重程度与相应的试验药品资料不一致的药品不良反应。

14. 严重不良事件报告方法、处理并发症的措施、随访的方式和时间

国际上对安全性的评价有以下几种标准:

(1)记录试验中所有不良事件,由医师对该不良事件是否与所试药物(试验药与对照药)有关作出是与否的评价,凡评为是的即按不良反应统计。

(2)对不良事件均按如下标准评定是否与药物有关:①与药物有关;②很可能与药物有关;③可能与药物有关;④可能与药物无关;⑤与药物无关。以①+②+③的病例数总和作为分子,全部可供不良反应评价的入选病例作为分母,统计不良反应率。临床试验方案设计中必须明文规定严重不良事件一经发现必须在 24 小时内报告申办者与主要研究者,并立即报告伦理委员会与当地药品监督管理当局和卫生行政领导。

(六)临床试验数据处理、统计方法

1. 结果变量的定义　临床试验要对结果变量(评价指标)进行明确定义,但目前对很多已建立的评价指标无论在有效性、可重复性和反应性方面都有不足之处。在无可靠判断指标时,最好应用简单和最客观的标准,如存活与死亡、复发与未复发、治愈和未治愈都是比较客观和清晰的指标。此外,结果变量应有临床和生物学意义,如在对痤疮的研究中,损害计数从治疗前的 400 个降到治疗后的 350 个,虽有统计学上的差异,但无生物学意义。

2. 资料的分布　均数和中位数是最常用的表

示资料分布的形式,均数适应于正态分布资料,而在偏态资料时应用中位数。如果均数和中位数差异不大,则提示为正态分布,否则提示为偏态分布。此外,标准差、范围和可信区间也是最常用于表明资料分布或变异的指标。可信区间是表示正态分布不确定程度和偏态资料的最好方式。对两个均数或中位数可信区间应重叠,否则表示两者来自不同样本。

3. 统计分析 试验中两组结果的差异可能是由于机会所致,因此需要用统计学知识加以分析,以证实观察到的差异是由于治疗所致。

(1) P 值:对 P 值意义的认识是理解和解释统计检验的基础。简言之,所有临床试验前都应设立零假设,即所有治疗都是相同的。如果试验结果存在差异,就要用统计学分析检验这种差异是机会所致还是真正的差异,并由此来接受或拒绝假设。如果在实际上并不存在治疗差异,而认为存在治疗差异,即所观察到的差异是由机会或单独由抽样误差所致,这种误差称为 I 型或 α 误差(假阳性)。在统计学上所说 $P=0.05$ 是指与观察到的差异可能是由机会所致的可能性为 1:20。应记住,没有统计学上的显著意义是指差异没有被证实,而不是说没有差异。接受 0.05 意义水平作为临界值以拒绝零假设是根据质量控制标准的传统,而不是绝对的真理。

(2) t 检验:t 检验用于两个样本均数差异的比较,资料必须为正态分布,应够大,而不应含极大值和极小值,而且两组的变异应相似。在多数情况下,应用双侧 t 检验,配对 t 检验用于同一患者的两种不同治疗。一个常见的错误是应用 t 检验分析 2 个以上样本的均数。不要用 t 检验分析偏态资料、两组差异(SD)很大的资料或小样本资料,因为很难证实小样本为正态分布。在这些情况下应用 Mann-Whitney U 检验(非配对资料)和 Wilcoxon 检验(配对资料)。两组以上比较应用方差分析。

(3) X^2 检验:X^2 检验用于 >40 的技术资料。20 ~ 40 之间的样本最常用 Yates 矫正法。如总样本量少于 20 或每格中数值小于 5,要用 Fisher 精确 X^2 计算。配对资料要用 Nemar 检验。2 组以上或两个结果以上的检验可用相应 X^2 替代公式。文献中常出现的问题是对小样本没有用矫正法,没有考虑到自由度以及应用 X^2 检验配对资料。

(4) 可信区间(CI):临床试验的主要目的是估计一种治疗优于另一种治疗的程度。虽然统计意义检验(P 值)能表明一种治疗由于另一种的证据强度,当 $P<0.05$ 时,我们可以说一种治疗由于另一

种的可能性为 95%,即进行 100 次同样试验,在 95 次中一种治疗会优于另一种。但它不能表明这种差异程度有多大,而 CI 则可弥补其不足。因为 CI 既包括了两者差异的程度也包括了这种差异程度的范围。如一个临床试验中两种治疗所观察的差异的 CI 在 0.18 ~ 0.72,我们可以说一种治疗至少优于另一种的疗效为 18%,最高为 72%。

正因如此,可用 CI 解释无统计意义的试验资料。通过观察 CI 的上限可确定是否在一个阴性试验结果中可能漏掉有意义的治疗作用(如果确定存在)。如用一种新疗法与标准疗法治疗某些恶性肿瘤,两者疗效差异的 CI 为 -0.1 ~ 0.51,虽然 95% 的 CI 没有排除零差异(无统计学意义),但两者的差异上限为 51%,即新疗法与标准疗法相比,可能会使治愈率提高 51% 或使死亡率降低 51%。这可能具有重要潜在的临床意义。因此值得扩大样本再次进行试验。

在统计意义检验和 CI 间有密切关系,如果疗间差异在 95% 水平上有显著意义,其 95% 的 CI 则不应包括零差异。CI 的宽度取决于样本大小(样本越大,区间越窄)、变异程度(变异越大,区间越宽)和期望的可信度,这与统计意义检验极为相似。

(5) 效能:效能是试验检测治疗差异的能力(如果存在的话)。研究者在设计临床试验时就对治疗间所期望的差异和在多大程度上这种差异可能具有临床意义有一大体估计或预测。然后计算样本量以保证有足够的患者数来满足试验的要求。在事实上存在治疗差异,而认为不存在治疗差异的错误为 II 型或 β 误差(假阴性)。换言之,这种差异不是由于不存在治疗上的差异而是由于没有足够的效能即样本量太小而没有达到统计学上的显著意义。

检测有统计意义差异的试验效能取决于治疗的反应率、研究者设定的统计意义水平和接受治疗的患者数量。通常在统计意义 5% 水平上将效能设定为 80%,意思是说如果治疗确实存在预期的或具有临床意义的差异,5 次有足够数量患者的试验中,4 次将在统计学上显示显著意义。但有时需要较高效能,因此,效能水平最好在试验开始之前确定。对没有显著统计意义的试验,应对效能加以讨论。

统计学是一个试图保证临床试验结果不是由于机会或样本变异的工具,它不能告诉你治疗差异的医学意义。在讨论结果时必须结合医学专业知识进行判断。另一方面,一个试验的结果没有在统计学上显示显著差异,并不一定表明没有医学的重要性,

它也可能仅仅是由于例数太少而没能检测出实际存在的差异。

（七）多中心临床试验

多中心临床试验（multicenter-clinical trial）是指由多个研究者按照统一的试验方案在不同的地点、不同的单位同时进行的临床试验。各个中心同期开始、同期结束。多中心试验由一位或几位主要研究者负责，负责单位称组长单位或牵头单位。组长单位的责任很重，要通过各种管理措施保证试验按照统一的方案进行、监控质量、掌握和协调试验进度、进行数据统计、新药审评时负责答辩等。一个好的多中心试验应具备下列条件：

1. 组长单位必须是临床研究基地，牵头人应该在本专业领域有一定的威望，有丰富的临床试验经验，能够熟练处理和解决临床试验过程中出现的各种复杂问题，很好地控制质量，有较好的组织协调能力。熟悉国家对新药临床试验有关法规的要求，能对临床试验结果进行全面技术负责。

2. 成立协调委员会并召开协调会议　大规模的多中心试验，比如试验周期较长或参加单位比较多，样本量很大，或操作难度、技术难度比较大的临床试验，需要成立协调委员会，由几个主要参加单位的课题负责人组成，负责对试验当中出现的问题进行集体讨论、决策，研究制定解决办法，然后通知各个试验单位付诸实施。试验开始时召开的协作组会议是为了统一认识、统一标准、统一步调、统一行动。中期会是为了及时解决试验当中存在的问题，协调进度。试验结束后的会议是为统一结果，统一结论，总结经验，写好总结报告。

3. 严格的质量控制　试验进行期间组长单位与监查单位必须经常派人前往各个中心，严格按照临床试验方案的要求进行认真仔细的检查，对每一位受试者的观察表记录的数据与原始记录进行核对，做到准确无误。要求各位研究者必须遵从方案，对违背方案操作的要及时发现及时纠正。

（八）对病例报告表的填写要求

病例报告表是临床试验中临床资料的记录方式。每位受试者在试验中的有关资料都应记录在这个表内。为了保护受试者隐私，可不直接写其姓名，而写汉语拼音字头作为代码。标明受试者用药的号码和试验单位的代码。

封面的背面一页通常印有填表说明，一般包括：请用签字笔填写，字迹应清晰，易于辨认；不得涂改；如填写有误，可在错误的数据上划一横杠，旁边书写正确数据，签上修改者的名字或姓名代码及修改日期；如何填写受试者姓名代码，要及时填写，不得补填等。

封面之后一般依次为试验观察记录流程图，受试者入选标准、排除标准，入组时体格检查表和实验室检查记录，用药前有关指标记录，首次用药时间和剂量，用药后不同时间段观察记录的项目，第2次用药和以后各次（日）用药记录及必须观察记录的项目，试验中间需要的实验室检查、不良事件记录、严重不良事件记录、同期用药记录，停药后观察记录项目，试验结束实验室检查记录，试验中心负责人对实验记录完成情况的说明，记录资料完整真实性的承诺，需要另外说明的情况，相关实验室检查报告单粘贴等。

病例报告表中的所有数据在病历中必须有记录，要有据可查，保证病例报告表数据与原始病历的一致性。受试者入选标准和排除标准的内容应该与临床试验方案所规定的内容一致，应一条一条地列出，由研究者在"是"与"否"上选择。有了具体的标准，可避免入选有误。

粘贴的化验报告单或其他检查报告单尽可能使用原件，有困难的可用复印件，但要加盖试验单位有关部门公章。

病例报告表最好使用一式三份无炭复写三色纸装订本，申办单位、组长单位、参加单位各保存一份，确保试验数据记录的完整性和真实性。

（九）临床试验总结报告

临床试验总结报告是在试验完成后的一份总结，不同于一般的技术论文，要求尽量详尽。内容主要包括试验目的、试验设计、试验结果、试验结论和典型病例5部分。

试验结果应详细介绍本试验受试者实际入选例数，参与疗效分析例数，参与不良反应分析例数；各试验组受试者基本情况分析及可比性分析；主要观察指标结果及分析；次要观察指标结果及分析；疗效分析；不良反应分析；实验室检查及有关测试数据异常值分析。

试验结论应对试验用药的安全性、有效性、用药方法、治疗周期等进行力求明确的阐述。总结报告应由组长单位执笔撰写，应经过参加试验单位的课题组技术人员认真讨论修改。我们从事药物临床试验或进行药物临床评价时必须认真学习有关内容，严格遵循我国GCP原则。进行规范的临床试验是我们的责任。

另外，对于肾脏病患者做药物临床观察时，更应注意药物在肾脏排泄和可能引起肾损害,一般遵循的原则是:①选用疗效佳、对肾功能影响小的药物,必要时减少用量;②选用经肾脏排泄的药物时(如环磷腺胺、万古霉素等),一定做好预防,减少肾损害;③需较长期用药者,应经常检测药物浓度(如环孢素A);④注意药物间的相互作用,以防止某种药物的疗效或副作用因其他药物的影响而发生变化;⑤密切观察用药过程中的不良反应,定期检查心肌酶谱、肝、肾功能等,同时细致观察原有疾病有无变化。个别中药具有肾毒性作用,如有报道用木通60g,煎水顿服,引起急性肾衰竭,但常用量无明显毒性作用;雷公藤也有肾毒性,主要引起肾小管坏死,故临床上只能使用雷公藤制剂,如雷公藤多苷等。一定要"知药善用",扬长避短,则可减少或避免给人体造成损害,起到预期的治疗作用。

附:

药物临床试验方案设计规范

Ⅰ目的:规范药物临床试验方案设计形式。

Ⅱ范围:适用于药物临床试验方案的编写。

Ⅲ规程:

药物临床试验方案应包括以下内容:

1. 试验题目。

2. 试验目的,试验背景,临床前研究中有临床意义的发现和与该试验有关的临床试验结果、已知对人体的可能危险与受益,及试验药物存在人种差异的可能。

3. 申办者的名称和地址,进行试验的场所,研究者的姓名、资格和地址。

4. 试验设计的类型,随机化分组方法及设盲的水平。

5. 受试者的入选标准、排除标准和剔除标准,选择受试者的步骤,受试者分配的方法。

6. 根据统计学原理计算要达到试验预期目的所需的病例数。

7. 试验用药品的剂型、剂量、给药途径、给药方法、给药次数、疗程和有关合并用药的规定以及对包装和标签的说明。

8. 拟进行临床和实验室检查的项目、测定的次数和药代动力学分析等。

9. 试验用药品的登记与使用记录、递送、分发方式及储藏条件。

10. 临床观察、随访和保证受试者依从性的措施。

11. 中止临床试验的标准,结束临床试验的规定。

12. 疗效评定标准,包括评定参数的方法、观察时间、记录与分析。

13. 受试者的编码、随机数字表及病例报告表的保存手续。

14. 不良事件的记录要求和严重不良事件的报告方法、处理措施、随访的方式、时间和转归。

15. 试验用药品编码的建立和保存,揭盲方法和紧急情况下破盲的规定。

16. 统计分析计划,统计分析数据集的定义和选择。

17. 数据管理和数据可溯源性的规定。

18. 临床试验的质量控制与质量保证。

19. 试验相关的伦理学。

20. 临床试验预期的进度和完成日期。

21. 试验结束后的随访和医疗措施。

22. 各方承担的职责及其他有关规定。

23. 参考文献。

Ⅳ附:设计方案模板

知情同意书设计规范

Ⅰ目的:明确知情同意书设计形式。

Ⅱ范围:适用于知情同意书编写。

Ⅲ规程:知情同意书应内容:

1. 研究名称

2. 试验内容

3. 药物简介及申请试验单位

4. 试验单位

5. 研究目的

6. 研究周期

7. 研究期间的检查项目

8. 伦理委员会审批意见

9. 参加本项研究的益处

10. 研究中的可能风险和不适

11. 在该项研究中的权利

12. 保密的原则

13. 补偿的原则

14. 受试者意见

15. 受试者授权

16. 受试者签名及签名日期

17. 研究者签名及签名日期

18. 知情同意书核对

Ⅳ附:知情同意书模板

(吴玉斌)

第四节 荟萃分析

一、荟萃分析概况

1976 年,Glass 首次命名 meta-analysis(译为荟萃分析),荟萃分析(meta-analysis)定义为一种对被分析家认为可组合的多个各自独立的临床实验结果进行收集、合并及统计分析的方法。不但包括数据结合,而且包括结果的流行病学探索和评价,以原始研究的发现取代个体作为分析实体。从最早用于心理学、教育学领域,现在已广泛应用于医学健康领域,并逐渐发展成为一门新兴学科——循证医学的主要内容和研究手段,在寻找病因时越来越多地应用荟萃分析技术寻找危险因素与疾病间的联系,并进行病因、诊断、疗效评测、愈后的分析。荟萃分析的主要目的是将以往的研究结果更为客观地综合反映出来。研究者并不进行原始的研究,而是将研究已获得的结果进行综合分析。自 1982 年至今已有几千篇应用此方法进行研究的文献发表在五十余种杂志上,且逐渐发展成为一门新兴学科称为循证医学。1993 年世界循证医学协作网在美国成立。我国的循证医学起步于 1996 年末,并在华西医科大学成立了中国循证医学中心,该中心已于 1999 年被正式批准加入世界循证医学协作网,成为全球 11 个国家中的第 14 个循证医学中心。累积荟萃分析(cumulative meta-analysis)是每当一个新实验的数据发表即重复实施荟萃分析。这种累积荟萃分析能在一种治疗效果首次达到常规水平的意义时回顾性地及时地确定它。累积的荟萃分析的另一个应用是把逐步累积的证据与专家在回顾文章和教科书中的建议关联起来。一旦对以前较小实验作荟萃分析已表明有显著的疗效,那么如果再作大量患者的实验,即使并非不道德,也是最大的奢侈和浪费。然而,有些其他的荟萃分析的例子表明,一些荟萃分析认为具有统计学重要效益和临床重要性的结论却与以后一些大的随机实验的结论发生冲突。荟萃分析作为一种临床研究和评估工具,明显优于传统的叙述性回顾。

荟萃分析是对某一问题所做的多个独立研究结果进行系统的定性或定量的综合。研究者并不是进行原始的研究,而是将研究已获得的结果进行综合分析。因此,一般应尽可能地收集有关该问题的全部研究,包括已发表的和未发表的,然后对这些研究进行评估,舍弃不可接受的研究,最后用适当的统计学方法进行合并分析而得出结论。

二、荟萃分析分类

根据荟萃分析所依据的基础或数据来源可以将其分为 3 类:①文献结果荟萃分析(meta-analysis based on literature,MAL):MAL 的文献检索局限于已经发表的研究,然后将这些研究的结果合并进行分析。②综合或合并数据荟萃分析(meta-analysis based on summary data,MAS):MAS 不仅要得到相关的发表的文献,同时还有作者进行的相关统计学数据的总结。③独立研究原始数据荟萃分析(meta-analysis based on individual patient data,MAP or IPD meta-analysis):IPD 荟萃分析除了要检索所有已发表的相关文献,还要寻找存在于各科学团体中的未发表的有关研究,在 MAS 基础上更进了一步。所有临床试验不管是否已经发表,必须能够从研究者处得到单个患者原始的以及各效应指标的数据。对于慢性疾病,在多数情况下,文献中长时间观察指标(如肿瘤死亡)信息不能充分分析全过程。这使得以已经发表的文献作为基础的 MAL 和 MAS 变得较为困难。同时,考虑到有统计学意义的阳性结果较阴性结果更易发表等能够造成偏倚发生的情况存在,故 MAL 和 MAS 有一定的不足。相对来讲,IPD 荟萃分析不存在上述的弊端或受有关偏倚的影响较小。因此,这类观察,当要求进行这方面的分析时,IPD 荟萃分析是唯一推荐使用的分析方法。

三、传统的叙述性综述的缺点

传统的叙述性综述主观因素为主,易引起偏差和误差,并且忽视了样本大小、作用大小和研究设计。单个研究常常既不能发现也不能排除两种疗法较小的但与临床有关的差异。一个试验可能显示无显著疗效,然而事实上疗效确实存在,因而可能产生假阴性结果。这是一种 Ⅱ 型误差,对某一治疗效果、样本大小和显著意义水平的差异,这种误差出现的概率可能被计算出。通常 Ⅰ 型误差较好识别——当一个试验随机产生显著差异时,这种误差的概率反映在 P 值上。一个对报道在试验组和对照组之间治疗无显著差异的临床试验的调查显示,在临床研究中出现Ⅱ型误差相当普遍。临床试验中所包含的患者数常常不够充分,必需的样本大小仍然很难达到。荟萃分析可利用几个较小的但具有可比性的评估相同的或类似的药物试验的数据。通过这种方法容易获得所需患者的数量,并可以按可信度发现或排除相对较小的药物效应。

四、荟萃分析的优点

荟萃分析有助于估计研究结果的普遍性。某些具体研究的发现可能只有在与该研究人群具有相同特性的患者群体中才有效。如果在不同的患者群体的实验发现具有类似结果,那么可以得出结论这种干预的效果具有普遍性。通过集中所有可获得的数据,荟萃分析比单个试验能更好地回答关于一个总体研究结果是否在各个亚群中(如男性患者、女性患者或疾病的严重程度不同的对象)存在差异。荟萃分析不但包括数据结合,而且包括结果的流行病学探索和评价——结果流行病学,以原始研究的发现取代个体作为分析实体。在单个研究中未能提出的一些新的假说在荟萃分析中能得到检验。然而,尽管所包括的研究可能为对照试验,荟萃分析本身仍面临着很多观测研究的内在偏差。即使如此,荟萃分析仍然能够引导人们识别最有希望或最紧迫的研究问题,而且可以较精确地计算出今后研究所需的样本大小。荟萃分析充分提供荟萃分析所覆盖的数据,使重要部分更加透明,读者可以复制论点的有关定量部分。

对于多个单独进行的研究而言,许多观察组样本过小,难以产生任何明确意见。荟萃分析的过程必须有统计学的参与,目前有相当多的统计学软件中已经包含了相应的分析模块,专门的荟萃分析软件也已经产生。目前,循证医学要求必须尽量扩大循证证据数据库,荟萃分析都是建立在高质量的随机对照试验(RCT)之上的,给出一个可能更为真实的效应尺度,是一种定量的系统评价。并且要求我们有强有力的研究团队积极开展高质量的临床试验,进一步开展循证医学。要注重质量评价及结论分析。低质量RCT上很难荟萃出精品,不主张在这样的RCT去做系统评价和荟萃分析。

荟萃分析最主要的目的是将以往的研究结果更为客观地反映出来。荟萃分析增加统计功效:单个临床试验从统计学上来肯定或排除某种药物作用,

所需样本数往往很大。而荟萃分析提高对初步结论的论证强度及临床效应的分析评估力度,把具有可比性的多个临床试验结果进行合并分析,可以反映出统计学显著水平所需要的样本数,使较少出现的临床疗效或副作用得以肯定或排除,比大规模、代价高昂甚至不切实际的单个研究可行性更高。解决研究中尚未确定的问题:利用荟萃分析对同一个问题各家不尽一致的临床试验结果进行合并分析,可得到对该问题的较为全面的认识。回答在单个临床试验中还未提及或者不能回答的一些问题。

五、荟萃分析的步骤

1. 荟萃分析计划书 提出问题及立题,即明确简洁地提出需要解决的问题,要清晰和重点突出。新进展、新指标、易做、设计相对规范、文献容易得到、文献评价和纳入是影响结果的关口。一篇荟萃分析最好只研究一个主要问题,但是在研究的主要目的明确后,还可以同时研究其他次要问题。

2. 制定检索策略 系统评价最难的地方在于文献的收集,学会用MeSH,可使检索事半功倍,照着最初定的检索策略,全面广泛地收集随机对照试验。

3. 确定纳入和排除标准 要根据研究的要求进行确定,剔除不符合要求的文献。入选标准及排除标准应包括以下几个方面的内容:实验设计的类型、研究期限、干预和对照的措施、检测的数据结果、疾病的诊断标准及其分期等方面。入选及排除标准虽然在荟萃分析设计时就已制定,但在文献检索完成后,常常根据检索得到的资料做必要的调整。入选标准及排除标准需在系统分析中详细记录。观察关于失访病例及结果分析时进行ITT分析。否则会扩大试验效应,相应的分析结果也就被数倍放大。

4. 资料选择和提取 从证据的真实性、可靠性、临床价值及其适用性作出评价,并得出确切的结论以指导临床决策。收集同类研究的随机对照试验,进行分析,再最后得出结论,这样的研究证据更可靠。Cochrane图书馆提供的系统评价,对所纳入的RCT进行了严格的筛选,采用这样的结论最可靠。为保证荟萃分析的质量,应尽可能地查找一切与所研究的主题相关的文献。这也是荟萃分析区别于传统综述的一大特点。数据提取的重要前提是全文的获取,这是众所周知的瓶颈。纳入研究中若为abstract only,Abstract的方法学和数据都要非常清楚或能与作者联系上方可以纳入。通过对MEDLINE、

EMBASE、PUBMED 等电子资料库进行检索,是简便易行的方式。但 MEDLINE 和 EMBASE 收录的分别是 1966 和 1974 年以后的文献,且其收录的都是在各类杂志上发表的文献。考虑到有统计学意义的阳性结果较阴性结果更易发表,故仅仅采用上述方式检索文献,在荟萃分析时将会产生出版偏倚。故在文献检索时,除了依赖于对电子资料库进行检索外,尚需通过各种方式获取未发表的文献及正在进行研究的文献。对查找到的每篇相关文献,应根据预先设定的入选标准判断其是否能纳入荟萃分析。为保证这一过程的可靠性,避免主观偏见,应有两名以上的人员同时单独进行。

5. 各试验的质量评估和特征描述 对纳入荟萃分析的单个随机对照临床试验进行方法学的评价是必要的,因为荟萃分析进行结果的合并分析时,其权重系数主要来自样本例数,并没有将各独立研究的质量考虑进去,然而低质量文献却会造成结果的偏差。即便是研究同一问题的随机对照临床试验,各自在试验设计的严格性上也存在不同,因此各独立研究的质量是不同的。要对单个随机对照临床试验质量进行评价如 JADAD 质量评分和证据级别与水平的分级。在进行荟萃分析时,各研究的结果就不应被平等看待,而应根据各个独立研究质量的高低给予不同的处理。各独立研究方法学质量评分后,有的将其作为纳入荟萃分析的入选标准之一,有的将其作为合并检验时的权重。

6. 统计学处理(review manager,RevMan) 是 Cochrane 协作网提供给评价者准备和维护更新 Cochrane 系统评价而设计的软件,用于完成荟萃分析的软件,最后把完成的系统评价制作成易于通过电子转换的文件以标准统一的格式发送到 Cochrane 系统评价资料库(CDSR),便于电子出版和日后更新。系统评价有多种类型,如病因研究、诊断性试验的评价、预后及流行病学研究等。Cochrane 系统评价目前主要限于随机对照试验。非随机对照试验的系统评价方法学还处于不太完善的阶段,需要进行更多的相关研究。诊断试验的荟萃分析方法与一般的随机对照试验荟萃分析不同,需要同时考虑敏感性与特异性,采用综合接受者工作特征(SROC)的分析。统计软件有 RewMan5.0、Stata8、NCSS2004 等。

(1) 同质性检验(tests for homogeneity,齐性检验):对各独立研究的数据结果合并进行荟萃分析时,假定各独立研究的结果是同质的,即它们反映的是同一个真实现象,各研究间现有结果的不同仅仅是由于抽样误差造成的。因此,综合各独立研究的结果进行合并,理论上因增大了样本含量,故随机误差将减小。但如果各研究结果的差异不仅仅是由于抽样误差造成的,荟萃分析有时会导致错误的结论。因此,在应用荟萃分析对数据结果进行统计合并之前,应首先对其进行同质性检验,也就是检验多个研究结果合并后的总效应是否同质性。若多个研究结果合并后的总效应具有同质性时,统计学可使用固定效应模型(fixed effect model)。若多个研究结果合并后的总效应不具有同质性时,统计学可使用随机效应模型(random effect model)或作其他处理后再作荟萃分析。

(2) 统计合并效应量(加权合并,计算效应尺度及 95% 的置信区间)并进行统计推断:是多个实验效应的研究结果合并(或汇总)成某个效应尺度(effect magnitude,effect size),以反映多个研究综合结果。常用的效应尺度有:比值比(odds ratio,OR)、相对危险度(relative risk,RR)、危险度差值(risk difference,RD)、相关系数(r)、对照组与实验组间的标准化差值等。分类变量(categorical outcomes)包括分类资料、计数资料。连续性变量(continuous outcomes)包括数值资料、计量资料(表 6-4)。

表 6-4 荟萃分析方法的效应指标

资料类型	合并统计效应指标	统计学模型(固定,随机)
计数资料(dichotomous)	比值比(odds,OR)	固定效应;随机效应
	相对危险度(relative risk,RR)	固定效应;随机效应
	危险差(risk difference,RD)	固定效应;随机效应
计量资料(continuous)	加权均数差(weighted mean difference)	固定效应;随机效应
	标准化均数差(standardised mean difference)	固定效应;随机效应
时间顺序资料(time to event)	比值比/危险比(odds/hazard ratio)	固定效应
一般逆变量(generic inverse variance)	由作者定义	固定效应;随机效应

（3）图示单个试验的结果和合并后的结果（效应尺度的检验）：以检验多个研究结果合并后的效应尺度是否具有统计学意义。其检验方法有两种，即假设检验法（hypothesis test）和可信区间法（confidence interval，CI）。

（4）敏感性分析（sensitivity analysis）：指比较两种不同方法对相同试验进行的系统评价是否得出不同结果。通过改变某些影响结果的重要因素如纳入标准、研究质量的差异、失访情况、统计方法（固定效应或随机效应模型）和效应量的选择（OR 或 RR）等，以观察合成结果和同质性是否发生变化，从而判断结果的稳定性和强度。如比较纳入失访情况进行的系统评价，与不纳入失访情况所进行的系统评价是否会得出不同的结论。

（5）发表偏倚分析：发表性偏倚原因：临床阴性结果转投地方杂志。语言性偏倚：非英语国家，阳性结果英文投国际性杂志。未公开发表的博、硕士论文离开原学校工作后无时间发表。违背了经费提供方的结果被搁浅。多重发表性偏倚：一稿多投，多中心研究多重发表。补救性偏倚：试图获得未发表的结果。

通过"失安全数（fail-safe number）"的计算或采用"倒漏斗图"了解潜在的发表偏倚。失安全数：为排除发表偏倚的可能，当系统评价的结果出现统计学的显著性意义时，可计算大约需要多少个阴性试验的结果才能使结论逆转。需要增加多少个无统计学意义的研究，才使合并效应量无统计学意义。失安全数（m）＝[k×ln（OR）]2/w−k，k：荟萃分析纳入总数；m：使合并效应量无统计学意义的最少增加研究数；w：k 个研究的平均权重。m 较大发表偏倚的影响较小，结论较可靠。倒漏斗图（funnel plot）样本量（>5）为纵坐标，效应量（或其对数）为横坐标，绘制散点图，效应量：RR、OR、RD、死亡比。估计值精度随样本量增加而增加，漏斗变狭。数量少、精度高的大样本分布在尖顶，数量多、精度低的小样本分布在底部，左右对称分布。仍无发表性偏倚："漏斗"围绕中心线对称分布。发表性偏倚：漏斗图不对称。

发表偏倚较大的对策：进一步收集相关资料信息进一步补充调整，无法改善就放弃荟萃分析。荟萃分析不是一成不变，新研究不断出现，新数据的加入可能使发表偏倚改善。

7. 结果解释、作出结论及评价 在解释结论时，必须考虑到影响此结论准确性的各种因素，如资料检索是否全面、各独立研究间的异质性以及纳入

研究的受试者的年龄性别组成、疾病严重程度等是否不同等，因为这些因素将影响结论的适用范围。

（徐志泉）

参 考 文 献

1. 王浩,彭文,王云满,等.葡萄球菌肠毒素 B 复合感染联合 5/6 肾切除建立免疫球蛋白 A 肾病肾小球硬化模型.上海医学,2012,35(9):751-755.

2. 俞小芳,丁小强,朱加明,等.5/6 肾切除大鼠低氧诱导因子-1α 和 2α 在肾内的表达和定位.中华肾脏病杂志,2010,26(9):689-690.

3. 汤颖,娄探奇,成彩联,等.实验性 IgA 肾病模型的改进.中山大学学报(医学科学版),2006,27(2):184-187.

4. 支勇,曹式丽.阿霉素肾病动物模型的国外研究进展.中国中西医结合肾脏病杂志,2008,9(10):933-935.

5. 王彩霞,关立东,宋玉娥,等.阿霉素复制小鼠微小病变肾病模型研究.包头医学院学报,2011,4(27):19-20.

6. 周盾,孙洞箫,邱振宇.人脐血间充质干细胞静注对 UUO 大鼠肾间质纤维化程度的影响.山东医药,2012,52(22):9-11.

7. 陈文莉,黄艳霞,郑宇明,等.参附注射液对单侧输尿管梗阻大鼠肾脏肝细胞生长因子表达的影响.中国中西医结合肾脏病杂志,2007,8(10):580-582.

8. 卞保平,万英,陈蓉,等.梗阻性肾病大鼠肾组织 periostin 的表达及意义.中华肾脏病杂志,2012,28(8):628-632.

9. 何艺磊,杨林承,李卫东.狼疮样肾炎小鼠模型研究进展.中国比较医学杂志,2013,23(2):73-78.

10. 侯春梅,张及禄,黎燕,等.小鼠狼疮样肾炎模型的建立.军事医学科学院院刊,2009,33(02):151-153.

11. 刘聚矩,张照祥,翟金霞.对苯二胺与 H2O2 混合物诱导小鼠狼疮样改变的作用.安徽医科大学学报,2009,44(2):212-215.

12. 余立凯,黄安斌,侯晓华.自发性狼疮小鼠模型研究进展.国际病理科学与临床杂志,2009,29(01):82-85.

13. 罗月会,李平,巩跃文,等.嘌呤霉素氨基核苷诱发肾病综合征大鼠模型的改良制作研究.中国中西医结合肾病杂志,2010,11(02):104-108.

14. Wang Y, Wang YM, Wang Y, et al. DNA vaccine encoding CD40 targeted to dendritic cells in situ prevents the development of Heymann nephritis in rats. Kidney Int, 2013, 83(2):223-232.

15. 冯振伟,陈圳炜,杨陈,等.方格星虫提取物对膜性肾病模型的治疗作用及机制初探.中国中西医结合肾病杂志,2012,13(03):219-222.

16. 罗军,吴衡生,周建华.多球壳素对大鼠被动型 Heymann 肾炎的影响.实用儿科临床杂志,2011,26(05):319-321.

17. Andrea N. Edginton, Walter Schmitt, Stefan Willmann. Development and Evaluation of a Generic Physiologically Based

Pharmacokinetic Model for Children. Clin Pharmacokinet, 2006,45(10):1013-1034.

18. Brian J. Anderson,Karel Allegaert,John N. Van den Anker, et al. Vancomycin pharmacokinetics in preterm neonates and the prediction of adult clearance. Br J Clin Pharmacol,2006, 63:1 75-84.

19. Li H,Zhou X,Davis DR,et al. An androgeninducible proximal tubule-specific Cre recombinase transgenic model. Am J Physiol Renal Physiol,2008,294(6):F1481-F1486.

20. Marose TD,Merkel CE,McMahon AP,et al. Beta-catenin is necessary to keep cells of ureteric bud/Wolffian duct epithelium in a precursor state. Dev Biol,2008,314(1):112-126.

21. Shukla V,Coumoul X,Deng CX. RNAi-based conditional gene knockdown in mice using a U6 promoter driven vector. Int J Biol Sci,2007,3(2):91-99.

22. Coumoul X,Deng CX. RNAi in mice:a promising approach to decipher gene functions in vivo. Biochimie,2006,88(6): 637-643.

23. Vintersten K,Testa G,Naumann R,et al. Bacterial artificial chromosome transgenesis through pronuclear injection of fertilized mouse oocytes. Methods Mol Biol,2008,415:83-100.

24. Kimland E,Bergman U,Lindemalm S,et al. Drug related problems and off-label drug treatment in chidren as seen at a drug information centre. Eur J Peditric,2006,(66):527-532.

25. 白毅. 儿童用药安全面临"拦路虎". 中国医药报,2008, 第 B01 药学周刊:1-2.

26. 王素珍,夏结来,刘典恩. 药物临床试验设计的伦理思考,医学与哲学(临床决策论坛版),2008,29(8):70-73.

27. 欧阳樱君.药物临床试验受试者知情同意的现状及改进措施,现代医院(医院管理篇),2008,8(6):119-117.

28. 杨甫德.设计药物临床试验的主要原则.中国临床康复, 2006,1(44):127-129.

29. Werner B,Peter B,Martin P. On the efficiency of adaptive designs for flexible interim decisions in clinical trials. Journal of Statis tical Planning and Inference,2006,136:1956-1961.

30. 刘文娜,张允岭,路遥,等. 多中心药物临床试验质量管理模式探讨. 中国临床药理学杂志,2007,23(1):70-72.

31. Fadrowski JJ,Pierce CB,Cole SR,et al. Hemoglobin decline in children with chronic kidney disease:Baseline results from the chronic kidney disease in children prospective cohort study. Clin J Am Soc Nephrol,2008,3:457-462.

32. Furth SL,Cole SR,Moxey-Mims M,et al. Design and methods of the chronic kidney disease in children (CKiD) prospective cohort study. Clin J Am Soc Nephrol,2006,1(5): 1006-1015.

33. Hogg RJ,Lee J,Nardelli N,et al. Clinical trial to evaluate omega-3 fatty acids and alternate day prednisone in patients with IgA nephropathy:Report from the Southwest pediatric nephrology group. Clin J Am Soc Nephrol,2006,1:467-474.

34. Wang R,Lagakos SW,Ware JH et al. Statistics in medicine-reporting of subgroup analyses in clinical trials. N Engl J Med,2007,357(21):2189-2194.

35. 王家良,吴一龙. 循证医学. 北京:人民卫生出版社,2005: 60.

36. 王吉耀. 循证医学与临床实践. 第 2 版. 北京:科学出版社,2006:89.

第二篇　各　论

第二篇 各 论

第七章 小儿肾小球疾病的分类

肾小球疾病(glomerular diseases)的分类可从病因、发病机制、病理形态和临床表现等不同方面进行探讨,但各种分类都只能反映疾病本质的一个侧面。目前国内外多以临床分类和病理分类为主,结合病因和发病机制进行分类。但肾小球疾病有原发性和继发性之分;病理及发病机制不同,所产生的病理形态改变和临床表现各异;不同的病因可产生相似的病理变化和临床表现,相似的病理变化可出现不同的临床表现,不同的病理变化又可出现相似的临床症状,以致目前尚无一个理想而全面的分类法。

现将目前小儿肾小球疾病常见的几种分类法分述如下:

一、我国儿科肾脏病协作组制订的临床分类

中华医学会儿科学分会肾脏病学组于 2000 年 11 月珠海会议对 1981 年修订的关于小儿肾小球疾病临床分类再次修订如下:

(一)原发性肾小球疾病

1. 肾小球肾炎(glomerulonephritis)

(1)急性肾小球肾炎(acute glomerulonephritis, AGN):急性起病,多有前驱感染,以血尿为主,伴不同程度的蛋白尿,可有水肿、高血压或肾功能不全,病程多在 1 年内。可分为:①急性链球菌感染后肾小球肾炎(acute poststreptococcal glomerulonephritis, APSGN):有链球菌感染的血清学证据,起病 6~8 周内有血补体低下;②非链球菌感染后肾小球肾炎(non-poststreptococcal glomerulonephritis)。

(2)急进性肾小球肾炎(rapidly progressive glomerulonephritis, RPGN):起病急,有尿改变(血尿、蛋白尿、管型尿)、高血压、水肿,并常有持续性少尿或无尿,进行性肾功能减退。若缺乏积极有效的治疗措施,预后严重。

(3)迁延性肾小球肾炎(persistent glomerulonephritis):有明确的急性肾炎病史,血尿和(或)蛋白尿迁延达 1 年以上,或没有明确的急性肾炎病史,但血尿和蛋白尿超过 6 个月,不伴肾功能不全或高血压。

(4)慢性肾小球肾炎(chronic glomerulonephritis):病程超过 1 年,或隐匿起病,有不同程度的肾功能不全或肾性高血压的肾小球肾炎。

2. 肾病综合征(nephrotic syndrome, NS) 诊断标准:大量蛋白尿(尿蛋白 3+~4+;1 周内 3 次,24 小时尿蛋白定量 ≥50mg/kg);血浆白蛋白低于30g/L;血浆胆固醇高于 5.7mmol/L;不同程度的水肿。以上四项中以大量蛋白尿和低白蛋白血症为必要条件。

(1)依临床表现分为两型:单纯型肾病(simple type NS)和肾炎型肾病(nephritic type NS)。

凡具有以下四项之一或多项者属于肾炎型肾病:①2 周内分别 3 次以上离心尿检查 RBC ≥10 个/HPF,并证实为肾小球源性血尿者;②反复或持续高血压,学龄儿童 ≥ 130/90mmHg,学龄前儿童 ≥ 120/80mmHg。并除外糖皮质激素等原因所致;③肾功能不全,并排除由于血容量不足等所致;④持续低补体血症。

(2)按糖皮质激素反应分为:

1)激素敏感型肾病(steroid-responsive NS):以泼尼松足量治疗 ≤8 周尿蛋白转阴者。

2)激素耐药型肾病(steroid-resistant NS):以泼尼松足量治疗 8 周尿蛋白仍阳性者。

3)激素依赖型肾病(steroid-dependent NS):对激素敏感,但减量或停药 1 个月内复发,重复 2 次以上者。

4)肾病复发与频复发(relaps and frequently relaps):复发(包括反复)是指尿蛋白由阴转阳>2 周。

频复发是指肾病病程中 6 个月内复发 ≥2 次;或 1 年内复发 ≥3 次。

3. 孤立性血尿或蛋白尿(isolated hematuria or proteinuria) 指仅有血尿或蛋白尿,而无其他临床症状、化验改变及肾功能改变者。可分为:

(1) 孤立性血尿(isolated hematuria):指肾小球源性血尿,分为持续性(persistent)和再发性(recurrent)。

(2) 孤立性蛋白尿(isolated proteinuria):分为体位性(orthostatic)和非体位性(non-orthostatic)。

(二) 继发性肾小球疾病

1. 紫癜性肾炎(purpura nephritis)。

2. 狼疮性肾炎(lupus nephritis)。

3. 乙肝病毒相关性肾炎(HBV-associated glomerulonephritis)。

4. 其他 毒物、药物中毒或其他全身性疾患所致的肾炎及相关性肾炎。

(三) 遗传性肾小球疾病

1. 先天性肾病综合征(congenital nephrotic syndrome) 指生后 3 个月内发病,临床表现符合肾病综合征,可除外继发所致者(如 TORCH 或先天性梅毒感染所致等),分为:

(1) 遗传性:芬兰型,法国型(弥漫性系膜硬化,DMS)。

(2) 原发性:指生后早期发生的原发性肾病综合征。

2. 遗传性进行性肾炎(Alport 综合征)。

3. 家族性再发性血尿(familial recurrent hematuria)。

4. 其他 如甲-膑综合征。

【附】肾功能的诊断:

1. 肾功能正常期 BUN、SCr 及 CCr 正常。

2. 肾功能不全代偿期 BUN、SCr 值正常,CCr 为 50~80ml/(min·1.73m^2)。

3. 肾功能不全失代偿期 SCr 和 BUN 增高,CCr 为 30~50ml/(min·1.73m^2)。

4. 肾衰竭期(尿毒症期) CCr 为 10~30ml/(min·1.73m^2),SCr>353.6μmol/L,并出现临床症状,如疲乏、不安、胃肠道症状、贫血、酸中毒等。

5. 终末肾 CCr<10ml/(min·1.73m^2),如无肾功能替代治疗难以生存。

二、免疫学分类

(一) 循环免疫复合物性肾炎

人类的肾小球疾病大多数(70%~80%)属于循环免疫复合物性肾炎。当外界抗原(如细菌、病毒、寄生虫等)和外来蛋白质(如异常蛋白质血症,重复注射百白破三联疫苗等)刺激人体的免疫系统,经过一定时间产生相应的抗体,当抗原稍多于抗体时,形成分子较小的可溶性抗原抗体复合物,即循环免疫复合物,随血液循环通过肾脏时,根据分子的大小,少数病程的免疫复合物能阻留在肾小球基膜内侧的内皮细胞下,而绝大多数病种的免疫复合物能通过肾小球的基膜,阻留在肾小球基膜外侧的上皮细胞下,逐渐堆积而形成沉淀物。在免疫荧光检查下,可见免疫球蛋白及补体呈颗粒状或驼峰状沉积。临床见于绝大多数病因已知的感染后肾小球肾炎和病因不明的膜性肾炎等。

(二) 原位免疫复合物性肾炎

这种肾炎的抗原是可溶性的、非肾小球性的抗原。由于肾小球的某些成分对抗原所具有的免疫性的、生化性的或离子电荷的特点,将这种抗原"种植"到肾小球毛细血管壁上而形成"植入性"抗原,机体针对此抗原产生相应抗体,而在肾小球原位形成免疫复合物沉积直接损伤肾小球致病。这种在肾小球局部形成的免疫复合物即原位免疫复合物,与循环免疫复合物无关。在人类有证据提示某些非肾小球抗原,如 DNA、乙型肝炎病毒、甲状腺及肿瘤抗原等,可以在肾小球毛细血管上皮细胞下固定下来,与循环中的抗体在原位结合形成免疫复合物。免疫荧光检查可在毛细血管上皮下见到免疫沉积物。

(三) 抗肾小球基膜抗体性肾炎

人类的肾小球疾病中属于此型肾炎者较少见(5%~7%)。某些感染因素或化学物质可能直接损伤肾小球基膜,使其抗原结构发生改变,形成"自身抗原",从而使机体产生抗肾小球基膜抗体,再与肾小球基膜抗原相结合。实际上也是一种原位免疫复合物形成。另外,链球菌浆膜抗原(外源性抗原)、肺泡、胎盘及主动脉基膜抗原(内源性抗原)等与肾小球基膜的抗原结构相似,因此这些内、外源性抗原所产生的抗体,也可与肾小球基膜抗原结合。上述抗肾小球基膜抗体与肾小球基膜抗原结合沉积于肾小球毛细血管内皮细胞下的基膜上。在免疫荧光检查下可见免疫球蛋白及补体呈弥漫性的连续的平滑线条状沉积。病理改变多表现为伴有新月体的弥漫性增生性肾炎。临床表现为肾功能多急速恶化。见于肺出血-肾炎综合征(Good-Pasture 综合征)、部分急进性肾小球肾炎和慢性肾炎。

（四）非抗体依赖性补体激活性肾炎

此类肾炎约占人类肾炎总量的13%。其特点为肾小球只有补体成分的沉积。它与前述类型肾炎不同之处是它不通过抗原抗体反应来激活补体系统，是在病理情况下，血中出现了一些直接激活补体C_3的物质，使C_3及其以下的系统被激活，并沉积在肾小球内而引起肾小球损害。免疫荧光检查在肾小球沉积中只有C_3和后期$C_{5\sim9}$的沉积而无免疫球蛋白。临床见于部分膜增生性肾小球肾炎。

三、病理学分类

（一）肾小球轻微病变（glomerular minor lesion, GML）

光学显微镜下肾小球形态大致正常或有弥漫节段性或局灶节段性系膜细胞轻度增生，可伴有或无系膜基质的轻度增多，系膜区可轻度增宽（正常系膜区宽度不超过毛细血管管径）。肾小管、肾间质及血管无病变。

电子显微镜下一般无特异性变化，有时可见上皮细胞部分足突有融合现象。

荧光显微镜观察一般为阴性，有时可见少量IgG或补体C_3沉积。

临床表现为轻度蛋白尿，无肾病综合征。部分患者可有镜下血尿，但无高血压，肾功能正常。

（二）微小病变型肾病（minimal change disease, MCD）

光学显微镜下观察不到肾小球的明显病变，仅可见上皮细胞肿胀，病变极为轻微。由于大量蛋白尿，于肾小管管腔内可见多数蛋白管型。肾小管上皮细胞对尿中蛋白及脂质进行回吸收，可致肾小管上皮细胞发生小滴状玻璃样变性及脂肪变性，严重时全部肾小管发生脂肪变性。

电子显微镜观察可见肾小球脏层上皮细胞肿胀，胞质内可见空泡，其足突广泛融合变平。

荧光显微镜观察未见到任何免疫蛋白或补体成分在肾小球内沉积。

（三）局灶节段性肾小球硬化（focal segmental glomerulosclerosis, FSGS）

光学显微镜观察于皮质与髓质交界处可找到个别有病变的肾小球，其部分毛细血管襻呈硬化性改变，常在血管极附近，并与球囊壁粘连。PASM-HE染色可显示硬化灶中毛细血管基膜皱缩扭曲，甚至断裂消失，并可见硬化灶中有圆形均匀一致无结构

的物质，PAS染色为深红色，称为玻璃样变。

电子显微镜下于肾小球硬化灶区域可见系膜细胞增生，系膜基质增多，基膜增厚并有皱褶形成。此外，还可见上皮细胞足突广泛融合现象。严重时上皮细胞可与基膜分离，并可见微绒毛形成。

荧光显微镜下可见个别肾小球的局部区域有IgM、C_3及备解素沿毛细血管周围呈不连续的颗粒状荧光，系膜内并可见小团状荧光。

（四）系膜增生性肾小球肾炎（mesangial proliferative glomerulonephritis, MsPGN）

表现为系膜细胞增生（即每一系膜区系膜细胞在3个以上），系膜基质增多而使系膜区变宽，一般表现为局限性增生与弥漫性增生两种。

1. 局限性系膜增生性肾小球肾炎　病变仅见少数肾小球有系膜细胞增生及系膜基质增多。一般常见于链球菌感染后肾小球肾炎的恢复期或一些其他类型肾小球肾炎的早期轻度变化。

2. 弥漫性系膜增生性肾小球肾炎　80%以上的肾小球表现为系膜细胞增生及系膜基质增多，系膜区变宽。早期系膜增生仅限于肾小球毛细血管丛小叶的轴心部分，逐渐发展为全小球系膜增生。本病变可见于多种肾小球疾病，其中常见者为：

（1）IgA肾病（IgA nephropathy, IgAN）：光学显微镜观察，HE染色可见系膜细胞呈弥漫性增生，系膜基质增多。PASM-HE染色可观察到于系膜基质内有半球形或不定形的红染沉积物。Masson染色显示这些系膜同沉积物可染为鲜红色。Hood将病变分为三级：一级为弥漫性系膜细胞增生及系膜基质增多；二级是在一级病变基础上出现肾间质轻度纤维化及少量肾小球出现硬化；三级为肾间质进一步纤维化，并有30%以上的肾小球发生硬化。

电子显微镜观察，可见肾小球系膜区域扩大，系膜细胞增生，系膜基质增多。于系膜基质中可见多量的电子致密物质，呈结节状分布，即为系膜内沉积物。

荧光显微镜观察可见肾小球系膜区有大量IgA呈弥漫性、球性的颗粒状荧光，常同时伴随有IgG在系膜内沉积，但其荧光强度较弱。补体成分主要为C_3及备解素在系膜内呈颗粒状沉积，显示其补体为经旁路途径激活。

辣根过氧化物酶（HRP）标记抗体染色显示沉积物中含有大量IgA。

（2）紫癜性肾炎（purpura nephritis, Henoch-

Scholein purpura nephritis,HSPN）：光学显微镜观察，肾小球呈弥漫性、球性的系膜细胞增生，系膜基质增多，某些病例可见节段性加重。PASM-HE 染色于系膜基质内可见红染的半球形或不定形的沉积物。严重病例可见肾小球内有中性粒细胞渗出及节段性血管袢坏死，有时可见新月体形成。晚期可见肾小球硬化、肾小管萎缩及间质纤维化。电子显微镜观察可见系膜细胞增生、系膜基质增多，系膜基质内可见电子致密物，但不呈结节状分布。有时还可见到少量内皮下或上皮下的沉积物。

荧光显微镜观察可见多量 IgA 在肾小球系膜内沉积，呈颗粒状荧光，肾小动脉壁内亦可见有 IgA 沉积。此外，IgG 及 C_3 亦可在肾小球系膜内呈颗粒状沉积。

（3）IgM 肾病（IgM nephropathy,IgMN）：光学显微镜观察肾小球主要表现为系膜细胞增生，系膜基质增多。

电子显微镜观察可见系膜内有电子致密物质沉积。

荧光显微镜观察在肾小球系膜内有多量 IgM 呈颗粒状荧光，显示为含 IgM 的免疫复合物在系膜内沉积。

辣根过氧化物酶标记抗体染色显示沉积物中含有 IgM。

（五）毛细血管内增生性肾小球肾炎（endocapillary proliferative glomerulonephritis,ECPGN）

本型肾小球肾炎的特点为毛细血管内增生性病变，即基膜以内的细胞（包括内皮细胞和系膜细胞）呈明显增生及肿胀，毛细血管腔受压迫而变狭窄。其典型代表为感染后肾小球肾炎，急性及慢性血清病时的肾炎也属此类。现以急性链球菌感染后肾小球肾炎为例说明其特点：

光学显微镜观察可见肾小球体积增大，毛细血管内皮细胞及系膜细胞明显肿大、增生，压迫毛细血管，使毛细血管腔变为狭窄甚至闭塞。严重病例可见多量新月体形成。同时可见较多的中性粒细胞渗出，出现于毛细血管丛内及球囊腔中。严重病例于肾球囊周围间质中亦可见多量中性粒细胞浸润。PASM-Masson 染色，可见沿毛细血管基膜外侧有多数不规则分布的红染小球形的免疫复合物沉积，称为"驼峰"。

电子显微镜观察可见肾小球内皮细胞增生肿胀，毛细血管腔呈半闭塞状态，沿基膜上皮侧可见多个呈圆锥体形的电子致密物质，即为"驼峰"。

荧光显微镜观察可见 IgG 沿肾小球毛细血管周围是不连续的颗粒状荧光，呈弥漫性、球性分布，颗粒较粗大且不规则。有时在系膜内也可见少量颗粒状荧光。补体 C_3 及备解素亦呈同样分布，显示激活补体旁路途径。

（六）膜性肾小球肾炎（membranous nephritis,MN）

其病变特点为上皮下沉积物伴有基膜"钉突"形成，引起肾小球毛细血管壁呈均匀一致性增厚。由于无白细胞浸润等炎症反应，又名膜性肾病。小儿原发性者少见。此种病变可继发于多种疾病，如系统性红斑狼疮、乙型肝炎、梅毒、血吸虫病、疟疾、重金属中毒等。

光学显微镜观察，HE 染色可见肾小球毛细血管壁呈均匀一致性增厚，但无毛细血管腔狭窄。PASM-Masson 染色观察，病变可分为四期：①Ⅰ期：于基膜外侧可见散在红染沉积物。②Ⅱ期：整个毛细血管周围可见多数红染的上皮下沉积物。基膜外侧可见多数毛刺状结构自基膜向外突出，称为钉突。钉突间即为红染的上皮下沉积物。③Ⅲ期：钉突之顶部逐渐扩大并相互连接，使基膜形成双层梯状结构。位于双层结构之间的上皮下沉积物部分开始发生溶解。④Ⅳ期：双层结构逐渐融合，而使基膜呈不规则增厚，呈链条状。增厚的基膜内部尚可见残留的上皮下沉积物。

电子显微镜观察，可见基膜外侧多数小团状电子致密物质，即为上皮下免疫复合物沉积。于上皮下沉积物之间，可见钉突自基膜向外突出，钉突染色与基膜相同。至晚期，基膜则呈虫蚀状结构。

荧光显微镜观察，可见 IgG 沿肾小球毛细血管周围呈弥漫均匀一致的颗粒状荧光。IgA 及 IgM 偶可少量出现。补体 C3 亦呈明亮的均匀一致性颗粒状荧光。C1q 及 C3 有时可出现，提示补体系统激活可能通过经典途径。

（七）系膜毛细血管性肾小球肾炎（mesangiocapillary glomerulonephritis,MCGN）

其病变特点为弥漫性系膜细胞增生，增生的系膜细胞插入内皮细胞下，位于内皮细胞与基底膜之间。同时有内皮下沉积物，基膜出现"双层化"。以上病变造成毛细血管壁的弥漫性增厚。传统分类称此类病变为膜增生性肾小球肾炎（membraneproliferative glomerulonephritis,MPGN）Ⅰ型和Ⅲ型。此型肾炎患者常有低补体血症，故又称之为低补体血症肾小球肾炎。

光学显微镜观察 HE 染色可见肾小球体积增大，毛细血管壁增厚，系膜细胞明显增生，系膜基质增多，肾小球各小叶呈中心性增生使肾小球呈分叶状，小叶中心的系膜基质呈玻璃样变，PAS 染色为深红色，称为小叶中心硬化。PASM-HE 染色，可见肾小球基膜为正常厚度但毛细血管壁呈双层轮廓，称为"双轨"。在肾小球的周边，有时可见增生的系膜细胞插入基膜与内皮细胞之间，称为周边性系膜插入。PASM-Masson 染色，可见基膜与内皮细胞之间有红染的内皮下沉积物。

电子显微镜观察可见系膜细胞增生，系膜基质增加，增生的系膜细胞可插入内皮细胞与基膜之间，增多的系膜基质可包围整个毛细血管腔，与基膜共同形成"双轨"结构。电子致密物见于内皮细胞下，系膜内和上皮细胞下。

荧光显微镜可见 C3 及备解素于系膜内和沿毛细血管周围呈粗大的颗粒状荧光。也可见 IgG-IgM 及 C4、C1q 的沉积。但其荧光亮度较弱。说明补体激活可通过旁路途径和经典途径。

如在以上病变的基础上同时伴有上皮下沉积物和钉突形成。其临床经过及预后更为严重，传统分类将此病类型称为膜增生性肾炎 III 型，为膜增生性肾炎 I 型的一种变异。

（八）致密沉积物性肾小球肾炎（dense deposit glomerulonephritis）

光学显微镜观察可见肾小球体积增大，系膜增生，系膜基质增多。毛细血管呈明显的不规则增厚，呈缎带状。PAS 染色可见小叶中心系膜基质内有红染颗粒状物质。

电子显微镜观察可见肾小球基膜呈不规则增厚，于基膜中央的致密层内有高度电子致密物沉积。此外，于肾小球囊腔、肾小管基膜及系膜内亦可见致密沉积物。

荧光显微镜观察可见 C3 沿肾小球毛细血管壁内侧及外侧呈颗粒状沉积，使毛细血管壁呈"双线状"。同时可见 C3 于系膜内呈颗粒状沉积，且聚集成团块状，周围呈环形轮廓，称为"系膜环"。此两种变化为本病的特异性病变。备解素亦出现，致补体的激活主要通过旁路途径。

（九）新月体性肾小球肾炎（crescentic glomerulonephritis，CrGN）

其病变特点为毛细血管外增生，主要为肾小球囊壁层上皮细胞增生，形成多层细胞的新月体形结构，称为新月体。50% 以上的肾小球有新月体形成时，称为新月体性肾小球肾炎。可见于多种疾病，如感染后肾小球肾炎、系膜毛细血管性肾小球肾炎、IgA 肾病、过敏性紫癜、系统性红斑狼疮等，常意味着病情的进展和严重性。

光学显微镜观察可见 50% 以上肾小球有新月体形成。肾小球毛细血管常与球囊壁粘连，粘连过程中形成的空隙形如管腔状，并可被覆立方上皮，称为"假小管形成"。新月体内有时可见到多核巨细胞，可能为单核细胞融合而成。肾小球常呈不同程度的萎缩和硬化。严重病例可见肾小球内及周围有多量中性粒细胞渗出，甚至部分毛细血管可发生纤维素样坏死。

电子显微镜观察可见上皮下及内皮下有电子致密物沉积。基膜厚薄不一，常有裂口或缺损，为免疫损伤所致。球囊壁层上皮细胞明显增生，于上皮细胞间及球囊腔内可见大量的纤维素条索。

荧光显微镜观察，部分病例可见 IgG、IgM 及 C3 沿肾小球毛细血管周围呈不连续的颗粒状荧光，显示其为免疫复合物性肾小球肾炎。部分病例则可见 IgG 及 C3 沿肾小球毛细血管壁呈连续的线形荧光，显示其为抗基膜抗体型肾小球肾炎。此外，于新月体内可见大量纤维蛋白原沉积。

（十）抗基膜性肾小球肾炎（anti-glomerular basement membrane antibody disease）

临床表现为血尿，快速进行性肾衰竭，并伴有咯血，故又名"肺出血-肾炎综合征"（Good-Pasture syndrome）。

光学显微镜观察，特征性病变为局限性、节段性坏死性肾小球肾炎。一般可见部分肾小球毛细血管呈节段性坏死，部分毛细血管壁破裂，可有出血及多量纤维素渗出至球囊腔内，可刺激壁层上皮细胞增生及单核细胞聚集，而有新月体形成。严重病例于肾小球内可有较大范围的坏死，并有多量中性白细胞浸出。慢性病例则可见修复性变化，表现为肾小球节段性硬化及节段性纤维化。PASM 染色可见硬化灶内有皱缩增厚的毛细血管丛，纤维化灶内则见不到毛细血管结构。

电子显微镜观察可见肾小球毛细血管基膜内皮侧有电子半透明带、基膜密度呈弥漫性增加，并可见裂口和缺损。球囊腔内可见大量纤维素。

荧光显微镜观察可见 IgG 及 C3 沿肾小球毛细血管壁呈连续线形荧光。有时肾小球囊壁及肾小管亦可见线形荧光。患者肺组织亦可见 IgG 沿肺泡壁呈连续线形荧光。

（十一） 终末期肾炎（end-stage glomerulonephritis，ESGN）

又名硬化性肾小球肾炎（sclerosing glomerulonephritis，SGN），为各型肾小球肾炎发展到晚期的病变。

四、WHO 1995 年修订的肾小球疾病病理分类

（一） **原发性肾小球疾病**（肾小球肾炎及与其相关的状况）

1. 肾小球轻微病变。

2. 局灶/节段性肾小球病变（其他肾小球轻微病变），包括局灶性肾炎。

3. 弥漫性肾小球肾炎

（1） 膜性肾小球肾炎（膜性肾病）。

（2） 增生性肾小球肾炎：①系膜增生性肾小球肾炎；②毛细血管内增生性肾小球肾炎；③系膜毛细血管性肾小球肾炎（膜增生性肾炎Ⅰ型和Ⅲ型）；④新月体性（毛细血管外）和坏死性肾小球肾炎。

（3） 硬化性肾小球肾炎。

4. 未分类的肾小球肾炎。

（二） **系统性疾病所致的肾小球肾炎**

1. 狼疮性肾炎。

2. IgA 肾病（Berger 病）。

3. 过敏性紫癜性肾炎。

4. 抗肾小球基膜性肾小球肾炎（Good-Pasture 综合征）。

5. 全身感染相关的肾小球病变

（1） 败血症。

（2） 感染性心内膜炎。

（3） 分流性肾炎。

（4） 梅毒。

（5） 人类免疫缺陷综合征。

（6） 肝炎病毒 B 和 C 感染。

（7） 衣原体感染。

（8） 立克次体感染。

6. 寄生虫相关的肾性病变

（1） 疟疾。

（2） 血吸虫病。

（3） 黑热病。

（4） 丝虫病

（5） 旋毛虫病。

（6） 类圆线虫病。

（7） 后睾吸虫病。

（三） **血管病变相关的肾小球病变**

1. 系统性血管炎。

2. 血栓性微血管病（溶血性尿毒症综合征和血栓性血小板减少性紫癜）。

3. 肾小球血栓病（血管内凝血）。

4. 良性肾硬化。

5. 恶性肾硬化。

6. 硬皮病（系统性硬化）。

（四） **代谢疾病所致的肾小球病变**

1. 糖尿病肾病。

2. 致密物沉积病。

3. 淀粉样变性病。

4. 单克隆免疫球蛋白沉积病。

5. 细纤维样肾小球肾炎。

6. 触须样免疫性肾小球病（免疫管状肾小球肾病）。

7. 华氏巨球蛋白血症。

8. 冷球蛋白血症。

9. 肝病性肾病。

10. 镰状细胞瘤性肾病。

11. 发绀型先天性心脏病及肺动脉高压症所致肾病。

12. 肥胖所致肾病。

13. Alagille 综合征（arteriohepatic dysplasia）。

（五） **遗传性肾病**

1. Alport 综合征。

2. 薄基膜综合征和良性反复发作性血尿。

3. 甲-髌综合征。

4. 先天性肾病综合征（芬兰型）。

5. 婴儿肾病综合征（弥漫性系膜硬化）和 Drash 综合征。

6. Fabry 病与其他脂类沉积病。

（六） **其他原因的肾小球疾病**

1. 妊娠中毒性肾病（癫痫性肾病）。

2. 放射性肾病。

（七） **终末期肾**

（八） **移植后的肾小球病变**

五、临床分类与病理分类的相关性

大量的临床和病理观察可见某种临床类型有多种病理变化，但以某种或几种病理类型最常见；同样，某种病理类型也见于多种肾小球疾病，其中也有某种或几种最常见。所以，了解肾小球疾病临床类

型与病理类型的相关性,已成为儿肾临床医师与肾脏病理医师共同关注的问题。

(一) 原发性肾小球疾病常见的病理类型

1. 急性肾炎综合征常见的肾脏病理类型
①毛细血管内增生性肾小球肾炎;②新月体性肾小球肾炎;③系膜毛细血管性肾小球肾炎;④致密沉积物病;⑤局灶增生性肾小球肾炎;⑥硬化性肾小球肾炎;⑦系膜增生性肾小球肾炎;⑧IgA 肾病。

2. 急进性肾炎综合征常见的肾脏病理类型
①新月体性肾小球肾炎;②毛细血管内增生性肾小球肾炎;③伴新月体的系膜毛细血管性肾小球肾炎;④伴新月体的致密沉积物病;⑤伴新月体的膜性肾小球肾炎;⑥坏死性肾小球肾炎。

3. 慢性肾炎综合征常见的肾脏病理类型
①系膜增生性肾小球肾炎;②系膜毛细血管性肾小球肾炎;③致密沉积物病;④IgA 肾病;⑤膜性肾病;⑥局灶节段性肾小球硬化;⑦硬化性肾小球肾炎;⑧终末期肾小球退行玻璃样变。

4. 肾病综合征常见的肾脏病理类型　①微小病变;②系膜增生性肾小球肾炎;③局灶节段性肾小球肾炎;④膜性肾病;⑤系膜毛细血管性肾小球肾炎;⑥致密沉积物病;⑦IgA 肾病;⑧硬化性肾小球肾炎。

5. 单纯性血尿的常见病理类型　①局灶增生性肾小球肾炎;②系膜增生性肾小球肾炎;③IgA 肾病;④系膜毛细血管性肾小球肾炎;⑤致密沉积物病;⑥局灶节段性肾小球硬化;⑦薄基膜病;⑧硬化性肾小球肾炎。

(二) 原发性肾小球疾病常见病理分型与临床表型的对照关系

1. 微小病变的常见临床表型　①肾病综合征激素敏感型;②肾病综合征激素抵抗型;③单纯性蛋白尿或(和)镜下血尿。

2. 轻微病变的常见临床表型　①肾病综合征;②单纯性蛋白尿或(和)血尿;③持续的或反复发作的镜下血尿或肉眼血尿。

3. 局灶节段性肾小球硬化的临床表型　①肾病综合征激素抵抗型及少数敏感型;②单纯性蛋白尿或(和)血尿。

4. 局灶增生性肾小球肾炎的常见临床表型
①单纯性蛋白尿或(和)肉眼血尿或镜下血尿;②急性肾炎综合征;③肾病综合征。

5. 膜性肾病的常见临床表型　①肾病综合征;②单纯性蛋白尿或(和)镜下血尿。

6. 弥漫性系膜增生性肾小球肾炎的常见临床表型　①单纯性蛋白尿或(和)血尿;②肾病综合征;③急性肾炎综合征。

7. 毛细血管内增生性肾小球肾炎常见的临床表型　①急性链球菌感染后肾炎;②急性肾炎综合征;③急性肾炎综合征伴肾衰竭;④急性肾炎综合征伴大量蛋白尿。

8. 系膜毛细血管性肾小球肾炎常见的临床表型　①慢性肾小球肾炎;②肾病综合征;③大量蛋白尿;④急性肾炎综合征;⑤肉眼血尿;⑥单纯性蛋白尿和(或)血尿;⑦迅速进展的肾衰竭。

9. 新月体性肾小球肾炎常见的临床表型
①急进性肾炎综合征;②肾病综合征。

10. 弥漫性硬化性肾小球肾炎的常见临床表型
①慢性肾小球肾炎;②慢性肾衰竭。

11. IgA 肾病常见的临床表型　①持续性或反复发作性血尿;②单纯蛋白尿;③急性肾炎综合征;④少数肾病综合征;⑤缓慢进展的肾衰竭。

(易著文)

参 考 文 献

1. 郭慕依. 肾活检病理学. 上海:复旦大学出版社,2007.
2. 邹万忠. 肾活检病理学. 北京:北京大学医学出版社,2006.
3. 中华医学会儿科学分会肾脏病学组. 小儿肾小球疾病的临床分类、诊断及治疗. 中华儿科杂志,2001,39(12):746-749.

第八章 原发性肾小球疾病

第一节 急性肾小球肾炎

急性肾小球肾炎(acute glomerulonephritis, AGN)简称急性肾炎,是指一组病因不一,临床表现为急性起病,多有前驱期感染,以血尿为主,伴不同程度蛋白尿,可有水肿、高血压或肾功能不全等特点的肾小球疾患。可分为急性链球菌感染后肾小球肾炎(acute poststreptococcal glomerulonephritis, APSGN)和非链球菌感染后肾小球肾炎(non-poststreptococcal glomerulonephritis)。本节急性肾炎主要是指 AS-PGN。APSGN 可以散发或流行的形式出现,2005 年发展中国家儿童 APSGN 年发病率为 2.43/10 万,发达国家为 0.6/万。本病多见于儿童和青少年,以 5～14 岁多见,小于 2 岁少见,男女之比为 2∶1。

【病因】

尽管本病有多种病因,但绝大多数的病例属急性链球菌感染后引起的免疫复合物性肾小球肾炎。溶血性链球菌感染后,肾炎的发生率一般在 20% 以内。急性咽炎(主要为 12 型)感染后肾炎发生率为 10%～15%,脓皮病与猩红热后发生肾炎者为 1%～2%。

呼吸道及皮肤感染为主要前期感染。国内 105 所医院资料表明,各地区均以上呼吸道感染或扁桃体炎最常见(占 51%),脓皮病或皮肤感染次之(占 25.8%)。

除乙型溶血性链球菌之外,其他细菌如绿色链球菌、肺炎双球菌、金黄色葡萄球菌、伤寒杆菌、流感杆菌等,病毒如柯萨基病毒 B4 型、ECHO 病毒 9 型、麻疹病毒、腮腺炎病毒、乙型肝炎病毒、巨细胞病毒、EB 病毒、流感病毒等,还有疟原虫、肺炎支原体、白色念珠菌、丝虫、钩虫、血吸虫、弓形虫、梅毒螺旋体、钩端螺旋体等也可导致急性肾炎。

【发病机制】

目前认为急性肾炎主要与溶血性链球菌 A 组中的致肾炎菌株感染有关,是通过抗原抗体免疫复合物所引起的一种肾小球毛细血管炎症病变,包括循环免疫复合物和原位免疫复合物形成致病学说。此外,某些链球菌菌株可通过神经氨酸苷酶的作用或其产物如某些菌株产生的唾液酸酶,与机体的 IgG 结合,脱出免疫球蛋白上的涎酸,从而改变了 IgG 的化学组成或其免疫原性,经过自家源性免疫复合物而致病。

所有致肾炎菌株均有共同的致肾炎抗原性,过去认为菌体细胞壁上的 M 蛋白是引起肾炎的主要抗原。1976 年后相继提出由内链球菌素(endostretocin)和"肾炎菌株协同蛋白"(nephritis strain associated protein, NSAP)引起。

另外,在抗原抗体复合物导致组织损伤中,局部炎症介质也起了重要作用。补体具有白细胞趋化作用,通过使肥大细胞释放血管活性胺改变毛细血管通透性,还具有细胞毒直接作用。血管活性物质包括色胺、5-羟色胺、血管紧张素 Ⅱ 和多种花生四烯酸的前列腺素样代谢产物均可因其血管运动效应,在局部炎症中起重要作用。

急性链球菌感染后肾炎的发病机制见图 8-1。

【病理】

在疾病早期,肾脏病变典型呈毛细血管内增生性肾小球肾炎改变。

光学显微镜下病变主要在肾小球,表现为程度不等的弥漫性及增生性炎症,病程早期有明显的渗出性病变。肾小球增大、肿胀,细胞成分增多,主要为内皮细胞和系膜细胞增生及炎性细胞浸润,毛细血管腔内常见多形核细胞。毛细血管腔狭窄甚或闭锁、塌陷。肾小球囊内可见红细胞、球囊上皮细胞增生。部分患者中还可见到上皮细胞的节段性增生所形成的新月体,从而使肾小球囊腔受阻。用 Tri-

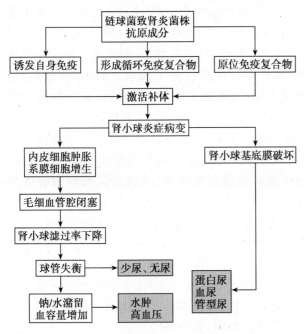

图 8-1 急性链球菌感染后肾炎发病机制示意图

chrome 染色,于肾小球基膜上皮侧可见到在本病中具有特征意义的"驼峰"样改变。肾小管病变较轻,呈上皮细胞变性、间质水肿及炎症细胞浸润。

电子显微镜检查除光镜所见增生渗出性病变外,可见内皮细胞胞质肿胀呈连拱状改变,至使内皮孔消失。电子致密物在上皮细胞下沉积,呈散在的圆顶状驼峰样分布,但并不与基膜致密层相连。覆盖驼峰的上皮细胞足突局部消失,但其他处的足突仍正常。驼峰一般于病后 4～8 周时消退。此外,颗粒状电子致密物也偶或在基膜及内皮细胞下沉积。基膜有局部裂隙或中断。

免疫检查在急性期可见弥漫一致性纤细或粗颗粒状的 IgG、C_3 和备解素沉积,主要分布于肾小球毛细血管祥和系膜区,也可见到 IgM 和 IgA 沉积。此外,于系膜区或肾小球囊腔内可见纤维蛋白原和纤维蛋白沉积。系膜区如 C_3 和 IgG 或 IgM 持续较久常与临床上病情迁延相一致。

【临床表现】

急性肾炎临床表现轻重悬殊,轻者全无临床症状而检查时发现无症状镜下血尿,重者可呈急进性过程,短期内出现肾功能不全。

1. 前驱感染 90% 病例有链球菌的前驱感染,以呼吸道及皮肤感染为主。在前驱感染后经 1～3 周无症状的间歇期而急性起病。咽炎引起者 6～12 天,平均 10 天,多表现有发热、颈淋巴结肿大及咽部渗出。皮肤感染引起者 14～28 天,平均 20 天。

2. 典型表现急性期常有全身不适、乏力、食欲不振、发热、头痛、头晕、咳嗽、气急、恶心、呕吐、腹痛及鼻出血等。约 70% 的病例有水肿,一般仅累及眼睑及颜面部,重的 2～3 天遍及全身,呈非凹陷性。50%～70% 病人有肉眼血尿,持续 1～2 周即转镜下血尿。蛋白尿程度不等,约 20% 的病例可达肾病水平蛋白尿。蛋白尿患者病理上常呈系膜增生严重。30%～80% 的病例有血压增高。尿量减少,肉眼血尿严重者可伴有排尿困难。

3. 严重表现少数患儿在疾病早期(指 2 周之内)可出现下列严重症状:

(1) 严重循环充血:常发生在起病后第一周内,由于水、钠潴留,血浆容量增加而出现循环充血。当肾炎患儿出现呼吸急促和肺部出现湿啰音时,应警惕循环充血的可能性,严重者可出现呼吸困难,端坐呼吸,颈静脉怒张,频咳,咳粉红色泡沫痰,两肺布满湿啰音,心脏扩大,甚至出现奔马律、肝肿大而硬、水肿加剧。少数可突然发生,病情急剧恶化。

(2) 高血压脑病:由于脑血管痉挛,导致缺血、缺氧、血管渗透性增高而发生脑水肿。近年来也有人认为是脑血管扩张所致。常发生在疾病早期,血压突然上升之后,一般在 150～160mmHg/100～110mmHg 以上,年长儿会主诉剧烈头痛、呕吐、复视或一过性失明,严重者突然出现惊厥、昏迷。

(3) 急性肾功能不全:常发生于疾病初期,出现尿少、尿闭等症状,引起暂时性氮质血症、电解质紊乱和代谢性酸中毒,一般持续 3～5 天,不超过 10 天。

4. 非典型表现

(1) 无症状性急性肾炎:患儿仅有镜下血尿而无其他临床表现。

(2) 肾外症状性急性肾炎:有的患儿水肿、高血压明显,甚至有严重循环充血及高血压脑病,此时尿改变轻微或尿常规检查正常,但有链球菌前期感染和血 C_3 水平明显降低。

(3) 以肾病综合征表现的急性肾炎:少数患儿以急性肾炎起病,但水肿和蛋白尿突出,伴轻度高胆固醇血症和低白蛋白血症,临床表现似肾病综合征。

【辅助检查】

尿蛋白可在+～+++之间,且与血尿的程度相平行,尿镜检除多少不等的红细胞外,可有透明、颗粒或红细胞管型,疾病早期可见较多的白细胞和上皮细胞,并非感染。外周血白细胞一般轻度升高或正常,血沉加快。咽炎的病例抗链球菌溶血素 O(ASO)往往增加,10～14 天开始升高,3～5 周达高峰,3~6个月恢复正常。另外,咽炎后 APSGN 者抗双磷酸吡啶核苷酸酶(ADPNase)滴度升高。皮肤感染的病人 ASO 升高不明显,抗脱氧核糖核酸酶(AD-Nase-B)的阳性率高于 ASO,可达 92%。另外,脱皮后 APSGN 者抗透明质酸酶(AHase)滴度升高。80%~90%的病人血清 C3 下降,至第 8 周,94%的病例血 C3 已恢复正常。明显少尿时血尿素氮和肌酐可升高。肾小管功能正常。持续少尿、无尿者,血肌酐升高,内生肌酐清除率降低,尿浓缩功能也受损。

肾穿刺活检指征:①需与急进性肾炎鉴别时;②临床、化验不典型者;③病情迁延者进行肾穿刺活检,以确定诊断。

【诊断及鉴别诊断】

临床上在前期感染后急性起病,尿检有红细胞、蛋白和管型,或有水肿、尿少、高血压者,均可诊断急性肾炎。

我国相关急性肾小球肾炎的循证诊治指南中提出 APSGN 诊断依据:①血尿伴(或不伴)蛋白尿伴(或不伴)管型尿;②水肿,一般先累及眼睑及颜面部,继呈下行性累及躯干和双下肢,呈非凹陷性;③高血压;④血清 C3 短暂性降低,到病程第 8 周 94%的患者恢复正常;⑤3 个月内链球菌感染证据(感染部位细菌培养)或链球菌感染后的血清学证据(抗链球菌溶血素 O,或抗双磷酸吡啶核苷酸酶,或抗脱氧核糖核酸酶 B,或抗透明质酸酶滴度增加);⑥临床考虑不典型的急性肾炎,或临床表现或检验不典型,或病情迁延者应考虑肾组织病理检查,典型病理表现为毛细血管内增生性肾小球肾炎。APSGN 满足以下第①、④、⑤三条即可诊断,如伴有②、③、⑥的任一条或多条则诊断依据更加充分。

典型急性肾炎诊断一般不困难。但临床有时需与下列疾病鉴别,见表 8-1。

表 8-1　急性肾小球肾炎鉴别诊断表

疾病	临床表现	尿改变	血生化检查
急性肾炎	①链球菌感染后 1~3 周起病 ②非凹陷性水肿 ③血尿伴少尿 ④高血压	血尿为主,红细胞管型,尿比重偏高	血清补体多下降,病后 6~8 周恢复,ASO 升高
有肾病综合征表现的急性肾炎	①具有急性肾炎的临床表现 ②同时伴有肾病综合征表现	大量蛋白尿 血尿	血清补体多正常
急进性肾炎	①临床起病同急性肾炎 ②伴进行性肾衰竭	同急性肾炎	血清补体正常 ASO 可升高
慢性肾炎 急性发作	①链球菌感染可诱发,但前驱期短 ②凹陷性水肿 ③显著贫血 ④持续高血压 ⑤氮质血症	蛋白尿为主 尿比重低且固定在 1.010	BUN 升高 ASO 可升高
病毒性肾炎	①病毒感染早期(1~5 天内)起病 ②症状轻,大多无水肿,少尿及高血压	血尿为主,常有肉眼血尿,尿脱落细胞可找到包涵体	血清补体正常
IgA 肾病	①多在上呼吸道感染后 24~48 小时出现血尿 ②表现为反复发作性肉眼血尿 ③多无水肿、高血压	以血尿为主	血 C3 正常

【治疗】

本病无特异治疗。

1. 休息　急性期需卧床 2~3 周,直到肉眼血尿消失,水肿减退,血压正常,即可下床作轻微活动。

血沉正常可上学,但仅限于完成课堂作业。3 个月内应避免重体力活动。尿沉渣细胞绝对计数正常后方可恢复体力活动。

2. 饮食　对有水肿高血压者应限盐及水。食盐以 60mg/(kg·d)为宜。水分一般以不显性失水加尿量计算。有氮质血症者应限蛋白,可给优质动物蛋白 0.5g/(kg·d)。尿量增多、氮质血症消除后应尽早恢复蛋白质供应,以保证小儿生长发育的需要。

3. 抗感染　有感染灶时应给予青霉素类或其他敏感抗生素治疗 10～14 天。经常反复发生的慢性感染灶如扁桃体炎、龋齿等应予以清除,但须在肾炎基本恢复后进行。本症不同于风湿热,不需要长期药物预防链球菌感染。

4. 对症治疗

(1) 利尿:经控制水、盐入量仍水肿、少尿者可用氢氯噻嗪(hydrochlorothiazide, DHCT)1～2mg/(kg·d)分 2～3 次口服。尿量增多时可加用螺内酯(spironolactone, antisterone)2mg/(kg·d)口服。无效时需用呋塞米(furosemide),注射剂量每次 1～2mg/kg,每天 1～2 次,静脉注射剂量过大时可有一过性耳聋。

(2) 降压:凡经休息,控制水、盐,利尿而血压仍高者均应给予降压药。

1) 硝苯地平(nifedipine):系钙通道阻滞剂。开始剂量为每次 0.25mg/kg,最大剂量每次 1mg/kg,每 8 小时 1 次,口服或舌下含服。在成人此药有增加心肌梗死的发生率和死亡率的危险,一般不单独使用。

2) 卡托普利(captopril):系血管紧张素转换酶抑制剂(ACEI)。初始剂量为 0.3～0.5mg/(kg·d),最大剂量 5～6mg/(kg·d),每 8 小时 1 次,口服。与硝苯地平交替使用降压效果更佳。也可选用其他 ACEI。ACEI 制剂有降低肾小球滤过率和引起高钾血症的不良反应。

(3) APSGN 表现为肾病综合征或肾病水平的蛋白尿时,给予糖皮质激素治疗有效。

5. 严重循环充血治疗

(1) 矫正水钠潴留,恢复正常血容量,可使用呋塞米注射。

(2) 表现有肺水肿者除一般对症治疗外可加用硝普钠(sodium nitroprusside),5～20mg 加入 5% 葡萄糖液 100ml 中,以 1μg/(kg·min)速度静滴,用药时严密监测血压,随时调节药液滴速,每分钟不宜超过 8μg/kg,以防发生低血压。滴注时针筒、输液管等须用黑纸覆盖,以免药物遇光分解。

(3) 对难治病例可采用腹膜透析或血液滤过治疗。

6. 高血压脑病的治疗　治疗原则为选用降压

效力强而迅速的药物。

(1) 首选硝普钠,用法同上。通常用药后 1～5 分钟内可使血压明显下降,抽搐立即停止,并同时每次静注呋塞米 2mg/kg。

(2) 有惊厥者应及时止痉。持续抽搐者首选地西泮(diazepam),按每次 0.3mg/kg,总量不大于 10mg,缓慢静脉注射。如在静脉注射苯巴比妥钠(sodium phenobarbital)后再静脉注射地西泮,应注意发生呼吸抑制的可能。

7. 急性肾衰竭的治疗(见第六节)。

【预防】

防治感染是预防急性肾炎的根本。减少呼吸道及皮肤感染,对急性扁桃体炎、猩红热及脓疱患儿应尽早地、彻底地用青霉素类或其他敏感抗生素治疗。另外,感染后 1～3 周内应随访常规,及时发现和治疗本病。

【预后】

急性肾炎急性期预后好。95% APSGN 病例能完全恢复,小于 5% 的病例可有持续尿异常,死亡病例在 1% 以下。目前主要死因是急性肾衰竭。远期预后小儿比成人佳,一般认为 80%～95% 终将痊愈。转入慢性者多呈自身免疫反应参与的进行性肾损害。影响预后的因素可能有:①与病因有关,一般病毒所致者预后较好;②散发者较流行性者差;③成人比儿童差,老年人更差;④急性期伴有重度蛋白尿且持续时间久,肾功能受累者预后差;⑤组织形态学上呈系膜显著增生者,40% 以上肾小球有新月体形成者,"驼峰"不典型(如过大或融合)者预后差。

附:肾外症状性肾炎

肾外症状性肾炎(nephritis without renal symptom)是一组临床以水肿、高血压、心功能不全或高血压脑病等肾外症状为主要表现,而尿常规检查无或仅有轻微改变的肾小球肾炎。

本病的发病率各家报道不一,悬殊很大,据报道发病率在 1.9%～32.6%。本病多见于学龄前期及学龄期儿童。男女性别无明显差异。

【病因及发病机制】

肾外症状性肾炎多有明显感染史。发病前 1～3 周常患有上呼吸道感染、扁桃体炎、皮肤化脓性感染及猩红热等,病原菌以链球菌感染最常见。部分病例可无前驱感染病史。

本病发病机制尚不清楚。尿改变阴性可能是多种因素所致。目前解释有：①"平衡学说"：即急性肾小球肾炎除有肾小球改变外，还可能有近球小管形态和功能的改变。所以，尿异常的机制可能是肾小球通透性增高或肾小管重吸收减少，如滤过与重吸收恰巧平衡，则可不出现异常。但此学说不能圆满解释无血尿原因。②与尿蛋白检查方法敏感性有关。目前国内检查尿蛋白的方法尚未统一，且每100ml 尿液中少于 10mg 蛋白即难检出。

【病理】

肾外症状性肾炎的肾脏病理变化与急性肾小球肾炎所见一致。肾小球或多或少均有增殖性改变和中性粒细胞浸润。部分病例可见小球肿胀，小囊与小球粘连。但未见基底膜增厚和玻璃样变性。

【临床表现】

1. 前驱感染史。

2. 起病后一周内均有不同程度的颜面水肿或眼睑水肿，平均持续 1 周左右。

3. 中度以上高血压，甚至伴有头昏、头痛、呕吐等高血压脑病症状，严重者出现抽搐、昏迷、偏瘫等。

4. 尿量减少。

5. 心功能不全。

【实验室检查】

1. 尿无或仅轻微异常改变。Addis 计数正常。

2. 血尿素氮、肌酐轻度增高。

3. ASO 在部分病例可见增高。

4. 血清 C_3 在起病第 1~3 周时下降，多数于 4~5 周内回升。

5. 血沉在起病 1~2 周内增高，但很少高达 80mm/h 以上。

6. 循环免疫复合物测定多数高于正常。

7. 肾穿刺活体组织检查是诊断本病的重要方法。

【诊断】

上海市儿科学会肾脏病组提出以下临床诊断标准：

1. 主要诊断依据

（1）前驱链球菌感染史：如急性扁桃体炎、上呼吸道感染、猩红热及皮肤化脓感染等。

（2）不同程度的水肿。

（3）肾外症状如高血压、高血压脑病、心或肾功能不全者。

2. 次要诊断依据

（1）ASO 增高，血沉增快。

（2）血清 C_3 降低。

（3）循环免疫复合物增高。

【治疗】

按急性肾小球肾炎处理，着重处理严重循环充血及心力衰竭、高血压脑病和急性肾功能不全等。

【预后】

本病预后取决于并发症的存在及严重性。有报道死于心功能不全者。一般预后良好。未见有发展为慢性肾炎的报道。但长期定期追踪随访是必要的。

（易著文）

第二节　急进性肾小球肾炎

急进性肾小球肾炎（rapidly progressive glomerulonephritis，RPGN）简称急进性肾炎，系一综合征，临床起病急，有尿改变（血尿、蛋白尿、管型尿）、高血压、水肿，并常有持续性少尿或无尿，进行性肾功能减退。主要病理改变是以广泛的肾小球新月体形成为其特点。若缺乏积极有效的治疗措施，预后严重。

急进性肾炎可见于多种疾病：①继发于全身性疾病，如系统性红斑狼疮、肺出血肾炎综合征、结节性多动脉炎、过敏性紫癜、溶血尿毒综合征等；②严重链球菌感染后肾炎或其他细菌感染所致者；③原发性急进性肾炎，只限于排除链球菌后肾炎及全身性疾病后才能诊断。

【病因及发病机制】

原发性者病因不明。部分患者常有上呼吸道感染，但实验室多无链球菌或病毒感染的依据。发病机制亦不清楚。传统认为主要是免疫性损害和凝血障碍两方面引起，而免疫损害是关键，凝血障碍是病变持续发展和肾功能进行性减退的重要原因。由于免疫复合物及其炎性反应对毛细血管壁的破坏，造成基底膜局部断裂性损害，从而使毛细血管的通透性大大增加，血流中纤维蛋白原/纤维蛋白，甚至红细胞等，都可进入肾小球囊腔内，进而刺激球囊上皮细胞的增生。亦有人认为，纤维蛋白、红细胞等漏入球囊后，和免疫复合物的某些成分，既是系膜细胞增生的刺激物，又是血液单核细胞游走的阳性趋化因子，从而使肾小球囊腔中有大量巨噬细胞集聚，终于形成新月体。

随着抗中性粒细胞胞质抗体（ANCA）的发现，

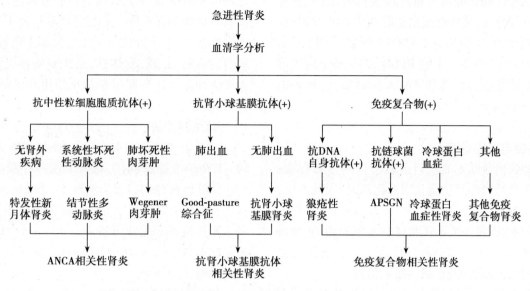

急进性肾炎
↓
血清学分析

抗中性粒细胞胞质抗体(+) | 抗肾小球基膜抗体(+) | 免疫复合物(+)

无肾外疾病 | 系统性坏死性动脉炎 | 肺坏死性肉芽肿 | 肺出血 | 无肺出血 | 抗DNA自身抗体(+) | 抗链球菌抗体(+) | 冷球蛋白血症 | 其他

特发性新月体肾炎 | 结节性多动脉炎 | Wegener肉芽肿 | Good-pasture综合征 | 抗肾小球基膜肾炎 | 狼疮性肾炎 | APSGN | 冷球蛋白血症性肾炎 | 其他免疫复合物肾炎

ANCA相关性肾炎 | 抗肾小球基膜抗体相关性肾炎 | 免疫复合物相关性肾炎

图8-2 急进性肾炎的新分类

Falk 等对急进性肾炎进行了重新分类(图8-2),其中 ANCA 相关性肾炎就是既往认为的无免疫反应性肾炎。

另外,患儿免疫遗传易感性也可能是本病发病的重要因素,在抗肾小球基膜抗体型 RPGN、HLA-DRW$_2$ 和 B7 的频率增加,在原发性 RPGN, HLA-DRW$_2$、MT$_3$ 和 BfF 的频率增高。

【病理】

肾脏表面光滑,肿大苍白,可见多数出血点。镜下除可见肾小球基膜和内皮细胞增生及炎性细胞浸润外,多数肾小球内形成新月体为本病主要病理特征,病变弥漫,有新月体形成的肾小球约占全部肾小球的 60%~80%,严重者肾囊被完全阻塞,毛细血管袢被压缩。病理变化发展迅速,可在数周内出现严重肾小球硬化,使肾小球功能丧失。除新月体外,有时可见不同程度的血管袢细胞增殖性病变。

免疫荧光检查可将 RPGN 分为三型。Ⅰ型:抗肾小球基膜抗体型,IgG 和 C3 沿肾小球基膜呈线性沉积,肾小管基膜亦可见到同样沉积;在 Good-pasture 综合征,此线性沉积也可见于肺泡基膜。Ⅱ型:免疫复合物型,IgG 和 C3 沿毛细血管袢和系膜区呈颗粒状沉积;Ⅲ型:肾小球毛细血管袢荧光染色阴性,新月体中纤维蛋白染色阳性。

电镜可见新月体内除有增殖的上皮细胞外尚可见较多的纤维素及红细胞等。毛细血管袢呈屈曲萎缩状态,有的显示毛细血管基膜变性、断裂及纤维素沉积。内皮细胞下有高电子致密物沉积,有时亦见于上皮细胞下或系膜内。Ⅲ型在电镜下显示无沉积。

【临床表现】

本病最常见于成人,平均年龄 40 岁左右,儿科常见于较大儿童及青春期。年龄最小者 5 岁,男多于女。病前 2~3 周内可有疲乏、无力、发热、关节痛等症状。约 1/3~1/2 病人可有上呼吸道前驱感染。起病多与急性肾小球肾炎相似,一般多在起病数天至 2~3 个月内发生少尿或无尿及肾功能不全表现。尿比重低,大量蛋白尿、血尿、管型尿,伴有氮质血症、酸中毒并逐渐加重,持续性高血压,常累及心、脑,并有全身水肿。可出现各种水和电解质的紊乱;持续少尿、无尿或反复加重,多表明肾实质损害严重,病情进展,预后不好。

少数病例也可具有肾病综合征特征。如低白蛋白血症、高胆固醇血症等。在儿童继发性 RPGN 比原发性更常见,其临床症状依原发病而定,如链球菌感染后肾炎、狼疮性肾炎、过敏性紫癜肾炎及膜性增殖性肾炎等,均可并发 RPGN。

【实验室检查】

尿常规检查示蛋白尿多为中度或重度,随病程进展蛋白可减少。血尿中度,或可见肉眼血尿,血尿持续是本病的重要特点。尿沉渣检查可见大量红细胞、白细胞、各种管型及肾上皮细胞。肾功能检查见血尿素氮上升,血肌酐明显升高,肌酐清除率明显降低,尿比重低而恒定。

部分病人血抗基膜抗体可阳性,血清免疫复合物可阳性。补体 C3 多正常,但由于链球菌感染所致者可有一过性补体降低。血冷球蛋白可阳性,血纤维蛋白原可升高,尿纤维蛋白裂解产物可持续阳性。抗中性粒细胞胞质抗体(ANCA)测定,可检测出 ANCA 阳性的 RPGN。Ⅰ型 RPGN 中约 30% 病例可见抗肾小球基底膜抗体和 ANCA 同时阳性,Ⅲ型中约 80% 患者 ANCA 阳性,说明 RPGN 中有相当一部分病例存在原发性小血管炎。

【诊断与鉴别诊断】

典型病例诊断不难。目前较公认的诊断标准:①发病 3 个月以内肾功能急剧恶化;②少尿或无尿;③肾实质受累,表现为大量蛋白尿和血尿;④既往无肾脏病历史,⑤肾脏大小正常或轻度肿大;⑥病理变化为 50% 以上肾小球呈新月体病变。有条件的单位对诊断有困难者,应作肾活组织检查。

本病主要与急性链球菌感染后肾炎及溶血尿毒综合征鉴别。

1. 急性链球菌感染后肾炎其临床表现与 RPGN 类似,链球菌感染是两者的先驱感染,血清均可有链球菌感染的证据,C3 降低。唯 RPGN 肾功能呈进行性衰竭。而急性链球菌感染后肾炎少尿持续时间较短,伴急性肾衰竭者肾功能恢复较快(2~4 周以内)。其肾病理改变以内皮细胞和系膜细胞增殖性病变为主,伴有多核粒细胞的浸润,偶有局灶性新月体形成。而 RPGN 除内皮细胞和系膜细胞增殖外,具有弥漫性新月体形成是其特征。

2. 溶血尿毒综合征多见于婴幼儿。临床表现为三大特征:①急性微血管性溶血性贫血;②急性进行性肾衰竭;③血小板减少伴出血症状。典型病例与 RPGN 不难鉴别,但以急速进展的肾衰竭需与 RPGN 鉴别。溶血尿毒综合征贫血较重,血液实验室检查呈溶血改变,网织红细胞增多,周围血涂片可见大量破碎红细胞,以及异形红细胞出血倾向明显伴血红蛋白尿与 RPGN 可资鉴别。

【治疗】

本病无特异治疗。目前治疗多主张采用综合治疗措施。

1. 保护残存肾功能,及时采取对症治疗,矫正和防止由于肾衰竭引起的水电解质紊乱及减慢氮质血症的发展速度,给肾脏逐渐恢复的时间,禁用对肾脏有损害的药物和积极防治感染。

2. **肾上腺皮质激素冲击疗法** 甲泼尼龙(methylprednisolone) 15~30mg/kg,最大量不超过 1000mg/d,溶于 5% 葡萄糖溶液 150~250ml 中,在 1~2 小时内静脉滴入,每天一次,连续 3 天为一疗程。继以泼尼松 1~2mg/kg 每天或隔天口服继续治疗,可以改善临床症状和肾功能。必要时可重复使用甲泼尼龙冲击疗法 2~3 个疗程。甲泼尼龙副作用较少,可有短暂的头痛、心慌、发热感、出汗和精神失常等。有人提出冲击疗法期间尽量避免使用利尿剂,以保持药物效果。

3. **抗凝疗法**

(1) 肝素 1mg/(kg·d),加入 10% 葡萄糖液 50~100ml 中静脉滴注,每天 1 次一疗程 2~4 周。如病情好转可改用口服华法林 1~2mg/d,持续 6 个月。有的作者认为肝素在无尿前应用效果较好。笔者主张加用川芎嗪注射液 4mg/(kg·d),加入 10% 葡萄糖液 100~200ml 中静脉滴注,2~4 周一疗程可加强抗凝治疗效果。

(2) 双嘧达莫 5~10mg/(kg·d),分三次饭后服,6 个月为一疗程。或口服阿魏酸哌嗪,100~150mg,每天 3 次,2~3 个月为一疗程。

4. **四联疗法** 采用泼尼松 2mg/(kg·d),环磷酰胺 1.5~2.5mg/(kg·d)或硫唑嘌呤 2mg/(kg·d),肝素或华法林以及双嘧达莫等联合治疗可取得一定疗效。

5. **血浆置换疗法** 可降低血浆免疫活性物质,清除损害的介质,即抗原抗体复合物、抗肾抗体、补体、纤维蛋白原及其他凝血因子等,因此阻止和减少免疫反应,中断或减轻病理变化。每次置换血浆容量为 50ml/kg,每天或隔天一次,一般持续 2 周或至循环抗肾小球基底膜抗体消失。需同时使用免疫抑制剂治疗。

6. **透析疗法** 本病临床突出症状为进行性肾衰竭,故主张早期进行透析治疗。一般可先作腹膜透析,不满意时可考虑作血透。

7. **肾移植** 肾移植须等待至血中抗肾抗体阴转后才能进行,否则效果不好。一般需经透析治疗维持 6 个月后再行肾移植。

【预后】

本病预后严重,多数病人在几个月至一年内发展成严重肾衰竭而死亡。临床少尿出现于发病 1 周后,少尿持续 3 周以上,严重高血压、水肿、肉眼血尿、大量蛋白尿、明显贫血、出血、神经症状等均提示预后恶劣。病程短于 6 个月,肌酐大于 440~530μmol/L 者预后尤为恶劣。链球菌感染后发病者预后较好。预后与新月体的百分数及体积有关。新月体百分数和体积越大,病死率越高。

(易著文)

第三节 迁延性肾小球肾炎

迁延性肾小球肾炎(persistent glomerulonephritis)是一组临床表现为病程迁延,但全身症状轻微的肾小球肾炎综合征。我国儿科肾脏疾病科研协作组将有明确急性肾炎病史,血尿和(或)蛋白尿迁延达1年以上,或没有明确急性肾炎病史,但血尿和蛋白尿超过6个月,不伴肾功能不全或高血压的肾小球肾炎总称为迁延性肾炎。该组肾炎综合征,症状轻微,病程迁延。感染、劳累等情况下可使尿变化暂时加重,偶有轻度眼睑水肿,大多患者仅在普查时发现,其中可能包括某些慢性肾小球肾炎的早期。

【病因】

同急性肾小球肾炎。

【病理】

急性肾小球肾炎迁延病例,肾组织活检可见残余灶性肾小球系膜硬化,重者,肾小球部分呈完全纤维化,但病变稳定非进行性。隐匿起病者,儿童与成人不同,肾组织活检大多数肾脏病理变化轻微,可呈局灶性肾炎,单纯系膜增生性肾炎等。少数病例呈膜性或膜增生性肾小球肾炎等严重改变(>2%)。

【临床表现】

1. 急性肾小球肾炎迁延型 有急性肾炎病史。持续性镜下血尿和蛋白尿,或伴有发作性肉眼血尿,活动过多可使尿改变加重。水肿消退或仅在活动过多后出现眼睑水肿。无高血压。无肾功能不全。

2. 隐匿起病型 起病隐匿,偶然在常规尿检查或普查时发现。持续性或再发性轻度镜下血尿和蛋白尿。偶有肉眼血尿,感染、劳累等可使尿改变暂时加重。偶有晨间起床轻度眼睑水肿。无高血压及肾功能不全。

【实验室检查】

1. 血尿,多为微小血尿(尿沉渣红细胞6～20个/高倍视野)。

2. 蛋白尿,为轻度或中度蛋白尿,24小时尿蛋白定量多<50mg/kg。

3. 肾功能检查正常。

4. 血清补体正常。

【诊断与鉴别诊断】

除有急性肾炎病史的病例外,常偶然在尿普查中发现。诊断应排除暂时性蛋白尿或血尿及直立性蛋白尿后确定。前者经反复尿检查可作出鉴别。直立性蛋白尿与体位改变有关。必要时,做肾图、肾超声检查、静脉肾盂造影及膀胱镜检查以排除泌尿道和肾脏其他疾病。

特别要鉴别是属于良性情况如急性链球菌感染后肾炎的恢复期,或肾脏病理变化轻微的单纯性尿变化还是预后不良的进行性慢性肾炎的早期。后者持续不愈,病情逐渐加重。相继出现水肿、血压不稳、尿蛋白逐渐增加等。血清C3、尿沉渣及各项肾功能检查有助于鉴别。必要时,肾活检可以确定诊断。

【治疗】

1. 一般无需特殊药物治疗,且药物治疗效果往往不十分满意。

2. 急性肾炎的恢复期或良性的无症状性持续蛋白尿和(或)血尿患者应预防感染,避免过分劳累。

3. 中药治疗 可用健脾汤加减如茯苓10g、山药10g、女贞子10g、侧柏10g、旱莲草10g等。但长期的中药治疗需注意防止某些中药的肾毒性损害。

【预后】

大多数儿科迁延性肾小球肾炎预后良好。发展为进行性慢性肾小球肾炎者预后较差。

(易著文)

第四节 慢性肾小球肾炎

慢性肾小球肾炎(chronic glomerulonephritis,CGN)是由多种原因引起的,病情呈进行性但较缓慢的一组肾小球疾病。我国儿科肾脏病科研协作组将病程超过一年伴有不同程度的肾功能不全和(或)持续性高血压,预后较差的肾小球肾炎称之为慢性肾小球肾炎。本病儿科较少见,是慢性肾衰竭的最常见的原因。本病分为原发性、继发性和遗传性三类。本节只介绍原发性的。

【病因与发病机制】

慢性肾小球肾炎大多病因不明,可以从以下三种途径演变而来:①急性肾炎迁延不愈,病程超过一年以上者,临床上可认为已进入慢性肾炎期;②过去有急性肾炎史,临床症状已消失多年,被认为已经"痊愈",但炎症仍继续缓慢进行,经若干年后,临床症状又复出现,而成为慢性肾炎;③肾脏炎症从开始即为隐匿性,无明显急性肾炎表现,但炎症呈缓慢发展,经若干年后成为慢性肾炎。

慢性肾炎的发病机制与急性肾炎相似,也是一个自身免疫反应过程。大部分系免疫复合物疾病可由:①可溶性循环免疫复合物沉积于肾小球或肾小球原位抗原与抗体形成,通过"经典途径"激活补体引起组织损伤;②沉积于肾小球的细菌毒素、代谢产物等经"旁路系统"激活补体使 Ig、C3、C1q、备解素及 B_1 因子等沉积于肾小球内皮细胞、基膜、上皮细胞等引起一系列炎症反应而导致肾炎。

导致肾炎成为慢性的因素尚不清楚,一般认为可能与下列因素有关:①感染病灶长期存在或反复发作,致机体内长期有抗原刺激;②患者某些免疫缺陷不能识别自身组织,而产生自身免疫反应;③患者无能力产生强有力的抗体将抗原迅速清除,以致抗原持续存留于体内,形成分子量不大不小的免疫复合物,沉积于肾小球引起慢性炎症反应;④补体系统有某些缺陷,如 C3、C2、C1 合成不足的缺陷;⑤人类的白细胞抗原(HLA)系统的型别(如 HLA-A10、A2、BW3)被认为和肾炎易转变为慢性有一定关系。

【病理】

由于发病机制及疾病发展阶段的不同,慢性肾炎的病理变化出现多样性,较常见的有膜增殖性肾小球肾炎、局灶性节段性肾小球硬化、膜性肾小球肾炎、单纯系膜增殖性肾炎及内皮系膜增殖性肾炎。儿科以前三型常见,当病变继续发展导致肾组织严重破坏而形成"终末固缩肾"。

【临床表现】

原发性慢性肾炎的临床症状轻重不一,轻者可在缓解期无明显临床症状,重者出现慢性肾功能不全。起病多隐匿,但其临床发病多呈急性过程。起病时均有不同程度水肿,轻者仅见于颜面部、眼睑及组织疏松部(如阴部),重者则全身普遍性水肿,甚至出现浆膜腔积液(如腹水、胸腔积液等)。一部分患儿有高血压,可为持续性或间歇性,以舒张压升高为特点。症状典型时可有不同程度的肾功能不全,最早表现为肾小球滤过率下降和尿浓缩功能受损。早期尿量减少不明显,晚期多有尿量减少,但夜尿可增多,少数可出现遗尿症。其他非特异性表现可有苍白、乏力、头痛、头晕、食欲减退等。小儿可见发育迟缓。易并发感染、低蛋白血症和心功能不全。笔者曾报道18例小儿原发性慢性肾炎。以急性肾炎形式发作6例(33.3%),其中3例原有急性链球菌

感染后肾炎病史。以肾病综合征表现发病者3例(16.7%),发作时诱因为皮肤感染者8例,至肾炎发作时间3天~3周;上呼吸道感染4例,至肾炎发作为1~3天不等;诱因不明6例。肾功能不全18例,尿毒症7例,头痛9例,呕吐13例,尿量减少17例,夜尿增多12例,尿急、尿痛6例,遗尿3例,腰痛4例,鼻出血5例,消化道出血3例,面色苍白14例,水肿17例,高血压8例,心律不齐3例,腹水5例。

【实验室检查】

尿改变多以蛋白尿为主,尿蛋白+~++++,部分呈选择性蛋白尿,部分呈非选择性。血尿一般较轻,多数为镜下血尿,急性发作期血尿加重或出现肉眼血尿。尿沉渣中常有较多颗粒管型和透明管型,急性发作者可见细胞管型,晚期可见大颗粒管型和蜡样管型。

血检查多呈轻度以上的贫血,呈正色素、正细胞性。

肾功能检查有内生肌酐清除率、酚红排泄试验均降低,血清尿素氮、肌酐增高。可有代谢性酸中毒,血清钙、钠及氯可降低,血磷增高。血钾可增高、正常或降低。血沉增快。尿 FDP 多增高,血纤维蛋白原增高,血清补体可降低。血清白蛋白降低,胆固醇升高。

笔者报告的18例慢性肾炎,其中贫血18例(中度及以上16例),血尿9例,蛋白尿14例,脓尿5例,管型尿6例,18例尿比重均<1.016,低血钾7例,高血钾3例,低血钠5例,低血钙12例,高血磷7例,酸中毒11例,氮质血症15例,血肌酐升高6例,低蛋白血症15例,高胆固醇血症4例,低补体血症5例。7例尿浓缩功能明显降低。4例肾B超检查发现3例双肾明显缩小,4例放射性核素肾图检查均示双肾功能中度受限。1例腹部平片发现右肾有三颗黄豆大小结石。心电图示窦速2例,窦缓1例,室性期前收缩2例,Q-T 间期延长3例,ST-T 改变2例。

【诊断与鉴别诊断】

原发性慢性肾炎可根据以下4项作临床初步诊断:①尿变化包括不同程度的蛋白尿、血尿和管型尿。但疾病晚期上述尿改变反而"减轻"。②有不同程度的肾功能不全和(或)高血压。③病程较长,病情呈缓慢进行性发展。④已排除继发于全身性疾病和遗传性肾炎者。尽管小儿原发性慢性肾炎的诊断较困难,尤其是既往无肾炎史隐匿起病的患儿,我们认为对临床具有肾炎综合征和肾功能不全

表现者,结合以下临床特点:①慢性肾炎尿异常以蛋白尿或(和)血尿同时存在而以蛋白尿为主;②持续固定的低比重尿是肾功能不全的早期表现,且肾小管功能改变较肾小球功能异常更早提示肾功能不全的存在,因此注意监测尿比重,对诊断慢性肾炎有重要作用;③小儿夜尿增多或持续遗尿亦提示早期肾功能不全;④慢性贫血较重,且持续时间长,在临床排除营养和血液系统疾患后可考虑肾性贫血;⑤慢性肾炎多有肾脏缩小,但在急性发作时亦可见肾脏大小正常或略有增大;⑥低蛋白血症多见;⑦肾功能不全时低钾血症多见;⑧持续性低补体血症。排除了继发性和遗传性肾炎,应考虑慢性肾炎的可能。有条件者应及时行肾穿刺活检确定其病理类型。

一般慢性肾炎应与慢性肾盂肾炎相鉴别:后者女性多见,常有泌尿系感染史,多次尿沉渣发现白细胞明显增多,甚至有白细胞管型及尿细菌培养阳性有助鉴别。此外,慢性肾盂肾炎时,肾小管功能损害往往先于氮质血症出现,而尿蛋白较少且具有肾小管性蛋白尿的特征,一般不发生低蛋白血症;作静脉肾盂造影,可发现肾盏有瘢痕变形、杵状扩张或肾影两侧不对称;放射性核素肾图检查,双侧肾功能损害差异较大。

【治疗】

慢性肾炎目前尚无确切有效的特殊疗法,治疗原则为:去除已知病因,预防诱发因素,对症治疗和中西医结合的综合治疗。有条件的最好根据肾组织病理检查结果制订具体治疗方案。

1. 一般治疗　不必过分限制饮食,应避免剧烈运动,防止反复感染。有水肿、高血压或肾功能不全者应强调适当休息,且低盐饮食(1~3g/d)。血清尿素氮增高者予低蛋白饮食。治疗已知病因,慎用肾毒性抗生素及磺胺药。

2. 对症治疗　包括利尿消肿、纠正电解质紊乱及控制高血压等(详见各有关章节)。

3. 激素及免疫抑制剂　常规剂量的激素和免疫抑制剂治疗无效。但大剂量激素可加重高血压和肾功能不全,应特别注意。激素推荐方案如下:

(1) 高血压不明显者可用甲泼尼松龙冲击治疗。

(2) 肾病表现者:①甲泼尼松龙冲击疗法;②泼尼松长程治疗,剂量2mg/(kg·d),每天早晨8时顿服,持续4~8周后改隔日顿服,再4周后,再酌情减量至维持量0.5~1mg/kg,隔天顿服,总疗程2年以上。

(3) 膜增生性肾炎:长期泼尼松治疗,1.5~2mg/kg,隔天早晨顿服,持续1~2年以后减量至0.5~1mg/kg,隔天顿服,酌情加用一些免疫抑制剂,经数年的持续治疗,可取得病理组织上的进步。

4. 抗凝疗法　见急进性肾小球肾炎。

5. 中药治疗　小儿慢性肾炎辨证论治与肾病基本相似,常有虚寒血瘀之证。治疗原则为辨证论治,随证加减,有效不更方,间歇用药数月至数年。有肾功能不全者,先活血化瘀,健脾利湿,补肾或温肾药或与清热解毒药合用,持续用药2年以上。具体参照下列方剂选用:

(1) 脾虚湿重型:治宜健脾利湿,方用参苓白术散加减。

(2) 脾肾阳虚型:治宜温阳利水,方用真武汤加减。

(3) 肝肾阴虚型:治宜滋阴凉血,方用知柏地黄汤加小蓟、白茅根、旱莲草。

(4) 阴虚阳亢型:治宜滋阴潜阳,方用天麻钩藤饮加减。

(5) 血瘀型:治宜活血化瘀,方用桃红四物汤合六味地黄丸。

其他中药制剂亦可选用:①川芎红花注射液:每毫升含生药川芎0.5g和红花0.3g。剂量0.5ml/kg,加入10%葡萄糖溶液中静滴,每天一次,疗程1~2个月。②雷公藤多苷:1mg/(kg·d),分2~3次口服,疗程2~3个月。

【预后】

小儿慢性肾炎预后较成人好。多数病例病程迁延数年至数十年。可间断有长短不等的临床症状缓解期,只留有不同程度的尿变化,偶尔尿检正常。但多数病例肾组织病理变化不好转,呈缓慢进展。膜增生性肾炎约50%患儿在起病11年内进入终末期肾炎。局灶性节段性硬化由于肾小球呈进行性硬化,平均起病6年左右发生肾功能不全。慢性肾炎病情轻重差异较大,部分较轻病例可自行缓解,部分病例对长程激素治疗极敏感,预后较好。持续性肾病综合征者,往往较早出现肾功能不全,持续性肾功能不全或持续性高血压者预后差。我们曾对18例慢性肾炎随访调查,死亡7例,死亡时病程最短2个月,最长7年。2例随访追踪8年和11年,仍处于缓解期。

(易著文)

第五节 原发性肾病综合征

小儿肾病综合征(nephrotic syndrome,NS)是一组由多种原因引起的肾小球基底膜通透性增加,导致血浆内大量蛋白质从尿中丢失的临床综合征。临床有以下四大特点:①大量蛋白尿;②低白蛋白血症;③高脂血症;④明显水肿。以上第①、②两项为必备条件。

NS在小儿肾脏疾病中发病率仅次于急性肾炎。NS按病因可分为原发性、继发性和先天遗传性三种类型。本节主要叙述原发性肾病综合征(primary nephrotic syndrome,PNS)。PNS约占小儿时期NS总数的90%,是儿童常见的肾小球疾病。国外报道儿童NS年发病率约(2~4)/10万,患病率为16/10万,我国部分省、市医院住院患儿统计资料显示,PNS占儿科住院泌尿系疾病患儿的21%~31%。男女比例约为3.7:1。发病年龄多为学龄前儿童,3~5岁为发病高峰。

【病因及发病机制】

PNS肾脏损害使肾小球通透性增加导致蛋白尿,而低蛋白血症、水肿和高胆固醇血症是继发的病理生理改变。

PNS的病因及发病机制目前尚不明确。但近年来的研究已证实下列事实:①肾小球毛细血管壁结构或电化学的改变可导致蛋白尿。实验动物模型及人类肾病的研究看到微小病变时肾小球滤过膜多阴离子的丢失,致静电屏障破坏,使大量带阴电荷的中分子血浆白蛋白滤出,形成高选择性蛋白尿。而分子滤过屏障的损伤,则尿中丢失大中分子量的多种蛋白,而形成低选择性蛋白尿。②非微小病变型肾内常见免疫球蛋白和(或)补体成分沉积,局部免疫病理过程可损伤滤过膜的正常屏障作用而发生蛋白尿。③微小病变型肾小球未见以上沉积,其滤过膜静电屏障损伤原因可能与细胞免疫失调有关。肾病患者外周血淋巴细胞培养上清液经尾静脉注射可致小鼠发生大量蛋白尿和肾病综合征的病理改变,表明T淋巴细胞异常参与本病的发病。

近年来研究发现,NS的发病具有遗传基础。国内报道糖皮质激素敏感NS患者以HLA-A$_1$、B$_8$、DR$_3$、DR$_7$、DRW$_{52}$出现的频率明显增高,而儿童HLA-DR$_7$抗原频率高达38%,频复发NS患儿则与HLA-DR$_9$相关。另外,NS还有家族性表现,且绝大多数是同胞患病。在流行病学调查发现,黑色人种患NS症状表现重,对激素反应差。提示NS发病与人种及环境有关。

自1998年以来,对足细胞及裂孔隔膜的认识从超微结构跃升到细胞分子水平,研究认识了"足细胞分子"nephrin、CD2-AP、podocin、α-actinin-4等,并证实这些分子是肾病综合征发生蛋白尿的关键分子。近年来,肾脏病学领域的一个突破性进展为遗传性肾病综合征(genetic nephrotic syndrome)相关基因的发现,目前约有18个与遗传性肾病综合征有关的基因已经被克隆、定位,这些基因的编码蛋白大多为肾小球裂孔隔膜蛋白分子(如NPHS1、NPHS2、KIR-REL)或者足细胞分子(podocyte molecules,如ACTN4、CD2AP、TRCP6);一些基因编码的蛋白为肾小球基底膜结构分子(如LAMB2、ITGB4);还有一些基因编码蛋白是与正常足细胞功能和发育所必需的转录因子或酶(如WT1、LMX1B、PLCE1、GLA);另一些基因编码产物为溶酶体(SCARB2)、线粒体(COQ2、PDSS2、MTTL1)蛋白或DNA核小体重组调节子(SMARCAL1)。明确这些不同基因突变所致遗传性肾病综合征的新近研究进展有助于根据不同致病基因作出遗传性肾病综合征的诊断以及进一步的分子分型,从而在临床工作中作出正确诊断和制订有针对性的治疗方案。

【病理生理】

(一) 蛋白尿

蛋白尿(proteinuria)是NS最根本的变化。正常儿童尿中仅含有少量蛋白,通常不超过100mg/d,肾小球滤过屏障复杂的解剖和静电特性阻碍血浆蛋白从肾小球毛细血管腔排出。蛋白尿的形成是肾小球毛细血管滤过屏障性质改变的结果。肾小球基膜上存在有功能性的"孔",肾小球毛细血管壁不是自由通透的膜,它限制分子通过有分子大小和静电两种特点,分子半径小于2nm可以自由通过;半径在2~4nm的随着分子的增大,限制性增加;大于4.2nm的分子不能通过。肾小球滤过膜表面的阴电荷被认为在防止血浆蛋白及另外一些分子从肾小球毛细血管进入尿中起重要作用。现已清楚认识到,肾小球滤过膜表面阴电荷的减少被认为是产生肾小球通透性增加和蛋白尿的原发因素。而"足细胞分子"的变化则是发生蛋白尿的本质。

（二）低白蛋白血症

低白蛋白血症（hypoalbuminemia）是 NS 的临床、实验室特征。主要原因是尿中丢失白蛋白，但另外一些因素如肝脏白蛋白的合成速度和白蛋白的分解代谢率的改变也决定了血浆白蛋白失衡。饮食中蛋白质摄入不适当，必需氨基酸不足会影响肝脏蛋白合成。此外，大部分滤过的白蛋白经肾小管重吸收并被分解成氨基酸，也助于形成低白蛋白血症。通常来说，血清白蛋白和蛋白尿的严重性呈相反关系。但除了尿蛋白排泄外，临床具有相似程度的尿蛋白常常有不同程度的低白蛋白浓度，提示另外一些因素影响着白蛋白代谢平衡。

（三）水肿

水肿（edema）是肾病综合征的主要临床表现。水肿的形成是由于：①低白蛋白血症降低血浆胶体渗透压，使有效血循环量减少。血管收缩和肾素-血管紧张素-醛固酮系统激活，导致水、钠潴留，并延长肾病的水肿期。但事实上却有许多矛盾的发现，测定血容量有的减少，有的正常，甚至一些病人是增加的，血浆肾素活性并没有普遍升高。②低白蛋白血症当血浆白蛋白低于 25g/L 时，液体将在间质区潴留，低于 15g/L 时可有腹水或胸水形成。③低血容量使交感神经兴奋，近端肾小管对 Na^+ 吸收增加。④有推测钠潴留的引起是肾内钠处理机制的缺陷，但其性质和肾内确切的定位还不完全清楚。⑤血浆抗利尿激素升高。

（四）高脂血症和高脂蛋白血症

高脂血症（hyperlipemia）是 NS 的实验室特征，血浆胆固醇、三酰甘油、磷脂和脂肪酸浓度增高。NS 也可见脂蛋白代谢的异常，血清高密度脂蛋白（HDL）多正常，但低密度脂蛋白（LDL）和极低密度脂蛋白（VLDL）增高。高胆固醇血症和高三酰甘油血症的严重性与低蛋白血症和蛋白尿的严重性密切相关。另外一些影响因素决定高脂血症程度的有患儿的年龄、饮食、肾功能不全的存在和糖皮质激素的使用。血浆脂类和脂蛋白异常是由于低蛋白血症使肝脏脂质、脂蛋白和部分 VLDL 合成增加。没有缓解的 NS 病人，高脂血症可能决定着病人的预后。其中 TC、LDL-ch 和 Lp（α）不仅是致血管损伤的高危因素，也是致肾小球硬化的主要成分。增高的 LDL-ch 可通过系膜细胞表面 LDL 受体介导进入系膜细胞内，释放游离胆固醇，刺激系膜细胞增生和基质增多，加速肾病进展。对难治性肾病患儿载脂蛋白 E 基因多态性的研究，发现 apo E 基因多态性可能在肾病患儿脂质代谢紊乱和肾小球硬化中起一定作用。

（五）其他

患儿体液免疫功能降低与血清 IgG 和补体系统 B、D 因子从尿中大量丢失有关，也与 T 淋巴细胞抑制 B 淋巴细胞 IgG 合成转换有关。抗凝血酶Ⅲ丢失，而Ⅳ、Ⅴ、Ⅶ因子和纤维蛋白原增多，使患儿处于高凝状态。由于钙结合蛋白降低，血清结合钙可以降低；当 25-（OH）D_3 结合蛋白同时降低时，使游离钙也降低。另一些结合蛋白降低，可使结合型甲状腺素（T_3、T_4）、血清铁、锌和铜等微量元素降低；转铁蛋白减少则可发生低色素小细胞性贫血。

【病理】

PNS 可见于各种病理类型。根据国际儿童肾脏病研究组（1979）对 521 例小儿原发性肾病综合征的病理观察有以下类型：微小病变（76.4%）局灶性节段性肾小球硬化（6.9%），膜性增生性肾小球肾炎（7.5%），单纯系膜增生（2.3%），增生性肾小球肾炎（2.3%），局灶性球性硬化（1.7%），膜性肾病（1.5%），其他（1.4%）。由此可见，儿童 NS 最主要的病理变化是微小病变型占大多数。微小病变型的主要病理改变如下：

光镜下观察不到肾小球的明显病变，或仅有轻微病变。肾小球毛细血管基膜正常。有时伴有系膜细胞和系膜基质的极轻度的节段性增生。病程较长者常表现出轻重不等的系膜细胞和系膜基质的增生，甚至出现个别的肾小球硬化。可见上皮细胞肿胀，病变极为轻微。由于大量蛋白尿，于肾小管管腔内可见多数蛋白管型。肾小管上皮细胞对尿中蛋白及脂质进行回吸收，可致肾小管上皮细胞发生小滴状玻璃样变性及脂肪变性，严重时全部肾小管发生脂肪变性。病程较长者可见灶状肾小管萎缩及灶状肾间质纤维化。

电镜观察可见肾小球脏层上皮细胞肿胀，胞质内可见空泡及吸收性蛋白滴沉积，其足突广泛融合变平及假绒毛变性。无电子致密物沉积。

荧光显微镜观察绝大多数未见到任何免疫球蛋白或补体成分在肾小球内沉积。有时在系膜区和肾小球血管极处有少量 IgM 沉积，并有 IgE 沉积的报告。

【临床表现】

水肿最常见，开始见于眼睑，以后逐渐遍及全身。未治疗或时间长的病例可有腹水或胸腔积液。一般起病隐匿，常无明显诱因。大约30%有病毒感染或细菌感染发病史，上呼吸道感染也可导致微小病变型 NS 复发。70% 肾病复发与病毒感染有关。尿量减少,颜色变深,无并发症的病人无肉眼血尿,而短暂的镜下血尿可见于大约 15% 的病人。大多数血压正常,但轻度高血压也见于约 15% 的病人,严重的高血压通常不支持微小病变型 NS 的诊断。由于血容量减少而出现短暂的肌酐清除率下降约占 30%,一般肾功能正常,急性肾衰竭少见。部分病例晚期可有肾小管功能障碍,出现低血磷性佝偻病、肾性糖尿、氨基酸尿和酸中毒等。

【并发症】

(一) 感染

肾病患儿极易罹患各种感染。常见的感染有呼吸道、皮肤、泌尿道等处的感染和原发性腹膜炎等,其中尤以上呼吸道感染最多见,占 50% 以上。呼吸道感染中病毒感染常见。结核分枝杆菌感染亦应引起重视。另外,肾病患儿的医院感染不容忽视,以呼吸道感染和泌尿道感染最多见,致病菌以条件致病菌为主。

(二) 电解质紊乱和低血容量

常见的电解质紊乱有低钠、低钾、低钙血症。患儿可因不恰当长期禁盐或长期食用不含钠的食盐代用品,过多使用利尿剂,以及感染、呕吐、腹泻等因素均可致低钠血症。在上述诱因下可出现厌食、乏力、懒言、嗜睡、血压下降甚至出现休克、抽搐等。另外,由于低蛋白血症,血浆胶体渗透压下降、显著水肿而常有血容量不足,尤其在各种诱因引起低钠血症时易出现低血容量性休克。

(三) 血栓形成和栓塞

NS 高凝状态易致各种动、静脉血栓形成(thrombogenesis)。①肾静脉血栓形成常见,表现为突发腰痛、出现血尿或血尿加重、少尿甚至发生肾衰竭。②下肢深静脉血栓形成,两侧肢体水肿程度差别固定,不随体位改变而变化。③皮肤血管血栓形成,表现皮肤突发紫斑并迅速扩大。④阴囊水肿呈紫色。⑤顽固性腹水。⑥下肢动脉血栓形成,出现下肢疼痛伴足背动脉搏动消失等症状体征。股动脉血栓形成是小儿 NS 并发的急症状态之一,如不及时溶栓治疗可导致肢端坏死而需截肢。⑦肺栓塞(pulmonary embolism)时可出现不明原因的咳嗽、咯血或呼吸困难而无明显肺部阳性体征,其半数可无临床症状。⑧脑栓塞(cerebral embolism)时出现突发的偏瘫、面瘫、失语或神志改变等神经系统症状,在排除高血压脑病、颅内感染性疾病时要考虑颅内血管栓塞。血栓缓慢形成者其临床症状多不明显。

血栓形成的原因主要是 NS 时存在高凝状态(hypercoagulability),由于:①肝脏合成凝血因子增多,形成高纤维蛋白原血症,Ⅱ、Ⅴ、Ⅶ、Ⅷ、Ⅹ 因子增加;②血浆抗凝血物质浓度降低,特别是尿中丢失抗凝血酶Ⅲ过多;③血小板数量增多,黏附性和聚集率增加;④高脂血症时血流缓慢,血液黏稠度增高;⑤感染或血管壁损伤激活内源性凝血系统;⑥过多应用强有力的利尿剂使血容量减少、血液浓缩;⑦长期大剂量激素应用可促进高凝状态等。

(四) 急性肾衰竭

5% 微小病变型肾病可并发急性肾衰竭(acute renal failure)。当 NS 临床上出现急性肾衰竭时,要考虑以下原因:①急性间质性肾炎(acute interstitial nephritis),可由使用合成青霉素、呋塞米、非类固醇消炎药引起。临床除肾功能减退外,常有发热、皮疹、血中嗜酸性粒细胞和 IgE 增高,尿中亦可见嗜酸性粒细胞。②严重肾间质水肿或大量蛋白管型致肾内梗阻。③在原病理基础上并发大量新月体形成。④血容量减少致肾前性氮质血症或合并肾静脉血栓形成。

(五) 肾小管功能障碍

NS 时除了原有肾小球的基础病可引起肾小管功能损害外,由于大量尿蛋白的重吸收,可导致肾小管,主要是近曲小管功能损害。临床上可见肾性糖尿或氨基酸尿,严重者可呈 Fanconi 综合征。

(六) 生长延迟

肾病患儿的生长延迟多见于频繁复发和接受长期大剂量糖皮质激素治疗的病例。但其发生机制错综复杂,不仅由蛋白质营养不良或(和)糖皮质激素对 GIF/GH 轴的影响所致,而且存在 GH 和 IGF 基因表达受损。另外,肾病本身也是生长障碍发生的重要因素,由于继发性营养不良和肾病本身所致肝脏和肾脏生长激素受体 GHR 表达下降可引发生长激素抵抗。糖皮质激素治疗后生长激素抵抗加重是其生长障碍加剧的重要因素。研究还提示胰岛素水平和效应下降,甲状腺激素减低、促性腺激素减少等也可能是肾病时引发生长障碍的机制之一。

【辅助检查】

(一) 尿液分析

①尿常规检查尿蛋白定性多在 3+以上,大约有 15% 有短暂的镜下血尿,大多数可见到透明管型、颗粒管型和卵圆脂肪小体。②尿蛋白定量:24 小时尿蛋白定量检查 >50mg/(kg·d) 为肾病范围的蛋白尿。尿蛋白/尿肌酐(mg/mg),正常儿童上限为 0.2,肾病范围的蛋白尿 ≥2.0。

（二）血清蛋白、胆固醇和肾功能测定

血清清蛋白浓度为 25g/L（或更少）可诊断为 NS 的低白蛋白血症。由于肝脏合成增加，α_2、β 球蛋白浓度增高，IgG 减低，IgM、IgE 增加。胆固醇 >5.7mmol/L 和三酰甘油升高，LDL 和 VLDL 增高，HDL 多正常。BUN、Cr 可升高，晚期患儿可有肾小管功能损害。

（三）血清补体测定

微小病变型 NS 血清补体水平正常，降低可见于系膜毛细血管性肾小球肾炎、狼疮性肾炎、链球菌感染后肾小球肾炎及部分脂肪代谢障碍患者。

（四）感染依据的检查

对新诊断病例应进行血清学检查寻找链球菌感染的证据及其他病原学的检查，如乙肝病毒感染等。

（五）系统性疾病的血清学检查

对新诊断的肾病病人需检测抗核抗体（ANA）、抗-dsDNA 抗体、Smith 抗体等。对具有血尿、补体减少并有临床表现的病人尤其重要。

（六）高凝状态和血栓形成的检查

大多数原发性肾病患儿都存在不同程度的高凝状态，血小板增多，血小板聚集率增加，血浆纤维蛋白原增加，D-二聚体增加，尿纤维蛋白裂解产物（FDP）增高。对疑似及血栓形成者可行彩色多普勒 B 型超声检查以明确诊断，有条件者可行数字减影血管造影（DSA）。

（七）经皮肾穿刺组织病理学检查

大多数儿童 NS 不需要进行诊断性肾活检。NS 肾活检指征：①对糖皮质激素治疗耐药、频繁复发者；②对临床或实验室证据支持肾炎性肾病、慢性肾小球肾炎者。

【诊断与鉴别诊断】

临床上根据血尿、高血压、氮质血症、低补体血症的有无将原发性肾病综合征分为单纯性和肾炎性（见第七章）。

PNS 还需与继发于全身性疾病的肾病综合征鉴别。儿科临床上部分非典型的链球菌感染后肾炎、系统性红斑狼疮性肾炎、紫癜性肾炎、乙型肝炎病毒相关性肾炎及药源性肾炎等均可有 NS 样表现。临床上须排除继发性 NS 后方可诊断 PNS。

有条件的医疗单位应开展肾活体组织检查以确定病理诊断。

【治疗】

（一）一般治疗

①休息：水肿显著或大量蛋白尿，或严重高血压者均需卧床休息。病情缓解后逐渐增加活动量。在校儿童肾病活动期应休学。②饮食：显著水肿和严重高血压时应短期限制水钠摄入，病情缓解后不必继续限盐。活动期病例供盐 1～2g/d。蛋白质摄入 1.5～2g/(kg·d)，以高生物价的动物蛋白（乳、鱼、蛋、禽、牛肉等）为宜。在应用激素过程中食欲增加者应控制食量，足量激素时每天应给予维生素 D 400U 及钙 800～1200mg。③防治感染。④利尿：对激素耐药或使用激素之前，水肿较重伴尿少者可配合使用利尿剂，但需密切观察出入水量、体重变化及电解质紊乱。⑤对家属的教育：应使父母及患儿很好地了解肾病的有关知识，并且应该教给用试纸检验尿蛋白的方法。⑥心理治疗：肾病患儿多具有内向、情绪不稳定性或神经质个性倾向，出现明显的焦急、抑郁、恐惧等心理障碍，应配合相应心理治疗。

（二）激素敏感型 NS 的治疗

参照中华医学会儿科学分会肾脏病学组制定的激素敏感、复发/依赖肾病综合征诊治循证指南（试行）：

初发 NS 的治疗：激素治疗可分以下两个阶段：

（1）诱导缓解阶段：足量泼尼松（或泼尼松龙）60mg/(m²·d) 或 2mg/(kg·d)（按身高的标准体重计算），最大剂量 80mg/d，先分次口服，尿蛋白转阴后改为每晨顿服，疗程 6 周。

（2）巩固维持阶段：隔天晨顿服 1.5mg 或 40mg/m²（最大剂量 60mg/d），共 6 周，然后逐渐减量。但要注意的是在诱导缓解阶段足量泼尼松是 2mg/(kg·d)，这里进入巩固维持阶段是隔天晨顿服 1.5mg，一下子就把泼尼松剂量每 2 天总量减少了 5/8，是否对维持缓解有力，尚缺乏临床证据。根据全国儿肾学组 2000 年 11 月珠海会议制订的原发性肾病综合征的治疗方案，巩固维持阶段以泼尼松原足量 2 天量的 2/3 量，隔天晨顿服 4 周，如尿蛋白持续阴性，然后每 2～4 周减量 2.5～5mg 维持，至 0.5～1mg/kg 时维持 3 个月，以后每 2 周减量 2.5～5mg 至停药。此方案仍然是可行的。

激素治疗的副作用：长期超生理剂量使用糖皮质激素可见以下副作用：①代谢紊乱：可出现明显库欣貌、肌肉萎缩无力、伤口愈合不良、蛋白质营养不良、高血糖、尿糖、水钠潴留、高血压、尿中失钾、高尿钙、骨质疏松。②消化性溃疡和精神欣快感、兴奋、失眠甚至呈精神病、癫痫发作等；还可发生白内障、无菌性股骨头坏死、高凝状态、生长停滞等。③易发生感染或诱发结核灶的活动。④急性肾上腺皮质功能不全、戒断综合征。

（三）非频复发 NS 的治疗

1. 积极寻找复发诱因，积极控制感染，少数患儿控制感染后可自发缓解。

2. 激素治疗

（1）重新诱导缓解：足量泼尼松（或泼尼松龙）每天分次或晨顿服，直至尿蛋白连续转阴 3 天后改 $40mg/m^2$ 或 $1.5mg/(kg \cdot d)$ 隔天晨顿服 4 周，然后用 4 周以上的时间逐渐减量。

（2）在感染时增加激素维持量：患儿在巩固维持阶段患上呼吸道感染时改隔天口服激素治疗为同剂量每天口服，可降低复发率。

（四）FRNS/SDNS 的治疗

1. 激素的使用

（1）拖尾疗法：同上诱导缓解后泼尼松每 4 周减量 0.25mg/kg，给予能维持缓解的最小有效激素量（0.5~0.25mg/kg），隔天口服，连用 9~18 个月。

（2）在感染时增加激素维持量：患儿在隔天口服泼尼松 0.5mg/kg 时出现上呼吸道感染时改隔天口服激素治疗为同剂量每天口服，连用 7 天，可降低 2 年后的复发率。

（3）改善肾上腺皮质功能：因肾上腺皮质功能减退患儿复发率显著增高，对这部分患儿可用促肾上腺皮质激素（ACTH）静滴来预防复发。对 SDNS 患儿可予 ACTH $0.4U/(kg \cdot d)$（总量不超过 25U）静滴 3~5 天，然后激素减量。每次激素减量均按上述处理，直至停激素。

（4）更换激素种类：对泼尼松疗效较差的病例，可换用其他糖皮质激素制剂，如：去氟可特（deflazacort）、甲泼尼龙（methylprednisolone）、地塞米松（dexamethasone）、阿赛松（triamcinolone，曲安西龙）、康宁克通 A（kenacort A）等。

2. 免疫抑制剂治疗

（1）环磷酰胺（CTX）：剂量：$2~3mg/(kg \cdot d)$ 分次口服 8 周，或 $8~12mg/(kg \cdot d)$ 静脉冲击疗法，每 2 周连用 2 天，总剂量≤200mg/kg，或每月 1 次静注，$500mg/(m^2 \cdot 次)$，共 6 次。

不良反应：白细胞减少、秃发、肝功能损害、出血性膀胱炎等，少数可发生肺纤维化。最令人瞩目的是其远期性腺损害。病情需要者可小剂量、短疗程，间断用药，避免青春期前和青春期用药。

（2）环孢素 A（CsA）：剂量：$3~7mg/(kg \cdot d)$ 或 $100~150mg/(m^2 \cdot d)$，调整剂量使血药谷浓度维持在 80~120ng/ml，疗程 1~2 年。在使用 CsA 前检查 CD4 与 CD8，如 CD4 增高选择 CsA 将会获得更理想的治疗效果。

注意事项：因本药可致肾间质小管的损伤，用药期间需监测药物浓度肾功能（包括肾小管功能）。当肾功能迅速下降、血肌酐增加与尿蛋白减少相分离、接受 CsA 治疗 2 年以上时应考虑肾活检以及时发现肾毒性的组织学依据。

（3）霉酚酸酯（MMF）：剂量：$20~30mg/(kg \cdot d)$ 或 $800~1200mg/m^2$，分两次口服（最大剂量 1g，每天 2 次），疗程 12~24 个月。

注意事项：MMF 毒副反应主要有胃肠道反应和感染；少数患者出现潜在的血液系统骨髓抑制，如：贫血、白细胞减少、肝脏损害。

（4）他克莫司（FKS06）：剂量：$0.10~0.15mg/(kg \cdot d)$，维持血药浓度 5~10mg/L，疗程 12~24 个月。注意事项同 CsA。

（5）利妥昔布（rituximab，RTX）：剂量：$375mg/(m^2 \cdot 次)$，每周 1 次，用 1~4 次。对上述治疗无反应、副作用严重的 SDNS 患儿，RTX 能有效地诱导完全缓解，减少复发次数，能完全清除 CDl9 细胞 6 个月或更长，与其他免疫抑制剂合用有更好的疗效。

（6）长春新碱（VCR）：剂量：$1mg/m^2$，每周 1 次，连用 4 周，然后 $1.5mg/m^2$，每月 1 次，连用 4 个月。能诱导 80% SDNS 缓解，对部分使用 CTX 后仍 FRNS 的患儿可减少复发次数。

3. 免疫调节剂左旋咪唑　一般作为激素辅助治疗，适用于常伴感染的 FRNS 和 SDNS。剂量：2.5mg/kg，隔天服用 12~24 个月。左旋咪唑在治疗期间和治疗后均可降低复发率，减少激素用量，在某些患儿可诱导长期缓解。

不良反应：可有胃肠不适、流感样症状、皮疹、中性粒细胞下降，停药即可恢复。

（五）SRNS 的治疗

1. 在缺乏肾脏病理检查的情况下，国内外学者将环磷酰胺（CTX）作为 SRNS 的首选治疗药物。中华医学会儿科学分会肾脏病学组制定的激素耐药肾病综合征诊治循证指南推荐采用激素序贯疗法：泼尼松 $2mg/(kg \cdot d)$ 治疗 4 周后尿蛋白仍阳性时，可考虑以大剂量甲泼尼龙（MP）$15~30mg/(kg \cdot d)$，每天 1 次,连用 3 天为 1 疗程,最大剂量不超过 1g。冲击治疗 1 个疗程后如果尿蛋白转阴,泼尼松按激素敏感方案减量;如尿蛋白仍阳性者,应加用免疫抑制剂,同时隔天晨顿服泼尼松 2mg/kg,随后每 2～4 周减 5～10mg,随后以一较小剂量长期隔天顿服维持,少数可停用。

注意事项:建议 MP 治疗时进行心电监护。下列情况慎用 MP 治疗:①伴活动性感染;②高血压;③有胃肠道溃疡或活动性出血者。

2. 根据不同病理类型的治疗方案　SRNS 儿童常见病理类型:以非微小病变为主,包括局灶节段性肾小球硬化(FSGS)、系膜增生性肾小球肾炎(MsPGN)、膜增生性肾小球肾炎(MPGN)、膜性肾病(MN)。微小病变(MCD)初治时只有少部分患儿出现激素耐药。免疫荧光以 IgM 或 Clq 沉积为主的肾病患儿常出现激素耐药。

(1) 病理类型为微小病变型:①CTX:为首选药物,静脉 CTX 冲击的完全缓解率较口服 CTX 效果更佳;②环孢素(CsA);③雷公藤多苷(TW):剂量为 1mg/(kg·d),分次口服,最大剂量≤60mg,总疗程 3～6 个月。TG 对性腺的抑制作用应引起警惕,尤其对于正处在青春期的儿童及青少年。其他的毒副反应还有肝功能受损、骨髓抑制、胃肠道反应等。

(2) 病理类型为 FSGS:①CsA:为首选药物,至少应用 3 个月,在蛋白尿完全缓解后,CsA 应逐渐减量,总疗程 1～2 年;②他克莫司(TAC);③激素联合 CTX 治疗:大剂量 MP 冲击 1～3 个疗程后,序贯泼尼松口服联合 CTX 静脉治疗,疗程 6 个月～1 年;④其他:尚可以长春新碱(VCR)冲击、利妥昔单抗(rituximab)静脉滴注和吗替麦考酚酯(MMF)口服等治疗。

(3) 病理类型为 MsPGN:可参考选用静脉 CTX 冲击、CsA、TAC、TG 等治疗。

(4) 病理类型为 MPGN:可选用大剂量 MP 冲击序贯泼尼松和 CTX 冲击,也可以考虑选用其他免疫抑制剂如 CsA、TAC 或 MMF。

(5) 病理类型为 MN:儿童原发性膜性肾病很少。成人 MN 治疗建议首选 ACEI(或)ARB 类药物,若大量蛋白尿、肾功能不断恶化或经上述治疗无明显好转,可选用 CsA 和低剂量泼尼松治疗,至少 6 个月,或咪唑立宾(MZR)或 TAC 治疗。

3. 重视辅助治疗　ACEI 和(或)ARB 是重要的辅助治疗药物,不仅可以控制高血压,而且可以降低蛋白尿和维持肾功能;有高凝状态或静脉血栓形成的患者应尽早使用抗凝药物如普通肝素或低分子肝素;有高脂血症存在可考虑使用降脂药物如他汀类药物;有肾小管与间质病变的患儿可加用冬虫夏草制剂,其作用能改善肾功能,减轻毒性物质对肾脏的损害,同时可以降低血液中的胆固醇和甘油三酯,减轻动脉粥样硬化;伴有肾功能不全可应用大黄制剂。

(六) 抗凝及纤溶药物疗法

由于肾病往往存在高凝状态和纤溶障碍,易并发血栓形成,需加用抗凝和溶栓治疗。

1. 肝素钠　1mg/(kg·d),加入 10% 葡萄糖液 50～100ml 中静脉点滴,每天 1 次,2～4 周为一疗程。亦可选用低分子肝素。病情好转后改口服抗凝药维持治疗。

2. 尿激酶　有直接激活纤溶酶溶解血栓的作用。一般剂量 3 万～6 万 U/d,加入 10% 葡萄糖液 100～200ml 中,静脉滴注,1～2 周为一疗程。

3. 口服抗凝药　双嘧达莫,5～10mg/(kg·d),分 3 次饭后服,6 个月为一疗程。

(七) 血管紧张素转换酶抑制剂(ACEI)治疗

对改善肾小球局部血流动力学、减少尿蛋白、延缓肾小球硬化有良好作用。尤其适用于伴有高血压的 NS。常用制剂有卡托普利(captopril)、依那普利(enalapril)、福辛普利(fosinopril)等。

(八) 中医药治疗

NS 属中医"水肿"、"阴水"、"虚劳"的范畴。可根据辨证施治原则立方治疗。

【预后】

肾病综合征的预后转归与其病理变化关系密切。微小病变型预后最好,灶性肾小球硬化和系膜毛细血管性肾小球肾炎预后最差。微小病变型 90%～95% 的患儿对首次应用糖皮质激素有效。其中 85% 可有复发,复发在第一年比以后更常见。如果一个小儿 3～4 年还没有复发,其后有 95% 的机会不复发。微小病变型发展成尿毒症者极少,绝大多数死于感染或激素严重副作用等。对于 SRNS 经久不愈者应尽可能检查有否相关基因突变,以避免长期无效的药物治疗。

(易著文)

第六节 微小病变型肾病

微小病变型肾病(minimal change disease,MCD)是原发性肾病综合征常见的病理组织类型。其组织学特点为光镜下肾小球形态基本正常,电子显微镜下肾小球上皮细胞足突融合,临床上具备肾病综合征的四大特征(高度水肿、大量蛋白尿、低白蛋白血症和高脂血症),一般不伴血尿、高血压、氮质血症和低补体血症。对肾上腺皮质激素治疗敏感。

该病的发病率由于各作者统计的年龄和患儿来源不同而不同。一般报道儿童约为 18/10 万,成人为 3/10 万,儿童的发病率明显高于成人。儿科新患者年发生率为(2~7)/10 万。国际小儿肾脏病研究组(ISKDC)报道小儿肾病综合征中 77% 为微小病变型。该病多发生于学龄前儿童,2~5 岁为发病高峰,平均诊断年龄为 2.5 岁。小儿时期男:女约为 2~2.5:1,青少年和成人则性别差异不明显。

【病因及发病机制】

早在 1913 年,Munk 首次对该病进行了较为系统的观察,发现该病患儿血浆脂类明显升高,肾小管细胞含脂肪颗粒,同时在光镜下,肾小球和肾小管无其他病理变化,因此认为该病可能和脂肪代谢障碍有关,故称此疾病为类脂性肾病,但现已明确脂类的变化是继发的。

微小病变型肾病的病因及发病机制目前尚不明确,部分患者的发病可能与感染及变态反应等因素有关。故 MCD 被认为是一种与免疫反应有关的疾病。甚至有学者认为 IgE 的沉积可能是肾小球基底膜通透性增高的原因。

目前越来越多的研究资料表明与下列因素有关:

1. T 细胞功能紊乱 ①部分 MCD 患者有多种淋巴因子活性增强的表现,如患者白细胞移动抑制试验阳性率升高等;②某些能暂时抑制细胞介导的超敏反应的病毒感染,如麻疹,有时能诱导疾病缓解;③一些继发的 MCD,如霍奇金淋巴瘤,其 T 细胞功能异常;④一些非甾体类药物引起的 MCD,间质中可发现有 T 细胞浸润;⑤在大细胞淋巴瘤并发 MCD 病例,发现肿瘤细胞分泌了细胞因子,从而导致上皮细胞的损害。以上 5 点支持 T 细胞功能紊乱与疾病的发生有关。

2. 肾小球滤过膜多阴离子的丢失 肾小球滤过膜结构或电化学的改变可导致发生蛋白尿,已知肾小球基底膜上有以硫酸乙酰肝素为主的氨基多糖,上皮细胞表面有涎酸,它们构成了滤过膜上的多阴离子,由于结构和电荷的分布,肾小球滤过膜对毛细血管内物质的滤过起到分子滤过屏障和静电屏障两种作用。实验动物模型及人类肾病的研究看到 MCD 时肾小球滤过膜多阴离子的丢失,致静电屏障破坏,使大量带阴电荷的中分子血浆白蛋白滤出形成高选择性蛋白尿。

3. 最近,Akio、Koyama 等通过体外淋巴细胞的培养发现 MCD 患者血中存在着一种称做是肾小球通透因子(GPF)的物质,其分子量为 $(60~160) \times 10^3$,具有 TNF 样活性,近似于淋巴毒因子,实验中将细胞培养上清液注射给大鼠,发现它能够导致大鼠肾小球上皮细胞足突融合,并产生大量蛋白尿,故推测 GPF 是导致 MCD 发病的因子之一。

4. 随着分子生物学的发展及其对各学科的渗透,使肾脏病的研究从细胞水平进入分子生物学水平。分子遗传学的研究发现 MCD 的发病与 HLA 有关,在激素敏感的患者中,HLA-A12、B8、DRs、DR7、DRWs52 出现的频率明显增高。

5. 流行病学调查发现,在黑色人种中,肾病综合征表现重,且对激素治疗反应差,考虑 MCD 可能与人种及环境有关。

【病理】

光学显微镜下观察不到肾小球的明显病变,或仅有轻微病变。肾小球毛细血管基底膜正常。有时伴有系膜细胞和系膜基质的极轻度的节段性增生。病程较长者常表现出轻重不等的系膜细胞和系膜基质的增生,甚至出现个别的肾小球硬化。可见上皮细胞肿胀,病变极为轻微。由于大量蛋白尿,于肾小管管腔内可见多数蛋白管型。肾小管上皮细胞对尿中蛋白及脂质进行回吸收,可致肾小管上皮细胞发生小滴状玻璃样变性及脂肪变性,严重时全部肾小管发生脂肪变性。病程较长者可见灶状肾小管萎缩及灶状肾间质纤维化。

电镜观察可见肾小球脏层上皮细胞肿胀,胞质内可见空泡及吸收性蛋白滴沉积,其足突广泛融合变平及假绒毛变性。无电子致密物沉积。

荧光显微镜观察绝大多数未见到任何免疫球蛋白或补体成分在肾小球内沉积。有时在系膜区和肾小球血管极处有少量 IgM 沉积,并有 IgE 沉积的报告。

【临床表现】

水肿是常见的症状,过多的细胞外液积聚在疏松组织。最引人注目的是在早晨眼睛周围的水肿而不痒。双腿可见凹陷性水肿,或伴有腹水、胸腔积液,在男孩可有阴囊水肿。水肿主要是由于低白蛋白血症、血浆胶体渗透压降低、体液由血管内转入间质所致;此外,由于血容量下降、肾小球滤过减少、抗利尿激素增加以及通过肾素-血管紧张素系统所致醛固酮分泌增加也进一步加重水钠潴留。

低血容量易发生在微小病变病复发的早期,由于水肿时血白蛋白降低,体液自血管内移入间质,致血容量下降、循环量不足。如有败血症、腹泻,使用强力利尿剂或快速抽取腹水时均可诱发循环虚脱。这种情况在应用激素治疗有肾上腺皮质功能减弱的小儿尤易发生。患儿出现晕厥、不明原因的腹痛、呕吐,酷似急性腹部危象。组织灌注不良,四肢发凉,血压通常降低,偶尔有反应性高血压。血细胞比容上升,血黏滞度增加,是并发血栓形成的因素之一。

感染在抗生素应用前是本病死亡的主要原因。本病易于发生严重的细菌感染,典型的感染见于肺炎双球菌引起的原发性腹膜炎,有时伴有败血症。流感嗜血杆菌也可引起类似感染。近年来金黄色葡萄球菌及革兰阴性菌感染也不少见。除腹膜炎外,肺部、尿路及皮肤感染也较常见。对细菌感染的抵抗力下降,其主要原因是机体体液免疫系统功能不足,IgG自尿中丢失,替代途径的补体活性由于因子B从尿中丢失也遭受损害,血浆淋巴细胞功能也下降;巨噬细胞因吞噬大量脂质而功能障碍;血中有免疫抑制因子的存在。除此之外,因水肿而局部循环缓慢及应用激素和免疫抑制剂等药物也易发生感染。患儿对病毒的易感性也因使用激素和免疫抑制剂药物而增加,肾病的复发可因病毒感染而突然发生。以上呼吸道病毒感染最常见。尤其严重的情况是使用激素治疗时发生水痘、带状疱疹。但另一方面,麻疹病毒感染可能诱导微小病变病的长期缓解。

血栓形成是微小病变病的严重并发症,静脉血栓形成可能累及到腿部深静脉或盆腔静脉伴肺栓塞。广泛的浅表静脉血栓形成可能引起坏疽。肾静脉血栓形成可在原肾病基础上突发腰痛、血尿(肉眼血尿或镜下血尿)、少尿,甚至出现急性肾衰竭。脑皮质静脉血栓形成是严重的并发症。原发性动脉血栓形成较少见,但有报道肺动脉血栓形成可引起突

然死亡,股动脉血栓形成可发生在股静脉穿刺后而导致截肢。血栓形成的原因是多因素的,肾病时的高凝状态可能是血栓形成的主要原因。

急性肾衰竭偶尔发生在微小病变病患儿,在成人稍多见。通常是继发于低血容量所致急性肾小管坏死,蛋白管型的阻塞也可能是因素之一。需与肾静脉血栓形成和继发于利尿剂治疗所致的间质性肾炎鉴别。

高脂血症可引起冠状动脉粥样硬化和急性心肌梗死等心血管并发症,亦有可能发生在小儿时期。

【实验室检查】

大量蛋白尿是本症最突出的特点,尿蛋白定性检查多为+++或++++,24小时尿蛋白定量≥50mg/kg。尿蛋白中以白蛋白为主,所以小儿多呈高选择性蛋白尿。尿的常规镜下检查可见蜡样管型和脂滴,镜下血尿可见于22.7%的病例,但肉眼血尿不常见。水肿期尿钠低(<1mmol/L)。

明显的低白蛋白血症是本症继大量蛋白尿后的又一特点。ISKDC规定血浆白蛋白<25g/L为低白蛋白血症。本症血浆免疫球蛋白浓度改变,IgG降低,IgA也随之降低,但IgM增高。如在肾病缓解期维持IgG的低浓度和IgM的高浓度,提示IgM转换IgG障碍。大约在25%的微小病变患儿血浆IgE增高。血浆中其他大分子蛋白如纤维蛋白原和β-脂蛋白浓度在肾病复发期增高,而一些小分子蛋白因从尿中丢失而降低,如甲状腺素结合蛋白、转铁蛋白、25-羟维生素D_3、补体替代途径因子B及抗凝血酶-Ⅲ等。

本症还有明显的高脂血症。总胆固醇增高(>5.7mmol/L),极低密度脂蛋白(VLDL)、低密度脂蛋白(LDL)增高,高密度脂蛋白(HDL)多正常或减少。当血浆白蛋白<10g/L时还常有甘油三酯的增高,尿中常见的双强光脂肪与类脂小体与HDL大量滤出有关。

此外,血细胞比容升高,特别是伴有低血容量和血浓缩的患儿升高更明显。低钠血症较常见,部分患儿是由于高脂血症出现的假性低钠血症,部分是继发于低血容量的水潴留和抗利尿激素释放增多所致。大约1/3的患儿可有血肌酐浓度增高。

【诊断与鉴别诊断】

本病在临床上主要具有单纯性肾病综合征表现,诊断靠肾活检病理检查,特别是电镜检查确定。应与肾小球轻微病变、轻度系膜增殖性肾炎相鉴别。

1. 肾小球轻微病变 光镜下肾小球形态大致

正常或有轻微病变,即弥漫节段性或局灶节段性系膜细胞轻度增生,可伴或不伴系膜基质的轻度增多,系膜区可轻度增宽。肾小管、肾间质及血管无病变。免疫荧光镜观察一般为阴性,有时可见少量 IgG 或 C_3 沉积。

电镜下一般无特异性变化,有时可见上皮细胞部分足突有融合现象。而 MCD 肾病则以免疫组化检查阴性而电镜下呈特征性病变可资鉴别。

2. 轻度系膜增殖性肾炎　肾组织病变仅见少数肾小球有轻度系膜细胞增生和轻度系膜基质增多。MCD 可借免疫病理和电镜检查与之鉴别。

【治疗】

MCD 患儿一般对糖皮质激素治疗敏感,用药后 90%～95% 患儿可获得缓解。但本病容易复发。为解决这一问题则各家应用糖皮质激素的方案不一。具体药物、剂量用法、疗程均有差异。我国多主张中、长程疗法,首选泼尼松,注重初量足、减量慢、维持长的原则。对初治无效或多次复发者常加用细胞毒类药物或糖皮质激素、细胞毒类药物、抗凝药物或中药等联合应用,可使半数这类患儿得到缓解。详见肾病综合征的治疗。

【预后】

MCD 在肾病综合征中预后最好。90%～95% 的患儿对首次应用糖皮质激素有效,但其中 85% 可有复发,第一年复发比以后更常见。本病虽有多次复发,但最终预后仍良好。

有作者统计其 5 年、10 年存活率分别为 98% 及 97%。MCD 发展成尿毒症者极少,绝大多数死于感染或激素严重副作用等。

近年来注意到 MCD 病程中组织形态转变现象。通过前后多次肾活检发现 MCD 可转变为系膜增殖和局灶节段硬化,可影响到糖皮质激素治疗效应和预后。但国内尚缺乏这方面的对照材料。

(易著文)

第七节　局灶节段性肾小球硬化

局灶节段性肾小球硬化(focal segmental glomerulosclerosis,FSGS)是一种常见的原发性肾小球疾病。局灶是指病变累及部分肾小球(<50%),节段是指病变累及肾小球的某一部分。本病病理改变主要发生在深部髓旁皮质,病变特征是局部肾小球节段性硬化或透明变性,而细胞无明显增殖或仅轻度系膜细胞增生。这种病理改变并无特异性,是许多病理生理过程相互作用的结果。FSGS 在小儿肾脏疾病中发病率亦较高,据文献报道小儿肾病综合征中 FSGS 占 4%～10%。占我国小儿肾脏病肾活检病理诊断的 7.0%。

【病因与发病机制】

（一）FSGS 分原发性与继发性两类

原发性病因不明。继发性见于:①肾小球疾病,如海洛因相关肾病、肿瘤相关肾病,糖尿病,艾滋病,先天性肾病综合征、遗传性肾病,IgA 肾病,霍奇金病肾病等;②肾小管、间质与血管疾病,反流性肾病,放射性肾炎,止痛剂肾病,镰状细胞病肾病等;③其他如单侧肾功能不全、肾发育不全、肥胖及老年肾;④肾移植,如移植肾发育不全、移植肾慢性血管排斥反应、供肾者的余留肾等。

（二）FSGS 发病机制目前尚不清楚

有以下几种可能或是单一因素或几种因素协同作用的结果。

1. 免疫反应机制　有作者在肾小球节段硬化区发现有 IgM、C3、C1q、C4、C9、备解素、纤维蛋白及循环免疫复合物沉积。也有人提出可能是通过原位免疫复合物形成引起的反应。还有较多学者认为 FSGS 可能由微小病变和系膜增殖病变演变而来。

2. 肾小球高滤过　已有证明给动物或病人摄入大量蛋白质或氨基酸后,增加了肾小球的血流灌注及滤过率。由于持久超滤加重了肾小球负荷,使肾小球内皮细胞从基底膜上剥离,加之血浆中的巨分子物质进入系膜区,进一步损伤肾小球基底膜,则出现大量蛋白质,并引起肾小球呈局灶性节段性硬化,甚至呈全球性硬化。

3. 脂质代谢异常　由于某些肾脏病的高脂血症,肾小球滤过脂蛋白增加。系膜细胞具有摄取低密度脂蛋白(IDL)的能力,使 LDL 在系膜区蓄积。加之系膜细胞上具有氧化 LDL 的受体,因而系膜细胞可摄取氧化 LDL。氧化 LDL 是一种致血管硬化毒性最强的脂蛋白。另外,LDL 又能促进系膜细胞增殖。脂蛋白也可沉积于肾小管及间质,进一步促进肾脏硬化。脂质能引起毛细血管内皮细胞损伤和能导致肾小球毛细血管腔内凝血,均能促使肾小球硬化。

4. 凝血机制障碍　由于许多肾小球疾病都出现高凝状态,则损害毛细血管壁,暴露了肾小球基底膜,促使血小板聚集,释放血管活性物质及阳离子蛋白,中和肾小球多阴离子,造成肾小球系膜功能障碍,以致肾小球硬化。

5. 某些细胞因子的异常增高　由于免疫复合物等刺激巨噬细胞、系膜细胞、单核细胞,大量产生白细胞介素 1(IL-1)、肿瘤坏死因子 α(TNF-α)等细胞因子,激活肾小球系膜细胞蛋白激酶,使系膜细胞的生长调节异常,系膜基质过量增加,引起系膜扩张,加之系膜细胞大量产生前列腺素 E 和胶原酶,使组织破坏,以致肾小球硬化。

【病理】

1. 光镜　多数肾小球病变轻微或基本正常,病变肾小球一般不超过 50%,而且受累的肾小球最先出现于深部肾皮质或皮髓质交界处。病变肾小球呈局灶性和节段性分布,一般累及 1~3 个血管袢,病变可发生于肾小球任何节段,但最常见于血管极附近。在病变的肾小球节段里,系膜基质增多,毛细血管塌陷,基底膜皱缩,并与肾小囊粘连,随着病情进展,受累肾小球节段可见嗜伊红玻璃样蛋白沉积,但无细胞增殖反应,可有泡沫细胞形成。所谓尖端病变在本病易见,即在肾小球尿极的毛细血管袢出现较多的泡沫细胞。此处肾小球上皮细胞易见空泡变性。近端肾小管上皮细胞常呈现扁平的改变。肾小管还常出现严重的局灶状萎缩、变性和肾间质纤维化,也随之由灶状分布发展为多灶状弥漫性分布。

2. 免疫病理　IgM 和 C₃ 是本病主要沉积的免疫球蛋白和补体,呈粗颗粒状和团块状的局灶节段性沉积,与光镜下所见的节段性玻璃样变性一致,而多数肾小球均为阴性或是极轻度的阳性表现,这种分布特点具有特殊诊断意义。

3. 电子显微镜　肾小球上皮细胞呈现广泛的足突融合,这种足突融合病变不仅出现于光镜下有节段性硬化的肾小球,也出现于基本正常的肾小球。病变的肾小球可见系膜基质增多,硬化的节段可见毛细血管腔萎陷,大块的细颗粒状电子致密物沉积于硬化区毛细血管基底膜内侧。有时可见泡沫细胞、基底膜断片及胶原纤维。病变节段与肾小囊粘连。

【临床表现】

本病可发生在任何年龄。男女发病之比约 1.2:1。起病可有上呼吸道感染症状。以急性肾炎综合征起病者常有血尿,伴有蛋白尿,其中 10%~20% 可有肉眼血尿。约 22% 患者有高血压。以肾病综合征起病者常有大量蛋白尿伴有镜下血尿。蛋白尿的选择性差。少数患儿病初即有氮质血症。晚期则出现高血压和不可逆肾衰竭。

【实验室检查】

血尿呈肾小球源性。蛋白尿呈非选择性。血生化检查符合急性肾炎综合征或肾病综合征。血清补体正常。尿 FDP 和血浆纤维蛋白原多增高。

【诊断与鉴别诊断】

本病主要靠肾活检病理检查诊断。疾病早期病变肾小球仅局灶地分布于皮髓质交界处,对肾组织标本要作系列切片检查,以免漏诊。

1. 局灶性硬化性肾小球肾炎(focal sclerosing glomerulonephritis)　局灶性硬化性肾炎病理主要为细胞增生和纤维化。而 FSGS 则为无细胞性玻璃样变,电镜下有广泛的上皮细胞足突融合,免疫病理显示 IgM 呈节段性团块状沉积。而局灶性硬化性肾炎为无细胞性玻璃样变。

2. 系膜增生性 IgM 肾病　虽然本症与 FSGS 两者均以 IgM 沉积为主,但分布特点不同。FSGS 呈局灶节段性沉积。系膜增生性 IgM 肾病则以弥漫性系膜区分布为主,光镜下显示弥漫性的系膜增生,电镜下上皮细胞足突融合不明显,增生的系膜区有云絮状电子致密物。

【治疗】

本病目前尚无特效治疗方案,治疗注重个体化原则。

1. 激素治疗有一定疗效,多主张大剂量、长疗程泼尼松隔天给药,或甲泼尼松龙冲击疗法。有作者主张甲泼尼松龙,头 2 周,1000mg/m²,隔天 1 次共 6 次;最大量每次不超过 1000mg。继之以 30mg/kg 的剂量,第 3~10 周每周 1 次,第 11~18 周每 2 周 1 次,第 19~52 周每月 1 次。第 53~78 周每 2 个月 1 次;从第 3 周起隔天服泼尼松 2mg/kg。总疗程约 1.5 年左右。

2. 细胞毒类药物口服治疗或环磷酰胺冲击治疗。

3. 抗凝疗法

(1) 肝素 0.5~1mg/(kg·d)静脉滴注,每天 1 次,疗程 2~4 周。

(2) 双嘧达莫 5~7mg/(kg·d),分 3 次口服,疗程 3~6 个月。

(3) 尿激酶 2 万~6 万 U/d,静脉滴注,疗程 7~10 天。必要时可用第二疗程。

4. 雷公藤多苷 1mg/(kg·d),分 3 次口服,疗程 2~3 个月。

5. 糖皮质激素与细胞毒类药物联合应用或交替使用。

【预后】

本病预后主要取决于病灶硬化的速度。上述治疗多只能缓解临床症状,很难阻止其肾脏病理进展。对糖皮质激素的效应,小儿患者比成人好。有报道应用糖皮质激素治疗后病情缓解、肾功能一直正常者占 20%~35%;用药后一度缓解但反复复发,最终出现肾功能损害者占 10%~15%;对糖皮质激素无效应、逐渐发展成慢性肾功能不全者占 50%~75%。有报告本病 10 年存活率为 57%。当间质有病变时其预后更差。

（易著文）

第八节　毛细血管内增生性肾小球肾炎

毛细血管内增生性肾小球肾炎(endocapillary proliferative glomerulonephritis, ECPGN)是由多种病因所致感染后免疫反应引起的弥漫性肾小球炎性病变,其肾脏病理变化是以肾小球毛细血管内皮细胞和系膜细胞增生肿胀伴多形核白细胞浸润。肾小球基底膜上皮下可见"驼峰"样免疫复合物沉积为特征。患儿常以急性起病,主要表现为水肿、血尿、尿少和高血压为特点的原发性肾小球疾病。临床上常称为急性肾炎或急性弥漫性增生性肾小球肾炎,或称急性感染后肾小球肾炎(acute postinfectious glomerulonephritis)。

我国 2315 例肾脏病患儿肾活检病理检查中毛细血管内增生性肾炎占 4.5%,而占急性链球菌感染后肾炎的 51.5%。

【病因和发病机制】

本病最常见的病因是感染,在儿童最常见的是上呼吸道感染和皮肤感染。其中最常见的病原菌是 A 组 β 溶血性链球菌,其次是草绿色链球菌、肺炎链球菌、金黄色葡萄球菌、表皮葡萄球菌、棒状杆菌属、丙酸菌属、非典型分枝杆菌属、支原体属、布鲁杆菌属、脑膜炎双球菌、钩端螺旋体属等。病毒有水痘:风疹、巨细胞病毒和 EB 病毒等。

寄生物有弓形体属、毛线虫属、立克次体属等。

下面仅以最常见的急性链球菌感染后肾小球肾炎(acute poststreptococcal glomerulonephritis, APSGN)为例说明本病发病机制。根据流行病学、免疫学及临床方面的研究,证明本病与 A 组 β 溶血性链球菌感染所致的抗体免疫反应有关。目前认为它是抗原抗体免疫复合物所引起的一种肾小球毛细血管炎症病变,其根据如下:①肾炎发生在链球菌感染之后;②没有链球菌直接侵犯肾脏的证据;③自链球菌感染至肾炎发病有一间歇期,此期相当于抗体生成所需时间;④肾炎患者血清中可检出对链球菌及其产物的抗体;⑤血中补体成分下降;⑥在肾小球上有 IgG、IgM 和补体成分的沉积。

本病的发病机制尚不清楚,一般认为主要由致肾炎的链球菌菌株(呼吸道感染由 12、4 型,皮肤感染以 49、57 型为主)刺激机体产生相应抗体,形成抗原抗体复合物,沉积于肾小球,并激活补体,引起一系列免疫损伤和炎症,使肾小球毛细血管腔变窄甚至闭塞,结果使肾小球的血流量减少,肾小球滤过率减低,体内水、钠潴留,导致细胞外容量扩张,临床出现少尿、水肿、高血压循环充血和心力衰竭等症状。另一方面,免疫损伤的结果,使肾小球基底膜断裂,血浆蛋白和红细胞,白细胞通过肾小球毛细血管壁渗出到肾小球囊内,临床上出现血尿、蛋白尿和管型尿。由于免疫反应激活补体产生过敏毒素,使全身血管通透性增加,血浆蛋白渗出到间质组织中,使间质蛋白质含量较高,故急性肾炎水肿多呈非凹陷性。由于链球菌抗原与肾小球基膜糖蛋白之间具有交叉抗原性。故近年来也有作者认为少数病例可能属抗肾抗体肾炎。

【病理】

光镜下典型的 APSGN,急性期肾小球病变呈弥漫性分布,系毛细血管内皮细胞增殖,内皮细胞胞质明显肿胀,中性粒细胞和单核细胞大量浸润,系膜细胞明显增殖,系膜基质增多,致使肾小球体积增大,部分毛细血管腔狭窄,相对缺血,甚至使毛细血管腔闭塞、塌陷。有的病例可见球囊上皮细胞增生有局灶或节段性新月体形成,PAS 和 PASM 染色见基膜不厚,Masson 染色下偶尔可见上皮下红色的免疫复合物呈"驼峰"状沉着。

肾小管病变不明显,仅见局灶性小管上皮细胞变性和单核细胞浸润,有时小管萎缩,肾间质轻度水肿和白细胞浸润。肾血管一般不受累。

APSGN 急性期增殖和渗出性病变一般在 1~2 个月内就开始恢复,大多数病人系膜和基质增多逐渐消散,白细胞渗出明显减少,甚至严重增殖性改变的病人,病变也能恢复,但病变恢复至正常所需的时间不等,少许个别病例可以持续数年。

免疫荧光镜下急性期可见弥漫一致性纤细或粗颗粒状的 IgG、C_3 和备解素沉着,它们主要分布在外周毛细血管袢和系膜区,偶尔可见 IgM 沉积,纤维蛋白原/纤维蛋白常沉着于系膜区,有时也见于上皮新月体内和球囊腔内。疾病恢复期伴随组织学改变,沉积物逐渐消散。根据免疫沉积的分布,又分为三种类型:①星天型(starry sky):即免疫球蛋白及 C_3 呈弥漫性、不规则分布于毛细血管袢及系膜,多见于疾病早期;②系膜型(mesangial):即免疫沉积物主要见于系膜尤其是其蒂部,多见于疾病恢复期,可持续数月、数年;③花环型(garland):免疫沉积不规则地见于毛细血管壁上及扩张的系膜区,导致分叶状的改变,常见于临床具有显著蛋白尿和多量上皮下沉积物者,其后常呈慢性肾损伤。

电镜下可见肾小球系膜细胞和(或)内皮细胞增殖,系膜细胞增殖较明显,内皮细胞胞质肿胀致使内皮孔消失,在毛细血管腔和系膜区可见中性粒细胞和单核细胞浸润、内皮下、系膜区或基膜内可见少量小的电子致密沉积物,基膜有局部裂隙或中断,邻近上皮下沉积物的上皮细胞足突融合。典型病例在基膜上皮侧出现均匀的电子致密的"驼峰",其底部直接与基膜外疏松层相接触,上面覆盖一层肿胀的脏层上皮细胞,这些"驼峰"一般 6~8 周后消失,偶尔可持续 3~5 个月。

【临床表现】

本病常在前驱感染后 1~3 周起病,临床表现轻重不一,轻者仅有轻度颜面部水肿或镜下血尿,重者可在短期内出现循环充血、高血压脑病或急性肾功能不全而危及生命。

常于前驱感染后经过适当的间歇期而急性起病。起病初期可有低热、头晕、恶心、呕吐、食欲减退等症状,体检可在咽部、颈部淋巴结、皮肤等处发现前驱感染未彻底治愈的残迹。主要症状如下:

1. 水肿、尿少 水肿是最常见症状和病人就诊的主诉之一,但多不太严重,先见于颜面部,尤以眼睑为著,逐渐波及全身,为非凹陷性水肿。水肿时尿量减少,甚至无尿。

2. 血尿 也是本病的主要表现,镜下血尿几乎每例都有,30%~50% 患儿有肉眼血尿。肉眼血尿和大量蛋白尿常提示肾小球免疫损伤严重。

3. 高血压 30%~80% 的患儿有高血压,血压常为 120~150/80~110mmHg,如血压超过 150~160/110~120mmHg,要提防高血压脑病的发生和心力衰竭的可能性。高血压脑病由于脑血管痉挛,导致缺血、缺氧、脑血管渗透性增高而发生脑水肿。近年来也有人认为是脑血管扩张所致。常发生在疾病早期,血压突然上升之后,血压往往在 150~160/100~110mmHg 以上,年长儿会主诉剧烈头痛、呕吐、复视或一过性失明,严重者突然出现惊厥、昏迷。高血压控制后上述症状可迅速消失。

4. 严重的循环充血 常发生在起病后第一周内,由于水、钠潴留,血浆容量增加而出现循环充血。当肾炎患儿出现呼吸急促和肺部出现湿啰音时,应警惕循环充血的可能性,严重者可出现呼吸困难、端坐呼吸,颈静脉怒张,频咳,咳粉红色泡沫痰,两肺布满湿啰音。心脏扩大,甚至出现奔马律,肝大而硬,水肿加剧。少数可突然发生,病情急剧恶化,如不及时抢救,可于数小时内死亡。

5. 急性肾功能不全 常发生于疾病初期,主要由于肾小球内皮和系膜细胞增殖,肾小球毛细血管腔变窄甚至阻塞,肾小球血流量减少,滤过率减低所致,因而出现尿少、尿闭等症状,引起暂时性氮质血症、电解质紊乱和代谢性酸中毒。一般持续 3~5 天,不超过 10 天,迅速好转。若持续数周仍不恢复,则预后严重,病理上可能有大量新月体形成。

【实验室检查】

尿蛋白可在 +~+++,且与血尿的程度相平行,尿镜检除多少不等的红细胞外,可有透明、颗粒或红细胞管型,疾病早期可见较多的白细胞和上皮细胞,并非感染。血白细胞一般轻度升高或正常,血沉加快。咽炎的病例抗链球菌溶血素 O(ASO)往往增加,10~14 天开始升高,3~5 周达高峰,3~6 个月恢复正常。另外,咽炎后 APSGN 者抗双磷酸吡啶核苷酸酶(ADPNase)滴度升高。皮肤感染的病人 ASO 升高不明显,抗脱氧核糖核酸酶(ADNase-B)的阳性率高于 ASO,可达 92%。另外,脱皮后 APSGN 者抗透明质酸酶(AHase)滴度升高。80%~90% 为病人血清 C_3 下降,至第 8 周,94% 的病例血 C_3 已恢复正常。血浆尿素氮和肌酐一般正常,明显少尿时可升高。肾小管功能正常。持续少尿、无尿者,血肌酐升高,内生肌酐清除率降低,尿浓缩功能也受损。

【诊断及鉴别诊断】

APSGN 具备血尿、蛋白尿、水肿及高血压等特点。症状出现前往往有前驱感染史,急性期血清 ASO 滴度升高,C_3 浓度降低,肾活检呈毛细血管内

增殖性改变,诊断多不困难,但在组织学上必须注意和以下疾病鉴别:

1. 膜增生性肾炎(membranoproliferative glomerulonephritis) 临床上也可以急性起病,伴血尿、蛋白尿和高血压,病理变化有以下几点有助鉴别:①光镜下肾小球呈明显分叶状改变。细胞数明显增多,毛细血管壁增厚,PASM 染色见肾小球毛细血管襻呈双轨状特征。②电镜观察见内皮下有广泛的免疫复合物沉积,系膜插入致基膜分层。③间质病变较 APSGN 严重。

2. 局灶性增生性肾炎(focal proliferative glomerulonephritis) APSGN 恢复期可出现这种形态学改变,本病病变呈局灶、节段分布,可以存在正常的肾小球。

【治疗】

APSGN 为自限性疾病,无特异疗法。主要治疗原则是加强护理,对症处理,注意观察严重症状的出现并及时治疗(详见链球菌感染后肾炎的治疗)。

【预后】

一般认为本病预后良好,儿童最终痊愈者达 90% ~95%。有人对链球菌感染流行或散发时发病的病人进行观察发现,80% ~95% 的儿童临床和组织学改变痊愈,但镜下血尿仍可持续一年以上。一般病程在 6 个月以上时症状不会再出现反复,偶有因感染另一型致肾炎株链球菌而第三次患病者。有人提出散发病例预后恶劣者可能是另一种类型的肾炎。

以下几点有助判断预后:①光镜下检查白细胞浸润和系膜增殖的程度与预后无关,有广泛新月体形成者预后不佳,发展为慢性肾衰或疾病持续存在。②病初有无尿者或少尿持续时间长者预后差。肾病综合征或肾功能损害严重者预后不良。③儿童预后较成人好,流行性发病者较散发者预后好,链球菌感染后肾炎较非链球菌感染后肾炎好,以往无肾脏病病史者预后也较有肾脏病病史者好。

(易著文)

第九节　系膜增生性肾小球肾炎

系膜增生性肾小球肾炎(mesangial proliferative glomerulonephritis,MsPGN)是一病理形态学诊断。1961 年,Jenning 在急性链球菌感染后肾小球肾炎消散期注意到系膜增生的问题,其后有不少类似的报告。特别是 1970 年 Churg 等在小儿肾病综合征中指出这种改变之后更引起对本症的重视和兴趣。人们认识到本症可由多种病因所致,是肾小球疾患最常见的病理改变之一,特别是小儿时期更为常见。临床上 MsPGN 是血尿和肾病综合征非微小病变型的主要病理变化之一,1977 年 WHO 正式将此病变列为一独立的病理类型。近十余年来,对本症的临床表现、治疗反应、病程及预后等方面进行了不少观察,特别是利用电镜、免疫荧光等检查方法使人们对其认识有了不少提高,它的病理形态学诊断是指光镜下有肾小球系膜区细胞和基质增多而不伴肾小球基膜改变,肾小球毛细血管腔通畅,肾小管间质组织及肾内小动脉未见异常,电镜下常有系膜区电子致密物沉积,免疫荧光检查在系膜区有不同类型的免疫球蛋白沉积和补体沉积。

MsPGN 的发病率各家材料报告不一(3% ~ 57%),当然与材料来源有关,主要还是肾活检的指征不同,国内报告成人材料中 39.8% 属此类病变。在儿科年龄范围内,Secheme 自比利时报告 354 例中有 18%,波兰的报告 333 例中有 105 例(32%)为此类病变。我国于 1991 年 6 月在成都举行的第六届全国小儿肾学术会议北京医大、南京医学院、上海市儿童医院、南京军区总院、广州军医总院共报告 MsPGN 320 例,占肾活检的 50.7%。其中 MsPGN 占难治性肾病肾活检的 42.7%,占单纯性血尿肾活检的 30.0%。笔者医院儿科 MsPGN 占肾穿刺活检患儿 39.6%,可见系膜增生性肾炎在我国相当多见。

【病因及发病机制】

本病由多种病因所致,可分为原发性与继发性两类。原发性或特发性 MsPGN 病因未明,系膜增生为本病唯一的病理改变。

本病发病机制尚不清楚,从解剖上看系膜与内皮细胞、毛细血管腔、基膜、球旁装置都密切相关,从功能上系膜可视为肾小球内的单核-吞噬细胞系统。肾组织的免疫荧光检查有免疫球蛋白及补体沉积,部分病例可查及循环免疫复合物,提示本病是一种免疫复合物病。肾小球系膜细胞具有吞噬、转运及清除大分子物质的功能。近年研究发现系膜细胞具有 C3b 受体,可以捕获带有 C3b 的免疫复合物,促进了系膜细胞对免疫复合物的清除。

当系膜细胞功能抵下或处于超负荷状态时,则免疫复合物不能被有效地清除而导致沉积。特别是当多价抗原与相应高亲和力抗体几乎等量结合而形成难溶性大分子免疫复合物时,易沉积于系膜区,引起系膜的增生性反应,功能增强,从而构成了MsPGN的病理组织学表现。另外,系膜细胞吞噬具有抗原性的大分子物质可沉积于系膜形成原位免疫复合物,发生局部免疫炎症反应亦引起系膜的增生性反应。近年来认为许多细胞因子在 MsPGN 的发病机制中起重要作用。体外实验证实,白细胞介素-1(IL-1)、IL-6、IL-8、肿瘤坏死因子(TNF)、表皮生长因子(EGF)、血小板源生长因子(PDGF)等均能促进系膜细胞的增殖。

此外,系膜增生可能是某些肾脏病病理改变的一个组成部分。如链球菌感染后肾炎的消散期和多次复发的单纯性肾病综合征等。近年来有人注意到微小病变、系膜增殖、局灶节段硬化在病程中有依次转变的现象。

【病理】

光镜下肾小球呈现局灶的或弥漫的轻重程度不等的系膜组织增生。早期以系膜细胞增生为主,一般规定在每个系膜区的细胞数≥3 个为增生。细胞增多包括系膜细胞本身及局部浸润的吞噬细胞。后期则伴有系膜基质增多,一般根据系膜基质增多的情况,结合系膜区细胞数的增多,将系膜增生分为轻、中、重三级:①轻度:系膜区细胞数平均为 3 个,增生的系膜宽度不超过毛细血管直径,毛细血管呈开放状态,无挤压现象。增宽的系膜多呈弥漫节段性分布。②中度:系膜区细胞数平均为 4 个,增生的系膜宽度超过毛细血管的直径,毛细血管呈现轻重不等的挤压现象,增宽的系膜区多呈弥漫性分布。③重度:系膜区细胞数平均在 5 个或 5 个以上,增生的系膜在弥漫性指状分布的基础上呈团块状聚集,此部位毛细血管结构破坏,血管消失。疾病进展期还可有系膜硬化性改变,但毛细血管壁及基底膜无明显病变。中度和重度常有节段性系膜插入现象。肾小管和肾间质的改变与肾小球病变平行,中度和重度 MsPGN 常伴有灶性肾小管萎缩和灶状肾间质纤维化。

电镜下系膜细胞增生,系膜基质增多。可见系膜区散在的或均匀的细颗粒状电子致密物质沉积。也可在内皮下发现电子致密物沉积。上皮细胞足突肿胀。部分病例可出现节段性或弥漫性足突消失。

免疫荧光检查可见弥漫性系膜区免疫球蛋白及补体沉积。C_3 沉积最常见,其次是 IgG,均呈弥漫性分布于整个肾小球,以系膜区沉积为主,尚可伴有毛细血管壁的沉积。部分病例免疫荧光可阴性,有人认为可能代表了具有较明显系膜细胞增生的微小病变型肾病。

【临床表现】

MsPGN 可见于各年龄组,但以学龄儿童及青年较多见,男多于女。常隐匿起病,有前驱感染史者可呈急性起病。前驱上呼吸道感染的高发生率是我国MsPGN 的特点之一。

本症临床表现多种多样,可表现为血尿及(或)蛋白尿,还有相当部分病例表现为肾病综合征,尤其是儿童病例较多见,血尿多见持续性镜下血尿,但也可见肉眼血尿,20%～30%病例有反复发作的肉眼血尿。25%～70%病例有高血压。本症临床经过常呈迁延过程,对激素及其他免疫抑制剂的治疗反应不一,但进入慢性肾功能不全者仅为少数。临床上特别受到重视的是表现为肾病综合征的特发性MsPGN。一般统计无论在儿科或成人的原发性肾病综合征中的 5%～10%是属此种改变。一般认为凡病期长,特别是多次复发的患儿中常有此种改变。还有少数病例临床上可以急性肾炎综合征起病,有肉眼血尿、高血压,甚至暂时性肾功能受累,然而于数周或数月内发展为典型的肾病综合征。

【实验室检查】

本症实验室一般检查无特异性。50%病例血中可检出循环免疫复合物。表现为肾病综合征者血清IgG 可降低。经皮肾穿刺活检是明确诊断的主要手段。肾小球增殖细胞核抗原(PCNA)阳性细胞数及尿中 IL-6 活性在肾小球系膜细胞高度增生时显著增多。

【诊断与鉴别诊断】

本症诊断主要根据临床表现及肾组织病理学检查确诊。轻度 MsPGN 须与微小病变区别,后者免疫荧光检查为阴性,电镜检查呈现弥漫性上皮细胞足突融合。轻度 MsPGN 与特发性肾小球轻微病变不易区别,有的作者将两者等同起来。重度 MsPGN 须与局灶性节段性肾小球硬化症区别,后者免疫荧光检查呈现 IgM 节段性沉积,电镜检查除硬化病变外,尚伴有广泛的上皮细胞足突融合。而重度 MsPGN虽可引起局灶性节段性硬化,但属继发性硬化。

【治疗】

表现为肾病综合征者多首选糖皮质激素治疗,但其反应较微小病变者差。40%～80% 患者易复发。对于反复复发者加用免疫抑制剂可提高缓解率。其具体治疗方案可参见肾病综合征章。

表现为血尿者目前尚缺乏特异性治疗。国内多采用中药治疗。上海复旦大学儿科医院采用玉屏风散(黄芪、防风、白术)加仙鹤草、旱莲草、蒲黄炭、生甘草、黄芩、琥珀屑或生三七粉治疗。笔者医院儿科采用田三七粉、黄芪、白茅根、双嘧达莫和维生素 E 综合治疗,收到较好疗效。

对于 MsPGN 无论表现为肾病综合征还是以血尿为主,在上述方案不能奏效时,均可试用雷公藤制剂治疗。我们的研究还发现川芎嗪具有抑制肾小球系膜细胞增生的作用。

【预后】

MsPGN 临床经过不一,其病理改变轻重悬殊较大,预后难以断定。临床上可见少数,病例可自动缓解,大部分病例病程迁延,反复复发,但进入慢性肾衰竭者仅少数。目前多认为:①起病年龄>6 岁者对激素耐药者多;②起病即有高血压或肾功能下降或肾病综合征持续 2 年以上者预后差;③系膜增生较严重伴有局灶节段性硬化者对激素反应差,易发生肾衰竭。

(易著文)

第十节　IgA 肾病

IgA 肾病(IgA nephropathy,IgAN)是免疫病理学诊断名称,指肾小球系膜区和(或)毛细血管裥单纯 IgA 或以 IgA 为主的免疫复合物沉积、伴不同程度的系膜细胞和基质增生的一组具有共同免疫病理特征的临床综合征。1968 年,由 Berger 首先报道,故又称 Berger 病。目前认为在广泛应用肾活检技术的国家,IgAN 是最常见的原发性肾小球疾病,不同地域、不同民族发病率不同,在亚洲占原发性肾小球疾病的 40%～50%,北美为 8%～12%,欧洲约 25%。我国 33 家医院儿科报道:1995～2004 年诊断 14 岁以内 IgAN 患儿 1349 例,占同期泌尿系统疾病住院患儿的 1.37%,占肾活检穿刺患儿的 11.18%,与韩国和美国儿童报告的 11%和 11.5%相似,但却较日本报告的 24%～30%低。小儿 IgAN 可发生和确诊于任何年龄,最小发病年龄在 1 个月,最小确诊年龄在 11 个月,但发病和确诊高峰年龄在 6 岁后,且随着年龄的增长,发病和确诊例数逐渐增高,男女发病比约 2:1～6:1。

【病因及发病机制】

至今 IgAN 的病因和发病机制仍未明了,但动物试验及临床观察均表明本病是免疫复合物介导的肾小球肾炎。以下几点值得注意,可作为研究 IgAN 发生、发展机制的一个参考的切入点:①IgA 的来源、结构及受体;②IgAN 的遗传相关性;③IgA 沉积后的肾损伤及促使细胞外基质积聚导致肾小球硬化和间质纤维化的因素。

(一) IgA 的来源、结构及受体

现已明确,沉积在肾小球系膜区的 IgA 主要是多聚型 IgA1(pIgA1),可能来源于骨髓和黏膜。主要依据有:①临床上可观察到上呼吸道或胃肠道感染可诱发本病。②部分骨髓移植和扁桃体摘除的患者,沉积在肾小球的 IgA1 会减少或消失。③IgAN 患者的黏膜免疫系统功能降低。从患者黏膜分离到的细胞表达编码 Vg3 和 Vd3 基因的能力明显降低,提示黏膜 T 细胞缺陷。④IgAN 患者外周血中特异性辅助性 T 淋巴细胞(Th)增加,而特异性抑制性 T 淋巴细胞(Ts)减少,Th/Ts 比例升高,从而使产生 IgA 的 B 淋巴细胞增多。⑤实验也发现 Th 细胞可能与 IgAN 有关,其中 Th2 细胞亢进及其细胞因子(IL-4 与 IL-5)生成过多而 Th1 细胞因子(IFN-r 与 IL-2)相对不足促使携带 IgA 的 B 淋巴细胞分化为浆细胞并过度合成与分泌 IgA。

近来 IgA1 分子异常糖基化在 IgAN 中的致病作用越来越引起了人们的关注。大量的研究表明 IgAN 患者血清中及沉积于肾小球中的 IgA1 分子存在糖基化的异常,表现在 O-连接 N-乙酰半乳糖胺(GalNAc)半乳糖基化的程度降低,从而引起 GalNAc 单糖型的糖基增多而半乳糖基化或唾液酸化的糖基减少,半乳糖基总含量减少。GalNAc 末端半乳糖基化主要是通过细胞内 β-1,3-半乳糖基转移酶(β-1,3-GT)催化。研究表明,IgAN 患者 β-1,3-GT 活性下降导致 O-糖链末端半乳糖基的缺失,其活性下降的原因可能为 β-1,3-GT 特异性分子伴侣 Cosmc 的表达水平的显著下调。对 β-1,3-GT 基因 C1GALT1 及 Cosmc 的编码基因 C1GALT1C1 的研究证实,C1GALT1 基因编码区序列与正常对照无差异,患者体内 C1GALT1 mRNA 表达水平正常,亦不存在编码基因 C1GALT1C1 的突变(包括体细胞突变),但 Cosmc 的编码基因 C1GALT1C1 mRNA 水平较正常人低下,其原因有待进一步研究。目前认为 IgA1 分子糖基化的异常是 IgAN 发生发展的关键因素。IgA1 分子糖基化的异常不仅与 IgAN 的病理类型密切相关,而且 IgA1 分子半乳糖缺失水平可能成为 IgAN 的一个无创针对指标,推测血清 IgA1 分子糖基化缺失的程度有可能成为预测病情进展和预后的指标之一。

糖基化异常的 IgA1 分子易发生自身聚合或与其他免疫球蛋白结合从而形成血清中大分子聚合物,该聚合物一方面逃避了肝脏的清除,另一方面又通过受体介导的方式沉积在肾脏。目前已发现的 IgA 受体(IgAR)有 5 种:①FcaR1(CD89):在髓源性细胞表达,选择性结合 IgA1 和 IgA2 抗体;②多聚 IgR(pIgR):结合 IgA、IgM 的 J 链,主要集中在黏膜区表达;③唾液酸糖蛋白受体(ASGPR):主要表达在肝脏上,识别唾液酸糖蛋白部分,包括 IgA1;④Fca/Ur:为一种跨膜糖蛋白,属于免疫球蛋白超家族,可以与 IgM 及 IgA 结合,主要在成熟的 B 淋巴细胞及巨噬细胞表达;⑤转铁蛋白受体(TfR/CD71):成熟的 TfR 是一种跨膜糖蛋白,为由 2 个亚基组成的二聚体,除成熟红细胞外,所有哺乳动物细胞都可表达该受体。既往研究发现,IgAN 患者肾小球系膜细胞(GMC)上 FcaR1(CD89)表达明显上调,但近来 Leung 等运用嵌套式逆转录聚合酶链式反应技术(RT-PCR),在 GMC 上并没有检测到 FcaR1(CD89)、pIgR 和 ASGPR 的存在,提示 IgA 在系膜区的沉积可能通过其他机制或受体而实现的。由于目前尚无 Fca/uR 的特异性单抗,因此不能验证 GMC 表面是否表达 Fca/uR 分子,也不能结合阻断前后生物学效应改变,因而 Fca/uR 在 IgAN 肾小球损伤机制中所起的作用仍需进一步证实。

(二) IgAN 的遗传相关性

虽然 IgAN 是一种免疫性疾病,越来越多的证据表明 IgAN 具有种族、地区遗传性和家族遗传性,遗传因素在该病易感性及疾病的进展中的重要作用受到重视。早在 20 世纪 70 年代就有人注意到,在 IgAN 患者的亲属中尿检异常的发病率较高。20 世纪 80 年代初英国报告 290 例 IgAN 患者中 3.8% 有肾脏疾病的家族史,美国为 3%~20%。我国 1203 例儿童 IgAN 的调查显示 9.31% 的患儿有阳性肾小球疾病家族史,其中 20 例的家庭中已有尿毒症患者。2000 年,Gharavi 等收集了经肾活检确诊的 24 个来自意大利和 6 个来自美国的 IgAN 家系,通过全基因组扫描和连锁分析证明了 IgAN 的致病基因定位于 6 号染色体(6q22-23)上,并命名为 IGAN1。2005 年,日本学者利用 IgAN 的动物模型——ddY 小鼠进行全基因组扫描连锁分析,发现与 10 号染色

体 D10M IT86 密切相关,这一区域对应于人类基因组相应区段恰好是 IGAN1 6q22-23。但 2004 年日本学者用微卫星标记分析了一个日本 IgAN 家系,未发现 IGAN1 位点与 IgAN 存在共分离。

研究证实,IgAN 的易感性与 HLA 相关联。IgA 抗体的反应是 T 细胞依赖的,由 DP、DQ、DR 基因编码的 MHC-Ⅱ类分子产物在 IgAN 的发病中,可能是在将抗原递呈给特定的 T 细胞中起关键作用。Hiki 等首次发现 HLA-DR4 与良性 IgAN 强相关。1999 年,Scolari 等对意大利 IgAN 家族应用 PCR2RFLP 技术分析基因频率,发现 HLA-DRB1380 频率增高。Doxiadis 等发现 IgAN 患者 HLA-DR5 的频率较正常人高。我国王福庆等对南京地区汉族人 IgAN 及陈楠等对上海地区汉族人 IgAN 进行 HLA-DR 抗原测定均发现 HLA-DR4 抗原频率明显增高。陈香美等应用 PCR2SSO 技术发现北方汉族人 IgAN 患者 HLA-DRW12 频率明显升高。以上研究提示 HLA-DR 抗原是 IgAN 发病的一个易感因素。有研究表明血管紧张素基因 T235 的亚型 C(-20)的多态性及 UteroglobinG38A 基因的多态性与 IgAN 的进展有关。Megsin 基因突变与 IgAN 的易感性密切相关。近年来多数研究结果显示 NPHS1 的 G349A 基因型 AG-PGG、MUC20 基因 SLPLL 基因型、IL-1 受体拮抗剂基因多态性、载脂蛋白 E 基因多态性、肿瘤坏死因子(TNF)基因型频率、神经肽 Y 基因多态性及一氧化氮合酶基因多态性与 IgAN 的进展密切相关。甘露糖结合蛋白、选择素基因单核苷酸多态性、白细胞介素(IL)-4、γ-干扰素等基因与 IgAN 的发生、发展相关。

(三) IgA 沉积后的肾损伤

虽然 IgA 在系膜区的沉积是触发 IgAN 的关键,但此过程要经历多个环节,受到多方面的因素干预,因此仅有系膜区 IgA 的沉积不一定引起 IgAN。沉积的 IgA 能否引起 IgAN 取决于 IgA 与肾组织之间的相互作用,其最终决定是否诱发 IgAN、IgAN 的严重程度以及病程的进展及最终预后。影响因素包括:①体内合成、释放与肾小球系膜组织有特殊亲和能力的 pIgAl 的能力以及 plgAl 在循环中持续的时间。大量的研究证明,外周循环中 IgA 水平增高,并不一定在肾小球系膜区沉积,与 IgAN 的严重程度无关,仅有那些与肾小球系膜组织有特殊亲和力的 pIgA1 分子在循环中蓄积到一定程度,才有可能引发 IgAN。②肾小球系膜组织对 pIgA1 沉积的易感性。③系膜组织接触沉积物后触发炎症反应的能

力。④肾脏对局部炎症性损害后的反应,是进一步放大炎症效应还是对炎症反应产生自限性作用。其中系膜组织,尤其是系膜细胞对沉积在系膜区 pIgA1 的反应能力是导致 IgAN 的关键。若不存在相应的遗传体质因素,IgA 沉积可能只是良性过程,很少有触发肾炎的风险。如有遗传背景因素存在,系膜组织将会表现出炎症反应,随之引发一系列不同程度的临床综合征。如患儿存在高危因素,将逐步导致进行性肾功能不全,以致终末期肾病(end-stage renal disease,ESRD)。否则也有可能长期隐匿,甚或缓解、消散。

沉积于肾小球异常糖基化的 IgA1 可通过以下途径导致肾损伤:①IgA1 可激活肾小球系膜细胞,引起细胞液内钙离子浓度增加,细胞收缩增生,释放多种介质,包括各种细胞因子如 IL-6、PDGF、TNF-α、TGF-β 等;②体外研究表明异常糖基化的 IgA1 可调节系膜细胞的增殖与凋亡、血管内皮细胞生长因子和一氧化氮合成酶的表达及其在培养的系膜细胞中的活性;③IgA1 通过调节整合素的表达,改变系膜基质间的相互作用,这对肾小球损伤后和系膜结构重塑起非常重要的作用;④IgA1 可上调系膜细胞上 αvβ3 受体的表达,该受体与细胞外基质蛋白结合后,β 亚单位的胞内结构域活化,产生一系列瀑布信号,而广泛影响细胞的一系列功能,从而影响 IgAN 的发展与演变;⑤体内研究证实,系膜细胞 IgA 受体与大分子 IgA 耦合后可以触发系膜细胞向炎症细胞和纤维细胞表型转化;⑥IgA1 与系膜细胞接触后还能触发炎症性瀑布样反应,促使系膜细胞分泌血小板活化因子、IL-1β、IL-6、TGF-a 及巨噬细胞移动抑制因子(MIF),并能引起单核细胞趋化蛋白 1(MCP-1)、IL-8、IL-10 的释放,促成了炎症反应的进一步放大,同时 IL-6、TNF-α 诱导系膜细胞 IgA 受体表达上调,也使炎症反应进一步放大;⑦有证据表明协同沉积的 IgG 具有活化系膜细胞的作用,促进系膜细胞表型改变,从而加重肾小球炎症;⑧虽然在 IgAN 发病过程中补体活化的瀑布样反应并不突出,但也有证据表明局部补体活化能影响肾小球损伤的程度,系膜 IgA 活化 C_3 可能通过甘露醇结合凝集素(man-nan-binding lectin,MBL)途径,最终导致 C5b-9 产生。细胞溶解的成分又能活化系膜细胞,产生炎性介质及基质蛋白,形成一个恶性循环,导致肾损伤。细胞外基质积聚、肾小球硬化和间质纤维化是慢性肾脏疾病进展的共同通路,IgAN 也不例外。国内外大量的基础和临床研究表明,在 IgAN 的进展过程

中,细胞外基质积聚、纤溶酶原激活物抑制物(PAI-1)、组织金属蛋白酶抑制物-1(TIMP-1)、免疫炎症因子等因素起着重要的作用。

【病理】

IgAN 的病理损害多样化,既有肾小球固有细胞的改变,也有基底膜、内皮细胞及肾小管间质的病变,同时还可见到各种炎性细胞浸润。IgAN 肾脏病变的程度轻重不一,在同一部位有时既可见到增生性病变,也可见到坏死、硬化性病变。

(一)光镜

1. 肾小球 IgAN 的肾小球病理变化多种多样,包括系膜增生、内皮细胞增生、毛细血管袢坏死、新月体形成、局灶节段性肾小球硬化(FSGS)、肾小球轴性硬化(系膜基质重度膨胀,致使毛细血管袢塌陷)、非球性硬化(硬化的肾小球中仍见开放良好的毛细血管袢)等,晚期可表现为广泛分布的球性硬化。部分病例在 Masson 三色染色下见系膜区嗜复红物质沉积。肾小球与肾小球之间病变程度不一,是 IgAN 的一个特点,肾小球周围常出现灶性炎性细胞浸润。肾小球系膜细胞及基质增多是 IgAN 最基本的病变。儿童 IgAN 的系膜改变有三种类型:①系膜细胞增生比系膜基质增多更显著;②系膜细胞增生与系膜基质增多平行;③系膜基质增多比系膜细胞增生更明显。第一种见于病初肾活检标本,提示系膜细胞增生为主是儿童 IgAN 的早期特征。第三种类型以基质增多为主,肾小球硬化发生率较高。多见于病程较长的患者。这些改变提示 IgAN 的进展导致增生的系膜细胞逐渐消散,系膜基质逐渐增多,继之发生肾小球硬化。

2. 肾小管和间质 肾小管间质病变包括肾小管萎缩、炎性细胞浸润及斑片状纤维化。炎性细胞浸润大多为 T 细胞和(或)单核细胞以及多型核白细胞。

3. 血管 儿童 IgAN 少见动脉硬化、动脉透明变性等非炎症性血管病变。

(二)免疫荧光

在肾小球系膜区和(或)肾小球毛细血管袢出现单纯 IgA 或以 IgA 为主的免疫球蛋白弥漫性沉积,50% ~80% 可伴 IgG 沉积,9% ~60% 伴 IgM 沉积。2005 年中华医学会儿科学分会肾脏病学组调查了我国 1995 ~2004 年 33 家医院 14 岁以内的 1203 例 IgAN 患儿,结果显示单独 IgA 沉积者占 34.50%,11.06% 伴 IgG 沉积,27.60% 伴 IgM 沉积。

IgAN 的免疫病理分型可分为 4 型:单纯 IgA 沉

积型、IgA+IgG 沉积型、IgA+IgM 沉积型和 IgA+IgG+IgM 沉积型。免疫病理分型与临床表现、组织损伤程度和预后有关。单纯 IgA 沉积型的组织学变化与临床表现都普遍较轻,主要表现为孤立性血尿;IgA+IgG+IgM 型的组织学改变较重,常伴有广泛的肾小球硬化及明显的肾小管间质损害,肾功能不全的发生率也较高;IgA+IgG 型或 IgA+IgM 型的组织学损害程度及临床表现介于两者之间。

在肾小球系膜区可见到 C3 及备解素的沉积,但经典途径的补体成分(C1q、C4)沉积很少出现,不足 20%,且常与 IgG 和 IgM 相伴随。在 25%～70% 的弥漫性系膜增生患者肾组织中可有纤维蛋白(原)抗原的沉积,这是肾小球损伤的因素之一。我国儿童 IgAN 的调查显示共有 51.37% 的患儿伴 C3 沉积,23.86% 伴 C1q 沉积,4.24% 的患儿同时伴有 IgA、IgG、IgM、C3、C1q 和 C4 沉积,称为"满堂亮型"。

约 10% 的患者在周围毛细血管壁可出现 IgA 沉积,并与较严重的临床症状和预后不良有关。故有人建议皮肤活检如有 IgA 沉积具有诊断价值,但 IgAN 的确诊只能靠肾活检。

(三) 电镜

电镜检查显示不同程度的系膜细胞和基质增生,伴有团块状电子致密沉积物。系膜区电子致密物沉积是 IgAN 最主要的征象,可见于 99.3% 的患者。致密物可直接见于扩大的系膜区和系膜外紧邻的致密层。严重病例沉积物大可致局限性突起。系膜周围的内皮下和上皮下也可见到电子致密物。在儿童患者常可见到上皮下沉积和肾小球基底膜(GBM)的溶解,GBM 呈塌陷、分裂或虫蚀状改变,39% 的患者可伴有 GBM 的变薄。以肾病综合征表现的 IgAN 尚可见到弥漫性足突融合。

(四) 病理分级

迄今为止,病理学家从病变类型、严重程度以及病变范围等不同的角度推出了多种病理分型方案,以期能全面地反映本病的病理损害特点,但由于 IgAN 肾脏病理具有显著的异质性,尚无一种分型能准确地反映患者的临床实际情况,各个分型之间也很难达成一致。

目前应用较广泛的包括 WHO 组织学分类方法、Lee 分类法和 Hass 分类法,其中以 1982 年 Lee's 分级系统在国内外最常使用,该分级标准具有注重肾小球即时性急性损伤程度,有利于指导治疗方法选择的特点,因此,继续推荐为国内儿童 IgAN 病理分级参照标准。

1. WHO 组织学分类方法

(1) Ⅰ 级(微小病变):光镜下肾小球正常,极少部分区域有轻度系膜区增宽,伴或不伴系膜细胞增多。

(2) Ⅱ 级(轻度病变):半数以上肾小球正常,少部分肾小球可见系膜细胞增多、肾小球硬化、粘连等改变,新月体罕见。

(3) Ⅲ 级(局灶节段性肾小球肾炎):系膜细胞弥漫增生、系膜区增宽,病变呈局灶节段性改变,偶尔可见粘连及新月体。间质病变较轻,仅表现间质水肿、灶性炎性细胞浸润。

(4) Ⅳ 级(弥漫系膜增生性肾炎):几乎所有的肾小球都可以见到系膜细胞呈弥漫性增生性改变,系膜区明显增宽,肾小球硬化,常常见到废弃的肾小球。半数以上的肾小球合并有细胞粘连及新月体。间质肾小管病变较重,肾小管萎缩明显,间质可见大量的炎性细胞浸润。

(5) Ⅴ 级(弥漫硬化性肾小球肾炎):病变与Ⅳ级相类似但更重,可见肾小球呈节段性和(或)全球性硬化,透明样变及球囊粘连等改变较为突出,新月体较Ⅳ级更多。肾小管间质病变也较Ⅳ级更重。

2. 1982 年 Lee 分级系统

(1) Ⅰ 级:绝大多数正常,偶尔轻度系膜增宽(节段)伴或不伴细胞增生。

(2) Ⅱ 级:肾小球示局灶系膜增殖和硬化(<50%),罕见小的新月体。

(3) Ⅲ 级:弥漫系膜增殖和增宽(偶尔局灶节段),偶见小新月体和粘连。局灶间质水肿,偶见细胞浸润,罕见肾小管萎缩。

(4) Ⅳ 级:重度弥漫系膜增生和硬化,部分或全部肾小球硬化,可见新月体(<45%),肾小管萎缩,间质浸润,偶见间质泡沫细胞。

(5) Ⅴ 级:病变性质类似Ⅳ级,但更严重,肾小球新月体形成>45%,肾小管间质类似Ⅳ级的病变,但更严重。

3. 1997 年 HASS 分级系统

(1) Ⅰ(轻微病变):肾小球仅有轻度系膜细胞增加,无节段硬化,无新月体。

(2) Ⅱ(FSGS 样病变):肾小球显现类似特发性 FSGS 样改变,伴肾小球系膜细胞轻度增加,无新月体。

(3) Ⅲ(局灶增殖性肾小球肾炎):≤50% 左右的肾小球细胞增生,细胞增生最初可仅限于系膜区,或可由于毛细血管内细胞增生致肾小球毛细血管袢阻塞。可见新月体。绝大多数Ⅲ型病变示肾小球节段细胞增生(有的患者可无此病变)。

(4) Ⅳ(弥漫增殖性肾小球肾炎):>50%的肾小球细胞增殖,像Ⅲ型病变一样细胞增生可是节段或球性的,可局限于系膜或波及内皮细胞,可见新月体或坏死。

(5) Ⅴ(晚期慢性肾小球肾炎):40%以上肾小球球性硬化,可表现为上述各种肾小球病变。>40%的皮质肾小管萎缩或肾小管数减少(PAS,银染色)。

4. 2009年IgA肾病牛津分类　2009年,由国际IgA肾病协作组联合肾脏病理学会发表"IgA肾病牛津分类",提出四项指标(MEST):系膜增生(mesangial hypercellularity,M)、毛细血管内增生(endocapillary proliferation,E)、节段硬化(segmental sclerosis,S)和肾小管萎缩和间质纤维化(tubular atrophy and interstitial fibrosis,T)能独立于临床指标预测IgAN患者的预后(表8-2)。

表8-2　牛津分型病理分型报告形式

病理指标	定义	积分
系膜增殖积分(M)	<4个系膜细胞/系膜区=0 4~5个系膜细胞/系膜区=1 6~7个系膜细胞/系膜区=2 >8个系膜细胞/系膜区=3	M0:≤0.5 M1:>0.5 系膜细胞增殖积分取所有肾小球的平均值
毛细血管内增生性病变(E)	肾小球毛细血管内细胞增殖致襻腔狭小	E0:无 E1:有
节段硬化与粘连(S)	任何不同程度的襻受累	S0:无 S1:有
间质纤维化或小管萎缩(T)	肾皮质小管萎缩或间质纤维化	T0:0~25% T1:26%~50% T2:>50%

同时,为反映肾脏病变的急慢性情况,肾小球个数及一些包括细胞或细胞纤维新月体比例、纤维素样坏死比例、内皮细胞增生比例及肾小球球性硬化比例等定量病理指标作为附加报告也须一并出具

2009年9月,刘志红院士组织发起了中国IgAN牛津分类多中心验证研究。本研究的纳入标准、统计学处理方案均与原牛津分类研究一致。该研究共有18个临床肾脏病中心参加,共纳入患者1026例。该组患者肾活检时eGFR、平均动脉压(MAP)与原IgAN牛津分类研究人群相似,但尿蛋白略低(中位数1.3g/24h)。病理指标分布方面,我国汉族IgAN人群的病变分布与原IgAN牛津分类研究有较大的差异。表现为系膜积分(M1,43%)、毛细血管内增生性病变(E1,11%)较轻,而节段硬化粘连(S1,83%)、襻坏死性病变(N1,15%)较多见,而新月体(C1,48%)、间质纤维化(T1,24%;T2,3.3%)的分布与原IgAN牛津分类研究人群相似。该研究病理指标间的组内相关系(ICC)较好,高于原IgAN牛津分类研究,表明这些病理指标在汉族人群也具备较好的可重复性。

内容包括4项独立影响预后的病理指标:①系膜细胞增生(M0/1);②内皮细胞增生(E0/1);③节段性硬化或粘连(S0/1);④肾小管萎缩或肾间质纤维化(T0/1/2)。

【临床表现】

IgAN的临床表现多种多样,缺乏特征性,不同病例临床进程及预后差别很大。参照中华医学会儿科学分会肾脏病学组于2000年珠海会议修订的《小儿原发性肾小球疾病临床分类标准》的诊断标准,根据临床表现将IgAN患儿分为7型:孤立性血尿型(包括复发性肉眼血尿型和镜下血尿型)、孤立性蛋白尿型、血尿和蛋白尿型、急性肾炎型、肾病综合征型、急进性肾炎型及慢性肾炎型。我国儿童IgAN临床表现以复发性肉眼血尿型最常见(占41.15%)、其后依次为肾病综合征型(占23.77%)、血尿和蛋白尿型(占20.78%)、孤立性镜下血尿型(占14.46%)、急性肾炎型(占10.14%),而孤立性蛋白尿型(占1.91%)、急进性肾炎型(占1.25%)和慢性肾炎型(占1.00%)在儿童较少见。各型的分型依据如下:

(一)孤立性血尿型

仅有血尿,而无其他临床症状、化验改变及肾功

能改变,可分为复发性肉眼血尿型(尿常规镜检 RBC+++ ~ ++++,尿蛋白不超过+)和镜下血尿型(尿常规镜检 RBC>3 个/HP,尿蛋白<+)。复发性肉眼血尿是儿童 IgAN 的典型临床表现。但各国间肉眼血尿型发生率不一致,在美国及欧洲,80% 的 IgAN 儿童有肉眼血尿史,日本仅为 26%,我国为 57.1%。肉眼血尿发生多与呼吸道或胃肠道感染有关,急性起病者常在感染 1 ~ 3 天内突然出现肉眼血尿,1 ~ 5 天后肉眼血尿消失,仅留有镜下血尿,也可完全正常。复发次数与间隔期不一。部分患儿表现为隐匿起病,多于体检中发现镜下血尿,可持续不退,或消退后又因剧烈运动、感染或外伤而诱发。

(二) 孤立性蛋白尿型

仅有蛋白尿,而无其他临床症状、化验改变及肾功能改变。尿蛋白定性阳性,定量<0.05g/(kg·24h),血 ALB >30g/L。

(三) 血尿和蛋白尿型

肉眼血尿或镜下血尿同时伴蛋白尿存在(标准同上),无其他临床症状、化验改变及肾功能改变。

(四) 急性肾炎型

急性起病,以血尿(肉眼或镜下)为主,伴不同程度的蛋白尿(但未达到肾病综合征标准),伴有水肿、高血压或肾功能不全。

(五) 肾病综合征型

不同程度水肿,尿常规蛋白(+++ ~ ++++),24 小时蛋白定量≥0.05g/kg,血 ALB <30g/L。可分为单纯型和肾炎型。凡具有以下四项之一或多项者属于肾炎型:①2 周内 3 次离心尿检查 RBC ≥10 个/HPF,并证实为肾小球性血尿者;②反复或持续高血压(学龄前儿童 ≥120/80mmHg,学龄儿童 ≥130/90mmHg),并除外激素等原因所致;③肾功能不全,并排除由血容量不足等所致;④持续性低补体血症。

(六) 急进性肾炎型

起病急,有少尿、无尿,多有持续性肉眼血尿、大量蛋白尿、高血压,肾功能于起病 3 个月内进行性恶化。肾组织学病理改变除系膜病变外,有明显的血管祥坏死及间质血管炎等病变,>50% 的肾小球有新月体形成。

(七) 慢性肾炎型

病程超过 1 年,除表现为蛋白尿、镜下血尿及高血压外,伴有不同程度的肾功能不全和(或)持续性高血压。B 超示肾脏缩小,双肾皮质变薄、回声增强。此型多因初期无明显临床血尿、又未进行常规

尿检而被忽略,在首诊时已有肾功能受损和高血压;部分患儿是其他各型迁延不愈后进入 ESRD。

【诊断和鉴别诊断】

目前国际上通行和中华医学会儿科学分会肾脏病学组所采用的有关 IgAN 的诊断标准为:肾病理免疫荧光检查在肾小球系膜区和(或)毛细血管祥有以 IgA 为主的免疫球蛋白沉积,并排除过敏性紫癜、系统性红斑狼疮、慢性肝病等疾病所致 IgA 在肾组织沉积者。

此外,小儿 IgAN 尚需要与以下疾病相鉴别:

1. 家族性 IgA 肾病(familial IgA nephropathy)是指家族成员中有 2 名或 2 名以上的 IgAN 患者,其临床表现、病理特点与原发性 IgAN 相同。

2. 急性链球菌感染后肾小球肾炎 发病年龄相似,但一般有链球菌感染的前驱病史,经 1 ~ 3 周的无症状间歇期急性起病,主要临床表现为水肿、血尿和高血压,有 ASO 及抗 DNA 酶 B 增高,血清 C_3 降低后 4 ~ 8 周可恢复正常,无反复发作病史。

3. 家族性良性血尿(familial benign hematuria)多有家族史,90% 表现为持续镜下血尿,仅少数伴间歇性发作性血尿。一般无临床症状,肾活检免疫荧光检查阴性,电镜检查基底膜弥漫变薄。但少部分 IgAN 可同时合并薄基底膜病(thin basement membrane disease),需注意鉴别。有作者报道家族性良性血尿患儿尿中血小板因子 4(Pf_4)增加有助于鉴别 IgAN 与薄基底膜病。

4. 非 IgA 系膜增生性肾炎 表现与 IgAN 相似,从临床上很难鉴别,靠肾活检免疫病理检查鉴别。

5. Alport 综合征(Alport syndrome) 亦可表现为反复发作性肉眼血尿,但常伴有进行性肾衰竭和耳聋,有的伴有先天性眼部异常可资鉴别。肾活检免疫荧光检查阴性,电镜检查可见肾小球基底膜弥漫性增厚、变薄及致密层的分裂。

6. 慢性肾炎急性发作 发作时多伴有水肿、蛋白尿、高血压、少尿等,病情一般发展较迅速。肾活检病理检查多表现为膜增生性肾炎改变。

【治疗】

原发性 IgAN 发病机制尚未完全清楚,尚无特异性治疗。由于本病临床表现呈现多样性、反复性、慢性进展性以及临床-病理的不平衡性等特点,因此不应采取统一的治疗方案,而应根据患儿的不同表现和病程采取个体化的治疗,目的是保护肾功能,减慢病情进展。目前本病的治疗多为针对临床主要表现

以及肾脏病变轻重,采用多药联合(即"鸡尾酒式治疗")、低毒性、长疗程(一般 1~2 年以上)的治疗原则。主要药物包括:肾上腺糖皮质激素和多种免疫抑制剂、血管紧张素转化酶抑制剂(ACEI)和血管紧张素受体拮抗剂(ARB)、鱼油以及抗凝药物等,旨在抑制异常的免疫反应、清除免疫复合物、修复肾脏损伤、延缓慢性进展以及对症处理(降压、利尿)。此外,也有针对原发性 IgAN 出现的特殊病理改变的治疗以及扁桃体摘除、静脉用丙种球蛋白、血浆置换等疗法。

1. 中华医学会儿科学分会肾脏病学组制定的《儿童原发性 IgA 肾病诊断治疗循证指南》如下:其中证据级别分为 A、B、C 3 个级别,推荐的意见分为 Ⅰ、Ⅱa、Ⅱb 和Ⅲ共 4 个等级(表 8-3)。在指南中以[证据水平/推荐等级]表示。

表 8-3　证据水平及推荐等级

证据水平

A	证据来源于多个随机临床试验(RCTs)或荟萃分析
B	证据来源于单个的随机临床试验或大样本非随机临床研究
C	证据来源于专家共识和(或)小样本研究、回顾性研究以及注册登记的资料

推荐等级

Ⅰ级	证据和(或)共识对于诊断程序或治疗是有确定疗效的、可实施的和安全的
Ⅱa级	对治疗的有效性具有分歧,但主要是有效的证据
Ⅱb级	对治疗的有效性具有分歧,但主要是疗效欠佳的证据
Ⅲ级	对治疗是无效的甚至是有害的证据

(1) 以血尿为主要表现的原发性 IgAN 的治疗:

1) 持续性镜下血尿:目前多数观点认为孤立性镜下血尿、肾脏病理Ⅰ级或Ⅱ级无需特殊治疗,但需定期随访,如随访中出现病情变化(如合并蛋白尿、持续性肉眼血尿、高血压等)应重新评价。

2) 肉眼血尿:对与扁桃体感染密切相关的反复发作性肉眼血尿,可酌情行扁桃体摘除术(C/Ⅱa),但是否确能减少肉眼血尿的发生还有待于多中心、大样本的前瞻性研究证实。对临床持续 2~4 周以上的肉眼血尿且新月体形成累及肾小球数≥25%者,专家建议可加用甲泼尼松龙(MP)冲击治疗 1~

2 疗程。

(2) 合并蛋白尿时原发性 IgAN 的治疗:

1) 轻度蛋白尿:指 24 小时尿蛋白定量<25mg/kg,或肾脏病理Ⅰ级、Ⅱ级是否需要药物治疗并未达成一致看法。可以考虑应用 ACEI[如赖诺普利 0.4mg/(kg·d),每天一次,最大剂量<20mg/d]治疗(C/Ⅱa)。抗氧化剂维生素 E 有降尿蛋白的作用,尚缺少大样本临床试验的证实(B/Ⅱa)。

2) 中度蛋白尿:指 24 小时尿蛋白定量 25~50mg/kg,或肾脏病理Ⅰ级、Ⅱ级,或仅显示中度以下系膜增生,建议应用 ACEI 类药物降低尿蛋白(A/Ⅰ),也可以联合应用 ACEI 和 ARB 以增加降低尿蛋白的疗效(A/Ⅰ)。注意当内生肌酐清除率<30ml/(min·1.73m²)时慎用。

对于应用鱼油控制 IgAN 中度蛋白尿、延缓疾病进展的临床研究结果不一,认为有效的临床试验应使用 ω_3-脂肪酸(O3FA),4g/d,疗程 2 年(A/Ⅱa),但确切疗效仍需大样本、多中心随机对照试验研究证实。

3) 肾病综合征型或伴肾病水平蛋白尿:指 24 小时尿蛋白定量>50mg/kg,或肾脏病理显示中度以上系膜增生,在应用 ACEI 和(或)ARB 基础上,采用长程激素联合免疫抑制剂治疗,免疫抑制剂首选环磷酰胺(CTX)冲击(A/Ⅱa)。激素为泼尼松口服[1.5~2mg/(kg·d)]4 周后可改为隔天给药并渐减量,总疗程 1~2 年(A/Ⅰ)。关于免疫抑制剂的应用问题,如激素疗效不佳或患儿不能耐受,首选 CTX(A/Ⅱa);也可以采用多种药物联合治疗:硫唑嘌呤(AZA)或联合糖皮质激素、肝素、华法林、双嘧达莫,其疗效显著优于单独应用糖皮质激素的疗效(A/Ⅱa)。此外,关于吗替麦考酚酯(MMF)、来氟米特、雷公藤多苷等药物的应用尚缺少多中心大样本的随机对照临床试验的证据,需结合临床实际酌情应用(B/Ⅱa)。

(3) 急进性肾炎型和(或)伴新月体形成的原发性 IgAN 的治疗:这类 IgAN 并不少见,尤其是伴新月体形成者,但目前尚无来自大宗的临床随机对照试验的研究结果。可以考虑首选大剂量 MP 冲击治疗,15~30mg/(kg·d)连续 3 天,继之口服泼尼松(用法同上),并每月予以 0.5g/m² CTX 冲击共 6 个月(C/Ⅱa),也可试用 CTX(冲击治疗或每天口服 1.5mg/kg)联合小剂量泼尼松龙(0.8mg/kg)治疗(C/Ⅱb)。

2. 中山大学附属第一医院儿科根据国内外经

验结合患儿不同的临床表现和病理分级制订了如下 IgAN 治疗方案(表8-4),临床观察有良好的治疗效果。

表8-4 IgA 肾病分级治疗方案

临床表现	病理分级	新月体	硬化	治疗方案
单纯性血尿	Ⅰ、Ⅱ	−	−	清除慢性病灶,随访
单纯性血尿	≥Ⅲ	+	+	①甲泼尼龙(MP)间歇冲击
血尿+蛋白尿	≥Ⅲ	+/−	+/−	①MP 间歇冲击
肾病综合征	Ⅰ、Ⅱ			按 NS 处理
肾病综合征	Ⅳ、Ⅴ	++	++	② MP + 环磷酰胺(CTX)冲击
肾功能不全	Ⅳ、Ⅴ	+++	+++	③四联疗法+④ACEI

(1) MP 间歇冲击:

1)第 1 个月(首次):MP 静脉冲击,每次 15 ~ 30mg/kg,隔天一次,连用 6 次。

2)第 3 个月:MP 静脉冲击,剂量同上,隔天一次,连用 3 次。

3)第 5 个月:MP 静脉冲击,剂量同上,隔天一次,连用 3 次。

冲击间歇期隔天口服泼尼松(prednisone)0.5mg/kg,连用 6 个月。

(2) MP+CTX 冲击:MP 用法同上,冲击间歇期口服 prednisone 1.5mg/(kg·d),参照肾综治疗方案逐渐减量。

1)第 1 个月(首次):CTX 0.5g/m² ,分 2 天加入生理盐水 100ml 中静脉点滴。

2)第 2 个月:CTX 0.75g/m² ,分 2 天加入生理盐水 100ml 中静脉点滴。

3)第 3 ~ 6 个月:每月 1.0g/m² ,分 2 天加入生理盐水 100ml 中静脉点滴。

CTX 冲击期间注意水化疗法,予 1/4 ~ 1/3 张液体 20ml/kg 静滴。每次冲击前验血象、肝功能。血白细胞(WBC)$< 4.0 \times 10^9$/L 时,CTX 减半量使用。血 WBC$< 3.0 \times 10^9$/L 时,CTX 暂停使用。肝功能谷丙转氨酶(ALT)超过正常值的 4 倍,CTX 暂缓使用,同时予护肝治疗。

(3) 四联疗法:MP 冲击 3 ~ 6 次(剂量同上)后口服 prednisone 1.5 ~ 2mg/(kg·d),CTX 2 ~ 3mg/(kg·d)口服或冲击(剂量同上);双嘧达莫(persan-tin)3 ~ 5mg/(kg·d),分三次口服;肝素(heparin)1mg/(kg·d)加入 10% GS 100ml 中静脉点滴,使凝血时间延长 1 倍,连用 2 周,后改口服华法林(warfarin)0.05 ~ 0.4mg/(kg·d),口服至出院。注意监测凝血时间。

(4) 血管紧张素转换酶抑制剂(ACEI):上述治疗疗程 6 个月结束后,开始加用 ACEI,可用依那普利,每次 0.08 ~ 0.4mg/kg,每天口服 1 次或分两次口服,或贝那普利(洛丁新)5mg ~ 10mg/d,1 次口服。用这类药时需注意患儿的肾功能,如有明显减退,需停用。

【预后】

既往认为 IgAN 在儿童期发病者预后较好,但近年的研究显示,随访 20 年,儿童期起病的患者约 30% 进入终末期肾脏病(ESRD)。成人 IgAN 从诊断之日起每年有 1% ~ 2% 患者进入终末期肾衰(ESRD),20 年的随访中,有 20% ~30% 患者发展为进行性肾功能不全。儿童 IgAN 从发病随访 5、10、15 年分别有 5%、6%、11% 的患儿发展成慢性肾功能不全,而 5 年、10 年、15 年尿分析正常率分别为 28%、58% 和 71%。成人 5 年肾存活率为 86% ~ 91%,10 年肾存活率为 75% ~85%,15 年的肾存活率为 54% ~ 81%。儿童 5 年肾存活率为 94% ~ 98%,20 年存活率为 70% ~89%。

目前,关于 IgAN 的预后评估,无论从临床或是病理上都已经形成一定的共识,并且还在不断地发现新的预后预测指标。公认的提示预后不良的因素包括大量蛋白尿、高血压、肾功能损害、严重弥漫性系膜增生、肾小球硬化、新月体形成或球囊粘连、肾小管萎缩、间质纤维化、血管壁增厚、免疫荧光显示 IgA 在毛细血管袢沉积、电镜显示系膜溶解和 GBM 结构异常。血尿与预后的关系尚存争议,一般认为表现为单纯性血尿,尤其两次肉眼血尿发作间期尿检正常者预后良好。有蛋白尿者肾功能缓慢减退,每年 GFR 的减低速度为 1 ~3ml/min,而表现为肾病综合征者每年 GFR 的减低速度为 9ml/min,同时合并高血压时,每年 GFR 的减低速度高达 12ml/min。血尿酸的进行性升高与 IgAN 的组织病理学损伤指数密切相关,为 IgAN 不良预后的危险因子之一。家族性 IgA 肾病比特发性 IgAN 进展快,前者 15 年的肾存活率仅为 36%。

(蒋小云)

第十一节 IgM 肾病

IgM 肾病（IgM nephropathy，IgMN）是免疫病理诊断，指 IgM 或以 IgM 为主的免疫球蛋白弥漫性颗粒样在肾小球系膜区沉积为特征的原发性肾小球疾病，1974 年由 van de Putte 做了简单描述，1978 年由 Cohen 首先命名。该病临床上多以肾病综合征为主要表现，50% 的患儿对肾上腺糖皮质激素治疗敏感，但易频繁复发和激素依赖，占频繁复发和激素依赖的 30% ~ 50%。少部分患儿仅表现为蛋白尿或（和）血尿。

根据肾活检资料，IgMN 的发病率为 2% ~ 11%，各年龄组均有报道，但以儿童发病较多，男性占50% ~ 80%。国内儿童资料显示 IgMN 占肾活检患儿的 13.8% ~ 22.9%。虽然肾活检具有一定的选择性，检出率不能完全等同于发病率，但是可提示 IgMN 在原发性肾小球肾病中占有相当的比例。

【病因及发病机制】

至今 IgMN 的病因和发病机制仍未明了。目前多认为 IgMN 可能是以 IgM 为主的免疫球蛋白与抗原形成免疫复合物，沉积在肾小球系膜区所导致的免疫复合物性肾小球肾炎。主要依据是：①免疫荧光证实 IgM 在肾小球系膜区呈颗粒样沉积，电镜下部分患者肾小球系膜区尚能见到相应电子致密物；②部分患者的肾小球系膜区伴有 C_3 沉积，提示由 IgM 形成的免疫复合物能激活补体；③较多的 IgMN 患者血清中可查到循环免疫复合物（CIC），提示系膜区免疫复合物可能是 CIC 沉积所致。总之，IgMN 的免疫复合物沉积于系膜区可能是与 IgM 形成的免疫复合物分子量大及抗体对抗原具有高度亲和性有关。

也有作者认为：微小病变患者由于 T 细胞功能失调，使 IgM 不能转变为 IgG，导致血清 IgM 升高，而 IgM 分子量大（9×10^5），不易从肾小球滤过排出，从而非特异性地沉积于系膜。因此，系膜区 IgM 沉积仅仅代表 IgM 非特异性沉积，而不能代表免疫复合物，也无真正的致病意义。IgM 肾病、微小病变与局灶节段性肾小球硬化（FSGS）是各自独立的疾病，还是同一疾病的不同方面，至今仍有争议。有作者认为 IgM 肾病开始表现为微小病变，继之为系膜增殖，最后发展为 FSGS。Donia 等认为 33% ~ 100% 的 FSGS 是由 IgMN 恶化而来。系膜 IgM 沉积不是 IgM 肾病所特有，从微小病变到 FSGS 均可见到，但病理

学家通常根据免疫荧光或电镜改变将它们分为 3 种病理类型的肾病。Scolari 等发现本病可能有特殊的免疫遗传学背景，支持本病为一独立性疾病的观点。

【病理】

1. 光学显微镜 光学显微镜下肾小球结构正常或接近正常，可见不同程度的系膜细胞增生和系膜基质增多，肾小球基底膜厚度和形态正常。病变较重者可伴有不同程度的局灶节段性肾小球硬化、包曼囊粘连或新月体形成，可有肾小管萎缩、间质纤维化和炎症细胞的浸润。

2. 免疫荧光 免疫荧光检查见单纯 IgM 或以 IgM 为主的免疫球蛋白在整个系膜区呈弥漫性颗粒样沉积，少数偶可见 IgM 同时呈颗粒样或线样沿肾小球基底膜沉积。部分患者在肾小球系膜可伴 IgG 或（和）IgA 沉积，但荧光强度较 IgM 弱。1/3 的患者系膜区同时伴 C_3 沉积。

3. 电子显微镜 电子显微镜下 20% ~ 70% IgMN 患者在肾小球有细小的均质电子致密物沉积，散布在系膜区或副系膜区，偶可在内皮细胞下或毛细血管壁。多数患者的上皮细胞胞质呈空泡样变性，足突有不同程度的消失、融合和微绒毛化。

【临床表现】

IgMN 在临床上多表现为肾病综合征，国外报道表现为肾病综合征者占 23% ~ 100%，国内成人为59% ~ 83%，儿童为 45% ~ 75%。部分病例表现为单纯性蛋白尿、血尿或蛋白尿合并血尿，一般无肉眼血尿。患儿镜下血尿（10% ~ 60%）、高血压（10% ~ 40%）较微小病变性肾病多见。少数病人可伴有肾功能减退。

【诊断和鉴别诊断】

IgMN 的诊断主要依据肾组织活体检查，其诊断标准为：①免疫荧光检查可见肾小球系膜区主要为 IgM 沉积，伴或不伴其他免疫球蛋白和（或）C_3 的沉积；②光镜下肾小球可有不同程度的系膜增生，但肾小球基底膜形态基本正常。凡明确诊断为膜性肾病、膜增殖性肾炎、急性链球菌感染后肾炎、继发性肾脏病变如继发于过敏性紫癜、系统性红斑狼疮、类风湿性关节炎、乙肝病毒相关性肾炎及肝硬化等均除外。

【治疗】

1. 表现为肾病综合征的 IgMN，治疗同原发性肾

病综合征。该病对激素治疗的敏感性,各家报道不一,可能与病例选样不一致有关,且激素治疗的敏感性与系膜 IgM 沉积的强度无平行关系。国外资料显示,25% ~55% 的患儿对激素敏感,国内为 38.6% ~66.7%。对激素治疗敏感的患儿易出现频复发和激素依赖,占频繁复发和激素依赖的 30% ~50%。

2. 表现为单纯性蛋白尿、血尿及蛋白尿合并血尿者,可用血管紧张素转化酶抑制剂(ACEI)和血管紧张素受体拮抗剂(ARB),部分病例可用激素治疗,但多出现激素依赖或耐药。

【预后】

对儿童和成人 110 例 IgMN 患者 15 年的随访研

究显示,36% 的患者发展为不同程度的肾功能不全,22.7% 的患者进展为终末期肾病,半数患者出现高血压,部分患者特别是有蛋白尿的患者可能发展为 FSGS。29% 的以肾病综合征为表现的患者对激素抵抗,而激素敏感的患者中 80% 表现为激素依赖。血清 IgM 持续增高的以肾病综合征为表现的患者难治。因此认为 IgMN 较以往所认识可能是一种更为严重的疾病,其预后不一定良好。多变量分析显示,肾活检时有高血压是进展为肾功能不全的唯一有意义的危险因子,在组织学参数中,肾间质纤维化有很大的预后预测价值。

(蒋小云)

第十二节　C1q 肾病

C1q 肾病(C1q nephropathy,C1qN)是一免疫病理诊断,指在肾小球系膜区有显著 C1q 沉积的一种少见的免疫复合物介导的肾小球疾病,1982 年 Jones 等首先作了初步描述,1985 年由 Jennette 和 Hipp 正式命名。临床主要表现为各种程度的蛋白尿,可有水肿、高血压或肾功能不全,半数患儿可出现血尿,常对激素和免疫抑制剂治疗不敏感。

目前国内外报道的病例均较少,确切的发病情况尚不清楚。国外报道该病占肾活检患儿的 0.21% ~16.50%,非洲人较高加索人多见,而国内报道占肾活检患儿的 1.89%。

该病各年龄组皆有报道,以年长儿与青年期多见,男女比为 1.8∶1。国外报道最小发病年龄为 10 个月,在 14 个月时已进展至 ESRD。国内报道最小起病年龄为 1.5 岁。

【病因及发病机制】

目前 C1q 肾病的病因及发病机制尚不清楚。有研究发现 C1q 能特异与人血管平滑肌结合来调节循环免疫复合物沉积,并产生超氧化物致组织损伤,而系膜细胞与平滑肌细胞有许多共同特征,故推测 C1q 肾病的发生与之有相似的机制。Eskandar 等认为免疫循环复合物结合 C1q 后,可能依靠 C1q 与系膜基质中纤维蛋白的亲和性而沉积在肾小球系膜。目前认为,补体 C1 由 C1q、C1r、C1s 3 个亚单位组成,C1q 为补体前期成分,是强碱性胶原样丙种球蛋白,可与多种多价阴离子物质如 DNA、RNA、多核苷、脂多糖等结合,故 C1q 肾病可能是由一含多阴离子的抗原(如微生物细胞壁的脂多糖)通过电荷作用与 C1q 结合形成的复合物引致发病。在这一免疫

复合物中 C1q 可能是:①与免疫复合物中 IgM 的 Fc 区结合;②是与抗 C1q 抗体的 Fab 区结合;③与复合物中的抗原相结合。沉积的 C1q 可直接破坏基底膜而产生大量蛋白尿,同时激活的补体可使肾小球通透性增加,并通过其免疫黏附作用而吸引中性粒细胞、淋巴细胞在肾间质的浸润,而使肾小球、肾小管进一步受损。

【病理】

1. 光学显微镜　光学显微镜下可表现为微小病变(MCD)、系膜增生和局灶节段性肾小球硬化(FSGS)样病变。儿童以 MCD 最常见,成人以 FSGS 样病变最常见。

2. 免疫荧光　免疫荧光显示系膜区显著的 C1q 沉积,可弥漫性分布,也可节段性分布,可单独存在,50% 的患儿可同时伴有程度不一免疫球蛋白(IgG、IgM、IgA)、C3 和 C4 的沉积,且部分病例 C1q 沉积的强度可能会弱于 IgG 和 IgM。80% 的患儿 C3 沉积的强度与 C1q 相同。

3. 电子显微镜　电子显微镜下 93% 病例于系膜区有免疫复合物型的电子致密物沉积,16% 可有少量小的内皮下沉积,22% 有少许上皮下沉积。

【临床表现】

主要表现为不同程度的蛋白尿,40% 的患儿以肾病综合征起病,部分患儿仅表现为不同程度的无症状性蛋白尿,于体检中偶然发现。半数的患儿可出现血尿,以镜下血尿为主。40% 的病例可伴有高血压。

【诊断和鉴别诊断】

C1q 肾病的诊断主要依据肾组织活体检查,系膜区显著的 C1q 沉积是其主要的诊断依据,但狼疮

性肾炎、乙肝病毒相关性肾炎、膜增生性肾炎、IgA肾病、原发性 FSGS 等在系膜区也有显著的 C1q 沉积,在诊断 C1q 肾病之前,应先排除以上疾病。此外,病理特征表现为轻微病变和非 IgA 系膜增生性肾小球肾炎者如免疫荧光检查证实系膜区有 C1q 沉积者,即使 C1q 强度弱于 Ig,也应诊断 C1q 肾病。

1. 狼疮性肾炎 可根据其特殊的临床表现和血清免疫学指标,结合系统性红斑狼疮诊断标准来鉴别,除 ANA、抗 ds-DNA 和 ENA 自身抗体阳性外,多系统损害和低补体血症也是狼疮性肾炎的特征之一,肾活检时一般有内皮的小管状包涵体,而 C1q 肾病患儿补体正常,自身免疫抗体阴性。

2. 乙肝病毒相关性肾炎 乙肝病史或家族史、血清乙肝相关抗原阳性、膜性肾病改变、肾组织中发现了乙肝标志物可以确立诊断。

3. 膜增生性肾炎 常有与肾功能下降不平行的贫血、有持续型低补体血症,光镜和电镜检查可与 C1q 肾病相鉴别。

4. IgA 肾病 该病可有 C1q 沉积,但其沉积强度较 IgA 沉积强度弱。

5. 原发性 FSGS 该病可有 C1q 沉积,但其沉积都在硬化区域内。C1q 肾病病理改变为 FSGS 者,C1q 沉积在硬化区域外。

【治疗】

C1q 肾病的治疗原则与其他肾小球疾病相同。表现为肾病综合征者对激素和免疫抑制剂治疗多不敏感。

【预后】

该病临床表现多样,临床表现为肾病综合征、病理表现为 FSGS 的患儿预后较差,13% ~ 31.5% 的患儿可进展至肾功能不全或 ESRD,部分患儿系膜区 C1q 的沉积可消失。国外小样本儿科病例的短期随访显示:1 年肾存活率为 94%,3 年为 84%,5 年为 78%。而在诊断时表现为肾病综合征者易进展至 ESRD,1 年肾存活率为 88%,5 年仅为 78%。

(蒋小云)

第十三节　C3 肾小球病

C3 肾小球病(C3 glomerulopathy)是一组新近被认可的发病率较低的原发性肾小球炎症性疾病,是以病理学特征命名的一类新认识的肾小球疾病。Verroust 等人在 1974 年最先描述了有一类疾病特征,即经免疫荧光检查肾小球内仅有 C3 沉积而无免疫球蛋白及 C1q 沉积的一类肾小球疾病。但一直无规范统一的命名与定义。由于近十年来对补体系统调控异常与肾小球肾炎发病机制间关系的认识取得了巨大进步,Fakhouri 等于 2010 年将这一组肾小球疾病独立出来,统一命名为 C3 肾小球病,以提醒人们在诊断此类疾病时,需注意补体系统调控异常特别是补体旁路过度活化在其发病中的重要作用。根据 Fakhouri 等人的定义,C3 肾小球病是指:肾脏病理免疫荧光下见明显的 C3 沉积,很少或无免疫球蛋白及 C1q 的沉积,而不论电子致密物的沉积部位如何。据此定义,C3 肾小球病包括了 C3 肾小球肾炎(C3 glomerulonephritis, C3 GN)、致密物沉积病(dense deposit disease, DDD)、家族性Ⅲ型膜增生性肾小球肾炎(membranous proliferative glomerulonephritis, MPGN)、补体 H 因子相关蛋白 5 肾病(complement factor H-related protein 5 nephropathy, CFHR5)及单纯补体 C3 沉积的Ⅰ型 MPGN,这一组肾小球疾病其光镜、电镜表现及发病机制均各有特点,但多伴随血浆中补体或其激活成分出现异常,伴或不伴补体基因遗传学的异常。是补体旁路系统调控异常为主介导的原发性肾小球炎症性疾病。2013 年 Matthew C. Pickering 等发表在 *International Society of Nephrology* 关于 C3 肾小球病的专家共识中最新定义:C3 肾小球病是以 C3 沉积为主的肾小球肾炎。

【病因与发病机制】

本病的病因及发病机制尚未完全清楚,但根据其肾脏病理免疫荧光下见肾小球毛细血管袢和(或)系膜区有明显的 C3 沉积,而几无免疫球蛋白及 C1q、C4 这些补体经典途径及甘露聚糖结合凝集素途径激活成分沉积,而且临床观察发现在 C3 肾小球病患者中,存在多种血浆补体成分的异常,包括循环 C3 浓度下降,检出 C3 肾炎因子(C3 nephritic factor, C3NeF),或发现补体调节蛋白的 H 因子、I 因子、膜辅助蛋白(membrane cofactor protein MCP)及 C3 的基因突变等,或出现抗 H 因子、抗 Bb 的自身抗体等,提示补体系统过度活化尤其是补体旁路过度活化在该病中发挥重要的作用。

下面分述之。

（一）补体系统激活途径及其特点

补体级联(反应)在天然免疫中具有重要作用。补体因子可诱导强烈炎症反应的发生,引起吞噬细胞的趋化及对细胞(包括微生物)的调理与溶细胞作用。目前公认的补体系统的激活有3种途径:经典途径(classical pathway,CP)、甘露聚糖结合凝集素(mannan-binding lectin MBL)途径及补体旁路途径(替代途径,alternative pathway,AP)(图8-3)。这3种途径具有共同的末端通路C3及C5~9。各途径交汇于C3转化酶,该酶将C3裂解为C3a与C3b。经典途径的激活需要免疫复合物的形成,启动由C1q开始补体的激活反应。替代途径则需要在有B因子与D因子的情况下,使C3b与C3转化酶联合,进一步生成更多的C3转化酶,并形成强效的放大环路。因此,C3转化酶是补体级联反应中的一个节点。C3b与C3转化酶的结合,导致C5转换酶的形成,继而激活终末补体复合物途径以及在细胞表面形成膜攻击复合物(C5b~C9),最终引起细胞的裂解。C3肾小球病肾脏中沉积成分以C3c为主,而无明显的免疫球蛋白和C1q的沉积,提示需免疫复合物启动激活的经典途径没有参与发病。

关于补体旁路途径的激活,有以下特点:①正反馈作用:其激活依靠C3的水解,而形成的C3bBb可反过来促进C3的水解,此为C3b的正反馈途径。旁路途径是补体系统重要的放大机制。②旁路途径可以识别自己与非己。③由于补体调控因子H因子及I因子在C3转化酶及C3b的抑制作用,在正常的人体中补体系统的激活是有精确有效的调控。

需要提出的是,2006年Huber-Lang等人提出补体系统激活还存在第4条途径,理由是在基因敲除(C3-/-)的小鼠,依然存在C5a依赖的急性肺损伤,并将其命名为C3非依赖性凝血酶途径。

(二)补体旁路途径调控异常致过度活化在本病中的作用

由于C3的激活是3条补体激活途径的关键,所以影响C3转化酶活性的补体调节蛋白尤其重要,这些补体调节蛋白主要是指参与衰变加速作用或辅助作用的H因子、I因子、MCP、CD59等。而由于补体旁路途径存在正反馈作用,所以这些补体调节蛋白的异常主要影响补体旁路途径的过度活化(图8-4)。

当I因子或MCP的基因突变,使得C3b裂解失活减少;H因子的基因突变或出现自身抗体,或C3的基因突变,都使得H因子的补体调节作用减弱。以上几种作用在MBL途径及补体旁路途径均可出现,但以补体旁路途径的作用为主,考虑到补体旁路途径的正反馈作用,以上补体调节蛋白的异常高度提示补体旁路途径过度活化。喻小娟、刘刚等研究了12例诊断为C3肾小球肾炎患者的血浆补体激活成分,发现相比健康对照组,其C3a、C5a水平明显升高,说明体内存在补体激活,而C1q阴性,可基本除外经典途径;B因子水平下降,但是Ba水平明显升高,由于抗Bb的自身抗体的存在是特异性的提示补体旁路途径激活,提示补体旁路途径激活在这类患者中起着重要的作用。而且Ba水平与患者尿蛋白量成正相关,说明补体旁路途径过度活化可能是本病的主要致病途径。

替代途径的失调可以因补体调节蛋白的突变或产生其自身抗体而发生(图8-5)。如果调节C3转化酶装配与激活以及C3b降解的蛋白(如H、I和B因子以及H因子相关蛋白5)发生突变,就可导致替代途径的失调。C3本身的杂合子突变亦可导致替代途径失调,这是因为突变的C3可抵抗C3转化酶的裂解。异常的C3转化酶继而裂解正常C3等位基

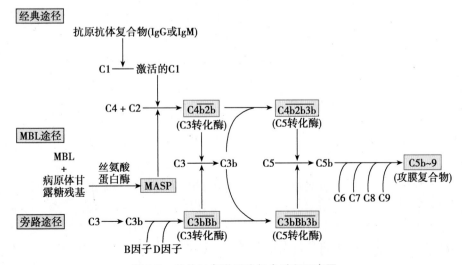

图8-3 补体三条激活途径全过程示意图

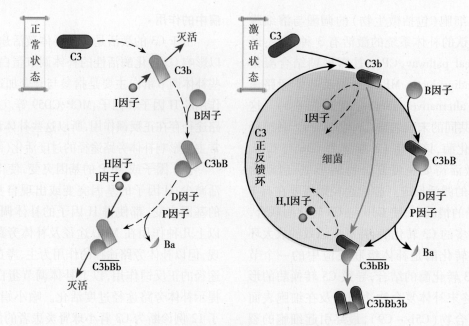

图 8-4 补体旁路途径的正反馈作用

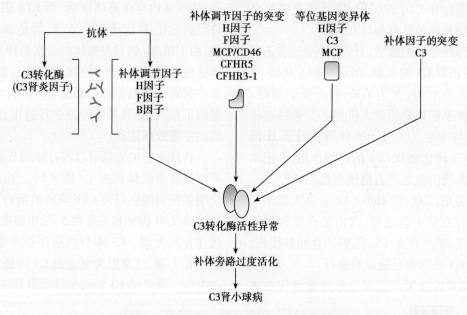

图 8-5 补体替代途径的失调致 C3 肾小球病

因所产生的 C3,导致 C3 降解产物水平增加。同样,抗补体调节蛋白(如 H、B 因子)抗体及抗 C3 转化酶本身的抗体,可导致替代途径的过度激活。抗 C3 转化酶抗体(C3 肾炎因子,C3NeF)使转化酶稳定,并通过预防转化酶的失活和降解来延长其半衰期,从而激活替代途径。

补体替代途径失调在某些患者中引起致密物沉积病,而在其他患者中引起 C3 肾小球肾炎(C3GN),最可能的原因是功能失调的程度及位点(或两者均有)存在差异。另外,补体调节蛋白的某些等位基因变异可能与致密物沉积病有关,而其他

变异可能与 C3 肾小球肾炎有关。

【病理】

C3 肾小球病的诊断是以病理为标准,即肾脏病理免疫荧光下见毛细血管袢和(或)系膜区明显的 C3c 沉积,C3c 的沉积较其他免疫分子沉积强度≥2+。光镜下表现多样化;可以表现为系膜细胞增生、毛细血管内增生以及毛细血管壁重塑(MPGN 型);少见类型有肾小球正常或者轻微病变。电镜下分为两种类型:①C3 肾小球肾炎:是以内皮下/上皮下沉积和(或)系膜区见电子致密物沉积为特征,而无基底膜的沉积;②致密物沉积病类型(DDD):肾小球基底膜致

密层出现均质飘带状电子致密物沉积为特征。

【临床表现】

C3 肾小球病是新近被认识的疾病，以病理表现为主要诊断依据，其临床表现缺乏特征性，其不同亚型临床表现及预后差异较大。C3 肾小球肾炎主要表现为持续或反复的镜下血尿、蛋白尿，致密物沉积病类型（DDD）型多表现为肾炎综合征和（或）肾病综合征或伴肾功能下降。其血 C3 水平下降或正常或伴其他补体成分异常。

C3 肾小球病的几种亚型：

1. C3 肾小球肾炎（C3GN）　最早在 1974 年由 Verroust 等描述。由于仅有 C3 沉积的 I 型 MPGN 在发病机制上与之类似，2007 年 Servais 等将其归入 C3 肾小球肾炎的范畴。根据光镜下表现，可将其分为 MPGN 型和非 MPGN 型两种。MPGN 型类似于仅有 C3 沉积的 I 型 MPGN；非 MPGN 型则以肾小球轻微病变、系膜增生为主。发病机制上，Servais 等在部分 C3 肾小球肾炎患者中发现 H 因子、I 因子或 MCP 的基因突变，部分患者发现存在 C3Nef。喻小娟、刘刚等近期的一项研究表明在 C3 肾小球肾炎的患者中检测 B 因子水平下降，Ba 明显升高，且 Ba 水平与尿蛋白量呈正相关，提示补体旁路途径过度活化可能是本病的主要致病途径。

2. 致密物沉积病（DDD）　以电镜下见肾小球基底膜致密层出现均质飘带状电子致密物沉积为特征，免疫荧光下见明显的 C3 沉积，免疫球蛋白很少或没有。由于其免疫荧光的独特性，1975 年 Habib 等将其从 MPGN 中独立出来。随着对 DDD 认识的不断深入，人们认识到 DDD 的光镜表现除了 MPGN，还可以有其他的类型，25% ~ 75% 表现为 MPGN，余可表现为轻微病变、系膜增生性肾小球肾炎、肾小球硬化等。在其发病机制上，多数认为与 C3 肾炎因子（C3Nef）有关，它是一种 IgG 型针对 C3bBb 的自身抗体，具有稳定 C3 转化酶、拮抗 H 因子的作用，但其特异性不高，在 MPGN I 型及部分非肾小球病也能监测到其存在。目前在 DDD 患者中亦能检出多种血浆补体成分的异常，包括：H 因子功能缺陷（包括 H 因子片段缺失或功能缺陷，或出现抗 H 因子的自身抗体。后者主要依靠识别 H 因子的 C 端 C3b 结合位点并与之结合，从而阻断其与 C3b 的结合而抑制其 H 因子的补体调节作用）；C3 基因突变（突变后形成的 C3 转化酶不受 H 因子的调节）；抗 Bb 的自身抗体（可与 Bb 结合，稳定其后形成的 C3 转化酶）。这提示补体系统过度活化尤其是补体旁路途径过度活化在 DDD 的发病中亦发挥重要的作用。

3. 家族性 III 型 MPGN　2002 年，Neary 等报道了一个家族共 3 代 8 人，6 人行肾脏病理检查并证实有 III 型 MPGN，电镜下表现为仅有 C3 沉积，免疫球蛋白阴性。此病为常染色体显性遗传，受检者均存在染色体 1q31-32 突变，此区包含 H 因子的编码基因，说明 H 因子功能缺陷即补体系统异常激活参与本病的发病。

4. 补体 H 因子相关蛋白 5 肾病（CFHR5 肾病）　在 Cypriot 人中首先发现，为常染色体显性遗传，基因研究发现 CFHR5 基因多了一对外显子 2 和 3，免疫荧光表现为 C3 沿毛细血管壁及系膜区的沉积，电镜表现为大量的电子致密物沉积于内皮下、系膜区。此病原则上属于 C3 肾小球肾炎的一种特殊类型。

【诊断与鉴别诊断】

根据 Matthew C. Pickering 等发表在 2013 *International Society of Nephrology* 的专家共识，以下列为标准：①以肾脏免疫荧光见明显的 C3c 沉积，C3c 的沉积较其他免疫分子沉积强度 ≥2+；②临床可以为血尿和（或）蛋白尿或肾炎综合征或者肾病综合征，肾功能正常或下降。③临床除外其他可以引起 C3 沉积为主的疾病。其中免疫荧光所见为其特征性表现，也是诊断所必需的；④如果有条件可进行补体评估，以检出补体替代途径的异常。替代途径的初始评估包括血清补体水平 C3、C4 和血清膜攻击复合物（membrane attack complex，MAC）在白细胞膜的表达及测定，以及补体调节蛋白 H 因子、I 因子、MCP 及 B 因子等的分析，进一步可以进行补体因子突变与等位基因变异体的基因分析及抗补体调节蛋白自身抗体的检测，包括 C3 肾炎因子、H 因子抗体水平，以及编码补体蛋白等的基因分析（图 8-6）。

【治疗】

该病目前尚无一致的治疗方法。治疗方案亦与其病理改变及临床表现相关。目前主要是对症治疗。如抗感染、利尿、降血压外，可酌情给予抗凝、ACEI 类药物。

对补体调节蛋白自身抗体所致的 MPGN 的患者免疫抑制治疗（如糖皮质激素和利妥昔单抗）可能有效。刘景城等通过对 12 例 DDD 患者的研究发现，急性期激素中长程疗法联合间断甲泼尼松龙冲击，继以激素小量、隔天、长期维持，间断环磷酰胺（CTX）冲击，治疗效果良好，随访 1 ~ 9 年，2/12 进展至 ESRD，2/12 失访，8/12 尿蛋白转阴，肾功能正

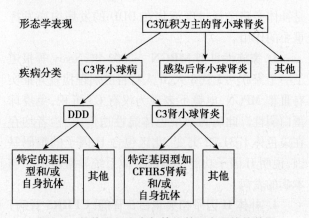

图 8-6 补体因子突变与等位基因变异体的基因分析及抗补体调节蛋白自身抗体的检测
(Matthew C. Pickering. Kidney Int, 2013, 84:1079-1089)

常。其疗效与其光镜病理改变严重程度有关。

而补体调节蛋白基因突变所致的 MPGN 的患者可能受益于抑制膜攻击复合物形成的药物,如依库珠单抗(eculizumab)治疗。eculizumab 是抗 C5 抗体,通过与 C5 结合,抑制 C5 下游的补体激活,即不仅可以抑制补体旁路途径,对于经典途径及 MBL 途径同样有效。用于治疗不典型溶血尿毒综合征患者,疗效肯定。国外报道曾将 eculizumab 用于 DDD 和 C3 肾小球肾炎患者共 6 例,其中 3 例为 DDD,3 例为 C3 肾小球肾炎,实验室检查上:2 例分别存在 H 因子、MCP 基因突变,3 例 C3Nef(+),3 例血清膜攻击复合物(MAC)增高。入组前已分别行肾组织病理检测。在应用 eculizumab 1 次/2 周共 1 年的疗程后,2 例血清肌酐明显下降,1 例尿蛋白明显下降,

1 例实验室指标稳定但肾组织病理改善,3 例升高的 MAC 均恢复正常,且与血清肌酐、尿蛋白的改善同步。提示 eculizumab 治疗并不完全有效,MAC 或可作为标志物提示 eculizumab 对 C3 肾小球病的治疗反应。

由于 H 因子具有肾脏内皮保护作用,补充 H 因子或可有效。国外报道一对姐妹,因 H 因子功能缺陷导致 C3 肾小球病(DDD),补体成分分析 C3 及 B 因子下降,C3d 增加,C4 正常,2 例患儿及其母亲均出现 C3Nef,予新鲜冰冻血浆输注 3 年,后肾活检病理无加重。提示血浆输注治疗有效。由于目前尚无纯化的 H 因子制剂,补充健康人血浆可以为患者提供其缺少的 H 因子,或可解释这类患者血浆输注治疗有效的原因。

【预后及展望】

目前,由于临床系统性观察时间尚短及不规范,其预后仍需病例资料及经验积累。C3 肾小球病这一病名的提出,使得人们对于补体系统调控异常在炎症性肾小球疾病的发病机制有了更多的认识和提高,认识到补体系统尤其补体旁路途径过度激活在其中的重要作用,并提示抑制补体成分的活化或可成为治疗此病的重要手段。由于补体旁路途径到达 C5 的上游即 C3 激活水平即可致病,抑制 C3 激活或可对 C3 肾小球病的治疗有效。但因为补体系统的激活还存在除 3 条传统途径以外的 C3 非依赖凝血酶途径,抑制 C3 活化治疗的有效性尚不确定。

(肖慧捷)

第十四节 膜 性 肾 病

膜性肾病(membranous glomerulonephropathy,MN)又可称之为膜性肾小球肾炎,是一病理形态学诊断。最早于 1938 年由 Bell 描述。患者肾小球没有细胞增生性改变,而以肾小球毛细血管基底膜(GBM)弥漫性增厚为主要病理特征。临床多以大量蛋白尿或肾病综合征为特征,但往往很难与其他类型的血尿、蛋白尿及肾病综合征鉴别。

本病的发病率文献报告很不一致,但均以成人较多见。小儿原发性者少见,多系继发性乙肝肾炎或狼疮肾炎。儿童中其发病率一般报告为 5% ~ 8%,占小儿特发性肾病综合征的 2% ~ 6%。男孩多见,男:女为3:2。

【病因及发病机制】

膜性肾病在成人常发生于全身疾病,小儿少为

原发性。急慢性传染病的流行是个重要因素。外源性抗原常见有乙肝病毒抗原,血吸虫、血缘虫、疟原虫、汞、金、青霉胺等。内源性抗原常见有 DNA、肾小管上皮细胞、癌胚抗原、其他肿瘤抗原、甲状腺球蛋白等。发生于全身性疾病者,常见于肾静脉血栓、糖尿病、类风湿性关节炎、干燥综合征、硬皮病、结核病、甲状腺炎、Fanconi 综合征、吉兰-巴雷(Guillain-Barre)综合征、肾移植等。

原发性膜性肾病的确切发病机制至今尚不清楚,根据免疫荧光和超微结构改变,膜性肾病是一种免疫介导的疾病,其发病可通过多种途径致病:①循环免疫复合物在肾小球上皮下沉积,且循环免疫复合物的特点是量少且小;此外,免疫复合物的种类、亲和力及所带电荷对本病的发生也起重要作用。

②原位免疫复合物形成,即循环中的抗原物质可通过非免疫机制首先与肾小球毛细血管壁结合。这样"种植"的抗原与循环中的相应抗体在肾小球形成原位免疫复合物而造成肾小球损伤。有人认为这是膜性肾病的主要发病机制。③免疫遗传素质的作用,本病患者 HLA-DR3、B10、Bfl 出现的频率增高。膜性肾病免疫遗传的关键是对一种或多种抗原在基因上的反应性障碍,在适当的环境条件下这种免疫紊乱导致上皮下免疫复合物的沉积;也有人认为膜性肾病患者单核-吞噬细胞系统存在免疫遗传障碍,以致不能清除循环免疫复合物。④膜攻击复合物(C5b～9)介导。本病虽为炎症免疫性疾病,但动物实验证明其发病过程仅依赖补体,而不依赖于白细胞。近年研究表明膜攻击复合物可以刺激肾小球上皮细胞产生细胞外基质成分(胶原Ⅳ)而使 GBM 增厚。C5b～9 也可诱发肾小球系膜细胞产生活性氧,诱导肾小球上皮细胞产生 PGE2 和血栓素,诱导连接 GBM 与上皮细胞的内连蛋白(integrin)功能改变,使 GBM 出现缺陷。

【病理】

膜性肾病的病理形态特点是肾小球毛细血管壁呈弥漫、均匀的一般性增厚,毛细血管管腔开放无狭窄,一般不伴细胞增生。光镜染色可见基膜上皮侧出现许多与基膜垂直的钉状突起。电镜下可见上皮细胞下有电子致密物沉积。免疫荧光检查见均匀颗粒状免疫沉积物沿肾小球毛细血管祥分布。

一般将膜性肾病病理分为以下四期:

1. 第Ⅰ期(早期上皮细胞下沉积期)　光镜下 GBM 无明显增厚现象,有时可见 GBM 呈广泛的空泡变性。Masson 染色可见上皮细胞下有细颗粒状嗜复红蛋白沉积。电镜下见肾小球基底膜上皮侧有散在的电子致密物沉积。

2. 第Ⅱ期(钉突形成期)　光镜下 GBM 呈显著的弥漫性增厚,GBM 外侧嗜银染色见清晰的"钉突"。Masson 染色可见 GBM 外侧、钉突之间有多数排列有序的嗜复红蛋白沉积。

电镜下基膜上皮侧大量团块状致密物沉积,其间有"钉突"。

3. 第Ⅲ期(基底膜内沉积期)　光镜下毛细血管壁明显增厚,管腔闭塞,系膜基质略增多。电镜下"钉突"顶部相互融合,形成双层梯状结构,其间的致密物部分溶解。

4. 第Ⅳ期(硬化期)　光学显微镜下可见肾小球萎陷及纤维化。电子显微镜下见基膜双层融合而

呈不规则增厚,致密物吸收,有块状透亮区形成,使基膜呈链条状改变。

【临床表现】

原发性膜性肾病可发生于任何年龄,包括婴儿。大约60%的病例发生在男孩。患儿可呈典型的肾病综合征表现,或仅表现为无症状性蛋白尿。肉眼血尿罕见。但镜下血尿很常见。偶有报告为单纯性镜下血尿而没有蛋白尿或肾病综合征表现者,高血压的发生不常见(22%),肾衰竭罕见(2.7%)。但有作者报告膜性肾病伴肾小球新月体形成者可迅速发展为急性肾衰竭。

表现为水肿的肾病综合征者具有低蛋白血症,血清白蛋白浓度降低,高脂血症,大量蛋白尿,随机尿的蛋白/肌酐比值>3.5。绝大多数患儿血清补体 CH50、C3 和 C4 浓度正常。

【诊断与鉴别诊断】

原发性膜性肾病的临床诊断主要根据:①慢性肾病的临床特征;②实验室检查已排除继发性肾病;③对皮质激素治疗反应不敏感者可提示为原发性膜性肾病。但确诊需靠肾穿刺标本的组织病理学诊断。

小儿原发性膜性肾病主要与下列疾病相鉴别:

1. 微小病变型肾病和肾小球轻微病变在光镜下与Ⅰ期膜性肾病不易区别,沿肾小球毛细血管壁的颗粒状 IgG、C3 沉积,GBM 上皮细胞下的多数电子致密物沉积是膜性肾病的特点。

2. 膜增生性肾炎(MPGN)虽然也有 GBM 的增厚,但具有系膜细胞和系膜基质的显著增生,可使肾小球呈分叶状,膜性肾炎没有细胞增生反应。

3. 膜性狼疮肾炎虽然与原发性膜性肾病相似,但狼疮肾炎的免疫病理学呈现多种免疫球蛋白和补体在系膜区与 GBM 共同沉积现象,电子显微镜下巨块状电子致密物多部位(上皮下、内皮下及系膜区)沉积是膜性狼疮肾炎的特点。

4. 乙型肝炎病毒(HBV)相关膜性肾炎与原发性膜性肾病在肾病理特征上有所不同,多呈不典型膜性肾病病理改变,光学显微镜下以程度不等的 GBM 增厚,可见"钉突"形成,多伴有局灶或弥漫的系膜增生,并有部分系膜插入;电镜下 GBM 上有大量电子致密物沉积,分布于上皮下或致密层本身;内皮下和系膜区可见有少量电子致密物;免疫组化检查可见 IgG、IgM、IgA,除沉积于上皮下外,常伴有内皮下和系膜区沉积;HBV 抗原(HBeAg、HBsAg、HBcAg)呈颗粒状沿肾小球毛细血管祥沉积是其特征。

【治疗】

1. 目前,对于如何治疗小儿原发性膜性肾病仍然是尚无定论的问题,部分病例常能自然缓解,儿童自然缓解率高于成人。

2. 对于以无症状性蛋白尿表现和无高血压、无肾衰竭或无肾病综合征表现者可以追踪观察和不使用皮质激素或其他免疫抑制剂治疗。

3. 对于以肾病综合征表现者,改善全球肾脏病预后组织(KDIGO)临床实践指南指出:对儿童特发性 MN(IMN)建议遵循成人治疗 IMN 的方案。即:

(1) 推荐初始治疗采用糖皮质激素和环磷酰胺(CTX)治疗。第 1 个月甲泼尼龙冲击治疗 3 天,继之口服甲泼尼龙 $0.5mg/(kg \cdot d)$ 27 天。第 2 个月口服 CTX 30 天。3~6 个月重复 1~2 个月的治疗方案。至少坚持初始治疗方案 6 个月,再予评价病情是否达到缓解。

(2) 对符合初始治疗标准,但不愿意接受激素和 CTX 周期性治疗方案或存在禁忌证的患者,推荐 CsA 或 FK506 治疗至少 6 个月。CsA:$3.5~5.0mg/(kg \cdot d)$,分 2 次口服,间隔 12 小时,同时联合泼尼松 $0.15mg/(kg \cdot d)$ 治疗 6 个月。或 FK506:$0.05~0.075mg/(kg \cdot d)$,分 2 次口服,间隔 12 小时,无需

泼尼松,治疗 6~12 个月。建议 CsA 或 FK506 均从小剂量开始,逐渐增加,以减少急性肾毒性。

(3) 不推荐单独使用糖皮质激素和不建议单独使用吗替麦考酚酯(MMF)作为 IMN 的初始治疗。

(4) 对儿童 IMN,建议糖皮质激素/CTX 交替方案最多仅用 1 个疗程。

4. 笔者医院对激素耐药的膜性肾病患儿多采用泼尼松 2mg/kg,长程隔天顿服并加雷公藤甲素或雷公藤多苷治疗,配合益气温肾、活血化瘀等中药治疗,半数病人可获缓解。

【预后】

小儿原发性膜性肾病预后较成人好。半数以上病例在诊断后一年内病情可缓解,少数病例常能自然缓解。预后与起病时病情的轻重及有无肾病综合征表现有关。肾病综合征持续存在预后较差,有持续性高血压者提示预后较差。肾组织病理学检查有助于判断预后。Ⅰ 期自发缓解者多。Ⅰ、Ⅱ 期患儿 15 年内存活率可达 85%,而 Ⅲ、Ⅳ 期患儿 15 年内存活率仅有 14%。有人认为本病肾小球细胞增殖者预后较无增殖者差,壁层上皮细胞结构异常和具有新月体的病人临床缓解率极低,其中大多数患者疾病持续或发展为肾衰竭。

(易著文)

第十五节　系膜毛细血管性肾小球肾炎

系膜毛细血管性肾小球肾炎(mesangialcapillary glomerulonephritis,MCGN)是一个临床病理形态学诊断名称,是小儿肾病综合征的常见病理表现之一。肾脏病理以内皮细胞下免疫复合物沉积,伴系膜细胞和基质插入为特征,或同时具有膜性肾病和膜增生性肾炎的特点,原称为膜增生性肾小球肾炎(membranoproliferative glomerulonephritis,MPGN)Ⅰ型和Ⅲ型。临床主要有两大特点:一是病程长、难治、预后差;二是往往有持续性低补体血症。

本病发病率国外文献报告悬殊很大,从 5%~39% 不等。

【病因及发病机制】

系膜毛细血管性肾小球肾炎大多数病因不明,可为继发性。目前已知能引起本病的疾病有:亚急性细菌性心内膜炎、疟疾、慢性乙型肝炎、急性风湿病、结节性多动脉炎、过敏性紫癜、系统性红斑狼疮、淋巴瘤等。部分病例可有前驱感染,可与上呼吸道链球菌感染、猩红热和支原体感染有关。部分病例

可能与性连锁遗传有关。

本病发病机制尚不明确,由于血中补体 C3、C1q、C4 降低并伴有免疫复合物的增多及球蛋白血症,肾小球内有免疫球蛋白及补体沉积。推论补体缺乏意味着存在免疫缺损状态,易于罹患感染和形成免疫复合物。普遍认为是免疫复合物病,由相对大的、难溶的免疫复合物反复或持续地沉积引起。

1. 补体异常改变 有报道患者 50%~60% 出现低补体血症。主要是补体 C3 降低十分明显,在部分患者中不仅有补体 C3 的降低,同时伴有 C1q 及 C4 的降低,提示旁路途径及经典途径均被激活而导致血中补体的降低。在部分患者中可观察到血中存在补体激活物(致肾炎因子或 C3 肾炎因子),可见 C3 肾炎因子与 C3 转化酶结合,阻止一些正常抑制因子(如 H 因子),从而加速 C3 的分解,使血 C3 下降。

2. 感染因素 病毒、细菌、寄生虫感染及一些免疫复合物疾病与本病发生有关。

3. 遗传因素 有报告认为,先天性补体缺陷者

易患本病。

【病理】

光学显微镜下全部肾小球弥漫性肿大,系膜细胞增生,肾小球呈分叶状改变,早期也有部分内皮细胞和中性粒细胞浸润。HE 染色毛细血管壁呈不规则增厚,PAS 和 PASM 染色可见系膜细胞胞质在基质间内皮下延伸,插入毛细血管襻呈现基膜双轨结构。基膜上可见"驼峰"及"钉突"。系膜增生常呈节段性。毛细血管壁增厚形似膜性肾病。毛细血管腔闭塞、塌陷,有时可见新月体。晚期常有小管萎缩、间质纤维化及单核细胞浸润。

电镜下最突出的变化是内皮下沉积物,外周毛细血管系膜插入,不同程度的系膜增生和(或)硬化,及内皮细胞下新形成的基膜。上皮下可见很多嗜锇性沉积物。部分病例可见颗粒状的膜内嗜锇性沉积物,基膜破裂及不规则增厚,沉积物可插入基膜内,有的基膜可出现分层和网状结构。晚期系膜基质增加,毛细血管腔狭窄、阻塞,内皮细胞常肿大,上皮细胞肥大,足突消失,膜内、系膜区及上皮细胞下可见沉积物。后者往往表示疾病处于急性发作期。

免疫荧光主要可见肾小球外周毛细血管有弥漫性的粗颗粒状 C3 沉积物,也可有 IgG、IgM、IgA 和纤维蛋白原沉积。有的病例可见备解素沉积。系膜区也可见到上述沉积物。

【临床表现】

起病隐匿,多在儿童发病,半数患者起病前有上呼吸道感染史。临床表现多样化,往往表现为急性肾炎综合征或肾病综合征,少数也可以慢性肾炎综合征或急进性肾炎综合征形式发病,20% ~30%的患者可以无症状蛋白尿和镜下血尿的形式发病,但单纯肉眼血尿则少见。

MPGN 可出现肾小球肾炎的全部临床表现,从蛋白尿、血尿到肾病综合征及急慢性肾衰竭。还可表现为贫血、乏力、气短及苍白,不能用肾功能损害程度来解释。贫血症状是由于激活的补体黏附于RBC 所致。80% ~90% 患者可有高血压,40% ~60% 抗链球菌抗体滴度是增高的。

继发于其他疾病者尚有原发病的临床表现。晚期患者高血压和肾功能不全平行出现,可迅速发展为终末期肾衰。

【实验室检查】

1. 蛋白尿常呈低选择性,圆盘电泳示混合性蛋白尿。

2. 血清补体 C3 下降有重要意义,可持续数月至数年。但 C3 正常不能排除此病,C1q 和 C4 可正常。

3. C3NeF 常呈阳性。

4. 尿素氮和肌酐增加。

【诊断与鉴别诊断】

本病的诊断依据肾活检病理检查。凡临床呈肾炎综合征和(或)肾病综合征经久不愈者或伴有持续性低补体血症者应及时作肾活检病理检查以明确诊断。在肾病理检查时应注意与下列疾病鉴别:

1. 弥漫性系膜增生性肾炎 中度和重度系膜增生性肾炎虽然系膜细胞和系膜基质可高度增生,但仅有局灶节段性插入现象,无肾小球基膜的改变,免疫病理学及电镜检查可鉴别。

2. 膜性肾病 本病以肾小球基膜上皮细胞下弥漫的免疫复合物沉积伴基膜弥漫增厚为特点,而无细胞增生现象。系膜毛细血管性肾炎基膜虽有不同程度增厚,上皮下可见免疫复合物沉积,但系膜的显著增生而缺乏膜性肾病基膜的典型改变可资鉴别。

【治疗】

本病目前尚无特效的治疗方案。

1. 中华医学会儿科学分会肾脏病学组制定的激素耐药型肾病综合征诊治指南中推荐,可选用大剂量甲泼尼龙冲击疗法或(和)环磷酰胺冲击疗法可使部分患儿得到缓解。也可选用其他免疫抑制剂如:环孢素 A,或他克莫司,或吗替麦考酚酯。

2. 小剂量长期或大剂量隔天糖皮质激素治疗对小儿患者可显示一定疗效,疗程至少 1.5 ~3 年,有长达 15 年治疗的报道。

3. 糖皮质激素、细胞毒类药物、双嘧达莫及抗凝药物的联合治疗可使部分患儿得到缓解。

4. 雷公藤多苷或雷公藤甲素的单独应用,或与糖皮质激素的联合使用。

5. 康宁克通 A(Kenacort A)肌肉注射剂,是一种消炎作用极强的合成皮质激素,0.6 ~1m/kg,第一年每月注射 1 次,第 2 年每 2 个月注射 1 次,疗程 2 年,可使部分患儿得到缓解,并可减少临床复发。但缺少病理对照研究。

【预后】

本病预后不良。但儿童病情进展较成人慢。疾病发作后始终无缓解者,有肾病综合征者,或肉眼血尿者,病初即有肾衰竭者;或肾病理检查伴新月体形成者,提示预后不良。MPGN 随访 6 ~11 年,有 50% 的患者进入 ESRD,20 年有 90% 的进入 ESRD。5 年死亡率为 20%,10 年死亡率为 50%。

(易著文)

第十六节 致密沉积物病

致密沉积物病(dense deposit disease,DDD)是一种病理形态学诊断,原属于膜增生性肾小球肾炎Ⅱ型,占所有膜增生性肾小球肾炎的15%～35%。主要改变为肾小球基膜内均一带状的电子致密物沉积。由于其发病机制与其他两型膜增生性肾小球肾炎不一致,与其他类型膜增生性肾小球肾炎是两种完全不同性质的疾病,故已将其单独列为一种疾病。

DDD主要发生在儿童和青年,高发年龄为5～20岁,成人少见,平均年龄为(15±11)岁。男女发病率大致相同。在西方国家,本病发病率为2～3人/百万人群。在我国,本病发病率更低。

【病因及发病机制】

本病病因及发病机制尚不明确。有报道50%的患者有上呼吸道感染的前驱症状,其中21%～45%的患者ASO滴度升高,因此,推测DDD可能与A组链球菌感染、猩红热和肺炎支原体感染有关。但有争议。

由于部分病人伴有部分脂肪营养不良,而致密沉积物有脂质成分存在,推测本病与脂质代谢异常有关。部分病例可能与性连锁遗传有关。致密沉积物含有硫酸肝素多糖、层黏蛋白、Ⅳ型胶原成分,可能与血液循环中某种物质沉积于基膜上,诱导足细胞产生异常糖蛋白,导致基膜内糖蛋白或血清蛋白变性和聚集的结果。

尽管DDD形态学上与MPGN有相似之处,但在发病机制上却有着本质的差异。DDD多与免疫复合物无关,而是由于体内存在补体活化调节异常。C3、C5b-9补体复合物(TCC)沉积可能与补体调节蛋白缺陷有关。多数患者表现为持续性低补体血症,且体内存在着C3肾炎因子,推测C3肾炎因子使C3从旁路途径不断进行活化,导致了患者的持续低补体状态,进而造成对感染的易感性,促进和引起糖蛋白或血清蛋白形成异常聚集。

C3肾炎因子(C3NeF):正常时,体内补体C3转换酶(C3bBb)含量很低,并受I因子和H因子调节,补体C3裂解产物维持在较低水平,避免补体过度激活。C3NeF为C3bBb的自身抗体,与C3bBb或IgG-C3b-C3bBb复合物结合,后者半衰期延长近10倍,增强C3bBb的作用,补体旁路持续激活,C3不断降解为C3a和C3b,血清C3水平降低。补体系统激活会最终形成膜攻击复合物,导致肾脏损伤。肾小球固有细胞也能产生补体成分,C3NeF可直接作用在肾小球引起局部补体活化而损伤肾脏。

H因子功能失调:H因子是补体旁路途径中主要的C3活性调节因子,是C3b裂解酶I因子(C3b灭活因子)的辅助因子,可促进I因子灭活C3b,并可竞争性抑制B因子与C3b结合,还可使C3b从C3bBb中解离,从而加速C3bBb的灭活,防止C3的持续活化。H因子功能失调,导致补体代谢途径中C3b蓄积,继而导致更多的C3bBb,形成放大环路,出现不可抑制的补体旁路途径活化。

除H因子基因突变外,C3NeF能与H因子结合,大量消耗H因子,H因子灭活C3b的作用减弱或消失,C3b形成过多,补体旁路途径过度活化。此外,H因子缺乏还可导致凝血因子激活,血小板聚集形成微血栓。

无论是体内存在C3NeF,还是H因子功能失调,两者单独或协同作用,导致C3bBb失去调控,旁路补体途径被持续激活。

【病理】

光镜下肾小球普遍受累,致密物在基膜中沉积,基膜增厚,呈折光性,PAS阳性,嗜银染,PAS和PASM呈棕色,甲苯胺蓝染色呈蓝色,不与银发生反应,银染病变基膜呈极强黑色,无双轨改变。毛细血管和肾球囊粘连,偶见肾小球硬化,部分病灶有新月体形成。近曲小管基膜亦可见致密物沉积,灶性小管萎缩,慢性炎症浸润。传统认为光镜下DDD表现为MPGN,新近病理资料分析显示,仅有约25%的病例呈MPGN样改变,其他可见肾小球系膜细胞明显增生及基膜增厚,或呈明显的毛细血管内增生性肾炎、新月体性肾小球肾炎。还可观察到中性粒细胞浸润、局灶节段性肾小球毛细血管襻坏死等病变。总之,本病病理呈多样性改变,依据主要形态特点可大致划分为七型(表8-5)。

电子显微镜下可见基膜致密层中均质浓密的电子致密物,形如缎带状。小管基膜和肾球囊也可见到这种形态变化。系膜增生,可并有上皮细胞肿胀、足突融合等变化。仅凭光镜观察易造成DDD的误诊或漏诊,明确诊断必须依靠电子显微镜检查。

免疫荧光多数病例仅有C3呈强阳性,主要见C3呈不连续线性或稀疏的结节状弥漫分布于毛细血管襻和系膜中。C3在肾小囊或肾小管基膜侧多

表 8-5　DDD 病理形态学分型

分型	形态学改变
膜增生型	与Ⅰ型 MPGN 型相似,毛细血管壁增厚,毛细血管内增生,肾小球分叶状,双轨征
单纯性系膜细胞增生型	局灶节段性或弥漫性系膜细胞增生
新月体型	新月体形成>50%,以细胞性新月体为主,无新月体肾小球多呈 MPGN 或系膜增生型改变
轻微病变型	肾小球形态大致正常,无明显改变,仅电子显微镜下可见致密沉积物沉积
膜型	毛细血管壁呈弥漫性增厚
局灶节段性坏死型	肾小球毛细血管襻局灶节段性纤维素样坏死
弥漫性增生及渗出型	毛细血管内增生,中性粒细胞浸润

注:此表摘自黎磊石,刘志红. 中国肾脏病学,2008:412

呈节段性阳性。免疫球蛋白或其他补体呈阴性。C_3 在致密物两侧沉积,使毛细血管呈双层荧光影(双轨状),而沉积物中央并无 C_3 沉积。在系膜内 C_3 沉积在致密物周边成环状改变,称系膜环。

【临床表现】

1. 肾病综合征是 DDD 最常见的临床综合征,占 42% ~65%。

2. 16% ~38%的患者以急性肾炎综合征起病,均有蛋白尿和镜下血尿;反复肉眼血尿为主要临床表现。

3. 有时可见无菌性脓尿。

4. 在疾病初期或发展过程中高血压常见,起初多为一过性高血压,尔后逐渐发展成为持续性高血压。

5. 血清肌酐升高的发生率为 18.2%。少数患儿可表现为快速进展性肾衰。

6. 约 10% DDD 患者可出现脉络膜小疣(drusen)。这些淡黄色沉积物分布于视网膜的 Bruch 膜内,随着病程的延长,出现视敏度下降,视力减退。视网膜出现盘状结节分离,脉络膜新血管形成,有些伴萎缩性改变。

7. 20% ~25%的儿童患者合并出现部分脂质代谢障碍,合并部分性脂肪营养不良症。主要因补体介导及体内高脂素水平导致脂肪组织破坏。

【实验室检查】

1. 80%的患者血清补体 C_3 持续性降低。血清中早期补体 C_{1q}、C_4、C_5 及终末补体成分水平多正常,而 H 因子和 P 因子水平降低。绝大多数患者 C_3 肾炎因子阳性。

2. 部分患儿起病初期即可出现 BUN 和 Cr 升高及低钙、高磷等。

3. 尿液检查可有蛋白尿、镜下血尿。尿红细胞呈多种形态,可伴红细胞管型。

【诊断与鉴别诊断】

本病临床表现缺乏特异性,对于以急性肾炎综合征、反复肉眼血尿患儿伴有持续性低补体血症,应高度怀疑本病,确诊必须依靠肾组织病理学检查,仅靠光镜检查可能出现漏诊,多数病例必须依靠电镜检查才能确诊。

部分系统性红斑狼疮、多发性骨髓瘤、肾淀粉样变患儿可出现肾基膜内电子致密物沉积,注意根据各自临床及实验室特点鉴别。Thioflavin T 荧光染色有利本病与肾淀粉样变鉴别。

【治疗】

1. 糖皮质激素治疗　有报道采用甲泼尼松龙冲击、长期隔天泼尼松(疗程至少 1.5 ~3 年),可使肾基膜致密物减少,系膜增生减轻。

2. 免疫抑制剂治疗　多在激素治疗无效时与激素联合作用,常用药物:环磷酰胺、氮芥、6-硫鸟嘌呤、雷公藤多苷等。南京军区南京总医院解放军肾病研究所应用中药雷公藤多苷 20mg,3 次/d,治疗激素及免疫抑制剂方案治疗无效患者,可以减少 DDD 患者尿蛋白。

3. 采用免疫抑制剂及抗凝治疗 DDD 伴快速进展性肾衰可减少膜内致密物,减慢肾衰进展。口服或注射舒洛地尔(suloctidil)治疗 DDD。舒洛地尔具有类肝素作用,为高效乙酰肝素酶抑制剂,可特异性降低患者体内乙酰肝素酶。由多个硫酸化双糖的线性链构成,为一种对动脉和静脉系统均有显著抗血栓活性的糖胺聚糖(glycosaminoglycans,GAG)。此外,舒洛地尔还具有干扰白细胞黏合及 GAG 替代作用,并可激活循环中和血管壁的纤溶系统而具有抗血栓作用。

4. H 因子基因突变患者,可采用血浆输注或血浆置换疗法,补充 H 因子,纠正补体缺陷。

5. CD20 单克隆抗体利妥昔单抗(rituximab)可能对 C3NeF 阳性、无 H 因子基因突变和 C_3 过度消耗者有一定的治疗效果。

6. 应用抗 C_5 单克隆抗体 culizumab(又称 soliris)来拮抗 C5a 介导的肾脏损伤,可能给 DDD 的治疗带来新的希望。

7. 非特异治疗包括控制高血压、延缓疾病进展和减少蛋白尿。一线降压药物为 ACEI 或 ARB。治疗高脂血症,他汀类药物降脂治疗,可延缓疾病进展,纠正内皮细胞功能异常,降低动脉粥样硬化风险。

8. 肾移植　部分进入终末期肾病患儿肾移植后出现高复发现象。

【预后】

本病预后不良,约半数 DDD 患者在诊断后 10 年内进展至尿毒症。5 年死亡率为 17% ~ 28%,10 年死亡率为 42% ~ 62%。正规治疗者平均超过 16 年才进入终末期肾病。临床进展与血清补体关系不

大,重度蛋白尿、肉眼血尿、尿红细胞、白细胞增加显示病变进展,伴新月体者易出现肾功能恶化。但也有研究发现临床及实验室资料与预后无相关性,肾脏病理才与预后有关。对预后影响较大的组织学改变,包括系膜区出现沉积物、系膜细胞增生及毛细血管腔闭塞、肾小球呈明显分叶状改变、肾小球硬化及新月体形成等。儿童 DDD 的进展与病理改变较为吻合,病理改变轻重程度,可作为判断疾病预后的指标。尚有报道一例 11 岁的女孩患病后自然缓解,有一例患者妊娠及产后均正常,婴儿出生正常。尿毒症 DDD 患者肾移植术后 1 ~ 3 年内几乎全部复发,移植肾 5 年存活率约为 50%。

（易著文）

第十七节　新月体性肾小球肾炎

新月体性肾小球肾炎(crescentic glomerulone-phritis,CrGN)是一病理组织学诊断,在病理上又称为"毛细血管外增生性肾小球肾炎(extracapillary proliferative glomerulonephritis)"。本病特征性的病理变化为大部分肾小球壁层上皮细胞增生,形成广泛的新月体,毛细血管袢内伴有不同程度的细胞增生和血管袢坏死。临床起病凶险,由蛋白尿、血尿,迅速发展为少尿或无尿,数周或数月内出现肾衰竭,甚至死亡。所以,本病是临床急进性肾小球肾炎的特征性病理改变。

新月体性肾炎在整个肾脏疾病中的发病率各家报道不一,一般均在 10% 以下。本病可发生于任何年龄。男性多于女性,男:女 = 2:1。特发性新月体性肾炎以成人多见,儿童占发病总数的 15.8%,据报道儿童发病平均年龄为 10.1 岁。

【病因及发病机制】

新月体性肾炎分为特发性和继发性两种。特发性迄今病因不明确。继发于系统性红斑狼疮、过敏性紫癜、肺出血-肾炎综合征、结节性多动脉炎和韦格纳肉芽肿等病者属继发性。已有研究证实挥发性碳氢化合物,如油漆、脱脂溶剂、头发喷雾剂等是一个致病因素。也有人提出 A 组链球菌是一个重要病因。

根据病因分为 5 型:Ⅰ型,抗基底膜型,患者血液有 GBM 抗体;Ⅱ型,免疫复合物介导型,病变肾小球内有免疫复合物沉积;Ⅲ型,血管炎型,患者血液

有抗中性白细胞胞质抗体(ANCA);Ⅳ型,抗基底膜和血管炎混合型,患者血内 ANCA 和抗 GBM 抗体均阳性;Ⅴ型,特发型,所有抗体均阴性。

在新月体形成过程中,肾小球毛细血管袢坏死和基底膜断裂或肾鲍曼囊壁断裂,是新月体形成的重要始动环节。到目前为止,确认新月体由壁层和脏层上皮细胞组成,同时鲍曼囊腔中存在纤维蛋白和纤维蛋白原。先通过免疫和非免疫因素引起反应,激活补体系统,经过白细胞趋化,过敏毒素和细胞膜的溶解作用,导致肾小球基膜损伤,促使血小板在破损局部聚集,引起凝血,使纤维蛋白/纤维蛋白原在鲍曼囊中沉积,刺激球囊壁层上皮细胞增生,形成新月体。经超微结构的系统观察发现脏层和壁层上皮细胞均可演变为新月体内现存的各种细胞。有人提出巨噬细胞、单核细胞和成纤维细胞参与新月体的形成,并提出单核细胞为新月体的主要结构之一。刚形成的新月体中有纤维蛋白原,随着新月体的老化,最终由纤维化取代。

【病理】

肾脏增大,表面光滑,呈苍白色。

光学显微镜下新月体分为三种类型:①细胞性新月体,由椭圆形细胞组成,也有少数白细胞、红细胞和纤维素;②纤维上皮性新月体,即随病程延长细胞变成扁平,形如成纤维细胞,嗜银纤维逐渐伸入上皮样细胞之间,并与成纤维细胞一起形成腺样瘤状结构;③纤维样新月体,即纤维组织增多,占据新月

体的极大部分。以上三种类型可见于同一个肾标本中。根据新月体的大小和占据肾小球囊的范围又将新月体分为两种：①全球性新月体，即呈环状环绕整个肾小球；②节段性新月体，即部分毛细血管袢被新月体所覆盖。光镜下也可见肾小管的细胞增生和基膜坏死，间质水肿，细胞浸润和纤维化。个别患者有血管内膜增生和坏死。

电子显微镜下见近期形成的新月体中主要由肿胀的壁层上皮细胞组成，有亮细胞和暗细胞两种。老化的新月体中可见胶原纤维和基膜样物质，基膜有不规则增厚和足突细胞灶性融合，以致毛细血管断裂。

免疫荧光检查可见三种表现：①沿毛细血管分布的颗粒状 IgG 和 C3 沉积物，常见于链球菌感染后的新月体性肾炎；②沿毛细血管分布的线状 IgG 和 IgM 沉积物，以 Good-pasture 综合征后新月体性肾炎多见；③无明显沉积物，仅偶见免疫球蛋白或 C3 轻微的聚积。根据免疫发病机制分型：① I 型——抗肾小球基膜抗体型：血中抗肾抗体阳性，肾小球基膜有 IgG 呈线样沉积；② Ⅱ 型——免疫复合物型：肾小球基膜和（或）系膜区有 IgG、C3 呈颗粒样沉积；③ Ⅲ 型——非免疫介导或细胞介导型：肾小球内无免疫球蛋白沉积或仅有补体沉积。

【临床表现】

1. 起病有急进性和隐匿性两种，以急进性常见。

2. 部分患者有先驱流行性感冒病史，包括发热、乏力、肌痛、关节疼痛等。

3. 60% 以上病例具有急性肾炎综合征的特征，如水肿、少尿、血尿等。血尿中 30% 病例为肉眼血尿。肉眼血尿的反复发作提示病情在迅速恶化。

4. 少尿病例可于数天内发展为肾衰竭。

5. 部分隐匿起病者，病情由轻到重，出现明显水肿、血尿和大量蛋白尿，肾功能恶化。

6. 50% 患者在病初有咯血及两肺浸润性改变。其病情较 Good-pasture 综合征为轻且不危及生命。

【实验室检查】

1. 血尿，可见红细胞管型。个别病例有较多白细胞。

2. 蛋白尿，通常为中等量或每天大于 3.5g，呈非选择性。

3. 血尿素氮、肌酐增高，随病情进展而进行性升高。

4. 血清 C3 降低见于链球菌感染后新月体性肾炎。

5. 血清及尿液 FDP 升高，其升高程度与肾小球损害的严重性有关。血浆纤维蛋白原升高。

6. Ⅱ 型患者的血循环免疫复合物及冷球蛋白可呈阳性，并可伴血清 C_3 降低。

7. I 型患者免疫学检查异常主要有抗 GBM 抗体阳性。Ⅲ 型患者 ANCA 阳性。

8. B 型超声等影像学检查常显示双肾增大。

【诊断与鉴别诊断】

新月体性肾炎的诊断有赖于肾活检病理检查。多数学者认为凡新月体累及的肾小球数>50% 可确诊。南京军区总医院提出新月体数>50%，新月体占据肾小球囊表面积的 50% 即成立诊断。总之，确诊必须结合临床、光镜、电镜和免疫荧光作全面分析。

新月体性肾炎诊断主要与下列疾病鉴别：

（一）引起少尿性急性肾衰竭的非肾小球病

1. 急性肾小管坏死　常有明确的肾缺血（如休克、脱水）或肾毒性药物（如肾毒性抗生素）或肾小管堵塞（如血管内溶血）等诱因，临床上肾小管损害为主（尿钠增加、低比重尿及低渗透压尿），一般无急性肾炎综合征表现。

2. 急性过敏性间质性肾炎　常有明确的用药史及部分患者有药物过敏反应（低热、皮疹等）、血和尿嗜酸性粒细胞增加等，可资鉴别，必要时依靠肾活检确诊。

3. 梗阻性肾病　患者常突发或急骤出现无尿，但无急性肾炎综合征表现，B 超、膀胱镜检查或逆行尿路造影可证实尿路梗阻的存在。

（二）引起急进性肾炎综合征的其他肾小球疾病

1. 继发于肺出血-肾炎综合征（Good-pasture 综合征）、系统性红斑狼疮肾炎、紫癜肾炎均可引起新月体性肾小球肾炎，依据系统受累的临床表现和实验室特异检查，鉴别诊断一般不难。

2. 原发性肾小球病　有的病理改变并无新月体形成，但病变较重和（或）持续，临床上可呈现急进性肾炎综合征，如重症毛细血管内增生性肾小球肾炎或重症系膜毛细血管性肾小球肾炎等。临床上鉴别常较为困难，常需做肾活检协助诊断。

【治疗】

继发性新月体性肾炎因病因不同无统一治疗方案。特发性者目前主张：

1. 甲泼尼龙静脉冲击疗法 按 $30mg/(kg \cdot d)$，加入到 5% 葡萄糖液 150～250ml 中静脉滴注，1～2 小时内滴完。每天或隔天一次，3 次为一疗程。继以泼尼松 $2mg/(kg \cdot d)$ 顿服。2～3 周后逐渐减量。一般 2 周左右显效，如一个月内无效宜停用激素。

2. 细胞毒药物治疗 南京军区总医院解放军肾脏病研究所采用激素和环磷酰胺联合静脉冲击治疗Ⅱ型、Ⅲ型新月体肾炎，1 个月后新月体及细胞性新月体下降。亦可选用其他免疫抑制剂，如吗替麦考酚酯、硫唑嘌呤、来氟米特等。

3. 严重肾衰者需采用替代治疗 凡急性肾衰竭已达透析指征者，应及时透析。对甲泼尼龙静脉冲击治疗无效的晚期病例或肾功能已无法逆转者，则有赖于长期维持透析。血浆置换疗法应用血浆置换机分离患者的血浆和血细胞，弃去血浆以等量正常人的血浆（或血浆白蛋白）和患者血细胞重新输入体内。通常每天或隔天 1 次，每次置换血浆 2～4L，直到血清抗体（如抗 GBM 抗体、ANCA）或免疫复合物转阴、病情好转，一般需置换 6～10 次。该疗法需配合糖皮质激素及细胞毒药物（环磷酰胺），以防止在机体大量丢失免疫球蛋白后有害抗体大量合成而造成"反跳"。该疗法适用于各型患者，但主要适用于Ⅰ型；对于 Good-pasture 综合征和原发性小血管炎所致急进性肾炎（Ⅲ型）伴有威胁生命的肺出血作用较为肯定、迅速，应首选。

4. 抗凝治疗 在实验性新月体肾炎模型中出现肾小球损伤之前进行预防性抗凝治疗，可减少新月体数量，减轻肾衰竭程度。

5. 大剂量丙种球蛋白静脉滴注 当合并感染等因素不能进行上述强化治疗时，可应用丙种球蛋白，$400mg/(kg \cdot d)$，静脉滴注，5 次为 1 个疗程，必要时可应用数个疗程。

6. 肾移植 应在病情静止 6 个月（Ⅰ型、Ⅲ型患者血中抗 GBM 抗体、ANCA 需转阴）后进行。

【预后】

绝大多数患者预后差。有报道从发病或肾活检起 5 年生存率仅 25%，其余均死于尿毒症。目前认为：①特发性新月体性肾炎比继发于链球菌感染后、系统性红斑狼疮、过敏性紫癜者预后差；②新月体累及肾小球数>80% 者死亡率为 90%～100%，新月体占 50%～80% 者可有部分治愈或改善，新月体呈环状者比节段性新月体者预后差；③具有抗肾小球基膜抗体者预后差；④免疫荧光检查呈线状免疫沉积物者预后差；⑤有毛细血管襻坏死者预后差；⑥伴有慢性肾小管、间质病变者预后差；⑦病初即出现少尿、无尿或血肌酐>442μmol/L（5mg/dl）或肾小球滤过率<$30ml/(min \cdot 1.23m^2)$ 者预后差。

（易著文）

第十八节 胶原Ⅲ肾小球病

胶原Ⅲ肾小球病（collagen Ⅲ glomerulopathy）又称胶原纤维性肾小球病（collagenofibrotic glomerulopathy），该病首先由日本学者 Arakawa 报告，当时发现本病主要特点为肾小球系膜区大量胶原纤维聚集，当时命名为特发性系膜变性肾小球病（idiopathic mesangial degenerated glomerulopathy）。Dombros 发现该病病理特点与指甲髌骨综合征相同，但不存在后者的临床表现和家族史，故命名为指甲髌骨综合征样肾病变（nail patella-like renal lesions），Kurosawa 等发现大量胶原纤维聚集对肾小球毛细血管基膜的影响，又命名为大量胶原纤维形成的基膜病（peculiar changes in the basement membrane characterized by abundant collagen formation）。1990 年，Ikeda 等应用免疫组化方法，证实该病肾小球内大量Ⅲ型胶原沉积；1991 年，Imbasciati 等正式将其命名为胶原Ⅲ肾小球病。本病世界上目前报道较少，多为日本、法国、美国、意大利、澳大利亚的报告，我国周福德等于 1998 年报告了 2 例。

【病因及发病机制】

本病有家族倾向，Gubler 报告 10 例儿童 7 例均存在明确的家族史，日本学者 Tamura 报告两姐妹先后患病，故认为本病可能为常染色体隐性遗传病。当然，也有散发的报道，Vogt 等发现本病与遗传性 H 因子缺乏有关，H 因子是一种调控补体旁路激活途径的糖蛋白，它的缺乏可导致 C5～C9 的慢性消耗，造成膜攻击复合物样效应，这一因子的缺乏可促进

Ⅲ型胶原在肾小球沉积。关于胶原Ⅲ的来源,多认为是肾小球系膜细胞异常合成的产物。有人尚提出本病可能为全身性疾病,与胶原代谢失常有关。

【病理】

光镜:肾小球明显肿胀,成人呈分叶状,儿童分叶不明显。一般无细胞增生现象,系膜区呈轻至中度无细胞性增宽,无明显插入现象。脏层上皮细胞、内皮细胞肿胀、毛细血管基膜广泛不规则增厚,常出现节段性假双轨征,有时尚见模糊的钉突样结构,部分毛细血管腔狭窄甚至闭锁。系膜区及毛细血管基膜内疏松层可见团块状浅淡的蛋白样物质沉积,HE淡染,但 PAS、PASM 染色阴性,而对阿尼林蓝(Aniline blue)呈嗜染性。系膜区还可见酸性品红橘红 G 染色阳性物,有的沉积物呈螺纹状排列,周边祥可见凹凸不平的蛋白沉积,肾小管间质早期无改变,晚期后出现萎缩及纤维化。

免疫荧光:Ⅲ型胶原在肾小球毛细血管基膜内侧及系膜区呈强阳性,其他免疫球蛋白和补体较微弱的非特异性沉积,以 IgM、IgG、IgA 及 C3 常见。

电镜:可见肾小球毛细血管基膜的内疏松层及系膜区大量束状杂乱排列的粗大胶原纤维,直径 60~100nm,有些可延伸至肾小球外,上皮细胞足突常融合。

【临床表现】

1. 本病发病以成人为主,但也有婴儿和儿童病例报告,男性多于女性。

2. 患者常以蛋白尿或肾病综合征为首发症状,部分患者合并镜下血尿。

3. 疾病早期血压正常,30% ~50% 患儿出现高血压。

4. 一些患者出现溶血尿毒综合征、遗传性 H 因子缺陷、输血后肝炎、肝纤维化伴胶原Ⅲ沉积。

5. 起病时肾功能多正常,部分患者呈进行性发展为慢性肾衰竭。

6. 本病无指甲、髌骨发育异常。

7. 实验室检查　患者血中胶原Ⅲ前体水平增高,具有诊断意义。

【诊断与鉴别诊断】

根据组织学、免疫病理及超微结构检查,本病即可正确地诊断。正常肾小球基膜和系膜基质中无Ⅲ型胶原,然而,某些肾脏病如 IgA 肾病、系膜毛细血管性肾炎、新月体肾炎及硬化性肾炎中也可见到Ⅲ型胶原,所以病理诊断中尚需与下列疾病鉴别:

1. 指甲-髌骨综合征(nail-patella sydrome,NPS)为常染色体显性遗传病,伴有指甲、髌骨及其他骨发育不良。胶原纤维主要沉积于肾小球毛细血管基膜内,特别是基膜致密层中,以 Ⅰ、Ⅲ、Ⅳ型胶原混合存在,无系膜插入。

2. 纤维连接蛋白肾小球病(fibronectin glomerulopathy,FNGP)　为一种家族遗传性肾小球病。光镜下可见肾小球系膜区和毛细血管基膜内皮下大量 PAS 染色阳性均质样蛋白样物质沉积。免疫病理学检查纤维蛋白强阳性。电子显微镜下系膜区及基膜内皮下大量颗粒状及纤维样物质沉积,直径为 10 ~16nm,刚果红染色阴性。

3. 伴胶原Ⅲ形成的其他肾小球病　IgA 肾病、系膜毛细血管性肾炎、膜性肾病、肾小球轻微病变及新月体肾炎,肾小球仅有少量Ⅲ型胶原沉积,而本病主要为Ⅲ型胶原沉积,可资鉴别。

【治疗】

本病无特异性治疗方法。重点在于保护肾功能和延缓肾病理的慢性进展。表现为肾病综合征者,可采用糖皮质激素或(和)免疫抑制剂治疗。

【预后】

本病呈渐进性发展,最终出现肾衰竭,预后差。Gubler 报告,10 例儿童平均随访 5 年 7 个月,4 例进展为慢性肾衰竭,其他患者分别在 3 ~11 年中肾功能逐渐受损。

(吴小川)

第十九节　纤维连接蛋白肾小球病

纤维连接蛋白肾小球病(fibronectin glomerulopathy),1987 年首先由 Tuttle 报告:家族中 5 个成员均发生蛋白尿和镜下血尿,其中肾脏病变主要集中在肾小球,以系膜膨胀和内皮下无细胞的物质沉积为特征,当时称"家族性分叶性肾小球病"。

【病因及发病机制】

本病为常染色体显性遗传病,基因定位在人染色体 1q32,致病基因尚未找到。本病可能与循环中纤维连接蛋白代谢异常有关。因已知纤维连接蛋白在肾小球的沉积是本病的关键,于是推测纤维连接蛋白基因缺陷可能是导致的原因。

【病理】

光镜: 肾小球肿胀分叶,系膜细胞可轻度增生,系膜区和内皮下可见均质透明样物质,PAS 染色阳性。严重者肾小球硬化,肾小管萎缩、纤维化。

免疫荧光: 肾小球系膜区、内皮下纤维连接蛋白染色强阳性(ISF4 单克隆抗体),IST-9 染色弱阳性,免疫球蛋白、补体弱阳性或阴性。

电镜: 肾小球毛细血管袢腔内充满纤细颗粒的电子致密物,直径 10~16nm,肾小球基膜正常。

【临床表现】

首发症状常为蛋白尿,部分患者缓慢进展到肾病水平的蛋白尿,大多伴镜下血尿。47.8% 存在高血压,肾功能逐渐受损。

【诊断与鉴别诊断】

根据肾脏病理检查可确诊,本病需与存在分叶改变的肾小球疾病如系膜毛细血管性肾炎、局灶硬化灶肾炎相鉴别。

【治疗】

本病尚无特效治疗

【预后】

总结 20 例患者,发现 6 例蛋白尿增加并发展为慢性肾衰竭,6 例随访 10 个月~8 年肾功能均正常,4 例肾功能减退。进展为慢性肾衰竭患者 4 例行肾移植治疗,1 例移植后复发。

(吴小川)

第二十节　脂蛋白肾小球病

1987 年,Faraggiana 及 Churg 对脂蛋白肾小球病(lipoprotein glomerulopathy,LPG)病理进行了描述;1989 年,Watanabe 等将这种疾病正式命名为脂蛋白肾小球病。目前,本病报道尚较少。

【病因及发病机制】

本病为常染色体隐性遗传性疾病,绝大多数为 apo E 2/3 或 2/4 杂合子遗传,也有文献报告为 E2/2 和 E3/3 基因型。apo E 表型在疾病中的致病作用尚不清楚,但已证实 E2 异构体对肾小球病变有一定的致病作用。

【病理】

光学显微镜: 早期病变主要在肾小球,其特征性改变为高度扩张的肾小球毛细血管袢内充满蛋白"栓子"。由于脂蛋白堆积,"栓塞"物质可呈层状改变,PAS、PASM 染色呈淡染。其他改变可有系膜细胞增生,系膜基质增多,系膜溶解。晚期可有肾小球硬化、肾小管萎缩及间质纤维化。

免疫荧光: 系膜区及毛细血管袢内 β-脂蛋白染色阳性,毛细血管腔内脂蛋白"栓子"apo E 和 apo B 染色阳性。多数患者免疫球蛋白、补体及纤维蛋白原染色阴性,偶有 IgM、IgA 沉积。

电子显微镜: 毛细血管袢高度膨胀,腔内充满层状、淡染、颗粒状"栓塞"物质,可形成"指纹"状,可见脂质空泡。肾小球基膜疏松变性,可呈分层样改变,其中可见插入的细胞器。部分上皮细胞足突融合。

【临床表现】

1. 本病发病年龄 4~69 岁,男性多于女性,多数病例呈散发性,少数呈家族性发病。

2. 临床多表现为蛋白尿或激素耐药型肾病综合征,少数病例同时伴有镜下血尿。

3. 常无肾外表现,脂蛋白不在肾外形成栓塞。

4. 实验室检查 血清 β-脂蛋白、前 β-脂蛋白升高,apo E 高于正常 2~3 倍,血清胆固醇、三酰甘油正常或升高。

【诊断及鉴别诊断】

根据特征性肾脏病理学改变,加之存在脂质代谢异常的实验室证据,可确诊本病。

本病需与局灶节段性肾小球硬化、系膜毛细血管性肾炎及Ⅲ型高脂血症相鉴别,鉴别要点仍是肾脏特征性病理改变。

【治疗】

本病无有效治疗方法,激素和细胞毒性药物均无治疗效果。纤维酸类降脂药物苯扎贝特(bezafibrate)单独治疗,2 年后肾小球内脂蛋白栓子完全消失,蛋白尿消失。国内报道全血脂蛋白直接吸附、葡萄球菌 A 蛋白免疫吸附治疗能使蛋白尿减少,再次肾活检肾小球内脂蛋白栓子减轻,但停止治疗后肾病复发。另一报道用洁脂治疗1例脂蛋白肾小球病患者2个月,尿蛋白、血肌酐、血脂有明显下降。所以,降低血脂对缓解脂蛋白肾小球病有疗效,能否改变其预后,尚需观察。

【预后】

本病进展缓慢,逐渐发展为慢性肾衰竭,肾移植后仍可复发。

（吴小川）

第二十一节　纤维样肾小球病

纤维样肾小球病(fibrillary glomerulopathy,FGP)是指肾小球内存在类似淀粉样纤维丝样物质,但这些淀粉样蛋白特殊染色阴性,且一般不伴有系统性疾病。由于对本病的认识提高,近年报道的例数明显增加。据各家报道,该类疾病占肾活检病例的0.8%~2.0%。

【病因及发病机制】

FGP的病因及致病机制尚不清楚,不少作者认为纤维物质的形成可能是血液循环中的免疫球蛋白沉积,经过聚合及修饰后而成纤维状结构。移植肾可再次复发,说明为宿主体内血液循环免疫球蛋白所致而非局部肾损伤造成。也有作者认为FGP的纤维是IgG、C_3结合淀粉样物质P成分免疫沉积形成。但确切机制尚有待进一步研究。

【病理】

光学显微镜检查常见的病理改变为系膜增生性肾炎、膜增生性肾炎、膜性肾病和增生硬化性肾炎等,部分病例可有新月体和透明血栓形成,晚期病例可出现肾小球球性硬化、肾小管萎缩和肾间质纤维化。病变的肾小球主要表现为系膜增生(多以系膜基质增生为主)和(或)肾小球基底膜(GBM)增厚,增厚的GBM有时可伴有钉突、双轨征和网状样结构等改变。肾小球内纤维样物质分布部位与淀粉样变相似,但这些纤维样物质与淀粉样蛋白不同,一般不形成系膜区结节,并对淀粉样蛋白有特殊诊断价值的刚果红染色、硫黄素T(thioflavin T)等组织化学反应呈阴性。

免疫荧光多为IgG、C_3等呈颗粒样沿系膜区和(或)毛细血管壁沉积,也可同时有κ、γ轻链蛋白存在,有人证实IgG的主要成分为IgG_4。也有报道FGN的肾小球内免疫球蛋白阴性。

电子显微镜下超微结构的观察是FGN诊断的主要依据。FGN的纤维丝物质呈弥漫性或多灶状,主要分布于肾小球系膜区和(或)GBM,偶有沿肾小管基底膜和肾间质内分布。多数研究报道FGN的纤维丝直径为15~25nm,纤维呈无规则排列,纤维僵直,伸向各方。纤维样物质分布除在扩张的系膜区和增厚的GBM内,也可分布于GBM的上皮细胞侧或内皮细胞侧。

【临床表现】

年龄范围为10~80岁,发病高峰为40~60岁,男女比例大致相近男性比例偏高。几乎所有患者均有蛋白尿,其中60%~70%患者达到肾病综合征范畴,肾病综合征是最常见的临床表现。大多数患者(70%~80%)有镜下血尿,约半数以上患者有高血压。多数患者肾功能持续恶化,平均随访4年约半数患者发展为终末期肾衰竭。实验室检查:抗核抗体、类风湿因子、血补体及血、尿蛋白电泳均无异常。肾脏活检可见纤维丝样或微管样结构的纤维样物质沉积,一般仅局限于肾脏。刚果红染色阴性,用抗Kappa和Lambda抗体染色可同时阳性。

【诊断及鉴别诊断】

根据临床表现和肾脏病理检查可诊断,但需要排除全身系统性疾病所继发的肾小球病变,如糖尿病、冷球蛋白血症、异常蛋白血症、结缔组织病等。

【治疗】

因为这是一个免疫介导的损伤,免疫球蛋白在发病中有明显的作用,因此推断免疫治疗可能产生疗效。但根据国内外对该类疾病治疗结果的报道,现有的治疗方案,如单独糖皮质激素治疗、糖皮质激素加细胞毒药物、糖皮质激素加血浆置换,对蛋白尿的消除率均为10%以下。

患者多表现有肾功能不全,病情进展,达到终末期肾病。因为患者多没有波及其他系统,所以可以采用肾移植。有报道8例达到终末期肾病的患者采用肾移植,在移植后存活2~11年。其中有4人再发,有一个患者在移植后21个月就出现了再发,引起移植肾的功能丧失;另外3个再发的患者,肾脏的功能在随访的5~11年中仍然正常。再发的患者中,移植肾脏的超微病理形态与其自身的肾脏的病理形态相似。

对有高血压患者积极予以控制血压。

【预后】

此病进展缓慢,1 年的生存率为 100%,5 年的生存率为 80%。病程的特点是 50% 的患者,在 2~4 年的时间由肾功能不全进展到终末期肾病。这个过程与其他的原发性肾小球疾病相似,但与有淀粉样变性的患者不同,淀粉样变性的患者会很快进展到终末期肾病。

提示预后不良的因素为高血压、肾病性蛋白尿、出现肾功能不全。尽管进行了详细的病理形态上的比较,但发现各种形态上的不同对预后的影响较小,肾小球病变广泛的预后欠佳。

(吴小川)

第二十二节　免疫触须样肾小球病

免疫触须样肾小球病(immunotactoid glomerulopathy,ITG)是指肾小球内存在呈中空的微管样结构的纤维样物质,在肾小球内呈较粗的微管样,平行排列于肾小球内细胞外基质中,类似昆虫触须,但这些纤维样物质特殊染色阴性,且一般不伴有系统性疾病。

免疫触须样肾小球病同纤维样肾小球肾炎一样,是近年来新发现的一类肾小球疾病。免疫触须样肾小球病和纤维样肾小球肾炎患者有很多相似之处,如临床特点、病理表现、治疗方法,发病机制也可能相同,目前多数作者把两者视为同一疾病,并作为同义词互为通用。也有作者认为两者病理特征、尤其是超微结构的特征不一,主张不应混为一谈。下面介绍其病理特点。

【病理】

光学显微镜下常见的病理改变为系膜增生性肾炎、膜增生性肾炎、膜性肾病、增生硬化性肾炎、新月体形成等。肾小球内纤维样物质对淀粉样蛋白有特殊诊断价值的刚果红染色化学反应呈阴性。

免疫荧光多为 IgG 呈颗粒样沿系膜区和(或)毛细血管壁沉积。有人发现在 FGP 肾小球主要是多克隆的免疫物沉积,而在 ITG 则主要是单克隆的 IgG 沉积。而这种单克隆的免疫沉积可能正是微管状结构形成的原因。

电子显微镜下超微结构的观察是 ITG 诊断的主要依据。ITG 的微管状纤维样物质和 FGP 的纤维丝分布基本相似,主要分布于肾小球系膜区和(或) GBM,可在增厚的 GBM 内,也可分布于 GBM 的上皮细胞侧或内皮细胞侧。偶有沿肾小管基底膜和肾间质内分布。ITG 的纤维呈中空的微管样结构,直径较粗为 30~51nm;多呈平行规则排列,也可呈紊乱排列、形成团块。

但是,现在也有人提出,这种分类方式并不科学。有报道在 186 个患者中,若以纤维丝直径 >30nm 为标准,则有 6.5% 的患者诊断为 ITG;而若以纤维丝局部的平行排列为标准,则有 12% 的患者诊断为 ITG。至于纤维中呈中空的微管样结构,则不仅仅出现在 ITG,FGP 的患者中也有出现。

因而以其超微结构来鉴别 FGP 和 ITG 也不确切,倾向于将这两类疾病视为一种。以期今后积累更多的病例,进一步正确认识。

(吴小川)

第二十三节　肾小球巨大稀少症

肾小球巨大稀少症(oligomeganephronia,OMN)是一种罕见的先天性肾脏发育不良,1962 年由 Habib 等首先报道,又称寡而大肾发育不良。该病多为散发,其确切的发病率不清楚,湖南省儿童医院肾脏病理资料显示 OMN 患儿约占同期肾活检患儿的 0.2%。

【病因及发病机制】

OMN 的病因及发病机制目前尚不清楚,可能与下列多种因素有关:

1. 调控肾脏胚胎发育基因异常　目前在 OMN 患者中检测出 $PAX-2$、$HNF-1\beta$ 基因突变。动物实验研究显示 $WT1$、$Bcl-2$、$PAX-2$、Bax 等基因表达异常可能参与 OMN 发病机制。也有研究发现宫内生长受限鼠肾脏 $p53$ 基因存在甲基化水平降低,导致 $p53$ 基因表达水平升高引发肾单位前体细胞凋亡也与 OMN 发病有关。

2. 胎儿生长受限　研究表明胎儿生长受限可造成 15%~65% 的肾单位永久性丧失，临床观察中也发现低出生体重儿肾脏体积明显小于正常出生体重者，出生体重每提高 100g，肾单位数目将增加 8 万个。动物实验研究发现循环中低水平胰岛素生长因子可导致肾单位数量下降，补充胰岛素生长因子可逆转肾小球数量的减少。

3. 孕妇因素　动物实验发现孕期暴露于庆大霉素、环孢素 A 等药物中，或孕期缺乏蛋白质及维生素 A，孕期高血糖、胎盘缺血及射线辐射等均可引起子代肾脏发育不良及肾单位数减少。

4. 种族因素　澳大利亚土著人终末期肾病（ESRD）的发生率较其他种族高 20 倍，1996 年粗略估计，该地区土著人 ESRD 的发生率为 820/1 000 000，而该地区的非土著人 ESRD 的发生率为 40/1 000 000，Tiwi 岛的土著人 ESRD 的发生率高达 2607/1 000 000。Yonug RJ 等针对这种奇异的现象进行了深入的研究，发现澳大利亚的土著人较白种人肾小球的体积明显增大、数量显著减少。

【病理】

主要病变为肾脏缩小，肾小球数目稀少，肾小球面积及体积增大。

1. 肉眼大体观察　OMN 肾脏体积缩小，外观形态无异常。

2. 光学显微镜下的病理改变

（1）肾小球病变：数量少，皮质组织中肾小球数量<10 个，多为 2~6 个；体积增大，其直径是正常人肾小球的 2 倍或 2 倍以上，有的文献报告可在正常人肾小球的 3 倍以上；肾小球鲍曼囊壁增厚。

（2）肾小管及间质病变：邻近肾小球的近曲小管肥大；灶性肾小管萎缩、灶性纤维化，晚期出现肾间质纤维化。

3. 免疫病理改变　免疫荧光或免疫组织化学染色一般为阴性。少部分病人可见 IgA、C3 呈颗粒样沉积于系膜区及血管袢。

4. 电子显微镜下的病理改变　可见足细胞病变，如足突融合、厚度增加等。

【临床表现】

OMN 多为散发，也有家族中多个成员患病的报道，男性多于女性，男女发病之比为 3:1。OMN 起病隐匿，常以蛋白尿、肾功能不全就诊，B 超示双侧肾脏体积对称性缩小。

部分患儿出生时体重低于正常婴儿平均体重，伴有喂养困难、代谢性酸中毒、尿钠排出增多等一种或多种异常表现，婴幼儿时期可出现与肾功能无关的生长发育迟缓、恶心、呕吐、体质弱等，多数患儿血压正常。尿常规检查显示蛋白尿，一般无血尿及白细胞尿，部分患者可表现出多尿、烦渴等肾小管功能受损表现。

OMN 可单独发生，也可伴有多系统发育不良，如鳃耳肾综合征、孤立肾，也有合并青春期发病的非胰岛素依赖型糖尿病、Seckel 综合征的报道，部分患儿有虹膜缺损、视乳头发育不良、马蹄足内翻、睾丸异位、精神发育迟滞等。

【诊断与鉴别诊断】

1. 临床诊断　OMN 临床表现不典型，无特殊症状及体征，其确诊需依赖肾活检病理组织学检查，诊断要点如下：

（1）临床表现：蛋白尿、肾功能不全、双侧肾脏体积对称性缩小。

（2）肾脏病理：肾活检取材符合标准的情况下，光镜显示肾小球数减少（<10 个），为正常肾脏的 1/4~1/5；肾小球直径、面积、体积增大达正常 2 倍以上；无明显增生性病变。

2. 鉴别诊断

（1）特发性局灶节段性肾小球硬化（FSGS）：特发性 FSGS 肾小球体积大小不一，皮髓质交界处最早出现节段硬化性病变，但是肾小球的数量无减少。

（2）肾小球体积增大的疾病：糖尿病肾病、肥胖相关性肾病、狼疮性肾炎等均有肾小球体积增大，但肾小球数量无减少，肾小球体积也不会大到正常的 2~3 倍，并且这些疾病还伴有相应的临床表现、特征性的实验室检查及病理组织学特点。

【治疗】

OMN 无特殊治疗方法。早期主要为维持水电解质平衡及维持营养。由于肾单位的数量减少致使残余肾小球经受高压力、高灌注、高滤过，临床上可以给予血管紧张素转化酶抑制剂及钙离子拮抗剂治疗，晚期需要肾脏替代治疗。

【预后】

本病预后不良，患儿发生进行性肾功能不全，一般在 12~15 岁发展为终末期肾病需要肾脏替代治疗。

（李志辉）

参 考 文 献

1. 中国人民解放军医学会儿科分会肾脏病学组. 急性肾小球肾炎循证诊治指南. 临床儿科杂志,2013,31(6):557-560.

2. 易著文. 实用小儿肾脏病手册. 北京:人民卫生出版社,2005.

3. 中华医学会儿科学分会肾脏病学组. 儿童常见肾脏疾病诊治循证指南(一):激素敏感、复发/依赖肾病综合征诊治循证指南(试行). 中华儿科杂志,2009,47(3):167-170.

4. 中华医学会儿科学分会肾脏病学组. 儿童常见肾脏疾病诊治循证指南(试行)(三):激素耐药型肾病综合征诊治指南. 中华儿科杂志,2010,48(1):72-74.

5. KDIGO Clinical Practice Guideline for Glomerulonephritis. Kidney International Supplements,2012,2:163-171.

6. 邹万忠,主编. 肾活检病理学. 北京:北京大学医学出版社,2006.

7. 中华医学会儿科学分会肾脏病学组. 33 所医院儿童原发性 IgA 肾病临床和病理表现调查分析. 中华儿科杂志,2007,45(4):272-278.

8. 易著文. IgA 肾病诊疗进展. 中国全科医学,2008,11(8):641-643.

9. Qin W,Zhou Q,Yang LC,et al. Peripheral B lymphocyte 1,3-galactosyltransferase and chaperone expression in immunoglobulin A nephropathy. J Inter Med, 2005, 258(5):467-477..

10. Li GS,Zhang H,Lv JC,et al. Variants of C1GALT1 gene are associated with the genetic susceptibility to IgA nephropathy. Kidney Int,2007,71(5): 448-453.

11. 聂广俊,李贵森,张宏. IgA 肾病患者 C1GALT1C1 基因的体细胞突变筛查. 中华肾脏病杂志,2007,23(5):288-291.

12. Moldoveanu Z,Wyatt RJ,Lee JY,et al. Patients with IgA nephropathy have increased serum galactose-deficient IgA1 levels. Kidney Int,2007,71(11):1148-1154.

13. 蒋小云,张巧玲,吴伟,等. IgA 肾病患儿血清 IgA1 低糖基化水平的变化及意义. 实用儿科临床杂志,2009,24(5):342-347.

14. 赵明辉. 当前 IgA 肾病临床和基础研究的几点认识. 中华肾脏病杂志,2007,23(5):275-277.

15. Suzuki H,Suzuki Y,Yamanaka T,et al. Genome-wide scan in a novel IgA nephropathy model identifies a susceptibility locus on murine chromosome 10,in a region syntenic to human IGAN1 on 6q22-23. J Am Soc Nephrol,2005,16(5):1289-1299.

16. 夏运风,黄霜,李采霞,等. Magsin 基因 C25663G 多态性与我国汉族人群 IgA 肾病的关系. 中国中西医结合肾病杂志,2006,7(2):91-93.

17. 王晓亮,王晓丹,白云凯. IgA 肾病研究进展. 医学综述,2007,13(21):1628- 1630.

18. 黎磊石,刘志红. 中国肾脏病学. 北京:人民军医出版社,2008.

19. Haas M. IgA nephropathy and Henoch-Sch？ nlein purpura nephritis//Jennette JC, Olson JL, Schwartz MM, et al. Heptinstall's pathology of the kidney. 6th ed. Philadel-phia:Lippincott Williams& Wilkins,2007:432-433.

20. Paik KH, Lee BH, Cho HY, et al. Primary focal segmental glomerular sclerosis in children:clinical course and prognosis. Pediatr Nephrol,2007,22(3):389-395.

21. Thomas DB, Franceschini N, Hogan SL, Ten Holder S, Jennette CE, Falk RJ et al. Clinical and pathologic characteristics of focal segmental glomerulosclerosis pathologic variants. Kidney Int,2006,69:920-926.

22. Abeyagunawardena AS,Sebire NJ,Risdon RA,et al. Predictors of long-term outcome of children with idiopathic focal segmental glomerulosclerosis. Pediatr Nephrol,2007,22(2):215-221.

23. Boyer O,Moulder JK,Somers MJ. Focal and segmental glomerulosclerosis in children:a longitudinal assessment. Pediatr Nephrol,2007,22(8):1159-1166.

24. Bak M,Serdaroglu E,Guclu R. Prophylactic calcium and vitamin D treatments in steroid-treated children with nephrotic syndrome. Pediatr Nephrol,2006,21(3):350-354.

25. Woroniecki RP,Orlova TN,Mendelev N,et al. Urinary proteome of steroid-sensitive and steroidresistant idiopathic nephrotic syndrome of childhood. Am J Nephrol,2006,26(3):258-267.

26. Hoyer PF,Brodeh J. Initial treatment of idiopathic nephrotic syndrome in children:prednisone versus prednisone plus cyclosporine A:a prospective, randomized trial. J Am Soc Nephrol,2006,17(4):1151-1157.

27. Abeyagunawardena AS,Trompeter RS. Increasing the dose of prednisolone during viral infections reduces the risk of relapse in nephrotic syndrome:a randomised controlled trial. Arch Dis Child,2008,93(3):226-228.

28. Kyrieleis HA,Levtchenko EN,Wetzels JF. Long-term outcome after cyclophosphamide treatment in children with steroid-dependent and frequently relapsing minimal change nephrotic syndrome. Am J Kidney Dis,2007,49(5):592-597.

29. Freundlich M. Bone mineral content and mineral metabolism during cyclosporine treatment of nephrotic Syndrome. J Pediatr,2006,149(3):383-389.

30. Sinha MD,MacLeod R,Rigby E,Clark AG. Treatment of severe steroid-dependent nephrotic syndrome (SDNS) in children with tacrolimus. Nephrol Dial Transplant,2006,21(7):1848-1854.

31. Okada M,Sugimoto K,Yagi K,et al. Mycophenolate mofetil therapy for children with intractable nephrotic syndrome. Pediatr Int,2007,49(6):933-937.

32. Francois H,Daugas E,Bensman A,et al. Unexpected efficacy of rituximab in multirelapsing minimal change nephrotic syndrome in the adult: first case report and pathophysiological considerations. Am J Kidney Dis,2007,49(1):158-161.

33. Gilbert RD,Hulse E,Rigden S. Rituximab therapy for steroid dependent minimal change nephrotic syndrome. Pediatr Nephrol,2006,21(11):1698-1700.

34. Hofstra JM,Deegens JK,Wetzels JF. Rituximab: effective treatment for severe steroid-dependent minimal change nephrotic syndrome? Nephrol Dial Transplant,2007,22(7):2100-2102.

35. Smith GC. Is there a role for rituximab in the treatment of idiopathic childhood nephrotic syndrome? Pediatr Nephrol,2007,22(6):893-898.

36. Guigonis V,Dallocchio A,Baudouin V,et al. Rituximab treatment for severe steroidor cyclosporine-dependent nephrotic syndrome: a multicentric series of 22 cases. Pediatr Nephrol,2008,23(8):1269-1279.

37. Ehrich JH,Geerlings C,Zivicnjak M,et al. Steroid-resistant idiopathic childhood nephrosis: overdiagnosed and undertreated. Nephrol Dial Transplant,2007,22(8):2183-2193.

38. Gulati S,Prasad N,Sharma RK,et al. Tacrolimus: a new therapy for steroid-resistant nephrotic syndrome in children. Nephrol Dial Transplant,2008,23(3):910-913.

39. Tumlin JA,Miller D,Near M,et al. A prospective,open-label trial of sirolimus in the treatment of focal segmental glomerulosclerosis. Clin J Am Soc Nephrol,2006,1(1):109-116.

40. Nakayama M,Kamei K,Nozu K,et al. Rituximab for refractory focal segmental glomerulosclerosis. Pediatr Nephrol,2008,23(3):481-485.

41. Bagga A,Sinha A,Moudgil A. Rituximab in patients with the steroid-resistant nephrotic syndrome. N Engl J Med,2007,356(26):2751-2752.

42. Smith RJ. New approaches to the treatment of dense deposit disease. J Am Soc Nephrol,2007,18(9):2447-2456.

43. Licht C. Deletion of Lys224 in regulatory domain 4 of Factor H reveals a novel pathomechanism for dense deposit disease (MPGN Ⅱ). Kidney Int,2006,70(1):42-50.

44. Abrera-Abeleda MA. Variations in the complement regulatory genes factor H (CFH) and factor H related 5 (CFHR5) are associated with membranoproliferative glomerulonephritis type Ⅱ (dense deposit disease). J Med Genet,2006,43(7):582-589.

45. Chen A,Frank R,Vento S,et al. Idiopathic membranous nephropathy in pediatric patients: presentation,response to therapy,and longterm outcome. BMC Nephrol,2007,8:11.

46. Obana M,Nakanishi K,Sako M,et al. Segmental membranous glomerulonephritis in children: comparison with global membranous glomerulonephritis. Clin J Am Soc Nephrol,2006,1:723-729.

47. Lee BH,Cho HY,Kang HG,et al. Idiopathic membranous nephropathy in children. Pediatr Nephrol,2006,21:1707-1715.

48. Branten AJ,du Buf-Vereijken PW,Vervloet M,et al. Mycophenolate mofetil in idiopathic membranous nephropathy: a clinical trial with comparison to a historic control group treated with cyclophosphamide. Am J Kidney Dis,2007,50:248-256.

49. Praga M,Barrio V,Juarez GF,et al. Tacrolimus monotherapy in membranous nephropathy: a randomized controlled trial. Kidney Int,2007,71:924-930.

50. Morgan MD,Lorraine HL,Julie WJ,et al. Anti-neutrophil cytoplasm-associated glomerulonephritis. J Am Soc Nephrol,2006,17:1224-1234.

51. Chen M,Yu F,Wang SX,et al. Antineutrophil cytoplasmic antibody-negative pauci-immune crescentic glomerulonephritis. J Am Soc Nephrol,2007,18:599-605.

52. Dewan D,Gulati S,Sharma RK,et al. Clinical spectrum and outcome of crescentic glomerulonephritis in children in developing countries. Pediatr Nephrol,2008,23:389-394.

53. Stassen PM,Cohen Tervaert JW,Stegeman CA. Induction of remission in active anti-neutrophil cytoplasmic antibody-associated vasculitis with mycophenolate mofetil in patients who cannot be treated with cyclophosphamide. Ann Rheum Dis,2007,66:798-802.

54. Hu W,Liu C,Xie H,et al. Mycophenolate mofetil versus cyclophosphamide for inducing remission of ANCA vasculitis with moderate renal involvement. Nephrol Dial Transplant,2008,23:1307-1312.

55. Ito-Ihara T,Ono T,Nogaki F,et al. Clinical efficacy of intravenous immunoglobulin for patients with MPO-ANCA-associated rapidly progressive glomerulonephritis. Nephron Clin

Pract,2006,102:c35-c42.

56. 中华医学会儿科学分会肾脏病学组.儿童常见肾脏疾病诊治循证指南(试行)(四):原发性 IgA 肾病诊断治疗指南.中华儿科杂志,2010,48(5):355-357.

57. 庄思齐,莫恩明.临床实用儿科医嘱手册.北京:中国协和医科大学,2006,8:223-226.

58. 李清初,尹友生,韦家智,等.肾病综合征型 IgM 肾病的肾脏病理分析.华夏医学,2008,21(6):1056-1057.

59. Levart KT,Kenda RB. C1q nephropathy in children. Pediatr Nephrol,2005,20(12):1756-1761.

60. Lau KK,Gaber LW,Delos Santos NM,et al. C1q nephropathy:features at presentation and outcome. Pediatr Nephrol,2005,20(6):744-749.

61. 吴光华,柯颖杰,李云生,等.以肾病综合征为表现的 C1q 肾病 2 例临床分析.现代中西医结合杂志,2005,14(24):3218.

62. Fukuma Y,Hisano S,Segawa Y,et al. Clinicopathologic correlation of C1q nephropathy in children. Am J Kidney Dis,2006,47(3):412-418.

63. Fakhouri F,Fremeaux-Bacchi V,Noel LH,et al..C3 glomerulopathy:a new classi? cation. Nat Rev Nephrol,2010,6:494-499.

64. Matthew C. Pickering,Vivette D. D'Agati2,Carla M. Nester,et al. C3 glomerulopathy:consensus report. Kidney Int,2013,84:1079-1089.

65. Huber-Lang M,Sarma JV,Zetoune FS,et al. Generation of C5a in the absence of C3:a new complement activation pathway. Nat Med,2006,12(6):682-687.

66. 喻小娟,刘刚,赵明辉.12 例 C3 肾小球肾炎的临床病理特点及其血浆补体活化成分分析.中华肾脏病杂志,2011,27(11):797-801.

67. Servais A,Frémeaux-Bacchi V,Lequintrec M,et al. Primary glomerulonephritis with isolated C3 deposits:a new entity which shares common genetic risk factors with haemolytic uraemic syndrome. J Med Genet,2007,44(3):193-199.

68. Walker PD. Dense deposit disease:new insights. Curt opin Nephrol Hypertens,2007,16:204-212.

69. Pickering MC,Cook HT. Complement and glomerular disease:new insights. Current Opinion in Nephrology and Hypertension,2011,20:271-277.

70. Martínez-Barricarte R,Heurich M,Valdes-Ca(n)edo F,et al. Human C3 mutation reveals a mechanism of dense deposit disease pathogenesis and provides insights into complement activation and regulation. J Clin Invest,2010,120:3702-3712.

71. Strobel S,Zimmering M,Papp K,et al. Antifactor B autoanti-

body in dense deposit disease. Mol Immunol,2010,47:1476-1483.

72. John JN,Peter JC,David C,et al. Linkage of a gene causing familial membranoproliferative glomerulonephritis type Ⅲ to chromosome 1. J Am Soc Nephrol,2012,13:2052-2057.

73. Gale DP,de Jorge EG,Cook HT,et al. Identi? cation of a mutation in complement factor H-related protein 5 in patients of Cypriot origin with glomerulonephritis. Lancet,2010,376:794-801.

74. 刘景诚,杨霁云,肖慧捷,等.小儿致密物沉积病的临床与病理分析.中华儿科杂志,2009,47(8):593-597.

75. Kase O,Zimmerhackl LB,Jungraithmayr T,et al. New treatment options for atypical hemolytic uremic syndrome with the complement inhibitor eculizumab. Semin Thromb Hemost,2010,36:669-672.

76. Lapeyraque AL,Frémeaux-Bacchi V,Robitaille P. Efficacy of eculizumab in a patient with factor-H-associated atypical hemolytic uremic syndrome. Pediatr Nephrol,2011,26(4):621-624.

77. Bomback AS,Smith RJ,Barile GR,et al. Eculizumab for Dense Deposit Disease and C3 Glomerulonephritis. Clin J Am Soc Nephrol,2012.

78. Habbig S,Mihatsch MJ,Heinen S,et al. C3 deposition glomerulopathy due to a functional factor H defect. Kidney Int,2009,75:1230-1234.

79. 甄军晖,陈海平,周新津.膜增生性肾小球肾炎和致密物沉积病//黎磊石,刘志红.中国肾脏病学.北京:人民军医出版社,2008:402-421.

80. 韩鸿玲,林珊,宋霖,等.脂蛋白肾小球病.中华病理学杂志,2005,34(7):443-444.

81. 章友康,邹万忠.纤维样肾小球病和免疫触须样肾小球病.中华内科杂志,1997,36(11):782-784.

82. 王少凡,陈惠萍,姚小丹,等.肾小球巨大稀少症临床及病理分析.肾脏病与透析肾脏移植杂志,2009,18(4):329-333.

83. 张琰琴,丁洁,赵丹,等.寡而大肾发育不良患儿 HNF-1β 基因及 PAX-2 基因突变的分析.临床儿科杂志,2011,29(5):441-445.

84. Alves RJ,Oppermann K,Schein LE,et al. A case of late-onset oligomeganephronia. J Bras Nefrol,2012,34(4):392-394.

85. 陈径,徐虹,郭维,等.宫内生长迟缓引起大鼠肾单位数目减少的机制研究.中华肾脏病杂志,2007,23(5):318-322.

86. EI-Dahr SS,Aboudehen K,Dipp S. Bradykinin B2 receptor null mice harboring a Ser23-to-Alasubstitution in the p53

gene are protected from renal dysgenesis. Am J Physiol Renal Physiol,2008,295：1404-1413.

87. Hoy WE,HuShson MD,Bertram JF,et al. Nephron number, hypertension, renal disease, and renal failure. J Am Soc Nephrol,2005,16（9）：2557-2564.

88. 陈惠萍,李世军,刘志红. 肾小球巨大稀少症. 肾脏病与

透析肾脏移植杂志,2007,16(2):192-195.

89. Hasselbacher K, Wiggins RC, Matejas V, et al. Recessive missense mutations in LAMB2 expand the clinical spectrum of LAMB2-associated disorders. Kidney Int,2006,70:1008-1012.

第九章 继发性肾小球肾炎

第一节 紫癜性肾炎

过敏性紫癜(Henoch-Schonlein purpura,HSP)是一种以皮肤紫癜、出血性胃肠炎、关节炎及肾脏损害为特征的综合征,基本病变是全身弥漫性坏死性小血管炎。伴肾脏损害者称为紫癜性肾炎(Henoch-Schonlein purpura nephritis,HSPN)。本病好发于儿童,据国内儿科报告,HSPN占儿科住院泌尿系疾病8%,仅次于急性肾炎和原发性肾病综合征而居第三位。由于诊断标准不统一、观察随访时间差异,因而过敏性紫癜患者中发生肾损害的报告率差别较大,文献报道为 20% ~ 100%。依据临床表现诊断HSPN发生率为40% ~50%。有人对HSP患者进行肾活检检查发现几乎100%病人有不同程度肾损害。男女儿童均可发病,男∶女约1.6∶1。平均发病年龄(9.0±2.8)岁,90%以上患儿年龄在5 ~ 13 岁。四季均有发病,9月 ~ 次年3月为发病高峰季节,发病率占全年发病的80%以上。农村患儿和城市患儿发病率无差别。

HSP患病率有逐年升高趋势。大多数患者呈良性、自限性过程,多于数周内痊愈。但也有反复发作或迁延数月、数年者。约50%病人病程反复发作。

【病因与发病机制】

(一) 病因

1. 感染 HSP发生多继发于上呼吸道感染。其他与HSP发生可能有关的还有结核分枝杆菌、金黄色葡萄球菌、肺炎球菌、伤寒杆菌、沙门菌、耶尔森菌、军团菌等。HSP发生也可能与感染柯萨奇病毒、EB病毒、微小病毒B19、腺病毒、麻疹、风疹、水痘带状疱疹、流行性腮腺炎、肝炎病毒、人类免疫缺陷病毒有关,其他病原体包括支原体、肺炎支原体均与HSP有一定相关性。

2. 疫苗接种 某些疫苗接种如流感疫苗、乙肝疫苗、狂犬疫苗、流脑疫苗、白喉疫苗、麻疹疫苗也可能诱发HSP,但尚需可靠研究证据证实。

3. 食物和药物因素 有个案报道某些药物如阿糖胞苷、三磷酸腺苷、辅酶A、厄洛替尼的使用也能触发HSP发生。目前尚无明确证据证明食物过敏是导致过敏性紫癜的原因。

4. 遗传因素 HSP存在遗传好发倾向,不同种族人群的发病率也不同,白种人的发病率明显高于黑种人。近年来有关遗传学方面的研究涉及的基因主要有HLA基因、家族性地中海基因、血管紧张素转换酶基因(ACE基因)、甘露糖结合凝集素基因、血管内皮生长因子基因、PAX2基因、TIM-1等。文献报道黏附分子P-selectin表达增强及基因多态性可能与HSP发病相关,P-selectin基因启动子-2123多态性可能与儿童HSP发病相关。

(二) 发病机制

1. 紫癜性肾炎与免疫 HSPN患儿的免疫学紊乱十分复杂,包括免疫细胞(如巨噬细胞、淋巴细胞、嗜酸性粒细胞)和免疫分子(如免疫球蛋白、补体、细胞因子、黏附分子、趋化因子)的异常,它们在HSPN的发病机制中起着关键的作用。

(1) 紫癜性肾炎与免疫复合物:HAPN作为一种免疫复合物性疾病,常见免疫球蛋白及补体的异常。虽然部分患者伴有IgG亚型的缺乏或IgE、IgD的升高,但在HSPN的发病机制中起重要作用的还是免疫球蛋白IgA。表现在患者血清IgA水平升高,外周血中与分泌IgA相关的细胞数增多,可测得以IgA为主的循环免疫复合物,毛细血管壁和肾小球系膜区可有IgA的沉积。患者肾组织毛细血管壁C5、C6、C7、C8、C9 及 C5b-9 为阳性,肾小球系膜区有补体的沉积,部分学者认为补体活性增高,使得

C5b-9 膜攻击复合物对组织造成直接损伤。但补体在 HSPN 中的作用仍不清,需进一步的研究。

（2）紫癜性肾炎与细胞因子:紫癜性肾炎伴有多种细胞因子的异常。部分患者肾组织系膜区及间质的单核巨噬细胞中 IL-1、IL-6、TNF-α 的 mRNA 表达增强,血清中 IL-1、IL-6、IL-10 的水平升高,且 IL-10 与 IgA 之间有明显正相关,故提出 IL-10 也可作为 B 细胞的刺激因子,在 HSPN 的发病机制中起着重要的作用。有学者发现患儿急性期血清及 PBMC 诱生的 IL-6、IL-8、TNF-α 显著升高,且随临床症状的缓解而减低,提出 TNF-α 和 IL-8 可能是引起 HSPN 血管损伤的主要因子。也有学者发现 HSPN 患儿血清 VEGF 浓度在轻到中度肾损害时明显增高,重度肾损害时则降低,亦随着血管损害程度加重而下降。而血浆 ET-1 浓度则随着肾血管与肾病理损害的加重而递增。VEGF 和 ET-1 在儿童 HSPN 的发生与发展中发挥一定的作用,其动态变化可用于评价 HSPN 患儿肾组织及肾血管损伤程度。

（3）紫癜性肾炎与免疫细胞:①HSPN 常伴有免疫功能的紊乱,表现在抑制性 T 细胞活性降低,辅助性 T 细胞活性增强,而致 B 细胞数量增多及活性增强,继而产生大量的以 IgA 为主的免疫球蛋白,形成免疫复合物而致病;②近年来,发现它的发病机制中有嗜酸性粒细胞的活化和参与,部分患儿血清嗜酸性粒细胞阳离子蛋白（ECP）水平高于正常对照组,故提出 IgA 可与嗜酸性粒细胞表面的 IgA 受体结合,后者分泌 ECP 而致组织损伤;③目前,大多数学者认为巨噬细胞与 HSPN 关系密切,已有资料显示 HSPN 肾小球和间质有大量巨噬细胞浸润,巨噬细胞与肾脏固有细胞相互作用,并调节一些炎性介质的分泌,导致肾小球内细胞基质增多、纤维素性坏死甚至新月体形成,在 HSPN 病情的进行性发展中起着重要作用。也有学者发现巨噬细胞在肾小球和肾间质大量浸润并参与了肾脏损害的发病,巨噬细胞炎性蛋白-1α（MIP-1α）与 HSPN 病理改变的严重程度和临床症状的轻重相关,它趋化和活化巨噬细胞是引起早期细胞性新月体形成的主要原因之一。

2. 凝血与纤溶 20 世纪 90 年代后,对凝血与纤溶过程在紫癜性肾炎发病中的作用的探讨,更多的关注在交联纤维蛋白（cross-linked fibrin, xFb）。交联纤维蛋白（xFb）主要沉积于内皮细胞和系膜区,与系膜及内皮损伤有关。

3. 遗传学基础 本病非遗传性疾病,但存在遗传好发倾向。①C₄ 基因缺失可能直接参与 HSPN 发

病;②IL-1ra 基因型——IL-1RN×2 等位基因的高携带率,使机体不能有效拮抗 IL-1 致炎作用可能是 HSPN 发病机制中非常重要的因素之一。

【病理改变与分级】

（一）常见病理改变

紫癜性肾炎病理特征以肾小球系膜增生、系膜区 IgA 沉积以及上皮细胞新月体形成为主,可见到各种类型的肾损害。

光学显微镜:肾小球系膜细胞增生病变,可伴内皮细胞和上皮细胞增生,新月体形成,系膜区炎性细胞浸润,肾小球纤维化,还可见局灶性肾小球坏死甚至硬化。间质可出现肾小管萎缩、间质炎性细胞浸润、间质纤维化等改变。

免疫荧光:系膜区和肾小球毛细血管袢有 IgA、IgG、C₃ 备解素和纤维蛋白原呈颗粒状沉积。

电子显微镜:系膜区有不同程度增生,系膜区和内皮下有电子致密物沉积。

（二）病理分级标准

1975 年国际儿童肾脏病研究中心（ISKDC）按肾组织病理检查将其分为六级:Ⅰ级,轻微肾小球异常;Ⅱ级,单纯系膜增生;Ⅲ级,系膜增生伴<50% 新月体形成;Ⅳ级,系膜增生伴 50%～75% 肾小球新月体形成;Ⅴ级,系膜增生伴>75% 新月体形成;Ⅵ级,膜增生性肾小球肾炎。其中Ⅱ～Ⅴ级又根据系膜病变的范围程度分为:①局灶性;②弥漫性。

【临床表现】

（一）肾脏症状

HSPN 主要表现为血尿、蛋白尿,亦可出现高血压、水肿、氮质血症甚至急性肾衰竭。肾脏症状可出现于 HSPN 的整个病程,但多发生在紫癜后 2～4 周内,个别病例出现于 HSP 后一年,故尿常规追踪检查是及时发现肾脏损害的重要手段。因为部分患儿尿异常多呈一过性,镜下血尿的判断标准不同,或仅凭传统的尿常规检查方法,缺乏进一步的肾活检病理检查,发生率各家报道不一。Meadow 综合各家报告本病肾脏受累率为 20%～100%,该作者对尿检正常的本病患者作肾活检均发现肾小球炎症病变。呈典型肾受累临床表现（血尿、蛋白尿或肾病综合征）者约 30%。目前,对肾损害较一致的看法是,即使尿常规正常,肾组织学已有改变。个别过敏性紫癜肾炎患者,尿常规无异常发现,只表现为肾功能减退。

中华医学会儿科学分会肾脏病学组于 2009 年发布的儿童紫癜性肾炎的诊治循证指南将 HSPN 临

床分型为:①孤立性血尿型;②孤立性蛋白尿型;③血尿和蛋白尿型;④急性肾炎型;⑤肾病综合征型;⑥急进性肾炎型;⑦慢性肾炎型。临床上以1型、2型、3型多见。

(二) 肾外症状

典型的皮肤紫癜、胃肠道表现(腹痛、便血和呕吐)及关节症状为紫癜性肾炎肾外的三大主要症状,其他如神经系统、生殖系统、呼吸循环系统也可受累,甚至发生严重的并发症。

1. 皮疹 所有的病人都伴有皮疹。典型的皮疹具有诊断意义,出血性和对称性分布是为本病皮疹的特征。皮疹初起时为红色斑点状,压之可以消失,以后逐渐变为紫红色出血性皮疹,触摸稍隆起皮表。皮疹常对称性分布于双下肢,以踝、膝关节周围为多见,也可见于臀部及上肢,躯干少见。重者融合成片,皮疹中心可有水疱坏死。皮疹消退时可转变为黄棕色。大多数病例皮疹可有1~2次至多3次反复,个别可连续发作达数月甚至数年。后者常并发严重肾炎,预后欠佳。

2. 关节症状 大约80%的患儿伴有关节炎,25%的患儿是以关节炎为首发症状。常表现为膝、踝、肘、腕等大关节的肿胀,疼痛和活动受限,原因可能是关节内的病理改变和关节周围的软组织肿胀。关节症状的轻重与活动有关,常在卧床休息后减轻,恢复正常后可不留关节畸形。

3. 胃肠道症状 因为肠壁的无菌性毛细血管、小血管炎症、渗出和水肿,刺激肠管,使肠管发生痉挛,大约有50%~75%患儿伴有胃肠道症状,主要表现为腹痛、呕吐和便血。最常见的是腹痛,多数无腹胀,腹部柔软,可有轻度压痛,但无肌卫;其次为胃肠道出血,表现为黑便或隐血阳性。以上表现约在半数患者可在感冒后反复出现。14%~33%的患儿在典型的皮疹出现前已有腹部症状,易误诊为外科急腹症甚至行不必要的剖腹探查。

4. 其他表现和严重的并发症 ①神经系统:轻者可无任何临床症状,或仅有头晕、轻微头痛,严重者出现抽搐、昏迷,甚至呼吸衰竭、偏瘫等,有报道可出现共济失调、周围神经病等。脑电图检查约半数可有异常脑电波,多数以慢波为主,提示HSPN存在脑血管病变。考虑原因:一为脑血管炎症,脑组织缺血、缺氧,造成一过性脑功能紊乱所致;二为脑点状出血。②生殖系统:睾丸炎发生率为10%,须与精索扭转鉴别,^{99m}TC同位素检查可避免不必要的外科手术。③心脏:心前区不适或心律失常,发生率为40%~50%,多见于疾病早期。表现为窦性心律失常,异位心律失常及ST-T段改变,心肌酶学大致正常,心脏B超冠脉无明显受累,在综合治疗后可恢复正常,提示心脏损害为一过性,可能机制为速发型变态反应致心肌水肿出血。④急性胰腺炎:为少见的并发症,发生率为5%~7%,主要表现为皮疹,剧烈腹痛,腹胀,恶心呕吐,血尿淀粉酶升高,腹部B超可发现胰腺弥漫性肿大回声减低,如伴肠穿孔坏死可有腹腔积液。⑤肠套叠:为HSPN的少见但较严重的并发症,发生于1%~5%的患者。与特发性肠套叠常发生于回结肠不同,它常见于回肠(90%)和空肠(7%),因气钡灌肠常不能到达小肠,且有引起肠穿孔的危险,腹部B超为可疑病人的首选检查项目。⑥肺出血:为儿童HSPN少见的并发症,但病死率可高达75%。临床表现为乏力、胸痛、咳嗽咯血、呼吸困难,X线胸片显示间质和肺泡间质浸润,呈羽毛状或网状结节阴影,可伴胸腔积液。支纤镜下支气管活检或胸腔镜活检可确诊。⑦肝损害:占5.2%~7.3%。发病隐匿,消化道症状轻微,可有肝大、肝区叩痛、恶心、转氨酶增高,但多数缺乏黄疸、肝区疼痛等表现。可发生于疾病的任何时期。多数预后良好,个别可发展成为肝硬化。注意排除其他疾病,如肝炎、肝豆状核变性等。其他可有淋巴结肿大、脾大,个别报告尚有肌肉内出血、类风湿结节等。

【实验室检查】

1. 血常规 白细胞正常或轻度增高,中性或嗜酸性细胞比例增多。

2. 尿常规 可有血尿、蛋白尿、管型尿。

3. 凝血功能检查正常,可与血液病致紫癜相鉴别。

4. 急性期毛细血管脆性实验阳性。

5. 血沉增快,血清IgA和冷球蛋白含量增加。但血清IgA增高对本病诊断无特异性,因为在IgA肾病和狼疮性肾炎同样可有IgA增高,而血清IgA正常也不能排除本病。

6. 血清C3、C1q、备解素多正常。

7. 肾功能多正常,严重病例可有肌酐清除率降低和BUN、血Cr增高。

8. 表现为肾病综合征者,有血清清蛋白降低和胆固醇增高。

9. 皮肤活检 无论在皮疹部或非皮疹部位,免疫荧光检查均可见毛细血管壁有IgA沉积。此点也有助于和除IgA肾病外的其他肾炎作鉴别。

10. 肾穿刺活检 肾穿刺活组织检查有助于本病的诊断,也有助于明了病变严重度和评估预后。

【诊断与鉴别诊断】

（一）诊断标准

2009年，中华医学会儿科学分会肾脏病学组发布的儿童紫癜性肾炎的诊治循证指南中诊断标准为：在过敏性紫癜病程6个月内，出现血尿和（或）蛋白尿诊断为HSPN。其中血尿和蛋白尿的诊断标准分别为：血尿——肉眼血尿或镜下血尿；蛋白尿——满足以下任一项者：①1周内3次尿常规蛋白阳性；②24小时尿蛋白定量>150mg；③1周内3次尿微量白蛋白高于正常值。极少部分患儿在过敏性紫癜急性病程6个月后，再次出现紫癜复发，同时首次出现血尿和（或）蛋白尿者，应争取进行肾活检，如为IgA系膜内沉积为主的系膜增生性肾小球肾炎，则亦应诊断为HSPN。

（二）鉴别诊断

1. 急性肾炎（acute nephritis）　当HSP肾炎发生于皮疹已消退时需与急性肾炎鉴别。此时追询病史，包括回顾皮疹形态、分布、关节和胃肠道症状有助于本病诊断。缺乏上述症状，早期有血清补体降低则有助于急性肾炎诊断。抗"O"增高并不能作为鉴别点，因为HSP可有30%病例增高，而急性肾炎也可有30%不增高，必要时可作皮肤活检和肾活检作鉴别。

2. Good-pasture综合征（Good-pasture syndrome）当HSP肾炎伴肺出血、咯血时应注意与此病鉴别。由于本病有典型皮疹和关节及胃肠症状、血清IgA增高等，鉴别并不困难。必要时可作肾活检，两者有截然不同的免疫荧光表现，Good-pasture综合征免疫荧光为典型线状IgG沉积。

3. 狼疮性肾炎（lupus nephritis）　由于系统性红斑狼疮可有皮疹、关节痛和肾损害，故须与本病相鉴别，但HSP皮疹与红斑狼疮皮疹无论在形态和分布上均有显著区别，鉴别并不困难。两病肾活检有不同之处，如免疫荧光检查，狼疮性肾炎虽然也有IgA沉积，但常有大量其他免疫球蛋白沉积，且有C1q沉积，狼疮性肾炎肾小球毛细血管壁白金环样变也有助鉴别。两者皮肤活检也不同，狼疮性肾炎可见狼疮带而HSP肾炎可见IgA沿小血管壁沉积。有学者认为：HSP中出现血C_3减低者，其早期"紫癜样皮疹"有可能为SLE的皮肤损害之一；紫癜肾伴血C_3减低者，应及早做肾活检，以与早期狼疮肾鉴别。

4. 多动脉炎（polyarteritis）　此病在临床上可类似于本病，但血清IgA多不增高，皮肤与肾活检也无

IgA沉积，免疫荧光除纤维蛋白外均为阴性。此外，此病少见于5~15岁。

5. 原发性IgA肾病　本病虽然临床上与IgA肾病不同，但肾脏组织学检查却十分相似，均可有皮肤小血管IgA沉积，因此从组织学上两者难以鉴别，近有报告仅有的区别是HSPN在肾组织常存在单核细胞和T淋巴细胞，而IgA肾病却无此类细胞。

【治疗】

（一）一般治疗

急性期有发热、消化道和关节症状显著者，应注意休息，进行对症治疗。

1. 饮食控制　目前尚无明确证据证明食物过敏是导致HSP的病因，故仅在HSP胃肠道损害时需注意控制饮食，以免加重胃肠道症状。HSP腹痛患儿若进食可能会加剧症状，但是大部分轻症患儿可以进食少量少渣易消化食物。呕血严重及便血者，应暂禁食，给予止血、补液等治疗。严重腹痛或呕吐者可能需要营养要素饮食或肠外营养支持。

2. 抗感染治疗　有明确的感染或病灶时应选用敏感的抗生素，但应尽量避免盲目地预防性用抗生素。

3. 抗过敏　可选用抗组胺药物如氯苯那敏、赛庚啶、息斯敏等。近年来有提出用H_2受体阻制剂西咪替丁竞争性阻滞组织胺激活H_2受体。用法：20mg/（kg·d）分两次加入5%~10%葡萄糖溶液中静脉滴注，连续1~2周，继以15~20mg/（kg·d）分三次口服数周。另外，还可用葡萄糖酸钙和维生素C口服或静脉滴注治疗。

4. 血小板抑制剂和血管扩张剂　HSPN有PGI_2-TXA_2失衡、血管强烈收缩和血小板凝聚性增强等一系列病理生理改变，故可联合应用血小板抑制剂如阿司匹林、双嘧达莫、布洛芬与血管扩张剂如钙通道阻制剂硝苯地平等，以减轻血管炎症造成的组织损伤。另近年有学者指出：HSP虽无明显的血小板数量变化，但其功能可能有所改变，这种变化可能涉及血小板的活化，其确切的机制尚需进一步研究。

5. 抗凝疗法　本病可有纤维蛋白原沉积、血小板沉积及血管内凝血的表现，故近年来也选用凝血酶抑制剂如肝素等，但尚缺乏统一意见。另有学者推荐使用尿激酶静脉冲击疗法治疗重症HSPN，剂量为2500U/kg，尿激酶治疗HSPN的机制尚不清楚，可能是通过对系膜基质的消化来起作用的。美国学者Monastiri K研究发现HSP可有栓塞等抗磷脂综合征

的表现,指出 HSP 患者应常规检测抗心磷脂抗体,如为阳性应预防性应用抗凝药物以防止栓塞的形成。

6. 关节症状治疗　关节痛患儿通常应用非甾体类抗炎药能很快止痛。口服泼尼松[1mg/(kg·d),2 周后减量]可降低 HSP 关节炎患儿关节疼痛程度及疼痛持续时间。

7. 胃肠道症状治疗　糖皮质激素治疗可较快缓解急性 HSP 的胃肠道症状,缩短腹痛持续时间。激素也应用于其他胃肠道症状,如低蛋白性水肿、胃肠蛋白丢失等。腹痛明显时需要严密监测患儿出血情况(如呕血、黑便或血便),必要时需行内镜检查。严重胃肠道血管炎,有应用丙种球蛋白、甲泼尼松龙静滴及血浆置换或联合治疗有效的报道。大部分 HSP 患者存在ⅩⅢ因子减少与腹痛和胃肠道出血有关。ⅩⅢ因子替代治疗对于治疗腹痛和胃肠道出血可能有效。

(二) 肾损害的治疗

根据中华医学会儿科学分会肾脏病学组发布的儿童紫癜性肾炎的诊治循证指南:

1. 孤立性血尿或病理 1 级　仅对过敏性紫癜进行相应治疗。应密切监测患儿病情变化,建议至少随访 3~5 年。

2. 孤立性蛋白尿、血尿和蛋白尿或病理Ⅱa 级　建议使用血管紧张素转换酶抑制剂(ACEI)和(或)血管紧张素受体拮抗剂(ARB)类药物,有降蛋白尿的作用。国内也有用雷公藤多苷进行治疗,雷公藤多苷 1mg/(kg·d),分 3 次口服,每天剂量不超过60mg,疗程 3 个月,但应注意其胃肠道反应、肝功能损伤、骨髓抑制及可能的性腺损伤的副作用。

3. 非肾病水平蛋白尿或病理Ⅱb、Ⅲa 级　用雷公藤多苷 1mg/(kg·d),分 3 次口服,每天最大量不超过 60mg,疗程 3~6 个月。也可激素联合免疫抑制剂治疗,如激素联合环磷酰胺治疗、联合环孢素 A治疗。

4. 肾病水平蛋白尿、肾病综合征或病理Ⅲb、Ⅳ级　该组患儿临床症状及病理损伤均较重,现多采用激素联合免疫抑制剂治疗,其中疗效最为肯定的是糖皮质激素联合环磷酰胺治疗。若临床症状较重、病理呈弥漫性病变或伴有新月体形成者,首选糖皮质激素联合环磷酰胺冲击治疗,当环磷酰胺治疗效果欠佳或患儿不能耐受环磷酰胺时,可更换其他免疫抑制剂。

5. 急进性肾炎或病理Ⅳ、Ⅴ级　这类患儿临床症状严重、病情进展较快,现多采用三至四联疗法,

常用方案为:甲泼尼龙冲击治疗 1~2 个疗程后,口服泼尼松+环磷酰胺(或其他免疫抑制剂)+肝素+双嘧达莫。亦有甲泼尼龙联合尿激酶冲击治疗+口服泼尼松+环磷酰胺+华法林+双嘧达莫治疗。

(三) 中成药

1. 雷公藤多苷　它是从中草药雷公藤提取精制而成,有较强的抗炎和免疫抑制作用,可改善肾小球毛细血管壁的通透性,具有较强的消除尿蛋白和尿红细胞作用,可减轻肾组织病理变化。糖皮质激素疗效不佳者,可试用 1mg/(kg·d)分 2~3 次口服,疗程 3~6 个月。

2. 保肾康　中药川芎的有效成分,能抑制血小板聚集,降低全血黏度,提高红细胞变形能力,还能抑制血中血栓素 A(TXA2)的合成,从而降低了TXA2/PGI2 的比值,故能抗血小板凝聚,扩张小动脉,因此川芎嗪能改善紫癜性肾炎高血黏状态,增加肾血流量,改善肾脏循环,利于肾脏病变修复。

(四) 中药

在本病不同阶段分别辨证施治。

1. 邪热伤络型　宜清热解毒,凉血止血方用犀角地黄汤加减。

2. 阴虚内热型　宜滋阴清热,凉血止血,用知柏地黄汤加减。

3. 心脾两虚型　宜健脾养心,益气摄血,用归脾汤或当归补血汤。

4. 气虚血淤型　宜活血化瘀,益气补血,用桃红四物汤加黄芪、党参、丹参。

(五) 其他

1. 维生素 E　有阻止钙离子自贮存库释放的作用,且能抑制前列腺素代谢。另近年来有研究表明大剂量维生素 E 可以抑制系膜细胞的增殖,有延缓肾脏病慢性进展的作用,故推荐用于各种慢性肾脏疾患。

2. 大剂量免疫球蛋白　近年来,部分学者提出大剂量免疫球蛋白对于 HSPN 的严重病例尤其是激素抵抗的患儿有效,其用法为:2g/kg 每月用一次,共3 个月;或者 16.5% 的溶液 0.35ml/kg 每 15 天用一次,共 6 个月。

3. ⅩⅢ因子替代疗法　许多研究表明 HSPN 急性期血浆ⅩⅢ因子水平降低,且与腹部症状的严重程度成负相关,日本学者 Imai T 报道一 7 岁 HSP 患儿并发严重颅内出血,同时测得ⅩⅢ因子活性降至9%,经补充大量ⅩⅢ因子后未再有出血。目前认为ⅩⅢ因子浓缩剂的替代疗法有助于急性期症状如腹

痛和消化道出血的缓解,但它的具体作用机制有待进一步明确。

4. 血浆置换　Kaplan 指出治疗性血浆置换通过去除血浆中的抗体、补体、免疫复合物以及引起免疫反应的介质,可用来治疗由 HSP 引起的急进性肾小球肾炎。

(六) 严重病例的治疗

1. 急性胰腺炎　予对症、支持疗法,卧床休息,少蛋白低脂少渣半流饮食,注意维持水电解质平衡,并监测尿量和肾功能。

2. 肺出血　应在强有力支持疗法的基础上,排除感染后早期使用甲泼尼松龙静脉冲击,并配合使用环磷酰胺或硫唑嘌呤,加强对症治疗,如贫血严重可予输血,呼吸衰竭时及早应用机械通气,并发 DIC 可行抗凝治疗。

3. 急进性肾小球肾炎　是紫癜性肾炎最严重的类型。呈广泛大新月体并表现为急进性肾炎的患者应给予强化免疫抑制治疗。另有主张采用血浆置换疗法以减轻免疫反应。对持续少尿或无尿而发生急性肾衰竭者,主张早作透析疗法,多采用腹膜透析。晚期病例如有慢性肾衰,可行血液透析,择期行肾移植。

【预防】

糖皮质激素对过敏性紫癜患儿肾损害的预防作用仍存有争议。激素预防治疗的前瞻性研究显示,早期激素治疗不能预防肾损害发生,甚至回顾性研究发现接受激素治疗的过敏性紫癜患儿更易复发。关于激素预防性治疗的 Meta 分析结果却相反,一项 Meta 分析示过敏性紫癜患儿早期接受激素治疗可显著减少肾损害发生,且无不良反应;另两项系统综述或 Meta 分析均提示早期应用激素有减少肾损害发生的趋势,但差异无统计学意义。因此,有关激素预防用药是否有效仍有待临床研究。

【预后】

病理类型与预后有关,病理改变中新月体<50%者,预后好,仅 5% 发生肾衰竭,而新月体>50% 者,约 30% 发生肾衰竭,而新月体超过 75% 者约 60% ~ 70% 发生肾衰竭。按 ISKDC 分类法 Ⅱ 级、Ⅲ a 级预后较好,Ⅲ b、Ⅳ 及 Ⅴ 级的预后差。且肾小管间质改变严重者预后差,电镜下见电子致密物沉积在上皮下者预后差。对 HSPN 患儿应加强随访,病程中出现尿检异常的患儿则应延长随访时间,建议至少随访 3 ~ 5 年。

(黄丹琳)

第二节　狼疮性肾炎

系统性红斑狼疮(systemic lupus erythematosus, SLE)是一种累及多系统、多器官的具有多种自身抗体的自身免疫性疾病。该病在亚洲地区女孩发病率最高,有报道白种女孩为 1. 27 ~ 4. 4/10 万,而亚洲女孩则为 6. 16 ~ 31. 14/10 万。我国发病率约为 70/10 万人口,其中女性占 85% ~ 95%,多数发生在 13 ~ 14 岁。当 SLE 并发肾脏损害时即为系统性红斑狼疮性肾炎,简称狼疮性肾炎(lupus nephritis, LN)。一般认为狼疮性肾炎占 SLE 的 46% ~ 77%,而对 SLE 患者肾活检发现 SLE 患者 100% 有轻重不等的肾损害。儿童 LN 发生率高于成人,SLE 起病早期可有 60% ~80% 肾脏受累,2 年内可有 90% 出现肾脏损害。LN 临床表现类型多样,肾病综合征最为常见,其次为急性肾炎综合征、孤立性蛋白尿和(或)血尿,也可表现为急进性肾炎、慢性肾炎及终末期肾病。肾脏病变程度直接影响 SLE 的预后。肾受累及进行性肾功能损害是 SLE 的主要死亡原因之一。

【病因及发病机制】

1. 本病病因不明,目前认为可能致病因素有:

(1) 病毒感染:C 型 DNA 病毒(慢病毒)感染有关。

(2) 遗传因素:本病遗传易感基因位于第 6 对染色体中,遗传性补体缺陷易患 SLE,带 HLA-DW3、HLA-BW15 者易发生 SLE。

(3) 性激素:不论男女患者体内雌激素增高,雄激素降低,雌激素增高可加重病情。

(4) 自身组织破坏:日晒紫外线可使 40% 的患者病情加重。某些药物如氨基柳酸、青霉素、磺胺等可诱发或加重 SLE。

2. 本病发病机制尚不完全明了。目前研究认为 SLE 患儿体内存在多种自身抗体,其产生与细胞凋亡密切相关:主要是自身反应性 T、B 淋巴细胞逃脱细胞凋亡而处于活化增殖状态,引起机体对自身抗原的外周耐受缺陷,导致自身免疫异常而致病。促发因素包括:①遗传:小儿 SLE 有家族遗传倾向,13. 8% 小儿 SLE 患者的三代亲属中有一或更多亲属有结缔组织病,同卵双胎一致发病的百分比高达70% ;②病毒感染、日光、药物等。

237

LN 的发病机制较为复杂,自身抗体在 LN 的发生、发展过程中占有非常重要的地位,其发病机制过去认为本病是一免疫复合物介导性炎症。其证据:①血清中有多种自身抗体;②患者循环免疫复合物阳性;③低补体血症;④肾病理检查:肾小球内有补体、免疫球蛋白沉积,电镜下肾小球内有电子致密物沉积。免疫复合物引起肾脏损害的机制可能为:①循环中等量可溶性免疫复合物循环至肾脏时沉积于肾小球;②抗原首先"种植"在肾小球基膜,然后再吸引循环抗体,形成"原位"免疫复合物,免疫复合物经过经典途径,部分经旁路途径激活补体,引起肾小球一系列炎症反应,致局部组织坏死、血管内凝血及毛细血管通透性增加。

近些年来,随着科学技术的进步,人们对 LN 的发病机制有了更深刻的认识,普遍观点认为自身抗体通过核小体介导与肾脏结合而致病,即核小体在介导自身抗体与肾脏结合的过程中起重要的"桥梁"作用。细胞凋亡的产物核小体(由组蛋白与 DNA 两部分组成)作为自身抗原诱导机体产生自身抗体,即抗核小体抗体,这是一个非常广义的概念,核小体具有多个抗原表位,可以诱导产生不同特异性的抗体,自身抗体的靶位若是 DNA 或组蛋白暴露于核小体表面的部分,即为我们常说的抗 DNA 抗体、抗组蛋白抗体,占血中抗核小体抗体的 25% ~ 30%;大部分抗核小体抗体所针对的是由 DNA 和组蛋白共同构成的表位,而不是单独的 DNA 或组蛋白。近来的研究表明,在 LN 的病程中抗核小体抗体可早于抗 dsDNA 抗体而出现,其敏感性及特异性均优于后者,且血中抗体水平与蛋白尿、疾病活动性呈显著相关。因此,对过去认为的外周血中 DNA、抗 DNA 抗体是导致 LN 发病主要环节产生质疑。随着研究的不断深入,核小体和抗核小体抗体在 LN 的发病机制中显示出愈来愈重要的地位。目前认为:核小体的一端通过组蛋白或 DNA 与肾小球基底膜、系膜细胞等相结合,另一端暴露出抗体的结合位点,从而介导自身抗体与肾脏结合,导致补体活化、炎症细胞聚集和细胞因子释放,诱发 LN。核小体中组蛋白或 DNA 与肾小球不同成分的结合,可以导致自身抗体在不同的部位形成沉积,从而产生不同的临床表现和病理分型。

此外,细胞凋亡对维持肾小球内环境的稳定也同样具有重要意义。近年来,随着对 LN 的深入研究,认识到细胞凋亡在其发病机制中也起重要作用,即 LN 时除了整体水平上的淋巴细胞凋亡异常外,肾小球局部也存在着细胞凋亡调节的紊乱。在小儿 LN 观察到:肾小球细胞异常增殖的同时,凋亡机制不能做出相应的反应,增殖和凋亡不平衡,后者明显减低,致使增殖占绝对优势;进一步观察到:肾脏病理为Ⅳ型的 LN 患儿肾组织中细胞凋亡相对于细胞增殖而言更明显的不足。因此推测:在 LN 时,如果抗炎机制也就是凋亡机制损伤较轻,则肾脏病变也较轻,多表现为Ⅱ、Ⅴ型;如果凋亡机制损伤较重,则肾小球细胞增殖较重,病变较重,多表现为Ⅳ型。

【病理】

1. 病理分类标准 国际肾脏病协会(ISN)和肾脏病理学会(RPS)于 2004 年正式公布最新 LN 的病理学分类(表 9-1)。

表 9-1 国际肾脏病协会和肾脏病理学会(ISNPRPS)2003 年 LN 分类标准

Ⅰ 型	系膜轻微病变型狼疮性肾炎
	光镜下基本正常,免疫荧光可见系膜区免疫复合物沉积
Ⅱ 型	系膜增生型狼疮性肾炎
	光镜下任一程度的单纯系膜增生或系膜基质增多,伴系膜区免疫复合物沉积
	免疫荧光或电镜可见少量孤立的上皮下或内皮下沉积物,但光镜下不能见
Ⅲ 型	局灶型狼疮性肾炎
	活动或非活动性、局灶、节段或球性、毛细血管内或毛细血管外增生性肾小球肾炎,受累肾小球占全部肾小球的 50% 以下
Ⅲ(A)	活动性病变:局灶增生型狼疮性肾炎
Ⅲ(A/C)	活动性伴慢性病变:局灶增生硬化性肾炎
Ⅲ(C)	局灶硬化性肾炎

Ⅳ型	弥漫型狼疮性肾炎
	活动或非活动性、弥漫性、节段或球性、毛细血管内或毛细血管外增生性肾小球肾炎,受累肾小球占全部肾小球的50%以上。典型病例常伴弥漫性内皮下免疫复合物沉积,伴或不伴系膜病变
	此型分为弥漫节段型狼疮性肾炎(50%以上的受累肾小球表现为节段性病变)及弥漫性球型狼疮性肾炎(50%以上的受累肾小球表现为球性病变)
	此型也包括弥漫性白金耳形成而极少伴有或不伴有球性增生
Ⅳ-S(A)	活动性病变:弥漫节段增生性狼疮性肾炎
Ⅳ-G(A)	活动性病变:弥漫球性增生性狼疮性肾炎
Ⅳ-S(A/C)	活动性伴慢性病变:弥漫节段增生硬化性狼疮性肾炎
Ⅳ-G(A/C)	活动性伴慢性病变:弥漫球性增生硬化性狼疮性肾炎
Ⅳ-S(C)	慢性非活动性病变伴肾小球纤维化:弥漫节段硬化性狼疮性肾炎
Ⅳ-G(C)	慢性非活动性病变伴肾小球纤维化:弥漫球性硬化性狼疮性肾炎
Ⅴ型	膜型狼疮性肾炎
	免疫荧光或电镜下可见球性或节段性上皮下连续性免疫复合物沉积,或光镜下可见因上皮下免疫复合物沉积所导致的形态学改变,伴或不伴系膜病变
	可以联合发生Ⅲ型或Ⅳ型,即在同一病例中表现为Ⅴ+Ⅲ型或Ⅴ+Ⅳ型,也可表现为进行性硬化
Ⅵ型	进行性硬化型狼疮性肾炎
	≥90%肾小球呈球性硬化,非硬化肾小球不伴有活动性病变

据报道儿童 LN 中Ⅰ型和Ⅱ型占25%,Ⅲ型和Ⅳ型占65%,Ⅴ型占9%。值得注意的是,上述各型之间转型常见。

2. LN 肾脏免疫荧光检查典型表现是以 IgG 为主,早期补体成分如 C4、C1q 通常与 C3 一起存在。三种免疫球蛋白加上 C3、C4、C1q 均存在时,称满堂亮,见于 1/4~2/3 患者。

3. 肾小管-间质损害 肾小管损害的病理表现包括肾小管上皮细胞核固缩、肾小管细胞核"活化"、肾小管细胞坏死、肾小管细胞扁平、肾小管腔内有巨噬细胞或上皮细胞、肾小管萎缩、肾间质炎症和肾间质纤维化,在进行病理诊断时应注明肾小管萎缩、肾间质细胞浸润和纤维化的程度和比例。肾小管间质损害型以肾小管损伤为主要表现,此型为孤立的肾小管间质改变,而与 SLE 相关的肾小球病变轻微,出现与肾小球病变程度不相应的较严重球外病变。

免疫荧光可见 IgG、C1q、C3、C4 局灶性沉积于肾小管基膜。电镜下可见电子致密物沿肾小管基膜沉积。

4. 血管损伤表现 血管损伤表现包括狼疮性血管病变、血栓性微血管病、血管炎和微动脉纤维

化。①狼疮性血管病变:表现为免疫复合物(玻璃样血栓、透明血栓)沉积在微动脉腔内或叶间动脉,也称为非炎症坏死性血管病;②血栓性微血管病:与狼疮性血管病变在病理及临床表现上相似,其鉴别要点为存在纤维素样血栓;③坏死性血管炎:动脉壁有炎症细胞浸润,常伴有纤维样坏死;④微动脉纤维化:微动脉内膜纤维样增厚不伴坏死、增殖或血栓形成。

【临床表现】

狼疮性肾炎的临床表现多种多样,主要表现为两大类。

(一) LN 的肾脏表现

其中大约 1/4~2/3 的 SLE 患者会出现狼疮性肾炎(LN)的临床表现。LN 100% 可出现程度不同的蛋白尿、80% 有镜下血尿,常伴有管型尿、水肿、高血压及肾功能障碍,夜尿增多也常常是 LN 的早期症状之一。

临床分型:根据中华医学会儿科学分会肾脏病学组制定的《狼疮性肾炎的诊断治疗指南》,儿童 LN 临床表现分为以下 7 种类型:①孤立性血尿和(或)蛋白尿型;②急性肾炎型;③肾病综合征型;④急进性肾炎型;⑤慢性肾炎型;⑥肾小管间质损害型;

⑦亚临床型:SLE患者无肾损害临床表现,但存在轻重不一的肾病理损害。

(二)LN的全身性表现

可表现为发热、皮肤黏膜症状、关节症状、多发性浆膜炎、血液系统和心血管系统损害、肝脏、肺脏、中枢神经系统症状等。

1. 发热 90%的患者可有发热,体温可达39℃。

2. 皮肤黏膜损害 80%的SLE患者可出现各种皮肤黏膜损害,皮损常见于暴露部位。50%的SLE患者可出现典型的蝶形红斑(butterfly rash),此为SLE较为特征性的临床表现和诊断依据之一。蝶形红斑即跨鼻梁的双侧面颊部呈轻度不规则水肿性红斑,鲜红或紫红色,恰似一只红蝴蝶在脸上,表面光滑,有时红斑上可有毛细血管扩张和鳞屑,可有渗出、水疱、痂皮。蝶形红斑的加重和消退,往往标志着SLE病情的活动或缓解,病情缓解时,红斑会自行消退,面部逐渐恢复正常。

SLE患者还可出现盘状红斑样皮肤损害。盘状红斑呈不规则圆形鲜红色斑,边缘略微突出,毛细血管明显扩张,红斑上粘有鳞屑,毛囊扩大。在晚期红斑处可出现皮肤萎缩,有的还能瘢痕化或出现色素消失现象。盘状红斑好发于面颊、耳轮处,手掌的大小鱼际、指端及甲周也可出现红斑。

20%的SLE患者有黏膜损害,可出现口腔溃疡等表现,个别病例出现咽喉、外阴糜烂;部分患者可出现网状青斑、水疱和指(趾)坏死等临床表现。

SLE患者的脱发较为特殊,这也是SLE活动性的指标之一。SLE病情活动时,出现广泛性脱发,头发稀疏脱落,以额顶部尤其明显,头发宛如枯草,缺乏光泽、长短不齐、容易折断,病情好转后,头发可再生。

30%~60%的SLE患者有光敏感现象,皮肤在晒太阳后,会产生红、肿、痒、痛现象,或原有皮疹加重,并出现发热、关节肌肉酸痛等。10%~20% SLE患者当遇冷环境或情绪紧张时,血管收缩,造成循环血流下降,临床表现为阵发性肢端(以手指尤为明显)发绀和潮红,此为雷诺现象,此现象可随SLE病情好转而缓解。

3. 关节损害 90%的SLE患者有关节损害,手、腕、膝、踝、肘关节都可以累及,但常见于四肢小关节。关节损伤的特点为关节红、肿、热、痛、僵硬,很少发生骨质破坏、畸形和关节脱位,但有时有股骨头和肱骨等无菌性坏死表现。10%~30%患者有肌肉酸痛和肌酶谱增高。

SLE引起关节炎或关节肿痛,若同时有类风湿因子阳性,易误诊为类风湿关节炎。但SLE关节症状较轻,虽可有关节晨僵现象,但持续时间较短。随着SLE病情进展,SLE患者的关节症状可逐渐加重,但不会有明显的骨质破坏。

4. 心血管系统损害 有资料显示:50%以上的SLE患者有心脏损伤,最常见的为心包炎。狼疮性心包炎以干性为主,部分病例出现心包积液,患者感觉心前区不适、疼痛和气急,听诊心音减弱、存在心包摩擦音,X线显示心影增大。大量心包积液时出现心脏压塞症状,心脏超声检查可协助诊断。

SLE所致的心肌炎也较为常见,临床表现为心动过速、气短,心前区疼痛,体查有心脏扩大、心音低钝,个别出现奔马律。心电图显示广泛低电压、ST段抬高、T波低平或倒置、P-R间期和QT间期延长。此外,SLE炎症累及心脏传导系统产生局限性退行性病变,可出现房性或室性期前收缩、房室传导阻滞及快速性心律失常等表现,部分病例出现心力衰竭的表现。

SLE的心内膜炎无特异性临床表现,常见的受累瓣膜为二尖瓣,偶尔有主动脉瓣与三尖瓣同时受累及,造成瓣膜损害或瓣膜关闭不全。SLE的心内膜炎可引起附壁血栓形成,如果附着的血栓脱落,可引起血管栓塞,出现相应的症状。

5. 肺损害 SLE患者可出现各种呼吸系统症状,如咳嗽、咳痰、胸闷、气促等,主要原因系SLE患者继发肺部感染所致;但少部分病例,系由于SLE本身的免疫复合物沉积于肺部引起肺脏免疫性损伤,导致肺小血管炎、基膜、胸膜和间质损害。随着SLE病情的发展,出现肺纤维化、胸膜炎、肺出血和肺动脉高压;而SLE所致的心血管损害,能够进一步加重肺脏损害。

狼疮性肺炎不多见,其起病较急,临床表现为发热、气促、咳嗽、咳痰,个别病例出现咯血甚至大量咯血,但致命的肺出血很少发生。肺部听诊可闻及固定的细湿啰音。X线胸片表现为大小不等的斑片状阴影,边缘模糊,主要见于中下肺野和肺底,有容易移位和容易消散的特点。部分SLE病例肺部损害以间质受累为主,临床表现主要为干咳、气促、胸闷、活动加重。X线以肺纹理增粗、肺部呈弥漫网状结节状阴影为特征,有时可见肺大泡囊状透亮区。

SLE导致的渗出性或非渗出性复发性胸膜炎较为常见,以双侧多见,早期可出现少许纤维素性渗液,吸收后遗留胸膜增厚或胸膜粘连。临床表现为咳嗽、胸痛,伴发热,听者可闻及胸膜摩擦音。除了胸膜炎,SLE易导致多浆膜腔炎,可同时累及心包、胸膜腔、腹腔和关节腔,其导致的渗液对激素治疗反应迅速,能够很快吸收,但随SLE病情反复而反复。

SLE导致的肺功能障碍可在肺部症状和X线胸片改变前出现,主要表现为限制性通气障碍和肺弥散量降低。

值得临床注意的是:部分SLE病例因为肺部症状而就诊,由于其外周血白细胞减少、抗生素治疗疗效不佳,临床很容易误诊为结核、肿瘤和其他遗传代谢性疾病。

6. 神经精神症状 SLE可侵犯中枢神经和周围神经系统,尤其是中枢神经系统,临床表现多种多样,有的以精神症状为主,有的以神经症状为主。有资料显示SLE患者出现神经精神症状的发生率为20%~70%不等。

SLE的中枢神经系统受累可导致头痛、脑卒中和器质性脑综合征。出现抑郁呆滞、兴奋狂躁、幻觉、猜疑、妄想、强迫观念等精神障碍的症状,酷似精神分裂症,并出现慢性认知功能不良等表现。神经症状可表现为癫痫样抽搐、昏迷、脑神经麻痹等,有颅高压、脑膜炎或脑炎样症状。

周围神经受累可出现急性或慢性多发性脱髓鞘性神经根神经病(吉兰-巴雷综合征)、末梢性多发性神经病,或可累及肌肉系统,出现重症肌无力样表现。

狼疮脑病的发生与抗心磷脂抗体有关,系免疫复合物在小血管中沉积,引起中枢神经系统缺血、缺氧所致。SLE患者出现中枢神经系统损害,常预示病变活动,病情危重,预后不良,需及时治疗。

值得临床医生注意的是:SLE患者在使用肾上腺糖皮质激素治疗过程中,若患者突然出现精神症状,须仔细甄别是SLE病情恶化引起的狼疮性脑病,还是由于激素过量所导致的精神症状。

7. 血液系统改变 SLE的血液系统损害常见,部分患者往往因为血液系统检查异常而首诊,主要表现为贫血、白细胞减少和血小板减少。其中,贫血是最常见的临床表现,活动期SLE均有不同程度的贫血,表现为正色素正细胞性贫血,多为自身免疫性贫血。SLE导致的白细胞减少以淋巴细胞减少为主,但少数SLE活动期病例可出现白细胞总数增高甚至类白血病反应,临床上应注意与SLE病情好转后白细胞总数回升的情况相鉴别。

SLE患者血小板常低于$100×10^9/L$,部分低于$50×10^9/L$,少数SLE患者以血小板减少为首发症状,数月或若干年后才表现为SLE,常表现为牙龈出血、鼻出血、皮肤瘀斑,严重者出现内脏器官出血,应注意与原发性血小板减少性紫癜相区别。

溶血性贫血、白细胞$<4×10^9/L$、淋巴细胞$<1.5×10^9/L$、血小板$<100×10^9/L$是SLE的诊断指标之一。

8. 消化道和肝脏损害 SLE患者常出现食欲减退、恶心、呕吐、腹胀、腹痛、腹泻、吞咽困难等消化道症状,其可能系SLE本身病变所致,也可能系糖皮质激素的药物副作用所致,也可能为颅高压、心功能不全和肾功能不全等引起。SLE可引起肠道和肠系膜血管炎,临床上出现腹痛、腹泻、消化道出血和麻痹性肠梗阻等胃肠道症状,严重者出现肠坏死和肠穿孔。SLE还可引起无菌性腹膜炎,少数患者有腹水,类似于心包炎、胸膜炎,此乃SLE多浆膜腔炎的一部分。SLE还可引起急性胰腺炎和食管功能障碍。

SLE合并肝脏损害的病例并不少见,有资料显示,SLE合并肝脏损害的病例占40%左右。主要表现为肝大和肝功能异常,黄疸可见。另外,20%的SLE患者可出现脾大。

9. 其他临床表现 除了上述临床表现外,眼部病变可表现为眼底静脉迂曲扩张、视神经萎缩盘,典型的眼底改变是棉绒斑,还可见巩膜炎、虹膜炎等。

【诊断与鉴别诊断】

(一)SLE的诊断

1. SLE的临床表现多种多样,临床误诊率较高,尤其是临床表现不典型和早期SLE,诊断时应注意与原发性肾小球疾病、感染性疾病、慢性活动性肝炎、特发性血小板减少性紫癜等相鉴别。

美国风湿病协会于1982年修订了SLE诊断标准,在我国临床应用多年。但后多采用1997年美国风湿病协会修订的诊断标准(ACR标准)(表9-2)。

ACR 标准 11 项中符合 4 项或 4 项以上者,在除外感染、肿瘤和其他结缔组织病后,可诊断 SLE。敏感性为 95%,特异性为 85%。2009 年红斑狼疮国际临床合作组(SLICC)ACR/美国风湿病医师协会(ARHP)在费城年会上提出了新的修订标准(表 9-3)。2009 年诊断标准与 1997 年 ACR 修订的 SLE 诊断标准区别:①将原有的颊部红斑和盘状红斑两项皮肤病变改为急性或亚急性皮肤狼疮表现及慢性皮肤狼疮表现;②儿童 SLE 典型的面部蝶形红斑和盘状红斑相对少见,冻疮样皮疹和紫癜样皮疹更多见,也可见网状青斑、雷诺现象及肢端溃疡等,该项修改更适合于儿童 SLE 诊断;③增加了非瘢痕脱发;④删除了光过敏;⑤强调炎症性滑膜炎作为关节受累的定义;⑥突出血液系统改变在诊断中的地位,将溶血性贫血、低白细胞血症和血小板减少分别列为 3 项指标;⑦增加免疫学指标:如抗 β$_2$-糖蛋白 I、补体和 Coombs 试验,并强调了试验方法和数值标准,包括如用 ELISA 法检查抗 ds-DNA 需 2 次阳性、抗心磷脂抗体是正常水平的 2 倍以上;⑧确诊条件临床及免疫指标中有 4 条以上标准符合,其中至少包含 1 个临床指标和 1 个免疫学指标。其中强调了肾脏病理的重要性,如肾脏病理证实为狼疮肾炎,只要 ANA 或抗 ds-DNA 阳性即可确诊。

至今尚无儿童 SLE 标准,一般参考成人标准。儿童病例表现不典型,可能以某个系统损害为突出表现,不伴有或很少伴有其他系统损害,或以一些非特异的全身症状为表现,或出现 ACR 标准中没有罗列的系统损害,或没有血清学诊断的依据等。在实际工作中,虽然要首先考虑对分类标准的满足程度,但也应当注意是否存在其他症状,这些症状虽然未包括在诊断标准中,但在 SLE 中较常见,如脱发、Raynaud 现象等。另外还要排除其他疾病。

表 9-2 1997 年美国风湿病学学会修订的 SLE 分类标准

标准	定 义
1. 颊部红斑	遍及颊部的扁平或高出皮肤表面的固定性红斑,常不累及鼻唇沟附近皮肤
2. 盘状红斑	隆起的红斑上覆有角质性磷屑和毛囊栓塞,旧病灶可有萎缩性瘢痕
3. 光过敏	患者自述或医师观察到日光照射引起皮肤过敏
4. 口腔溃疡	医师检查到口腔或鼻咽部溃疡,通常为无痛性
5. 关节炎	非侵蚀性关节炎,常累及 2 个或 2 个以上的周围关节,以关节肿痛和渗出为特点
6. 浆膜炎	1)胸膜炎:胸痛、胸膜摩擦音或胸膜渗液 2)心包炎:心电图异常,心包摩擦音或心包渗液
7. 肾脏病变	1)持续性蛋白尿,大于 0.5g/d 或 ≥+++ 2)管型:可为红细胞、血红蛋白、颗粒管型或混合型管型
8. 神经系统异常	抽搐:非药物或代谢紊乱,如尿毒症、酮症酸中毒或电解质紊乱所致
9. 血液系统异常	1)溶血性贫血伴网织红细胞增多 2)白细胞减少:至少 2 次测定少于 4×10^9/L 3)淋巴细胞减少:至少 2 次测定少于 1.5×10^9/L 4)血小板减少:少于 100×10^9/L(除外药物影响)
10. 免疫学异常	1)抗 ds-DNA 抗体阳性 2)抗 Sm 抗体阳性 3)抗磷脂抗体阳性,以下三者中具备一项阳性:①抗心磷脂抗体 IgG 或 IgM 水平异常;②标准方法测定狼疮抗凝物阳性;③梅毒血清试验假阳性至少 6 个月,并经梅毒螺旋体固定试验或梅毒抗体吸收试验证实
11. 抗核抗体	免疫荧光抗核抗体滴度异常或相当于该法的其他试验滴度异常,排除了药物诱导的"狼疮综合征"

表 9-3　2009 年红斑狼疮国际临床合作组（SLICC）修订 SLE 标准

临床指标：

1. 急性或亚急性皮肤狼疮表现
2. 慢性皮肤狼疮表现
3. 口腔/鼻溃疡
4. 非瘢痕性脱发
5. 炎性滑膜炎，指内科医师观察到 2 个或更多的外周关节有肿胀或压痛，伴有晨僵
6. 浆膜炎
7. 肾脏病变　24h 尿蛋白>0.5g 或出现红细胞管型
8. 神经病变　惊厥、精神病、多发性单神经炎、脊髓炎，外周或脑神经病变，脑炎
9. 溶血性贫血
10. 白细胞减少（至少 1 次<4000/mm³）或淋巴细胞减少（至少 1 次<1000/mm³）
11. 血小板减少（至少 1 次<100 000/mm³）

免疫学标准：

1. ANA 阳性
2. 抗 ds-DNA 阳性（如用 ELISA 法，需 2 次阳性）
3. 抗 Sm 抗体阳性
4. 抗磷脂抗体　狼疮抗凝物阳性、梅毒血清试验假阳性、抗心磷脂抗体是正常水平的 2 倍以上、抗 β_2-糖蛋白 I 中度以上滴度升高
5. 补体减低　C3、C4、CH50
6. 无溶血性贫血，但 Coombs 试验阳性

2. SLE 病情活动性和病情轻重程度的评估

（1）活动性表现：各种 SLE 的临床症状，尤其是新近出现的症状，均可提示疾病的活动。与 SLE 相关的多数实验室指标，也与疾病的活动有关。提示 SLE 活动的主要表现有：中枢神经系统受累（可表现为癫痫、精神病、器质性脑病、视觉异常、脑神经病变、狼疮性头痛、脑血管意外等，但需排除中枢神经系统感染），肾脏受累（包括管型尿、血尿、蛋白尿、脓尿），血管炎，关节炎，肌炎，皮肤黏膜表现（如新发红斑、脱发、黏膜溃疡），胸膜炎、心包炎，低补体血症，DNA 抗体滴度增高，发热，白细胞、红细胞、血小板血三系减少（需除外药物所致的骨髓抑制），血沉增快等。

（2）活动性判断标准：SLE 活动性判断标准以 SLEDAI（systemic lupus erythematosus disease activity index）积分表最为常用（表 9-4），其理论总积分为 105 分，但实际绝大多数患者积分<45，活动积分在 20 以上者提示很明显的活动。

表 9-4　临床 SLEDAI 积分表

积分	临床表现
8	癫痫发作：最近开始发作的，除外代谢、感染、药物所致
8	精神症状：严重紊乱干扰正常活动。除外尿毒症、药物影响
8	器质性脑病：智力的改变伴定向力、记忆力或其他智力功能的损害并出现反复不定的临床症状，至少同时有以下两项：感觉紊乱、不连贯的松散语言、失眠或白天瞌睡、精神运动性活动↑或↓。除外代谢、感染、药物所致
8	视觉障碍：SLE 视网膜病变，除外高血压、感染、药物所致
8	脑神经病变：累及脑神经的新出现的感觉、运动神经病变
8	狼疮性头痛：严重持续性头痛，麻醉性止痛药无效
8	脑血管意外：新出现的脑血管意外。应除外动脉硬化
8	脉管炎：溃疡、坏疽、有触痛的手指小结节、甲周碎片状梗死、出血或经活检、血管造影证实
4	关节炎：2 个以上关节痛和炎性体征（压痛、肿胀、渗出）
4	肌炎：近端肌痛或无力伴 CPK↑，或肌电图改变或活检证实

积分	临床表现
4	管型尿:HB、颗粒管型或 RBC 管型
4	血尿:>5RBC/HP,除外结石、感染和其他原因
4	蛋白尿:>0.5g/24h,新出现或近期↑
4	脓尿:>5WBC/HP,除外感染
2	脱发:新出现或复发的异常斑片状或弥散性脱发
2	新出现皮疹:新出现或复发的炎症性皮疹
2	黏膜溃疡:新出现或复发的口腔或鼻黏膜溃疡
2	胸膜炎:胸膜炎性胸痛伴胸膜摩擦音、渗出或胸膜肥厚
2	心包炎:心包痛及心包摩擦音或积液(心电图或超声心动检查证实)
2	低补体:CH50、C3、C4 下降,低于正常最低值
2	抗 ds-DNA 抗体增加
1	发热:>38℃
1	血小板下降
1	白细胞下降:<3×10^9/L

注:SLEDAI 积分对 SLE 病情的判断:0～4 分 基本无活动;5～9 分 轻度活动;10～14 分 中度活动;≥15 分 重度活动

(二) 儿童 LN 的诊断

1. 诊断标准　在 2010 年中华医学会儿科学分会肾脏病学组制订的儿童狼疮性肾炎诊治的循证指南(试行)中将 LN 的诊断标准修改为:系统性红斑狼疮患儿有下列任一项肾受累表现者即可诊断为狼疮性肾炎:①尿蛋白检查满足以下任一项者:1 周内 3 次尿蛋白定性检查阳性;或 24 小时尿蛋白定量>150mg;或 1 周内 3 次尿微量白蛋白高于正常值。②尿RBC>5 个/HPF(离心尿)。③肾功能异常[包括肾小球和(或)肾小管功能]。④肾活检异常。

2. 增生性 LN 的活动指数(AI)和慢性指数(CI)　对增生性 LN 在区分病理类型的同时,还应评价肾组织的 LN 活动指数(AI)和慢性指数(CI),以指导临床治疗和判断预后。AI 值越高是积极给予免疫抑制剂治疗的指征。CI 值的高低则决定病变的可逆程度与远期肾功能。目前多推荐参照美国国立卫生研究院(NIH)的半定量评分方法(表9-5)。

表 9-5　AI 和 CI 量化表

病　变		积分		
		1	2	3
活动性病变	肾小球			
	毛细血管内细胞增生(细胞数/肾小球)	120～150	151～230	>230
	白细胞浸润(个/肾小球)	2	2～5	>5
	核碎裂(%)*	<25	25～50	>50
	纤维素样坏死(%)*	<25	25～50	>50
	内皮下透明沉积物(白金耳,%)	<25	25～50	>50
	微血栓(%)	<25	25～50	>50
	细胞性新月体(%)*	<25	25～50	>50
	间质炎性细胞浸润(%)	<25	25～50	>50
	动脉壁坏死或细胞浸润		如有计 2 分	

病 变		积分		
		1	2	3
慢性化病变	肾小球球性硬化(%)	<25	25~50	>50
	纤维性新月体(%)	<25	25~50	>50
	肾小管萎缩(%)	<25	25~50	>50
	间质纤维化(%)	<25	25~50	>50
	小动脉内膜纤维化(%)		如有计2分	

注:凡标记 * 号者积分×2 计算

【治疗】

LN 的治疗较为复杂,应按照肾脏病理类型进行相应的治疗。治疗的早晚、是否正确用药及疗程的选择是决定 LN 疗效的关键。

(一) 治疗原则

①伴有肾损害症状者,应尽早行肾活检,以利于依据不同肾脏病理特点制订治疗方案;②积极控制 SLE/LN 的活动性;③坚持长期、正规、合理的药物治疗,并加强随访;④尽可能减少药物毒副作用,切记不要以生命的代价去追求疾病的完全缓解。

(二) 一般对症治疗

包括疾病活动期卧床休息,注意营养,避免日晒,防治感染,避免使用引起肾损害和能够诱发本病的药物。不作预防注射。

2011 年 ACR 关于 LN 检查、治疗和管理的指南,2011 年 LN-KIDIGO 治疗指南及 EULAR/ERA-EDTA 的"成人及儿童的狼疮性肾炎管理建议"中均推荐所有 LN 加用羟氯喹(HCQ)作为基础治疗。HCQ 一般剂量 4~6mg/(kg·d),最大剂量 6.5mg/(kg·d),对于眼科检查正常的患者通常是安全的;对于 GFR<30ml/min 的患者有必要调整剂量。

(三) 狼疮性肾炎的治疗

根据我国儿童《狼疮性肾炎的诊断治疗指南》按照病理分型治疗:

1. Ⅰ型、Ⅱ型 一般认为,伴有肾外症状者,予 SLE 常规治疗;儿童患者只要存在蛋白尿,应加用泼尼松治疗,并按临床活动程度调整剂量和疗程。

2. Ⅲ型 轻微局灶增生性肾小球肾炎的治疗,可予泼尼松治疗,并按临床活动程度调整剂量和疗程;肾损症状重、明显增生性病变者,参照Ⅳ型治疗。

3. Ⅳ型 该型为 LN 病理改变中最常见、预后最差的类型。指南推荐糖皮质激素加用免疫抑制剂联合治疗。治疗分诱导缓解和维持治疗两个阶段。

诱导缓解阶段:共 6 个月,首选糖皮质激素+CTX 冲击治疗。泼尼松 1.5~2.0mg/(kg·d),6~8 周,根据治疗反应缓慢减量。CTX 静脉冲击有 2 种方法可选择:

①500~750mg/(m²·次),每月 1 次,共 6 次;②8~12mg/(kg·d),每 2 周连用 2 天,总剂量 150mg/kg。肾脏增生病变显著时需给予环磷酰胺冲击联合甲泼尼龙冲击。甲泼尼龙冲击 15~30mg/(kg·d),最大剂量不超过 1g/d,3 天为 1 个疗程,根据病情可间隔 3~5 天重复 1~2 个疗程。MMF 可作为诱导缓解治疗时 CTX 的替代药物,在不能耐受 CTX 治疗、病情反复或 CTX 治疗无效情况下,可换用 MMF,指南推荐儿童 MMF 剂量 20~30mg/(kg·d)。CTX 诱导治疗 12 周无反应者,可考虑换用 MMF 替代 CTX。

维持治疗阶段:至少 2~3 年。在完成 6 个月的诱导治疗后呈完全反应者,停用 CTX,泼尼松逐渐减量至每天 5~10mg 口服,维持至少 2 年;在最后一次使用 CTX 后 2 周加用硫唑嘌呤(AZA)1.5~2mg/(kg·d)(1 次或分次服用);或 MMF。初治 6 个月非完全反应者,继续用 CTX 每 3 个月冲击 1 次,至 LN 缓解达 1 年;近年来,MMF 在维持期的治疗受到愈来愈多的关注。但在目前,维持期仍推荐首选 AZA(成人),MMF 可用于不能耐受 AZA 的患者,或治疗中肾损害反复者。另外,近来有提出来氟米特有可能成为狼疮性肾炎维持治疗的选择,但对儿童尚没有来自多中心 RCT 的结果。

4. Ⅴ型 临床表现为蛋白尿者,加用环孢霉素或 CTX 较单独糖皮质激素治疗者效果好,也有激素加用雷公藤多苷或苯丁酸氮芥治疗有效的报道。合并增生性病变者,按病理Ⅳ型治疗。近年有

报道针对 Ⅴ＋Ⅳ 型患者采取泼尼松＋MMF＋FK506 的多靶点联合治疗有效，但尚需进一步的多中心 RCT 的验证。

5. Ⅵ型　具有明显肾功能不全者，予以肾替代治疗（透析或肾移植），其生存率与非狼疮性肾炎的终末期肾病患者无差异。如果同时伴有活动性病变，仍应当给予泼尼松和免疫抑制剂治疗。

（四）血浆置换和血浆免疫吸附

血浆置换能够有效降低血浆中的免疫活性物质，清除导致肾脏损伤的炎症介质，因此能够阻止和减少免疫反应，中断或减缓肾脏病理进展。对激素治疗无效或激素联合细胞毒或免疫抑制剂无效，肾功能急剧恶化者，或Ⅳ型狼疮活动期，可进行血浆置换。近年来发展的血浆免疫吸附治疗 SLE/LN 适用于：①活动性 SLE/LN 或病情急性进展者；②伴有狼疮危象者；③难治性病例或复发者；④存在多种自身免疫性抗体者；⑤因药物不良反应而停药病情仍活动者。常与激素和免疫抑制剂合用提高了疗效。

（五）抗凝治疗

狼疮性肾炎常呈高凝状态，可使用普通肝素 1mg/（kg·d），加入 50～100ml 葡萄糖溶液中静脉点滴，或低分子肝素 50～100AxaIU/（kg·d），皮下注射；已有血栓形成者可用尿激酶 2 万～6 万 U 溶于葡萄糖中静脉滴注，每天 1 次，疗程 1～2 周。

（六）透析和肾移植

肾衰竭者可进行透析治疗和肾移植，但有移植肾再发 LN 的报道。

【预后】

不定期随诊、不遵循医嘱、不规范治疗和严重感染是儿童 LN 致死的重要原因。影响 LN 预后有诸多因素，若出现下列因素者提示预后不良：①儿童时期（年龄≤15 岁）发病；②合并有大量蛋白尿；③合并有高血压；④血肌酐明显升高，≥120μmol/L；⑤狼疮活性指数≥12 分和（或）慢性损害指数≥4 分；⑥病理类型为Ⅳ型或Ⅵ型。

（黄丹琳）

第三节　乙型肝炎病毒相关性肾炎

乙型肝炎病毒相关性肾炎（HBV-associated glomerulonephritis，HBV-GN）指由慢性乙型肝炎病毒感染导致的免疫复合物性肾小球疾病，临床上以不同程度蛋白尿为主要表现，可伴有镜下血尿。乙型肝炎病毒相关性肾炎是我国儿童最常见的继发性肾小球疾病之一，也是儿童期膜性肾病的主要病因。

【流行病学】

HBV-GN 的发生与 HBV 感染密切相关，HBV-GN 的发生率也大致与 HBV 感染率高低相平行，但至今并无在 HBV 慢性感染者中 HBV-GN 的发生率的具体数据。儿童由于免疫功能尚未发育完善，HBV 相关性肾炎发病率明显高于成人。中华医学会儿科学分会肾脏病学组 1982 年统计全国 20 省市 105 家医院儿童肾脏病住院病人，HBsAg 阳性率为 21.7%，各地差异较大，以中南地区最高，达 39.2%。但收集全国 20 家医院儿童肾脏活检结果，HBV-GN 占肾脏活检儿童的 8.7%。我国属 HBV 感染高流行区，不同地区 HBV 感染的流行强度差异很大。世界卫生组织报告全球约 20 亿人曾感染过 HBV，其中 3.5 亿人为慢性 HBV 感染者，1/3 在我国。有关调查显示我国在 1992 年乙肝疫苗纳入儿童计划免疫后，儿童 HBV 感染率显著降低，3～12 岁城市儿童 HBsAg 阳性率、HBV 流行率分别为 2.10%、20.45%，农村儿童分别为 8.25%、39.22%。多家医院观察 HBV-GN 的发生率也呈逐渐降低趋势，占肾脏活检儿童的比例也降至 5% 以下。

【发病机制】

HBV 持续感染是 HBV-GN 发生的必备条件，HBV-GN 的发病机制复杂，涉及病毒、宿主以及两者间的相互作用，目前尚未完全清楚，可能与以下因素有关：

（一）免疫复合物介导的炎症反应

HBV-GN 是一种免疫复合物性肾小球疾病，HBV 抗原和抗体形成免疫复合物并沉积在肾小球毛细血管壁或系膜区，由此激活补体及一系列细胞因子，引起炎症反应，导致滤过膜损伤而发病，这是 HBV-GN 主要的发病机制。目前发现 HBsAg、HBcAg 和 HBeAg 在肾小球均有沉积，都可诱导免疫复合物形成。

1. 原位免疫复合物形成　抗原植入肾小球上皮下形成原位免疫复合物是膜性肾病的关键发病机制。儿童 HBV-GN 病理上主要表现为膜性肾病，原位免疫复合物形成产生的炎症反应可能是 HBV-GN 中膜性肾病的主要发病机制之一。HBV 抗原中 HBeAg 分子量最小，带负电荷，等电点低，不容易克服肾小球滤过膜阳电荷屏障达上皮下，而抗 HBe-

246

IgG 分子量也低，却带有强大的正电荷，可靠其阳电荷先定位于上皮下，再吸引 HBeAg 穿过基底膜与其结合，可直接穿过肾小球基底膜植入上皮下，与循环中的相应抗体在上皮下结合，形成原位免疫复合物导致肾炎。

2. 循环免疫复合物沉积　感染 HBV 后，机体依次在血中产生抗 HBc、抗 HBe 及抗 HBs，这些抗体在血液循环中与相应的抗原结合形成循环免疫复合物，可以沉积于肾小球毛细血管壁或（和）系膜区，通过激活补体及细胞因子，导致肾小球免疫损伤。

（二）HBV 直接感染肾脏导致肾损害

1. HBV-GN 肾小球内发现 HBV DNA　国内外学者分别应用原位分子杂交、原位 PCR 及 Southern 杂交等技术研究发现，HBV-GN 的肾小球内皮细胞、系膜细胞和肾小管上皮细胞中均能检测出 HBV DNA，阳性率在 66.7%～85% 之间，电镜检查亦可观察到 HBV-GN 患者肾小球内免疫复合物中有病毒样颗粒出现。有研究发现，在肾脏损害加重的患者中，肾小管上皮细胞中检出 HBV DNA 的阳性率明显高于病情稳定者，在蛋白尿弱阳性或阴性患者肾组织中却未发现 HBV DNA。

2. 肾组织中 HBV DNA 整合型作用　在肾组织中 HBV DNA 存在游离型和整合型两种形式，在整合入细胞染色体之前，以游离型形式出现。游离型的 HBV DNA 具有完整的 HBV 全基因组，可表达包括 HBsAg、HBcAg 在内的各种抗原。整合型 HBV DNA 中部分基因保留或残缺重组，因而它可能表达人乙型肝炎病毒 X 抗原（HBxAg）和中分子截短 HBsAg，后两种蛋白可发挥反式调节作用。HBV 感染者血中不会出现 HBcAg，但发现肾组织中 HBcAg 的阳性率较高，可能是局部 HBV 表达。同时，研究表明，在肾单位和肾间质中 HBV DNA 存在时间越长，HBV-GN 患者的临床表现越重，这些都支持 HBV 可以直接感染肾组织，表达 HBV 抗原。HBV 直接感染肾组织后也可能通过细胞免疫介导一系列细胞因子介导的局部免疫反应导致损伤。

（三）HBV 感染诱发自身免疫损伤

HBV 在肝细胞内繁殖，可能改变自身抗原成分且随肝细胞破坏而释放入血中，导致自身免疫。狼疮性肾炎（LN）的肾组织中通常能找到 HBV 抗原，比例可达 40% 以上，其病理表现有时与 HBV-GN 十分相似，免疫荧光检查都可以出现"满堂亮"现象，仅从病理上两者难以区别，提示两者在发病机制上可能有相似之处。HBV 感染后，可在体内出现多种自身抗体，如抗 DNA 抗体、抗细胞骨架成分、抗肝细胞膜特异脂蛋白抗体、抗鼠肾小管刷状缘抗体等。研究表明，HBV 侵入人体后在肝细胞内繁殖可改变自身抗原成分，然后随肝细胞破坏释放入血，与肾细胞膜蛋白起交叉反应；HBV 感染靶细胞后引起细胞毒性 T 细胞对靶细胞免疫杀伤，改变靶细胞的抗原决定簇，引起自身免疫反应。

（四）机体免疫功能异常

研究表明 HBV-MN 患者存在 T 细胞亚群失衡，$CD4^+T$ 细胞减少，而 $CD8^+T$ 细胞增多，$CD4^+/CD8^+$ 下降，$CD4^+/CD8^+$ 与 24 小时尿蛋白呈负相关。$CD4^+$ T 细胞的减少会使特异性抗体产生不足，难以清除游离的 HBV 及其抗原成分，造成 HBV 在体内持续存在，不断地感染细胞。同时还发现，HBV-MN 患者的血液循环中有低水平的 HBeAg-HBeAb 复合物，不伴肾脏损害的 HBV 携带者则无，提示 HBV-MN 患者可能存在某种细胞免疫的缺陷，不能有效地清除病毒。同时 HBV-MN 患者的细胞毒性 T 细胞的活性较 HBV 携带者低，IL-2 及 IFN-γ 水平也明显低于后者，但 Th2 分泌的 IL-10 较后者高，提示对 HBV 的清除能力下降，说明 HBV-MN 患者可能对 HBV 不能产生足够的细胞免疫反应，当 HBV 感染时易发生 HBV-GN。

（五）其他

1. 免疫遗传因素　近年有人发现 HBV-GN 的发生与某些遗传因素有关。李少稚等研究发现 HBV-GN 患者血液中 HLA-A3、A10 抗原频率（分别为 0.25、0.24）高于正常对照组（分别为 0.02、0.03），HBV-GN 患者肾组织上 HLA-Ⅱ抗原阳性细胞数显著高于原发性肾小球肾炎组及正常对照组。乙肝病毒感染无肝肾损害者血清中 HLA-B13 抗原频率明显高于正常对照组。说明 HLA-A3、A10 可能是 HBV-GN 的易感基因，而 HLA-B13 抗原强烈表达的乙肝病毒感染者不易发生肾损害。肾组织上 HLA-Ⅱ类抗原强烈表达者易发生 HBV-GN。Vaughan 等发现 HBV-MN 患者 DQB1×0303 基因频率明显高于健康人群。Bhimma 等通过对 30 例 2～16 岁 HBV-MN 黑人儿童肾组织人白细胞抗原（HLA）检测，发现 HLA-Ⅱ类抗原中 DQB1＊0603 基因频率（30%）高于普通人群（8.9%），而Ⅰ类抗原频率无差异，提示 DQB1×0603 基因可能是黑色人种儿童 HBV-MN 的易感基因。Park 等研究表明，不同的 HLA-DR2 等位基因与不同的 HBV-GN 病理类型相关，HLA-DRB1×1502 与 MPGN 相关，HLA-DQB1×0601 与 HLA-DRB1×1502

密切相连,也与 HBV-GN 的 MPGN 相关,HLA-DRB1×1501 与 MN 相关。HBV-GN 不同的病理类型受病人遗传因素影响,说明 HBV-MN 的发病与遗传因素有关。

2. HBV 变异　在 S 基因中,前 S1 是病毒生成的基础,它含有病毒体形成、病毒分泌、T 和 B 细胞识别以及与肝细胞结合的受体的信息,因此,如变异发生在前 S1 区,B、T 细胞不能识别,这不影响病毒的穿透力,但干扰宿主对病毒的清除,使得感染持续存在。前 S2 的突变也会使病毒逃避机体的清除。HBsAg 变异可能影响免疫应答区别。国内外均有报道 HBV-GN 患儿存在 HBsAg 或前 S1、前 S2 区域的突变,这些突变可能与 HBV-GN 的发病有关。

【病理】

(一)　光镜

HBV-GN 在光镜下主要的病理类型是膜性肾病,在笔者统计的 745 例 HBV-GN 中,膜性肾病 507 例(70.6%)、膜增生性肾炎 49 例(6.8%)、IgA 肾病 25 例(3.5%)、非 IgA 系膜增生性肾炎 66 例(9.2%),还有其他如轻微病变、FSGS 和毛细血管内增生性肾炎等病理改变共计 25 例(3.5%)。从上述数据看,除膜性肾病外,膜增生性肾炎也有一部分,也被视为 HBV-GN 的特征性病理改变之一。有争议的是,尽管系膜增生性肾炎包括 IgA 肾病并不少,但有人认为它并非 HBV-GN 的特征性病理改变,可能是肾炎恢复期的非特异表现,就类似于链球菌感染后肾炎的恢复期一样,免疫复合物大部分被清除或正在被清除,由系膜细胞增生打扫战场。

与成人 HBV-GN 病理改变多种多样不同,儿童 HBV-GN 的病理改变以膜性肾病(MN)为特征,但也可表现为膜增生性肾小球肾炎等其他病理类型,其他病理类型十分少见。HBV-GN 之 MN 的病理学改变与原发 MN 的病理学改变有所不同(称非典型 MN):①肾小球基底膜增厚但钉突不明显;②PASM 染色示增厚的基底膜呈链环状;③伴轻度系膜增生;④除 C3、IgG 沉积外,常有 IgA 沉积。膜增生性肾小球肾炎是儿童 HBV-GN 次常见的病理改变。

(二)　免疫荧光

肾组织可见 IgG 和补体 C3 沉积,可以分布在毛细血管袢和系膜区。除见 IgG 及 C3 沉积外,也常有 IgM、IgA、C4 及 C1q 沉积,可出现"满堂亮"现象,呈颗粒样沉积,沿毛细血管袢分布,也可见于系膜区。

肾组织中 HBsAg、HBeAg 和 HBcAg 检出率与实验方法有关,HBsAg 和 HBcAg 总检出率最高。陈佳等报道肾组织中 HBsAg 阳性率为 63.3%,HBcAg 阳性率为 40%,HBsAg 和 HBcAg 同时检出率为 30%。HBV-DNA 在肾小球内系膜细胞、内皮细胞、上皮细胞、肾小管、肾间质和血管均有不同程度的分布。

(三)　电镜

电子显微镜检查可见 HBV-GN 患者肾小球基底膜不规则增厚、部分断裂,上皮细胞稍肿大,空泡变性、足突可融合,肾小球、上皮下和肾小球系膜处可见颗粒状电子致密物沉积。

【临床表现】

儿童 HBV-GN 多在 2～12 岁发病,平均年龄为 6 岁,男性显著居多,有学者报道高达 90%。

临床上大多表现肾病综合征,笔者医院病例中占 73%。其余主要是蛋白尿和镜下血尿。肉眼血尿少见,偶有高血压,肾功能不全少见。C3 降低见于半数左右患者,但与急性链球菌感染后肾小球肾炎相比,其下降程度不明显。

儿童 HBV-GN 大多无肝脏病症状,但统计有近半数患儿 ALT 升高。HBV 血清学检查约 3/4 患儿为大三阳(HBsAg、HBeAg 和 HBcAb 均阳性),其余为小三阳(HBsAg、HBeAb 和 HBcAb 阳性),个别为 HBsAg 或 HBsAg 伴 HBeAg 阳性。但有个别报道血清三种抗原均阴性而肾脏仍可发现 HBV 抗原沉积的病例。

【诊断】

2000 年 11 月中华医学会儿科学分会肾脏病学组在珠海召开了研讨会,制订了乙型肝炎病毒相关肾炎的诊断和治疗方案。该方案中 HBV-GN 确诊条件:

1. 血清乙肝病毒标志物阳性。大多数为 HBsAg、HBeAg 和 HBcAb 同时阳性(俗称大三阳),少数为 HBsAg、HBeAb 和 HBcAb 同时阳性(俗称小三阳),个别血清 HBsAg 阴性但有 HBV DNA 阳性。

2. 患肾病或肾炎并除外其他肾小球疾病。大多数表现为肾病综合征,少数表现为蛋白尿和血尿。

3. 肾组织切片中找到乙肝病毒(HBV)抗原或 HBV-DNA。大多有 HBsAg、HBcAg 或 HBeAg 在肾小球沉积。

4. 肾脏病理改变　绝大多数为膜性肾炎,少数为膜增生性肾炎。

符合第 1、2、3 条即可确诊。符合第 1、2、4 条但肾组织未查出 HBV 抗原或 HBV-DNA,可拟诊为乙型肝炎病毒相关性肾炎。

【治疗】

儿童乙型肝炎病毒相关性肾炎有一定的自发缓

解倾向,轻症病人采用一般对症治疗如利尿消肿、抗凝等也能获得缓解。

(一) 抗病毒治疗

抗病毒治疗是儿童乙型肝炎病毒相关性肾炎的主要治疗方法。循证医学证据表明抗病毒治疗 3～12 个月后蛋白尿缓解率高于对照组（91.0% vs 56.0%），两组差异有统计学意义（$P = 0.02$）；且抑制 HBV 复制，HBeAg 血清学转换率高于对照组（73.3% vs 7.4%），两组差异有统计学意义（$P < 0.00001$）；并能在一定程度上延缓肾功能恶化的发生。HBeAg 的清除与蛋白尿的缓解密切相关。抗病毒治疗尤适合血清 HBV DNA $\geq 10^5$ 拷贝/ml（HBeAg 阴性 $\geq 10^4$ 拷贝/ml）伴血清 ALT $\geq 2x$ ULN 者,包括干扰素、拉米呋啶、恩替卡韦、阿德福韦酯等。目前儿童获准使用只有干扰素和拉米呋啶。

1. 干扰素治疗

（1）干扰素抗病毒疗效的预测因素:有下列因素者常可取得较好的病毒学应答:①治疗前高 ALT 水平;②HBV DNA $< 2 \times 10^8$ 拷贝/ml;③女性;④病程短;⑤非母婴传播;⑥对治疗的依从性好。其中治疗前 HBV DNA、ALT 水平及患者的性别是预测疗效的主要因素。

（2）干扰素治疗的监测和随访:治疗前应检查肝肾功能、血常规、血糖、甲状腺功能、尿常规和尿蛋白定量,血清病毒学指标包括 HBV DNA 基线水平;开始治疗后的第 1 个月,应每 1～2 周检查 1 次血常规,以后每月检查 1 次;血肝肾功能包括 ALT、AST 等每月检查 1 次,正常后 3 个月 1 次;血清病毒学指标 HBV DNA 和甲状腺功能每 3 个月检查 1 次;并定期评估精神状态,直至治疗结束。

（3）干扰素治疗剂量和疗程:儿童推荐剂量 5～10MU/m²,每周 3 次,疗程至少 3 个月。高剂量、长时间（12 个月）干扰素治疗常可取得较好的病毒学应答和临床应答。

（4）干扰素的不良反应及其处理:主要不良反应包括:①流感样综合征:表现为发热、寒战、头痛、肌肉酸痛、乏力等,可在睡前注射 IFN-α,或在注射干扰素的同时服用解热镇痛药,以减轻流感样症状。随疗程进展,此类症状逐渐减轻或消失。②一过性骨髓抑制:主要表现为外周血白细胞（中性粒细胞）和血小板减少。如中性粒细胞绝对数 $\leq 1.0 \times 10^9$/L,血小板 $< 50 \times 10^9$/L,应降低 IFN-α 剂量,1～2 周后复查,如恢复,则逐渐增加至原量。如中性粒细胞绝对数 $< 0.75 \times 10^9$/L,血小板 $< 30 \times 10^9$/L,则应停药。对

中性粒细胞明显降低者,可试用粒细胞集落刺激因子（G-CSF）或粒细胞巨噬细胞集落刺激因子（GM-CSF）治疗。③精神异常:可表现为抑郁、妄想症、重度焦虑和精神病,因此,使用干扰素前应评估患者的精神状况,治疗过程中也要密切观察。抗抑郁药可缓解此类不良反应,但对症状严重者,应及时停用干扰素。④干扰素可诱导自身抗体和自身免疫性疾病的产生:包括抗甲状腺抗体、抗核抗体和抗胰岛素抗体。多数情况下无明显临床表现,部分患者可出现甲状腺疾病（甲状腺功能减退或亢进）、糖尿病、血小板减少、银屑病、白斑、类风湿关节炎和系统性红斑狼疮样综合征等,严重者应停药。⑤其他少见的不良反应:包括肾脏损害、心律失常、缺血性心脏病和心肌病、视网膜病变、听力下降和间质性肺炎等,发生上述反应时,应停止干扰素治疗。

2. 拉米夫定　国内外随机对照临床试验表明,拉米夫定治疗儿童慢性乙型肝炎的疗效与成人相似,安全性良好,每天口服 3mg/kg 可明显抑制 HBV DNA 水平,HBeAg 血清学转换率随治疗时间延长而提高,治疗 1、2、3、4 和 5 年后 HBeAg 血清转换率分别为 16%、17%、23%、28% 和 35%,治疗前 ALT 水平较高者,一般 HBeAg 血清学转换率也较高,治疗时间延长也提高 HBeAg 血清学转换率,但随用药时间的延长患者发生病毒耐药变异的比例增高（第 1、2、3、4 年分别为 14%、38%、49% 和 66%）。

（1）监测和随访:治疗前应检查血常规、肝肾功能、磷酸肌酸激酶、尿常规和尿蛋白定量,血清病毒学指标包括 HBV DNA 基线水平;开始治疗后每月检查血肝肾功能、尿常规和尿蛋白定量 1 次,每 3 个月检查血清病毒学指标包括 HBV DNA 1 次,1 年以上检查病毒 YMDD 变异。据病情需要,酌情检测血常规和血清磷酸肌酸激酶。

（2）无论治疗前 HBeAg 阳性或阴性患者,于治疗 1 年时仍可检测到 HBV DNA,或 HBV DNA 下降 $< 2 \log_{10}$ 者,应改用其他抗病毒药治疗（可先重叠用药 1～3 个月）（C, IV）。

(二) 糖皮质激素

糖皮质激素治疗乙型肝炎病毒相关肾炎疗效有争议。有研究认为表现为肾病综合征的乙型肝炎病毒相关肾炎可以参照原发性肾病综合征根据病理类型选用激素和免疫抑制剂（如霉酚酸酯）来治疗蛋白尿,并建议为减少乙型肝炎病毒复制和活动性乙型病毒性肝炎发生的风险,可适当减少激素用量,并加用抗乙型肝炎病毒的药物,认为小剂量激素能促

使机体巨噬细胞起到吞噬作用,并有促肝细胞合成蛋白质保护肝细胞的溶酶体膜和线粒体作用,中、大剂量则起到相反作用。Meta 分析表明激素治疗组与对照组(仅一般对症治疗)蛋白尿缓解率的差异无统计学意义(88.2% vs 63.9%,$P=0.34$),糖皮质激素联合干扰素治疗较单用干扰素治疗 HBeAg 血清学转换率低,但差异无统计学意义。

(三) 免疫抑制剂

有联合应用拉米夫定和 MMF 或来氟米特治疗成人乙型肝炎病毒相关肾炎安全有效的报道。对表现为膜性肾病儿童患者不推荐应用。

(四) 免疫调节剂

胸腺肽 α 是一种由 28 个氨基酸组成的合成多肽,具有免疫调节作用,可增强非特异性免疫功能,不良反应小,使用安全,与 α-干扰素合用时,可提高 HBeAg 血清学转换率。

(五) 中医中药

治疗乙型肝炎病毒相关肾炎在我国应用广泛,包括雷公藤多苷,但多数药物缺乏严格随机对照研究,其治疗乙型肝炎病毒相关肾炎的效果尚需进一步验证。

(周建华)

第四节　丙型肝炎病毒相关性肾炎

丙型肝炎病毒是临床上引起非甲非乙型病毒性肝炎的主要病因,发现于 1989 年,随后发现它除导致肝炎外,还可导致肝外损伤,包括混合性冷球蛋白血症和肾小球肾炎。丙型肝炎病毒相关性肾炎(HCV associated glomerulonephritis,HCV-GN)指由丙型肝炎病毒感染介导的免疫复合物性肾小球肾炎。

HCV 感染与肾小球肾炎关系有争议,比较公认的观点是 HCV 感染导致 Ⅱ 型混合性冷球蛋白血症发生,继之出现混合性冷球蛋白血症性肾小球肾炎,光镜下表现为膜增生性肾小球肾炎。除此之外,还可出现非混合性冷球蛋白血症性肾小球肾炎,表现为膜增生性肾小球肾炎和膜性肾病。

【流行病学】

根据流行病学调查数据,我国自然人群中丙肝病毒(HCV)抗体的阳性率为 3.2%,大多源于输血或血液制品感染。在我国严格规范义务献血后,因输血或血制品而感染 HCV 的病例大幅度减少。同其他病毒性肝炎一样,HCV 感染后多数(80%)患者表现为亚临床感染,无明显临床症状。高危人群包括输血、吸毒、透析患者和母亲 HCV 阳性者,但 HCV 母婴传播比例很低。

HCV 感染是膜增生性肾小球肾炎的常见病因,Ⅱ 型冷球蛋白血症患者中 $70\% \sim 90\%$ 为 HCV 感染所致,日本膜增生性肾小球肾炎患者中 60% 伴 HCV 感染,美国为 20%。我国各单位统计丙型肝炎病毒相关性肾炎还较少,在膜增生性肾小球肾炎中并非如此普遍,在儿童中就更少见。

【病因】

丙型肝炎病毒相关性肾炎由丙型肝炎病毒感染引起。该病毒是带包膜的单链正股 RNA 病毒,尚未能通过细胞培养分离出病毒。1989 年首先从非甲非乙型病毒性肝炎血中克隆出 HCV 的 cDNA 片段,现已知 HCV 基因组为一线状单链正股 RNA,全长约 9400bp。由编码区、5′末端和 3′末端非编码区组成。编码区包括结构基因(含核心基因 C 区),包膜蛋白 1 基因区(E1 区)和包膜蛋白 2 基因区(E2/NS1 区)位于基因组的 5′端。非结构基因(NS2、NS3、NS4 和 NS5)位于基因组的 3′端。HCV 基因变异较大,特别是包膜蛋白基因高变区,位于包膜蛋白 1 基因区 3′端和 E2/NS1 基因区 5′端。根据 HCV 基因变异可将 HCV 至少分为 12 个基因型。基因型分布存在地区性差异。基因型 1a 和 1b 是最常见基因型,分布于世界各地,但 1a 基因型以欧美国家多见,我国以及日本等亚洲国家以 1b 基因型为主。基因型的鉴定和研究可能对了解 HCV 传播途径、丙型肝炎的发病机制和对治疗的反应有重要的指导意义。

【发病机制】

丙型肝炎病毒相关性肾炎发病机制可分为混合性冷球蛋白介导肾脏损伤和非混合性冷球蛋白介导两种。

冷球蛋白(cryoglobulin)指在 4℃ 下沉淀的血清蛋白,根据组成可分为三种类型:Ⅰ 型由单克隆免疫球蛋白组成,可以为 IgG、IgM、IgA;Ⅱ 型由具有类风湿因子活性的单克隆 IgM 和多克隆的 IgG 相结合组成;Ⅲ 型指可以与多克隆 IgG 和多克隆 IgM 抗体组成。Ⅰ 型冷球蛋白血症见于淋巴增殖性疾病如多发性骨髓瘤和华氏巨球蛋白血症,Ⅱ 型和 Ⅲ 型是由 2 种抗体组成,因此称为混合性冷球蛋白血症(mixed cryoglobulinemia,MC),两者病因不明,也称原发性 MC(essential mixed cryoglobulinemia,EMC)。近些年发现Ⅱ型EMC中95%的患者与HCV感染相关,Ⅲ型EMC约30%~50%与HCV相关,也可与乙型肝炎病毒感染、其他慢性肝病、自身免疫性疾病、淋巴增殖性疾病和感染等相关。Ⅱ型冷球蛋白血症可以引起典型的冷球蛋白血症性肾小球肾炎,而Ⅰ型和Ⅲ型冷球蛋白血症一般不引起典型的冷球蛋白血症性肾小球肾炎。

混合性冷球蛋白属于免疫复合物,可在小动脉和中等动脉的管壁上沉积,形成血栓,导致远端缺血症状即雷诺现象,还可沉积在肾小球毛细血管以及皮肤黏膜及颅脑内小血管,激活补体,造成血管炎性损伤。此外,类风湿因子样的单克隆的IgM可与肾小球系膜细胞的成分如纤联蛋白(fibronectin)结合,这可能是为何冷球蛋白在肾小球沉积的原因。实验研究也发现,将冷球蛋白中的单克隆的IgM注射给小鼠,可在小鼠肾小球发现类似冷球蛋白血症性肾损害。

HCV感染如何导致冷球蛋白的产生?这一问题一直令人困扰。研究发现HCV极易感染B淋巴细胞,这可能是其导致冷球蛋白的产生的初始因素。1996年,意大利科学家发现CD81是HCV受体,介导病毒侵入细胞内后,对此才有了初步认识。介导HCV侵入细胞受体除了CD81外,还有E族Ⅰ型清道夫受体(scavenger receptor class B type Ⅰ,SR-BⅠ)、甘露糖结合凝集素DC-SIGN和L-SIGN、低密度脂蛋白受体、硫酸肝素多糖、寡唾液酸糖蛋白受体、紧密连接蛋白1等。但具有类风湿因子活性的单克隆IgM的产生主要与CD81有关。CD81由四个跨膜(transmembrane,TM)结构域组成,包括胞外区、跨膜区和胞内区,每个结构域都包含了保守的极和非极氨基酸残基。跨膜区1(Tml)和跨膜区2(TM2)形成小胞外环(small extracellular loop,SEL),而跨膜区3(TM3)和跨膜区4(TM4)之间形成侧面的大胞外环(large extracellular loop,LEL),跨膜区2和跨膜区3之间形成小的胞内环,氨基和羧基末端均位于胞质内。在B细胞上CD81和CD19、CD21以及MHCⅡ类分子相关,而CD19-CD21复合物在B细胞的激活中起着很重要的作用,CD19/CD21/CD81/Leu13受体复合物也起调节B淋巴细胞发育及功能的作用。CD81在B细胞中与CD21、Leu13和CD19相连,形成信号转导复合物,可以降低B细胞激活阈值,发生单克隆增殖,分泌具有类风湿因子活性的单克隆IgM,形成相应的免疫病理损伤。最近发现B细胞刺激因子(B lymphocyte stimulator,BLyS)在

HCV诱导的B细胞克隆增殖中起很重要作用,BlyS血清中水平在病人中成倍升高。

非混合性冷球蛋白介导的肾脏损伤机制可能与HCV直接侵犯肾脏以及不含冷球蛋白的HCV抗原抗体复合物沉积在肾脏有关。应用原位杂交和RT-PCR技术在肾组织中发现HCV-RNA。最近,又有人在21例血清抗HCV抗体阳性的肾小球肾炎病人肾组织中发现6例(28.6%)有HCV NS3蛋白,主要沿毛细血管线性沉积,在系膜区也有沉积,并在免疫电镜中证实,说明HCV蛋白沉积在丙型肝炎病毒相关性肾炎发病中确有作用。

【病理】

(一)光镜

光镜下丙型肝炎病毒相关性肾炎可以表现为膜增生性肾小球肾炎Ⅰ型和Ⅲ型以及膜性肾病,以前者最突出。

与通常膜增生性肾小球肾炎相比,由EMC所致HCV-GN的病理改变有自己的特点:肾小球系膜细胞增生、嗜复红蛋白沉积、细胞基质增加、肾小球硬化和新月体形成等病变常见,内皮细胞增生明显,伴单核细胞浸润;肾小球毛细血管腔内血栓形成,其主要成分为沉积的冷球蛋白,严重者可堵塞毛细血管腔而引起急性肾衰竭;肾小球基底膜增厚和双轨形成,可较特发性膜增生性肾炎更明显;还有患者的肾活检可见到小动脉和中等动脉的肉芽肿性血管炎。肾间质纤维化和间质炎症细胞浸润也较为明显。

除上述改变外,部分HCV感染的患者肾脏病理表现为其他肾脏病,如毛细血管内增生性肾炎、新月体性肾炎、微小病变肾病和纤维样肾小球肾炎等,但其与HCV感染的关系仍难肯定。

(二)免疫荧光

免疫荧光检查可见IgG、IgM和C_3在毛细血管袢沉积,在毛细血管内血栓上IgM和IgG呈强阳性,沉积的IgM与血清中的IgM类风湿因子是一致的。

与HBV-GN不同,HCV抗原在肾小球沉积罕见,可能主要是因为两者致病机制上有区别。但应用免疫组化和原位杂交技术在肾小管上皮细胞和间质的炎症细胞中还发现了HCV感染的证据,应用RT-PCR技术也发现肾组织中存在HCV-RNA。

但最近在21例血清抗HCV抗体阳性的肾小球肾炎病人肾组织中发现6例(28.6%)有HCV NS3蛋白,主要沿毛细血管线性沉积,在系膜区也有沉积,并在免疫电镜中证实。6例病人中HCV-RNA阳性4例,明显高于肾组织HCV NS3阴性病人。这6

例中3例为膜增生性肾小球肾炎,膜性肾病、IgA肾病和淀粉样变性各1例。说明HCV蛋白沉积在丙型肝炎病毒相关性肾炎发病中确有作用,且随着HCV分析技术研究进展,会有更多病人肾组织中检测到HCV抗原。

(三) 电镜

电镜检查可发现内皮增生、毛细血管腔内血栓形成、肾小球基底膜增厚等变化。在内皮细胞下可见电子致密物沉积,并突向血管腔甚至充填毛细血管腔。该沉积物可无定型或呈纤维样,也可表现为晶格样,典型者可见指纹征。在横断面的切片上可表现为成束有机排列的微管,与冷沉淀物的超微结构一致。

【临床表现】

丙型肝炎病毒相关性肾炎可见于各年龄,成人多见,临床表现类似于系统性血管炎,呈现慢性反复发作的临床过程,涉及多个系统。

(一) 肾脏损害表现

丙型肝炎病毒相关性肾炎的肾脏表现差异较大,以蛋白尿、不同程度血尿甚至肉眼血尿和肾功能减低乃至急性肾衰竭多见,约1/3病人表现为肾炎性肾病。轻者可只有尿检异常。

(二) 肾外表现

大多存在慢性肝炎表现,如乏力、腹胀、黄疸、厌食、肝区不适,甚至腹水、肝硬化表现。血清转氨酶升高,白蛋白减低,胆固醇减低和凝血酶原时间延长。

皮肤紫癜较常见,下肢多见,也见于臀部和躯干,间歇出现,反复发作,不痒,部分可遗留色素沉着,也可见扁平苔藓,皮肤可出现溃疡。

其他表现有关节痛、发热、雷诺现象。神经系统多表现为周围神经炎;患者可有口眼干燥而类似干燥综合征、涎腺炎;肺部受累可变为肺间质纤维化,个别患者可表现为急性呼吸窘迫综合征;眼部角膜溃疡;部分患者还可见非霍奇金淋巴瘤、血小板减少症和甲状腺疾病。

【实验室检查】

血清补体C_4、C_3水平降低,RF阳性,冷球蛋白阳性。HCV抗体阳性和HCV-RNA阳性,HCV抗体无保护作用,是感染标志。HCV-RNA水平反映了病毒在体内复制情况。

【诊断】

临床上出现皮肤紫癜、关节痛、类风湿因子阳性和低补体血症应考虑到冷球蛋白血症的可能性。如能检测到冷球蛋白进一步分型,Ⅱ型和Ⅲ型冷球蛋白血症者应尽快寻找HCV感染的证据。血清抗HCV抗体和HCV-RNA阳性有助于确诊,特殊病例可检测冷沉淀物中的抗HCV抗体和HCV-RNA。肾活检出现膜增生性肾小球肾炎改变,有血栓形成,可以诊断。

鉴别诊断应除外紫癜性肾炎、原发性小血管炎和狼疮性肾炎。紫癜性肾炎也可有皮肤、肾脏改变,肾小球内可见血栓,但多为系膜增生,且IgA沉积显著,可以区别。原发性小血管炎和狼疮性肾炎则分别有ANCA和ANA、抗DsDNA阳性。

【治疗】

(一) 一般治疗

合理饮食及营养,注意休息。水肿时控制水盐摄入、利尿,高血压时相应降压,维护肝肾功能等。

(二) 抗病毒治疗

抗病毒治疗是丙型肝炎病毒相关性肾炎的主要治疗方法。首选干扰素治疗,治疗方法与前述HBV-GN治疗相似,但通常病毒学应答要好于HBV,近1/2患者HCV-RNA可阴转,但多数患者在停药后复发。同时注射利巴韦林(ribavirin)15mg/(kg·d)可以提高抗病毒治疗效果,以前认为利巴韦林毒性较大,在肌酐清除率小于50ml/min的患者禁忌使用。但近年的研究认为如果能够检测其血药浓度,将其维持在10~15mmol/L是安全的。干扰素和利巴韦林疗程通常为0.5~1年。

还可采用聚乙二醇干扰素(pegylated IFN)治疗,剂量0.75μg/kg,每周注射1次,疗效和依从性好于普通干扰素。Sugiura T等最近报道采用聚乙二醇干扰素治疗儿童丙型肝炎病毒相关性肾炎取得良好效果,HCV-RNA维持阴性,尿蛋白消失,重复肾活检病变明显改善。

Fowell AJ等在1例治疗后血清HCV RNA阴性的膜增生性肾炎患者肾组织中发现HCV RNA阳性,提示肾组织中潜伏的HCV可能是疾病复发的重要原因。

(三) 免疫抑制治疗

对有大量蛋白尿或急性肾衰竭病人可在抗病毒治疗的基础上使用糖皮质激素和免疫抑制剂。糖皮质激素初始采用足量或冲击治疗,免疫抑制剂一般选用环磷酰胺。但目前尚无对照研究证实糖皮质激素和免疫抑制剂的疗效。Mazzaro C等最近比较了糖皮质激素和抗病毒治疗之间疗效,6例口服泼尼松,7例接受干扰素每周3次,每次3MU注射,治疗

6 个月进行比较,HCV 基因型均为 1b。结果皮质激素组 4 例(4/6,66.7%)部分缓解,2 例无效,而干扰素组 1 例完全缓解且 HCV-RNA 阴转,4 例部分缓解,2 例无效。显示 2 组间蛋白尿改善差异不显著,但只有干扰素才有 HCV-RNA 阴转。尽管如此,Meta 分析表明标准的干扰素抗病毒治疗在降蛋白方面优于免疫抑制治疗。

近年来陆续有人报道采用抗 CD20 单克隆抗体利妥昔(rituximab)治疗难治性混合型冷球蛋白血症性肾小球肾炎获得成功。Ghijsels E 等治疗了 1 例血清 HCV 阴性的冷球蛋白血症性肾小球肾炎,该患者存在多脏器受累,心脏和肾衰竭,经用糖皮质激素、血浆置换、环磷酰胺和苯丁酸氮芥均无效,应用利妥昔治疗取得显效,不但多脏器受累症状消失、心脏和肾功能恢复,血清中冷球蛋白也检测不到,随访 2 年仍维持缓解。Quartuccio 等还报道利妥昔治疗后骨髓 B 细胞的克隆增生消失。因此,利妥昔已从其他治疗效果不佳时的试验性治疗发展为丙型肝炎病毒相关性肾炎的一线治疗选择。

【预后】

丙型肝炎病毒相关性肾炎预后与肾脏受损程度有关,发病时肾功能不全者预后差。根据最近的一项来自意大利的回顾性多中心研究,HCV 相关的冷球蛋白血症性肾小球肾炎的 10 年存活率已经达到 80%,长期随访约 1/3 患者可维持缓解,1/3 恶化和缓解交替,另有 1/3 临床隐匿,仅 10% 的患者进展到终末期肾衰竭。

(周建华)

第五节 腮腺炎病毒感染后肾损害

流行性腮腺炎是一种儿童常见的呼吸道传染病,临床容易出现各种并发症,累及肾脏者称为腮腺炎病毒感染后肾损害(mumps virus associated glomerulonephritis)。以往并发肾炎约 1.14%。春季为流行高峰,并发肾炎病例一般见于较大儿童。

【病因及发病机制】

腮腺炎病毒引起肾小球损害的机制,可能有多种。包括病毒直接导致肾实质细胞损害、免疫复合物的沉积以及自身免疫的激活等。流行性腮腺炎并肾脏损害患者血清抗腮腺炎抗体阳性,尿中分离到流行性腮腺炎病毒Ⅲ,说明同时还存在免疫性损伤。

【病理】

可表现为局灶或弥漫系膜增生,系膜区有 C₃ 沉积;免疫复合物介导肾小球和肾小管间质损伤,轻微损伤伴 IgM 沉积,广泛的肾小球系膜损伤伴节段硬化。

【临床表现】

肾损害常发生于腮腺肿大同时或患腮腺炎的 1 周内。典型病例可表现为腮腺肿大后数天,出现眼睑及下肢水肿、腰痛、尿频、尿少、高血压、血尿、蛋白尿。腮腺炎并发肾损害患儿,病情恢复快,与链球菌感染的肾小球肾炎病程相当,一般 3 周内恢复,说明儿童流行性腮腺炎并发损害多预后良好,但鲜有肾衰竭的病例报道。肾外症状应注意同时合并脑炎、心肌炎、胰腺炎、睾丸炎的情况。

【实验室检查】

血清中补体可下降,且有腮腺炎病毒感染的血清学证据。流行性腮腺炎是一个全身性疾病,几乎任何脏器或系统均可被侵犯,并发肾损害应引起临床医师的重视,对流行性腮腺炎患儿应常规检查尿检及肾功能,有肾损害者可以出现血尿、蛋白尿或管型尿,肾功能异常。

【治疗】

1. 对症治疗 根据不同的临床症状、体征和实验室检查采取不同的治疗方案。一般治疗注意退热处理、卧床休息,清淡饮食,低盐、低蛋白饮食,限制水摄入,降压、利尿等。

2. 抗病毒治疗 对于有病毒感染血清学证据的患儿可给予抗病毒治疗。

3. 用青黛散调白醋外涂腮腺肿胀部位可能对肿胀的腮腺恢复有效。

(党西强)

第六节 EB 病毒感染相关性肾损害

EB 病毒(Epstein-Barr virus,EBV)因 1964 年由 Epstein 和 Barr 在淋巴细胞培养物中首先发现而得名,属疱疹病毒科之 γ 亚科,是一种呈线性双链排列的 DNA 病毒,具有嗜淋巴细胞性和嗜上皮细胞性的特点,其主要特异性病毒抗原为壳抗原(viral capsid antigen,VCA)、早期抗原(early antigen,EA)和核抗原(nuclear antigen,NA)。EBV 感染在儿科非常普遍,据文献报道我国 3~5 岁儿童 VCA-IgG 抗体阳性率达 90% 以上。与欧美多发于年长儿和青年不同,我国 EBV 感染多见于学龄前儿童,<6 岁者占 80.9%~88.9%,最小者为 3~4 个月,男孩多于女孩(男女比例 1.26~1.70:1),全年均有发生,但不同地域间呈现季节性差异。国内外文献报道均表明:EBV 是传染性单核细胞增多症(infectious mononucleosis,IM)的主要病原,与其感染相关的疾病几乎涉及全身各个系统,其中也包括肾脏。与 EBV 感染相关性肾损害(Epstein-Barr virus-associated kidney injure)的发生率未见有确切的流行病学调查报道,国内几家百例以上 EBV 感染儿童的回顾性临床分析报道中肾累及的致病率为 1.7%~15.7%。

【病因及发病机制】

EBV 引起肾损害的确切机制尚不完全清楚,目前认为有以下几点:

1. 病毒本身的侵袭作用,即 EBV 借助其细胞受体 CD21 抗原直接侵犯肾实质细胞。Andresdottir 等观察到 1 例 16 岁男孩因 MPGN(Ⅰ型)导致肾衰竭,在肾移植后数月因发生急性 EBV 感染出现血尿、蛋白尿伴肾功能异常,肾病理证实再次发生 MPGN(Ⅰ型),且通过免疫组化染色在足细胞胞质内检测到 EBV-VCA 抗原,肾小管上皮细胞和间质浸润细胞呈阴性。

2. 免疫反应性损伤,包括细胞免疫和体液免疫。在 EBV 感染相关的间质性肾炎时,所见大量浸润的炎性细胞主要是淋巴细胞,其中 T 淋巴细胞可占 50%。有免疫复合物介导的肾小球损伤 EB 病毒感染引起的肾损害中,间质性肾炎很常见,包丽华等对 12 例间质性肾炎患者肾组织中 EB 病毒进行 PCR 检查,发现 8 例阳性,而 10 例微小病变对照组全部阴性。又进一步用原位杂交方法对上述病人及对照组的肾组织石蜡切片,进行 EB 病毒编码的小 RNA 检测,结果发现间质性肾炎有 3 例阳性,主要分布在肾小管上皮细胞、间质浸润细胞及部分肾小球内的细胞核中,这一实验直接证实了 EB 病毒存在于肾脏,支持局部存在 EB 病毒启动免疫炎症反应,导致间质性肾炎的推测。上述均提示 EBV 慢性感染可能通过循环免疫复合物介导造成肾小球损伤。

【病理表现】

最常见的肾病理类型为间质性肾炎,符合典型间质性肾炎的特点:肾间质弥漫或多灶状单个核细胞浸润及水肿,肾小管上皮细胞退行性变,肾小球病变轻微,间质浸润的炎性细胞主要为大量淋巴细胞,

如活化细胞毒性 T 淋巴细胞(CTL)、抑制性 T 细胞以及 B 淋巴细胞。有文献资料显示某些特定病理类型与 EBV 感染有关,如 IgA 肾病(IgAN)、膜增生性肾小球肾炎(MPGN)。近年 Araya 等报道 2 例表现为 MN 的儿童 EBV 相关肾炎。

【临床表现】

EBV 感染相关的肾脏损伤的报道始见于 20 世纪 60~70 年代,迄今均为小样本或个例报道,归总其临床表现的类型呈现多样性,见有眼睑水肿、血尿(肉眼或镜下)、蛋白尿、急性肾炎综合征、肾病综合征、小管间质性肾炎以及肾衰竭,其中间质性肾炎被认为是最常见的 EBV 感染相关肾损伤的类型,且与特发性间质性肾炎有关。水肿绝大部分为双眼,早晨明显,午后渐轻,治疗后 3~14 天消失。

【诊断与鉴别诊断】

同多数病毒感染相关性肾炎的诊断一样,有关 EBV 感染相关性肾炎的诊断目前尚无明确统一的标准,主要参考临床表现、实验室检查和组织病原学检查等方面;伴随着可疑抗原的清除而肾脏疾病同时发生好转,或者在病毒再感染后患者出现肾小球肾炎的复发,都进一步支持诊断,现归总如下:

1. 肯定的肾实质受累证据 如血尿、蛋白尿、急性肾炎综合征、肾病综合征、肾衰竭以及肾小管酸中毒、肾性糖尿等。

2. 明确的活动性 EBV 感染证据 包括典型的临床表现、EBV 抗原血症或血液中 EBV 特异性抗体阳性。

3. 肾组织中存在 EBV 感染的证据。

4. 肾损害的发生与转归和机体 EBV 感染与抗病毒治疗有密切的时间关联。

尚需除外其他病毒、结缔组织病、ANCA 相关性血管炎、肿瘤及治疗药物等导致的继发性肾损害。

【治疗】

活动性 EBV 感染可给予抗病毒治疗(如阿昔洛韦或更昔洛韦),有报道大剂量阿昔洛韦虽不能缩短病程,但可以减少咽部病毒产物。大部分 EBV 相关性肾损害(包括间质性肾炎)属自限性病程,在抗病毒治疗基础上,予以对症处理;对于发生肾衰竭患者,可应用糖皮质激素(包括甲泼尼龙冲击),必要时透析治疗。

【预防】

近年一种在原有 EBV 疫苗基础上改进的含有多个抗原决定簇的多价疫苗(polytope vaccine)研制成功,将有益于 EBV 感染状态及肾损伤的预防。

(张建江)

第七节 巨细胞病毒相关性肾炎

人巨细胞病毒（human cytomegalovirus，HCMV）是一种常见的病原体，属于疱疹病毒 B 亚科的双链线状 DNA 病毒，具有种属特异性，人是 HCMV 的唯一宿主。CMV 具有潜伏-活化的生物学特性。CMV 基因的转录及表达具有一定时序性，可表达 3 类抗原：即刻早期抗原（IEA）、早期抗原（EA）和晚期抗原（LA）。目前至少已将 IEA、EA 和 LA 中的 pp65 作为临床上检验 CMV 存在的主要抗原依据。60% ~ 80% 的健康成人曾感染过 HCMV，多呈隐性感染，原发感染后 HCMV 即可终生潜伏于宿主体内，当机体免疫功能低下时，其可再次激活、复制，形成活动性 CMV 感染。因此，胎儿、新生儿及免疫力低下的人群（如器官移植受者、AIDS 患者等）易发生活动性感染。迄今为止，对于 CMV 感染导致 CMV 相关性肾损害（cytomegalovirus-associated kidney injure）仍有争议，近年研究显示 CMV 感染主要与移植肾损伤和先天性肾病综合征有一定相关性。

【分型及发病机制】

（一）CMV 感染相关性先天性肾病综合征

出生 3 个月内出现的肾病综合征即为先天性肾病综合征。主要病因是肾小球足细胞裂孔膜相关蛋白的遗传缺陷，少数病例也可由畸形综合征、感染或系统性疾病所致。CMV 感染导致先天性肾病综合征的报道屡见不鲜，更昔洛韦等抗病毒治疗可有效缓解蛋白尿。Besbas 等报道 1 例肾活检证实且更昔洛韦治疗有效的 CMV 相关的先天性肾病综合征。肾活检：60 多个肾小球都有系膜细胞和基质增生，大多数肾小球有系膜节段硬化，少数肾小球球性硬化，还可见局灶性肾小管细胞萎缩、扩张以及纤维化和淋巴细胞浸润，肾小管及部分肾小球中找到 CMV 包涵体。该患儿经更昔洛韦（10mg/kg）治疗 3 周后尿蛋白减少，尿蛋白/肌酐比值降到 0.7，随后转阴，尿蛋白/肌酐比值 0.3（正常<0.5），其后随访 14 个月，尿蛋白持续阴性。该患儿除肾脏受累外，还有 CMV 感染引起的间质性肺炎、贫血和血小板减少。虽然患儿和其母血清抗 CMV IgG 抗体均阳性，IgM 抗体均阴性，但患儿血清 CMV PCR 为高滴度（312 000copy/ml），且抗病毒治疗有效，有力佐证 CMV 感染确是先天性肾病综合征的病因。但 CMV 感染可以与先天肾病综合征偶然伴发，两者间并非一定存在因果关系。更昔洛韦等抗病毒治疗

的效果是判断两者间是否相关的重要证据。

（二）肾发育不良

90% 宫内感染 CMV 的胎儿出生后表现正常，近 10% 的胎儿生后出现生长迟缓、小头畸形、脑积水、脉络膜视网膜炎、血小板减少和肝炎。最近 Chan 等在 1 例孕 19 周人工流产的多发性畸形儿（马蹄内翻足、异常膀胱、单侧多囊性肾发育不良）患侧肾脏的肾小管中发现大量 CMV 包涵体，而对侧正常肾脏中未见 CMV 包涵体，他们认为 CMV 感染与该患儿的肾发育不良相关，但孰因孰果不得而知。

（三）移植肾异常

肾移植后活动性 CMV 感染高达 60% ~ 80%，且 15% ~ 35% 为有症状的 CMV 相关性肾病。目前，对于 CMV 感染和移植肾排斥反应的相关性尚有争议，多数学者认为 CMV 感染与移植肾急性排斥反应、慢性移植肾肾病、移植肾动脉狭窄相关。

1. 移植肾急性排斥反应 研究表明 HCMV 感染与移植肾急性排斥反应密切相关。CMV 可能通过增加肾组织内 ICAM-1、VCAM-1 等黏附分子的表达，诱导淋巴细胞、单核细胞向移植肾浸润；改变宿主细胞 MHC Ⅱ等免疫应答基因的表达，使宿主细胞遭受免疫攻击；刺激 IL-1、IL-2、IL-6、IL-8 等细胞因子释放，扩大免疫效应；刺激机体产生抗体，并形成免疫复合物沉积于移植肾的血管，引发血管性排斥反应；编码与宿主细胞具有同源性的病毒抗原，导致发生交叉免疫反应（如 IEA 与 HLA-DRB 链同源）等途径诱发急性排斥反应。而急性排斥反应的发生也可使移植受者更易感 CMV，因为免疫损伤可以导致包括 TNF 在内的多种细胞因子释放，其中 TNF-α 可经由 NF-κB 激活 IE 启动子，使潜伏的 CMV 重新激活；同时，为了控制急性排斥反应加大免疫抑制的力度，也会增加 CMV 感染的发生率。

2. 慢性移植肾肾病（CAN） 以往称移植肾慢性排斥反应。临床上表现为无其他原因的进行性移植肾功能减退（蛋白尿、血清肌酐水平缓慢增高）和高血压。其病理特征为移植肾血管周围炎症反应、血管内膜变厚、平滑肌细胞增殖、血管腔变窄、纤维化甚至完全闭塞，以及继发的肾小球硬化、肾小管萎缩。研究表明 HCMV 感染是 CAN 发生的独立危险因素。CMV 可能通过下列机制促进 CAN 的发生：

（1）改变肾脏固有细胞和炎性细胞黏附分子的表达:临床研究及动物实验均证实 CMV 感染可使肾小管上皮细胞和血管内皮细胞 ICAM-1、VCAM-1 的表达增高,从而促使淋巴细胞、单核细胞向肾脏归巢,在局部造成免疫损伤和炎症反应。

（2）上调多种细胞因子的表达:譬如 CAN 患者肾组织中 IL-1、IL-6 等表达增高,而 CMV 感染可以刺激这些炎性因子的释放。

（3）上调肾组织中致纤维化因子 TGF-p 的表达:然而,少数学者认为 CMV 感染与移植肾急性排斥反应、慢性移植肾肾病无关,如 Dickenmann 等的研究表明 CMV 感染并不是急性排斥反应和慢性排斥反应发生的危险因素,CMV 感染组和非感染组移植受者术后 5 年肾功能差异无统计学意义。

3. 移植肾肾动脉狭窄 Pouna 等的研究显示移植肾动脉狭窄与 CMV 感染有关。CMV 可能通过以下机制导致肾动脉狭窄:

（1）定植于动脉内膜的病毒刺激平滑肌细胞增生、堆积。

（2）某些病毒蛋白（如 IE84）促进平滑肌细胞增生。

（3）CMV 上调宿主细胞生长因子和黏附分子的表达。

（4）CMV 的促凝血效应等。

4. 移植肾肾小球肾病 该病是影响移植肾功能的重要因素,临床表现为尿异常（血尿、蛋白尿、管型尿等）、血 Cr 升高,病理改变以坏死、渗出、膜增生为主。有学者认为 CMV 感染可导致移植肾肾小球肾病的发生。廖利民等推测 CMV 感染可能导致 CD_4/CD_8 降低,进而促使急性移植肾肾小球肾病的发生。Detwiler 等在 1 例移植后坏死性肾小球肾炎患者的肾小球内皮细胞发现了 CMV 包涵体,给予抗病毒治疗后,症状缓解,肾组织中的 CMV 包涵体消失。由于肾小球内无免疫复合物沉积,因此他们认为是 CMV 直接损伤肾小球细胞而致病。Andresdotir 等认为 CMV 可能是通过损伤细胞导致宿主自身隐蔽抗原的释放而诱发自身免疫病。反之,Wendefer 等则报道了 1 例术后接受 6 个月抗 CMV 预防性治疗的受者,术后 9 个月仍然出现 I 型 MPGN 复发,且抗病毒并加强免疫抑制治疗无效,他们认为 CMV 抗体水平升高并不是 MPGN 复发的诱因,而仅仅是一种伴随现象,可能是因为 MPGN 复发致使潜伏的 CMV 从移植肾或受者的白细胞释出,诱发机体再次免疫应答,而致抗体水平显著升高。

5. 其他肾脏病 曾有报道在 IgA 肾病、膜增生性肾炎、溶血尿毒综合征和单纯性血尿患者肾组织中发现 CMV,认为 CMV 感染可能是这些肾脏病的原因,这方面争议较大,两者间因果关系仍需进一步研究。

【临床表现】

CMV 一旦侵入人体,将长期或终身存在于体内,在绝大多数免疫正常个体常呈无症状感染。

肾脏受累可表现为持续或反复发作性镜下血尿或肉眼血尿、肾病综合征、高血压和肾功能不全,病程常可迁延,可持续 1 年以上。少数病人可发展至肾功能不全。

【诊断】

CMV 感染在我国广泛流行,且多在婴幼儿时期发生。因此,准确诊断 CMV 相关性肾脏病有一定难度,目前尚无统一标准,综合各作者观点,诊断主要依据为:

1. 肾脏病的临床表现 如蛋白尿、血尿等。

2. 肾组织中有 CMV 感染的依据 如在肾脏细胞中见到典型的鹰眼样巨细胞包涵体（注意除外其他病毒感染）;或肾脏组织中检测到 CMV 抗原如 IEA、EA 或 pp65;或肾脏组织中检测到 CMV-mRNA。

3. 排除导致相同临床表现的其他病因。

4. 抗 CMV 治疗肾脏病有明显疗效。

【治疗】

CMV 相关性肾脏病治疗包括针对肾脏病的对症治疗和针对 CMV 的抗病毒治疗,不需糖皮质激素和免疫抑制剂。目前,已用于临床的抗 HCMV 药物如下:更昔洛韦（GCV）,缬更昔洛韦（valganciclovir）,膦甲酸钠（PFA）。还有西多福韦（CDV）、伐昔洛韦、福米韦生,通常仅用于不能耐受 GCV 或 GCV 抵抗的 HCMV 感染。对肾移植术后无症状的 CMV 感染患者,可进行预防性抗病毒治疗,能显著降低急性排斥反应的发生率、改善移植物的长期功效。在供者 CMV 阳性而受者阴性的情况下,也可考虑给予预防性抗病毒治疗。

【预防】

最近,美国学者研制出 2 种活疫苗,接种后已明显诱导出抗巨细胞病毒的效果,CMV 抗体升高,特异免疫功能增强。有可能预防巨细胞病毒感染及其肾损伤。

（张建江）

第八节　人类免疫缺陷病毒相关性肾病

人类免疫缺陷病毒（HIV）相关性肾病（human immunodeficiency virus associated nephropathy，HIVAN）是HIV感染患者常见并发症，系HIV病毒直接感染肾组织或抗HIV治疗药物所致。HIV感染者或因大量出汗、营养不佳、恶心呕吐等导致脱水，易发肾前性肾功能不全。在高效抗反转录病毒治疗（HARRT）之前，HIV-1感染儿童大约40%并发肾脏病（美国），其中10%~15%经垂直传播者患HIVAN。而在撒哈拉以南的非洲地区，估计210万HIV感染儿童中，80%是15岁以下，按前述患病率外推，约有30万HIVAN的儿童患者。

【病因与发病机制】

（一）病因学

1. HIV-1病毒　HIV-1病毒系反转录病毒家族中慢病毒种类成员之一，属于RNA病毒，其RNA基因组借助病毒逆转酶作用反转录成DNA，在适宜细胞内，进入细胞核整合入宿主染色质中，再翻译成病毒蛋白。

2. HIV病毒蛋白　HIV-1病毒至少含有9个编码病毒蛋白的基因，这些蛋白按照其分子大小（×1000）和数目进行命名，按照其功能分类为结构蛋白、调节蛋白或辅助蛋白。

（1）结构蛋白：Gag、Pol和Env。

1）Gag基因编码约500个氨基酸大小的聚合前体蛋白（P55），经蛋白酶水解形成P17、P24核蛋白和NC（核包囊p9及p6），使病毒RNA基因组不受外界核酸酶破坏。

2）Pol基因编码聚合酶前体蛋白（P34），经切割形成蛋白酶、整合酶、反转录酶、核糖核酸酶H，均为病毒增殖所必需。

3）Env初始是一个160kD的蛋白，经高尔基复合体糖基化处理，在天冬酰胺上加上25~30个复杂的N连糖链，成为gp160；这个糖基化过程对感染性是必要的。之后，宿主细胞的一个蛋白酶将gp160切为gp41与gp120，两者非共价键连接，形成HIV-1病毒包囊和病毒表面单位，犹如细胞发芽。

（2）调节蛋白和辅助蛋白：2个调节蛋白Tat和Rev也为病毒感染和辅助所必需。Tat系病毒复制所必需因子，也可被释放入感染细胞外被未感染细胞摄取，而Rev则在HIV复制体剪辑中起关键性的调控作用。

（3）辅助蛋白因子：有4个，分别是Nef、Vif、Vpu和Vpr，发挥相应的辅助功能，起增加HIV复制和感染性的作用。

（二）发病机制

1. HIV病毒基因的作用　在HIV转基因啮齿动物（HIV transgenic rodents，HIV-Tg）的肾病发病机制中，至少有4种HIV基因参与致病，即env、tat、nef和vpr，是否在人类HIVAN也有类似作用，尚不清楚。HIV-1的*nef*和*vpr*基因在HIV-Tg中具有强烈的肾脏致病性，通过与几种信号通路相互作用，诱导小鼠足细胞培养中的去分化和增殖。据此，在人HIV相关肾病中发现HIV-1特异性原始DNA和mRNA后，有的学者断言*nef*和*vpr*在成人HIVAN中起关键作用，而这些现象也存在于儿童HIV相关肾病获取的上皮细胞培养和肾脏切片中。

2. 遗传因素的作用　宿主的遗传因素在人HIVAN和HIV-Tg中均起重要作用。在足细胞大量表达的*CD2AP*基因的突变见于非洲裔美国人中所患HIVAN中；同时在这些人群中，*MYH9*基因的遗传变异与其患HIVAN中的FSGS发生密切相关，*MYH9*基因编码非肌肉型肌动蛋白重链ⅡA蛋白，也在足细胞表达。

HIV-Tg小鼠模型的肾小管上皮细胞和（或）肾小球足细胞能够高水平表达HIV-1病毒基因，成为完整的HIVAN表型。相反，如果HIV病毒基因的表达是在淋巴细胞或淋巴样组织细胞内完成，则仅仅诱导某种肾脏病，而不会复制产生完整的HIVAN表现型。因此，HIV病毒基因似乎必须在足细胞内表达方可产生HIVAN的小鼠模型，虽然如此，这些HIV-Tg小鼠模型并不存在发病所需的病毒感染过程，不能排除循环的细胞因子和（或）病毒蛋白（如Tat、gp120）起重要作用的可能性，因为Tat和gp120被释放入感染者循环中，在调节宿主免疫反应方面起重要作用。而这些过程在该模型中也是缺乏的。

3. 肾小球塌陷　肾小管上皮细胞的反应对于人HIVAN的发病起关键作用，但塌陷性肾小球病变（collapsing glomerulopathy，CG）却是成人HIVAN的典型特征，多数研究也倾向认为HIV直接感染肾小球足细胞导致其去分化后增殖，从而导致肾小球塌陷。但目前尚缺乏HIV-1感染人足细胞的直接证据。而在HIVAN患者和HIV-Tg小鼠肾脏切片中发现足细胞仅选择性表达某些 HIV-1 病毒基因,却出现明显的肾小球壁细胞增生,以至于有研究得出是壁细胞而非足细胞的增生导致 CG 发病。的确,在培养人足细胞过程中,HIV-1 并不能够直接感染足细胞,而是通过释放 Tat 进入细胞外液,与成纤维细胞生长因子(FGF-1)协同诱导足细胞去分化、增殖,更有研究认为,HIV-Tat 可能通过降低足细胞 nephrin 表达以增加肾小球的通透性。进一步在转基因小鼠中发现,足细胞选择性表达生血管性的血管通透因子 VEGF-A 能够诱导 CG。所有这样的生血管因子在 AIDS 病患者的其他增殖性病变的发病机制中起重要作用。

4. 系膜增生 与成人相比,儿童 HIVAN 显示高比例的系膜增生和低比例的 CG 发生率,原因不明。可能因素包括:肾小球功能不成熟、不同的免疫学因素、不同的敏感性和肾脏固有细胞对 HIV-1 病毒、环境或传染性相关因素和(或)成人非法药物的使用等。虽然如此,儿童 HIVAN 没有成人患者其他的影响因素,从而提供了一个独特的机会去阐明 HIV-1 诱导系膜增生与肾小管间质改变的真正机制。表现为系膜增生的 HIV 感染儿童,比那些表现为典型 FSGS 或塌陷性 FSGS 变异型的儿童 HIV 感染患者,病情进展要慢一些。HIV-Tg 通过足细胞选择性地表达某些 HIV 病毒基因导致足细胞损伤、蛋白尿同时,也伴明显的系膜增生。其他的非 HIV 转基因模型系统也显示类似现象。人类肾小球内皮细胞和上皮细胞均可产生内源性肝素样物质抑制系膜细胞生长,所以当内皮细胞和上皮细胞因 HIV 感染损害时,就可能抑制该类因子的释放,加上受损的足细胞和内皮细胞也可释放肝素结合生长因子,如 FGF-2,从而增加系膜细胞增生。因此,HIV 感染相关的细胞因子本身和受损的肾脏细胞所释放的一系列细胞因子共同促使系膜增生的发生、发展。

5. 肾小管间质病灶与肾小管上皮细胞感染 儿童 HIVAN 的肾小管上皮细胞是否系 HIV-1 自身直接感染所致,仍然有待进一步阐明。HIV-1 病毒依次与其主要受体 CD4 和共受体 CCR-5 或 CXCR-4 相互作用,从而使单核细胞感染,其中 HIV-1 病毒的 gp120 糖蛋白起识别作用。但目前成人 HIVAN 肾活检中肾小球固有细胞和肾小管上皮细胞,并未发现有 CD4、CCR-5 和 CXCR-4 的 mRNA 和蛋白的表达。因此也就不清楚 HIV-1 病毒是怎么使肾小管上皮细胞感染和增生的。但巨噬细胞感染 HIV 后可表达大量的 HIV 受体和共受体,因而可能成为 HIV 潜伏

感染和活动感染的根源。儿童 HIVAN 源性巨噬细胞也能够释放病毒蛋白,将成熟的病毒颗粒转入肾小管上皮细胞内,即使体外培养 3 周依然有感染活性。但从尿液中获取的巨噬细胞不能够释放成熟病毒颗粒,也不能产生病毒蛋白,因此,很可能是 HIV 感染的巨噬细胞和肾小管上皮细胞之间的直接接触才触发了巨噬细胞的病毒颗粒快速释放,进入两者之间的封闭空间内,随后被肾小管上皮细胞捕捉,最后被 HIV 感染。此外,HIV-1 病毒也可直接损伤肾小管上皮细胞。HIV-Tg26 模型源性肾小管上皮细胞经紫外光激发表达 HIV-1 基因后即凋亡,类似的情况是,从儿童 HIVAN 尿液中分离的肾小管上皮细胞暴露于 HIV 感染的细胞培养上清以后,也显示出细胞生长缓慢和存活率下降的情况。最近的研究则发现,HIV 病毒蛋白 gp120 能够结合于肾小管上皮细胞表面的糖鞘脂 Gb3(globotriaosylceramide),Gb3 是志贺毒素的功能受体。无论是儿童 HIVAN,还是 HIV-Tg26 小鼠,其扩张肾小管的上皮细胞及其细胞微泡中,均出现 Gb3 的高表达。Gp120 与 Gb3 也有亲和性,其单独或与 Gb3 联合均可不需要 CD4 的协助而增加 HIV-1 结合和(或)进入肾小管上皮细胞的能力。此外,肾小管上皮细胞也可生成和释放大量的肝素结合生长因子,包括 FGF 结合蛋白(BP-1),起增强几种 FGF 家族成员的释放和有丝分裂效应。成人 HIVAN 血浆 FGF-2 高水平与 AIDS 病进展相关;儿童 HIVAN 患者的血浆、尿液 FGF-2 的水平也升高。而那些结合了肾性硫酸肝素糖蛋白(HSPG)的受损的肾组织可捕捉血液中的 FGF-2。其中 HSPG 可以作为低亲和力受体吸附 HIV-1 病毒和其他的肝素结合因子,如 VEGF-A、趋化因子和 gp-120、Tat。而 FGF-2 则能够增加 HIV 感染的单核细胞附着于肾小管上皮细胞,增加后者缺氧诱导性基因的表达和诱导肾细胞微泡,导致 FSGS。

【临床表现与病理特征】

HIVAN 是以大量蛋白尿和快速进展到终末期肾病的一种临床与肾脏组织学综合征。肾脏病理学以肾小球与肾小管的联合病变,即局灶节段性硬化、肾小管微囊样变和肾间质炎症为基本特征。

过去一度认为肾小球病变类似于海洛因成瘾者的肾病特征,儿童 HIVAN 的证据支持 HIV-1 本身即可诱导肾脏病(儿童没有成人 HIV 感染的那些影响因素)。后来成人的追踪研究也发现肾小球毛细血管塌陷伴明显的足细胞增生。所谓塌陷性肾小球性肾病(collapsing glomerulopathy,CG)也被认为系

HIVAN 的经典特征,不过也可见于其他的非 HIV-1 感染患者中,且儿童 HIVAN 也不产生 CG。所以,儿童 HIVAN 的独特的组织学特征是:系膜增生和(或)典型的 FSGS 伴肾小管微囊样变和肾间质炎症的联合病变。

也有一些 HIV 感染儿童可以因肾脏免疫复合物沉积继发系膜增生,它们表现的不同临床和肾脏组织学变化并未被归纳到上述 HIVAN 的定义中。

【治疗】

1. 高效抗反转录病毒疗法（high active anti-retroviral therapy,HAART） 目前认为,HAART 是治疗 HIVAN 的最好方法。由于 HIV 病毒进入感染者细胞内进行遗传物质的复制、组装新病毒并释放感染其他细胞,仅仅耗时约 1.5 天。HIV 病毒再从 RNA 到 DNA 反转录的过程中缺乏纠正错误的酶,导致 HIV 病毒在短周期中基因的高错误率不断发生,带来了 HIV 病毒高的遗传突变率。其中的一些突变继承了亲代的优势,让病毒更容易抵抗人体的免疫系统和抗反转录病毒药物的防御。病毒的活性越高,对抗反转录病毒药物的耐药性越强,因此 ART 尤其是新型的 ART 联合用药对于抑制 HIV 病毒繁殖、对抗病毒的抗药性是十分重要的。ART 通过降低 HIV 病毒负荷达到改善 HIVAN 的病情,但是有些 ART 也有肾毒性,如蛋白酶抑制剂 saquinavir and indinavir,也有强烈的抗血管活性,因而这些药物也可能降低肝素结合生长因子肾脏活性,如 FGF-2 和血管内皮生长因子-A。

2. 糖皮质激素 糖皮质激素治疗与 ART 联合使用,也可能改善儿童 HIVAN 的病情,减轻肾间质的炎症反应。但是,长期用于 HIV 感染患儿,有可能增加结核病的发生率,尤其是结核病高发国家和地区。

3. 血管紧张素酶抑制剂 能够有效缓解成人 HIVAN 的进展。在 HIV-Tg26 小鼠、大鼠模型中,卡托普利能够有效改善肾脏病的病情,可能通过减少蛋白尿和肾组织中成纤维细胞因子和(或)抗高血压的机制来实现的。但是,在那些低白蛋白血症、失盐性疾病和胃肠道疾病的 HIV 感染儿童中要慎用。因为这些儿童可能因为脱水导致容量收缩,进一步阻断肾性血管紧张素系统可能加重肾损伤。

（毛华雄）

第九节　肺炎支原体相关性肾炎

肺炎支原体是儿童呼吸道感染的常见病原体,主要经呼吸道传染侵袭肺部,也可引起广泛的肺外表现,造成多系统、多器官损害,出现肾脏损害者,称之为肺炎支原体相关性肾炎（mycoplasma pneumonia associated glomerulonephritis）。自从 1970 年 Ladreyt 和 Freycon 报道 2 例肺炎支原体相关性肾炎以来,本病引起了人们广泛的关注,近年来见较多的相关报道。资料显示急性肺炎支原体相关性肾炎占同期住院急性肾小球肾炎的 21.8% ～38.0%,其发病率甚至高于链球菌感染后肾炎,提示本病已上升为急性肾小球肾炎的主要病因之一。

【病因及发病机制】

肺炎支原体相关性肾炎的发病机制目前不是十分清楚,可能与下面两个方面有关:

1. 肺炎支原体直接侵入肾脏导致肾实质损害,有人从患者的肾组织上找到肺炎支原体,而且临床发现肺炎支原体相关性肾炎的潜伏期很短,几乎没有前驱期,因此认为这种可能性不能除外。

2. 免疫学发病机制

（1）自身免疫:①交叉抗原:细胞膜最重要的抗原成分是糖脂质,它被很多细菌和各种宿主细胞所共有,而肺炎支原体的抗原也是糖脂质,故在肺炎支原体的感染过程中产生的抗体与肾小球的自身抗原形成原位免疫复合物而导致肾损害。②经改变的自身抗原:肺炎支原体的毒素损害肾脏而使肾脏的一些隐蔽的抗原暴露,被认为是外来抗原而引发细胞和体液免疫,或产生一些新的抗原引发自身免疫反应。③自身反应克隆脱抑制:T 抑制性细胞(Ts)能抑制自身反应细胞的激活,Ts 的数量或功能降低,T_H 或反抑制性 T 细胞(Tes)细胞数量增多或活跃,使自身反应细胞脱抑制而功能亢进,导致自身免疫的发生。

（2）循环免疫复合物对肾脏的损害:已经证实肺炎支原体感染患者的血液中存在着循环免疫复合物,导致肾脏损害。

（3）免疫抑制:在支原体和免疫系统的相互作用的研究中,发现支原体诱导的免疫抑制可以造成肺炎支原体感染的肺外并发症。可能与 Ts 或 T_H 细胞之间紊乱引起的机体免疫抑制状态有关。

【病理】

肺炎支原体相关性肾炎的病理改变多种多样。

常见的光镜下病理改变:系膜增生性肾小球肾炎,系膜毛细血管性肾小球肾炎,毛细血管内、毛细血管外增生型肾小球肾炎,轻微病变型肾小球肾炎。还有以肾小管变性、坏死,间质水肿、炎性细胞浸润为主的肾小管间质损害。

免疫荧光显示 IgG、IgM、C_1q、C_3、C_4 等沉积在肾小球毛细血管壁、内皮下和系膜区。

电子显微镜下可发现内皮细胞内有病毒样颗粒,上皮细胞足突融合、微绒毛化及轻微的透明样变性。

【临床表现】

本病在发病年龄和临床表现方面与急性链球菌感染后肾炎相似,主要表现为急性肾炎综合征。大多数患者首先有呼吸道感染的前驱感染症状,或者有其他系统感染损害表现,偶有以肾脏损害为首发表现者。一般在呼吸道感染 3~10 天后,出现肾脏损害表现。

血尿(100%)是最常见的临床表现,大部分患者为镜下血尿,少数患者可出现肉眼血尿;大部分患者呈现不同程度的水肿(75%),很少有严重水肿者;58%的患者表现为轻~中度蛋白尿,但很少有肾病范围的蛋白尿;大约 40% 的患儿有轻度高血压;部分患者有轻度血清补体 C_3 降低,其降低的程度较急性链球菌感染后肾炎小;急性肾衰竭少见。

【诊断与鉴别诊断】

诊断本病,首先对本病有一定的认识。临床上如有咳嗽、发热、多器官受累表现,结合实验室检查肺炎支原体抗体阳性,合并有肾脏损害的临床表现,尿检异常,可以诊断为肺炎支原体相关性肾炎。

肺炎支原体相关性肾炎主要与下列疾病相鉴别:①急性链球菌感染后肾炎:其临床表现与肺炎支原体相关性肾炎相似。本病有前驱呼吸道感染或皮肤感染史,潜伏期一般较长,为 2~4 周;免疫学检查 ASO 增高,血清补体下降的幅度较大,可资鉴别。②病毒性肾炎:临床表现与肺炎支原体相关性肾炎很难鉴别,但是该病实验室检查有病毒血症,而支原体检测为阴性,可依据此鉴别。③IgA 肾病,该病表现为反复发作的血尿或(和)蛋白尿,起病前 1~3 天可有呼吸道感染,但是肾活检在肾小球系膜区及毛细血管壁见到以 IgA 为主的免疫球蛋白沉积。

【治疗】

1. 进行积极的抗支原体治疗,首选大环内酯类抗生素。红霉素 20~30mg/(kg·d)静脉滴注 1 周,改口服药物治疗 2~3 周;阿奇霉素 10mg/(kg·d)静脉滴注 3 天,改为相同剂量口服 3 天、停 4 天,共 3~4 周。

2. 对症支持治疗,急性期注意休息;有严重水肿、少尿者给予利尿剂;有高血压者,给予血管紧张素转换酶抑制剂或钙离子拮抗剂进行降压治疗;如有大量蛋白尿等肾病综合征表现者,可予糖皮质激素治疗。

3. 对于急性肾衰竭者可予腹膜透析或血液透析治疗。

【预后】

大多数患者预后良好,水肿消退快,血尿消失早,补体回升快,病程较链球菌感染后肾小球肾炎短。但是也有文献报道的 25 例患者中有 8 例最终发展成慢性肾衰竭。

(李志辉)

第十节　结核分枝杆菌相关性肾炎

结核分枝杆菌可直接侵袭机体引起结核病,以肺结核最为常见,全身各个脏器均可受累,结核分枝杆菌直接侵犯肾皮质可引起肾粟粒性结核,侵犯肾髓质可引起肾结核。结核感染还可以通过变态反应引起白塞病、系统性红斑狼疮、皮肌炎、类风湿关节炎等自身免疫性疾病;结核分枝杆菌也可以引起免疫性肾脏损害,称为结核分枝杆菌相关性肾炎(tubercle bacillus associated glomerulonephritis, TB-GN)。1983 年,Shribman 报道了第一例患者结核感染后 6 个月出现镜下血尿、蛋白尿、高血压,肾脏病理学检查证实为局灶节段增生性肾炎,此后国内外均有零星报道。

【病因及发病机制】

TB-GN 的发病机制尚未完全清楚,也未能建立相应模型,目前推测可能为机体感染结核后,结核分枝杆菌生长繁殖,释放大量可溶性结核蛋白,激活机体细胞和体液免疫,产生抗结核抗体,形成免疫复合物,沉积在肾小球毛细血管壁内,激活补体引起肾脏损害;结核蛋白激活的异常的细胞免疫反应,产生相应的炎性细胞因子和炎性细胞的浸润也参与了其发病。

【病理】

从已有的资料综合,结核分枝杆菌相关性肾炎的病理类型较多,可见微小病变型肾病、毛细血管内增生性肾炎、系膜毛细血管性肾炎、弥漫性系膜增生性肾炎、局灶节段增生性肾炎，可伴新月体形成。慢性结核感染还可继发肾脏淀粉样变。

【临床表现】

1. 肾脏表现 多数患者表现为肾病综合征，部分表现为肾炎综合征，或镜下血尿、蛋白尿，起病隐匿，多在查尿时发现；部分患者可出现夜尿增多和尿路刺激症状；高血压少见，少数可进展为肾衰竭。

2. 肾外表现 肾脏表现出现前均有活动性肺结核等其他脏器结核病的临床表现。

【实验室检查】

1. 尿液分析 可见不同程度的血尿、蛋白尿和管型尿。

2. 血液生化 血清中结核特异性循环免疫复合物升高，可有补体 C_3 下降，部分可见低蛋白血症、高脂血症，少数出现肾功能不全。

3. 结核分枝杆菌标志物检查 尿中结核分枝杆菌涂片或培养可阳性。

【诊断与鉴别诊断】

临床对活动性肺结核患者出现肺水肿、尿异常时应疑及结核分枝杆菌相关性，并在排除肾结核的基础上尽早行肾穿刺病理学检查。符合以下几点可诊断结核分枝杆菌相关性：①存在结核分枝杆菌感染的证据；②患者血清中结核特异性循环免疫复合物升高，补体 C_3 降低；③有肾脏受累的临床表现；④肾组织病理改变呈多样化，但能排除肾结核的特征性改变；⑤排除其他继发性肾脏疾病；⑥肾组织中有结核分枝杆菌特异性抗原的沉积可确诊。

本病主要与肾结核相鉴别，后者主要表现为肾区疼痛及肿块，血尿，脓尿，尿频、尿急、尿痛等路刺激症状，膀胱镜检查可见膀胱黏膜充血、水肿、结核结节、结核性溃疡、结核性肉芽肿以及瘢痕形成等病变，结合病理检查可确诊。

【治疗】

1. 抗结核治疗 在治疗肾脏损害之前先给予规则的抗结核联合治疗。

2. 肾病的治疗 表现为肾病综合征者可选用泼尼松等糖皮质激素或免疫抑制剂治疗，可减轻或消除蛋白尿，但不宜单独使用以免结核播散；对于仅表现为镜下血尿、微量蛋白尿或肾炎综合征者也可以应用小剂量激素以减轻或缓解结核变态反应，减轻肾脏损害，减少肾功能不全的发生；另外，可以应用卡托普利等血管紧张素酶抑制剂和黄芪等中药制剂以降低蛋白尿，延缓肾脏损害的慢性进展。

（马祖祥）

第十一节 伤寒肾损害

伤寒是由沙门菌属伤寒杆菌引起的急性消化道传染病，是一种全身性疾病，易引起各种并发症。沙门菌属伤寒杆菌可导致肾脏损害，其发生率各家报道不一，有统计资料表明伤寒肾损害（typhoid bacillus related kidney injure）的发生率为 2% ~ 15%，有文献报道肾损害可高达 30%。此外，还有副伤寒、非伤寒沙门菌感染也可引起肾脏的损害。

【病因及发病机制】

目前，伤寒肾损害的病因及发病机制不是很清楚，很少有对其进行系统探讨的文献报道。认为主要有两个方面：①细菌直接侵入肾脏所致损伤，有人研究发现在伤寒患者的肾组织中检测到伤寒杆菌，推测细菌的直接致病作用；②免疫介导肾损伤，有报道证实伤寒肾损害的患者，血清补体 C3 降低、循环免疫复合物阳性，肾活检病理显示系膜增生，免疫荧光发现 IgG、IgM、补体沉积，均支持免疫介导的肾损伤。

【病理表现】

肾脏病理组织学改变以肾小管间质损害为主，呈现小管上皮细胞变性、坏死，小管萎缩、扩张，间质单核细胞浸润和纤维化。也有文献报道肾小球内皮增生、基质增宽。免疫荧光显示：IgG、IgM、IgA、补体成分沉积于系膜区等变化，亦可在肾组织发现 Vi 抗原（菌体表面抗原）阳性。

【临床表现】

伤寒肾损害常见的临床表现有：①发热、眼睑水肿、尿路刺激症状，部分患者会伴发恶心、腹泻、血便等消化道症状及肝脾、淋巴结肿大；②出现不同程度的蛋白尿、血尿、白细胞尿等，部分患者尿常规检查可见红细胞、颗粒管型；③急性肾衰竭，多为典型的急性肾小管坏死；④血管内溶血，弥散性血管内凝血，出现血红蛋白尿；⑤可有红细胞葡萄糖-6-磷酸脱氢酶（G-6-PD）缺乏。

【治疗】

伤寒肾损害多为一过性，选用合理的抗生素治疗后，肾脏的损害常可在短期内恢复。治疗中，应避免选用肾毒性抗菌药物。如有大量蛋白尿者可予糖皮质激素治疗。出现急性肾衰竭者,可采用腹膜透析或血液透析。该病预后良好,随着伤寒病情的好转,患者多在1~2周内临床症状消失、尿常规恢复正常。

(张建江)

第十二节 感染性心内膜炎性肾损害

感染性心内膜炎是由微生物感染所致的急性或亚急性心内膜炎症。感染性心内膜炎除了侵害心脏外,还可造成其他多器官的受损,肾脏是最常累及的器官之一,即感染性心内膜炎性肾损害(infectious endocarditis related kidney injure)。1910年,Lohlein首次报告亚急性细菌性心内膜炎伴肾小球损伤,并在肾小球病灶中发现链球菌,从而认为是肾内小细菌栓子引起肾损害。以后研究认为亚急性感染性心内膜炎病人中,肾脏损害发生率高达90%以上。

【发病机制】

1. 免疫机制 感染性心内膜炎的肾小球病变多发生在感染数周后,且多为弥漫性肾小球病变,感染控制后肾脏病变仍可持续,故认为是因抗原抗体复合物在肾微血管沉积所致。在肾小球中已发现有各种致病抗原,抗原抗体复合物激活补体形成趋化因子,使肾小球毛细血管内皮、系膜细胞增生,系膜区粒细胞及单核细胞浸润。基底膜亦可受损,病变严重时可见肾小球囊上皮细胞增生形成新月体。病理表现为:①局灶性肾小球肾炎,局灶性肾小球坏死,甚至发生纤维化;②弥漫性肾小球肾炎。

2. 栓塞机制 有研究认为肾小球内的微型细菌栓子是肾损害的原因。已经发现有多重细菌可引起感染性心内膜炎,以葡萄球菌和链球菌最常见,还发现有真菌、肠球菌、革兰阴性杆菌、巴斯德菌属、分枝杆菌等。心内膜上赘生物受血流冲击常有栓子脱落,栓子大小不同引起肾脏栓塞病变也可不一致。左心栓子引起的肾动脉栓塞致肾脏的梗死性病灶,而微小栓子可引起局灶性肾炎改变等。

【病理改变】

肾小球病变依感染病程而定。急性感染性心内膜炎时肾小球内皮细胞和系膜细胞增殖,系膜区有IgG、IgM、C_3颗粒状沉积,且有较多中性粒细胞、单核细胞浸润;亚急性心内膜炎时肾小球上皮下、内皮下、基底膜内、系膜区均有IgG、IgM、C_3沉积,并见毛细血管内外细胞增生。常见肾小管、间质损害。最典型的病理改变为局灶性节段增殖性肾小球肾炎,有时可见纤维素样坏死或毛细血管栓塞,称之为"栓塞性非化脓性局灶性肾炎",也可见弥漫增生性肾小球肾炎及膜增殖性肾炎,偶见新月体。有新月体及坏死性改变者预后不良,电镜见毛细血管壁上皮和内皮下电子致密物沉积。

【临床表现】

最重要的表现是镜下血尿/肉眼血尿,红细胞呈多形型,可见红细胞管型,可伴有蛋白尿、脓尿。常表现为急性肾炎综合征伴氮质血症,而肾病综合征少见,个别可发生急进性肾炎、急性肾衰。大的栓塞发生时,可突然发生剧烈腰痛、肉眼血尿等。

有肾脏损害者CH_{50}、C_3、C_4降低,部分病人血BUN、Cr升高。血中另有其他免疫反应物存在,如类风湿因子、抗核抗体、循环免疫复合物和冷球蛋白。

【治疗】

本病肾脏损害为继发性改变,故应积极、及时治疗原发病,控制感染,选用抗生素原则是早期、联合、高效的杀菌剂,足剂量、长疗程(一般4~6周,金黄色葡萄球菌致病者6~8周),静脉给药,如有栓塞征象者,予以抗凝、溶栓治疗,有大量蛋白尿,表现为肾病综合征者,给予糖皮质激素治疗。有研究认为感染性心内膜炎所致的急性肾炎综合征采用血浆置换的方法也可取得显著效果。若经长程治疗,而血尿、蛋白尿持续,那么外科对感染心瓣膜行换瓣手术是必要的。对少数呈进行性肾损害者,可予血浆置换透析疗法及免疫抑制剂治疗。

(张建江)

第十三节 分流性肾炎

分流性肾炎(shunt nephritis)是指脑积水患者行各种类型分流(如脑室-心房、脑室-颈静脉)术后,在分流部位发生细菌感染,引起免疫反应性肾小球肾炎,称为分流性肾炎。本病罕见,自1965年Black首次报告后,至1996年为止,世界上陆续报道了115例分流性肾炎,本病多发于儿童,成人极少。

【病因及发病机制】

分流性肾炎感染的病原菌常为凝固酶阴性的葡

萄球菌,亦有微球菌、假单胞菌、李斯特菌、白喉杆菌、白色念珠菌等。研究认为,脑室-心房分流术后发生细菌感染,细菌的抗原成分刺激机体产生抗体,抗原抗体免疫复合物沉积于肾脏,激活补体系统而致免疫介导的肾损害。

【病理改变】

病理学改变以系膜毛细血管性肾小球肾炎较多见,其次为毛细血管内(外)增殖性肾小球肾炎,偶有新月体肾炎病例,还有不同程度的肾间质损害。免疫荧光为 IgM、IgG、C3 沉积于毛细血管壁、系膜基质及内皮下;电子显微镜见内皮下有电子致密物沉积。

【临床表现】

分流术至肾脏损害发生时间为术后 3 周至数年,起病时常有反复发热、体重减轻、嗜睡、贫血、皮肤紫癜、关节疼痛、肝脾大、淋巴结肿大等,并出现肾脏损害,以镜下血尿最多见,持续中量蛋白尿常见,部分患者(25%)出现肾病综合征、氮质血症,而高血压、肉眼血尿少见。血清补体 C3 下降,冷球蛋白、类风湿因子和免疫复合物均可阳性。

【治疗】

诊断后立即予有效抗生素治疗,去除分流装置。大量文献报道大多数患者在合理的抗生素治疗和拆除分流后,在 1 个月至几个月内,肾脏的损害及肾功能可以恢复正常。少数弥漫性新月体性肾小球肾炎采用免疫抑制剂治疗及血浆置换取得良好效果。对于急性肾衰竭患者可考虑予腹膜透析或血液透析治疗。

(张建江)

第十四节　川崎病的肾损害

川崎病(Kawasaki disease,KD)又称皮肤黏膜淋巴结综合征,是一种以全身性的血管炎变为主要病理改变的急性发热性出疹性小儿疾病。发病的高峰年龄在 6~18 个月,以高热、皮肤、黏膜、淋巴结、关节的损害为特点,最严重的是发生心血管系统的损害,是儿科常见的后先天心血管疾病之一。该病急性期各种病变均呈自限性经过,但其引起的川崎病肾损害(Kawasaki disease-associated glomerulonephritis)不容忽视。

【病因及发病机制】

川崎病的肾损害其病因及发病机制目前不是十分清楚,一般认为与川崎病发病机制相耦联。主要是由于肾脏广泛的小血管炎症,造成肾小球、肾小管间质的损害;病毒的感染在发病中也可能起到一定的作用。Muso E 用 Southern blot 杂交方法检测到 EB 病毒基因,认为肾脏的病变与 EB 病毒的慢性感染有关;此外,免疫复合物对肾脏的损害可能也是发病机制之一,在川崎病肾损害的某些病人血清学检查发现循环免疫复合物阳性,肾活检有免疫复合物沉积,均支持这一观点。Joh K 等报告一例川崎病合并肾脏弥漫性系膜硬化,对其肾小球、肾小管基膜Ⅳ型胶原的 α 链进行分析,发现 α 链的结构紊乱。Ohta K 等研究显示:川崎病肾损害患者血、尿的 IL-6 水平升高,认为 IL-6 与此病的发病有关,并且 IL-6 可作为临床上检测川崎病患者是否出现肾损害的有效指标。

【病理】

川崎病的基本病理改变为血管周围炎、血管内膜炎或全层血管炎,可累及动脉、静脉和毛细血管。川崎病肾损害的病理变化以肾小管间质的改变最多见,表现为肾小管上皮细胞的变性、坏死,间质纤维化、炎症细胞浸润。肾小球广泛的毛细血管塌陷、闭塞、玻璃样变而致肾小球坏死性炎症。还有局灶(弥漫)性增生性肾小球肾炎、膜性肾病、局灶性节段性肾小球硬化等。免疫荧光可有 IgG、IgM、IgA 、C3 等在系膜区沉积。

【临床表现】

川崎病的肾损害其临床特征性表现主要有:①具有川崎病的主要症状和体征;②以镜下血尿、轻度蛋白尿、无菌性脓尿多见,偶尔也发现有大量蛋白尿、水肿;③可有急性溶血尿毒综合征或急性肾衰竭;④血清学检查有循环免疫复合物、类风湿因子、冷球蛋白阳性,C3降低;⑤电解质紊乱,血尿素氮、血肌酐水平升高;⑥急性期超声检查可表现为肾脏肿大,肾实质略增强,恢复期肾脏体积可恢复正常。

【治疗】

在治疗川崎病的基础上,针对肾损害进行对症、支持治疗,保护肾功能。静脉注射大剂量丙种球蛋白,一般剂量为 400mg/(kg·d),连用 5 天。有肾病综合征表现者,可使用糖皮质激素。川崎病的肾损害多为一过性,随川崎病的好转而恢复,较心脏损害预后好。合并肾衰竭者应尽早行透析治疗,肾功能大多恢复良好,但远期预后尚有待随访。

(张建江)

第十五节 风湿性肾炎

急性风湿热时发生的肾损害,称为风湿性肾炎(rheumatic nephritis),国内外文献记载极少。

【病因及发病机制】

本病已公认是发生于 A 型溶血性链球菌感染后免疫损伤所致,但急性风湿热与急性链球菌感染后肾炎可能属不同菌株所致,即"风湿源菌株",而非"致肾炎菌株",故两病很少同时发生。但是,仍然有人从急性风湿热和急性链球菌感染后肾炎的患者中分离出同一菌株。

【病理】

光学显微镜下的病理改变可能多种类型:典型的改变呈现毛细血管内增生性肾小球肾炎,还可表现为局灶性肾小球肾炎、系膜增生性肾小球肾炎;此外,偶见急性间质性肾炎、急性新月体性肾小球肾炎的病例。电镜下显示电子致密物沉积于系膜区。

【临床表现】

本病肾脏损害的特点为一过性、非进展性,呈轻度蛋白尿及镜下血尿,管型尿,也有大量蛋白尿的表现。偶见急性肾衰竭、急性间质性肾炎的报道。

【治疗】

肾脏受累的病变常呈一过性、非进展性,故一般仅需对症支持治疗。预后一般良好,很少留下后遗症。

(张建江)

第十六节 发绀型先天性心脏病肾损害

发绀型先天性心脏病肾损害又称发绀性肾小球病(cyanotic glomerulopathy),是伴有发绀型心脏病出现的肾小球病变及肾小管功能异常,临床一般以血尿或(和)蛋白尿为特点,但也有发现发绀型先心病患者即使未出现尿异常,也可出现肾组织的异常病理变化,常见肾小球体积肥大、肾小球增生及细胞外基质增多。

【病因及发病机制】

发绀性肾小球肾炎的病因历来被认为是由发绀型先天性心脏病所具有的慢性低氧血症和多血症导致肾小球的慢性静脉瘀血所致,出现继发性红细胞增多症,通过促红细胞生成素刺激内皮细胞分泌内皮素(ET-1),促进肾小球系膜细胞增生及细胞外基质增多,4 型胶原 7S 增多,导致肾小球硬化和间质纤维化。近年来有研究发现,发绀型先心肾小球病变有肾小球血管病变和非血管病变。肾小球血管病变表现为肾小球扩大、肾小球毛细血管床和球门小动脉扩张,毛细血管红细胞瘀滞;非血管病变有肾小球旁器、系膜细胞、系膜基质增生,每平方厘米肾皮质巨核细胞增多,肾小管萎缩,局灶间质纤维化,电镜可确认肾小球内具有完整胞质的巨核细胞。

【病理】

肉眼可见双侧肾脏瘀血肿胀。光镜下见弥漫性肾小球肥大,肾小球内皮细胞和系膜细胞增多,系膜细胞、系膜基质增生,肾小球萎缩。恶化的病例可见局灶肾小球硬化。肾间质水肿,可有炎性细胞浸润、间质纤维化。

【临床表现】

1. 具有发绀型先心病的临床特征。

2. 血尿多呈镜下血尿,一般轻微。尿蛋白多在 150mg/d 以上。

3. 肾功能不全随年龄增长而有增加的倾向,15 岁以上者近 12%。

4. 出现心功能不全者肾功能易恶化。心功能不全和肾功能不全相互可成恶性循环。

【治疗】

首先是对症治疗,手术治疗先心病后发绀改善,其尿检异常亦可减轻或缓解。同时患者有心功能不全和肾功能不全者经透析治疗可得到暂时缓解。持续发绀型先心出现肾损害是心脏手术后发生急性肾衰竭的高危因素,应尽可能缩短心肺手术分离时间,保持充足的液体入量及积极的利尿治疗。

(张建江)

第十七节 草酸盐肾病

草酸盐肾病(oxalate nephropathy,ON)是原发性或继发性因素导致其体内的草酸过多,经尿排出引起高草酸尿症,并导致血尿、泌尿系草酸盐结石、肾脏钙化,甚至发展为慢性肾衰竭的一种代谢性肾脏疾病。本病发病的关键是高草酸尿,或称为高草酸尿综合征(hyperoxaluric syndrome)。高钙尿症被认为是代谢因素导致小儿血尿的最常见原因,但近年研究认为 ON 是代谢因素导致小儿血尿的另一常见原因,且与高尿钙症有密切关系,因而受到临床重视。原发性高草酸尿症(PH)一般分三型,其中 I 型(PH I)占大多数,PH I 是一常染色体隐性遗传性疾病,临床表现最为严重。据国外文献报道,PH I 的人群患病率为 1.05/百万,年发病率为 0.12/百万。

【草酸的生理代谢】

(一) 食物中草酸的含量

自然界里的许多植物都含有草酸,但含量不一。一般的食物含草酸不多,少数几种食品有较多的草酸,如大黄、菠菜、甜菜、花生、欧芹、巧克力、草莓、茶等。不但同一种植物草酸含量会因季节、气候、生长的土壤和植物的老嫩不同而异,而且同一植物的不同部位草酸的含量也不同,人体从食物中吸收的草酸数量不但与其含量有关,同时也取决于该食物所含的游离草酸的比例。这比例越高,从食物中吸收的草酸越多。能引起高草酸致草酸钙结石的食物有菠菜、大黄、花生、巧克力、草莓和茶叶等。其中茶叶和菠菜是引起人类高草酸尿症的主要品种食物。烹调过程对菠菜内的草酸会起破坏作用,方法不同,破坏的程度也不同。其中,用开水烫熟的菠菜(去汤)比炒熟的菠菜草酸含量少得多。西方国家成人每天摄入草酸 800~1100mmol,而以蔬菜食物为主的印度人每天摄入草酸的数量高达 900~2300mmol。至于我国居民每天从食物中摄入的草酸究竟有多少,目前还缺乏统计资料。

(二) 吸收

肠道吸收草酸的数量极少,整个胃肠道能吸收草酸。其中,空肠是外源性草酸吸收的主要部位。仅有小部分的草酸经过结肠吸收,回肠不吸收草酸。草酸在肠道的吸收主要是浓度依赖的被动渗透形式,然而,当肠腔内草酸的浓极低时,也可能存在着主动吸收的过程。口服草酸负荷试验,4 小时达峰,维持 8~14 小时。

(三) 体内合成

草酸是小分子物质,是体内没有用途的代谢终产物。摄入人体内的草酸几乎全部以原形从肾排泄,尿液草酸的来源主要是食物中吸收和体内合成

两个途径。正常情况下,24 小时内经尿排出的草酸约 85% 是内源性合成的。其合成有两个来源:一是抗坏血酸经过非酶促过程转化而来(约 40%);其余由乙醛酸代谢而来(40%~50%)。

(四) 排泄

摄入消化道的草酸被细菌分解破坏,25% 以原形粪便排泄。在人类,草酸是代谢终产物,既不被机体代谢,也不贮存,而是以原形从尿排出。正常人血浆草酸浓度维持在 1~5mmol/L,利用放射性核素标记的草酸测出肾脏草酸清除率是 GFR 的 100%~200%。①肾小管转运草酸的部位:近曲小管同时存在分泌和重吸收两个过程,以分泌为主;其余肾小管没有草酸转运功能。②肾脏转运草酸的机制:目前其确切机制了解不多,由于许多有机酸能抑制肾小管草酸分泌,推测其转运可能是利用某种载体的缘故。近年发现,草酸在肾小管内交换是主动重吸收 $NaCl$ 和水的重要机制。③影响因素:对氨基马尿酸、尿素、丙磺舒、呋塞米、卡龙酰胺和吡咯他尼等,而尿液的 pH 对草酸的排泄没有影响。

【发病机制】

凡能引起高草酸尿的因素,都可能导致 ON,内源性因素有:①草酸前体物质增加;②吡哆醛缺乏;③原发性高草酸尿症 I 型(PH I)及 II 型(PH II)。外源性因素有:①草酸摄入增加;②慢性肠道疾病引起的肠源性高草酸尿。

草酸的主要前体物质为乙醛酸盐,麻醉剂甲氧氟烷、抗冷冻剂乙烯乙二醇等在体内可转化为乙醛酸盐,进而转化为草酸。乙醛酸在维生素 B_6 作为复合因子的条件下,转化为甘氨酸。当维生素 B_6 缺乏时,这一转化过程减弱,乙醛酸在乙醛酸盐氧化酶的催化下转化为乙醛酸盐,进而转化为草酸增多。原发性高草酸尿症一般分三型:I 型(PH I)为肝脏特异的过氧化物酶中丙氨酸乙醛酸转氨酶(AGT)缺陷;II 型为 D-甘油酸脱氢酶和糖基还原酶缺乏;III 型为非 I 非 II 型的未定酶缺陷的原发性高草酸尿症。PH I 由于肝内丙氨酸-乙醛酸转氨酶(AGT)缺乏,乙醛酸转氨生成甘氨酸减少而氧化生成草酸增加所引起。由于血浆草酸浓度升高,易在钙浓度高的区域如肾脏、骨骼、心脏、血管、神经等全身器官中沉积,造成相应的器官损害。由于大量肾结石导致梗阻,大多数患者在短期内发展为终末期肾衰竭。PH I 为 AGT 基因缺陷所致的先天性乙醛酸代谢紊乱性疾病,为常染色体隐性遗传。缺陷基因位于染色体 2 号染色体长臂($2q^{37.3}$)上。该基因具有遗传

多态性。大多数 PH I 患者酶活性完全缺乏,一部分患者残存部分酶活性。AGT 缺乏使乙醛酸不能转化为甘氨酸而转化为草酸增加。PH II 为一种罕见的常染色体隐性遗传性疾病。其主要遗传缺陷是肝细胞和白细胞的 D-甘油脱氢酶和糖基还原酶缺乏。D-甘油脱氢酶催化羟基丙酮酸盐转化为 D-甘油酸。该酶缺陷使这一反应在乳酸脱氢酶催化乙醛酸盐转化成大量草酸同时,使羟基丙酮酸盐代谢产物产生大量 L-甘油酸,出现高草酸尿伴 L-甘油酸尿。

菠菜、甜菜根、大黄、可可、茶和花生等食物含草酸量较高,过多食用,有可能导致高草酸尿。蛋白代谢产物羟脯氨酸、α-羟基-β 酮脂肪酸盐均可代谢为草酸。若过量摄入蛋白,还可引起低枸橼酸尿,枸橼酸可减少尿中钙的离子化,抑制草酸盐结晶形成。所以,过多摄入蛋白也可导致高草酸尿。在六种草酸钙结晶形成的危险因子(尿量、尿 pH、尿钙、尿酸、葡萄糖胺聚糖及尿草酸盐)分析中,尿草酸盐是最强的一个。草酸与钙形成结晶比为 1:15,因此尿中草酸排泄轻度增加,可显著增加草酸离子产物的活性,使草酸钙结晶大量形成。故高草酸尿比高钙尿更为重要。

对肠道吸收草酸的影响因素:①碳水化合物:大量的食糖使尿液的草酸排泄增加,可能是食糖促进草酸的吸收所引起。②蛋白质:摄入过量的动物蛋白质会增加诸如羟脯氨酸和色氨酸等前体物质,导致草酸合成增加。③钙:关于钙对肠道草酸吸收的影响作用,目前还有不同说法。多数认为肠道内草酸的吸收与饮食钙的含量成反比。然而,也有人认为尿路结石患者尿液的草酸排泄与小肠钙吸收及饮食钙含量没关系。或者在一定范围内的低钙饮食和钙负荷并不增加含钙尿路结石患者的尿液草酸排泄量。最近研究发现,低钙饮食患者结石复发率高的原因可能与继发性高草酸尿症有关。④手术切除过多的回肠或者患慢性肠炎时,肠道对草酸的吸收明显增多,这是因为肠吸收障碍时,脂肪酸与钙结合,使游离草酸根增多。另外,胆盐和脂肪酸增加结肠黏膜对草酸的通透性。近年发现,结肠内有一种能分解草酸的细菌,称产甲酸草酸杆菌,抗生素和胆盐匀能抑制其生长。因此,长期慢性肠炎或肠道短路手术后患者易患尿路结石,可能与产甲酸草酸杆菌的活性下降有关。

【临床表现】

(一) 肾脏改变

1. 血尿及泌尿道结石 由于高草酸尿形成,草酸与尿中钙盐形成草酸钙结晶。小结晶形成产生血尿,大的结晶形成,则成为泌尿道结石。故 ON 患儿不一定发现结石存在,而表现为单纯性血尿。

2. 肾脏钙化 由于肾脏皮质及髓质细胞对草酸盐的吸收明显改变,即皮质细胞减少,髓质细胞增加。骨质细胞草酸盐蓄积随着时间延长而加重。肾髓质草酸蓄积可导致骨质草酸钙结晶形成,最终形成肾脏钙化。

3. 慢性肾衰竭 肾髓质钙化致髓质缺氧性损伤,影响小管的形态及功能。主要受损的是髓质厚壁升支,出现结构破坏和萎缩。间质出现成纤维细胞和淋巴细胞浸润,继发性集合管扩张。受损部位前列腺素分泌增加。由于小管间质尿液浓缩功能受损,出现尿渗透压改变,可表现为多尿、低比重尿。间质成纤维细胞及淋巴细胞浸润,最后导致慢性肾衰竭。肾脏钙化及慢性肾衰仅发生于 PH 患者。PH I 患儿大多数在短期内发展为终末期肾(ESRD),婴儿发展最快。当肾小球滤过率(GFR)低于 $20 \sim 40ml/(min \cdot 1.73m^2)$ 时,肝脏产生过量的草酸,而肾脏的排泄减少,造成草酸盐在许多器官不断沉积。PH II 临床表现相对较轻,较少引起肾衰竭。

(二) 肾外症状

1. 骨关节病变 骨是草酸盐沉积的主要器官,表现为骨关节疼痛、骨折等。骨活检能发现大量的草酸盐晶体。草酸钙晶体的沉积影响骨的组织形态,使骨吸收增加,骨形成减少,并呈进行性,其损害不能被常规透析治疗所预防。正常人骨组织中草酸盐浓度几乎测不到,在无 PH 的透析患者骨组织中为 $(5.1 \pm 3.6) \mu mol/g$,而有 PH 的透析患者为 $15 \sim 907 \mu mol/g$,透析时间较长,草酸盐浓度越高。

2. 其他 除累及肾脏及骨骼外,还可累及全身许多器官如心(心肌病、传导障碍)、神经(周围神经炎、多神经炎)、皮肤(溃疡性皮下草酸钙沉积、网状青斑)、动脉、软组织和视网膜。

【实验室检查及诊断】

本病诊断结合临床并依赖 24 小时尿草酸测定、尿草酸/肌酐比值、新鲜冻肝组织 AGT 活性测定、骨活检及基因分析

(一) 生化指标

1. 草酸盐和尿羟乙酸(Ugl)测定 可通过尿草酸盐(Uax)和尿羟乙酸(Ugl)排泄率,血浆草酸盐浓度(Pax)的测定来诊断 PH I。尿和血浆的草酸盐和羟乙酸浓度的正常参考值见表9-6。同时高草酸尿和高羟乙酸尿也提示 PH I,但一些 PH I 患者没有

高羟乙酸尿。尿中草酸盐结晶没有诊断意义。标本的收集和存放对保证有意义的结果至关重要。抗坏血酸体外产生的草酸、血 pH 和一些药物都可影响 Pax 测定。尿草酸/肌酐（Ox/Cr）比值测定很有意义，由于草酸排泄受到食物蛋白影响，尿草酸排泄与尿肌酐排泄存在正相关，有的高草酸尿患者，草酸排泄绝对量并无明显增高，但与尿肌酐比值则大大增高。

表 9-6 尿和血浆草酸盐和尿羟乙酸浓度的正常参考值

尿	Uax 24hrs	儿童	$<0.46mmol/1.73m^2$
		成人	$<0.40mmol/1.73m^2$
	Uax/Ucr	<1 岁	$<0.25mmol/mmol$
		1～4 岁	$<0.13mmol/mmol$
		5～12 岁	$<0.07mmol/mmol$
		成人	$<0.08mmol/mmol$
	Ugl 24hrs	儿童	$<0.55mmol/1.73m^2$
		成人	$<0.26mmol/1.73m^2$
	Ugl/Ucr	<1 岁	$<0.07mmol/mmol$
		1～4 岁	$<0.09mmol/mmol$
		5～12 岁	$<0.05mmol/mmol$
		成人	$<0.04mmol/mmol$
血浆	Pax	儿童	$<7.4\mu mol/L$
		成人	$<5.4\mu mol/L$
	Pax/Pcr	儿童	$<0.189\mu mol/\mu mol$
		成人	$<0.055\mu mol/\mu mol$

Uax 尿草酸盐，Ucr 尿肌酐，Ugl 尿羟乙酸，Pax 血浆草酸盐，Pcr 血浆肌酐

2. 尿 L-甘油酸测定 用气相色谱-质谱法或高效液相色谱法测定尿 L-甘油尿有助于 PHⅡ 的诊断

（二）AGT 活性

经皮肝穿刺活检得到的新鲜冰冻肝组织（2mg 肝组织）标本，用以测定 AGT 催化活性。因谷氨酸乙醛酸转氨酶（GGT）也可催化丙氨酸乙醛酸的转氨过程，且占 65%，故需同时测定 GGT，以校正其结果。通过免疫印迹可测定 AGT 蛋白的免疫活性，结果较 AGT 的催化活性稳定。正常人 AGT 的催化活性大于 50%，若在 15%～50%，还不能鉴别 PHⅠ 患者和携带者。这时需做免疫电镜，以记录 AGT 免疫活性在细胞内的分布。

Cochat 曾分析 51 例临床初步诊断为 PHⅠ 的患者，14%（7/51）因 AGT 免疫活性和催化活性测定为

正常而否定其诊断，82%（36/44）的患者因 AGT 的催化活性小于 5% 而检测不到（催化活性阴性），其余患者（8/44）的 AGT 催化活性为 5%～15%。AGT 催化活性与病情的严重程度无明显关系。大多数 AGT 催化活性阴性的患者没有免疫活性；AGT 催化活性阳性者，其免疫活性与催化活性成正比。

在正常人类肝细胞，AGT 全部位于过氧化物酶内，若 AGT 在线粒体内，则没有代谢功能。大多数有免疫性而无催化性的患者的 AGT，全部位于过氧化物酶。在免疫性和催化性都是阳性的患者，90% 的免疫活性的 AGT 在线粒体，只有 10% 在过氧化物酶。

（三）DNA 分析

已明确 AGT 基因存在多态性（内含子 1 内 74bp 重复，Pro11 Leu 替代），这种次等位基因存在于 20% 的正常高加索人及 2% 的日本人群中。目前，已有 15～20 种 DNA 基因组的基因突变被明确，并可能与此酶缺陷有关，如 30% 的 PHⅠ 有 Gly170 Arg 替代，合并 Pro11 Leu 多态性时，导致 AGT 从过氧化物酶到线粒体的错靶（mistargeting）；Gly82 Glu 突变时，AGT 定位正常，但催化活性丧失。对绒毛（9～12 孕周）和羊膜细胞（1 孕周）使用 PCR 扩增突变分析或连锁分析，可作出产前诊断。对受感染的家庭成员和患者，连锁分析更实用。

【治疗】

1. 限制饮食草酸及蛋白摄入 另外，维生素 C 摄入增加也能使草酸产生增多，ON 患儿应避免。

2. 限制饮食钠摄入并增加饮水 每天摄入应控制在 150mmol 以下。增加饮水，稀释尿草酸盐，可减少尿路结石发生。

3. 枸橼酸钾 对饮食调节及饮水治疗无效的患儿可用该药治疗，剂量 $0.5mmol/(kg \cdot d)$。它可以增加尿枸橼酸排泄，与钙结合成复合物，减少草酸钙的溶解。

4. 磷酸凝胶 是一种含元素磷及中性钾盐的制剂，吸收可有效防止草酸钙结晶形成。成人用量为 1.5g 元素磷/d，儿童酌减。

5. 维生素 B$_6$ 对维生素 B$_6$ 缺乏所致 ON 有一定治疗作用。维生素 B$_6$（磷酸噻吡多醛）是 AGT 的辅因子，每天口服 2～15mg/kg，可明显降低部分患者的草酸排泄，其分子作用机制还不详。

6. 阴离子结合制剂 如铝制剂，可在肠道与草酸结合成不吸收的盐类。国外研制出一种新型有机海洋水胶体（OMH），是从海藻中提出的多聚基质，内含钙和锌，可减少尿中草酸排泄。对慢性腹泻者，

还可改善腹泻。

7. 其他药物治疗 对尿钙增高者,可用双氢克尿噻,可降低尿钙浓度。对伴有尿镁排泄减少的 ON 患儿补充镁盐可减少尿草酸排泄。对伴有尿酸增高者应使用别嘌醇治疗。

8. 透析治疗 许多患者在诊断时已有肾衰竭,内科治疗对已有 ESRD 的患者不适用,因肾脏不能清除足够多的草酸盐。成人肝脏每天产生草酸 3500 ~ 7500μmol,组织每天平均合成率为 50μmol/kg 以上。行常规血液透析或腹膜透析的儿童,每天

清除草酸 950 ~ 1400μmol。为除去足够多的草酸盐,每天需血透 6 ~ 8 小时。这种方案不被常规采纳,但有学者赞成在行肾移植或肝肾联合移植前后使用。

长期的常规透析是禁忌的,因为会延长患者痛苦。尽管患者不会很快死于尿毒症,但其生活质量迅速下降,并在未来的几年里,由于草酸盐沉积进行性加重而痛苦死亡。

9. 基因治疗 有望成为治疗 PH 的根本方法。

(党西强)

第十八节 糖尿病肾病

糖尿病是体内胰岛素缺乏或胰岛素功能障碍所致糖、脂肪、蛋白质代谢紊乱,并以慢性高血糖为主要临床表现的全身性疾病。糖尿病肾病(diabetic nephropathy,DN)是常见的糖尿病慢性微血管并发症之一,通常指由糖尿病引起的包括肾小球、肾小管、肾间质和肾血管在内的几乎所有肾脏结构的病理改变。DN 是糖尿病最常见的并发症,也是糖尿病患者的主要死亡原因之一。

流行病学调查资料显示:美国糖尿病肾病占终末期肾衰竭的首位,约 38%。我国糖尿病肾病占终末期肾病的 5%,台湾省糖尿病肾病占终末期肾病的 26%,日本糖尿病肾病占终末期肾病的 28%。儿童糖尿病肾病的流行病学资料报道较少,2001 年的肾脏透析移植杂志曾报道在欧洲有 1 亿 0 ~ 14 岁的儿童中,每年约有 1 万例发生糖尿病,其中 10% ~ 30% 发生糖尿病肾病。目前国内尚缺乏关于儿童糖尿病肾病的流行病学资料。

【病因及发病机制】

DN 的发生与糖尿病导致的肾脏微血管病理损伤有关,其确切的发病机制至今尚未阐明,依据目前研究,其机制可归纳为以下几个方面:

1. 与高糖相关的生化代谢异常

(1) 高血糖激活多元醇代谢通路:①山梨醇、果糖、醛糖增多,这些物质在细胞内堆积造成细胞肿胀和破坏,细胞外胶原成分的非酶糖化作用增强,胶原增加;②醛糖增多,使得胶原、水合成增加,肾小球基膜增厚;③肌醇代谢异常,干扰了 Na^+-K^+-ATP 酶的活性,进一步加重细胞结构和功能的异常。

(2) 蛋白非酶糖化和大分子糖化终末产物的堆积:高血糖可引起循环蛋白以及包括细胞外基质和细胞膜成分的组织蛋白发生非酶糖化,在持续的

高血糖状况下,蛋白质的非酶糖化产物进一步经过缓慢的化学结构重排而形成大分子糖化终末产物(advanced glycation end products,AGEs)。AGEs 与细胞表面特异性 AGEs 受体结合,引起 IL-1、IL-6、TNF-α 等细胞因子释放,损伤间皮细胞、内皮细胞等,血管壁通透性增加,基质蛋白质分泌增加,导致细胞外基质聚集,最终导致肾小球硬化。

2. 肾脏血流动力学异常

(1) 糖尿病高血糖导致血容量扩张,使得肾血流量增加,肾小球滤过率(glomerular filtration rate,GFR)增高,肾脏体积增大。

(2) DN 患者全身及肾组织局部肾素-血管紧张素系统(RAS)活性增强,血管紧张素 Ⅱ(angiotensin Ⅱ,Ang Ⅱ)产生增多,Ang Ⅱ 收缩肾小球入球小动脉和出球小动脉,尤其收缩出球小动脉导致前列腺素(prostaglandin,PG)C 升高,PGC 扩张肾小球入球小动脉使肾小球呈高滤过状态,肾小球内压升高。Ang Ⅱ 促进肾小球系膜细胞增生、肥大及基质分泌增加,引起系膜区扩张,系膜细胞收缩,滤过膜通透性增加,导致蛋白尿的发生。

(3) 多元醇代谢通路的激活使得二酯酰甘油(DAG)从头合成增加,激活蛋白激酶 C(PKC),导致多种细胞内信号转导系统激活,进而细胞质磷脂酶 A2(cPLA2)活化,活化的 cPLA2 能特异性水解磷脂的长链脂肪酸,使前列腺素 E2(PGE2)水平增高,肾小球入球小动脉扩张,引起肾小球高滤过。

3. 细胞因子及生长因子的作用 肾小球实质细胞,尤其是系膜细胞可表达和分泌多种细胞因子及生长因子,这些细胞因子和生长因子可通过旁分泌和自分泌方式发挥其病理生理作用,如白细胞介素-1(IL-1)、白细胞介素-6(IL-6)、白细胞介素-8

（IL-8）、肿瘤坏死因子-α（TNF-α）、转化生长因子β（TGF-β）、胰岛素样生长因子-1（IGF-1）、血小板衍化生长因子（PDGF）、血管内皮生长因子（VEGF）、内皮素-1（ET-1）等，导致系膜细胞增殖，细胞外基质生成增加、基底膜增厚和系膜区扩张。

4. 其他

（1）肾小球滤过屏障的改变：DN患者肾小球基膜中带阴离子电荷的硫酸类肝素、透明质酸和硫酸软骨素含量的减少，使肾小球滤过膜的电荷屏障发生改变；加上ACEs使GBM通透性增加。

（2）葡萄糖转运蛋白的作用：细胞膜上葡萄糖转运蛋白（GLUTs）活性直接调控细胞内葡萄糖的浓度，并由此而影响糖代谢产物及细胞外基质的形成。GLUT-1是GLUTs的一种具有活力的同型异构体之一，在肾小球中的含量较高，可导致系膜细胞的肥大和基质增生。

（3）氧化应激：在糖尿病情况下，常伴有葡萄糖及糖化蛋白的自动氧化，使体内自由基产生明显增加，导致多种组织损害。

（4）脂质代谢紊乱：糖尿病患者大多数有脂代谢紊乱，表现为血清甘油三酯、低密度脂蛋白升高，高密度脂蛋白降低。血脂异常引起肾脏损害，表现为肾小球硬化。

【病理】

主要病变在肾小球及肾脏微动脉，肾小球出现以细胞外基质增多为主要特征的病理表现。

1. 肉眼大体观察 糖尿病肾病患者从Ⅰ期至Ⅳ期，肾脏体积逐渐增大，可增大>20%，肾脏的重量也随之增加。即使糖尿病肾损害已进展至慢性肾功能不全早期，部分患者肾脏仍大于正常。

2. 光学显微镜下的病理改变

（1）肾小球病变：①Ⅰ期仅见到肾小球肥大，表现为肾小球直径及肾小球毛细血管腔直径均增加，无细胞及基质的增生；②从Ⅱ期开始，肾小球细胞外基质逐渐增多，开始表现为肾小球系膜区增宽及毛细血管基膜增厚，最后进展至肾小球硬化，但是糖尿病肾病全过程始终无明显肾小球细胞增生。

（2）病理分型：根据肾小球系膜病变的特点分为2型。①弥漫性肾小球硬化症，系膜基质弥漫增生，毛细血管基膜广泛增厚；②结节性肾小球硬化症，系膜基质增多，形成Kimmelstiel-Wilson（KW）结节，KW结节常位于肾小球边缘部位，呈灶状分布，结节内可见呈同心缘排列的层状结构，毛细血管基膜广泛增厚。

（3）肾血管病变：肾小球入、出球小动脉玻璃样变，早期玻璃样物质仅侵犯内膜及中层，严重时动脉壁各层均受累。

（4）肾小管及间质病变：为继发于肾小球病变的非特异改变，包括肾小管上皮细胞空泡变性，肾小管基膜增厚、间质单核细胞浸润，晚期出现肾间质纤维化。

3. 免疫病理改变 糖尿病肾病的发病一般认为无免疫机制参与，故免疫检查常为阴性。但是，有时也能见到IgG及纤维蛋白原于肾小球毛细血管壁上呈线样沉积。一般认为，这是血浆成分通过肾小球滤过膜时对膜的非特异黏附。

4. 电子显微镜下的病理改变 与光学显微镜检查的病理改变相似，但远比光学显微镜检查敏感，可表现为上皮细胞足突融合、微绒毛化，肾小球基膜呈均匀性增厚，系膜区基质增生。

【临床表现】

临床上1型糖尿病的病史比较清楚，Mogensen将其分为5期；2型糖尿病50%的病例常由于偶然查血糖或患其他病时才被发现，对其病史知之甚少，所以对2型糖尿病肾病分期，Mogensen 5期法仅供参考，临床比较实用的2型糖尿病肾病分期为：早期DN（隐性或微量白蛋白尿期）、临床DN（持续蛋白尿期）、终末期DN。

1. Ⅰ期DN的临床表现 Ⅰ期又称肾小球超滤期或肾小球功能亢进期。基本特点：肾体积增大20%，肾小球滤过率（GFR）增大40%，肾血流量增加，内生肌酐清除率增加，尿微量白蛋白阴性，血压正常，肾脏组织学仅有肾小球肥大或无改变。

2. Ⅱ期DN的临床表现 Ⅱ期又称"静息期"或间断微量白蛋白尿期，或肾小球损害期。常出现在1型糖尿病病程18个月~5年后，本期特点为出现肾小球结构改变：病程18~24个月出现肾小球基膜（GBM）轻度增厚，2~3年系膜基质开始增加，3.5~5年GBM增厚明显。Ⅰ期的超滤状态依然存在，GFR>150ml/min，无高血压，无临床蛋白尿，尿微量白蛋白排泄率（UAER）正常，但运动后有UAER升高，这是本期唯一的临床证据，可用运动激发UAER试验取得。具体方法：踏车运动使心率达到同年龄人最大心率的75%，持续20分钟后测一小时的 UAERR>200μg/min 为升高。

3. Ⅲ期 DN 的临床表现　Ⅲ期为微量白蛋白尿期，又称隐性肾病期或早期 DN。本期一般出现在糖尿病病程 5～15 年后，在新诊断的 2 型糖尿病患者中 20%～37% 已有固定的 UAER 升高，表明 2 型糖尿病已存在很长时间未被认识。本期主要损害是肾小球基膜电荷屏障损伤。初期血压正常，UAER 在 20～70μg/min，白蛋白排出呈间歇性，GFR 可仍高于正常。随着病情的发展，UAER 升高并逐渐固定；本期后期血压升高，GFR 下降，UAER 在 70～200μg/min。

4. Ⅳ期 DN 的临床表现　Ⅳ期为持续蛋白尿期，又称大量蛋白尿期或临床 DN。患病高峰在 1 型糖尿病病程的 15～20 年，约有 80% 1 型 DN 进入该期；2 型糖尿病中有 10%～15% 的患者可在诊断糖尿病同时就有大量蛋白尿存在，甚至肾功能不全。本期典型的病理改变是弥漫性小球硬化，K-W 结节样硬化仅见于 1/2 的患者。本期病变为不可逆性，血糖控制不能阻止其进入终末期肾病。

5. Ⅴ期 DN 的临床表现　Ⅴ期为终末期肾病（ESRD）。糖尿病在患病 20～30 年后发展为 ESRD。但是，肾脏体积多无缩小，蛋白尿也不随 GFR 下降而减少，反随肾功能减退而增加，但也可因肾小球的荒废而减少。

【诊断与鉴别诊断】

DN 没有特殊的临床和实验室表现。根据 Mogensen 分类，1 型 DN 分为 5 期，Ⅰ期以肾小球高滤过和肾脏肥大为特征；Ⅱ期出现肾小球系膜区的扩张和基膜增厚；Ⅲ期则出现微量白蛋白尿伴有血压从基础水平的升高；Ⅳ期即有持续性大量蛋白尿（>200μg/min）和高血压；Ⅴ期为终末期肾病。一般认为Ⅰ、Ⅱ期为临床前期，无临床症状，不属于临床诊断。

出现微量白蛋白尿（UAE）是诊断 DN 的标志。UAE<20μg/min，为正常白蛋白尿期；若 UAE 20～200μg/min，即为微量白蛋白尿期。目前主张采过夜的晨尿标本比留 24 小时尿更精确和方便。判定时至少应在 6 个月内连续查 2～3 次尿，取平均值达到 20～200μg/min 方可诊断。UAE 常伴随着血压的逐渐上升和 GRF 下降，其中至少 1/2 的患者在 5～10 年将进展至大量蛋白尿，此时 GFR 进行性、持续性减低，最终，1 型 DN 约 30%～40% 的患者进展到

ESRD。

【治疗】

目前针对 DN 的治疗主要有以下几个方面：

1. 饮食管理　饮食中的热卡要适合患儿年龄、生长发育和日常活动的需要。每天热卡为 1000+（年龄×80～年龄×100），在 DN 早期采用低蛋白饮食（每天 0.8g/kg）。

2. 控制高血糖　控制血糖能明显减少 DN 的发生和延缓其病程的进展，血糖控制水平<8.3mmol/L，糖化血红蛋白（HbA1c）<7.6% 为良好，可降低 56% 的尿白蛋白的发生。当 HbA1c>9% 时，发生糖尿病微血管病的危险性增加。儿童糖尿病多为 1 型糖尿病，应采用胰岛素治疗，一般新诊断的 1 型糖尿病患儿胰岛素的用量为 0.5～1.0U/kg，分 2 次皮下注射，需根据尿糖结果进行调整。

3. 控制高血压　高血压是加速 DN 发展的一个非常重要的因素。高血压 DN 患者的血压控制<130/80mmHg。蛋白尿>1.0g/24h 者目标血压为 125/75mmHg。在儿童糖尿病肾病患者应将血压控制在同性别、同年龄、同身高血压的第 90 百分位以下。循证医学已证实血管紧张素转换酶抑制剂（ACEI）和血管紧张素Ⅱ受体拮抗剂（ARB）在 DN 患者控制高血压，减少蛋白尿，延缓肾功能进展中有显著作用，因此，对于 DN 患者的高血压，ACEI 和 ARB 为首选药物。

4. 纠正脂代谢紊乱　根据美国糖尿病学会（ADA）和美国肾脏病基金会（NKF）的推荐，DN 患者血 LDL>3.38mmol/L，TG>2.26mmol/L 应开始调脂治疗，降脂的靶目标 LDL 水平应降至 2.5mmol/L 以下，TG 降至 1.5mmol/L 以下，CHO 降至 4.5mmol/L 以下。他汀类降脂药为首选药物。

5. 透析和肾脏替代治疗　DN 终末期患者最理想的方法是胰-肾联合移植，透析治疗是不能实施肾移植的终末期肾病患者用于延长生命的最佳方法，多选用不卧床持续腹膜透析。

【预后】

本病预后不良，除了临床隐匿期单纯肾脏体积增大时期的病变为可逆性改变外，肾脏病变呈慢性进行性发展和加重。约 25% 的患者在 6 年内，50% 患者在 10 年内，75% 患者在 15 年内发展为终末期肾病。

（李志辉）

第十九节　白血病肾损害

白血病是由于造血系统某一系列细胞的异常性增生,并在骨髓、肝、脾、淋巴结等脏器广泛浸润的造血系统恶性肿瘤性疾病。白血病细胞进入血流浸润破坏其他组织和器官,可产生受损脏器相应的表现。白血病肾损害(leukemia-related glomerulopathy)是指伴随白血病而出现的蛋白尿、血尿、高血压、肾区疼痛,以及急、慢性肾衰竭等一系列临床表现。白血病肾损害的发生率为50%~100%。

【发病机制】

白血病肾损害的发病机制主要有以下几方面:①白血病细胞直接浸润:白血病细胞直接浸润肾脏的部位包括肾实质、肾间质、肾血管、肾周围组织及泌尿道,其中肾实质浸润多为双侧、常呈灶性分布。尸检材料显示白血病细胞肾脏浸润检出率高达50%~100%,这可能与胚胎期肾脏亦属造血组织有关;但生前出现临床症状者仅1/3,多数呈亚临床型。急性单核细胞白血病及急性淋巴细胞白血病时最易浸润肾脏。②白血病细胞代谢产物导致肾脏损伤:白血病时,蛋白代谢加速,尿酸生成与排泄增加,引起高尿酸性肾损伤或者泌尿系结石。尿酸增多的程度与白血病细胞的代谢旺盛及破坏速度有关。③免疫反应所致:白血病相关抗原和自身抗体可形成循环免疫复合物沉积于肾脏;当肿瘤抗原与肾小球基底膜有高亲和力时,可直接沉积于基膜形成原位免疫复合物。此外,细胞免疫功能紊乱时细胞因子分泌异常,可导致肾血管通透性增加和诱发肾小球损伤。④电解质紊乱:白血病细胞可浸润骨骼导致骨质破坏,释放大量的钙,或肿瘤旁分泌甲状旁腺激素相关蛋白导致高钙血症,持续长期高钙血症可引起高钙血症性肾病。此外,白血病病程中可出现钾代谢紊乱,也可导致肾小管损害。⑤其他:某些化疗药物(如甲氨蝶呤)也可导致肾脏损害。

【病理】

表现为双侧或单侧肾脏体积增大、重量增加,肾脏大量白血病细胞浸润、出血。最常见的病理类型为膜增生性肾炎,其次为膜性肾病,也可表现为微小病变、局灶节段硬化性肾小球肾炎、新月体肾炎及特殊蛋白沉积病改变以及间质性肾炎改变。部分病例肾小管、肾盏、肾盂可见尿酸结晶沉积,甚至形成尿酸结石,或出现肾小管扩张等梗阻性肾病改变。

【临床表现】

白血病肾损伤表现为两大类症状:

1. 白血病本身的表现　如发热、贫血、出血、肝、脾、淋巴结肿大等表现。

2. 白血病肾损伤的表现　白血病肾损害最常见表现为尿酸性肾病和梗阻性肾病。多因尿酸结晶或结石引起,少数由甲氨蝶呤所致,出现单侧或双侧肾脏腰痛或肾绞痛;尿检可见镜下血尿,有时呈肉眼血尿,尿检可发现大量尿酸盐结晶,有时可有尿酸结石排出。部分患者可出现少尿或无尿型急性肾衰竭。

白血病细胞肾脏浸润较为常见,但多无明显肾脏受损的症状。部分病例出现镜下血尿、白细胞尿等尿检异常;或表现为肾病综合征或肾炎综合征,出现血尿、蛋白尿、高脂血症、低蛋白血症或高血压等表现,甚至出现不同程度的肾衰竭的表现;极少数可出现明显肾脏肿大和急性肾衰竭。多数病例经有效化疗后,肾脏受累表现可获完全缓解;极少数患者由于对治疗效果不佳或治疗不及时,肾脏病变可缓慢进展成慢性肾衰竭。

少数病例以肾小管损伤及间质病变为突出表现,出现多尿、肾性糖尿、碱性尿,严重者出现急性肾衰竭,此时双肾增大,偶尔表现为肾性尿崩症。

【诊断】

白血病肾损害的诊断,至少需要满足两个条件:①确诊为白血病;②肾脏损害的表现伴随着白血病的出现、缓解、复发而相应变化。

白血病相关的尿酸性肾病的诊断宜注意与其他原因引起的高尿酸血症、尿路结石等梗阻性肾病相鉴别。

【治疗】

白血病肾损害的治疗,主要针对原发病进行积极治疗,防止白血病肾脏浸润以及防治尿酸性肾病。

患者在诊治过程中一旦出现尿检异常(蛋白尿、血尿、肾性糖尿、尿溶菌酶升高等)、肾功能异常、肾区疼痛、高血压或肿块时,高度警惕白血病肾损害,应及时做肾脏B超检查有助于确诊,必要时可行肾活检。

1. 白血病的治疗　据白血病类型采用合理的化疗方案。随着白血病治疗的缓解,白血病肾损害大多相应好转。

2. 防治尿酸性肾损害 白血病化疗前及化疗中应定期检查血尿酸、尿尿酸、血常规、肾功能及电解质等;化疗过程中,避免脱水、酸性尿等诱发尿酸沉积的因素;可酌情在化疗前使用别嘌醇控制高尿酸血症;已出现尿酸性肾病者,在使用别嘌醇的同时,并进行补液和补充碱性药物碱化尿液。

3. 肾脏病变的处理 可参照原发性肾脏疾病治疗方法治疗血尿、蛋白尿和高血压,出现肾衰竭者进行肾脏替代治疗。

【预后】

本病的预后取决于白血病类型及肾损害诊断和治疗的时机。大部分病例随着白血病的缓解,肾脏损害亦相应地得到恢复。

(何庆南)

第二十节　淋巴瘤肾损害

淋巴瘤(lymphoma)是一组以淋巴细胞和(或)组织细胞在淋巴结或者其他淋巴组织中异常增生为特征的恶性肿瘤。按病理分为霍奇金淋巴瘤和非霍奇金淋巴瘤两大类。累及肾脏时引起肾脏疾病表现称之为淋巴瘤肾损害(lymphoma-related kidney involvement),其中,非霍奇金淋巴瘤肾脏受累发生率明显高于霍奇金淋巴瘤;淋巴瘤浸润骨髓者肾脏损害发生率明显高于无骨髓浸润者。

【发病机制】

淋巴瘤肾损害主要与如下因素有关:①免疫反应所致:淋巴瘤患者多有免疫缺陷,可通过细胞免疫和体液免疫多种途径导致肾脏损伤。②肿瘤浸润或者肿瘤压迫所致:淋巴瘤患者尸解中 1/3 出现肾脏浸润,以淋巴肉瘤和网状细胞肉瘤较为多见;此外,肿瘤压迫输尿管、肾动脉、下腔静脉或肾静脉,均可引起肾脏损害。③肿瘤细胞代谢紊乱:淋巴瘤所致的高钙血症和高尿酸血症均可损害肾脏。④肿瘤放疗或者抗肿瘤药物化疗亦可导致肾脏损害。

【病理】

双侧肾脏常同时受累,病变肾脏重量增加,肉眼可见多发性结节,少数外观正常。显微镜下瘤细胞在肾间质弥漫性浸润,肾实质变性、坏死和萎缩。霍奇金淋巴瘤并发肾小球疾病时,病理类型以微小病变多见,也可见局灶性肾炎、膜性肾病、膜增殖性肾炎以及抗肾抗体型肾炎;霍奇金淋巴瘤患者肾内可有淀粉样物质沉积。非霍奇金淋巴瘤合并肾脏损害的病理改变呈多样性,最常见为系膜增生性肾小球肾炎,其他类型包括膜性肾病、膜增殖性肾小球肾炎、微小病变、局灶节段硬化性肾小球肾炎、IgA 肾病、肾淀粉样变性等。

【临床表现】

淋巴瘤肾损害仅部分病例出现明显肾脏受累的表现,常见的肾脏受累临床表现有:

1. 肾病综合征 少数淋巴瘤病例以肾病综合征为首发表现,部分病例可在病程中出现肾病综合征表现,表现为大量蛋白尿、低蛋白血症,其程度随淋巴瘤的缓解或恶化而相应改变。

2. 肾炎综合征 表现为血尿(有时可呈肉眼血尿)、蛋白尿、高血压、管型尿。

3. 肾功能不全 见于淋巴瘤细胞在肾脏广泛浸润,引起少尿、高血压、血肌酐升高等症状;高尿酸血症致急性梗阻性肾病或肿大的腹膜后淋巴结压迫尿路引起的梗阻性肾病可引起急性肾衰竭。

此外,肿大的淋巴结若压迫肾静脉,可造成肾静脉血栓形成。

【诊断】

淋巴瘤患者出现下列异常者可考虑肾脏浸润:①B 超、静脉肾盂造影、CT 或者磁共振显示双肾增大或肾盂肾盏扭曲变形;②尿检异常:出现蛋白尿、血尿或者管型尿等;③淋巴瘤患者出现不能用其他原因解释的高血压、肾功能不全。

诊断时应注意:部分淋巴瘤肾损害病例会出现类似于系统性红斑狼疮或系统性血管炎的临床表现(出现皮疹、低补体血症、肾脏自身抗体或 ANCA 阳性)。此外,淋巴瘤肾损害还应与其他淋巴增生性恶性病变、白血病以及其他伴有淋巴结肿大的慢性炎症性疾病、结缔组织病和实体肿瘤引起的肾损害相鉴别。

【治疗】

治疗原则:治疗原发疾病为主,治疗肾脏损害为辅。

1. 治疗原发病 据淋巴瘤类型采用合理的化疗或放疗方案治疗,肾损害多随淋巴瘤缓解而减轻。

2. 治疗肾脏病 基本原则参照原发性肾脏病的治疗。肾病综合征表现者选用激素和免疫抑制剂;淀粉样变性肾病不用糖皮质激素,因可使病情恶化,可试用长春新碱或二甲基亚砜治疗;肾衰竭者进行肾脏替代治疗。

【预后】

本病预后主要取决于淋巴瘤的病理类型、病期以及对治疗的反应。

（何庆南）

第二十一节　线粒体病肾损害

线粒体病（mitochondrial disease）是指线粒体代谢酶缺陷致细胞氧化磷酸化受损、ATP 合成障碍、能量来源不足而引起的一组疾病。线粒体病可累及全身各个系统，累及肾脏时称之为线粒体病肾损害（mitochondrial disease associated kidney involvement），在儿童较为常见。

【发病机制】

引起线粒体功能障碍的主要有 5 类原因：线粒体呼吸链功能障碍、丙酮酸代谢障碍、三羧酸循环障碍、脂肪酸氧化障碍、肌酸代谢障碍，以线粒体 DNA（mtDNA）突变所致呼吸链功能障碍最为常见。线粒体与能量代谢密切相关，线粒体功能障碍时，细胞氧化磷酸化异常，ATP 合成障碍，导致体内能量供应不足以及不能维持细胞正常的氧化还原平衡，产生过多的氧自由基，诱导细胞凋亡的发生甚至坏死，尤其以高能量代谢的脏器（如神经、肌肉、心、肝、肾等）容易受到损害。肾脏正常功能的维持需要消耗大量的能量，线粒体供能环节发生任何问题，均可引起肾脏受损；线粒体功能障碍所导致的肾损害又称为线粒体肾病。

【病理】

线粒体病肾损害表现为近端小管回吸收受累时，可见小管扩张、萎缩、有管型、小管上皮细胞空泡变性等非特异性改变，巨大线粒体常见。临床表现为肾病综合征时，肾活检可表现为节段性肾小球硬化。表现为肾小管间质性肾炎时，肾活检显示弥漫性间质纤维化和小管萎缩，在间质纤维化区有小球硬化。

【临床表现】

本病可起病于任何年龄，1/3 在生后 1 个月内，80% 在 2 岁之内，随年龄增长而受累组织增多，一般随病程延长而病情恶化。

线粒体病的肾损害：肾受累在成人患者中少有，而在小儿中常见，其中以近端肾小管受累最多见，导致重吸收功能障碍；累及肾小球和（或）肾小管间质时，可表现为肾病综合征、单纯型蛋白尿、肾小球肾炎、间质性肾炎，随着病情进展和病程延长，可逐步发展为肾衰竭。

除了肾脏受累外，还同时表现为其他多个系统器官受累，如神经肌肉系统受累、肝功能损害、内分泌、血液系统受累等，尤以肌肉及神经系统受累症状明显。临床可表现为多种综合征，以线粒体肌病及线粒体脑肌病较为常见。

【诊断】

除了线粒体病多器官系统受累的临床表现外，①血乳酸盐、丙酮酸水平可作为初步判断线粒体功能障碍的指标；②检测新鲜肾脏组织线粒体呼吸链酶活性有助于判断肾脏组织线粒体功能；③肌肉组织活检是确定线粒体病的重要依据（光镜可见异常线粒体聚集的破碎红纤维，电镜可见线粒体形态异常和异常增生）；④基因检测有助于发现线粒体 DNA（mtDNA）基因突变或片段缺失。

线粒体肌病宜与多发性肌炎、重症肌无力、进行性肌营养不良等疾病相鉴别。

【治疗】

线粒体病目前无特效治疗，临床主要采取对症治疗。

对症治疗：可给予促进呼吸链活性的药物，如三磷酸腺苷（ATP）、辅酶 Q10、维生素 K_1、K_2、B_1、B_2、C 等；酸中毒明显者可输注碳酸氢钠；丙酮酸羧化酶缺少者给予高蛋白、高碳水化合物和低脂肪饮食；部分病例对肾上腺素糖皮质激素反应良好。

肾脏损害的治疗基本原则可参照原发性肾脏病的治疗。

线粒体病的基因治疗目前尚处于实验阶段。

【预后】

线粒体病多随年龄增长以及病程延长而受累组织增多、病情加重。

（何庆南）

第二十二节　肝豆状核变性肾损害

肝豆状核样变性又称 Wilson 病，是一种常染色体隐性遗传性疾病，因铜代谢异常造成铜在肝、豆状核、角膜及肾等组织细胞内沉积，进而引起组织损伤。国内资料显示肝豆状核变性肾损害（Wilson's disease-related kidney injure）的发生率为 12.7% ~ 27.7%。

【发病机制】

肝豆状核样变性属于遗传性铜代谢障碍疾病，是常染色体隐性遗传性疾病。目前染色体研究定位于 13q14-q21，主要因为 ATP7B 基因突变，患儿的双亲多为杂合子，常见近亲婚配。

肝脏是铜代谢的主要器官，铜蓝蛋白由肝细胞合成。肝豆状核变性导致铜氧化酶活性降低、铜蓝蛋白合成减少，铜自胆汁中排出锐减，致使铜在体内蓄积而造成细胞损伤。

肝豆状核样变性发生肾脏损害的机制尚不清楚，从细胞水平看，可能是过氧化损害。①铜蓄积对肾脏组织的直接损伤：肝豆状核样变性患者肾脏铜沉积主要集中在近曲小管及远曲小管上皮细胞内，使肾小管重吸收功能损害；表现为蛋白尿、氨基酸尿、糖尿、尿酸尿、高磷尿、高钙尿、低比重尿等。铜对肾小球的损害对表现为系膜增生性肾炎改变，使肾小球滤过率下降，肾血浆流量减少，重者产生肾衰竭；临床以血尿为主表现。②免疫性损伤：铜在肝内蓄积，使肝巨噬细胞（Kupffer 细胞）清除循环免疫复合物（CIC）能力下降，加上 CIC 及其他有害物质对单核巨噬系统及中性粒细胞吞噬功能的抑制或封闭作用，使血中 IgA 免疫复合物及 CIC 持续升高，导致它们在肾小球沉积，诱导 IgA 肾病。③其他因素：肝豆状核样变性时，肾小管对钙的重吸收障碍和（或）肾小管酸化功能缺陷可导致高钙尿症，同时肝功能受损使凝血物质合成减少，高钙尿症和凝血因素均是导致非肾小球源性血尿主要原因。

【病理】

双肾外观肿大，有的可见出血灶外观。铜在肾组织沉积以近端肾小管上皮细胞最明显，远端肾小管和肾小球也可受累。光镜下肾小管上皮细胞肿胀变性，上皮细胞扁平化、刷状缘消失、基膜增厚，少数小管内有红细胞和血红蛋白管型，Mallery-Parker 苏木精法铜染色可以发现肾小管上皮细胞内铜颗粒沉积。肾小球有不同程度的系膜增生及基质增多，毛细血管腔略狭窄，基底膜轻度增厚。免疫荧光检查系膜区可见 IgG 及 IgA 沉积。电镜结果与光镜基本一致，同时在肾小球系膜及系膜旁区见少量中等电子密度的沉积物，个别区域沉积物呈团块状；上皮细胞胞质中线粒体密度增加，嵴不清楚，线粒体增大，中心呈囊状空腔。

【临床表现】

肝豆状核样变性临床上可出现多脏器、多系统受累表现，但个体差异较大，临床因铜主要沉积的器官不同而表现出不同的症状。随着体内铜沉积量的增加，逐渐出现器官受损症状，发病年龄多见于 7 ~ 12 岁。早期临床表现复杂，儿童尤不典型。年龄较小者，首发症状以肝脏和骨骼表现多见；年龄较大、病程较长者，可有典型的神经系统症状；肝豆状核变性肾损伤往往呈亚临床型表现，但极少病例以肾脏改变为首发症状，容易误诊。

除了肝脏、神经系统、眼睛等肾外症状外，肝豆状核样变性肾损害可累及近端肾小管、远端肾小管和肾小球，可表现为水肿、蛋白尿、血尿、糖尿、高钙尿等，有时因水肿、蛋白尿、血尿或肾功能障碍易误诊为慢性肾炎、肾病综合征、肝肾综合征。

1. 尿改变　血尿，一般以镜下血尿为主，也可见肉眼血尿，可以是间歇性或持续性；尿蛋白多为中、小量蛋白尿，但也有报道表现为肾病综合征样大量蛋白尿；可见白细胞尿，多为 5 ~ 20 个/HP，无明显尿路刺激症状；肾小管重吸收功能受损时，可出现糖尿；肾功能损害多发生于疾病晚期，肾功能严重受损时，可出现少尿或无尿的表现。

2. 水肿　表现为反复水肿，主要为双下肢凹陷性水肿，系低蛋白血症所致。

3. 肾小管酸中毒表现　表现为生长、发育滞后、顽固性佝偻病、烦渴多饮、肾钙化、低血钾等；主要生化特征为血 HCO_3^-、pH 下降、高氯血症。尿的酸化功能障碍使尿的 pH 呈碱性改变。

4. 其他　一般不伴高血压，常有肝脾大、行走困难、语言障碍、关节酸痛等多系统受损表现。

【实验室检查】

主要改变是血清中非铜蓝蛋白的铜增多、尿铜增加等。

1. 铜代谢相关指标的检测　①血清铜蓝蛋白测定：儿童正常含量为 200 ~ 400mg/L，患儿通常 < 200mg/L；②血清铜氧化酶活性检测：铜氧化酶吸光度正常值为 0.17 ~ 0.57，患儿明显降低；③24 小时尿铜测定：正常值为 10 ~ 100μg/24h，患儿 24 小时尿铜排泄量增高；④血清铜：诊断价值有限，主要用于验证血清铜蓝蛋白检测的准确性；正常值为 90 ~ 100μg%，患儿血清总铜量减低。

2. 肾组织活检　肾活检可证实肾小管和肾小球是否受损及受损程度；Mallery-Parker 苏木素法铜染色可以发现过量铜在肾脏的沉积。

3. 角膜 K-F 环检查　在角膜边缘可见呈棕灰色、棕绿色或棕黄色的色素环,色素环宽约 $1 \sim 3mm$。K-F 环自角膜上缘开始出现,然后成为环状。早期需在眼科裂隙灯下观察,以后肉眼亦可见,是肝豆状核样变性的重要体征。

4. 脑 CT 和脑电图检查　脑 CT 改变是由于脑内铜异常聚积所致的脑变性及继发性脑萎缩。在有神经症状的 HLD 患者,CT 扫描有形状不一的低密度灶,常为双侧性。MRI 检查较 CT 敏感,T_2 加权可见片状长 T_2 对称性高强度信号。当神经系统症状明显时出现脑电图异常改变。

5. 过量铜在肝脏沉积,导致肝功能受损应作相应检查,也可作肝组织活检,测定肝铜量及肝组织学检查,正常肝铜浓度为 $20 \sim 45\mu g/g$ 干重。

6. 因铜沉着在骨骼系统,患儿常有骨骼改变,X 线检查有骨质疏松、佝偻病、退行性骨关节病等表现。

7. 基因诊断　本病的缺陷基因已定位于 13q14-q21,并在此区域分离克隆出与本基因连锁的 DNA 多态性片段,可将其应用于症状前诊断、产前诊断及缺陷基因携带者的检查。

【诊断】

1. 肝豆状核样变性的诊断依据 Sternlieb 标准,具备其中两项者可诊断:①具有肝损害症状的临床表现;②进行加重的神经症状,尤以锥体外系功能障碍为突出;③裂隙灯下查角膜 K-F 环阳性;④血清铜蓝蛋白降低。

非典型病例可根据临床表现,结合实验室指标提示铜代谢异常、24 小时尿铜排泄增多、血铜减少、D-青霉胺治疗有效和阳性家族史诊断。

2. 肾损害标准　①临床表现:水肿、血尿等;②实验室检查:尿常规异常,蛋白尿($\pm \sim +++$);尿红细胞>3 个/HP(非离心尿);肾功能异常(血尿素氮 $\geq 7.14mmol/L$、血肌酐 $\geq 176.8\mu mol/L$)。

【治疗】

治疗目的是防止或减少铜在组织内蓄积,开始治疗越早,预后越好。一方面通过排铜药物促进体内蓄积的铜排出;同时减少铜的摄入,降低外源性铜进入体内。

1. 针对体内铜过多的治疗

(1) 促进铜排泄:应用螯合剂青霉胺与铜结合,然后从尿排泄。用法为青霉胺 $20mg/(kg \cdot d)$,每天 $2 \sim 3$ 次饭前 30 分钟口服。首次服用者应进行青霉素皮内试验,阴性才能使用;阳性者酌情脱敏试验后服用。服用青霉胺期间应定期检查血、尿常规和 24 小时尿铜等指标,以 24 小时铜排泄量作为选择剂量的指标,年长儿尿铜应控制在 $1 \sim 3mg/d$。青霉胺一般治疗 $6 \sim 12$ 个月,后可改用维持量且需终生服药。青霉胺可引起维生素 B_6 缺乏,疗程中应补充维生素 B_6 $50mg/d$。不能耐受青霉胺者可选用三乙烯丁胺 $1200mg/d$。

(2) 减少铜吸收:锌制剂,可使胆汁排铜增加。常用制剂为硫酸锌和葡萄糖酸锌。硫酸锌儿童用量为每次 $0.1 \sim 0.2g$,每天 $2 \sim 3$ 次口服,年长儿可增至每次 $0.3g$,每天 3 次;葡萄糖酸锌胃肠吸收优于硫酸锌,且胃肠道不良反应也较硫酸锌轻,剂量 $1.6g/d$ 分次口服。服药后 1 小时内禁食以免影响锌的吸收。

联合锌盐治疗可减少青霉胺的用量,青霉胺每天 $7 \sim 10mg/kg$,两药合用时最好间隔 $2 \sim 3$ 小时,以免影响疗效。$4 \sim 6$ 个月后可用锌盐维持治疗。轻症者单用锌盐也可改善症状,但重症患者不宜首选或单用锌制剂。

(3) 减少铜的摄入:采取低铜饮食,避免摄入含铜量高的食物,如肥猪肉、动物内脏、小牛肉等肉类,蟹、虾、贝壳等鱼贝类,黄豆、青豆、黑豆、扁豆等豆类,花生、芝麻、胡桃等坚果类;此外,蘑菇、巧克力、玉米含铜量亦高。

2. 针对肾损害的治疗　在基础疾病得到基本控制后,可根据肾损害的临床与病理类型选择不同的治疗方案,有试用环磷酰胺冲击疗法治疗并发系膜增生性肾小球肾炎后血尿得以控制的报道。

血管紧张素转换酶抑制剂(ACEI)及抗氧自由基的药物(如维生素 E 等)有延缓肾脏损伤和肾功能不全进展的功效。

3. 对症治疗　包括应用保肝药物、维护神经系统的药物。对于造血系统、骨关节等病症按不同病情给予对症处理。

4. 肝移植治疗　肝移植是对合并急性肝衰竭或对药物治疗无效的肝豆状核变性患者唯一有效的治疗手段。肝移植可有效改善肝豆状核变性患者的铜代谢异常以及可能有助于肝外器官铜沉积恢复正常,但有关肝移植治疗的指征和风险等问题尚有待进一步探讨。

5. 细胞和基因治疗　肝豆状核样变性是一种定位于 13q14-q21 的遗传性疾病,主要由于 ATP7B 基因突变所致。随着基因技术的不断进步,细胞和基因治疗有望成为肝豆状核变性治疗的重要手段,但临床应用尚需时日。

【预后】

早期诊断、早期治疗、终身治疗,可使患儿维持在健康状态;但停药后病情可复发。如本病不经治疗,以肝病型表现者则常死于肝功能不全;以神经型表现者则常在数年内恶化死亡;如果并发肾硬化、肾衰竭,则治疗效果差,预后不良。

（何庆南）

第二十三节　肥胖相关性肾病

肥胖相关性肾病(obesity-related glomerulopathy,ORG)是指由肥胖导致的以蛋白尿伴或不伴镜下血尿为主的肾损害。

1974 年,Weisinger 的报道首次关注到重度肥胖与蛋白尿之间的关系;而随着饮食习惯和生活方式的改变,肥胖的发生率逐渐升高,ORG 的发生率也逐渐增加。肥胖作为一种代谢性疾病,引起肾脏损伤导致 ORG,随着病情进展,可缓慢发展成为终末期肾病(ESRD)。

【病因与发病机制】

肥胖是 ORG 发生发展的一个独立危险因素,较大的体重指数(BMI)是终末期肾病(ESRD)的危险因素。

ORG 的发病机制尚未完全阐明,但肥胖患儿多处于一种高胰岛素血症和胰岛素抵抗、高血脂、高血压、高瘦素血症以及肾素-血管紧张素(RAS)系统活化、氧化应激水平明显增高等病理状态;研究表明,肥胖患儿存在肾脏血流动力学改变(肾小球高压、高滤过、高灌注);因此,一般认为,ORG 的发生发展与肾脏血流动力学改变、高血脂、高胰岛素血症和胰岛素抵抗、RAS 异常活化、氧化应激反应等多种因素有关。

【肾脏病理】

1. 光学显微镜　ORG 肾脏病理改变表现为两种类型:一种类型为肥胖相关性肾小球肥大症(OB-GM),表现为单纯肾小球肥大,即肾小球体积普遍增大,可出现肾小球毛细血管袢内皮细胞肿胀或空泡变性,但系膜区增宽不明显。另一种类型为肥胖相关性局灶节段性肾小球硬化(OB-FSGS),表现为肾小球肥大和局灶节段性肾小球硬化(FSGS);肾组织中未硬化的肾小球类似于单纯型肾小球肥大的改变,硬化的肾小球出现 FSGS 的组织学改变;肾小管间质改变可表现为多灶性小管萎缩,间质纤维化,间质炎性细胞浸润,髓质纤维化程度明显重于皮质,部分病例可出现间质泡沫细胞,髓旁器增生。血管病变与糖尿病肾病的病理改变类似,可见轻~中度小动脉硬化伴透明变性。

2. 免疫荧光　肾小球硬化区域可见局灶和节段 IgM、C_3 沉积;非硬化区域亦可见局灶节段性或弥漫性 IgM、C_3(+ ~ +++)沿毛细血管袢沉积,系膜区可见 IgG 和白蛋白线样沉积于肾小球基膜,少部分可见肾小管基膜 IgG(± ~ +)沉积。

3. 电子显微镜　主要表现为足突细胞肿胀和融合但范围局限、少量微绒毛化,内皮细胞和足突细胞可见脂质吞饮和空泡变性,可见到肾小球基膜皱缩、扭曲和节段性毛细血管袢塌陷,系膜区和肾小球基膜均较少见电子致密物沉积。

【临床表现】

肥胖儿童引起 ORG 通常为隐匿起病,多在尿检发现异常时就诊;临床表现主要为不同程度的蛋白尿、伴或不伴镜下血尿。

1. 蛋白尿　早期可出现微量白蛋白尿;随着病情进展,逐渐出现以中分子蛋白尿为主的显性蛋白尿,多为轻至中度蛋白尿;亦可见肾病性大量蛋白尿。患儿的尿蛋白量常与肥胖程度相关。ORG 表现为典型肾病综合征的病例不多见,即使表现为大量蛋白尿,其低蛋白血症也并不明显。

2. 血尿　约 14% ORG 病例出现镜下血尿,但无肉眼血尿发作。

3. 水肿　一般无水肿,低蛋白血症发生率低。

4. 其他　近半数病例伴有肾小管功能异常,可缓慢进展至终末期肾功能不全。部分病例并发糖尿病、高血压、出现肥胖相关性肝脏损害以及睡眠呼吸暂停综合征等。

【实验室检查】

1. 尿检查　主要表现为不同程度的蛋白尿、伴或不伴镜下血尿。部分病例可出现尿 NAG 酶(N-乙酰-β-D-葡萄糖苷酶)和视黄醇结合蛋白(RBP)升高、尿渗透压下降,提示 ORG 累及到肾小管。

2. 血脂　主要表现为三酯酰甘油水平增高、LDL 升高、HDL 降低,可伴胆固醇增高,但三酯酰甘油增高常较胆固醇增高明显。

3. 血糖　空腹血糖、糖耐量试验正常、血胰岛素明显升高。

4. 肝、肾功能检查　肝酶可升高,但低蛋白血症多不明显。肾功能不全者出现血清肌酐增高等改变。

【诊断与鉴别诊断】

ORG 的诊断依据:

1. 达到肥胖标准,如成人 BMI > 25〔注:儿童 BMI 与年龄有关,且正常值范围较宽;可根据标准体重表和(或)生长发育曲线图等方法判断〕。

2. 出现肾损伤表现　如不同程度的蛋白尿伴或不伴镜下血尿,常不伴水肿和低蛋白血症,部分病例可出现肾功能不全。肾活病理表现为肾小球肥大和(或)局灶节段性肾小球硬化。

3. 排除其他原发性和继发性肾小球疾病

(1) 特发性 FSGS:发病年龄相对较小,女孩多见,临床表现为典型的肾病综合征,常伴有肾小管损伤,脂质代谢紊乱严重,较快进展为肾功能不全。肾脏病理表现为足细胞病变明显,伴肾小球节段硬化;而 ORG 病理表现为肾小球体积明显增大,且不局限于皮质,节段硬化肾小球比例较低,足突融合程度较轻,低蛋白血症发生率低。

(2) 糖尿病肾病:ORG 与糖尿病肾病早期的临床和肾脏病例改变相似,鉴别要点在于临床是否达到糖尿病的诊断标准。

(3) 高血压肾病:常有高血压病史,出现蛋白尿前一般高血压病程大于 5 年,蛋白尿为轻、中度,有心、脑、眼底等受损表现。肾脏病理表现为血管平滑肌内膜肥厚、玻璃样变和缺血引起的肾小球袢皱缩和球性硬化。

(4) 其他继发性 FSGS:反流性肾病、肾发育异常、镰状细胞贫血性肾病、HIV 相关性肾病等肾脏病理类型亦可表现为 FSGS,通过原发病病史可鉴别。

【治疗】

1. 减轻体重　ORG 治疗首先强调控制饮食和增加运动以减轻体重。研究显示,体重减轻 10% 或以上者,即使未达到理想体重,各项异常的代谢指标包括血胰岛素、血脂、血压、尿蛋白、肾脏损伤程度等均能得到明显改善。BMI 的降低与尿蛋白量的减少成正相关。

2. 纠正胰岛素抵抗　胰岛素抵抗是 ORG 重要的病理生理基础,高胰岛素血症通过直接或间接的方式造成肾组织损伤,因此,纠正胰岛素抵抗、提高胰岛素敏感性,是治疗 ORG 的关键环节。临床上用于纠正胰岛素抵抗的药物主要是噻唑烷二酮类和二甲双胍类药物,宜注意噻唑烷二酮类药物有导致体重增加、水钠潴留以及增加充血性心力衰竭发生率的副作用。中药大黄酸亦被证明具有逆转胰岛素抵抗的作用。

3. 纠正肾脏血流动力学异常　血管紧张素转化酶抑制剂(ACEI)和(或)血管紧张素 Ⅱ 受体拮抗剂(ARB)具有抑制活化的 RAS 系统、控制高血压、纠正肾脏局部血流动力学异常以及降低蛋白尿、保护肾功能的作用。

4. 其他药物　他汀类降脂药物能够降低血三酯酰甘油、胆固醇水平,减肥药能抑制食欲、减少肠道脂肪吸收从而减轻体重,均可起到减轻或延缓 ORG 肾损伤的作用,但这些药物儿童使用时的有效性和安全性方面尚不明确。

【预后】

有报道显示,ORG 的预后不良,可缓慢进展至终末期肾衰。较之于局灶节段性肾小球硬化型 ORG 患者,肾脏病理表现为单纯肾小球肥大者的预后较好。此外,ORG 的预后还与是否存在高血压、动脉粥样硬化等并发症有关。

(何庆南)

第二十四节　血管炎性肾损害

血管炎(vasculitis)是以血管壁或周围炎症性病变为特征的自身免疫性疾病。肾脏血管非常丰富,是血管炎损害的主要器官;血管炎使血管腔变窄、血流受阻,导致节段性坏死性肾小球肾炎和肾功能不全。累及肾脏的原发性血管炎包括显微镜下多动脉炎、肉芽肿性血管炎(又称为 Wegener 肉芽肿)、结节性多动脉炎、大动脉炎、变应性肉芽肿血管炎(Churg-Strauss 综合征)等,继发性血管炎包括过敏性紫癜、系统性红斑狼疮、类风湿关节炎、肿瘤和感染等。

小血管炎(如显微镜下多动脉炎、Wegener 肉芽肿、Churg-Strauss 综合征、过敏性紫癜、原发性冷球蛋白血症性血管炎等)是指累及毛细血管、静脉和细动脉的血管炎;此类病例往往病情较重且进展较快,如不及时治疗,容易发展为终末期肾衰竭或导致死亡。多数病例血清抗中性白细胞胞质抗体(ANCA)

阳性,又称为 ANCA 相关性小血管炎。中血管炎(如结节性多动脉炎、川崎病等)主要累及肾叶间动脉、弓形动脉及肾动脉主要分支,引起肾脏局灶缺血,无肾小球病变。大血管炎(如颞动脉炎、大动脉炎等)仅累及肾动脉主干及其主要分支,造成肾动脉狭窄和肾血管性高血压,很少发生肾功能不全。其中,ANCA 相关性小血管炎可累及多个器官,而肾脏往往受累最为严重,甚至为唯一受损器官。本节主要介绍 ANCA 相关性血管炎性肾损害(ANCA-associated vasculitis with renal involvement)。

【发病机制】

多数血管炎的病因不明,发病机制也不清楚,涉及环境、感染、药物和遗传等多种因素。目前认为血管炎的发病主要系感染原对血管的直接损伤和免疫性异常介导的炎症反应所致。

【病理】

ANC 相关性小血管炎以肾和肺损害为主要,基本病理变化为坏死性小血管炎。ANCA 相关小血管炎性肾损害典型肾脏病理改变为坏死性肾小球肾炎伴新月体形成,新月体比例常>50%;肾脏免疫检查虽无明显异常,但血清 ANCA 阳性。

1. 光学显微镜检查 典型肾小球病变为局灶节段肾小球襻坏死伴新月体形成,肾小球毛细血管周边襻可见节段纤维素样坏死。肾小管间质病变与肾小球和肾血管病变程度密切相关。疾病活动期,肾间质水肿,大量白细胞浸润,期间可见小管炎,近端肾小管上皮细胞变性、脱落甚至坏死,肾小管腔内可见大量管型,肾小管萎缩和小管间质炎症几乎都伴有间质纤维化。ANCA 相关血管炎可累及肾小动脉,以肾小叶间动脉和入球小动脉受累较常见。血管炎早期内膜水肿、内皮剥脱,中层肌细胞肿胀,伴腔内血栓,动脉壁细胞浸润。

2. 免疫荧光 肾脏组织免疫荧光无或仅见少量免疫复合物沉积,因而称为"寡免疫性"。在肾小球毛细血管襻坏死区或间质血管壁常见纤维素沉积。在硬化的肾小球,可有非特异性 IgM 或 C_3 沉积,但无纤维素沉积。

3. 电镜检查 常见基底膜和包曼囊壁断裂,肾小球内皮细胞肿胀或坏死、剥脱,节段内皮下区域增宽、襻内血栓和中性粒细胞、单核细胞浸润等改变。新月体中可见上皮细胞、巨噬细胞和纤维蛋白丝。肾小球系膜区、内皮下及上皮侧无或少量电子致密物沉积。

【临床表现】

1. 肾脏损害的表现 肾损害为首发症状,少量患者仅有肾脏损害,临床特征为大量血尿伴蛋白尿及进行性肾功能减退,严重肾衰竭需肾脏替代治疗者多伴少尿。血尿是血管炎肾损害最突出的表现之一,多呈持续性肉眼血尿,无肉眼血尿者尿沉渣镜检均有大量血尿,且为均一性血尿。蛋白尿为少至中量,肾病综合征性蛋白尿仅占 7%～20%。Wegener 肉芽肿和显微镜下多血管炎肾损害临床表现均以急进性肾炎综合征和慢性肾衰竭为主,而 Churg-Strauss 综合征肾损害相对较轻,但也可发生严重肾衰竭和大量新月体形成。

2. 肾外表现 根据受累组织器官不同而有相应的临床症状。肺部:15%～45% 以肺损害起病,尤其是 Wegener 肉芽肿,可表现为咳嗽、痰中带血、呼吸困难甚至咯血。皮肤:可表现为多种类型皮疹,如紫癜、红斑、溃疡、结节及大疱等。肌肉和关节:关节痛和肌痛,但关节炎少见,且为非侵蚀性。眼部:畏光、眼痛、眼部充血、视物模糊、眼球外凸等。胃肠道:腹痛、腹泻、胃肠道出血等。心脏:心律失常、心肌酶、心包炎和心脏瓣膜病变等。

【辅助检查】

1. 尿常规 大量红细胞、颗粒管型或红细胞管型,伴蛋白尿,肾病综合征性蛋白尿少见。

2. 血液检查 血常规检查常有白细胞总数和中性粒细胞数量增加、正细胞正色素性贫血和血小板减少,Churg-Strauss 综合征患者外周血嗜酸细胞显著增多。血沉增快、CRP 水平升高。血尿素氮和肌酐通常升高,与肾脏损害程度相关。血清白蛋白常下降,碱性磷酸酶水平升高。血清补体水平正常或升高。类风湿因子常阳性,冷球蛋白水平可增高。

3. 自身抗体 Wegener 肉芽肿、微型多血管炎等原发性小血管炎和特发性坏死性新月体性肾炎患者血清 ANCA 阳性率高达 85%～90%。部分原发性小血管炎患者血清 ANCA 阴性,因此,ANCA 阴性不能排除血管炎。ANCA 阴性血管炎与 ANCA 阳性血管炎的临床表现和病理特征基本相似,但 ANCA 阴性血管炎患者,发病年龄较小,肾脏损害轻,预后相对较好。ANCA 相关血管炎患者还可同时存在其他自身抗体,包括抗内皮细胞抗体、抗 GBM 抗体、抗磷脂抗体等。

4. 影像学检查 肺部:可显示肺部浸润、结节或伴空洞、弥漫性肺泡出血或间质浸润、纤维化,以双侧中下肺野或布满两肺的斑点状或斑片状模糊阴影最常见。上呼吸道:上呼吸道病变主要见于 Wegener 肉芽肿和 Churg-Strauss 综合征,常见鼻旁窦内液平和软组织增厚,CT 能清楚显示有无骨质破坏或新骨形成。血管造影:主要用于大血管炎和中血管炎的诊断,对小血管炎的诊断意义甚小。但小血管炎可同时累及大或中等血管。典型的影像学改变为节段性动脉狭窄与正常或扩张的动脉段相交替,血管阻塞、血栓形成,以及动脉管壁不规则或溃疡等。

【诊断和鉴别诊断】

目前尚无一种血管炎的病理改变具有特异性的诊断价值,系统性血管炎的诊断主要依靠病史、体格检查、实验室检查、组织活检和血管造影 5 个方面综合作出判断。当出现以下表现时应想到系统性血管炎:①不明原因的发热;②多系统损害;③肾脏损害,特别是活动性肾小球肾炎;④肢体或脏器缺血或瘀血的症状和体征;⑤皮肤紫癜或结节性坏死性皮疹;⑥神经系统病变,尤其是多发型单神经炎;⑦全身其他系统损害;⑧肌肉和关节疼痛。

有肾脏受累临床表现时应尽量行肾活检,确诊率几乎达 100%,同时肾活检病理检查还可同时了解病变程度、活动性和可逆程度。

系统性小血管炎的鉴别诊断流程见图 9-1。

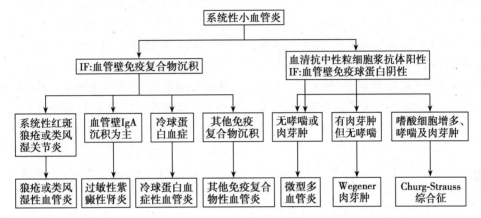

图 9-1　系统性小血管炎的鉴别诊断流程

【治疗】

累及肾脏的血管炎如 Wegener 肉芽肿,若不治疗多在 1 年内死亡,及时合理治疗可延长改善预后。治疗分 2 期:①诱导期:短期大剂量快速诱导缓解;②维持期:撤减药物或更换相对安全的药物,小剂量维持。

1. 诱导期　肾上腺皮质激素联合环磷酰胺治疗。适用于肾功能急剧变化和(或)病理呈细胞性新月体为主、坏死性血管炎、大量炎细胞浸润的活动性病变者。重症患者予甲泼尼松龙冲击治疗,15mg/kg(<1g/d)静脉滴注,连用 3 天,后给予 1mg/(kg·d),连用 8 周。中度肾损害者,泼尼松 1mg/(kg·d),4~6 周后逐渐量,6 个月时 15mg/d。重症患者联用细胞毒药物,首选环磷酰胺,口服法 2mg/(kg·d),冲击法 0.5~0.7g/m² 静滴,每 4 周重复冲击。诱导期应注意个体化治疗,宜早期应用,持续治疗至临床症状缓解或明显改善,过晚则影响疗效,且增加副作用。

2. 维持期　维持期建议疗程在 2 年以上,第一年泼尼松 10mg/d,第二年泼尼松 5mg/d,环磷酰胺完全缓解 1 年后每 2~3 个月减 25mg 至停药。为避免长期应用环磷酰胺副作用,近年推荐在诱导缓解后改硫唑嘌呤、甲氨蝶呤、环孢素 A、霉酚酸酯等免疫抑制剂用于维持期治疗。

3. 其他　血浆置换适应证:威胁生命的原发性小血管炎伴肺出血、重症原发性小血管炎、肾功能急剧恶化的坏死性新月体肾小球肾炎。初期每天 1 次,每次置换血浆 3~4L,连续 7 天,其后隔天或数天一次,至肺出血停止或活动性指标下降。大剂量免疫球蛋白适应证:难治性原发性小血管炎、伴感染无法应用激素和免疫抑制剂时。用法为 0.4g/(kg·d)静滴,连用 5 天。

【预后】

本疾病死亡率,预后差,一旦肾脏受累,所属晚期,存活时间更短。肾衰竭和呼吸衰竭为最常见死亡原因,其次为感染和药物副作用。影响预后的因素为弥漫性肾小球球性硬化、纤维性新月体形成、广泛间质纤维化及小管萎缩等。

(何庆南)

第二十五节 肺出血肾炎综合征

肺出血-肾炎综合征(Good-Pasture syndrome)是指抗肾小球基底膜抗体引起肾小球基膜和肺泡基膜病变所致的临床综合征。其临床表现以急性肾炎综合征伴有咯血以及迅速发展的急性肾衰竭为特征。该综合征可发生于任何年龄,男:女为3～10:1,本病多见于青年男性,儿童较少见,仅占肾活检病例的0.15%。约80%患者在6～12个月内发展成为慢性肾衰竭。

【病因与发病机制】

病因明确,本病属于自身免疫性疾病,是一种抗基膜抗体引起的肺泡壁损伤和抗基膜型肾小球肾炎。本病的抗原成分是存在于基膜(肾小球及肺泡)胶原Ⅳ羧基端的抗胶原酶球形 NCI 区,又称 Good-Pasture 抗原。一般认为与流感病毒感染,汽油蒸气、烃化物以及一氧化碳等碳氢化合物的吸入使肺泡壁基膜暴露,呈现抗原性或其抗原性发生改变,从而诱发了抗肺泡壁基膜自身抗体,肺泡壁基膜与肾小球毛细血管基膜生物化学组成相似,因而两者有交叉抗原性,抗肺泡壁基膜的自身抗体与肾小球毛细血管基膜产生交叉免疫反应,导致肾损伤。另外,目前的研究表明,本病与 HLA 的遗传背景有一定的相关性,如与 HLA-DRBI 150 显著相关。

【病理】

1. 肺部所见 光学显微镜下典型表现为坏死性肺泡炎,肺泡间隔坏死断裂,肺泡内有大量红细胞及含铁血黄素巨噬细胞,肺泡壁轻度充血,肺间质见中性粒细胞浸润和水肿,后期出现纤维化。肺血管正常。免疫荧光检查部分病例可见 IgG 和 C3 呈连续或不连续在肺泡间隔和毛细血管基膜上呈线状沉积。电子显微镜下可见肺泡壁基膜断裂,内皮细胞间出现裂隙,血小板凝集导致毛细血管管腔闭塞现象。

2. 肾脏所见 光学显微镜下早期呈局灶及节段性病变,并伴血管坏死。若病情进一步发展,则肾小球囊壁层上皮细胞明显增生,形成新月体。疾病后期,整个肾小球硬化,肾小球纤维化收缩与肾小球囊壁粘连,间质炎症细胞浸润、肾小管变性、坏死。肾血管正常,无血管炎表现。电镜下肾小球囊性上皮细胞增殖形成新月体,细胞基质增殖,基膜断裂。免疫荧光检查可见沿肾小球膜 IgG 呈连续线状沉积,2/3 病例伴 C3 节段性或颗粒状沉积。

【临床表现】

取决于肺和肾受累的程度,一般以肺部症状为首发表现,病例早期出现咯血且痰中可见大量含铁血黄素的巨噬细胞,以后出现肾损伤表现。有的开始仅表现为血尿及蛋白尿,病情迅速进展出现肾衰竭,部分病例肾损伤较轻,仅表现轻度血尿。

1. 肺部症状 可表现为咳嗽、胸痛、气促、呼吸困难、咯血等,多以咯血为首发及主要表现,程度各不相同,轻者仅痰中带血,重者可出现大出血。反复出血的病例可发展为肺纤维化。

2. 肾脏表现 可有血尿、蛋白尿、少尿、无尿、高血压、水肿,症状进行性加重,一旦出现肺部症状,病情迅速发展,多在数天至 2～3 个月发展为肾功能不全。有的开始仅表现为血尿及蛋白尿,肾损伤较轻,肾功能亦无改变。国外报道约 15% 患者始终保持肾功能正常,肾脏病理改变为轻度系膜增生性病变,故对肺出血伴或不伴尿检异常者都应考虑本病。

【实验室检查】

1. **尿常规** 可见蛋白尿、红细胞,病程晚期出现大量蛋白尿。

2. **血液检查** 血清抗-GBM 抗体(+)。约 1/4～1/3 患者合并 ANCA 阳性。血清抗体一般不下降,血色素降低。

3. 血痰抹片以普鲁士蓝染色进行细胞学检查,可见充满含铁血黄素的巨噬细胞。

4. **X 线检查** 肺出血期双肺呈弥漫或散在粟粒样至结节状改变,一般于两肺门处趋向融合状阴影,阴影的分布与范围常变化较大,反复出血的晚期病例,可见永久性的细结节状或网结状影,提示肺间质纤维化。

5. **免疫荧光检查** 经皮肺穿刺活组织检查可见局灶线状 IgG 沉积于肺泡壁,肾活检可见 IgG 沿基膜线状沉积。

【诊断与鉴别诊断】

根据患者有反复咯血伴血尿,痰中有含铁血黄素巨噬细胞,肺泡与动脉氧分压下降,典型的肺部 X 线改变,可作出初步诊断。

典型的血液学所见为缺铁性贫血、氮质血症、低氧血症,血中抗 GBM 抗体阳性,血清补体一般不下降。肺肾组织活检荧光抗体检查,可见 IgG 及补体 C3 呈连续均匀的线状沉积。电镜下可见沿基膜内皮细胞下高电子致密沉积物。凡有肺出血、肾小球肾炎、血液中检出抗 GBM 抗体 3 个主要特征，即可诊断 Good-Pasture 综合征。由于肺出血与肾炎多不同时出现，因此给诊断带来一定的困难，需临床医生注意。

本病须与下列疾病鉴别：

1. 特发性肺含铁血黄素沉着症　尿常规检查无血尿和蛋白尿，肾功能正常，血清冷凝集试验阳性，血清抗 GBM 抗体阴性，肾活检基底膜上无 IgG 线样沉积。

2. 结节性多动脉炎　可有发热、咳嗽、轻度蛋白尿和血尿等早期临床表现，随病情进展，可发生少尿或无尿及肾衰竭，但无咯血及肺部 X 线改变，血清抗 GBM 抗体阴性。

3. ANCA 相关小血管炎　也属于自身免疫性疾病，主要包括韦格纳肉芽肿和变应性肉芽肿性血管炎等，肺和肾脏最常累及，血清检查 ANCA 阳性，而血清抗-GBM 抗体阴性，免疫荧光无 IgG 及 C_3 沉积。

【治疗】

1. 肾上腺糖皮质激素可抑制循环中的抗基膜抗体形成，治疗后血液循环中抗体效价下降。大剂量的甲泼尼松龙冲击治疗可使病情发展减慢，对肺出血止血效果较好。另外，免疫抑制剂常用环磷酰胺，可阻断体液和细胞免疫，与激素联合应用，不仅可减少激素剂量和缩短病程，还可减慢肾功能恶化的速率。

2. 血浆置换疗法　本方法采用置换血浆来减少抗基膜抗体的滴度，达到清除导致组织损伤的各种介质成分，同时配合激素及免疫抑制剂治疗。

3. 抗菌药物对肺部病变无效，但对合并继发感染有帮助，因感染常会使肺部病变反复加重，另外可考虑静脉应用丙种球蛋白以加强支持治疗。

4. 抗凝药物及防止血小板聚集药物疗效不肯定，且在咯血时应用可使病情加重，应慎用。

5. 纠正贫血，必要时输血。

【预后】

以往报告存活率仅为 10%，存活时间为 3～10 个月。近来通过早期积极的干预治疗，包括激素、免疫抑制剂联合血浆置换，预后有了明显的改善。及时早期治疗可提高缓解率，但肺出血-肾炎综合征的预后与形成新月体的肾小球数目有关，形成新月体的肾小球数越多则预后越不良。另外，与其抗肾小球基膜抗体的滴度有关，滴度越高，预后越差。本症病情进展迅速者，多在起病数月死于呼吸衰竭或肾衰竭。

（何庆南）

参　考　文　献

1. 中华医学会儿科学分会肾脏病学组. 儿童常见肾脏疾病诊治循证指南（二）：紫癜性肾炎的诊治循证指南（试行）. 中华儿科杂志, 2009, 47(12): 911-913.

2. 黄松明, 李秋, 郭艳芳. 紫癜性肾炎的诊治:《儿童常见肾脏疾病诊治循证指南（试行）》解读（二）. 中华儿科杂志, 2009, 47(12): 914-916.

3. KDIGO Clinical Practice Guideline for Glomerulonephritis. Kidney International Supplements, 2012, 2: 163-171.

4. Yi ZW, Fang XL, Wu XC, et al. The role of Pax2 gene polymorphisms in Henoch-Schonlein purpura nephritis. Nephrol, 2006, 11(1): 42-48.

5. 张建江, 易著文. 紫癜性肾炎患儿肾间质血管损害与临床的关系. 实用儿科临床杂志, 2006, 21(8): 487-489.

6. 关凤军, 易著文. 儿童过敏性紫癜早期应用糖皮质激素预防肾损害 Meta 分析. 中国循证儿科杂志, 2006, 1(4): 258-263.

7. 徐志泉, 何小解. 过敏性紫癜肾炎的发病机制进展. 现代医药卫生, 2006, 22(5): 677-679.

8. 丁娟娟, 何庆南. 儿童紫癜性肾炎体液免疫状态分析. 临床心身疾病杂志, 2006, 12(2): 84-86.

9. 杨华彬, 易著文. 小儿过敏性紫癜性肾炎的药物治疗进展. 实用药物与临床, 2005, 8(1): 12-14.

10. 朱翠平, 易著文. PAX2 在紫癜性肾炎患儿肾组织的表达及其临床意义. 医学临床研究, 2005, 22(11): 1514-1516.

11. 杨华彬, 何小解. 过敏性紫癜性肾炎血 VEGF, 血 T-1 变化的临床意义. 临床儿科杂志, 2005, 23(11): 430-433.

12. 中华医学会儿科学分会肾脏病学组. 儿童常见肾脏疾病诊治循证指南（试行）（六）：狼疮性肾炎诊断治疗指南. 中华儿科杂志, 2010, 48(9): 687-690.

13. 易著文. 儿童常见肾脏疾病诊治循证指南（试行）解读（六）：狼疮性肾炎诊断治疗. 中华儿科杂志, 2010, 48(9): 695-697.

14. 全国儿童风湿病协作组. 儿童风湿病诊断及治疗专家共识（二）. 临床儿科杂志, 2010, 28(11): 1089-1094.

15. Marilynn G. Punaro. The treatment of systemic lupus proliferative nephritis. Pediatr Nephrol, 2013, 28: 2069-2078.

16. 梁晓峰, 陈园生, 王晓军, 等. 中国 3 岁以上人群乙型肝炎血清流行病学研究. 中华流行病学杂志, 2005, 26(9): 655-658.

17. 朱慧, 卢宏柱, 周建华, 等. 乙型肝炎病毒相关性肾炎患儿 HBV S 基因突变分析. 中华儿科杂志, 2008, 46(5): 378-381.

18. Kim SE, Park YH, Chung WY. Study on hepatitis B virus

pre-S/S gene mutations of renal tissues in children with hepatitis B virus-associated membranous nephropathy. Pediatr Nephrol,2006,21(8):1097-1103.

19. 王洪涛,周建华.儿童乙型肝炎病毒相关性肾炎临床分析.实用临床儿科杂志,2006,21(11):685-686.

20. 许向青,卜平凤,刘映红,等.成人与少儿乙型肝炎病毒相关性肾炎的临床病理分析.中国热带医学,2005,5(5):1053-1054.

21. 陈佳,李秋.儿童乙型肝炎病毒相关性肾炎30例临床病理分析.重庆医学,2005,34(10):1453-1455.

22. 朱慧,周建华.乙型肝炎病毒相关性肾炎临床诊断的探讨.实用临床儿科杂志,2005,20(3):241-243.

23. 张瑜,周建华,王凤玉,等.乙型肝炎病毒相关性肾炎药物治疗的Meta分析.中国循证儿科杂志,2008,3(3):177-123.

24. Tang S,Mac-Moune Lai F,Lui YH,et al. Lamivudine in hepatitis B-associated membranous nephropathy. Kidney Int,2005,68:1750-1758.

25. Liaw YF,Leung N,Guan R,et al. Asian-Pacific consensus statement on the management of chronic hepatitis B:a 2005 update. Liver International,2005,25:472-489.

26. 汤力,陈香美,赵威,等.霉酚酸酯治疗乙肝病毒相关性肾炎的临床研究.北京医学,2005,27(3):166-169.

27. Kamar N,Izopet J,Alric L,et al. virus-related kidney disease:an overview. Clin Nephrol,2008,69(3):149-160.

28. Tedeschi A,Baratè C,Minola E,et al. Cryoglobulinemia. Blood Rev,2007,21(4):183-200.

29. Roccatello D,Fornasieri A,Giachino O,et al. Multicenter study on hepatitis C virus-related cryoglobulinemic glomerulonephritis. Am J Kidney Dis,2007,49(1):69-82.

30. Saadoun D,Landau DA,Calabrese LH,et al. Hepatitis C-associated mixed cryoglobulinaemia:a crossroad between autoimmunity and lymphoproliferation. Rheumatology(Oxford),2007,46(8):1234-1242.

31. Koutsoudakis G,Herrmann E,Kallis S,et al. The level of CD81 cell surface expression is a key determinant for productive entry of hepatitis C virus into host cells. J Virol,2007,81(2):588-598.

32. Cocquerel L,Voisset C,Dubuisson J. Hepatitis C virus entry:potential receptors and their biological functions. J Gen Virol,2006,87(Pt 5):1075-1084.

33. Burlone ME,Budkowska A. Hepatitis C virus cell entry:role of lipoproteins and cellular receptors. J Gen Virol,2009,90(Pt 5):1055-1070.

34. Ploss A,Evans MJ,Gaysinskaya VA,et al. Human occludin is a hepatitis C virus entry factor required for infection of mouse cells. Nature,2009,457(7231):882-886.

35. Sène D,Limal N,Ghillani-Dalbin P,et al. Hepatitis C virus-

associated B-cell proliferation—the role of serum B lymphocyte stimulator(BLyS/BAFF). Rheumatology(Oxford),2007,46(1):65-69.

36. Fabris M,Quartuccio L,Sacco S,et al. B-Lymphocyte stimulator(BLyS) up-regulation in mixed cryoglobulinaemia syndrome and hepatitis-C virus infection. Rheumatology(Oxford),2007,46(1):37-43.

37. Landau DA,Rosenzwajg M,Saadoun D,et al. The B lymphocyte stimulator receptor-ligand system in hepatitis C virus-induced B cell clonal disorders. Ann Rheum Dis,2009,68(3):337-434.

38. Cao Y,Zhang Y,Wang S,et al. Detection of the hepatitis C virus antigen in kidney tissue from infected patients with various glomerulonephritis. Nephrol Dial Transplant,2009,Apr 17.[Epub ahead of print]

39. Kamar N,Rostaing L,Alric L. Treatment of hepatitis C-virus-related glomerulonephritis. Kidney Int,2006,69(3):436-439.

40. Fabrizi F,Lunghi G,Messa P,et al. Therapy of hepatitis C virus-associated glomerulonephritis:current approaches. J Nephrol,2008,21(6):813-825.

41. Sugiura T,Yamada T,Kimpara Y,et al. Effects of pegylated interferon alpha-2a on hepatitis-C-virus-associated glomerulonephritis. Pediatr Nephrol,2009,24(1):199-202.

42. Fowell AJ,Sheron N,Rosenberg WM. Renal hepatitis C in the absence of detectable serum or hepatic virus. Liver Int,2008,28(6):889-891.

43. Fabrizi F,Bruchfeld A,Mangano S,et al. Interferon therapy for HCV-associated glomerulonephritis:meta-analysis of controlled trials. Int J Artif Organs,2007,30(3):212-219.

44. Korte MR,van Heerde MJ,et al. Rituximab for the treatment of glomerulonephritis in hepatitis C associated cryoglobulinemia. Neth J Med,2008,66(1):27-30.

45. Quartuccio L,Soardo G,Romano G,et al. Rituximab treatment for glomerulonephritis in HCV-associated mixed cryoglobulinaemia:efficacy and safety in the absence of steroids. Rheumatology(Oxford),2006,45(7):842-846.

46. Quartuccio L,Salvin S,Fabris M,et al. Disappearance of bone marrow B cell clonal expansion in patients with type II hepatitis C virus-related cryoglobulinemic glomerulonephritis after clinical efficient rituximab therapy. Ann Rheum Dis,2008,67(10):1494-1495.

47. 江载芳,申昆玲,沈颖.诸福棠实用儿科学.第8版.北京:人民卫生出版社,2015.

48. 赵峻生.流行性腮腺炎并发肾炎6例临床分析.青海医药杂志,2005,35(5):6.

49 周亚玲.407例小儿EB病毒感染临床分析.中国妇幼保健,2007,22(23):3246-3247.

50. 姚勇. 小儿 EB 病毒感染相关性肾损害. 中国实用儿科杂志,2008,23(6):403-406.

51. 周建华,张瑜. 巨细胞病毒感染相关性肾脏病. 中国实用儿科杂志,2008,23(6):410-413.

52. Besbas N,Bayrakci US,Kale G,et al. Cytomegalovirus—related congenital nephritic syndrome with diffuse mesangial sclerosis. Pediatr Nephrol,2006,21:740-742.

53. Chan M,Heeht JL,Boyd T,et al. Congenital cytomegalovirus infection:a cause of renal dysplasia. Pediatric Developm Pathol,2007,10:300-304.

54. 陈江华,茅幼英,何强,等. 术前巨细胞病毒感染对移植肾急性排斥的影响. 中华肾脏病杂志,2005,21(4):223-226.

55. Wendefer SE,Swinford RD,Mauiyyedi S,et al. Cytomegalovirus and recurrent idiopathic membranoproliferative glomerulonephritis type 1:cause or consequence. Transplantation,2007,83(4):523-524.

56. Moro O Salifu,MD,MPH,FACP. HIV-Associated Nephropathy. http://emedicine. medscape. com/article/246031-overview#al.

57. McCulloch MI,Ray PE. Kidney disease in HIV-positive children. Semin Nephrol,2008,28:585-594.

58. Albaqumi M,Soos TJ,Barisoni L,et al. Collapsing glomerulopathy. J Am Soc Nephrol,2006,17:2854-2863.

59. Zhong J,Zuo Y,Ma J,et al. Expression of HIV-1 genes in podocytes alone can lead to the full spectrum of HIV-1 associated nephropathy. Kidney Int,2005,68:1048-1060.

60. Ray PE. Taking a hard look at the pathogenesis of childhood HIV-associated nephropathy. Pediatr Nephrol,2009,24(11):2109-2119.

61. Giacomet V1,Erba P,Di Nello F,et al. Proteinuria in paediatric patients with human immunodeficiency virus infection. World J Clin Cases,2013,1:13-18.

62. Bhimma R1,Purswani MU,Kala U. Kidney disease in children and adolescents with perinatal HIV-1 infection. J Int AIDS Soc,2013,16:18596.

63. 易著文. 实用小儿肾脏病手册. 北京:人民卫生出版社,2005.

64. Hayashi M,Kouzu H,Nishihara M,et al. Acute renal failure likely due to acute nephritic syndrome associated with typhoid fever. Intern Med,2005,44(10):1074-1077.

65. Zhang XL,Jeza VT,Pan Q. Salmonella typhi:from a human pathogen to a vaccine vector. Cell Mol Immunol,2008,5(2):91-97.

66. 高瑞通,文煜冰,李航,等. 感染性心内膜炎的肾脏损害. 中华肾脏病杂志,2005,21(8):438-442.

67. Hanf W,Serre JE,Salmon JH,et al. Rapidly progressive ANCA positive glomerulonephritis as the presenting feature of infectious endocarditis. Rev Med Interne,2011,32(12):116-118.

68. Mantan M,Sethi GR,Batra VV. Post-infectious glomerunonephritis following infective endocarditis:Amenable to immunosuppression. Indian J Nephrol,2013,23:368-370.

69. Guerville F,Lepreux S,Morel D,et al. Transplantation with pathologic kidneys to improve the pool of donors:an example of shunt nephritis. Transplantation,2012,93(8):34-35.

70. 陈惠萍,唐政,朱茂艳. 分流性肾炎. 肾脏病与透析杂志,2005,14(1):90-93.

71. 沈辉君,王雯君,刘爱民,等. 不完全川崎病致急性肾衰竭一例. 中华肾脏病杂志,2009,25(8):662.

72. 范国贞,蔡文仙. 川崎病患儿肾脏体积变化的研究. 吉林医学,2009,30(5):415-416.

73. 陈彦,姚勇,黄建萍,等. 持续发绀型先天性心脏病肾损害 1 例报告及文献复习. 实用儿科临床杂志,2005,20(5):405-407.

74. 何威逊,朱光华. 糖尿病肾病的早期诊断和干预. 中国实用儿科杂志,2006,21(6):422-424.

75. 王战建. 糖尿病肾病发病机制的研究进展. 国际泌尿系统杂志,2006,26(5):693-696.

76. 熊狄. 糖尿病肾病的发病机制和干预治疗进展. 实用临床医学,2008,9(12):133-135.

77. Lane PH. Pediatric aspects of diabetic kidney disease. Adv Chronic Kidney Dis,2005,12(2):230-235.

78. Bogdanovi? R. Diabetic nephropathy in children and adolescents. Pediatr Nephrol. 2008,23(4):507-525.

79. 王海燕. 肾脏病学. 第 3 版. 北京:人民卫生出版社,2008:1599-1603.

80. Li SJ,Chen HP,Chen YH,et al. Renal involvement in non-Hodgkin lymphoma:proven by renal biopsy. PLoS One,2014,9(4):e95190.

81. 谢红浪,许书添. 线粒体 DNA 突变合并肾脏损害. 肾脏病与透析肾移植杂志,2012,21(6):519-523.

82. John F O'Toole. Renal manifestations of genetic mitochondrial disease. Int J Nephrol Renovasc Dis,2014,7:57-67.

83. Zhang XH,Mo Y,Jiang XY,et al. Analysis of renal impairment in children with Wilson's disease. World J Pediatr,2008,4(2):102-105.

84. Gupta S. Cell therapy to remove excess copper in? Wilson's disease. Ann N Y Acad Sci,2014,1315:70-80.

85. Shen WW,Chen HM,Chen H,et al. Obesity-related glomerulopathy:body mass index and proteinuria. Clin J Am Soc Nephrol,2010,5(8):1401-1409.

86. Savino A,Pelliccia P,Giannini C,et al. Implications for kidney disease in obese children and adolescents. Pediatr Nephrol,2011,26(5):749-758.

87. 章友康. ANCA 相关性小血管炎肾损害的治疗. 临床肾脏

病杂志,2008,8(5):206-208.

88. Della Rossa A,Cioffi E,Elefante E,et al. Systemic vasculitis:an annual critical digest of the most recent literature. Clin Exp Rheumatol,2014,32(3 Suppl 82):S98-105.

89. Rutgers A,Sanders JS,Stegeman CA,et al. Pauci-immune necrotizing glomerulonephritis. Rheum Dis Clin North Am, 2010,36(3):559-572.

90. Murakami T,Nagai K,Matsuura M,et al. MPO-ANCA-positive anti-glomerular basement membrane antibody disease successfully treated by plasma exchange and immunosuppressive therapy. Ren Fail,2011,33(6):626-631.

91. Chan AL,Louie S,Leslie KO,et al. Cutting edge issues in Goodpasture's disease. Clin Rv Allergy Immunol,2011,41

(2):151-162.

92. Hellmark T,Segelmark M. Diagnosis and classification of Goodpasture's disease (anti-GBM). J Autoimmun,2014, 48-49:108-112.

93. Boqdanvic R,Minc P,Markoic-Lipkovki J,et al. Pulmonary renal syndrome in a child with coexistence of anti-neutrophil cytoplasmic antibodies and anti-glomerular basement membrane disease:case report and literature review. BMC Nephrol,2013,14:66.

94. Dammacco F,Battaglis S,Gesualdo L,et al. Goodpasture's disease:a report of ten cases and a review of the literature. Autoimmun Rev,2013,12(11):1101-1108.

第十章　遗传性肾脏疾病

第一节　遗传性肾小球疾病的分类

遗传性肾小球疾病(hereditary glomerular diseases)是指发病具有一定的遗传基础(基因),遗传学检查具有一定独自的遗传特征的肾小球疾病。由于诊断困难,根据临床、组织形态学、病理生理学和遗传学特征进行分类受到一定的限制。但近年来,由于染色体显带技术和DNA分析技术的飞速发展,新的DNA基因定位克隆技术已广泛用于遗传病的诊断,对患者和其家系的遗传特征的认识和准确识别已成为现实。准确的遗传学咨询和产前诊断对一些遗传性肾脏病在其症状发生前就能作出,大大提高了对遗传性肾脏病的认识和诊断。然而,在肾脏病,特别是小儿肾脏病中,如常染色体隐性遗传性肾炎仅在个别病例中出现,肾脏症状到成人期方出现,影响到家系调查范围之内的遗传性肾脏病的发病率可能是估计不足的。有报道指出遗传性肾炎在16岁以前占终末期肾病的6.5%～15%。家族性病例由肾活检证实为遗传性肾脏病的占7%～8%。

本节仅列述遗传性肾小球疾病的分类,见表10-1。

表10-1　遗传性肾小球疾病的分类

一、先天性和家族性肾病综合征	五、其他遗传病伴有肾小球受累
芬兰型:先天性微囊性肾病综合征	进行性神经性腓骨肌萎缩(Charcot-Marie-Tooth病)
法国型:弥漫性系膜硬化	Cockayne综合征
二、肾小球基底膜的遗传疾病	遗传性肢端骨质溶解症
Alport综合征及变异型	Laurence-Moon-Biedl-Bardet综合征(劳-穆-比-巴综合
家族性良性血尿	征,肥胖、生殖功能减退等综合征)
遗传性甲骨发育不良:指甲-髌骨综合征	Alström综合征
三、遗传代谢性疾病伴原发性肾小球受累	家族性自主神经功能异常
青春型胱氨酸病	六、无肾外症状的遗传性肾小球疾病
Fabry病	家族性小叶性肾病
其他溶酶体缺陷伴肾小球受累	家族性肾病伴巨原纤维沉积病
四、遗传代谢性疾病伴继发性肾小球受累	其他家族性肾病
糖尿病	七、罕见的综合征
镰状细胞病	Hirooka病
家族性淀粉样变性	Galloway综合征
各种遗传性补体缺陷病	Hunter病(亨特综合征,黏多糖病第二型)
α_1-抗胰蛋白酶缺乏症	Barakaf病
Alagille综合征	Edwards病
卵磷脂胆固醇酰基转移酶缺乏症	Mattoo病
脂蛋白肾病	线粒体细胞病伴肾小球受累
家族性青少年巨幼红细胞贫血	

(党西强)

第二节 先天性肾病综合征

先天性肾病综合征(congenital nephrotic syndrome,CNS)是指发生在出生时即有或出生后不久(一般3~6个月内)发现的肾病综合征,其临床表现与儿童肾病综合征相似。临床上真正的先天性肾病综合征和其他类型的肾病有时不易鉴别。临床上将本病分为特发性和继发性两大类。特发性类主要包括芬兰型先天性肾病综合征(Finnish type congenital nephrotic syndrome)和肾小球弥漫性系膜硬化(diffuse mesangial sclerosis,DMS)。继发性类在婴儿有先天型梅毒伴肾病综合征,生殖器畸形伴有肾病综合征或继发于病毒感染(肝炎病毒、巨细胞病毒、风疹病毒等)、肾胚胎瘤、肾静脉栓塞、Drash 综合征所致肾病综合征等。本节主要描述芬兰型。

芬兰型先天型肾病综合征又称婴儿小囊性病,是先天性肾病综合征中最多见的一种。在芬兰的发病率是每8200个活产婴儿发生1例先天性肾病综合征,估计其基因频率为1/20。

【病因与发病机制】

本征病因不明,其发病机制亦不清楚。本病发现为常染色体隐性遗传,可能是由于某种遗传因子改变了肾小球毛细血管基底膜的通透性,引起较大量中分子量的血浆蛋白由尿排出。现已证实的一点是其异常的病理改变和蛋白尿在胎儿期就已存在。此病婴儿肾小球基底膜上的阴离子位点数目明显减少,可能是由于富含硫酸类肝素阴离子位点的肾小球基底膜发育障碍。

基因分析:NPHS1 位于 19 号染色体长臂 13.1,长 26kb,共 29 个外显子。该基因不但是一个新基因,其编码蛋白 nephrin 还是第一个被确定的组成肾小球裂孔隔膜的蛋白分子。非芬兰籍先天性肾病综合征患儿也检测到数十种 NPHS1 基因突变,但能检测到 NPHS1 基因突变者仅占不到30%的非芬兰籍先天性肾病综合征患儿。常染色体隐性遗传性类固醇抵抗型肾病综合征的致病基因是 NPHS2 基因及其产物 podocin。先天性肾病综合征的常见基因及其特征见表10-2。

表 10-2 先天性肾病综合征的常见基因及其特征

基因	编码蛋白	定位	基因长度(bp)	外显子	遗传方式	肾脏病理	所致疾病
NPHS1	Nephrin	19q13.1	26 466	29	AR	DMS	NPHS1
NPHS2	Podocin	1q25.2	25 411	8	AR	FSGS	SRNS type 2,CNS
WT1	WT1	11p13	47 763	10	AD	DMS、FSGS	Denys-Drash 综合征、Frasier 综合征、WAGR 综合征、CNS
LAMB2	Laminin subunit beta-2	3p21	12 053	33	AR	FSGS	Pierson 综合征
PLCE1	phospholipase C epsilon-1	10q23	334 404	33	AR	DMS、FSGS	CNS,SRNS type 3
LAMB3	Laminin subunit beta-3	1q23	37 606	23	AR		Herlitz 交界型大疱性表皮可松解症
COQ2	Parahydroxybenzoate-polyprenyltransferase	4q21.23	20 988	7	AR	FSGS	COQ2 缺陷病
PDSS2	Decaprenyl diphosphate synthase,subunit 2	6q21	307 019	8	AR	FSGS	Leigh 综合征
Others							Galloway-Mowat 综合征

注:AR:常染色体隐性遗传;AD:常染色体显性遗传

【病理】

本征无特征性病理改变。光镜下正常或有轻度增殖性病变,以轻度系膜增生最常见。一些病例可有类似于微小病变的轻微改变,或可见节段性或局灶性硬化、球性透明变性和间质炎症。近端肾小管部分狭窄,另一部分呈突出的囊状扩张,上皮细胞扁平,毛刷样边缘结构消失,但不是所有患儿都可见

到。严重者也累及远端肾小管。晚期可见类似于终末期肾病病理改变。免疫荧光检查一般阴性,但在肾小球硬化区可见 IgM 和 C3 沉积。电镜下可见上皮细胞足突融合,但肾小球基底膜一般正常。

【临床表现】

本病患儿多见于早产(33~37 孕周)。另一有意义的特点是多见于臀位产和窒息,出生时低 Apgar

评分。胎盘大于婴儿体重的25%,甚至重达婴儿体重的65%。其他临床表现包括低鼻梁、宽眼距、低位耳、宽颅缝、宽大的前囟和后囟,常见髋、膝、肘部呈屈曲畸形。几乎所有患儿出生后2个月内出现水肿,部分患儿出生时即有水肿,伴有腹部肿胀和继发腹水。接近50%患儿在生后第一周出现水肿。

几乎所有患儿出生时即有明显蛋白尿,镜下血尿也常见。血尿素氮和肌酐大多数出生时正常,但10%患儿可有轻度升高。另具典型肾病综合征表现,血清白蛋白很低,通常小于10g/L,血清IgG亦低。伴有补体因子B、D从尿中丢失,是一些患儿感染发生率增加的原因。其他尿中蛋白的丢失包括转铁蛋白、维生素D结合蛋白、25-羟维生素D_3和甲状腺素结合蛋白等。由此可发生缺铁性贫血、生长障碍、骨化延迟和甲状腺功能低下等。

母亲孕期常合并妊娠中毒症。

【实验室检查】

尿检查除大量蛋白尿外常有镜下血尿,另可见轻度氨基酸尿和糖尿。血浆胆固醇正常或升高。血清白蛋白降低,IgG降低,C_3正常或降低。肾功能早期正常。血浆转铁蛋白、维生素D结合蛋白和甲状腺素结合蛋白降低,血25-羟维生素D_3降低。因甲状腺从尿中大量丢失,血清T_4降低,促甲状腺素(TSH)增高。母血和羊水中甲胎蛋白浓度增高。

【诊断与鉴别诊断】

典型病例诊断不难。重要的是要进行产前诊断,检查母血及羊水中甲胎蛋白,如增高,则及早进行引产,防止此病患儿出生。临床上需与下列类型先天性肾病综合征鉴别:

1. 肾小球弥漫性系膜硬化症 病因不明,有家族史,在出生后至1岁内发病,具有典型的肾病综合征表现。治疗无效,常在1~3年发展为肾衰竭而死亡。

2. 婴儿肾病综合征继发于全身疾病 ①先天性梅毒伴肾病综合征,发生在生后1~2个月,青霉素治疗对先天性梅毒及肾病均有效,不宜用激素治疗;②伴有生殖器畸形的肾病综合征;③肾胚胎瘤及肾静脉栓塞(详见有关章节)。

3. 其他类型肾病综合征 约有5%的微小病变型和5%~10%的灶性肾硬化型肾病发病在1岁以内,但常见于后6个月,偶有3个月以内起病者。对肾上腺皮质激素和免疫抑制剂治疗敏感。

【治疗】

本征无特殊治疗。类固醇和细胞毒药物治疗无效。治疗目的是适当增进营养,控制水肿,预防和治疗感染,防止血栓形成。由于患儿合并幽门狭窄和胃食管反流的发生率高,进食后易出现频繁呕吐,鼻饲或肠外营养是必需的,但可增加感染的机会。大多数患儿水肿难以控制,可使用利尿剂和无盐白蛋白。所有患儿均需用青霉素预防肺部感染。肾移植有成功的报道,患儿术后蛋白尿消失,肾功能改善,促进了生长。不卧床持续性腹膜透析(CAPD)可作为肾移植前的过渡措施。对有甲状腺功能减退者,应积极补充T_4,以预防脑损害。

【预后】

先天性肾病综合征预后差,病死率高。绝大多数患儿在生后一年之内死于感染。其病情进展取决于持续性蛋白尿、全身水肿、生长障碍和反复发作感染的程度。

(党西强)

第三节 Alport 综合征

Alport综合征(Alport syndrome),又称遗传性肾炎(hereditary nephritis),为遗传性家族性肾脏疾病。临床以再发性血尿、神经性耳聋及进行性慢性肾衰竭为特点,部分患者合并有眼部疾患。该病由Samuelson于1874年及Dickinson于1875年首先报道,至1927年Alport确定了它和耳聋的关系。国内于1978年起已有报道。

本病具有明确的遗传性、家族性或先天性肾炎存在,但遗传方式根据不同的家系分析,结论不一。本病在两性均可发病且遗传给子代,符合常染色体显性遗传规律,男性多属重症。但有更多报告本病属性连锁显性遗传,其特点为女性发病与男性发病之比约为2:1,男性发病不遗传给男性。

【病因与发病机制】

本病是一遗传性家族性的肾小球基底膜病变,其遗传具有异质性。至目前为止已发现三种遗传方式,即性连锁显性遗传、常染色体显性遗传和常染色体隐性遗传。绝大多数患者为性连锁显性遗传,致病基因定位于X染色体长臂2区2带(Xq22)。1990年,Myers等证实此致病基因是构成基底膜胶原Ⅳ的α链亚单位α_5(Ⅳ)的基因,它与COL4A5头尾相接。自1982年McCoy等发现本病患者的GBM

不能与抗 GBM 抗体结合，从而证实本病的 GBM 胶原结构存在缺陷，至今报道已有几十种 *COL4A5* 基因突变类型。由于基因突变影响了蛋白质分子间相互联系，导致 GBM 缺陷。

另外，构成胶原Ⅳ的其他 4 个 α 链基因均在常染色体上，胶原 α_1（Ⅳ）及 α_2（Ⅳ）的基因 *COL4A1* 和 *COL4A2* 定位于 8 号染色体，α_1（Ⅳ）及 α_2（Ⅳ）链构建经典的胶原Ⅳ分子。α_3（Ⅳ）及 α_4（Ⅳ）的基因 *COL4A3* 和 *COL4A4* 定位于第二号染色体。有报道在一常染色体显性遗传的 Alport 综合征家系中发现了 *COL4A3* 突变从而导致 α_3（Ⅳ）链异常。此外，由于 *COL4A5* 突变后，α_5（Ⅳ）链合成缺陷，使含正常 α_5（Ⅳ）的前体丧失 α_5（Ⅳ）链的变异，可破坏成熟胶原Ⅳ的稳定结构。或 α_5（Ⅳ）缺陷使 α_3（Ⅳ）不能掺入胶原分子，造成 GBM 中 α_3（Ⅳ）链缺失。在一些显性遗传的家系中，存在着致病基因携带者，自身不表现疾病而能将此病传递给子代，这些致病基因携带者的产生与杂合子不全外显率有关，多见于女性。另外的显性遗传家系中，有少数患者仅有肾炎和耳聋而无眼病变，造成疾病表现不一致，这种疾病表现的多样性与致病基因表现度不同相关。

【病理】

光学显微镜检查早期肾小球可无明显变化。但随着病情发展，多数肾小球均可受累，包括系膜细胞增生、肿胀、基膜增厚，肾小球囊上皮细胞增生、粘连及新月体形成。肾小管病变多出现较早且重，表现为肾小管萎缩及间质纤维化。在肾皮质及髓质交界部位，常可见脂类填充的泡沫细胞灶。电子显微镜检查所见主要为基膜致密层的不规则增厚并分裂呈一层或多层，其间集聚有电子致密颗粒，具有特征性诊断意义。同时也可见到基膜断裂及致密层极度变薄，特别是有些部分的基底膜可薄到仅为 150～200nm，免疫荧光检查大多无免疫球蛋白及补体的沉积。少数病例可见弱的颗粒状 IgM 或 IgG、补体在系膜或毛细胞血管壁附近沉积。

【临床表现】

本病多在儿童早期发病，平均年龄 6 岁左右。国外报道在出生 3～5 个月发病者，国内一组报道 16 个家系调查 77 例患病，发病最早者 1 例在出生后 1 个月即发现有蛋白尿及镜检血尿。此组男性患者 87.5% 于 10 岁前发病，而女性患者 10 岁前发病者仅占 19.1%。

（一）肾病变

主要表现为持续性或反复发作的镜下血尿或肉眼血尿。当有呼吸道感染时，常可诱发血尿加剧。尿沉渣检查可见红细胞管型。尿蛋白开始轻微，常随病程进展而加重，但罕见 24 小时尿蛋白定量超过 1g 者。偶见大量蛋白尿而临床表现为肾病综合征者。部分患者起病隐匿，逐渐出现水肿、高血压及氮质血症，终至进行性肾衰竭而死亡。高血压多发生在肾衰竭的中、晚期。死亡原因均为慢性肾衰竭、尿毒症。部分患者也可同时伴有肾盂肾炎。

（二）耳病变

据文献资料约有 30%～40% 的患者伴有神经性高频感音性耳聋，且双侧对称。听力丧失多见于 4000～8000Hz。某些患者仅能用听力计测出。内耳病理改变常见螺旋器及毛细胞损害、血管纹萎缩等改变。有人认为超微结构也可见类似肾小球基底膜的病理改变。耳聋常出现于 10 岁以前，以男性多见，其严重性大致与肾脏病变相关。听力丧失通常为进行性。某些家系中可能有严重的肾脏病变而无耳聋，或单有耳聋而无肾脏病变。

（三）眼病变

眼部异常可见于 10%～15% 的患者，最常见者为斜视、近视、眼球震颤及圆锥形晶状体等，少数患者伴有白内障或色素性视网膜炎、视神经萎缩等。眼底检查可发现圆锥形晶状体及黄斑周围的改变，环绕陷凹区可见有明亮的白色或黄色致密颗粒，呈对称性双眼改变。有眼底改变者常和早期肾衰竭有关。无眼底改变者，半数临床表现较轻，另 1/2 即使发生肾功能不全，也多在 30 岁以后。耳聋一般在眼病变之前出现，肾炎合并眼病变而无听力损害者极罕见。

（四）其他器官病变

①神经：大脑功能障碍，多神经病，进行性神经性腓骨肌萎缩及红斑性肢痛病；②血液：巨大血小板减少性紫癜，或巨血小板合并粒细胞胞质包涵物；③食管、气管支气管、生殖器平滑肌瘤病；④内分泌：抗甲状腺抗体，甲状腺功能减退。⑤高氨基酸血症，高氨基酸尿症。

【实验室检查】

除上述尿改变异常及肾功能改变外，血清总补体、C3 正常，但可发现 C3 降解因子。生化检查偶见高脂血症或氨基酸尿，但均非特异性变化。

【诊断与鉴别诊断】

一般典型病例，根据临床具有血尿、蛋白尿、高血压、水肿等一般肾炎和慢性肾功能不全的表现，神经性耳聋及家族史，诊断可确定。肾活检有助于肯定诊断。根据临床表现将本病分为 5 型:①以血尿、蛋白尿、红细胞管型尿为特点,往往因感染而加重,而不伴神经性耳聋;②尿改变同上,伴神经性耳聋;③血尿并脓尿及颗粒管型,尿细菌培养阳性,伴神经性耳聋;④血尿伴神经性耳聋、眼病及慢性肾炎;⑤血尿合并肾先天性畸形、智能迟钝、神经性耳聋及高吡咯酸尿。Flinter(1987)提出本病典型病例的诊断标准是:血尿和(或)肾功能不全患者同时具备以下 4 项中的 3 项即可诊断:①血尿和(或)肾功能不全家族史;②肾活检标本电镜下检查有典型改变;③高频性神经性耳聋;④特征性眼病。但此标准是否适合于儿童,有待进一步验证,因为在儿童肾功能不全,眼、耳疾患均可出现较晚。

对本病早期病例不伴有神经性耳聋,需与家族性良性血尿鉴别,主要依靠肾活检及电镜检查加以区别。后者为非进行性疾病,临床表现为无症状性血尿,无水肿、高血压,病程虽长,但不出现肾功能不全,不合并耳聋和眼疾。电镜检查可见上皮细胞和内皮细胞下及系膜旁组织有电子致密物沉积。免疫荧光检查可有不同程度不同种类的免疫球蛋白及补体 C_3 沉积在系膜区。

此外,还应和各种类型具有血尿、蛋白尿及肾衰竭的慢性肾脏疾病相鉴别。

本病的诊断与鉴别诊断应以临床-病理及基因两个水平诊断进行。前者已于上述,后者目前正在试用中。除了临床-病理诊断之外,若能进行成功的基因诊断,既能检查确诊现症患者,又能检查出无症状致病基因携带者(多为女性),并能作出产前诊断,对优生优育工作将会产生重大作用。

【治疗】

本病为基因疾病,至今尚无特效治疗。针对肾病症状及肾外症状的对症治疗是必需的,可延缓病情进展速度。在患儿终末肾衰到来之前,预防感染,防止过度活动,避免使用对肾毒性药物显得十分重要。当患儿发展至终末肾衰时,可进行透析和肾移植。根据文献报道患儿肾移植后存活时间和肾功能均优于未移植者或单纯透析者。但发现约 10% 的肾移植男性患者移植后体内产生抗 GBM 抗体以致发生移植肾抗 GBM 肾炎。因此,对肾移植后期间(特别是移植后第一年)肾功能迅速恶化的病例应及早检测抗 GBM 抗体,阳性者及早行经皮肾穿刺活检,一旦发生移植肾抗 GBM 肾炎,及时使用免疫抑制剂作强化治疗和血浆置换。无效者需将移植肾摘除。

Gallis 用环孢素 A(CyA)对患有本病的 8 例患者治疗 7~10 年,治疗的初始年龄是(12.2±4.27)岁,全部患者均有大量蛋白尿,最初 CyA 剂量为 5mg/(kg·d),分两次口服,要求血药浓度维持在(82±13)ng/ml。CyA 血药浓度以特异单克隆抗体的放射免疫法测定。早期观察到,服用 CyA 第 3 周时,尿蛋白即出现转阴或者显著减轻,并保持稳定不变;2 例有肾病综合征表现的患者服用 CyA 后好转;肌酐清除率保持稳定,但听力无明显改善,最大尿渗透压与服药前相比亦无变化。用药 7~10 年后,所有患者一般状况良好,除 1 例仍需要抗高血压治疗外,其余 7 例血压正常,但肉眼血尿持续存在。无多毛、机会性感染的 CyA 副作用的表现。3/8 例患者,听力结果保持稳定,4/8 例加重,1/8 例出现耳聋。尿蛋白波动范围在阴性至 20.4~50.6mg/(h·m²),内生肌酐清除率保持稳定,全部病例服用 CyA 4~5 年后进行第二次肾活检,结果未发现肾脏病变加重,也未显示 CyA 中毒的血管病变(如动脉透明变性)。免疫荧光下无改变。电镜下 GBM 不规则增厚,不连续,致密层断裂、分离的程度无改变。

【预后】

本病预后不佳。对男性青少年型,具有听力障碍和眼疾者或蛋白尿进行性加重者均提示预后不好。肾小球、小管和间质病变,GBM 增厚和断裂的程度,GBM 抗原性缺乏均提示疾病的严重性。

（党西强）

第四节 薄基底膜肾病

薄基底膜肾病(thin basement membrane nephropathy,TBMN)临床表现为"家族性良性血尿(familial benign hematuria)",病理检查以肾小球基膜弥漫性变薄为特征的一种遗传性肾脏疾病。本病多发于儿童期,疾病发生率 1/10 000,是单纯型血尿的常见原因之一,TBMN 在持续性镜下血尿患者中发生率为 26%~51%,在发作性肉眼血尿患者中发生率为 10%,占孤立性镜下血尿 11.5%,占肾活检病理 3.7%~17.8%。

【病因及发病机制】

目前该病的全部遗传方式及确切的发病机制尚不清楚,多数学者认为 TBMN 为常染色体显形遗传性疾病,亦可以呈常染色体隐性遗传。通过基因连锁分析,进一步将 TBMN 致病基因定位第二号常染色体 COL4A3/COL4A4 基因区域,有报道 TBMN 与 COL4A3/COL4A4 基因突变有关,但是 COL4A3、COL4A4 基因为编码Ⅳ型胶原 α_3、α_4 链的基因,由于 TBMN 患者肾小球基膜Ⅳ型胶原 α_3、α_4 和 α_5 链蛋白质无异常表达,肾小球基膜的其他成分如层黏蛋白、巢蛋白及硫酸肝素多糖亦无异常,故不支持 COL4A3、COL4A4 为 TBMN 的致病基因,可能与此区域其他基因异常有关,但有人认为 Alport 与薄基底膜肾病可能是同一基因不同分子缺陷导致的轻重不一的临床综合征,也有报道 TBMN 患者多为 O 型 RH$^+$ 血型,具体机制尚不清楚。有人发现本病与克罗恩病存在一定联系。

【病理】

光镜下肾小球正常或呈轻微改变,可见系膜增生。肾小球囊内可见红细胞。免疫荧光检查可伴有系膜 IgM 或 C3 沉积。电镜下检查肾小球毛细血管基底膜普遍或节段性变薄,而无增厚或断裂的表现。电镜形态计量学测定,肾小球基底膜厚度在 153 ~ 213nm(正常为 350nm±43nm)。

【临床表现】

本病发病多在 5 岁左右。持续性镜下血尿是本病较为普遍及典型的临床表现,少数患者表现为发作性肉眼血尿,并常出现在上呼吸道感染或剧烈运动之后,偶有腰疼、腹痛、尿频、遗尿现象,也有血尿伴轻微蛋白尿或单纯型蛋白尿甚至肾病综合征表现者,一般无耳聋、视力障碍、高血压、水肿、贫血、生长障碍及肾功能不全,但也有少数患者出现高血压、肾功能不全,少数患儿可有耳聋、高频听力障碍,多较轻,不进行性加重。TBMN 患者易发生高尿钙症、高尿酸症及肾结石,与腰疼肉眼血尿发作有关。

【实验室检查】

血尿呈肾小球性血尿,常有红细胞管型。无蛋白尿或尿中仅有微量蛋白。血沉可加快。肾脏疾病常用血生化检查一般正常。肾功能检查正常。肾血管造影可见肾内血管末端狭窄。

【诊断与鉴别诊断】

本病主要依靠电镜检查确诊,有人通过电镜检查在肾活检病理正常病例中发现 5% 的 TBMN 漏诊,可见本病易漏诊。大部分学者认为成人肾小球基膜厚度<250nm 即可诊断,但对儿童薄基底膜肾病诊断应有同龄正常儿童作为参照,因为有研究表明,正常儿童 1 岁时肾小球基膜平均厚度为 220nm(100 ~ 340nm),7 岁时为 310nm(180 ~ 440)。主要诊断依据有:①临床持续性镜下血尿或发作性肉眼血尿,而无肾功能不全表现;②家族有血尿病史;③肾活检电镜检查肾小球基膜弥漫性变薄;④没有耳聋及肾衰竭家族史。

本病须与 Alport 综合征、系膜 IgA 肾病、轻微病变型肾病鉴别,除血尿外,Alport 综合征常伴有耳聋、眼疾、进行性肾功能减退。部分 TBMN 可伴有系膜增生性肾小球肾炎、轻微病变型肾炎或局灶节段性肾小球硬化改变,但免疫荧光检查阴性,其一级亲属中有血尿患者,而系膜增生性肾小球肾炎、轻微病变型肾炎或局灶节段性肾小球硬化可伴有肾小球基膜变薄,但多为局灶,免疫荧光检查呈阳性,且无家族史,可鉴别。

【治疗】

本病无特殊治疗。由于其临床过程呈良性经过或可是自限性的,所以许多学者主张本病不需治疗。笔者认为针对血尿对症处理可减轻临床症状和减轻患儿、家长心理负担,仍有必要。平时注意预防呼吸道感染。

【预后】

本病预后好,极少发生肾衰竭。但伴有局灶节段性肾小球硬化或高血压者部分有肾功能不全,可能与肾小球早熟失用有关。有报道一例 TBMN 发生急性肾衰竭伴血栓形成及肾小管坏死。

(党西强)

第五节 家族性 IgA 肾病

IgA 肾病于 1969 年由 Berger 首先描述,被公认为当今世界上最常见的原发性肾小球疾病,其病理特点是肾小球系膜细胞增生及系膜基质增加,并在系膜区和(或)肾小球毛细血管祥出现以 IgA 为主的免疫球蛋白及补体成分的沉积,临床表现为血尿和(或)蛋白尿,上呼吸道感染常导致血尿复发。

目前,IgA 肾病的病因及发病机制还不完全明了,最初从其流行病学研究中发现 IgA 肾病的发病可能与遗传因素有关,以后许多证据表明遗传因素在其发生及进展中均起重要作用,故早在 20 世纪 80 年代就有人提出了家族性 IgA 肾病(familial IgA nephropathy)的概念。早在 20 世纪 70 年代就有人注意到,在 IgA 肾病的亲属中尿检异常的发病率较高。20 世纪 80 年代初,英国报告 290 例 IgA 肾病患者中 3.8% 有肾脏疾病的家族史。Montolin 于 1980 年首次使用家族性 IgA 肾病的概念并报告 2 例病例。以后家族性 IgA 肾病引起了大家重视。至 1992 年已有 35 个来自欧洲、美国和澳大利亚等的家系报告,每个家系中至少有 2 例肾活检证实的 IgA 肾病。家族中 IgA 肾病患者之间的关系可为父/母和子/女、近亲结婚的子女或血缘更远的亲属。家族性 IgA 肾病亲属中也可存在其他类型的肾脏疾病,尤以系膜增殖性肾小球肾炎多见,还有合并紫癜性肾炎的报告,这也提示两者之间可能有相同的发病机制。到目前为止已报道多个 IgA 肾病家族中多个成员有 IgA 肾病,认为家族性 IgA 肾病约占全部 IgA 肾病的 10%,但最近一份来自意大利的报告表明,家族聚集发病的 IgA 肾病的比例比预想的要高很多,可达 50% 以上,这一资料提示,在 IgA 肾病患者亲属中进行家族史调查和尿筛查是非常重要的。

【病因和发病机制】

尽管至今 IgA 肾病的病因和发病机制不太清楚,但有重要的证据表明 IgA 肾病是一种免疫复合物性疾病。IgA 肾病的肾小球系膜区内有以 IgA 为主的沉积物,其来源可能是:①呼吸道及肠道免疫异常引起大量 IgA 在循环中集聚;②先天性体质异常,机体产生 IgA 的功能异常旺盛;③肝胆系统的功能异常或全身网状吞噬功能减弱,使肠道内的 IgA 不能正常地被清除而进入体循环在肾脏中沉积;④肾小球系膜功能缺损不能清除沉着在该区的免疫复合物而致病。

在所有的家族性 IgA 肾病研究中,均提示遗传因素,而非环境因素在家族聚集发病的 IgA 肾病中起重要作用,其原因为:①并不是所有的家族成员均发病,提示不同个体对环境刺激的反应不同,而这种免疫反应的变异性是由遗传因素控制的;②家族成员中发病年龄和时间差异很大,发病间隔从 8 个月到 13 年,所以共同环境影响的可能性较小;③IgA 肾病患者异常升高的血清 IgA 水平可同样发生在同胞兄弟姐妹中,而生活在一起的其他亲属成员并不一定升高。尽管如此,也不除外目前尚未发现的共同环境因素的作用。对包括多个 IgA 肾病患者的大家系的研究表明,患者在同一出生地的丛集提示可能存在一个"建立者效应(founder effect)"或"建立者突变(founder mutation)",导致对此症的特殊易感性"。另外有一些家族性重叠综合征(overlap syn-

drome),除了有其他系统的原发特征外,也与 IgA 肾病有关,例如有报告一家族中有痉挛性截瘫、双侧神经性耳聋、智力低下同时伴有 IgA 肾病的患者。

以家族性 IgA 肾病为研究对象,2000 年 11 月,美国学者最终将致病基因定位于 6 号染色体长臂 22-23(6q22-23),并命名为 IGANll。

【病理】

IgA 肾病的病理类型呈现多样化改变。光学显微镜下特征性改变是系膜增生,以局灶性系膜增生性肾小球肾炎为最多见,其次为肾小球轻微病变,少数呈弥漫性增生性肾炎伴灶性新月体形成。①轻微肾小球病变:大多数肾小球光镜下显示正常,只有少数肾小球有轻度系膜基质增加,每个系膜区系膜细胞不超过 3 个。某些患者可见灶性肾小管萎缩和间质的淋巴细胞浸润。②局灶性系膜增生:不到 80% 肾小球显示中等或严重的系膜细胞增生,即每个系膜区超过 3 个系膜细胞。在肾小球中及其每个节段中系膜细胞增生程度的变化较大。小细胞性或纤维细胞性新月体可在不到 20% 的肾小球中见到,常伴有囊壁粘连。少量肾小球可出现球性硬化。也可见到肾小管萎缩、间质纤维化和淋巴细胞浸润,但不广泛。③弥漫性系膜增生:80% 以上肾小球显示中等或严重系膜细胞增生,往往伴有系膜基质增多。约 10% 的患者可见小细胞性或纤维细胞性新月体,但不超过 50% 肾小球。无新月体的肾小球常可见囊壁粘连。10% 的患者可见广泛的肾小管萎缩、间质纤维化和淋巴细胞浸润。

儿童 IgA 肾病的系膜改变有三种类型:①系膜细胞增生比系膜基质增多更显著;②系膜细胞增生与系膜基质增多平行;③系膜基质增多比系膜细胞增生更明显。第一种见于病初肾活检标本,提示系膜细胞增生为主是儿童 IgA 肾病的早期特征。第三种类型以基质增多为主,肾小球硬化发生率较高。多见于病程较长的患者。这些改变提示 IgA 肾病的进展导致增生的系膜细胞逐渐消散,系膜基质逐渐增多,继之发生肾小球硬化。

IgA 肾病免疫病理学诊断标准是肾小球系膜出现单纯的 IgA 或以 IgA 为主的免疫球蛋白沉积。IgA 沉积通常延伸到系膜毛细血管连接处的毛细血管壁。沉积物为 IgA1 和 IgA2,但以 IgA1 最多见。沉积物中也含有 J 链。在同一标本中也可有 IgG 或(和)IgM 沉着,但出现的强度和频度均较少。C3 沉积常较少,C4 和 C1q 常缺乏。纤维蛋白(原)抗原在 25% ~70% 的弥漫性系膜增生患者中发现,是肾小球损伤的因素之一。

大约 10% 患者 IgA 沉着可出现在周围毛细血管壁,并与较严重的临床症状和预后不良有关。故有人建议皮肤活检 IgA 沉着有诊断价值,但 IgA 肾病的确诊只能靠肾活检。

电子显微镜下主要可见增多的系膜细胞胞质和系膜基质所致的系膜扩大。系膜区电子致密物沉积是最主要的征象。致密物直接见于扩大的系膜区和系膜外紧邻致密层。严重病例沉积物大可致局限性突起。系膜周围的内皮下和上皮下也可见到电子致密物。上皮下沉积在儿童更常见。肾小球基膜的溶解在儿童也常见。致密层节段性变薄而不规则。以肾病综合征表现的 IgA 肾病可见弥漫性足突融合。

【临床表现】

家族性 IgA 肾病的发病年龄、出现肉眼血尿的情况、24 小时尿蛋白定量等临床表现以及光镜、电镜、免疫荧光等组织学特征与散发性 IgA 肾病没有明显差异。Chahin 等于 1992 年曾报告家族性 IgA 肾病可伴有神经性耳聋,在其家系 5 位耳聋患者中 3 例有镜下血尿,2 例肾活检显示系膜增生性肾小球肾炎并伴有 IgA 的沉积,但基底膜结构正常,提示伴有耳聋的家族性肾炎并不一定都是 Alport 综合征。

来自意大利的研究发现,家族性 IgA 肾病肾功能损害和终末期肾病(end stage renal disease,ESRD)的发生(64%)明显高于散发性 IgA 肾病患者(8%),大部分患者的血清肌酐较散发性 IgA 患者成倍升高。家族性 IgA 肾病发病后 20 年肾脏的生存率为 41%,明显低于散发性 IgA 肾病(94%,$P = 0.003$);确诊 IgA 肾病后 15 年肾脏生存率也明显低于散发性者,所以认为家族性 IgA 肾病并非良性疾病,多发展为 ESRD,预后较差,特别是在一级亲属中有 IgA 肾病患者时,其预后更差。

【实验室检查】

1. 尿检查　镜下红细胞数个或满视野,常见红细胞管型。尿蛋白少量,一般少于 1g/24 小时。尿红细胞形态多为非均一型,极少数为均一型。

2. 肾病综合征表现者血清蛋白降低。

3. 血沉、补体 C3、血尿素氮、肌酐一般正常。

4. 成年患者 30% ~50% 的血清 IgA 增高,而儿童患者仅 8% ~16% 增高。

5. 部分患者　血清可检出 IgA 免疫复合物。

【诊断与鉴别诊断】

由于 IgA 肾病的诊断需要肾活检,而收集同一家系中所有成员(包括健康者)的尿液分析及肾活检的资料非常困难,所以很难确定家族性 IgA 肾病的遗传类型。有学者根据多个家系的分析其遗传类型可能为外显率很低的常染色体显性遗传,而且可能为具有不完全外显率的单基因遗传病。由于许多家族表现为明显的男性发病特征,也有人认为其遗传类型为 X 连锁的隐性遗传。

目前,对于家族性与散发性 IgA 肾病国际上通常定义如下:家族史调查 3 代以上,所有家庭成员均经过尿筛查,根据家族成员肾活检和尿筛查结果分为 3 类:①家族性 IgA 肾病:患者至少另一有血缘关系家庭成员经肾活检证实为 IgA 肾病;②散发性 IgA 肾病:患者所有家庭成员尿检均正常;③可疑的家族性 IgA 肾病:患者其他家庭成员有持续的镜下血尿。本定义一方面强调系统全面的尿检查,因为相当一部分 IgA 肾病表现为无症状性血尿或(和)蛋白尿;同时强调必须两个以上的家庭成员经肾活检证实为 IgA 肾病,即肾病家族史阳性并不等于家族性 IgA 肾病。然而,上述定义中并未强调电镜检查对家族性 IgA 肾病诊断的重要性。有研究中发现部分 IgA 肾病患者经电镜检查证实合并薄基底膜肾病。这部分患者在家族史调查时容易因为家庭成员有镜下血尿,而误诊为"可疑的家族性 IgA 肾病"。因此,有关家族性 IgA 肾病诊断中我们强调电镜检查的重要性,尤其对除外合并薄基底膜肾病、早期 Alport 综合征等遗传性肾病具有重要意义。

【治疗】

目前,对 IgA 肾病尚无特效药物治疗,下列方法可试用:

1. 给予预防性抗生素或摘除扁桃体。有报道可以减少肉眼血尿的频繁发作,但对进行性肾衰的有益效应还无肯定结论。

2. 对以肾病综合征表现的 IgA 肾病选用糖皮质激素治疗方案或应用免疫抑制剂治疗,能使部分患儿蛋白尿和血尿减少或消失,但仍可再次复发。

3. 苯妥英钠 3 ~5mg/(kg·d),分 3 次口服,疗程 1 ~3 个月,有使聚合 IgA 解体的作用,降低血清 IgA 水平,减少肉眼血尿发作次数,但对 IgA 肾病本身病理改变无显著影响。

4. 维生素 E 300 ~400mg/d,分 3 ~4 次口服,可使血尿和蛋白尿减少,且可减缓肾功能的恶化。

5. 对有广泛新月体形成,临床表现为急进性肾衰竭的 IgA 肾病,治疗同急进性肾炎,可用甲泼尼松龙、环磷酰胺等冲击治疗。血浆置换可清除循环 IgA 免疫复合物。

6. 血管紧张素转换酶抑制剂（ACEI）可使 IgA 肾病尿蛋白减少,并有延缓肾病理进展的作用。

【预后】

家族性 IgA 肾病虽然临床和病理与散发性 IgA 肾病相似,但其预后差,易发展为 ESRD,故认为是非良性疾病,特别是在一级亲属中有 IgA 肾病患者时,所以建议,对所有 IgA 肾病患者应详细询问家族史并进行家族成员的尿检查,以期早发现患者,早治疗,延缓其发展为 ESRD 的过程。其遗传基因 IGAN1 可能位于第 6 号染色体长臂,IGAN1 及其随后将定为基因位点及其在这些位点内基因的克隆,基因的多态性在不同种族和人群中的分布和遗传异质性以及它们在散发性 IgA 肾病发病及疾病进展中的作用等方面,将是未来肾脏学研究中的重要领域。

（党西强）

第六节　家族性局灶节段性肾小球硬化

局灶节段性肾小球硬化（focal segmental glomerulosclerosis,FSGS）于 1957 年由 Rich 首先描述,至 1970 年成为独立的肾脏病理诊断,特征为以局灶节段分布的肾小球硬化病变及足细胞变性所致足突融合或消失。FSGS 临床多表现为中到大量蛋白尿（部分患者可出现肾病综合征）、水肿、高血压,相当一部分患者对现有治疗药物激素及免疫抑制剂不敏感,肾功能呈进行性恶化,最终进展到终末期肾脏病。FSGS 是儿童和中青年慢性肾脏疾病的主要病因之一,分别占成人和儿童终末期肾脏病患者的 5% 和 20%。近年 FSGS 发病呈升高趋势,而家族性局灶节段性肾小球硬化（familial focal segmental glomerulosclerosis,FFSGS）因其家族性、遗传性而引起学界关注。FSGS 根据病因可将其分为原发性、继发性和家族性（遗传性）3 种。FFSGS 是指同一家族有多人患病。

【病因与发病机制】

FFSGS 的遗传方式多为常染色体隐性遗传和常染色体显性遗传,还有部分家系遗传方式不明,按发病年龄可分为早发型和迟发型 2 类。近来研究发现在 FSGS 病变中遗传背景是参与足细胞和肾小球损伤的重要因素。一系列足细胞相关分子的编码基因已被克隆,它们主要包括:

1. 转录调节因子　如 Wilms Tumor 1（WT1）、PAX2 及 LIM 同源框转录因子 1β（Lmx1β）等,这些转录调节因子主要参与调节足细胞早期的发育、分化及足细胞与基底膜、系膜细胞的相互作用。

2. 参与构成裂孔膜复合物的蛋白　如 Nephrin（NPHS1）、Podocin（NPHS2）和 CD2 相关蛋白（CD2AP）,它们是组成裂孔膜复合物最重要的结构蛋白,对维持肾小球滤过屏障的正常功能至关重要。

3. 细胞骨架相关蛋白　α-辅肌动蛋白-4（α-actinin-4,ACTN4）,其主要功能是与细胞内肌动蛋白交联,直接调控足细胞骨架结构及其收缩特性。

4. 细胞膜表面离子通道蛋白　瞬时感受器电位 C6（transient receptor potential C6,TRPC6）,为钙库操控性钙离子内流通道,参与受体介导的钙离子内流。

正常情况下,这些基因编码的蛋白分子相互作用,共同维持足细胞正常的生理功能,当基因表达异常时,则出现足细胞的发育及分化障碍、结构异常、骨架破坏等多种损伤,导致 FSGS 的发生。近年来西方学者通过对家族性 FSGS 的连锁分析及定位克隆研究发现了 NPHS1、NPHS2、ACTN4、TRPC6、PLCE1、INF2 等数个致病基因,它们的编码产物均表达在肾小球足细胞上。

【病理】

光学显微镜:多数肾小球病变轻微或基本正常,病变肾小球一般不超过 50%,而且受累的肾小球最先出现于深部肾皮质或皮髓质交界处。病变肾小球呈局灶性和节段性分布,一般累及 1~3 个血管袢,病变可发生于肾小球任何节段,但最常见于血管极附近。在病变的肾小球节段里,系膜基质增多,毛细血管塌陷,基膜皱缩,并与肾小囊粘连,随着病情进展,受累肾小球节段可见嗜伊红玻璃样蛋白沉积,但无细胞增生反应,可有泡沫细胞形成。所谓尖端病变在本病易见,即在肾小球尿极的毛细血管袢出现较多的泡沫细胞。此处肾小球上皮细胞易见空泡变性。近端肾小管上皮细胞常呈现扁平的改变。肾小管还常出现严重的局灶状萎缩、变性和肾间质纤维化也随之由灶状分布发展为多灶状弥漫性分布。

免疫病理:IgM 和 C3 是本病主要沉积的免疫球蛋白和补体,呈粗颗粒状和团块状的局灶节段性沉积,与光镜下所见的节段性玻璃样变性一致,而多数肾小球均为阴性或是极轻度的阳性表现,这种分布特点具有特殊诊断意义。

电子显微镜:肾小球上皮细胞呈现广泛的足突

融合,这种足突融合病变不仅出现于光镜下有节段性硬化的肾小球,也出现于基本正常的肾小球。病变的肾小球可见系膜基质增多,硬化的节段可见毛细血管腔萎陷,大块的细颗粒状电子致密物沉积于硬化区毛细血管基膜内侧。有时可见泡沫细胞,基膜断片及胶原纤维。病变节段与肾小囊粘连。

【临床表现】

家族性 FSGS 与原发性 FSGS 患者的临床症状相似,任何年龄均可发病。男:女之比约1.2:1。起病可有上呼吸道感染症状。多表现为中到大量蛋白尿和进行性肾功能恶化,部分可伴有血尿、高血压等,但同一家系内个体之间临床表现可有明显差异,肾功能进展速度也有所不同,不同家系患者之间的临床表现也呈现异质性。但绝大多数家族性 FSGS 患者对激素及免疫抑制剂治疗不敏感,预后差。

【实验室检查】

1. 肾小球性血尿。

2. 非选择性蛋白尿。

3. 血生化检查部分病例符合肾炎综合征或肾病综合征。

4. 血清补体正常。

5. 血浆纤维蛋白原增高。

【诊断与鉴别诊断】

目前,FFSGS 的诊断比较严格的有 Duck 标准,即:家系成员中至少有 1 个经肾活检证实为 FSGS,加上以下任意 1 条:①家系另一成员也经肾活检确诊为 FSGS;②家系其他成员有终末期肾病(endstage renal disease,ESRD),在接受透析治疗或肾移植,并需排除其他遗传性肾病,如 Alport 综合征、Fabry 病等,和继发性 FSGS 如 HIV 感染、肥胖等。目前有人改良标准,即:①1 个家系中有 2 名或以上家系成员经肾活检证实为 FSGS,同时排除继发性因素所致;②1 名肾活检证实 FSGS 患者伴 1 名或以上亲属为排除其他原因的终末期肾衰竭患者;③1 名肾活检证实为 FSGS 伴有 1 名或以上亲属蛋白尿≥++,或不明原因的肾功能不全患者。2 种标准各有长处和适应范围,改良标准参考了家族性 IgA 肾病等其他疾病的诊断标准,临床上更能反映 FSGS 家族性聚集情况,以引起患者和医生的重视。事实上,根据 2 种标准筛选的家系对 FSGS 致病基因的研究都产生了巨大的促进作用。

【治疗】

本病目前尚无特效治疗方案,治疗注重个体化原则。

1. 激素治疗有一定疗效,多主张大剂量、长疗程泼尼松隔天给药,或甲泼尼松龙冲击疗法。有作者主张甲泼尼松龙,头 2 周,$1000mg/m^2$,隔天 1 次共 6 次,最大量每次不超过 1000mg。继之以 30mg/kg 的剂量,每周 1 次,共 8 周,每 2 周 1 次,共 8 周。每月 1 次,共 8 个月。每 2 个月 1 次,共 6 个月。从第 3 周起隔天服泼尼松 2mg/kg。总疗程 1.5 年左右。

2. 细胞毒类药物(如环孢素或他克莫司)口服治疗或环磷酰胺冲击治疗。

3. 抗凝疗法

(1) 肝素钠 0.5~1mg/(kg·d)静脉滴注,每天 1 次,疗程 2~4 周。

(2) 双嘧达莫 5~7mg/(kg·d),分 3 次口服,疗程 3~6 个月。

(3) 保肾康(阿魏酸哌嗪),100~150mg/次,每天 3 次,3 个月为一疗程。

(4) 尿激酶 2 万~6 万 U/d,静脉滴注,疗程 7~10天。有必要时可用第二疗程。

4. 雷公藤多苷 1mg/(kg·d),分 3 次口服,疗程 2~3 个月。

5. 糖皮质激素与细胞毒类药物联合应用或交替使用。

6. 血管紧张素转换酶抑制剂(ACEI)的使用,有降低血压、减少尿蛋白、延缓硬化进展的作用。

7. 基因研究指导用药 研究和阐述单基因突变在家族性 FSGS 中的分子遗传学基础对临床具有重要的指导意义:如许多基因突变所致家族性 FSGS 对激素耐药,因此在基因筛选前应尽量减少甚至避免长期大量应用糖皮质激素以及免疫抑制剂;而 PLCE1 基因突变所致的肾脏疾病却比较特殊,对激素治疗反应良好,如不予治疗则会快速进展至终末期肾衰竭;大部分基因突变所致家族性 FSGS 的肾移植后再发原发病的几率很小。随着研究的不断深入,可能会有更多更新的基因被认识,对家族性 FSGS 基因突变的研究也可为今后临床上基因治疗提供新的方向和指导作用。

【预后】

本病预后主要取决于病灶硬化的速度。对糖皮质激素的效应,小儿患者比成人好。有报道应用糖皮质激素治疗后病情缓解、肾功能一直正常者占 20%~35%;用药后一度缓解但反复复发,最终出现肾功能损害者占 10%~15%;对糖皮质激素无效应,逐渐发展成慢性肾功能不全者占 50%~75%。有报告本病 10 年存活率为 57%。当间质有病变时其预后更差。

第七节 甲-髌综合征

甲-髌综合征(nail-patella syndrome)又名遗传性指甲-骨发育不良。临床主要表现为指甲、髌骨等发育不良,眼部异常以及肾脏损害等征象。各种血型的人都能患病,但在同一家系中患者的血型都相同或呈一定规律出现。白种人发病较多,美国人群发病率为4.5/100万,英国为22/100万。国内儿童曾于1990年报道1例。

【病因与发病机制】

甲髌综合征为常染色体显性遗传性疾病。较早的研究认为本病基因位于第9号染色体长臂,可能与ABO血型的腺苷酸激酸的基因相连。以后的研究证明,甲-髌综合征的基因座位于第9号染色体长臂9q34。1992年,Greenspan等先后在第9号染色体发现并定位了第一个胶原基因,COL5A1位于9q34.2→34.3。该基因编码V型胶原α₁链。而此位点也正是甲-髌综合征的位点,因而推测本病为V型胶原基因突变所致。也因此Greenspan等认为甲-髌综合征也许属于一种遗传性结缔组织病。

同结缔组织中的主要成分I型胶原,V型胶原也属于间质胶原,但所占比例较少,Ⅳ型胶原与I~Ⅲ型和Ⅺ型胶原一起广泛存在于结缔组织中。

有些作者试图用抗Good-Pasture抗原的抗体研究本病,但结果不一:部分患者(约2/3的患者)肾小球基膜与抗Good-Pasture抗原的抗体反应,而有些患者不反应。

【病理】

光学显微镜检查早期病例肾脏可无变化,或仅见肾小球基膜呈不规则增厚。随着病情进展,可见进行性肾小球硬化伴肾小管萎缩及肾皮质纤维化。电镜检查可见在不规则增厚的肾小球基膜内出现含胶原纤维的局灶性透亮区,呈"虫咬"样变化,为本病特征性病理变化。免疫荧光检查可见沿肾小球基膜和小动脉壁有局灶性IgM及补体沉积。

【临床表现】

1. 指甲异常 表现为拇指、示指指甲萎缩,角化不全,纵裂甚至指甲缺如。出生时即有,两侧对称,从拇指开始而逐渐累及示、中、小指等,以三角形甲缘为其病理特征。偶见趾甲异常。

2. 多发性骨、关节异常 以髌骨缺如或发育不良最常见,致膝部变宽平。此外还可见肘关节畸形,表现为桡骨小头、肱骨髁不对称发育、脱位及旋转障碍。髂骨畸形表现为外张状髂嵴,突出的髂前上棘或髂骨角。髋外翻及马蹄内翻足等。

3. 眼部异常 可见上睑下垂、虹膜异常、色素沉着等,约见于半数病例。青光眼及斜视等少见。

4. 肾脏损害 见于30%~50%的病例,主要表现为7~10岁出现蛋白尿,也可有镜下血尿,尿浓缩功能轻度受损,高血压也可发生,部分病例可表现为肾病综合征。此外,可有尿路畸形,如重复集合管、尿道瓣膜,并常有结石、感染和肾积水。其中约1/4病例发展为肾衰竭。平均30岁左右进入终末期肾病。

【诊断与鉴别诊断】

诊断目前国内外尚无统一标准,由于其表现复杂多样,就诊原因各异,给诊断带来了困难。作者认为:在排除外伤等后天因素所致骨关节异常后,对下列6项,若具备①后并②~⑥任何2项,应重视本病,出现2项,即可初步诊断,若不具备①,而具备②~⑥的任何4项,亦应考虑本病。具体如下:①常染色体显性遗传病特征;②双侧指(趾)甲发育不良或缺如;③髌骨发育不良、脱位或缺如;④肘及(或)髌关节畸形;⑤持续性蛋白尿、反复尿路感染及其他肾损害;⑥其他:髂骨异常,眼疾、皮肤疾患等。对肾脏受损临床征象不明显者应争取早期肾穿刺活检。因为一些临床无肾病表现的病例,肾脏已有其特征性改变。借助骨骼畸形可与遗传性进行性肾炎鉴别。

【治疗及预后】

对本病的肾脏损害尚无有效的治疗措施,一般治疗同慢性肾炎,晚期病例可考虑透析治疗和肾移植。患者常死于尿毒症。

(党西强)

第八节 肾脏髓质囊性病

肾脏髓质囊性病(renal medullary cystic disease, MCD)为遗传性进行性肾脏疾病。Van Collenburg(1978)提出把肾脏髓质囊性病分为成人型和儿童型。成人型发病多在成人期,平均发病年龄为(28.4±2.4)岁。儿童型肾脏髓质囊性病又名家族性青少年肾单位肾痨症(familial juvenile nephron renal tuberculosis disease），或称为家族性慢性肾衰竭病，一般在小儿期，平均发病年龄为（10±1.2）岁，临床主要表现为烦渴、多尿、生长发育障碍及进行性肾衰竭。本节主要叙述儿童型肾脏髓质囊性病。

【病因与发病机制】

本病的发生与遗传代谢异常有关，但成人型与儿童型的遗传方式不同。成人型肾脏髓质囊性病为常染色体显性遗传，儿童型肾脏髓质囊性病为常染色体隐性遗传，在出生的小儿中发生率为1/5万，杂合子基因频率为1/115。

本病由于胚胎发育时期肾输尿管未完全退化保留变性的囊，致使髓质囊肿形成，肾小管的基膜和功能异常。有研究指出肾小管基膜呈不规则增厚和分层，一些肾小管基膜抗原的表达减少甚至缺乏，提示本病是由于肾小管基膜的生物化学或超微结构异常所致。肾毒性物质可能产生先天性酶缺乏导致早期肾功能不全。本病大鼠模型研究显示T细胞调节功能缺陷导致抑制性T细胞功能无活性，对小管抗原的耐受性丧失，促进效应T细胞介导小管间质损伤，发生小管间质炎症。

本病由于肾脏髓质间质和肾小管的变化，肾浓缩功能及对钠的重吸收功能降低；又由于肾脏分泌促红细胞生成素减少，发生贫血；肾脏1,25-羟骨化醇产生减少，即使肠道对钙的吸收减少，血钙降低，继而出现继发性甲状旁腺功能亢进。晚期出现肾小球功能减退，导致氮质血症。

遗传特点：幼年型肾单位肾痨为常染色体隐性遗传，基因定位2号染色体上并与2号染色体上微卫星连锁。髓质囊性病属常染色体显性遗传。

迄今已发现5个不同的肾单位痨（NPH）基因：①*NPHP1*（2q13），编码蛋白 nephrocystin；②*NPHP2*（9q22），编码蛋白 inversin；③*NPHP3*（3q22），编码蛋白 nephrocystin-3；④*NPHP4*（1p36），编码蛋白 nephrocystin-4；⑤*NPHP5*（3q 21），编码蛋白 nephrocystin-5。*NPHP1*、*NPHP3* 和 *NPHP4* 基因突变见于伴或不伴肾外合并症的少年型和青年型 NPH，其中30%～60%的病例是由 *NPHP1* 基因突变所致。*NPHP3* 和 *NPHP4* 突变仅占很小的比例，新生儿型 NPH 的致病基因为 *NPHP2*，*NPHP5* 基因突变仅见于合并视网膜病变的肾单位痨患者。

【病理】

疾病早期肾活组织检查病变轻微或无变化。晚期病例肾外观萎缩。保持胎儿时期的分叶状，表面呈小颗粒状，切面可见肾皮质与髓质分界不清，皮质明显萎缩变薄。在皮质与髓质连接处可见囊肿形成，其直径大小不一，从 1mm 到 1cm 以上。有时肾切面上看不到囊肿而镜检时发现囊肿存在。光镜下可见肾小管萎缩，基膜增厚和撕裂，肾小球周围及间质纤维化，肾小球硬化及玻璃样变。慢性炎症细胞浸润主要为淋巴细胞和浆细胞。显微解剖可见沿肾单位有许多憩室，囊肿局限于远曲小管和集合管。囊肿与不扩张的肾小管间可自由交通。

【临床表现】

儿童型肾髓质囊性病多发生 8～12 岁的少年。临床最常见的症状是烦渴、多尿和遗尿，可伴有虚弱、苍白和生长发育迟缓。另一突出临床表现为进行性肾衰竭。虽然大多数患者有肾小球滤过率下降，但由于其尿浓缩功能的损害是本病的早期特征，故多尿是早期症状。贫血一般在就诊时存在，且与肾衰竭程度相关。20%～60%的患者有盐的丢失，临床上可出现食盐癖。高血压在早期不常见但晚期可出现。少数患者可有蛋白尿和血尿，以肾小管性蛋白尿为主，一般不发生大量蛋白尿和肾病综合征。脓尿和泌尿道感染不常见。22%～33%的儿童型患儿伴有视网膜色素变性，以进行性视网膜（tapetoretinal）变性和视力下降为特点，到10岁所有肾-视网膜发育不良的患者都有眼底改变。视网膜电描记图可作出诊断。

部分患儿可伴有肝脏纤维化、小脑共济失调、皮神经发育不良和各种骨骼异常。疾病晚期可出现继发性甲状旁腺功能亢进和代谢性骨病，如肾性骨营养不良和肾性佝偻病等。

【实验室检查】

尿改变早期不明显，晚期可出现轻至中度尿蛋白，以肾小管性蛋白尿为主。少数患者可有镜下血尿。尿比重低。血红蛋白和血细胞比容下降，呈正细胞正色性贫血。血清钾、钠、钙均降低，血磷升高。血尿素氮、血肌酐升高。超声学检查和肾血管造影显示肾脏缩小，肾血流量减低。X 线轴向断层扫描（CT）可辅助诊断。部分患者眼底改变，视网膜电描记图异常。

肾活检可提供组织病理学诊断，但细针穿刺肾标本有时可能难以确定诊断。

【诊断与鉴别诊断】

本病早期临床特点的认识对诊断很重要，临床上对儿童期发病，有家族史，表现为烦渴、多尿、尿比重低、原因不明的进行性肾衰竭及生长发育迟缓者应想到本病的可能。

本病主要与肾单位减少或肾单位性肾发育不全

（oligomeganephronia）和婴儿型多囊肾相鉴别。前者其临床表现为肾浓缩功能减退和生长发育迟缓，但肾衰竭进展较慢，且无家族史。后者亦为常染色体隐性遗传，早期尿浓缩功能受损及可有进行性肾功能不全，但排泄性尿路造影可见肾影扩大，肾髓质导管异生及管状扩张，肾盂、肾盏拉长变形。严重者婴儿期即可扪及腹部肿物。

此外，儿童型还需与肾发育不全、双侧肾循环不良及其他慢性小管间质性肾炎相鉴别。对无家族史的散发病例，既可无视网膜改变，也可无多组织损害，临床诊断有时是困难的，主要依靠肾活检病理诊断。

【治疗】

本病无特效治疗，主要为支持疗效。在发展到终末期肾病之前，补充适当的水和盐以防止脱水和肾前的损害是必要的。特别是在婴儿，为了防止发热性疾病和胃肠炎的发生，对于严重的多尿和失盐患儿，可能需要给予鼻饲或作胃造口插管术以保持供给充足的营养。贫血需用重组人红细胞生成素治疗。磷酸盐结合剂和 1,25-$(OH)_2D_3$ 治疗有肾性骨病表现者。对于有生长障碍者，可使用重组人生长激素治疗。进行性尿毒症和终末期肾病则需透析或肾移植，本病还没有肾移植后再发的报告。

【预后】

本病预后极差，一般从临床发现至死亡大约 3~4 年。儿童型多死于 10 多岁，成人型多在 40 岁之前死亡。

（党西强）

第九节　Fabry 病

Fabry 病（Fabry disease）是一个性连锁遗传的溶酶体 α-半乳糖苷酶缺乏性疾病。主要临床特点是出现发作性的肢体疼痛和皮肤血管角质瘤，在疾病的后期常出现肾脏、心脏和脑血管的损害。其诊断主要依靠生化检查发现 α-半乳糖苷酶活性下降以及病理检查发现细胞内嗜锇性板层样或髓样小体。典型患者由于以下肢发作性烧灼样疼痛为主要临床表现而常被误诊为血管炎或风湿病，而女性患者由于多表现为肾脏单一器官的损害，在临床上只有在肾脏活检后才能诊断此病。

【病因与发病机制】

此病属于性连锁遗传，致病基因定位于 X 染色体长臂 Xq22 33-Xq22，该基因编码蛋白为 α-半乳糖苷酶，其功能是从神经酰胺三己糖苷末端分离半乳糖。目前已经在此基因区内发现了 150 个基因突变，其中错义点突变 75%，基因缺失占 15%，多数家族表现为个体基因突变。基因的改变导致典型男性患者血浆 α-半乳糖苷酶的活性近乎消失，只保留 1%~17% 的酶活性，从而引起神经酰胺三己糖苷不能分解而聚集在中枢神经系统、周围神经系统神经节、心脏和肾脏的各种细胞内，其中主要沉积在血管壁细胞。如果残余酶活性高，特别是女性患者，一般无症状或仅出现心脏或肾脏的单一器官损害。

【病理】

典型的病理改变是在细胞内出现糖原染色强阳性的沉积物，超微结构检查表现为典型的嗜锇性同心圆板层样包涵体，这些包涵体出现在细胞内的溶酶体，主要成分为神经酰胺三己糖苷。分布在全身的小血管内皮细胞和中层平滑肌细胞肾小管和肾小球、心肌和传导纤维、神经束和脊髓自主神经元，也分布在大脑和小脑皮层、丘脑和基底节的神经细胞。周围神经还伴随出现有髓和无髓神经纤维的轴索变性和丢失，在疾病早期主要是小神经纤维损害，伴随肾脏衰竭后出现各种感觉纤维的累及。脑病理改变除神经细胞血管壁细胞内嗜锇包涵体外，还可以发现脑梗死的病理改变。

肾脏改变：光镜下肾小球脏层细胞高度肿胀和空泡化是本病的典型改变，随着疾病的不断进展，肾小球可以出现局灶节段硬化或球性硬化，即使在硬化的肾小球中仍然也可见到依稀的上皮细胞的空泡化，此点为诊断提供了一定的依据。肾小管上皮细胞（主要是远曲小管和髓袢，近曲小管一般不受累），动脉和小动脉的内皮细胞，中层的平滑肌细胞甚至小管周毛细血管内皮细胞中可见丰富的空泡化的细胞，形如"泡膜"状。免疫荧光镜一般阴性，当出现局灶节段硬化时，可见颗粒的 IgM，C3 节段分布于毛细血管袢和系膜区，有时 C_1q 也呈阳性。电镜下观察时将光镜下所见的空泡化的细胞称之为"包涵体"。

【临床表现】

此病多为性连锁隐性遗传，最近有人认为也存在显性遗传模式，多数为男性发病，发病年龄在儿童晚期或青少年早期，发病率为 1/36.6 万男性，出生患病率为 1/10 万。典型患者的临床症状出现早且受累器官广泛。

（一）肾脏表现

轻度蛋白尿或无症状性非肾病综合征性蛋白尿，是肾脏受累的最早的临床表现，偶尔并发血尿，罕见肾病综合征，可见轻度高血压。早期由于肾脏Henle袢和远端小管上皮细胞损害，导致浓缩功能下降，近端肾小管功能障碍表现为氨基酸尿、糖尿，少数患者表现为较严重的肾小管功能异常，如肾原性的尿崩症或远曲肾小管性酸中毒。肾病变多见于20岁患者，晚期出现肾功能不全，见于26%的男性患者，多发生于40～50岁，平均在肾损害10年后进展到终末期而需要透析或肾移植。

（二）肾外表现

1. 多发性周围神经病　首发症状表现为发作性烧灼样疼痛，发病年龄在10岁，77%的患者出现疼痛，一般出现在手、脚和腹部等，以指（趾）端为主，下肢明显。可因温度变化或活动而加重。有的患者存在严重的下肢肌肉触痛。严重的周期发作性刺痛和烧灼样疼痛一般持续数分钟到数周。其中慢性病程占89%。90%的患者终生存在这种疼痛，但随时间的延长而逐渐减轻。诱发因素包括发热、天气变暖、运动、紧张和饮酒。此外，在60%的患者存在疲乏无力。部分患者出现感觉缺失，主要是寒冷感觉丧失，在疾病后期出现肾衰竭的患者由于大神经纤维受累及，可以出现各种感觉异常。自主神经系统损害还导致少汗和阳痿。尽管疼痛症状可以出现在儿童期，但是神经系统体查和电生理检查在疾病早期常没有明显的阳性发现，为诊断周围神经病造成困难。这可能是由于疼痛发作与自主神经功能紊乱有关，自主神经损害导致患者对温度改变的敏感度增加，所以小口径传入神经纤维损害是疼痛发作的形态学基础，目前临床应用的神经电生理检查技术很难发现小纤维异常导致的电生理变化。

2. 中枢神经系统损害　此病血栓形成的几率显著升高。24%的患者合并出现脑卒中，卒中的发病年龄平均在40岁左右。主要由于脑表浅的血管出现血凝块或栓塞所致，颈内动脉系统和椎基底动脉系统出现血栓形成的机会相同或后者略多。血管超声检查可以发现脑内大血管的血流速度明显加快。18%的患者逐渐出现血管性痴呆。个别患者因为脑血管过度扩张导致出血性卒中。此外，78%的患者出现感觉神经性耳聋，部分患者出现高频耳鸣以及被动和压抑等人格改变。

3. 皮肤改变　血管角质瘤是本病常见的早期表现，也是此病的皮肤损害特点，见于90%的患者。出现皮肤血管角质瘤的年龄平均为17岁，通常位于脐周、阴囊、腹股沟和臀部，双侧对称，也可以出现在甲床下、口腔黏膜和结膜等部位，呈小点状红黑色的毛细血管扩张团，伴随表皮细胞增殖。出生时可以出现脐带皮疹，属静脉突起形成，有出血倾向。此外，在腹部和骶部还存在紫红斑以及面颊部淡红色网状毛细血管扩张。许多患者出现排汗障碍，其原因除自主神经功能障碍外，还与溶酶体内的异常沉积物直接导致汗腺细胞损伤以及供应汗腺的血管狭窄造成的缺血性改变有关。

4. 眼部表现　出现角膜浑浊、白内障和晶体后移。角膜营养不良是本病常见的眼部改变，与沉积物出现在眼部有关。视网膜出现缺血改变和血管迂曲也常常可以看到。

5. 心血管损害　心血管系统的损害包括肥厚性心肌病、心瓣膜病、房室传导异常、心律失常和心肌梗死。肥厚性心肌病主要表现为左心室肥厚，多出现在30岁以上的患者，典型改变为向心性肥厚，心收缩功能保存而舒张功能轻中度受损，心瓣膜有轻中度反流。由于左心室舒张功能的异常导致心绞痛发作，房室传导异常以及左心室流出通道的堵塞导致晕厥发作。由于有6.3%的年龄超过40岁以上发病的肥厚性心肌病患者属于Fabry病，所以这个年龄段的患者出现难以解释的左心室肥厚时，应考虑到本病的可能。部分患者在疾病后期由于肾脏的损害而出现肾性高血压，进一步加重了心脑血管的损害。

6. 胃肠道症状　69%的患者存在胃肠道症状，表现为餐后发作性腹痛、发作性腹泻、恶心和呕吐。脂肪不能耐受导致多数患者体形消瘦。

7. 其他系统的表现　部分患者可以在20岁以前出现周期性发热。50%的患者出现水肿。56%的患者伴随面部畸形，可见嘴唇增厚和唇皱折增多。

【实验室检查】

患者的常规检查一般没有特殊改变，血沉不快，由于肾脏受到累及，可以出现蛋白尿等肾脏受到累及的证据。有些患者出现肾素血管紧张素的升高。心电图检查可以发现房室传导异常、左心室肥厚的征象以及复极异常。脑脊液正常。在年龄大于26岁的患者进行头颅MRI检查可以发现白质和灰质内小腔隙病变，但仅有37%的患者有临床症状。在疾病后期伴随肾脏损害的患者可以发现感觉性周围神经病变的电生理改变，出现神经传导速度减慢和波幅下降。血白细胞、血浆或体外培养成纤维细胞

的 α-半乳糖苷酶水平以及活性测定是简便而敏感的生化诊断手段,患者该酶的水平显著下降,甚至不能测到。形态学检查可以发现不同细胞内出现此病典型的嗜锇包涵体,特别是血管壁的内皮细胞和平滑肌细胞。

【诊断】

采取病理组织学、酶学以及基因学检查对半合子患者的诊断可达 100%,对杂合子患者的诊断也在80% 以上。由于许多患者存在个体基因突变,所以阴性的基因检查不能除外此病,目前诊断此病主要依靠生化和形态学检查措施,生化检查方法是测定体液和细胞内的 α-半乳糖苷酶水平,最好在培养的成纤维细胞中测定。形态学检查主要观察细胞内是否出现嗜锇包涵体,最简单的方法是检查皮肤的小血管以及其他细胞成分内是否出现此病典型的嗜锇包涵体。

【治疗】

减少细胞内神经酰胺三己糖苷的沉积是治疗此病的主要目的。用血浆或从人脾、胎盘提取纯化的α-半乳糖苷酶替代疗法对部分病例有效。α-半乳糖苷酶替代治疗是最近采取的首选方法,目前已经在欧洲应用于临床患者的治疗,可以有效减少内皮细胞的神经酰胺三己糖苷的堆积,达到缓解神经痛、改善肾小球病变和提高肌酐清除的效果,还可以改善颈内动脉系统和椎基底动脉系统的血流状况,使生活质量得到改善。此外,应用糖苷神经酰胺合成酶抑制剂减少神经酰胺三己糖苷的产生以及应用 α-

半乳糖苷酶代谢抑制剂减少 α-半乳糖苷酶的降解,可以间接减少神经酰胺三己糖苷的沉积。基因治疗在动物实验已获成功。通过骨髓移植使外源基因表达在患者的骨髓间质干细胞也可能成为一种有效的治疗手段。对发作性的疼痛治疗可以应用卡马西平或鸦片类药物,但效果不理想,国外采取 Neurontin 获得满意的效果。对中风的治疗主要采取阿司匹林口服进行预防。而高血压治疗一般采取 ACE 抑制剂类降压药物。

血浆置换可以排出鞘糖脂,暂时缓解症状。出现肾衰竭时,可以进行血液透析或腹膜透析。有报道肾移植获得成功的病例,但是不能改善酶的缺陷,仅可延缓肾衰竭出现。

【预后】

严重的发作性肢体疼痛可以影响患者的社会生活,导致生活质量的下降,出现上学、运动和社会活动障碍。生殖器血管角质瘤的出现、生殖器疼痛以及阳痿可以导致性欲的改变。患者预期寿命的缩短,纯合子患者的平均寿命为 50 年,比预期减少 20 年。杂合子患者的平均寿命为 70 岁,比预期减少 10 ~ 15 年。死亡原因主要是肾衰竭,其次是早发脑卒中和心肌梗死。早期发现患者及时进行酶替代治疗能迅速改善症状及预后,而对于杂合子患者,通过检测培养的羊水细胞 α-半乳糖苷酶进行产前诊断,可降低本病的发生率。

(党西强)

第十节 Denys-Drash 综合征

Denys-Drash 综合征(Denys-Drash syndrome)是一种较为罕见的先天性疾病,1967 年和 1970 年分别由 Denys 和 Drash 等首先报道。此类疾病以肾病综合征为主要表现,伴有男性假两性畸形、肾母细胞瘤或两者之一,但近年也有表型为女性婴儿合并 DDS 的病例报道。肾病病理以弥漫性系膜硬化为主要特征,多发生在 2 岁以内,很快进展至终末期肾衰死亡。20 世纪 80 年代后期提出将此类疾病称为 Denys-Drash 综合征。分子生物学研究结果证实,Denys-Drash 综合征是由于 Wilms 瘤抑制基因(WT1)杂合突变所致。迄今为止,国外已在 WT1 突变所导致的相关疾病中发现 78 种突变,其中 Denys-Drash 综合征的 WT1 突变 30 种。

【病因与发病机制】

目前,DDS 完全型和不完全型都确定由 WT1 基

因杂和突变所致。90% 以上的 DDS 患者均能检测出 WT1 基因突变。WT1 基因定位于 11p13,含有 10 个外显子。编码 1 个具有高度同源性的核蛋白。WT1 基因含有 2 个可随机组合的剪接外显子,一个是第 5 外显子,编码 17 个氨基酸,产生两种 WT1 基因剪切蛋白亚型,17AA+ 和 17AA−;另一个是第 9 外显子,编码 3 个氨基酸:赖氨酸-谷氨酸-丝氨酸(简称 KTS),位于第 3 与第 4 锌指之间. 产生 KTS+ 和 KTS− 两种蛋白亚型。因此,人们认为 WT1 可产生 4 种亚型,即 KTS +17AA+、KTS−17AA+、KTS+17AA−、KTS−17AA−。两个外显子都存在时的转录本最多见,可编码出 4 种版本的长约 3.5kb 的 mRNA。根据异构体的种类不同,WT1 基因可编码 1 个长 52 000 ~ 54 000 的蛋白质。WT1 蛋白含有两个功能区:一个定位于氨基端,由外显子 1~6 编码的富含谷氨酸和

脯氨酸的转录调控区域;另一个定位于羧基端。由外显子 7～10 分别编码 4 个含有半胱氨酸-组氨酸(C2H2)的锌指结构,共同组成 1 个锌指蛋白,是序列特异性 DNA 结合域。此外,WT1 还可通过 RNA 编辑及交替翻译起始位点等方式产生 24 种 WT1 蛋白同工体。

Denys-Drash 综合征中的 WT1 基因突变基本上集中在锌指区域,以错义突变为主,大约 8% 发生在外显子 8、9,影响锌指 Ⅱ、Ⅲ。其中,外显子 9 的第 1180 位碱基 C→T 突变,导致第三个锌指结构区域第 394 位精氨酸改变为色氨酸即 p. R394W,是突变热点,约占错义突变近 1/2。突变的 WT1 基因以负显性(dominant-negative)的方式作用,即突变的基因影响正常野生型等位基因的功能,这种 WT1 基因点突变较失去整个基因的剂量效应更为显著。

已经证实,WT1 作为一个双重作用的转录因子,对于泌尿系统的发育起关键作用,主要作用于输尿管芽的诱导、间充质向上皮的分化、肾发育的进程以及维系足细胞功能。WT1 尤其对肾脏的发育及正常功能的维持起着极为重要的作用。在成熟的肾脏,WT1 在足细胞中持续稳定地表达,表明 WT1 对足细胞功能维持起着重要作用。如果 WT1 基因的点突变,就可完全破坏其蛋白产物结合 DNA 的功能,继而不能调控细胞生长、分化和繁殖,导致泌尿生殖系统异常发育和肿瘤发生。

【病理】

典型型的肾活检病理表现为弥漫性肾小球系膜硬化(diffuse mesangial sclerosis)和肾小管萎缩,其病变于肾皮质表层的肾小球重于髓质者。

【临床表现及诊断】

Denys-Drash 综合征临床分为完全型和不完全型。完全型 Denys-Drash 综合征表现为以弥漫性系膜硬化为特征的肾病综合征、伴有男性假两性畸形和肾母细胞瘤;不完全型仅表现为肾病综合征,伴有男性假两性畸形或肾母细胞瘤。Denys-Drash 综合征核心表现为早发的肾病综合征,发生的年龄多在 1 岁以内。患儿一旦发生肾病将很快发展至 ESRD。肾母细胞瘤与肾病的发生年龄相近,常与肾病的临床表现相混淆或同时出现。Denys-Drash 综合征另一特征性表现是男性假两性畸形,这种性腺发育异常通常只发生在染色体核型为 46XY 的男性患者。如果患儿同时存在男性假两性畸形和 1 岁以内发生的肾病综合征,临床上可以诊断本病。

【治疗】

本病激素治疗无效。治疗唯一有效的方法进行肾替代治疗(透析或肾移植),患儿多于 2 岁内死于肾衰竭。

(党西强)

第十一节　Frasier 综合征

Frasier 综合征(Frasier syndrome)以局灶性节段性肾小球硬化、男女性别倒错、性腺发育不良为特征,它的肾病临床表现与 Denys-Drash 综合征相似。但发病年龄较晚,肾衰发生多在 10～20 岁,且不发生肾母细胞瘤。多于儿童期,表现为激素耐药的肾病综合征。Frasier 综合征患者多死于肾衰竭或恶性肿瘤。儿童 Frasier 综合征患者若早期预防性切除发育不良的性腺,则有可能预防生殖细胞的恶变,从而改善预后。Frasier 综合征主要是由于 WT1 基因内含子 9 剪接位点突变导致 +KTS 同工体明显减少,WT1 +KTS/−KTS 异构体产物失衡所致。突变热点是 +4C>T,约占突变总数的 52%;其次是 +5G>A,约占 26%。

(党西强)

第十二节　Laurence-Moon-Biedl 综合征

Laurence-Moon-Biedl 综合征(Laurence-Moon-Biedl syndrome)亦称 Laurence-Moon-Bardet-Biedl 综合征、性幼稚-色素性视网膜炎-多指畸形综合征(sexual naivete-retinitis pigmentosa-much malformation syndromes)。是一种常染色体隐性遗传病,个别报告男性患者性染色体为 XXY 型,但多数认为非性染色体所致,男:女为 2:1,儿童期发病。最初认为有五大主症:①智力障碍(70%～85%);②向心性肥胖(83%～95%);③色素性视网膜炎(92%～95%)及视力减退而失明(6.8%～95%);④多指或并指畸形(60.7%～75%),也可有骨质稀疏及颅骨畸形(小头或塔头畸形、扁平顶等);⑤性幼稚(74%～86%)等。可表现完全型或不完全型,后来发现有心血管(青紫型先天性心脏病)、神经系统(痉挛性瘫痪)与肾脏病变,称为扩大型。近年通过尸检报告本病90%有肾脏异常,国内报告一例有肾病死于尿毒症,故有学者认为应该将肾脏病变列为第六个主征。肾脏病变表现为蛋白尿,且可发生肾衰。但主要发现是排泄性肾盂造影异常、小肾与显影延缓、肾盏扩张等。肾活检可以有系膜硬化,间质病变较轻。晚期病例尸检则偶有髓质囊性病并发。电镜下肾小球基底膜可类似于 Alport 综合征或指甲-髌骨综合征的表现。

(党西强)

第十三节 肾囊性病变

肾囊性病变(cystic kidney disease)是一组不同原因的疾病,即肾脏内有覆有上皮细胞的囊肿。近年经超声及 CT 检查,肾囊性病变能较早期被检出。有些属遗传性,在肾脏发育中形成。有些属获得性,由于毒素对肾脏的影响,可在任何时候及肾的任何部位形成。它们在临床、影像学、形态学及形态发生方面都不相同。本章只简述泌尿外科较常见的几种肾脏囊性病变。

一、先天性多囊肾

先天性多囊肾(polycystic kidney)是一种遗传性疾病,其特点是双侧肾脏有广泛的囊肿形成。以前曾认为可有单侧病变,那只是限于 X 线诊断,囊肿未增大致使肾盂肾盏变形而已。本病一般分为婴儿型及成人型,但实际上它们发病不限于一定年龄,而且两者在病理上和遗传上截然不同。

(一)婴儿型多囊肾

它不仅发生于小儿,也可发生于成人。约 1 万个出生儿中有 1 例。属常染色体隐性遗传。根据发病年龄分为四型,发病越早,肾脏病变越重。双肾增大,肾髓质导管扩张似圆形髓质囊肿及呈放射性排列的皮质囊肿,间质纤维化轻微,但严重水肿。发病年龄越晚,则肾病变越轻而肝病变越重。肝病变包括不同程度的增生及胆管扩张、门脉周围纤维化及囊肿形成,导致门脉高压。其他器官如胰腺可有小导管轻度扩张,在肾脏病变严重的新生儿,还常有肺发育不全。

遗传学:*PKHD1* 位于 6p21.1-p12。有 86 个外显子。其编码蛋白称为 polyductin 或 fibrocystin。基因突变可以在整个基因的位点发生,产生多种不同的变异表型。因此病变的程度也不同。

放射线及 B 超检查可见肾增大,有小囊肿。在儿童囊肿直径有时可达 1~2cm。

很多小婴儿有 Potter 面容及母亲妊娠时羊水量少。由于小儿双肾大,可致腹膨隆及母亲难产。严重病变的新生儿因持续性呼吸困难,经抢救导致间质肺气肿、纵隔气肿及气胸,常于数天内死于呼吸衰竭。有些婴儿有肝大,部分小儿可度过婴儿期,则多有高血压或有充血性心力衰竭。大儿童常见生长发育迟滞,可有恶心、呕吐、腹痛及肝脾大。

实验室检查可证实有肾功能不全,血清尿素氮及肌酐增高,小儿有酸血症及中度贫血。尿比重低及轻度蛋白尿。

对于可触及肾增大的鉴别诊断有肾母细胞瘤、中胚叶肾瘤、肾静脉栓塞、肾盂输尿管连接部梗阻及多房性肾囊性变。

治疗:婴儿型多囊肾无法治愈。需注意呼吸道管理,治疗高血压、充血性心力衰竭及肾功能不全。对晚期肾衰竭,可考虑透析疗法。

(二)成人型多囊肾

是人类多见的肾囊性病变,是肾衰最常见的原因之一。约 1250 个出生儿中有一例。

基因分析:PKD1 基因的近端区域(16p13.3)含三个同源基因位点(HG-A、HG-B 和 HG-C),每一位点均编码 Poly(A)mRNA,且与 PKD1 基因同源性极高,在核苷酸水平大于 97%。PKD1 基因长度约 52kb,含 46 个外显子,其中 35~46 外显子为单拷贝区,1~34 外显子存在同源基因(homologue gene,HG)PKD1 转录的 mRNA 约 14kb,编码的蛋白质产物称为多囊蛋白 1(polycystin 1,PC1)。PC1 是一种分布于细胞膜上的糖蛋白,由 4302 个氨基酸组成,相对分子质量约 46 万。PKD2 定位于第 4 号染色体长臂 2 区 2 带到 2 区 3 带(4q22-23),Somlo 等于 1996 年克隆 PKD2。PKD2 基因长度 68kb,由 15 个外显子组成,转录的 mRNA 约 219kb,PKD2 表达产物为多囊蛋白 2(polycystin 2,PC2),由 968 个氨基酸组成,相对分子质量 11 万。目前 PKD3 尚未定位克隆。

本病特点是双侧肾弥漫性进行性囊肿形成,有高血压,除非做透析或肾移植外,患者均死于 60 岁前后。患者有血尿、肾钙质沉着、急性腰痛及进行性肾衰竭。

症状分为两方面,一方面与囊肿有关,另一方面与肾功能受损有关。与囊肿有关的症状是不舒适、腰痛、腰部肿物、血尿、急性感染,以及当血块或并发结石通过输尿管时可发生绞痛。病变进展时,肾组织受压,肾功能受损则有慢性肾功能不全,最终出现尿毒症。肾衰竭出现前,常有尿浓缩功能降低,70%患者有高血压。体检可触及双肾,表面呈结节状。

除有轻度蛋白尿及尿比重低外,尿常规检查常无显著发现。当有出血及感染时,则可见红、白细胞。

约 1/3 病例合并肝囊肿,但不至于引起肝功能障碍。其他器官也可以有囊肿如膀胱、附睾、肺、卵巢、睾丸、胰、脾、甲状腺及子宫。6%患者有脑血管意外。

近年由于遗传病学的深入研究,其基因定位于16PB,与血红蛋白的 α-链基因及磷酸羟乙酸磷酸酶基因紧密连锁,通过特殊的 DNA 探针的应用,经阴道吸取绒毛膜绒毛标本进行 DNA 分析,对 ADPKD 可正确作出产前诊断,从而可考虑从早终止妊娠、过去早期诊断主要靠超声检查,但在胎儿肾囊肿出现以前超声检查无能为力。现在采用 DNA 探针方法,不但在产前可检出 ADPKD,而且对出生后或成人已出现囊肿的肾,虽然超声检查证实有囊肿,但 DNA 探针却能将 ADPKD 从其他肾囊性病中选出。此检查是近年来重要的诊断进展。

有些遗传性病变有多发肾皮质囊肿,但不是多囊肾。绝大多数囊肿小,没有症状,对肾功能无或甚微影响,如 Zellweger 脑肝肾综合征或 Jeune 窒息性胸部发育异常。这些囊肿是这些遗传综合征的构成部分抑或是继发于遗传代谢毒素对肾的影响,尚无定论。这些囊肿无论在形态或分布上都不同于多囊肾。与本病鉴别的还有以下疾病:

结节性硬化综合征(tuberous sclerosis syndrome):本症是常染色体显性遗传,肾囊肿并发于多发性血管脂肪肌瘤,可经 CT 检出,一般囊肿较小,但也可多而大,引起高血压及慢性肾功能不全。

Von-Hippel-Lindau 病(Von-Hippel-Lindau disease):1926 年,Lindau 认识到 Hippel 视网膜血管瘤样病变及综合征的其他表现。在 Lindau 的病例中2/3 有肾脏病变。综合征包括小脑及视网膜母细胞瘤,胰腺囊肿及癌,肾、附睾及其他内脏囊肿及肿瘤。

肾小球囊性病:肾小球囊性病见于很多肾脏病包括早期成人型多囊肾、染色体畸形综合征、耳面指综合征、肾发育异常及尿路梗阻。

二、单纯性肾囊肿

单纯性肾囊肿(simple renal cyst)亦称局限性囊性病。本病是肾囊性病变中最常见的,可以是单发或多发、单侧或双侧。多发单纯性肾囊肿常是老年人做 B 超、放射线检查或尸体解剖时的偶然发现。大的囊肿可见于任何年龄,但不常见于小儿,故有可能是后天性的。

囊肿位于肾实质内,不与肾盂或肾盏相通。囊肿直径 2~10cm,周围肾实质受压,有一薄壁。囊内有浆液,含蛋白质、氯化物及胆固醇结晶,囊内有出血则含血性液。

单纯性囊肿多见于男性及左侧,不常产生症状。偶有血压增高,或表现为腹部肿物。经 B 超或 CT 可检出囊肿,并易与肿瘤区别。

肿物一般不需治疗,大的囊肿如直径在 4cm 以上,可经皮穿刺囊肿,抽出液体查胆固醇含量,测乳酸脱氢酶,然后注入硬化剂如 95% 酒精或四环素,有效率达 95% 以上。巨大囊肿可经腹腔镜或手术做囊肿去顶减压或肾部分切除术。

三、肾多房性囊肿

肾多房性囊肿(renal multilocular cysts)系指肾内有局限性、大而具有被膜的囊肿,压迫周围肾组织。囊有大小,内含清或黄色液体。囊壁的间隔含不成熟肾组织。本病罕见。临床表现有腹部不适、肿块,偶见血尿,偶发囊肿造成突发肾盂输尿管连接部梗阻。诊断依靠静脉尿路造影、B 超及 CT。其与囊性肾母细胞瘤相似,只有经肾切除后病理证实。治疗为肾切除,未见有复发或转移的报道,也无恶性瘤先兆的证据。

四、肾髓质囊肿

(一) 髓质囊性病
见第八节"肾脏髓质囊性病"。

(二) 髓质海绵肾(medullary sponge kidney)
本病的特点是先天性远端集合小管扩张和囊肿形成,可侵犯一个肾的一部分或全肾甚至侵及双侧肾脏。

多见于 30~40 岁,偶见于诊断小儿者,多于尿路感染或结石症状(髓质小结石可引起绞疼或肉眼血尿）就诊。有些病例伴发半侧肢体肥大。

代谢功能检查多正常，但高尿钙可高达40%，而2/3的病例的最大浓缩功能障碍。

很多病例X线平片可见不同数目的小肾结石，成人可见肾乳头钙化，而静脉尿路造影见髓质显著增大，集合管呈一足球状。

如无合并症，则预后良好，治疗主要是针对合并症。如有尿路感染时用抗生素，多饮水以预防结石，或需用体外震波碎石。如有症状的局部病变可考虑肾部分切除。

（党西强）

参 考 文 献

1. Ellis DA, William EH. Pediatric Nephrology, sixth edition, Springer-Verlag Berlin Heidelberg, 2009:849-886.

2. 易著文. 实用小儿肾脏病手册. 北京:人民卫生出版社, 2005:608-616.

3. Harris PC, Torres VE. Polycystic kidney disease. Annu Rev Med, 2009, 60:321-327.

4. 王海燕. 肾脏病学. 第3版. 北京:人民卫生出版社, 2008: 1746-1773.

5. Chen RY, Chang H. Renal dysplasia. Arch Pathol Lab Med, 2015, 139(4):547-551.

6. Gambaro G, Danza FM, Fabris A. Medullary sponge kidney. Curr Opin Nephrol Hypertens, 2013, 22(4):421-426.

7. 王朝晖, 马骏, 朱斌, 等. 19例家族性局灶节段性肾小球硬化临床研究. 肾脏病与透析肾移植杂志, 2009, 18(1): 35-39.

8. Zeisberg M, Khurana M, Rao VH, et al. Stage-specific action of matrix metalloproteinases influences progressive hereditary kidney disease. PLoS Med, 2006, 3:e100.

9. Sugimoto H, Mundel TM, Sund M, et al. Bone-marrow-derived stem cells repair basement membrane collagen defects and reverse genetic kidney disease. Proc Natl Acad Sci USA, 2006, 103:7321-7326.

10. Prodromidi EI, Poulsom R, Jeffery R, et al. Bone marrow-derived cells contribute to podocyte regeneration and amelioration of renal disease in a mouse model of Alport syndrome. Stem Cells, 2006, 24:2448-2455.

11. Kashtan CE. Renal transplantation in patients with Alport syndrome. Pediatr Transpl, 2006, 10:651-657.

12. Voskarides K, Damianou L, Neocleous V, et al. COL4A3/COL4A4 mutations producing focal segmental glomerulosclerosis and renal failure in thin basement membrane nephropathy. J Am Soc Nephrol, 2007, 18:3004-3016.

13. Zhang KW, Tonna S, Wang YY, et al. Do mutations in COL4A1 or COL4A2 cause thin basement membrane nephropathy (TBMN)? Pediatr Nephrol, 2007, 22:645-651.

14. Plaisier E, Gribouval O, Alamowitch S, et al. COL4A1 mutations and hereditary angiopathy, nephropathy, aneurysms, and muscle cramps. N Engl J Med, 2007, 357:2687-2695.

第十一章　肾小管疾病

第一节　肾小管疾病的分类

肾小管疾病(renal tubular diseases)是指一种或多种肾小管转运功能障碍为主要表现或始动环节的一组临床综合征,目前其分类尚无统一方法,一般多采用按肾小管功能障碍的性质进行分类。

肾小管疾病的分类:

(一) 糖转运性障碍

肾性糖尿。

(二) 氨基酸转运障碍

肾性氨基酸尿。

(三) 磷酸盐转运障碍

1. 低磷性佝偻病。

2. 假性甲状旁腺功能减退。

3. 其他

(1) 维生素 D 依赖性佝偻病。

(2) 成人低磷性佝偻病。

(3) 瘤源性佝偻病(如骨、软组织肿瘤等)。

(四) 钙转运障碍

1. 特发性高尿钙症。

2. 家族性低钙尿性高钙血症。

(五) 复合性肾小管转运障碍

1. 遗传性范可尼综合征。

2. 非遗传性范可尼综合征。

(六) 水转运障碍

肾性尿崩症。

(七) K^+、Na^+、Mg^{2+} 转运障碍

1. Bartter 综合征。

2. Liddle 综合征(假性醛固酮增多症)。

3. 假性醛固酮减少症。

4. 肾小管性高血钾(Spitzer-Welnstein 综合征)。

5. 失盐性肾炎。

6. 肾性失镁。

(八) 肾小管性酸中毒

(吴小川)

第二节　肾 性 糖 尿

肾性糖尿(renal glucosuria)是指血糖正常时由于近端肾小管对葡萄糖重吸收功能减低而引起的糖尿。本病可继发于多种原因,如慢性肾炎、肾盂肾炎、多发性骨髓瘤、中毒、Fanconi 综合征等。也可是原发性的,即原发性良性家族性肾性糖尿(familial renal glucosuria)。本病主要是由于肾近曲小管对葡萄糖吸收功能减低所致,而肾小球滤过率及其他肾功能正常。本病临床罕见,国内仅有少数病例报告,国外报道肾性糖尿病患者仅占糖尿病患者总数的 0.2%。

【病因及发病机制】

本病是常染色体显性遗传病。近年也有报道为隐性遗传,纯合子表现为重型,杂合子表现为轻型,多有家族病史。研究显示可能与编码钠/葡萄糖共转运子(SGLT2)SLC5A2 基因突变有关。该基因位于 11 号外显子,多为常染色体隐性遗传。

家族性肾性糖尿的发病机制尚未完全明了,主要是遗传缺陷导致近端肾小管重吸收葡萄糖障碍,其可能原因是:①近端肾小管解剖面积与肾小球滤过膜面积的比率减少;②肾小管重吸收葡萄糖的转运系统有解剖上或功能上的分配不平衡;③肾小管细胞对不同浓度葡萄糖的聚积功能减低;④肾小管细胞膜对葡萄糖的渗透性降低;⑤肾小管转运葡萄

糖的细胞膜载体对葡萄糖的亲和力降低。上述因素导致肾小管不能重吸收正常滤出的葡萄糖负荷,于是糖溢出于尿中,产生肾性糖尿。

【病理】

光学显微镜及电子显微镜检查均未见特异性改变,但近年来也有报告近端肾小管细胞有超微结构改变,如肾小管上皮细胞出现空泡,有糖原染色阳性物质聚积及线粒体溶解等。

【临床表现】

本病一般生后即可存在,但常在 10 岁以后才被发现,常有家族性。一般临床症状少见,常于尿检时发现,患儿经常有糖尿,轻症仅在饭后出现,重症空腹也有,尿糖量轻~中度,小儿可排出尿糖 1~30g/d,而血糖正常,无进行性加重。少数患儿可有轻度多饮、多尿、多食等症状,或因尿糖过多而出现低血糖症状。通常不影响生长发育。虽终身不愈,但预后良好。

【诊断与鉴别诊断】

1. 诊断可参照 Marble 提出的下列标准

(1) 在一般情况下,全部尿标本均有葡萄糖,尿糖量随饮食而波动,血糖正常。

(2) 尿中的糖为葡萄糖,排除其他糖类及其他还原硫酸铜的物质。

(3) 无糖尿病表现,口服糖耐量曲线正常,有时可呈轻度底平曲线,糖类储存及利用正常。

(4) 无肾病的证据,肾功能正常。

(5) 常有家族史,长期随访不发展为糖尿病。

2. 鉴别诊断

(1) 糖尿病:糖尿病患儿空服血糖增高,耐量试验呈糖尿病曲线有助于区别。

(2) 继发性肾小管功能障碍疾病:如 Fanconi 综合征、Lowe 综合征等,各有其基础病的特征,不难鉴别。

(3) 其他糖类所致的糖尿(glucosuria),如:戊糖尿(pentosuria),尿加 Bial 试剂(盐酸二羟基甲苯)呈阳性可确定为戊糖尿,果糖尿(fructosuria);尿作 Seliwaroff 反应(间苯二酚)呈阳性反应可确定为果糖尿;半乳糖尿(galactosuria):尿纸上层析法可确定为半乳糖尿。

【治疗】

本病无需治疗。为防止发生低血糖,可给足够的含糖类食物,避免长期饥饿。

【预后】

本病预后良好,很少发展为糖尿病。

(吴小川)

第三节 肾性氨基酸尿

肾性氨基酸尿(renal aminoaciduria)是一组以肾小管对氨基酸转运障碍为主的肾小管疾病。

【氨基酸排泌的正常生理】

正常人肾小球滤过液的氨基酸含量与血浆大致相等,但绝大部分(98%~99%)为近端肾小管主动重吸收。甘氨酸与组氨酸的吸收稍差,各为 95%~98% 及 90%~95%。故除了这两种氨基酸外,其他氨基酸在尿中排出量均不多(表 11-1)。在 24 小时尿中游离氨基酸总量为 1.1g,结合氨基酸 2.0g。

表 11-1 正常人尿中各种氨基酸含量

氨基酸	平均值	范围	氨基酸	平均值	范围
甘氨酸	132	68~199	门冬氨酸	6.5	1.9~19.4
丙氨酸	46	21~71	谷氨酸	<10	<8~40
丝氨酸	48	27~73	赖氨酸	19	7~48
苏氨酸	28	15~53	精氨酸	3	1~5
亮氨酸	7	4~10	牛磺酸	156	86~294
异亮氨酸	3	1~5	p-丙氨酸	2	0~4
缬氨酸	3	2~4	1-甲基组氨酸	39	11~107
蛋氨酸	4	2~6	3-甲基组氨酸	33	16~62
苯丙氨酸	18	9~31	丙氨酸丁	21	8~32
酪氨酸	35	15~48	胱氨酸	7	1~11
组氨酸	216	113~320			
门冬酰胺 谷氨酰胺	54	34~92			

正常人尿中氨基酸的排出量个体差异很大,在同一个人中,在不同时间、条件下其排出量也有不同,不同氨基酸之间也有明显差异,差异的原因取决于血浆氨基酸浓度及近端肾小管细胞重吸收率。影响的因素有年龄、膳食、妊娠、遗传,如小儿肾小管重吸收亚氨基酸、甘氨酸、二碱基氨基酸及组氨酸可能比正常人要少 $10\% \sim 15\%$。

【病理性氨基酸尿】

1. 溢出性或代谢性氨基酸尿　机体某种氨基酸代谢缺陷,导致血浆中该种氨基酸浓度升高,大量从肾小球滤过,超过肾阈值而溢流排出。同时,这种氨基酸还会与同一转运系统的其他氨基酸在肾小管竞争,使同组氨基酸重吸收减少,从而尿中排出,此称为竞争性氨基酸尿。这两类氨基酸尿均不属于肾小管疾病,主要由于肝病和某些遗传代谢病引起,在此不重点讨论。

2. 肾性氨基酸尿　氨基酸在体内代谢正常,而因肾小管重吸收障碍导致氨基酸从尿中排出。肾小管对氨基酸的转运系统分两类:①组氨基酸转运系统,即由同一载体转运一组氨基酸。这类载体特异性差,但结合力强。存在于肾小管的刷状缘,与肠上皮细胞的相应氨基酸载体转运属同一遗传因素控制。因此,当发生先天或遗传缺陷时,就引起一组氨基酸尿及肠道相应氨基酸的吸收不良现象。各种氨基酸尿的程度则依其与载体结合能力的大小而不同。②个别氨基酸转运系统,特异性较强,一般仅转运 1 或 2 种氨基酸。临床可分为以下两型:

（1）全氨基酸尿:即各组氨基酸转运系统都有障碍,尿中出现多种氨基酸,常伴有糖、HCO_3^-、钠、钾、钙等转运异常。典型例子如 Fanconi 综合征、Lowe 综合征等。

（2）某种或一组氨基酸尿:近端肾小管对某种或一组氨基酸的转运系统缺陷,在尿中大量排出某种或一组氨基酸,同时多数患者几乎都伴有该组氨基酸的空肠转运缺陷。这类疾病均为遗传性疾病（表 11-2）。

表 11-2　氨基酸的转运系统

类型	转运系统	所转运的氨基酸	转运障碍引起疾病	遗传性	肾外异常
I	二碱基-胱氨酸组转运系统	胱氨酸、鸟氨酸、精氨酸、赖氨酸	胱氨酸尿（I、II、III型）	AR	肠,中枢神经系统
	胱氨酸转运系统	胱氨酸	高胱氨酸尿	AR	?
	二碱基转运系统	鸟氨酸、赖氨酸、精氨酸	二碱基氨基酸尿（I、II型）	AR 或 AD	肠,肝,中枢神经系统
	赖氨酸转运系统	赖氨酸	赖氨酸尿		
II	中性氨基酸转运系统	中性支链氨基酸、含硫氨基酸、酰基氨基酸	Hartnup 病（I、II型）	AR	肠
	含硫氨基酸转运系统	含硫氨基酸	含硫氨基酸吸收不良综合征		
	色氨酸（肠）转运系统	色氨酸	蓝尿布综合征		
	组氨酸转运系统	组氨酸	组氨酸尿		
III	亚氨基酸转运系统	脯氨酸、羟脯氨酸、甘氨酸	亚氨基酸甘氨酸尿（I、II、III 及 Km 型）	AR	
	甘氨酸转运系统	甘氨酸	甘氨酸尿		
IV	酸性氨基酸组转运系统二羧基氨基酸	谷氨酸、天门冬酸	二羧基氨基酸尿（I、II型）	AR	肠
V	β-氨基酸组转运系统	β-丙氨酸、牛磺酸、β-氨基丁酸	?	?	

注:AR,常染色体隐性遗传;AD,常染色体显性遗传

下面我们重点讨论较常见的几种氨基酸尿。

一、胱氨酸尿

胱氨酸尿症(cystinuria)是肾脏近端肾小管及空肠转运二元氨基酸(dibasic aminoacid)(胱氨酸、精氨酸、赖氨酸、鸟氨酸)缺陷的先天性疾病,患者尿中持续排出大量上述氨基酸,反复形成尿路胱氨酸结石。在1810年,Wollaston首先叙述胱氨酸尿的病例;1951年,Dent证明此病为肾小管转运氨基酸的缺陷,而不是氨基酸代谢疾病。

【病因与发病机制】

本病是一种家族性遗传性疾病,为常染色体隐性遗传。与编码二元氨基酸转运通道的 *SLC3A1* 及 *SLC7A9* 基因突变有关。位于2号常染色体,多为隐性遗传。由于近端肾小管对胱氨酸、赖氨酸、精氨酸及鸟氨酸重吸收障碍所致。纯合子尿中有大量氨基酸排出,而杂合子氨基酸尿程度轻或无氨基酸尿。胱氨酸和二元氨基酸转输缺陷的精确膜部位仍不清楚。有人认为在肾小管基膜损伤部位的细胞氨基酸流入尿液中,可能为氨基酸重吸收和排泌减少的原因。此外,胱氨酸尿患者同样有空肠黏膜对二碱基氨基酸转运障碍。

正常人尿中胱氨酸排量最高值仅18mg/g肌酐。而胱氨酸尿患者则常达(630±64)mg/g肌酐,或0.5~1.8g/d,平均(0.98±0.38)g/d,为正常人的30倍。胱氨酸是溶解性最低的氨基酸之一,在pH 4.5~7的尿中,只能溶解300~400mg/L。故患者尿中极易形成氨基酸结晶。赖氨酸、精氨酸及鸟氨酸可溶性高,故不会形成结石,但由于氨基酸丢失,可影响生长发育,故常发生矮小体型。

【分型】

根据有无空肠转运障碍及尿中氨基酸排量,可分为以下各类型(表11-3)。

表11-3　胱氨酸尿的分型

类型	空肠转运功能			尿中氨基酸排量				
	胱氨酸	赖氨酸	精氨酸	杂合子				纯合子
				胱氨酸	赖氨酸	精氨酸	鸟氨酸	四种氨基酸
				(完全隐性)				
Ⅰ型	−	−	−	−	−	−	−	↑↑
				(部分隐性)				
Ⅱ型	+			↑	↑	↑		↑↑
Ⅲ型	+	+	+	↑	↑			↑↑

注:"+"有障碍;"−"无障碍;"↑"增加

【临床表现】

本病临床上少见,发病率Levy统计为1/7000,纯合子为1/4万。男女发病无差别,但男性较重,可能与男性泌尿系解剖不同,发生尿路梗阻较多有关。患者出生后即发病,多在成年后才得到确诊。主要表现有:

1. 尿路胱氨酸结石　胱氨酸结石占全部尿路结石病例的1%~2%,最早出现于出生后1年,最晚的可见于90岁,发生结石症状最多为30~40岁年龄段,常引起反复肾绞痛、血尿、梗阻及继发感染等,晚期可引起肾功能不全。结石较硬,因含硫故不透X线,常为双侧多发性,50%为纯胱氨酸结石,约40%为混合石,可与草酸钙、磷酸钙或磷酸铵镁混合,近10%结石不含可测胱氨酸。结石与氰化硝普钠可呈阳性反应,可作为筛选性诊断试验。

2. 特异性肾性氨基酸尿　尿中排出大量胱氨酸及3种二碱基氨基酸。

3. 躯体矮小,智力发育迟缓。

4. 吡咯烷及呱啶尿　由于空肠对这些氨基酸吸收不良,大量赖氨酸与鸟氨酸在肠道降解产生尸胺与腐胺,吸收后被还原成吡咯烷与呱啶,从尿排出。

5. 少数患者可合并高尿酸血症、低钙血症、血友病、肌萎缩、遗传性胰腺炎、色素性视网膜炎等。

【诊断与鉴别诊断】

根据临床表现、家族病史及尿中排出大量胱氨酸即可确诊。本病主要与胱氨酸贮积症(cystinosis)、同型半胱氨酸尿症(homocystinuria)相鉴别,可参见表11-4。与高胱氨酸尿症(hepercystinuria)及二碱基氨基酸尿鉴别诊断有赖于尿中氨基酸分析。

表 11-4 胱氨酸尿与胱氨酸贮积症、同型半胱氨酸尿鉴别

	胱氨酸尿	胱氨酸贮积症	同型半胱氨酸尿
肾结石	+	−	−
组织中胱氨酸沉积	−	+	−
肾功能不全	晚期出现	早期出现	−
晶体脱位	−	−	+
Fanconi 综合征	−	+	−
氰化硝普盐实验	−	+	−
结晶尿	+		
病理氨基酸尿特点	二碱基氨基酸胱氨酸及半胱氨酸二硫物	全氨基酸尿	同型胱氨酸

【治疗】

1. 大量饮水 是本病的重要防治方法,特别在夜间睡前需饮水 800～1000ml,24 小时应达 4L,以稀释尿胱氨酸浓度,防止胱氨酸结晶。

2. 碱化尿液 可增加胱氨酸溶解度,防止结石形成。一般尿 pH 7.5 时,胱氨酸溶解度最高。

3. 饮食控制 限制总蛋白入量或低蛋氨酸饮食(胱氨酸的前身)。

4. 内服青霉胺 减少尿中游离胱氨酸。该药副作用多,包括发热、皮疹、蛋白尿、肾病综合征、维生素缺乏、狼疮性疾病、骨髓抑制等。

5. 对症处理 控制继发感染,缓解梗阻症状,治疗肾功能不全。

【预后】

本病预后一般尚好,关键在于早期诊治,防止结石形成,防治尿路梗阻及感染,保持肾功能正常。有报告约 50% 患者死于肾衰竭。

二、二碱基氨基酸尿

二碱基氨基酸尿(dibasic aminoaciduria)是肾小管重吸收二碱基氨基酸——赖氨酸、精氨酸及鸟氨酸障碍所致,而胱氨酸转运正常,是一种常染色体隐性遗传病。

在临床上,可分为两型:Ⅰ型为无症状性二碱基氨基酸尿。有极少数纯合子患者可有生长发育和智力发育障碍,但无高氨血症和蛋白不耐受相应的病史。Ⅱ型病例的二碱基氨基酸尿较Ⅰ型程度重,血浆二碱基氨基酸浓度低,有小肠二碱基氨基酸吸收障碍,最近认为肝细胞也有同样的转运障碍,由于缺乏底物精氨酸与赖氨酸而导致肝脏鸟氨酸循环障碍。因此,由蛋白分解代谢或小肠吸收所产生的氨不能解毒,导致患者发生蛋白质不耐受综合征。表现为蛋白质负荷后引起高血氨症、呕吐、腹泻、肝脾大、生长及智力发育障碍、低肌张力及木僵等。

治疗:Ⅱ型二碱基氨基酸尿纯合子的治疗主要是限制蛋白质摄入,以防发生高氨血症,但新近有报道在充分补给精氨酸可使患者生长及智力发育有所改善,并且蛋白质入量也可以放宽。Ⅰ型杂合子不需治疗,纯合子应给予补充赖氨酸及精氨酸治疗。

三、高胱氨酸尿症

高胱氨酸尿症(hepercystinuria)是一种罕见病。Brodehl 等首先报道,目前只报告 2 例,为同胞兄弟。可能是常染色体隐性遗传。仅有肾小管对胱氨酸转运障碍,尿胱氨酸排量轻度增加,肾小管重吸收减少至正常的 72%～80%。二碱基氨基酸排量正常。口服胱氨酸、半胱氨酸及赖氨酸显示空肠无相应氨基酸转运障碍,但静点赖氨酸可使精氨酸、鸟氨酸及胱氨酸排量增加。一般无尿路结石形成。临床上易与典型胱氨酸尿相鉴别。

四、赖氨酸尿

赖氨酸尿(lysinuria)肾小管与肠上皮细胞仅对赖氨酸转运有障碍,而精氨酸、鸟氨酸及胱氨酸的转运均正常,该病于 1976 年始报道。

五、Hartnup 病

【病因与发病机制】

Hartnup 病(Hartnup disease)系常染色体隐性遗传性疾病,1956 年 Baron 对一家族进行研究报道了

本病,以病者的姓氏命名。临床上罕见,国内少数病案报道,国外有人统计新生儿发病率为 1/16 000。它是由于近端肾小管上皮细胞和空肠黏膜对中性单氨基、单羧基氨基酸转运障碍所致。转运的氨基酸有丙氨酸、丝氨酸、苏氨酸、缬氨酸、亮氨酸、异亮氨酸、苯丙氨酸、酪氨酸、色氨酸、组氨酸、谷氨酸及天门冬氨酸等,其中最重要的是色氨酸转运障碍。由于色氨酸在空肠及肾小管再吸收不全,体内烟酰胺不足,导致光感性糙皮病样皮疹。肠道内由色氨酸、苯丙氨酸及酪氨酸大量降解,产生胺类过多,超过肝脏解毒功能而引起中枢神经中毒症状。本病有两型,伴有空肠转运障碍为Ⅰ型,无障碍者为Ⅱ型。

【临床表现】

本病临床表现是间歇发作性,症状常出现于儿童期,青春期后可自动缓解,主要临床特点为:

1. 糙皮病样皮疹　常见于身体暴露部位,如脸、前臂或小腿等,呈红色,干燥有鳞屑,有时皲裂、起疱和渗出,对光敏感,皮疹常因太阳暴晒后加重,与正常皮肤分界明显,对烟酰胺治疗反应良好。

2. 发作性小脑共济失调　多发生于疾病严重期。表现为步态不稳,四肢震颤,不自主的舞蹈状运动,眼球震颤,复视,严重者可昏厥,偶有精神症状如情绪不稳定、幻觉、谵妄或痴呆等,这种发作一般不超过一周,能自行缓解,不留后遗症,智力正常。

3. 体型短小。

4. 肾性氨基酸尿　大量排出苏氨酸、丝氨酸、组氨酸、丙氨酸、色氨酸、谷氨酰胺、天门冬酰胺等。此外,尿中还排出大量吲哚代谢物如硫酸吲哚酸(尿蓝母)、吲哚基-3-乙酸、吲哚基丙烯酰甘氨酸、吲哚基乙酰谷氨酰胺等。尿蓝母在尿中呈蓝色,故小儿可见"蓝尿布综合征"。粪便中也可有大量色氨酸及支链氨基酸等。

【治疗与预后】

无根治办法,但青春期后症状可自行缓解,预后尚好。一般给予高蛋白饮食,补充烟酰胺(50 ~ 100mg/d)及防止肠道感染如口服新霉素以防止肠内细菌分解氨基酸,即可维持健康。口服 $NaHCO_3$ 可促进吲哚代谢产物排出,减少肠道支链氨基酸的脱羧作用。如出现小脑共济失调及精神症状应禁用高蛋白饮食,静点葡萄糖维持热量。

六、亚氨基甘氨酸尿

亚氨基甘氨酸尿(iminoglycinuria)包括脯氨酸、羟脯氨酸及甘氨酸尿。是常染色体隐性遗传性疾病,可分为四型:Ⅰ型有空肠转运障碍,Ⅱ、Ⅲ及 Km 突变种均无空肠转运障碍。是由于肾小管上皮细胞对甘氨酸或亚氨基酸的选择转运系统发生障碍所致。纯合子以共同转运系统障碍为主,而杂合子以选择转运系统障碍为主。患者一般无症状,偶有智力发育迟缓,抽搐及脑脊液蛋白增高。本病无需治疗,预后良好。

七、二羧基氨基酸尿

二羧基氨基酸尿(dicarboxylic aminoaciduria)是一种常染色体隐性遗传病。1974 年始有报道,是由于肾小管上皮细胞和空肠黏膜对二羧基氨基酸(包括谷氨酸、天门冬氨酸)转运障碍所致。临床分为两型:Ⅰ型伴空肠转运障碍,表现为发作性低血糖及酮症酸中毒,生长发育迟缓,常伴先天性无甲状腺。Ⅱ型无空肠转运障碍,临床可无症状,常在新生儿尿筛选时发现。Ⅰ型有发作性低血糖可试用谷酰胺,连续日夜服用,Ⅱ型无需治疗。

(吴小川)

第四节　原发性低血磷性佝偻病

原发性低血磷性佝偻病(primary hypophosphatemic rickets)又称遗传性或 X 连锁低血磷性佝偻病(X-linked hypophosphatemic rickets),是先天性肾小管功能障碍中最单纯的一类,仅有磷酸盐再吸收障碍,肾小管对磷的重吸收明显减低,造成尿磷大量丢失,血磷降低,严重者合并有佝偻病(儿童)或软骨病(成人)。多数为 X 连锁显性遗传。本病发病率1:25 000,女性多见,但发病常较男性轻,常有家族史,部分患者呈散发。

【病因及发病机制】

先天性为性连锁显性遗传性疾病,基因在 X 染色体的长臂上,故男性患者只传给女孩,而女性患者可传给男、女孩。由于男性仅有一个 X 染色体,肾小管功能障碍常为完全性而病情较重,而女性往往较轻。目前认为性连锁是由于 PHEX(phosphate-regulating neutral endopeptidase)基因突变所致。PHEX 基因定位于 X 染色体上,有 18 个外显子,编码的 PHEX 为跨膜蛋白,属Ⅱ型锌依赖的内肽酶家族,在肾小管上皮细胞表达,在骨骼和牙本质矿化及肾小管磷的重吸收中发挥作用。因此,PHEX 基因突变导致肾小管磷的重吸收障碍,磷从肾脏异常排出从而临床上出现佝偻病症状。也有常染色体显性、隐性遗传病例及散发病例报告。由于染色体的先天病变致肾近曲小管细胞膜刷状缘钠-磷转运系统异常,肾小管对磷的重吸收障碍,引起大量磷从肾脏排出;另外,低血磷性也造成成骨细胞功能不良,致成骨缺陷,骨发育不良。散发病例无家族史,以成人多见,故又称之为迟发性低血磷性软骨病。

【临床表现】

发病早,多有家族史,出生不久即有低血磷,一般在生后第二年开始会走时出现骨病变,O 形腿常常是最早引起注意的体征,而轻者多被忽视,身高多正常,幼儿期仍有活动性佝偻病表现,小儿出现骨病前常常出现牙齿病变表现,如牙折断、磨损、脱落、釉质矿质过少或发育不全,严重病例常出现骨痛、骨畸形、病理性骨折及生长发育停滞,成人常表现为软骨病。女性常仅有低血磷而无骨病。无肌张力低下及肌病,很少有手足搐搦。血磷很低,常常为 $0.32 \sim 0.78 \text{mmol/L}(1 \sim 2.4 \text{mg/dl})$,儿童病例更明显,尿磷增多,血清钙和镁正常或稍低,血钙磷乘积在 30 以下,碱性磷酸酶增高。甲状旁腺素正常或稍高,血 $1,25\text{-}(OH)_2D_3$ 也多正常,但也有减低者。24 小时尿磷及羟脯氨酸明显增多,尿钙正常,有报道尚可有尿环磷酸腺苷(cAMP)及尿氨基酸轻度增高。X 线检查表现:①骨质疏松:干骺端增宽,杯状凹陷,毛刷状改变;②多发性对称性假性骨折,病理性骨折;③骨骼畸形,下肢可呈 O 形腿或 X 形腿。骨密度检查:早期即出现骨密度降低。

【诊断与鉴别诊断】

本病发病年龄较维生素 D 缺乏性佝偻病和维生素 D 依赖性佝偻病者为大,一般始于生后第二年。而且无肌张力减低,多有家族史,一般病例有明显佝偻病,骨病及生长发育落后,血磷降低,血钙磷乘积在 30 以下,碱性磷酸酶增高,X 线有骨质疏松和佝偻病改变,重者可有多发性骨折,维生素 D 治疗试验阴性,根据以上临床和实验室检查特点,不难诊断。

维生素 D 治疗试验:即给予维生素 D 60 万 IU 一次,如为维生素 D 缺乏性佝偻病,在数天内即有血磷上升,2 周内长骨即显示好转为试验阳性,本病此试验阴性。

【治疗】

(一) 补充维生素 D

$1,25\text{-}(OH)_2D_3$ $0.5 \sim 2\mu g/d$ 或 $1\alpha\text{-}(OH)D_3$ $0.5 \sim 1.0\mu g/d$,以补充其血浓度不足,增加肠道钙吸收,弥补低血磷所致的低血钙,纠正继发性甲状旁腺功能亢进,促进骨矿物化。大剂量维生素 D 5 万~25 万 IU/d 可能也有效。治疗期间应根据血钙、血磷、尿钙及骨 X 线征来调整剂量,防止高钙血症,调节维生素 D 量使血钙<3mmol/L,尿钙<4mg/(kg·d),补充维生素 D 不能纠正低磷血症及生长发育迟缓。

(二) 纠正低血磷

1. 磷酸氢钙 $1.5 \sim 4.5 g/d$。

2. 磷酸盐合剂 $Na_2HPO_4 \cdot H_2O$ 145g,NaH_2PO_4 18.2g,加水至 1000ml,100ml/d,分次口服(100ml 含磷 2.702g)。

注意:补磷可减少维生素 D 用量,每天只用维生素 D 2.5 万~7.5 万 IU 即可。

(三) 其他治疗

给予维生素 C 及钙剂可增加肾脏对磷的再吸收。有建议在维生素 D 和磷酸盐治疗的基础上加用利尿剂氢氯噻嗪 $1.5 \sim 2mg/(kg·d)$,可增高血磷,减少磷酸盐用量,不出现高钙血症及高钙尿症。骨骼畸形明显而病情已静止,X 线及血生化检查均正常者,可于 12 岁以后作矫形手术,术前 2 周停用维生素 D,只有当能走后再给维生素 D,以免高钙血症。

（吴小川）

第五节 维生素 D 依赖性佝偻病

维生素 D 依赖性佝偻病(vitamin D dependent rickets,VDDR)又称为维生素 D 依赖症,遗传性假性维生素 D 缺乏性佝偻病(hereditary pseudo-vitamin D deficiency)或低钙性抗维生素 D 性佝偻病,1958 年 Fraster 和 Sulter 首先将本病与其他佝偻病区别开来,成为独立的疾病。Ⅰ型由于肾脏缺乏 1-羟化酶所致,Ⅱ型由于肾小管对 $1,25\text{-}(OH)_2D_3$ 反应低下所致。其特点是有低钙血症而无(或轻微)低磷酸盐血症,常伴有氨基酸尿症,大剂量维生素 D 治疗有效。

【病因及发病机制】

本病为常染色体隐性遗传性疾病。Ⅰ型由于肾小管上皮细胞的 1-α 羟化酶的缺乏,使 $25\text{-}(OH)D_3$ 进一步羟化为 $1,25\text{-}(OH)_2D_3$ 减少,肠道钙吸收减少,导致低血钙并刺激 PTH 产生增多,尿磷排泄增多。产生类似抗维生素 D 佝偻病骨骼损害甚至低钙抽搐,该病主要是由于 *CYP27B1* 突变导致在肾小管上皮细胞中合成 $1,25-(OH)_2D_3$ 的 1 位羟化酶活性降低,生成 $1,25-(OH)_2D_3$ 减少所致。人类 *CYP27B1* 定位于染色体 12q 13.1-13.3,全长 4859bp,包含 9 个外显子,编码 $1,25-(OH)_2D_3$ 的 1 位羟化酶,到目前为止确定了近 40 种与维生素 D 依赖性佝偻病 I 型相关的 *CYP27B1* 突变。Ⅱ型与对 $1,25-(OH)_2D_3$ 反应低下有关,是由于 $1,25-(OH)_2D_3$ 受体(VDR)突变所致。VDR 基因位于常染色体 12q13-14,其基因全长 45kb,由 9 个外显子和 8 个内含子组成,在Ⅱ型维生素 D 依赖性佝偻病中发现 VDR 的突变有错义突变、无义突变、剪接点突变以及部分缺失等多种类型。

【临床表现】

常于生后第一年的后半年发病。具有佝偻病的典型表现,低钙性抽搐,严重肌无力,一般治疗量维生素 D 无效。尿钙减少,可能有氨基酸尿,血钙明显降低,血磷一般正常或稍低,可有高血氯性酸中毒。碱性磷酸酶升高,甲状旁腺激素增高。I 型血清的

$1,25-(OH)_2D_3$ 不能测出,而Ⅱ型 $1,25-(OH)_2D_3$ 明显升高。X 线检查基本上和低血磷抗维生素 D 佝偻病类似。骨密度检查早期即出现骨密度降低。

【诊断与鉴别诊断】

本病诊断主要依据生后第一年内出现典型的佝偻病症状和出现低钙抽搐、严重肌无力等临床表现,血生化检查为血钙降低,碱性磷酸酶升高,用一般治疗量的维生素 D 治疗无效,而且大剂量维生素 D 或生理剂量的 $1,25-(OH)_2D_3(1\mu g/d)$ 可使佝偻病治愈。

本病鉴别诊断主要与维生素 D 缺乏性佝偻病和低血磷性抗维生素 D 性佝偻病鉴别。

【治疗】

1. 替代疗法 首选 $1,25-(OH)_2D_3$ 0.7～2.7$\mu g/d$,终生用药。但Ⅱ型对 $1,25-(OH)_2D_3$ 的效果仍差。

2. 大剂量维生素 D 治疗 4 万～10 万 IU/d,反应佳,须同时服钙剂 0.5～2g/d。注意监测尿钙以调节维生素 D 的剂量,防止高钙血症,控制尿钙排出 <2mg/(kg·d)。

(吴小川)

第六节 特发性高钙尿症

由于各种原因使尿钙排出量明显增高,尿钙>4mg/(kg·d)而血钙正常的一组疾病即称之为高钙尿症(hypercalciuria),临床上分为特发性与继发性两大类。特发性高钙尿症(idiopathic hypercalciuria)是指病因不明,临床表现肉眼血尿或镜下血尿、肾结石、排尿困难、遗尿、尿频和(或)尿急、多尿、佝偻病、肾绞痛、无菌性脓尿及身材矮小等为特征的一组疾病。

【病因及发病机制】

特发性高钙尿症的病因不明。有尿钙增高而无高血钙及其他已知高钙尿症的原因,部分有家族性,可能系常染色体显性遗传。在无症状血尿小儿中占 2.2%～6.4%。

特发性高钙尿症的发病机制有以下两种假设:

1. 肠钙吸收亢进(吸收型) 主要是由于肠道吸收钙亢进,空肠对钙选择性吸收过多,使血钙短暂升高;肾小球滤钙增加及甲状旁腺分泌受抑制,肾小管重吸收钙减少,从而引起尿钙排出量增加并维持血钙正常。肠钙吸收亢进(原因尚不明确),可能系维生素 D 合成增多及调节功能障碍所致。也有人认

为与原发性肾失磷,$1,25-(OH)_2D_3$ 合成增加,肠吸收钙增多所致。

2. 肾漏出钙过多(肾漏型) 肾小管重吸收钙功能缺陷使尿钙漏出过多,从而刺激甲状旁腺分泌甲状旁腺素,同时 $1,25-(OH)_2D_3$ 的合成也增多,引起继发性肠钙吸收亢进并维持血钙正常。临床罕见纯吸收型或肾漏出型,每一例均存在上述两种基本缺陷,仅为程度差异。

【病理】

小儿肾改变较成人轻微,可有间质性肾炎样改变及肾钙化。早期髓质肾小管上皮细胞灶状变性肿胀、坏死及钙化沉着,肾小管基膜结构破坏,坏死的肾小管上皮细胞造成堵塞,管型形成及钙质沉着,病变区皮质区萎缩,并逐渐累及到肾小球部分,造成不完全玻璃样变,伴肾小球周围纤维化,最终肾硬化。

【临床表现】

1. 血尿 主要为镜下血尿,肉眼血尿可仅出现一次,亦可持续多天或反复发作多年。血尿为无症状性血尿。

2. 泌尿系症状 少数病例有尿频、尿急、尿痛、

排尿困难、遗尿、腹绞痛或耻骨上痛、腰痛等。易并发尿路感染。也有病例出现多饮、多尿。

3. 尿路结石　小儿肾结石中仅 2% ~ 5% 系由本病引起。

4. 其他　少数患者身材矮小、体重不增、肌无力、骨质稀疏等。

5. 实验室检查　多为镜下血尿、无蛋白尿或轻微蛋白尿,若蛋白尿明显(成人>2g/d),多有其他肾脏疾病存在。尿沉渣可见白细胞增多(无菌性脓尿),可见草酸钙结晶。可有尿浓缩功能受损。对部分病例肾超声检查和 X 线检查可发现肾结石或肾钙化。

【诊断与鉴别诊断】

1. 对不明原因的血尿、脓尿而不伴有显著蛋白尿者,或有家族尿路结石病史,就应考虑本病。取早餐后 2 ~ 4 小时内随意尿标本测尿钙/尿肌酐(尿 Ca/Cr)比值:<0.12 为正常;0.12 ~ 0.18 为界限值;若>0.18,再测 24 小时尿钙定量>4mg(kg·24h)而血钙正常者可确诊为本病。

2. 钙负荷试验可区别特发性高钙尿症的型别,具体方法如下:予低钙饮食(停食乳品及钙剂,钙<250mg/d)7 天,试验前夜晚餐后禁食,于晚 9 点午夜各饮水 5 ~ 10ml/kg。试验日清晨上午 9 点排尿弃去,再饮等量水,收集上午 7 ~ 9 时尿测空腹尿 Ca/Cr 比值。上午 9 时服钙 $1g/1.73m^2$,收集上午 9 时 ~ 下午 1 时的 4 小时尿,再测尿 Ca/Cr。吸收型:若空腹尿 Ca/Cr<0.21。钙负荷后>0.28 为吸收型;肾漏型:不受限钙的影响,空腹尿 Ca/Cr>0.21。也有人提出清晨及下午各测一次尿 Ca/Cr。可初步鉴别两型。吸收型清晨尿 Ca/Cr 低,肾漏型测 2 次无差异。

本病鉴别诊断应注意排除已知病因引起的继发性高钙尿症。如:①原发性甲状旁腺功能亢进等高血钙疾病;②肾小管酸中毒,Fanconi 综合征,髓质海绵肾、肝豆状核变性、糖尿病及其他肾小管功能障碍性疾病。

【治疗】

1. **一般治疗**　应多饮水,限制高钠及高草酸饮食,吸收型伴严重血尿或结石者应给予低钙饮食。但小儿因生长发育需要,每天供钙不应低于基础需要量 1mg/(kg·d)。

2. **噻嗪类利尿剂**　对肾漏型可促进远端肾小管重吸收钙,使尿钙恢复正常,并调节甲状旁腺素及 $1,25-(OH)_2D_3$ 至正常水平,使肠钙吸收正常。氢氯噻嗪 1 ~ 2mg(kg·d)。病程一般小于 4 个月。苄氟噻嗪(bendrofluazide)能减少尿钙,而不影响肠道钙吸收。成人剂量 5 ~ 10mg/d。

3. **磷酸纤维素钠**(sodium cellulose phosphate)为一种不被肠道吸收的离子交换树脂,口服后食物中的钙和肠道分泌物的钙与磷酸纤维素的钠交换,钙与磷结合成不吸收的混合物随大便排出,故能减少肠道吸收钙,从而减少尿钙排出,对吸收型有效,成人剂量 15 ~ 30g/d,分三次餐后或餐时服用,与利尿剂合用,疗效将更好且可以减少药物的剂量。副作用为影响肠道对镁的重吸收,可致血镁降低,应注意镁的补充。

4. **正磷酸盐**(orthophosphate)　可影响尿钙排出量,而不改变血钙浓度及钙磷乘积。常用磷酸盐缓冲液(甲液为 10.4% Na_2HPO_4 · $12H_2O$,60ml,乙液为 23.8% NaH_2PO_4 · $2H_2O$,40ml)成人剂量 80 ~ 100ml/d,分 3 ~ 4 次冲服。

5. 口服锌或铁剂可减少钙的吸收而降低尿钙,适用于低锌血症或缺血性贫血患儿。

6. 有报道用未加工的麦麸治疗影响肠钙吸收,适合肠吸收钙过多者。

【预后】

特发性高钙尿症的预后主要取决于尿钙排出量的控制程度及结石形成的情况而定。如能有效控制尿钙正常,尿路无新结石形成,一般预后良好。如结石反复复发,反复并发感染,则预后较差。

(吴小川)

第七节　肾小管性酸中毒

肾小管性酸中毒(renal tubular acidosis,RTA)是由于远端肾小管排出氢离子障碍和(或)近端肾小管对 HCO_3^- 的重吸收障碍以致不能建立正常 pH 梯度而产生的一组以持续性、代谢性、高氯性酸中毒而其尿液却偏碱性为特征的临床病理生理综合征。按肾小管可能受损的部位,RTA 分为:①远端 RTA(RTA-Ⅰ);②近端 RTA(RTA-Ⅱ);③混合型 RTA(RAT-Ⅲ);④伴有高血钾性的 RTA(RTA-Ⅳ)。RTA 的临床表现复杂多样,主要表现为:生长发育落后,严重佝偻病畸形,尿崩症,水电解质紊乱,消化道功能紊乱,尿结石。

根据肾小管性酸中毒的病因又可分为:①特发

性肾小管性酸中毒,多有家族史;②继发性肾小管性酸中毒,可见于许多肾脏疾病或全身性疾病,如:自身免疫性疾病、药物中毒(如两性霉素 B 等)、甲状腺或甲状旁腺功能亢进、肾盂肾炎、髓质囊性变等。

一、远端肾小管酸中毒

远端肾小管酸中毒(distal renal tubular acidosis,dRTA)亦称典型性 RTA,由于远端肾小管排泌 H^+ 障碍,尿 NH_4^+ 及可滴定酸排出减少所致。

【病因及发病机制】

dRTA-Ⅰ 的病因有原发性和继发性:①原发性:常见肾小管先天功能缺陷,多为常染色体显性遗传,亦有隐性遗传或特发性病例;②继发性:可继发于两性霉素 B 中毒、重金属盐中毒、维生素 D 中毒、小管间质性肾炎、高球蛋白血症、甲状旁腺功能亢进症、慢性活动性肝炎、海绵肾、肾移植后、某些自身免疫性疾病(如干燥综合征)、髓质囊性变等。

本病发病机制为编码相关转运通道蛋白基因突变所致,有常染色体显性遗传、常染色体隐性遗传不伴耳聋及隐性遗传伴有耳聋 3 种遗传方式。前两者与阴离子交换蛋白-1(AE-1)基因(SLC4A1)突变有关,位于 17 号染色体,编码肾小管润细胞底外侧膜 Cl^-/HCO_3^- 交换子,当伴有听力损失时与编码润细胞管周膜 H^+-ATP 酶亚单位的基因 ATP6V1B1(早发性听力损失)及 ATP6VOA4(迟发性听力损失)有关。

由于原发性或继发性原因导致远端肾小管排泌 H^+ 和维持 H^+ 梯度的功能下降,致使尿液不能酸化(尿液呈碱性),而机体代谢的酸性产物储积于体内。由于 H^+ 的储积,致使体内的 HCO_3^- 储备下降,血液中 Cl^- 代偿性增高,因而发生高氯性酸中毒。又由于肾远端小管排泌 H^+ 的障碍,大量的 K^+、Na^+ 被排出体外,因而造成低钾、低钠血症。患者由于长期处于酸中毒的内环境中,致使骨质脱钙,骨骼软化而变形。从骨质中游离出来的大量钙离子在肾小管的碱性环境下发生沉积,导致肾钙化或尿路结石。

产生泌氢功能障碍的机制目前认为有两种假说:①氢离子(分泌)泵衰竭(或少尿)学说:即原发于肾小管氢泵功能障碍,不能泌氢以建立梯度;②被动扩散或弱泵学说:这是指远端肾小管分泌 H^+ 功能正常,但因细胞膜的渗透性有变化,故已分泌入管腔的 H^+ 又可以很快扩散返回细胞内,因而不能保持 pH 梯度。

【临床表现】

1. 原发性病例　可在生后即有临床表现。

2. 由于酸中毒和电解质紊乱,患儿多有厌食、恶心、呕吐、腹泻或便秘而导致严重的生长发育落后。

3. 由于低血钾和(或)肾钙化以致尿浓缩功能障碍可造成患儿多饮、多尿表现。

4. 同时,由于低血钾,患儿可表现为肌肉软弱无力或瘫痪。

5. 由于低血钙和低血磷而致骨质软化,骨骼严重畸形,出牙延迟或牙齿早脱,予维生素 D 治疗无效。

6. 由于大量排钙及尿偏碱可造成肾钙化、肾结石,患儿可有血尿、尿痛或尿砂石。

7. 长期不明原因的酸中毒。

8. 肾功能　早期肾小球功能正常而表现为肾小管浓缩功能障碍,晚期肾小球功能可受损甚至出现尿毒症。

【实验室检查】

1. 血生化　CO_2CP 下降,血氯升高,血钠、血钾降低,但血液中阴离子间隙正常。

2. 尿液偏碱性,血液虽为严重酸中毒,但患者的尿液 pH 不低于 6。

3. X 线检查　骨骼 X 线显示严重佝偻病征象或严重畸形;肾脏和尿路 X 线可能发现肾钙化或结石的改变。

4. 氯化铵负荷试验　氯化铵 0.1g/kg,一次口服,6～8 小时内检查尿 pH,如其尿液 pH 仍>5.5,为阳性,有助于远端肾小管性酸中毒的诊断。

5. 碳酸氢钠负荷试验　正常人以 $NaHCO_3$ 碱化尿后,其尿 PCO_2 要比动脉血的 PCO_2 明显升高,而肾小管酸中毒患儿则尿 PCO_2 无明显升高。测定方法是静脉注射 1mmol/L 的 $NaHCO_3$ 3ml/min,然后每 15～30 分钟直立位排尿一次,测定尿 pH 及 PCO_2,当连续 3 次尿 pH>7.8 时,于两次排尿中间取血测 PCO_2。正常人尿 PCO_2 比血 PCO_2 应高 2.67kPa(20mmHg)。如<2.67kPa,则为阳性。

【诊断与鉴别诊断】

当患儿具有上述临床表现 1～2 项时应疑及本病的可能;当患儿有持续性代谢性高氯性酸中毒而其尿 pH>6 时即可确诊为本症。在不典型病例,可作氯化铵负荷试验或碳酸氢钠负荷试验,阳性者即可确诊。

本病应与下列疾病鉴别:

1. **尿崩症**　虽有多饮、多尿,但尿比重低而恒定,一般没有酸中毒和电解质紊乱,也无严重的骨骼畸形,垂体加压素试验也有助于鉴别。

2. 维生素 D 缺乏性佝偻病 虽有骨骼软化和畸形,但没有酸中毒和低血钾,低血钠和高氯血症,维生素 D 治疗有效。

3. 肾性佝偻病 如低血磷性抗 D 佝偻病或维生素 D 依赖性佝偻病,虽常规维生素 D 治疗效果欠佳,但无酸中毒和电解质紊乱。

4. Fanconi 综合征 除与 RTA 有许多表现相似外,患儿应有尿糖和氨基酸尿。

5. 泌尿系结石症 多伴有血尿、尿痛、尿石的表现,除了由于梗阻导致肾衰竭外,早期无酸中毒和电解质紊乱,而 RTA-I 主要表现为肾实质钙化。

【治疗】

RTA-I 治疗的中心目标是:以足够剂量的碱性药物维持患儿血浆碳酸氢盐浓度在正常范围内,纠正电解质紊乱,特别是低钾血症,防止和治疗骨骼软化和畸形,防止肾钙化和尿路结石的形成,治疗是长期的。

1. 纠正代谢性酸中毒 在儿童,即便是 RTA-I,亦常有 6% ~15% 的碳酸氢盐从肾脏丢失(在成人仅为 1% ~3%),故儿童 RTA-I 所需的碱性药物剂量较大,每天需要 $2.5 \sim 7 mmol/(kg \cdot d)$,常用的药物如 $NaHCO_3$、枸橼酸钠或 Shohl 合剂(枸橼酸合剂),其中以 Shohl 合剂为佳,因其除了纠正酸中毒外,还能使肠道偏酸性,促进钙盐的吸收,而且尿中的枸橼酸钙盐可溶性大,可减少肾钙化及肾结石的形成。

Shohl 合剂的配方为:1000ml 水中加枸橼酸 140g,枸橼酸钠 98g,每 1ml 相当于 1mmol 碳酸氢钠,这种溶液的缺点是不稳定、易变质。

2. 补充钾盐 用上述药物治疗,酸中毒可迅速得到纠正,低血钾和低钠症亦得到纠正,如低血钾纠正不理想,可用枸橼酸钾补充,每天 $0.5 \sim 1 mmol/kg$,不宜用氯化钾,以免加重高氯血症。

3. 随着酸中毒的纠正,骨骼软化症好转,有些患儿可加用维生素 D 治疗。

4. RTA-I 的早期治疗可预防肾钙化。

【预后】

对原发性 RTA-I,如能早期发现和坚持长期治疗,防止肾钙化的形成,防止骨骼畸形,预后是良好的,甚至可达到正常的生长发育水平。但如果诊断和治疗不及时,导致了骨骼畸形和肾钙化,后果是严重的。至于继发性 RTA-I,预后则视其原发病而定。

二、近端肾小管酸中毒

近端肾小管酸中毒(proximal renal tubular acidosis,PRTA) 为 RTA-II,是由于近端肾小管重吸收 HCO_3^- 功能障碍所致。

【病因及发病机制】

RTA-II 的病因亦可分为原发性和继发性。①原发性:多为常染色体显性遗传,亦可为性连锁隐性遗传,多见于男性,也有部分为散发病例。本病与编码近端小管底外侧膜 Na^+/HCO_3^- 共转运离子通道基因(SLC4A4) 突变有关。②继发性:可继发于重金属盐中毒、过期四环素中毒、甲状旁腺功能亢进、高球蛋白血症、半乳糖血症、胱氨酸尿症、肝豆状核变性、肾淀粉样变、髓质囊性变等。

RTA-II 的主要缺陷在于肾近端肾小管对 HCO_3^- 的阈值低于正常人,正常人当其血浆 HCO_3^- 的浓度在正常范围(21 ~25mmol/L) 时,其由肾小球滤过的 HCO_3^- 几乎被完全吸收,而 RTA-II 患者肾小管的 HCO_3^- 阈值一般在 15 ~18mmol/L 显著地低于正常阈值。故即使患儿的血液 HCO_3^- 的浓度低于 21mmol/L,亦有大量的 HCO_3^- 由尿中丢失,此时患儿产生酸中毒而其尿液却呈碱性。由于远端肾小管的排泌 H^+ 功能正常,故当患儿血浆的 HCO_3^- 下降至 15 ~18mmol/L 时,其由肾小球滤过的 HCO_3^- 可完全被重吸收,其尿液 pH 可低于 5.5 以下。当血浆 HCO_3^- 浓度升高时,其尿液 pH 即上升至 6 以上。由于大量 HCO_3^- 流入远端肾小管,促使 K^+ 的排泌增加,故低钾血症是明显的,溶骨现象和高尿钙较轻,故一般不发生肾钙化和严重骨骼畸形,但如伴有高磷酸尿和低磷血症,甲状旁腺功能亢进和维生素 D 缺乏时,则可产生骨软化和佝偻病表现。

目前认为 RTA-II 的可能机制有下列三种:①近端小管管腔中碳酸酐酶活性低下,从而影响小管内碳酸的形成与 H^+ 的交换;②氢离子分泌泵障碍:本型常伴有葡萄糖、氨基酸、磷酸盐及尿酸排出过多等重吸收异常,提示 H^+ 排泌泵也可能有异常;③近端小管 H^+ 排泌的调节机制异常:部分低血钙、高尿磷及血 PTH 增高者,在纠正低血钙、高血磷,降低血 PTH 后,尿中 HCO_3^- 排泄量亦降低,提示与 H^+ 分泌的调控有关。

【临床表现】

原发性 RTA-II 的临床表现大致与 RTA-I 相似,但一般症状较 RTA-I 轻,突出的表现是生长发育落后,高氯性代谢性酸中毒,可有低血钾表现,多数无严重骨畸形,亦不会出现肾钙化。实验室检查表现为高氯性酸中毒,可有低血钾,尿 HCO_3^- > 10mmol/L。

【诊断】

当患儿存在低血钾、高氯性代谢性酸中毒,而其尿 pH 却偏碱时,则应高度怀疑本病的可能,尤其当缺乏肾钙化、肾结石和严重的骨骼损害,尿 HCO_3^- 高于正常时,更应考虑为 RTA-Ⅱ 的诊断。对于不典型者,可测定 HCO_3^- 排泄率,常用口服法,即口服NaHCO$_3$ 2~10mmol/(kg·d),每天逐渐加量直至酸中毒纠正时,测定血和尿中 HCO_3^- 和肌酐,按下列公式计算:

$$尿 HCO_3^- 排泄率(\%) =$$

$$\frac{尿\ HCO_3^-\ mmol/L \times 血肌酐\ mmol/L}{血浆\ HCO_3^- \times 尿肌酐\ mmol/L} \times 100$$

正常值为零,Ⅱ型 RTA>15%,Ⅰ型 RTA<5%。

【治疗】

1. 纠正酸中毒　因儿童肾 HCO_3^- 阈值比成人低,故 RTA-Ⅱ 患儿从尿中损失的 HCO_3^- 则更多,治疗所需的碱性药物较 RTA-Ⅰ 为大,其剂量约 10~15mmol/(kg·d),方能维持正常血浆 HCO_3^- 水平,予碳酸氢钠口服。

2. 补充钾盐　由于补充 HCO_3^- 后,H$^+$ 的排泌增加,故必须同时补充钾盐。

3. 重症者可予低钠饮食并加用氢氯噻嗪以降低血容量,有利于 HCO_3^- 的重吸收,以减少碱性药物的用量,但应注意补钾。

4. 有骨损害者给予维生素 D 及磷酸盐。

【预后】

本型预后好,部分患者自行缓解。

三、混合性肾小管酸中毒(RTA-Ⅲ)

RTA-Ⅲ是指 Ⅰ、Ⅱ 两型 RTA 混合存在,临床症状较重。但在 Schasfian 及 Morris 的分类中,混合型只被作为 RTA-Ⅱ 型中的一个亚型,也有认为Ⅲ型 RTA 是 Ⅰ 型 RTA 的一个亚型,常与在近端及远端小管均有分布的碳酸酐酶Ⅱ(CA2)相关基因突变有关,为隐性遗传。患者也兼有 Ⅰ、Ⅱ 两型的临床表现,其远端小管的酸化功能障碍较Ⅰ型为重,尿中漏出 HCO_3^- 也多,达滤过量的 5%~10%,故酸中毒程度比Ⅰ、Ⅱ型为重。

四、高钾高氯性肾小管酸中毒(RTA-Ⅳ)

高钾性肾小管酸中毒(hyperkalemia renal tubular acidosis,RTA-Ⅳ),往往是由于伴有肾实质损害如肾小管间质病变等导致肾小球滤过功能下降所致,是因缺乏醛固酮或肾小管对醛固酮反应减弱所致,后者主要与肾脏先天缺陷有关,又可称为假性醛固酮减少症(pseudo-hypoaldosteronism)。患者的血钾常高于 5.5mmol/L,具有多尿性肾病和肾小管间质性疾病的特征,高血钾程度与醛固酮缺乏或低肾素血症有关,RTA-Ⅳ患儿如有肾实质钙化或尿路结石梗阻常导致肾小球滤过功能损害,产生高钾、高氯性酸中毒。处理主要是解除尿路梗阻,改善肾小球滤过功能,降低血钾,其他处理与 RTA-Ⅰ 相同。

【病因及发病机制】

临床常见病因为慢性肾脏病及肾上腺疾患。

RTA-Ⅳ发病机制尚不明确,肾单位丧失及肾小管损害可能为本型泌 H$^+$ 障碍的原因。本型伴有醛固酮分泌低下,可能原因:①肾素生物合成或释放异常,由于血管紧张素转换酶抑制剂致血管紧张素Ⅱ合成和作用障碍;②醛固酮释放、合成或作用障碍;③利尿药(氨苯蝶啶等)引起 Na$^+$ 通透性异常;④细胞旁 Cl$^-$ 通透性增加导致 Na$^+$ 转运分流;⑤小管间质肾病或其他皮质集合管细胞及 Na$^+$-K$^+$-ATP 酶的损害均可使皮质集合管发生转运障碍。此外,少数病例血醛固酮正常,为肾小球对醛固酮反应不敏感,尚有人提出氯分流异常学说,由于氯吸收增加,故体内NaCl增多,细胞外液扩张,血压增高,肾素及醛固酮分泌减少,从而引起泌钾障碍。

【临床表现】

常表现为高氯性酸中毒及持续性高钾血症,伴不同程度肾功能不全,酸中毒及高钾血症与肾小球滤过率不成比例,尿可成酸性(pH<5.5),尿 NH$_4^+$ 排出减少,尿钾减少。

【诊断】

凡代谢性酸中毒伴持续性高钾血症,不能以肾功能不全及其他原因解释者,应考虑本病。结合尿 HCO_3^- 排量增多,尿 NH$_4^+$ 排出减少,血阴离子间隙正常及醛固酮低可诊断本病。

【治疗】

1. 纠正酸中毒　碳酸氢钠1.5~2.0mmol/(kg·d),同时有助于减轻高血钾。

2. 限制钾盐摄入,口服阳离子交换树脂及袢利尿剂呋塞米或氢氯噻嗪,同时可刺激醛固酮的分泌。多巴胺拮抗剂甲氧氯普胺也能刺激醛固酮分泌。

3. 低肾素低醛固酮患者可使用盐皮质激素如9-α-氟氢可的松。

4. 限钠饮食虽可刺激肾素醛固酮的释放,但常加重高钾性酸中毒,故应避免长期限钠饮食。

(吴小川)

第八节 范可尼综合征

范可尼综合征(Fanconi syndrome,FS)是遗传性或获得性肾脏近端小管非选择性功能缺陷性疾病,该综合征由 Fanconi 于 1931 年首先报道。过去曾一度认为该综合征主要为遗传性疾病,但后来的资料提示获得性也是其主要病因。由于近端肾小管功能障碍,致使正常情况下应被近端肾小管重吸收的葡萄糖、氨基酸、磷酸盐、重碳酸盐等物质,都大量地从尿中丢失,出现肾性糖尿、氨基酸尿、低分子蛋白尿、磷酸盐尿、尿酸尿、碳酸氢盐尿、高氯性代谢性酸中毒和各种因肾脏转运障碍而引起的电解质紊乱如低钾血症、低钙血症、低磷血症及低尿酸血症、碱性磷酸酶增高,以及由此产生的某些并发症,如严重的生长发育落后以及骨骼病变。FS 从病因方面可分为原发性及继发性两类。国内 2000 年报道 18 岁以下非成年人该综合征占 33%,40 岁以上占 20%,男女比例为 4∶2,原发性与继发性各占 50%。

【病因与发病机制】

原因不明的称为原发性或特发性,在儿童中多见,为常染色体隐性遗传、常染色体显性遗传或 X 性连锁遗传。另外,在某些病例中,不存在明显的遗传模式,表现为散发。继发性即获得性 FS,成人发病率高,多见于感染后使用抗生素和抗病毒药物导致 FS、马兜铃酸肾病、小管间质肾炎、肾病综合征、移植肾、肾静脉血栓形成、多发性骨髓瘤、轻链沉积病、淀粉样变、干燥综合征、狼疮性肾炎、甲状旁腺功能亢进及肾髓质囊性病、重金属中毒等,也可继发于胱氨酸累积病、糖原累积病、半乳糖血症、肝豆状核变性及铝中毒等疾病。

FS 的病理生理机制目前尚未完全阐明。有关研究认为,由于细胞膜刷状缘的多种载体的钠结合位点的异常或近端小管侧膜 Na^+-K^+-ATP 酶亚基的异常导致肾小管上皮细胞中 ATP 生成和转运障碍,因而无足够能量来维持钠共同转运通路,导致近端小管对多种物质转运异常,使尿中过多丢失氨基酸、糖、磷酸盐、碳酸氢盐、尿酸及低分子蛋白,导致肾性糖尿、氨基酸尿、低磷血症、低尿酸血症及高氯性代谢性酸中毒等,常伴有低钾血症、低钙血症。

其机制目前尚不完全明了,有几种可能:①从管腔向组织内流减少称为刷状缘缺失型;②从细胞内反流入管腔增多,称为巴来酸中毒型;③细胞内经基膜外流减少,又称为 Fanconi-Bickel 型;④由血液流入细胞内增加,能量产生或传递异常,又称为 Fanconi-Bickel 型细胞色素 C 氧化酶缺乏型;⑤细胞间连接区反流管腔增多,最终影响近端肾小管对葡萄糖、氨基酸、磷酸盐、碳酸氢盐等物质的重吸收。

【临床表现】

新生儿期发病者,主要表现为难以纠正的酸中毒,而儿童患者常因生长缓慢、软弱无力、多尿、烦渴、食欲差、消瘦、呕吐、便秘、发热等就诊,可表现为营养不良、发育障碍、经维生素 D 常用量治疗仍呈活动性低磷性佝偻病等。

由于病因不同,临床表现也各具特点:

1. 特发型 Fanconi 综合征(婴儿型) 起病早,多于婴幼儿起病,可为急性起病,也可为慢性起病,前者多饮,表现为多尿、脱水、消瘦、便秘、呕吐、拒食、无力、发热等,后者以生长发育迟缓和抗维生素 D 佝偻病症状为主。

2. 成人型 Fanconi 综合征 起病缓慢,多于 10~20 岁以后起病,表现为肾小管功能障碍,往往以软骨病为突出表现。

3. Lignac-Fanconi 综合征(Lignac-Fanconi syndrome) 本综合征亦称胱氨酸储积症,是小儿 Fanconi 综合征最常见的病因,为常染色体隐性遗传病,由于胱氨酸转运载体缺陷,是胱氨酸在体内沉积,包括肾小管上皮细胞,从而抑制某些巯基酶的作用,影响细胞功能。急性型多于 6 个月~1 岁发病,表现呕吐、拒食、无力、多尿、烦渴、失水、生长发育障碍和抗维生素 D 佝偻病等。部分患者眼底检查可能有眼色素性视网膜病,裂隙灯检查角膜、结合膜、虹膜及晶体有胱氨酸结晶,早期表现为畏光。慢性型多在 2 岁后发病,症状轻,常表现为侏儒和抗维生素 D 佝偻病。两型其他肾外表现为甲状腺功能减退、糖尿病、肝脾大、脑水肿、肌病等。骨髓片、直肠黏膜活检可有胱氨酸沉积。

4. Lowe 综合征（Lowe syndrome）　本病于 1952 年由 Lowe 报道，亦称脑-眼-肾综合征。为性染色体隐性遗传，多见男性发病，临床特点为严重的智力发育迟缓，肌张力低下，腱反射消失，先天性白内障伴先天性青光眼，眼较大，常有眼球震颤及畏光，伴不完全型 Fanconi 综合征：全氨基酸尿以赖氨酸、络氨酸为多，肾小管性蛋白尿、磷酸盐尿等。一般尿糖、尿钾排出少，此外，患者常有头颅畸形，如长头、前额突出、马鞍鼻、高腭弓等。可分为三型：①婴儿型：以脑眼症状为主；②儿童型：出现不完全性 Fanconi 综合征；③成人型：肾小管病症状消失，出现肾衰竭、营养不良、肺炎等。

【实验室检查】

1. 血 CO_2CP 降低，尿 pH 相对偏碱，尿 HCO_3^- 高于正常。

2. 血磷低，而尿磷酸盐升高。

3. 血钾低，而尿钾升高。

4. 血氯高，血钙正常。

5. 血糖正常而尿糖阳性。

6. 血氨基酸可正常而尿氨基酸升高，在尿中可发现多种氨基酸。

【诊断与鉴别诊断】

Fanconi 综合征的诊断要点：①严重生长发育落后；②佝偻病或软骨的骨骼改变；③高氯性酸中毒；④尿糖增加；⑤蛋白尿（主要为氨基酸所致）。后两条具有确诊意义。

本症应与 RTA 相区别，后者缺乏糖尿和氨基酸尿。

【治疗】

对于继发性范可尼综合征，首先治疗原发病。而对于原发性范可尼综合征，由于病因不明，主要是对症处理，目的是延缓生命，控制佝偻病，预防骨骼畸形，促进生活自理。治疗措施包括：①纠正酸中毒，给予碱性药物，如碳酸氢钠或枸橼酸钠-枸橼酸钾合剂（苏氏合剂）治疗；②纠正电解质紊乱，对于低磷血症、低钾血症的患者分别给予磷酸盐制剂及枸橼酸钾口服；③补充大量维生素 D 控制骨病，一般选择活性维生素 D_3（罗盖全）；④调节水入量，对水肿患者应当限制水、钠入量，对多尿患者每昼夜水的入量一般不多于每昼夜尿量，以控制多尿症状；⑤禁用磺胺类药物，免用四环素，以防重金属中毒，积极防治尿路感染。

【预后】

早期治疗，虽然可改善症状，但很难治愈，最后常发生肾衰竭。发病年龄越早，预后越严重。

（吴小川）

第九节　Bartter 综合征

Bartter 综合征（Bartter syndrome, BS）又称先天性醛固酮增多症（congenital hyperaldosteronism），1962 年 Bartter 等首次报告了 2 例患儿临床表现为低钾血症、低血氯性代谢性碱中毒及高醛固酮血症，但血压正常，机体对外源性血管紧张素 Ⅱ 的加压反应降低，肾脏病理为肾小球旁器增生。并将这一组临床表现为低钾血症和代谢性碱中毒的遗传性肾小管疾病命名为 Bartter 综合征。本病较少见，多为儿童病例，50% 在 5 岁以前发病，女性多于男性。目前国内报道 Bartter 综合征不足百例，大部分根据典型临床表现及相应实验室检查得以确诊，小部分经肾活检诊断证实。

【病因与发病机制】

该疾病系常染色体隐性遗传病，其发病机制与髓袢升支粗段及远曲肾小管离子通道功能障碍有关。目前发现，至少有 6 个突变基因证实是 Bartter 综合征的致病基因。因此，根据这些致病基因的不同，Bartter 综合征从分子遗传学角度又可分为 6 个亚型，即 Ⅰ～Ⅴ型 Bartter 综合征和 Gitelman 综合征。Ⅰ型 Bartter 综合征在临床上属于新生儿 Bartter 综合征，由 *SLC12A1* 基因突变所致。该基因编码 NKCC2 蛋白，即 K^+-Na^+-Cl^- 共同转运体，在髓袢升支粗段肾小管上皮细胞的管腔膜上表达，经肾小球滤出的钠大约有 30% 经该转运体重吸收。Ⅱ型 Bartter 综合征在临床上也属于新生儿 Bartter 综合征，是由 *KCNJ1* 基因突变所致。该基因有 5 个转录变种，编码内流性电压依从性 K^+ 通道 ROMK 蛋白。ROMK 蛋白在髓袢升支粗段和皮质集合小管上皮细胞的管腔膜上均有表达，将进入小管上皮细胞内的 K^+ 转运回小管腔内，维持小管腔内 K^+ 的浓度，以确保 NKCC2 功能的正常发挥。Ⅲ型 Bartter 综合征即经典型 Bartter 综合征，是由 *CLCNKB* 基因突变所致。该基因编码 Cl^- 通道蛋白 CLC-Kb。该蛋白在髓袢升支粗段、远端小管和皮质集合小管上皮细胞的基底外侧膜上均有表达，对于 Cl^- 在肾小管的跨膜转运起着十分重要的作用。Ⅳ型 Bartter 综合征即伴感音性耳聋的新生儿 Bartter 综合征,是由 *BSND* 基因突变所致。*BSND* 基因有 4 个外显子,编码的蛋白为"barttin",在髓袢升支粗段、细段肾小管上皮细胞及耳蜗的血管纹边缘细胞的基底外侧膜上表达。barttin 是 CLC-Kb 和 CLC-Ka(另一个 Cl^- 通道蛋白,在肾脏和耳蜗均有表达)的 β 亚单位。Ⅴ型 Bartter 综合征即伴有常染色体显性遗传性低钙血症的 Bartter 综合征,是由 *CASR* 基因的激活突变所致。而 *CASR* 基因的激活突变可以抑制 ROMK 蛋白的表达,导致Ⅱ型 Bartter 综合征,同时会使血钙降低、尿钙升高。以上各种离子通道蛋白缺陷,将导致 K^+、Na^+、Cl^-、水等重吸收障碍,进而出现多尿、多饮,低钾、低钠、低氯、碱中毒等改变,进一步刺激肾素-血管紧张素-醛固酮系统分泌增加。因此,对于临床表现不典型的病理,检测上述离子通道的缺陷也不失为一种诊断方法。

【临床表现】

Bartter 综合征是一组临床表现为低钾血症和代谢性碱中毒的遗传性肾小管疾病的统称。目前,临床上将 BS 分为 3 型:

1. 新生儿型巴特综合征(antenatal Bartter syndrome,aBS)。

2. 经典型巴特综合征(classical Bartter syndrome,CBS)。

3. 变异型巴特综合征,又称 Gitelman 综合征(Gitelman syndrome,GS)。其中以 CBS 最常见。

新生儿型 Bartter 综合征,患儿多为早产儿,90% 的病例在孕期有羊水过多史,出生后表现为明显的多尿、低渗尿和体重减轻,有时出现严重的脱水危及生命。实验室检查表现为低血钾、低氯性代谢性碱中毒、高肾素、醛固酮血症以及血、尿前列腺素 E2 异常增高。约85%的婴儿有尿钙增多,而出现肾脏钙质沉着症。肾功能一般维持良好,但也有进展至终末期肾衰竭的报道。血压多正常或偏低。经典型 Bartter 综合征,可为散发性或家族性,多幼年起病,但大多数确诊于入学年龄甚至青春期,表现为多尿、烦渴、嗜盐及脱水倾向,伴呕吐、便秘,生长发育障碍也是其重要的表现;与新生儿型 Bartter 综合征相似,亦存在低血钾、低氯性碱中毒、高血浆肾素、高醛固酮以及血、尿前列腺素 E2 增高,血压正常,但尿钙仅轻度增加且较少伴有肾钙质沉着症,早期肾功能多正常,未治疗病例可出现肾小球滤过率下降,偶见演变至终末期肾。此外还有部分新生儿型 Bartter 综合征伴感音性耳聋,其临床表现类似,但严重程度

超过其他的新生儿型 Bartter 综合征,且血生化及激素改变更显著,但肾脏钙化较少见。

其临床表现复杂多样,缺乏特异性,如婴幼儿喂养困难、体重不增、烦渴、多饮、多尿、肌肉无力等,大多数患儿身材矮小,部分尚存在智力发育障碍,但也有少数无明显症状。临床特点包括:肾小球旁器增生肥大;肾素-血管紧张素-醛固酮系统分泌过多,而血压不高;低血钾、低氯性碱中毒;肾脏浓缩功能损害。其中低血钾及高肾素、醛固酮血症是诊断的关键,肾组织活检发现球旁器过度增生肥大可确诊。

【诊断与鉴别诊断】

临床表现为低钾血症、高肾素及高醛固酮血症是诊断的关键,肾组织活检发现球旁器过度增生肥大可确诊。对于临床及病理表现不典型者,进行离子通道突变基因的筛选。

一般认为有以下八项诊断指标:①低氯、低钾性碱中毒;②血浆肾素活性增高;③继发性醛固酮血症;④血和尿中前列腺素水平增高;⑤血管对内、外源性血管紧张素Ⅱ反应低下;⑥血压正常或偏低;⑦无组织水肿;⑧肾活检证实肾小球旁器增生肥大。

本病须与下列疾病作鉴别诊断:

1. 肾小管性酸中毒　虽然有多饮、多尿、低血钾及生长发育延迟等,但高血氯性酸中毒为其特征,故不难鉴别。

2. 原发性醛固酮增多症(primary hyperaldosteronism)　有高血压而肾素活性降低,容易鉴别。

3. 假性 Bartter 综合征(pseudo-Bartter syndrome)　由于慢性呕吐、腹泻,或长期服用甘草、缓泻剂及利尿剂所致的失钾、失氯,两者的临床表现、主要实验室检查及组织学变化均相似,但假性 Bartter 综合征尿氯低,与 Bartter 综合征尿氯高容易鉴别,如单纯补钾可使血钾保持正常水平者,可排除 Bartter 综合征的可能性。

4. Liddle 综合征(Liddle syndrome)　有多饮、多尿、低血钾、低血氯及代谢性碱中毒,但高血压为突出特征。

【治疗】

该类患儿以低血钾、低氯性代谢性碱中毒、高肾素、醛固酮血症为主要改变,治疗的根本目的在于纠正低钾血症及代谢性碱中毒,保护肾功能。目前治疗手段包括:

1. 替代疗法　持续补钾,剂量个体化。

2. 贮钾治疗　应用抗醛固酮类药物如螺内酯、氨

苯蝶啶等;此外,血管紧张素转化酶抑制剂如卡托普利、依那普利等均有抑制 RAAS 活性、抗醛固酮作用。

3. 对因治疗 前列腺素酶抑制剂,如吲哚美辛(消炎痛)、阿司匹林、布洛芬等,但不能取代氯化钾治疗。

报道病例中,大部分联合上述三种治疗后迅速恢复,也有少部分病例仅用消炎痛及补钾治疗也获满意疗效。

【预后】

报道病例大部分经相关补钾、贮钾等对症支持治疗后预后较好。

(吴小川)

第十节 Gitelman 综合征

1962 年,Bartter 等首先报道 2 例患者临床表现为低血钾,代谢性碱中毒,血浆肾素、血管紧张素、醛固酮升高而血压正常,肾脏穿刺病理显示肾小球旁器细胞增生,命名为 Bartter 综合征(Bartter's syndrome,BS)。随后 Gitelman 等报道 3 例患者临床类似 BS,不同的是有严重的低血镁,应用螺内酯或氨苯蝶啶治疗后尿钾丢失减少,但低镁血症未纠正,将这类疾病命名为 Gitelman 综合征(Gitelman syndrome,GS)。一直以来,因为临床表现类似,GS 被认为是 BS 的一种变异型。随着分子生物学的发展,人们发现 GS 的发病机制与 BS 完全不同,因此 GS 被认为是一种区别于 BS 的独立病变。GS 又叫家族型低钾低镁血症,是一种常染色体隐性遗传性肾小管疾病。除与 BS 类似具有低血钾,代谢性碱中毒,血浆肾素、血管紧张素、醛固酮升高而血压正常,肾脏穿刺病理显示肾小球旁器细胞增生等改变外,低血镁及低尿钙是其特征的改变。目前国内报道的 Gitelman 综合征仅几十余例,儿童患者更少,而且相当一部分儿童患者确诊时间较晚,确诊时已有生长发育障碍,可能与临床医师对本病的认识不足有关,易于 Bartter 综合征相混淆,延误诊治。其患病率也远远高出人们的想象,欧洲人杂合子携带率约为1%,患病率约为 1:50 000;日本人每 15.6 个中就有1 个携带杂合突变,其 GS 的发病率高达 10.3:10 000。因此,该疾病成为最常见的遗传性肾小管疾病。

【病因与发病机制】

Gitelman 综合征是肾单位远曲小管重吸收 NaCl 障碍造成的原发性失盐性肾病。为一种常染色体隐性遗传性肾小管疾病,GS 是基因突变位点与病变部位均不同于 BS 的一种新疾病,GS 是由位于染色体16q13 的 *SLC12A3* 基因突变所致,该基因有 26 个外显子,编码噻嗪类敏感的钠-氯共转运子(sodium-chlorideco-transporter,NCC)。目前在 GS 患者中已发现该基因的 140 余种突变。NCC 位于远曲小管的管腔膜上,负责钠、氯的重吸收。当 NCC 蛋白缺陷时,NaCl 在远曲小管的重吸收减少,随之水的重吸收也减少,导致集合小管液体的流量增加,使该段管腔中的 K^+ 浓度相对减少,从而提高了小管上皮细胞与管腔间的 K^+ 浓度梯度差,刺激钾的分泌;另外,由于小管液中钠的含量比较高,钠钾交换、氢钠交换、氢钾交换增加,导致 K^+、H^+ 丢失增多;水和 K^+ 的丢失导致的继发性醛固酮增加,也会促进肾小管对钾的分泌。以上种种最终导致血清钾降低、血氯降低、代谢性碱中毒。但由于 NaCl 在远曲小管的重吸收只占总滤出量的 7%,因此相较 Bartter 综合征而言,Gitelman 综合征的临床症状比较轻。低镁血症则是由于尿镁排泄增加所致,但关于尿镁排泄的机制一直不是很清楚。此外,在小部分 GS 的患者中,发现存在 *CLCNKb* 基因的突变,而非 *SLC12A3* 基因突变。而该 *CLCNKb* 基因突变一直是经典型 Barttter 综合征发病的原因。因此,在 GS 的诊断中,应尤其注意与 BS 相鉴别。

【临床表现】

GS 发病年龄较 BS 晚,临床表现轻微,无明显多饮、多尿、脱水等症状,发育障碍轻微,但乏力及手足抽搐等常见。

一般多见于 6 岁以上的儿童,也有相当一部分患者至成年期才发病。大部分患者有手足搐搦史,尤其在发热、呕吐或腹泻时容易发生。感觉异常也较常见,面部发生率较高。一些患者还会有乏力的感觉,在正常活动量下即觉得疲惫、无力,但这种无力感与低钾血症不相关。与 BS 不同的是,GS 患者多尿、多饮、发育障碍较少见。但也有少部分患儿有一定的生长发育延迟,可能与其长期严重的低钾低镁血症未得到及时纠正相关。此外,一些成年患者还会出现软骨钙化,从而导致关节肿胀、疼痛。尽管 GS 临床症状轻微,但 Cruz 等对 50 名由分子生物学证实为 GS 的患者进行标准化全面化的生活质量(quality of life,QOL)问卷调查发现:较对照组而言,

GS 患者嗜盐、肌肉疼痛、搐搦、乏力、头晕、夜尿增多、烦渴的症状明显，总体 QOL 降低。

一般 50% 的 GS 患者都存在心电图 QT 间期轻到中度的延长，但在大多数的病例中，这种 QT 间期的延长与临床上心律失常的发生却不相关。但值得注意的是，GS 患者血清钾、镁降低可延长心肌细胞动作电位的期限，因此，室性心律失常发生危险性是增高的。也有报道极少数 GS 患者出现心搏骤停。因此，对于此类患者要对心脏进行系统性的检查，注意排查其他可能的触发机制或是潜在的病理情况。

【诊断与鉴别诊断】

GS 的诊断主要依赖临床表现及血生化的改变。其中最典型的血生化改变主要表现为低钾血症、代谢性碱中毒、低镁血症及低尿钙。其中血清钾较 BS 要低，多为（2.7±0.4）mmol/L，血清镁多低于 0.65mmol/L。但少部分 GS 患者，早期血清镁可保持正常，随着疾病的发展而逐渐出现血镁减低。此类患者早期最容易与 BS 混淆，因此对于临床确诊 BS 的患者，尤其是按 BS 治疗效果不好的患者，随访中应注意监测血清镁的变化，以减少误诊漏诊。GS 同样有继发性肾素-血管紧张素-醛固酮系统分泌亢进，但由于其发病机制不一，较 BS 而言，GS 患者血浆肾素及醛固酮活性仅轻度增高。此外，GS 患者肾功能正常或轻度降低。而发病年龄较晚及临床表现轻微是 GS 与 BS 相鉴别的重要特点。另外，原发于肾脏疾病所致的低镁血症也要与本病相鉴别，此时一般不伴低钾血症，不易混淆；而利尿剂如噻嗪类药物、泻药等滥用及呕吐所致低钾、低镁等类似 GS 表现的疾病一般会有用药史及原发病的表现，同时尿氯排泄降低也可鉴别。

【治疗】

目前，对于 Gitelman 综合征尚不能根治，但其临床表现轻微，因此控制临床症状、提高生活质量、动态监测、消除潜在危险因素为其主要治疗目的。纠正低钾、低镁血症仍是主要治疗手段。但由于口服镁剂（氯化镁、硫酸镁等）易导致腹泻，限制了其临床应用。但国外有学者推荐分次服用，以减轻其副作用。首次予 3mmol/（m^2·24h）或 4～5mg/（kg·24h），分 3～4 次服用可避免腹泻，随后根据血清镁浓度调整剂量；但在感染等情况下，尤其是伴有呕吐、腹泻等症状时，口服剂量应该有所增加；在手足搐搦发作时，静脉滴注 20% MgCl$_2$[0.2mmol/（kg·次），每 6 小时可重复一次]可迅速缓解症状。阿米洛利、螺内酯等保钾利尿剂也可作为辅助用药。对于部分软骨骨化的患者，一般充分补镁后关节症状能缓解，如果不能缓解，还可使用非甾体类抗炎药协助治疗。

【预后】

GS 患者虽临床表现较轻微，预后较好，但由于其存在室性心律失常等潜在危险，且血镁纠正较困难，因此，应注意定期随访。随访过程中注意低血钾、低血镁所致的临床症状，定期监测血钾、血镁、心电图等变化。

（吴小川）

第十一节　假性醛固酮减少症

假性醛固酮减少症（pseudo-hypoaldosteronism）是一种临床上少见的失盐综合征。依据发病机制不同分为 I 型和 II 型。I 型假性醛固酮减少症（PHA-I）由 Cheek DB 和 Perry JW 于 1958 年首先报道，1963 年正式命名。该病好发于新生儿，以反复呕吐、腹泻、口渴感减退或消失、生长发育落后为主要症状，血液生化改变为低 Na$^+$ 血症、高 K$^+$ 血症，部分患者有代谢性酸中毒，血浆肾素活性和醛固酮水平升高，尿液中 Na$^+$/K$^+$ 比例增加，但肾小球滤过率和肾上腺功能正常。II 型假性醛固酮减少症（PHA-II）又称 Gorden 综合征（Gorden syndrome）、家族性高血钾高血压（familial hyperkalemia and hypertension，FHH），是一种极为罕见的常染色显性遗传病，1964 年 Pavert 和 Pauline 首次报道，1970 年 Gordon 等报道了 1 例澳大利亚 10 岁女性高血压患者，发现其存在高血钾、高血氯、酸中毒和低肾素活性，肾小球滤过率正常，经过短期限盐饮食后基础血压下降，之后给予中度限钠和噻嗪类药物治疗，观察 20 年仍有效。

【病因与发病机制】

假性醛固酮减少症为遗传性疾病，根据遗传学和发病机制特点，分为假性醛固酮减少症 I 型（PHA-I）和 II 型（PHA-II）。PHA-I 又可分为常染色体隐性遗传性 PHA-I 和常染色体显性遗传性 PHA-I，另外还有少量散发性 PHA-I。常染色体隐性遗传性 PHA-I 比较少见，失钠较严重，与位于 12p13 染色体的上皮细胞 Na$^+$ 通道（ENaC）亚基突变有关。ENaC 突变影响 ENaC 的正常组装，ENaC 活性降低甚至丧失，Na$^+$ 重吸收障碍，出现低钠血症，刺激肾素分泌和醛固酮释放增加；在肾脏近曲小管 Na^+ 重吸收减少使得 Na^+-K^+、Na^+-H^+ 交换减弱，K^+ 和 H^+ 分泌下降，血浆 K^+ 和 H^+ 升高，表现为高钾血症和代谢性酸中毒。常染色体显性遗传性 PHA-Ⅰ，又称醛固酮不敏感综合征，为位于 4q31.1～31.2 染色体编码盐皮质激素受体（MCR）的基因突变致患儿肾小管细胞对醛固酮的敏感性降低，造成患儿自尿中大量丢失钠盐，排钾减少引起高钾和酸中毒，生长障碍，血中肾素和醛固酮类盐皮质激素活力明显增高。常染色体隐性遗传 PHA-Ⅰ 是钠离子通道结构异常致钠、氯重吸收障碍，而显性遗传 PHA-Ⅰ 是醛固酮不敏感导致的重吸收减少，两者均属于遗传性疾病，部分患者可追溯出失盐的家族史，尤其是显性遗传 PHA-Ⅰ。

PHA-Ⅱ 发病机制与 PHA-Ⅰ 不同，2001 年 Wilson 等经定位克隆证实后提出 PHA-Ⅱ 的发病与 12p13.3 和 17p11-q21 基因突变有关，导致编码丝氨酸/苏氨酸蛋白激酶中无赖氨酸激酶［with-no-lysine（K）protein kinase，WNK］1 或 WNK4 酶活性改变有关。WNK1 和 WHK4 的催化结构域中有大于 85% 的同源性，前者表达于远曲小管、皮质集合管和髓质集合管上皮细胞的胞质内，后者则表达于皮质集合管的胞质肌细胞连接，在远曲小管只表达在紧密连接。WNK4 可通过磷酸化等多种机制抑制远曲小管顶端膜上噻嗪类敏感的 Na^+-Cl^- 转运蛋白对 Na^+、Cl^- 的重吸收，WNK4 基因突变后，对转运蛋白抑制减少，Na^+、Cl^- 重吸收增加，继发性排钾减少。WNK1 并不直接影响 Na^+-Cl^- 转运蛋白，但能够调节 WHK4 抑制 Na^+-Cl^- 转运蛋白的强度，表现为显著抑制作用，亦即对 Na^+-Cl^- 转运蛋白本身有间接活化作用，且对钾离子通道有直接抑制作用，故而当 WHK1 的 1 号内含子上一段基因片段缺失导致过度转录，继而间接性过度激活 Na^+-Cl^- 转运蛋白，抑制钾离子通道，致钠水潴留，血钾升高。

【临床表现】

PHA-Ⅰ 好发于新生儿，以反复呕吐、腹泻、口渴感减退或消失，多尿、低渗或等渗性脱水、生长发育智力落后为主要症状，血液生化改变为低钠血症、高钾血症，部分患者有代谢性酸中毒，血浆肾素活性和醛固酮水平升高，尿液中 Na^+/K^+ 比例增加，但肾小球滤过率和肾上腺功能正常。

PHA-Ⅱ 患者临床上表现为不同程度慢性高血钾、高血氯和容量依赖性高血压，高血钾、高血氯又可以引起代谢性酸中毒。长期处于高血钾状态，患者可以无明显的症状、阳性体征和心电活动的异常。有的患者以肌肉痛性痉挛和高血钾性周期麻痹起病。与高血钾不同，高血压易被察觉，是患者求诊的主要原因，患者高血压发生的时间有较大的个体差异。因为患者是容量依赖性高血压，表现为低或正常肾素活性，而醛固酮水平一般正常或略高于正常，原因可能是高血钾促使醛固酮分泌增多。

【诊断与鉴别诊断】

Ⅰ 型假性醛固酮减少症主要诊断要点为：①发病年龄早，多在新生儿期。②有典型的临床表现，反复呕吐、腹泻、口渴感减退或消失、多尿、低渗或等渗性脱水、严重电解质紊乱，部分患者可有酸中毒；患儿生长发育、智力发育均落后。③使用外源性醛固酮类激素，醋酸脱氧皮质酮或 9α-氟氢可的松无反应。④实验室检查为低钠、低氯和高钾血症，部分患者可有酸中毒，同时存在有高肾素血症和高血浆醛固酮活性，尿中醛固酮排量增大，但尿 17-酮及 17-羟类固醇及 ACTH 试验正常。在临床上本症需要与先天性肾上腺皮质增生症（CAH）相鉴别。CAH 是一组由于肾上腺皮质激素合成过程中酶的缺陷所引起的疾病，属常染色体隐性遗传病。21-羟化酶缺乏 CAH 在失盐表现存在的同时常常伴有外生殖器的发育异常（女性男性化或男性假性性早熟），血浆肾素活性和醛固酮浓度往往低于正常，血 ACTH 明显升高而血浆皮质醇明显降低，临床上需要用皮质醇治疗。18-羟化酶缺乏 CAH 所致的失盐综合征除临床表现为失盐外，血浆肾素活性升高而血醛固酮浓度降低，应用外源性的醛固酮治疗有效。

PHA-Ⅱ 的临床表现不具有特征性，故临床诊断必须具有高血钾、高血氯、代谢性酸中毒、高血压同时肾功能正常，并需排除其他一些疾病，如慢性肾衰竭、Ⅳ 型肾小管酸中毒、原发性高血压药物影响等。本病为常染色体显性遗传，对疑似患者必须进行家系调查。另外，有些患者 PHA 的临床表现不典型，血钾没有超过正常上限，使一部分患者偏高的数值被认为是正常而被忽视，另一方面，噻嗪类利尿剂在原发性高血压中应用比较广泛，从而使 PHA-Ⅱ 的病情被掩盖，增加了诊断 PHA-Ⅱ 的难度，导致 PHA-Ⅱ 临床诊断率低。故在诊断原发性高血压和处方治疗前，特别是针对年轻的高血压患者，有必要进行血电解质的筛查。

【治疗】

PHA-Ⅰ 盐皮质激素治疗无效，补充 NaCl 或采用离子交换疗法有助于改善病情。治疗有效的指标为患儿失盐状态纠正，渴感恢复，生长发育恢复正常，血浆肾素活性和血醛固酮浓度下降甚至恢复正常。

PHA-Ⅱ患者需终身服用小剂量噻嗪类利尿剂，包括氢氯噻嗪、环戊噻嗪、苄氟噻嗪。PHA-Ⅱ患者若得到及时的诊断和合理治疗，水电解质代谢异常早期就能纠正，预后良好。

【预后】

本病发生目前尚无有效措施，但对已患病者如能早发现、早治疗，预防病情发展及并发症发生，预后一般良好。常染色体隐性遗传性 PHA-Ⅰ 为上皮细胞 Na$^+$ 通道（ENaC）亚基突变，ENaC 活性降低甚至丧失，Na$^+$ 重吸收障碍，失钠较严重，若未能及时干预预后较差。常染色体显性遗传性 PHA-Ⅰ 是肾小管细胞对醛固酮的敏感性降低，致肾小管重吸收减少，随年龄的增长肾小管功能发育日趋完善，至 18~24 个月时常不再需要治疗，预后良好。

曾报道一 PHA-Ⅰ 家系中连续三代均有阳性病例，但直到第三代中第二例患儿发病后才明确诊断，追问家族史了解到另外三例类似病史患者，均因未能明确诊断及合理治疗而已死亡。故对这类生后即开始出现反复呕吐、腹泻、电解质紊乱的患儿，临床上应多询问、多了解是否存在阳性家族史，有助于正确诊断和治疗，也是关系疾病预后的重要因素。

（吴小川）

第十二节　Liddle 综合征

Liddle 综合征（Liddle syndrome）为遗传性假性醛固酮增多症（pseudohyperaldosteronism）之一，1963 年由 Liddle 等首次描述，是一种罕见的常染色体显性遗传病。

【病因与发病机制】

为常染色体显性遗传，定位于 16p132p12。目前已明确该病的基因缺陷为上皮钠通道 β 亚单位（βENaC）或 γ 亚单位（γENaC）的基因突变，突变基因多在 βENaC 的第 13 号外显子上，编码基因 SCNN1B 第 616 号密码子发生 CCC-CTC 杂合错义突变，使编码氨基酸由脯氨酸（Pro）变为亮氨酸（Leu）。错义或移码突变造成 PY 基序（即 ENaC 的 3 个亚单位的氨基酸序列有共同保守区域，该区域的氨基酸残基富含脯氨酸）的序列改变或缺失，使其不能与某些泛素连接酶蛋白相互结合。后者对 ENaC 活性起负性调节作用。因此，PY 基因改变最终导致 ENaC 半衰期延长，数目增多，表现为钠通道过度激活，引起钠重吸收增加，细胞外液容量扩张致血压升高，同时抑制了肾素及醛固酮分泌，而钾的外流与钠内流间接耦联，钠过度吸收造成钾丢失导致低血钾。

【临床表现】

临床症状主要与高血压、低钾血症与代谢性碱中毒有关。表现为头痛、肌肉无力、软瘫、多尿、烦渴、抽搐、感觉异常、视网膜病变。

【诊断与鉴别诊断】

临床出现早期严重的高血压、低钾血症、代谢性碱中毒、低肾素血症时应考虑诊断本病，与原发性醛固酮增多症不同的是本病血及尿中醛固酮水平基本正常。实验室检查有严重肾性失钾现象，血钾通常低至 2.4~3.5mmol/L，而血醛固酮不高或降低，尿 17-羟和 17-酮类固醇及 ATCH 试验均正常。为明确是否为肾性失钾，需检测血钾及 24 小时尿钾，若血钾<3.5mmol/L，24 小时尿钾高于 25mmol/L；或血钾<3.0mmol/L，24 小时尿钾>20mmol/L，则可诊断肾性失钾。需进一步行肾素、血管紧张素、醛固酮检测。如实验室检测显示血、尿醛固酮水平基本正常，肾素活性明显降低，可临床诊断为假性醛固酮增多症。

该病的诊断首先需排除常见的引起低血钾的其他疾病：钾摄入不足、钾排出过多、钾离子的分布异常。临床中摄入不足及钾从胃肠道、皮肤丢失比较常见；钾离子的分布异常主要考虑低钾性周期性麻痹，包括甲状腺功能亢进并周期性瘫痪、家族性低钾性周期性麻痹、使用胰岛素或大量进食碳水化合物饮料等。

Liddle 综合征是引起假性醛固酮增多症的疾病之一，需与其他几种假性醛固酮增多症鉴别：①药物性假性醛固酮增多症：最常引起假性醛固酮增多症的药物是甘草酸类药物。由于其具有抗菌、抗病毒、保肝、祛痰、解毒和类激素样作用，在临床上广泛用于肝脏疾患、胃及十二指肠溃疡、艾迪生病等的治疗，如强力新、强力宁、甘利欣、生胃酮（甘珀酸）等。这类药物导致假性醛固酮增多症的发病机制为甘草甜素在小肠内转化为甘草次酸,吸收入血的甘草次酸能抑制11β-羟类固醇脱氢酶(11β-H SD2)的活性,使皮质醇失活减慢。大量的皮质醇能与盐皮质激素受体结合,引起严重高血压和明显的低血钾性碱中毒,类似盐皮质激素过多的临床表现。因其发病机制类似于表征性盐皮质激素过多综合征(AME),故又称为药源性AME。另有少数其他药物也可以抑制肾的11β-H SD2活性引起低血钾,但往往不至于导致血压增高的表现。但是,如果高血压患者同时服用这类药物,出现血钾降低,则可造成误诊。这些药物主要为黄酮类(如柚皮素)和多元酚类(如棉酚)化合物。患者尿17-羟及游离皮质醇远较正常为低,但血浆皮质醇正常,可以测量肾11β-HSD2酶活性协助诊断。②表征性盐皮质激素过多综合征(AME):AME是先天性11β-HSD2缺陷的常染色体隐性遗传病,11β-HSD2基因定位于16q22,多见于儿童和青年人。血压升高程度高(通常是致命性),有的患者还可有低出生体质量、发育停滞、身材矮小等表现。发病机制同药物性假性醛固酮增多症性,只是11β-HSD2的活性低下为遗传缺陷所致。③真性盐皮质激素过多综合征(糖皮质激素可治性高血压):因合成肾上腺皮质激素的酶系缺陷,产生大量具有盐皮质激素活性的类固醇(去氧皮质酮DOC),引起高血压、低血钾。该征可由以下两种酶缺陷引起:17α-羟化酶缺陷症(17-HD):17-HD是一种常染色体隐性遗传疾病,为CYP17A1基因突变所致。当17α-羟化酶功能缺陷时,皮质醇合成减少,促肾上腺皮质激素(ACTH)代偿性分泌增加,导致产生大量具盐皮质激素活性的类固醇(DOC),引起高血压、低血钾。在性腺,17,20-裂解酶活性缺失,雄激素合成减少,导致女性原发性闭经、性幼稚畸形,男性假两性畸形。血容量扩张抑制肾素-血管紧张素-醛固酮系统(RAAS)导致低醛固酮水平。其典型的临床表现为高血压、低血钾,女性性幼稚、原发性闭经及男性假两性畸形。11β-羟化酶缺陷症(11-HD):11-HD为一常染色体隐性遗传病。发病机制为11β-羟化酶缺陷,使得11-脱氧皮质醇不能转化为皮质醇。脱氧皮质酮(DOC)转化为皮质固酮和醛固酮过程受阻。DOC是一种具有潜在盐皮质激素作用的类固醇,可引起高血压、低血钾。血容量扩张抑制肾素-血管紧张素-醛固酮系统(RAAS)导致低醛固酮水平。由于皮质醇不足,ACTH代偿性分泌增加,结果雄激素水平增高,导致男性不完全性性早熟,伴生殖器增大,女性出现不同程度的男性化,呈假两性畸形。对于青少年发病的高血压合并低血钾的患者,若伴有性发育异常,应考虑到此两种酶缺陷。

【治疗】

因ENaC具有对钠的高选择性、低传导性及对阿米洛利(氨氯吡咪)的敏感性等生理学特点,故本病对螺内酯治疗无反应。

治疗原则为限制钠盐摄入,适当补充钾盐,氨苯蝶啶抑制远曲小管离子转运,使钠排泄增加,钾排泄减少,综合以上治疗可纠正血和尿电解质变化并使血压降低。

1. 补充氯化钾　有报道本病患者肾活检多见低钾性肾病,在高血压共同作用下其肾功能减退进展较快,同时严重的低钾血症可引起肌麻痹或严重的心律失常,故须积极纠正低钾血症。临床常主张口服或注射补充门冬酰胺钾镁,在补钾的同时需注意预防低血镁。在严重低血钾引起的肌麻痹及严重心律失常时,则可短暂加以补充氯化钾,待血钾升至正常水平后即停止补钾,以免发生高钾血症。对血钾、血钙已恢复正常,但仍有低血镁、伴神经肌肉应激性增强和(或)频发性心脏期前收缩者,经静注钙剂无效时,可给镁剂纠正。通过肾小管排钠潴钾,可使患者血钾迅速升高,代谢性碱中毒消失,并使血压、血浆肾素活性及醛固酮恢复正常。

2. 保钾利尿　口服氨苯蝶啶和阿米洛利,剂量为氨苯蝶啶剂量每天8~10mg/kg,2~3次/d,一般口服3个月可纠正电解质紊乱,但该病患者需终身服用氨苯蝶啶或阿米洛利方能维持健康状态。在用药过程中,需定期监测血钾、钠、氯和CO_2CP,及时调整剂量,以免发生高血钾、低血钠和高血氯性酸中毒。

3. 低钠饮食　在应用氨苯蝶啶或阿米洛利时,必须十分强调应同时给予低钠饮食的重要性。每天饮食中最多给予2g氯化钠粉剂。采取低钠饮食的方法,也可以扭转电解质紊乱和防止高血压发生。

4. 对血压控制不理想的患者可适当加用钙离子拮抗剂等降压药物,合理控制血压。但是在坚持上述治疗方案过程中需注意:不可过分限盐,以免发生低钠血症;长期应用并需警惕长期应用阿米洛利及氨苯蝶啶时,一些患者耐受性较差,可出现尿素氮、肌酐进行性升高,阿米洛利结晶甚至肾结石等副反应,宜及早发现,及时调整剂量或停药。

【预后】

本病因系遗传性疾病,目前尚无有效措施预防其发生,但对已患病者如能及早发现、早期积极对症治疗,能够有效预防病情发展及并发症发生,预后较好。

(吴小川)

第十三节　肾性尿崩症

肾性尿崩症(nephrogenic diabetes insipidus)是指血浆抗利尿激素(ADH)水平正常或增高时,由于远端肾小管和集合管对抗利尿激素(ADH)不敏感或无反应导致尿浓缩功能障碍而出现多饮多尿和尿比重低等临床表现。

【病因及发病机制】

病因分先天性和继发性:①先天性:多为性连锁显性遗传,男性发病多见;②继发性:可继发于低血钾症、高血钙症或某些药物抑制了 ADH 的效应,亦可继发于某些全身性疾病,如镰状细胞性贫血、Fanconi 综合征、RTA、多囊肾、慢性间质性肾炎、严重肾衰等。

患儿下丘脑功能和 ADH 的功能是正常的,主要缺陷在于远端肾小管和集合管对 ADH 的反应不敏感,其机制可能有:①cAMP 生成障碍:远端肾小管上皮细胞上与 ADH 受体紧密相连的腺苷环化酶的激活受抑制,或 ADH 受体数量过少、亲和力降低等均可导致 cAMP 生成减少,从而不能进一步浓缩;②cAMP激活后系统障碍:由于注射外源性 cAMP 后也未能起到尿液减少的作用,尿中 cAMP 亦不增加,动物模型显示 cAMP 磷酸化二酯酶的活性异常增高,提示可能存在 cAMP 激活后系统的障碍。遗传性肾性尿崩症可能与编码垂体后叶素受体(AVPR)及水通道 2(AQP2)的基因突变有关。前者为常染色体隐性遗传,后者为 X 染色体显性遗传,多发于男童,且症状较重。由于垂体后叶素(AVP)与 AVPR 结合障碍,使其信号传导通道受阻,AQP2 通道关闭,水重吸收明显减少,故引起大量低渗尿。研究发现遗传性肾性尿崩症患者尿前列腺素 E2 分泌明显增高,也可通过抑制 AVP 介导水通道,减少水的重吸收。

【临床表现】

本病为伴性显性遗传病,90%发生于男性,表现为完全型,病情较重,女性发病较少,到表现为不完全型,病情较轻,一般无症状或不同程度尿浓缩功能障碍。男性遗传给男性少见。先天性者起病早,出生后即可有此病,但一般不易发现,在充分供给水后才出现多尿、烦渴及持续性低比重尿,或者严重脱水、高热、呕吐、惊厥而尿液不浓缩,才可能拟诊此病。有些患者 10 岁后才出现症状,出现多尿、多饮、烦渴、持续性低比重尿、高渗性脱水、便秘、生长发育障碍及反复发热,高渗性脱水还可导致惊厥和智力障碍。由于多尿可发生巨大膀胱,出现膀胱输尿管反流甚至肾盂积水。继发性者首先出现原发病表现后出现多尿、多饮、烦渴、持续性低比重尿等。由于脱水致血液浓缩,血钠增高,而尿比重却很低,常见<1.012。血氯亦可增高,测血及尿中 ADH 存在,注射外源性 ADH 后排出量增加达 60% ~ 80%(正常为注射量的 5% ~15%),外源性 ADH 治疗无效。

【诊断与鉴别诊断】

患儿有多饮、多尿、不明原因发热、脱水等应怀疑本病,如尿比重低,对 ADH 无效,有明显家族史,则更有诊断意义。

本病应与垂体性尿崩症作鉴别,可作精氨酸加压素(AVP)试验,在限制水后肌注油制鞣酸加压素注射剂 0.1ml,如尿量不减少,尿比重不升高,则可排除垂体性尿崩症。一般不应做禁水试验,以免增加失水的危险。

【治疗】

无特殊治疗。

1. 基本原则是供给大量液体,防止脱水,补液时以低渗(2.5%)葡萄糖液补充足够的液体,应限制钠盐的摄入。

2. 限制蛋白质的摄入,如给予低盐、低蛋白饮食,以减少对水的需要,并补充足够的能量和营养素。

3. 噻嗪类利尿剂可减少有效的血循环量,促进近端小管的重吸收以减少尿量,口服氢氯噻嗪 0.5 ~1.5mg/(kg·d),分 2~3 天服。

【预后】

由于本病多为先天性遗传性疾病,往往治疗是困难的,预后不良,约有 5% ~10% 在幼儿期死于失水。

(吴小川)

第十四节　遗传性低镁血症

遗传性低镁血症(hereditary hypomagnesemia)是一种少见的遗传性镁代谢缺陷性疾病。包括家族性低镁血症合并高尿钙和肾钙质沉积、常染色体显性遗传性低镁血症合并低尿钙、家族性低镁血症继发低钙血症、常染色体显性遗传性低钙血症、常染色体隐性低镁血症等。

一、家族性低镁血症合并高尿钙和肾钙质沉积

【病因及发病机制】

该病大部分病例由染色体 3q27-q20 上的 *CLDN16* 基因突变引起，*CLDN16* 基因编码 claudin-16 蛋白，表达于 Henle 襻粗升段和远曲小管。claudin-16 与紧密连接骨架蛋白 ZO-1 连接可增强肾脏上皮对镁的重吸收；也有研究表明 claudin-16 通过介导钠离子从间质回流到 Henle 襻粗升段管腔，建立管腔正电位(镁离子被吸收色驱动力)。*CLDN16* 基因突变主要包括：提前出现终止密码子，剪接位点突变、错义突变。突变的 claudin-16 滞留在细胞器内，不能锚定在细胞膜表面，或虽可在细胞膜表面表达，却丧失转运镁离子的能力。此外，*CLDN19* 基因的错义突变也可导致 claudin-19 不能锚定在细胞膜，从而不能与其他 claudin 蛋白形成二聚体，影响紧密连接具有的阳离子(Na^+)选择通透性。

【临床表现】

临床特点为低镁血症合并尿镁、尿钙排出增多，双侧肾钙质沉积和进行性肾衰竭。早在新生儿及婴幼儿时期即可出现临床症状，反复泌尿道感染、烦渴多饮、多尿、肾结石、肾功能减退。严重的低镁症状如惊厥及抽搐少见。部分患者有眼异常表现：如严重近视、角膜钙化、眼球震颤、视野缺损、圆锥角膜、脉络膜视网膜炎。实验室检查为低镁血症、高尿镁、高尿钙、甲状旁腺素增高、远端肾小管酸化功能不全、低枸橼酸盐尿、高尿酸血症。大部分患儿确诊时已有慢性肾衰竭。

【诊断与鉴别诊断】

临床上出现低镁血症合并尿镁、尿钙排出增多，双侧肾钙质沉积和进行性肾衰竭患儿，应高度怀疑本病，确诊需基因筛查。

【治疗】

1. 口服枸橼酸酸盐、噻嗪类药物及大剂量镁制剂，纠正生化异常，不能肾功能损伤的进展。

2. 提供足够的液体量，防治结石形成和细菌感染。

【预后】

该病预后差，至青春期可发展为慢性肾衰竭。75% 患者在诊断后 10 年需血液透析治疗，30% 患者在 10～20 岁达终末期肾病阶段，肾移植是唯一的有效治疗方法。

二、常染色体显性遗传性低镁血症合并低尿钙

【病因及发病机制】

远端肾小管是镁主动回吸收的部位，Na^+-K^+-ATP 酶的作用为维持有利于细胞旁路及跨细胞镁离子重吸收的电化学梯度。该病连锁定位于染色体 11q23 上的 *FXYD2* 基因，*FXYD2* 基因编码远曲小管基底外侧膜 Na^+-K^+-ATP 酶的 γ 业单位。γ 亚单位调节 Na^+-K^+-ATP 酶的活性，可降低 7 对钠钾的亲和力，增加其对 ATP 的亲和力。*FXYD2* 基因 G121-A 突变导致 γ 亚单位跨膜区携带正电位的氨基酸，因缺乏翻译后修饰而被阻滞在高尔基复合体内，不能与 Na^+-K^+-ATP 酶的 α、β 亚单位相互作用并运送到细胞表面，因此不能调节 Na^+-K^+-ATP 酶的活性，导致远曲小管上皮细胞的钠、钾离子成分和膜电位的改变，间接导致跨上皮细胞镁离子的重吸收减少。

【临床表现】

该病一般在儿童期至成年早期发病，临床症状表现轻微，甚至无症状。部分成人有关节软骨钙化症。严重低镁血症可出现手足搐搦和惊厥。

【诊断与鉴别诊断】

惊厥、手足搐搦患儿如出现低镁血症伴低尿钙应考虑本病，确诊需基因筛查。

【治疗】

主要补镁治疗。

三、家族性低镁血症继发低钙血症

德国人 Paunier 等于 1968 年首先描述此症。

【病因及发病机制】

该病为一种较罕见的常染色体隐性遗传疾病，

定位于染色体 9q22 上的 *TRPM6* 基因。该基因编码瞬时受体电位阳离子通道 M6（transient receptor potential melastatin 6，TRPM6）蛋白。TRPM6 蛋白在胃肠道和远曲小管均有表达，组成镁离子可通透性通道，参与镁离子的主动转运。TRPM6 蛋白需与 TRPM7 蛋白形成异源寡聚体，才能在细胞膜上形成离子通道复合体。*TRPM6* 基因突变导致 TRPM6 蛋白不能与 TRPM7 蛋白形成异源寡聚体，导致肠道镁吸收减少，肾脏镁丢失增多。常伴有继发性低钙血症，血磷常呈轻度升高，继发性低钙血症的原因考虑严重低镁血症时引起甲状旁腺素分泌减少有关。

【临床表现】

常在新生儿期或婴儿早期出现惊厥，肌肉痉挛、搐搦等，甚至患儿可因持续性惊厥死亡。如长期不能确诊和治疗，可致严重精神发育迟缓。实验室检查可见血镁、血钙水平极低，部分患儿甲状旁腺素（PTH）降低，肾脏镁排泄分数增加。

【诊断与鉴别诊断】

新生儿期及婴儿早期出现抽搐者伴低镁血症、低钙血症应考虑本病，确诊需基因筛查。

【治疗】

惊厥发作需静脉镁制剂，终生服用大剂量镁剂可缓解症状并使血钙和 PTH 水平正常，但血清镁通常难达到正常水平。长期大剂量镁剂可导致腹泻，治疗依从性差。

四、常染色体显性遗传性低钙血症

【病因及发病机制】

本病与染色体 3q13.3-21 上的钙离子感应受体（CASR）基因有关。该基因编码的 CASR 分布于甲状旁腺、肾脏、胃肠道，属于 G 蛋白耦联受体家族，在细胞外段有镁、钙离子结合位点，对生理浓度的镁和钙敏感。甲状旁腺细胞上的 CASR 被细胞外钙激活后，PTH 基因转录、翻译、合成、释放减少。细胞外钙离子和镁离子通过作用于肾脏 CASR 调节钙、镁离子的排泄。在肾脏 Henle 袢粗升段，CASR 激活可降低 cAMP 的生成，减少氯化钠的重吸收；还可通过激活磷脂酶 A2 增加花生四烯酸的产生来抑制肾外部髓质钾通道和钠钾氯共转运体，使跨细胞氯化钠转运减弱，跨细胞正电压减弱，镁和钙离子的细胞旁路吸收途径被抑制。因此，当 *CASR* 基因发生功能突变时，甲状旁腺 PTH

分泌减少，肾脏 Henle 袢粗升段钙镁重吸收减少，导致低钙血症和低镁血症。

【临床表现】

在儿童期可出现低钙相关症状，如惊厥、感觉异常、搐搦和喉痉挛。实验室检查有低钙血症、PTH 水平降低。大部分有低镁血症和肾脏镁丢失增加。

【诊断与鉴别诊断】

出现低钙相关症及实验室检查有低钙血症、PTH 水平降低、低镁血症和肾脏镁丢失增加，应考虑本病。进一步确诊需做基因筛查。

【治疗】

维生素 D 可致高尿钙、肾钙质沉积、肾功能损伤发生率增加，低钙明显时才予钙和维生素 D 治疗。噻嗪类利尿剂可减少尿钙排泄，可联合维生素 D 治疗纠正低钙血症，减少维生素 D 引起的尿钙增加。PTH 治疗安全有效，可纠正低钙血症，同时不会导致高尿钙。

五、常染色体隐性低镁血症

【病因及发病机制】

该病致病基因是 4 号染色体编码表皮生长因子前体（Pro-EGF）的表皮生长因子（EGF）。Pro-EGF 是一个在远曲小管管腔高表达、外侧基膜低表达的 I 型膜蛋白。它被细胞外蛋白酶切割产生活性 EGF，作用于外侧基膜的 EGF 受体，可使管腔侧 TRPM6 蛋白活性增加，远曲小管镁吸收增加。EGF 基因第 22 个外显子 C3209T 纯合性突变导致 Pro-EGF 细胞内段的 1070 位脯氨酸被亮氨酸替代，Pro-EGF 不能定位于外侧基膜，EGF 产生减少，EGF 受体激活不足，TRPM6 活性下降，镁离子主动吸收减少，导致低镁血症。

【临床表现】

该病在儿童期出现精神运动发育迟缓、癫痫性惊厥，到成人期智能中度发育迟缓。可出现肾钙质沉积、肾石症、肾功能损害。实验室检查低镁血症、尿钙排泄增加。

【诊断与鉴别诊断】

低镁血症、尿钙排泄增加伴精神运动发育迟缓、癫痫应考虑本病，进一步确诊需做基因筛查。

【治疗】

与常染色体显性遗传性低钙血症治疗相似，应避免维生素 D 和钙的过度治疗。

（吴小川）

第十五节　Dent 病

Dent 病（Dent disease）于 1964 年由 Dent 等首次报告，随后一系列临床表现类似的综合征被报道，包括 X 连锁隐性肾石病（XRN）、X 连锁隐性遗传性低磷酸盐血症性佝偻病（XLRH）和日本儿童特发性低分子质量蛋白尿。

【病因及发病机制】

Dent 病为 X 染色体连锁隐性遗传性疾病，此类疾病大部分是由 *CLCN5* 基因突变所致，命名为 Dent 病 1。*CLCN5* 基因位于染色体 Xp11.23-p11.22，有 12 个外显子，编码氯离子通道蛋白 5（CLC-5）。该蛋白在肾脏高表达，属于电压门控性氯离子通道蛋白家族成员。CLC-5 蛋白主要存在于肾脏近端小管上皮细胞内近顶端的内吞体里，参与低分子质量蛋白的重吸收。当 *CLCN5* 基因突变，引起 CLC-5 通道蛋白的结构异常，氯离子内流受限时，会导致内吞体酸化过程受阻，从而影响受体介导的胞吞作用，就出现了低分子质量蛋白尿的症状。关于本症的发生机制目前尚不清楚，有学者推测可能是 Dent 病时胞吞作用的受损影响了维生素 D 代谢所致。另外，近几年陆续有报道证实有小部分 Dent 病是由于 *OCRL1* 基因突变引起的，命名为 Dent 病 2。*OCRL1* 基因同时也是 Lowe 综合征的致病基因。

【临床表现】

多起病于儿童期或青少年期，主要见于男性，临床表现多样，以低分子质量蛋白尿、高钙尿症为主要临床表现，可出现血尿、肾脏钙沉着症/肾石症，进而发展至终末期肾病（ESRD），其他的临床表现还可有糖尿、氨基酸尿、磷酸盐尿、尿酸化功能受损以及低血磷性佝偻病或骨软化症，这些表现通常出现于男性患者，女性携带者仅表现为部分症状，约 70% 的女性携带者仅有轻度低分子质量蛋白尿，50% 存在高钙尿，而且男性患者易出现较严重的肾脏钙沉着症/肾石症及 ESRD，而在女性携带者中少有病例报道。

Dent 病 2 除低分子质量蛋白尿及高钙尿症外，还可有轻度的肌酶升高但无明显肌无力表现、认知及运动功能障碍及眼部异常、生长发育滞缓、泌尿生殖器畸形（如隐睾）等。

【诊断与鉴别诊断】

Dent 病的临床诊断标准符合以下 3 条：①低分子质量蛋白尿：尿中 β_2-微球蛋白、α_1-微球蛋白和（或）视黄醇结合蛋白平均尿排泄量至少为常态上限的 5 倍；②高钙尿症，即尿钙/肌酐比>0.21mg/mg 或 24 小时尿钙>4mg/kg；③至少有下列情况之一：肾钙化、肾石症、血尿、低磷血症、肾功能不全。有 X 连锁 Fanconi 综合征伴有或不伴有肾结石的病史优先考虑。若能检测到 *CLCN5* 突变并出现上述任何 1 条临床表现就可确诊，检测到 *OCRL1* 基因突变、轻度智力障碍和亚临床白内障，考虑诊断 Dent 病 2，而不诊断为 Lowe 综合征。目前 *CLCN5* 突变的肾活检病例不多，但总体的光镜结果为进行性非特异性病变，包括肾小球玻璃样变性、肾小管细胞变性或萎缩以及轻度间质纤维化，肾脏常常有透明管型，部分肾脏的外髓质有钙化，可能为肾结石的前期表现。肾脏电镜结果没有显示任何近端小管细胞的超微结构异常。Dent 病可能因为没有典型的症状而被误诊，尤其是没有家族史的散发病例容易漏诊。由于 Dent 病是一种 X 连锁隐性遗传性疾病，男性患者病情严重，女性多为突变基因的携带者。

Lowe 综合征也是由 *OCRL1* 基因突变引起，主要临床表现为眼睛的异常，尤其是先天性白内障；中度或重度的精神运动发育延迟以及近端肾小管的重吸收障碍。Dent 病与此症的最主要的鉴别点在于 Dent 病罕见有肾小管酸中毒，而肾小管酸中毒却是 Lowe 综合征的主要表现之一；其次，氨基酸尿、糖尿、磷酸盐尿更多见于 Lowe 综合征，而高钙尿症、肾石症更常见于 Dent 病；再次，进行性肾衰竭在两病均可见到，Dent 病患者多于成年后出现，而 Lowe 综合征于 10~30 岁即可出现。

【治疗】

1. 目前没有特殊有效的治疗方案，主要以支持治疗为主，重在预防肾结石。应限制高钙、高钠及高草酸盐饮食，对于出现严重血尿或结石者应予严格低钙饮食，噻嗪类利尿剂和大量饮水仍然是治疗 Dent 病最有效的方法。

2. 维生素 D 被用来治疗 Dent 病患者的佝偻病，但它也可能会增加患者的高钙尿症，所以维生素 D 的应用一定要慎重。

3. 噻嗪类利尿剂可以有效纠正 Dent 病患者的高钙尿症，降低肾结石的风险，但患者对大剂量噻嗪类利尿剂耐受性较差，儿童和青少年尤其不适合长期使用。常用氢氯噻嗪剂量为每天 1～2mg/kg，儿童疗程为 6 周，成人应长期服用。

4. 增加水的摄入量可以减少尿钙的浓度，其效果可超过噻嗪类，而且副作用轻。

5. Dent 病患者行肾移植术，随访 12 年，移植后患者肾结石和肾钙化都没有复发，但低分子质量蛋白尿和氨基酸尿仍然持续存在。

6. 高枸橼酸盐饮食也能减轻 Dent 病模型鼠的

肾脏病变（肾小管萎缩、肾间质纤维化、微囊形成、肾钙化），延缓肾衰竭的发生。

因此，确诊为 Dent 病的患者应尽早使用小剂量噻嗪类药物和（或）枸橼酸盐治疗。

【预后】

30%～80% Dent 病患者在 30～50 岁发展至终末期肾衰竭。

（吴小川）

第十六节　Lowe 综合征

Lowe 综合征（Lowe syndrome）又称眼脑肾综合征（oculocerebrorenal syndrome），是一种遗传性肾小管疾病。该病以严重先天性眼异常、智力发育迟缓、肾小管功能障碍为特征。本病发病率低，据统计全球人群发病率约 1/50 万，2000 年美国眼脑肾综合征的存活者 190 人，2005 年意大利眼脑肾综合征的存活者 34 人。

【病因及发病机制】

其遗传方式尚未完全确定，文献报道有 X 伴性隐性遗传和常染色体隐性遗传两种遗传方式。X 连锁隐性遗传者的突变基因位于 X 染色体长臂 Xp25 位点。一般为男性发病；常染色体隐性遗传者，男、女性均可发病。依据文献报道特点，X 连锁隐性遗传者的男性发病率较高，故以 X 伴性隐性遗传方式多见。其致病基因为 OCRL1，该基因位于染色体 Xq25-q26.1，有 2 个转录变种，分别有 23 和 24 个外显子，编码磷脂酰肌醇二磷酸（PIP_2），PIP_2 在人体各组织中广泛分布（包括眼部、中枢神经系统及肾脏等），主要定位于高尔基复合体、溶酶体及内吞体，通过参与膜的转运、膜与细胞骨架之间相互作用及膜磷脂相关的信号转导而发挥其生理功能。OCRI 基因缺陷导致 Lowe 综合征的具体机制目前尚不清楚。有学者推测可能与眼脑肾细胞对 PIP_2 缺乏更敏感，可能还与其他未受累的器官中 Inpp5b（与 PIP_2 具有 45% 同源序列及相似活性的蛋白）水平相对更高有关。

【临床表现】

眼脑肾综合征患者出生后数个月或儿童期出现症状。主要临床表现：

1. 眼部症状　双眼先天性白内障，伴有先天性青光眼，严重视力障碍，仅有光感或全盲，常有粗大的眼球震颤及畏光。

2. 脑部症状　严重智力发育迟缓，肌张力低

下，腱反射减弱或消失，但无麻痹。有的患儿常持续痛哭呼喊。

3. 肾小管功能障碍　常有肾小管型蛋白尿，尿中可见红细胞、白细胞、颗粒管型；少数患者伴有肾性糖尿，出现中～重度多组分氨基酸尿（赖氨酸、酪氨酸为多），尿磷增多，血磷低；肾小管对碳酸氢盐重吸收及酸化尿液功能障碍，出现高血氯性肾小管酸中毒，常为远端曲管酸中毒，后期发生慢性肾衰竭。

4. 其他表现　患儿可有头颅畸形，如长头、前额突出等；此外还可见到马鞍鼻、高腭弓等畸形；约 1/4 患儿有隐睾症、脐疝、佝偻病等。

【诊断与鉴别诊断】

临床表现为先天性白内障、婴幼儿型青光眼、肌张力减低、癫痫、智力发育迟缓、范可尼综合征者应考虑本病。注意与 Dent 病鉴别。Dent 病罕见有肾小管酸中毒，而肾小管酸中毒却是 Lowe 综合征的主要表现之一，氨基酸尿、糖尿、磷酸盐尿更多见于 Lowe 综合征，而高钙尿症、肾石症更常见于 Dent 病，Lowe 综合征多在儿童期出现肾衰竭，而 Dent 多在成人期出现肾衰竭。

【治疗】

主要为对症治疗为主，注意纠正水电解质紊乱。治疗措施包括：①纠正酸中毒，给予碱性药物，如碳酸氢钠或枸橼酸钠-枸橼酸钾合剂（苏氏合剂）治疗；②纠正电解质紊乱，对于低磷血症、低钾血症的患者分别给予磷酸盐制剂及枸橼酸钾口服；③补充大量维生素 D 控制骨病，一般选择活性维生素 D_3；④调节水入量，对水肿患者应当限制水、钠入量，对多尿患者每昼夜水的入量一般不多于每昼夜尿量，以控制多尿症状。

【预后】

多数患者预后不良。多因感染、肾衰竭、脱水、电解质紊乱于儿童期死亡，如患者能存活数年，以后

其病情可逐渐好转。也有个别患者存活至成年。

（吴小川）

参 考 文 献

1. 周建华. 肾小管疾病分子遗传学研究进展. 临床肾脏病杂志,2011,11(11):484-486.

2. 易著文,张辉. 遗传性肾小管转运缺陷的诊治进展. 临床肾脏病杂志,2011,11(11):487-489.

3. Koike K,Lida S,Usui M,et al. Adult-onset acute tubulointerstitial nephritis and uveitis with Fanconi syndrome. Case report and review of the literature. Clin Nephrol,2007,67(12):255-259.

4. Knoers NV,Levtchenko EN. Gitelman syndrome. Orphanet journal of rare diseases,2008,3:22.

5. Scognamiglio R,Negut C,Calò LA. Aborted sudden cardiac death in two patients with Bartter's/Gitelman's syndromes. Clin Nephrol,2007,67:193-197.

6. Gamba G. Role of WNK kinases in regulating tubular salt and potassium transport and in the development of hypertension. Am J Physiol Renal Physiol,2005,288(2):F245-F252.

7. Lu C,Pribanic S,Debonneville A,et al. The PY motif of ENaC,mutated in Liddle syndrome,regulates channel internalization,sorting and mobilization from subapical pool. Traffic,2007,8(9):1246-1264.

8. 杨璐. 遗传相关性低镁血症. 国际儿科学杂志,2010,37(5):524-530.

9. 朱碧溱,黄建萍. 以低分子质量蛋白尿为主要临床表现的遗传性肾小管疾病. 实用儿科临床杂志,2011,26(11):887-888.

10. 张婕,夏正坤. Dent 病临床特点及分子遗传学进展. 中华儿科杂志,2012,50(12):909-912.

11. 刘妍. Dent 病研究进展. 国际儿科学杂志,2012,37(1):61-64.

12. 胡艳滨,颜华. 眼脑肾综合征二例. 中华眼科杂志 2011,47(9):844-846.

13. Srivastava T,Alon US. Pathophysiology of hypercalciuria in children. Pediatr Nephrol,2007,22:1659-1673.

第十二章　肾小管间质疾病

肾小管间质疾病是一组由不同病因引起的、主要病变在肾小管和肾间质、以肾间质炎症和肾小管功能障碍为主要临床特点的一组临床病理综合征。由于结构和功能上的密切关系,肾小管和肾间质的损害常同时存在、相互影响,故临床上常合称"肾小管间质性肾炎(tubulointerstitial nephritis)"或简称"间质性肾炎(interstitial nephritis)"。另外,由于在一部分患者中,肾间质的炎性改变可不显著,故又称之为"肾小管间质性肾病"。肾间质是指位于肾组织的血管外、肾小管间的空间,包含有各种不同的细胞和细胞外基质。有人将间质细胞分为:皮质间质的成纤维细胞样细胞、内髓的储脂间质细胞、肾各区均有的巨噬细胞和其他非固有细胞以及血管周围细胞。后者主要见于皮质出球小动脉和肾小管周毛细血管间的交界部位。肾间质中细胞与细胞、细胞与细胞外基质之间通过表面黏附因子、细胞因子受体等相互作用而发挥正常的生理功能。

临床上肾小管间质疾病按病程可区分为急性和慢性,病因复杂,主要与药物、感染、中毒、梗阻、缺血缺氧、代谢紊乱及免疫异常等因素相关。各种病因所致肾小管间质疾病的发病机制也不尽相同,临床表现多种多样,轻者可无症状,重者可致肾衰竭。肾小管间质疾病的分类尚未统一,一般可分为:①单纯间质性肾炎:感染性、药物性、免疫疾病相关性、特发性;②原发肾小球肾炎伴发的间质性肾炎;③肾组织结构异常引起的间质性肾炎:膀胱输尿管反流、尿路梗阻、肾囊肿;④遗传、代谢性疾病引起的间质性肾炎:家族性肾小管疾病、特发性家族性间质性肾炎、尿酸性肾病、低钾血症等;⑤肿瘤所致间质性肾炎;⑥其他:异体肾移植排异反应、重金属中毒等;⑦各种原因引起的慢性进行性肾脏病的间质性炎症。近年来认识到,除单纯间质性肾炎外,各种肾脏病都可伴有不同程度的肾小管间质炎症性病变,肾小管间质病变影响着肾脏病的预后。

第一节　急性肾小管间质性肾炎

急性肾小管间质肾炎(acute tubulointerstitial nephritis,ATIN)简称急性间质性肾炎,是一组由多种病因所致的以快速发生炎性细胞浸润、肾间质水肿、肾小管上皮受损及常伴急性肾损伤为特点的临床病理综合征。肾小球和肾血管大多正常或轻度病变。急性间质性肾炎概念中一般不包括以下两种情况:①严重肾小球肾炎伴发的间质性肾炎;②由于肾缺血、肾中毒所致急性肾小管坏死伴有明显的肾间质浸润。有报告尸解中急性间质性肾炎发病率占1.74%,在肾活检标本中急性间质性肾炎的发病率占0.48%,在病因不明的急性肾损伤肾活检中急性间质性肾炎占14%。大多数急性间质性肾炎有明确的病因,药物和感染是引起急性间质性肾炎最常见的病

因。去除病因,及时恰当地治疗,疾病可获痊愈或使病情不同程度的逆转。因此,熟悉急性间质性肾炎的病因、临床及病理特点,有助于早期防治该类疾病。

【病因及发病机制】

(一) 病因

已报道的可致急性间质性肾炎的病因繁多,主要有4类:免疫介导(药物过敏,自身免疫性疾病)、感染介导(病原体直接感染或感染反应性)、特发性(TINU综合征)和恶性肿瘤浸润。药物和感染仍然是导致急性间质性肾炎的最常见原因。Baker等分析了1986~2001年报道的128例(成人和儿童)急性间质性肾炎病例的病因发现,药物相关者占71.1%(其中1/3由抗生素引起);感染相关者为15.6%。可

引起 AIN 的药物很多,以青霉素类和非甾体类抗炎药(NASIDs)最为常见。药物及其代谢产物是当今急性间质性肾炎最常见的病因。已报道的可引起急性间质性肾炎的药物已超 100 种(表 12-1)。感染曾是急性间质性肾炎的最常见原因,近年来随着抗生素和预防接种的广泛应用,感染相关性急性间质性肾炎已明显减少。引起急性间质性肾炎的病原微生物以细菌多见,其他病原体亦可导致(见表 12-1)。另有一类特发性急性间质性肾炎,常合并眼葡萄膜炎,称为肾小管间质性肾炎-葡萄膜炎(tubulointerstitial nephritis-uveitis),即 TINU 综合征(TINU syndrome),其病因及发病机制尚不清楚(详见本章第三节)。

表 12-1 急性间质性肾炎的常见病因

药物

1. **抗生素** β-内酰胺类(青霉素类及头孢类)、利奈唑胺、氨基糖苷类(庆大霉素)、磺胺类(柳氮磺胺吡啶,复方磺胺甲噁唑)、抗结核病药(对氨基水杨酸,异烟肼,利福平,乙胺丁醇)、万古霉素,四环素类(四环素,多西环素)、红霉素、呋喃妥因、多粘菌素、泰利霉素、阿扎那韦等

2. **非甾体类抗炎药** 非诺洛芬、吡罗昔康、布洛芬、吲哚美辛、萘普生、阿司匹林、二氟尼柳、氟比洛芬、安乃近、氨基比林、对乙酰氨基酚、非那西丁、保泰松、及选择性 COX-2 阻滞剂(罗非昔布、塞来昔布)等

3. **利尿剂** 呋塞米、依地尼酸、氢氯噻嗪、氨苯蝶啶、吲哚帕胺

4. **含马兜铃酸类中草药** 关木通、广防己、马兜铃、朱砂莲、青木香等

5. **其他** 卡托普利、别嘌醇、H2 受体阻滞剂(西咪替丁、雷尼替丁、法莫替丁)、质子泵抑制剂(奥美拉唑、泮托拉唑)、瑞舒伐他汀、硫唑嘌呤、来那度胺、干扰素、普萘洛尔、甲基多巴、苯丙胺、苯妥英、苯巴比妥、喹硫平、奥氮平、卡马西平及苯茚二酮、麦角胺、可卡因、伐伦克林等

感染

1. **细菌** 大肠埃希菌、变形杆菌、链球菌、葡萄球菌、布鲁杆菌、军团菌、铜绿假单胞菌等

2. **其他** 病毒(EB 病毒、柯萨奇 B 病毒、巨细胞病毒、细小病毒 B19、甲型流感病毒、登革热病毒、汉坦病毒、人类免疫缺陷病毒、多瘤病毒)、真菌(白色念珠菌、毛真菌)、支原体、衣原体、立克次体、螺旋体和寄生虫(肠梨形鞭毛虫病)等亦可导致

特发性

(二)发病机制

1. 药物或病原体感染对肾小管间质的直接损伤 一些肾毒性药物可直接引起肾小管间质细胞的细胞毒反应,使其凋亡或坏死,临床出现急性肾损伤。其机制与抑制肾小管上皮细胞内线粒体的功能及磷脂酶活性等有关。感染时病原微生物及其毒素可直接侵袭肾引起肾小管间质的炎症损伤,一般认为这是细菌感染相关急性间质性肾炎的主要机制。一些嗜肾细胞病毒可长期潜伏在肾小管上皮细胞中,在机体免疫抑制时活化,导致活动性感染病变,损伤肾小管间质细胞。

2. 药物或感染诱发肾小管间质免疫反应损伤 这是药物相关性急性间质性肾炎的主要发病机制,细胞免疫是其主要的免疫反应类型。CD4+T 细胞介导的迟发型超敏反应(常见于 β-内酰胺类药物),CD8+T 细胞介导的直接细胞毒作用(见于西咪替丁、NSAIDs)是细胞免疫反应的两条主要途径。在少数药物相关性急性间质性肾炎患者肾活检组织中偶可见到抗肾小管基底膜抗体或免疫复合物的沉积,提示体液免疫的参与。药物及其代谢产物可通过以下 4 种方式介导免疫反应:①作为半抗原与肾小管基底膜的正常组分结合形成抗原;②作为植入性抗原沉积在肾小管或间质;③模拟内源性抗原;④诱导机体产生抗体,形成循环免疫复合物沉积在肾间质。

在一些急性间质性肾炎的病灶组织中,可发现某些病原微生物的抗原成分、抗体包裹致病菌及免疫复合物沉积,肾组织中有多种炎症细胞浸润,都表明免疫反应性损伤是急性间质性肾炎的重要发病机制。另外,肾外病原体感染后可发生的反应性急性间质性肾炎,此时肾间质并未被病原体直接累及,其发病是由免疫因素介导的。感染诱发的免疫损伤包括抗原特异性和非抗原特异性所致的肾小管间质损伤。

3. 炎性细胞浸润肾间质介导免疫损伤 药物引起的急性间质性肾炎及感染导致的反应性急性间质性肾炎患者肾间质浸润细胞以淋巴细胞、浆细胞或嗜酸粒细胞为主。细菌感染时以中性粒细胞为主。病毒感染时以单核细胞为主。浸润的炎性细胞可通过肾小管基底膜,定位于相邻肾小管上皮细胞和基底膜间。浸润的炎性细胞和受刺激的肾小管上皮细胞可分泌多种趋化因子、炎性因子,如 MCP-1、IL-1、IL-6、TNF-α 和 TGF-β 等,既可募集炎性细胞,放大局部炎症反应,导致肾小管间质的损伤;又可通过非抗原特异性的免疫反应,释放蛋白溶解酶、活性氧、活性氮物质及诱生型一氧化氮合酶(iNOs),损伤肾小管基底膜,在病程的发生和演变过程中起重要作用。

4. Toll 样受体作用　近年来发现 Toll 样受体（toll-like receptor，TLR）在感染相关的 TIN 的发生中起到重要作用。在细菌脂多糖刺激下，肾小管上皮细胞 TLR 表达上调，并传递信号，诱发免疫反应，分泌趋化因子 MCP-1 和 RANTES 增多，导致炎性细胞浸润。肾小管上皮细胞还可以借表达的 TLR 发挥免疫监视机制，有利于清除病原，阻止炎症扩散。实验证据表明 TLR 在感染导致肾小管损伤和募集间质炎症细胞浸润的过程中起重要的调节作用。

【病理】

肾外观大小正常或轻度增大。

光镜下，急性间质性肾炎的病理特点主要是肾间质水肿伴灶性或弥漫性炎性细胞浸润，肾小球及肾血管正常或病变较轻。肾间质浸润的炎性细胞种类可因病因不同而异，细菌感染时以中性粒细胞为主，严重者有微脓肿形成；病毒感染时则以单核细胞为主；感染导致的反应性急性间质性肾炎及药物引起的急性间质性肾炎以淋巴细胞和浆细胞为主；药物性急性间质性肾炎患者间质还可见较多嗜酸粒细胞。在部分药物性急性间质性肾炎偶可见间质中上皮样细胞肉芽肿形成。肾小管亦可有不同程度退行性变，刷状缘脱落，上皮细胞脱落，甚至基底膜断裂，扩张的小管腔内可见单核细胞。

免疫荧光检查多呈阴性。但由某些药物引起者有时可见 IgG、C_3 沿肾小管基底膜呈线样或颗粒状沉积。

电镜下，肾小管基底膜不连续，部分增厚，基底膜分层。非甾体类消炎药引起急性间质性肾炎表现为肾病综合征的患者中，有时可出现脏层上皮细胞足突广泛融合，类似微小病变的病理改变。

【临床表现】

药物相关性急性间质性肾炎患者 80% 于首次给药后 3 周内起病，但时间跨度也可短至 1 天、长至 2 个月以上发病。再次给药者潜伏期较短，常为 3 ~ 5 天。感染所致的急性间质性肾炎多发生在感染的早期，一般发生在感染后的最初几天内，很少超过 10 ~ 12 天。临床表现繁多且无特异性，常表现为不明原因的肾功能突然下降。如临床表现潜隐、缓慢进展的肾功能损害，或发生在原有肾脏病基础的患儿，常易漏诊或误诊。

1. 全身表现　药物相关性急性间质性肾炎可出现全身过敏反应，常见于 β-内酰胺类抗生素 β 相关的急性间质性肾炎，其他药物引起者少见。主要包括药物热（30% ~ 100%）、药疹（30% ~ 50%）和嗜酸性粒细胞增多 3 大症状，少有关节痛（15% ~ 20%）。药物热多为低热，可以在感染发热消退后再次出现发热。药疹可为多形性鲜红痒疹、多形性红斑或蜕皮样皮疹。尚可见血 IgE 升高、过敏性关节炎、淋巴结肿大、溶血或肝功能损害等。但发热、皮疹、嗜酸性粒细胞增多（或关节痛）三联症并不多见，多发生在药物相关性急性间质性肾炎中。有报道，急性间质性肾炎患者中出现典型的三联症的仅 5%。由感染引起的发热，发生于感染最初几天，很少在 10 ~ 12 天后，此点有别于感染所致肾小球损害。

2. 肾脏表现　可归纳为 3 类：急性肾损伤、肾小管功能障碍常见，肾病综合征偶见。主要表现为急性肾损伤和尿检异常。肾小管功能障碍可表现为完全/不完全型的 Fanconi 综合征及肾小管酸中毒。可有尿路刺激征和腰痛，一般不伴有高血压和水肿。

（1）急性肾损伤（acute kidney injury）：药物相关性急性间质性肾炎非少尿型肾衰较多见，少尿型肾衰发生率为 20% ~ 50%。少尿期持续数天到数周。大部分患者急性肾损伤症状的出现与免疫反应平行，即出现于 2 周左右的免疫高峰期。感染相关性急性间质性肾炎，轻者可仅在感染的基础上出现一过性肾功能减低，严重者出现少尿或无尿及血肌酐增加。肾衰竭的发生率及其轻重程度与病原体的种类和病程长短等关系不大，但在婴幼儿及感染中毒症状重的患儿中较易出现急性肾损伤。

（2）尿检异常：常有轻度蛋白尿（<1g/d）、镜下血尿和白细胞尿（脓尿），少见肉眼血尿或红细胞管型。大量蛋白尿主要见于应用 NSAIDs 者，偶见于应用青霉素类、D-青霉胺、利福平及干扰素后，应与肾小球疾病进行鉴别。无菌性白细胞尿常见，少见白细胞管型。尽管嗜酸性粒细胞尿（尿中嗜酸性粒细胞占尿中白细胞总数的比例>5%）不多见，但对诊断有重要意义。Hansel 染色、碱化尿液有助于嗜酸性粒细胞的检出。近端小管损伤可有糖尿、氨基酸尿，远端小管损伤可表现为低渗尿、失钠等。有认为高钾高氯肾小管酸中毒常是诊断药物相关性急性间质性肾炎的重要线索，有助于区别急性肾小管坏死和急进性肾小球肾炎。一般认为急性间质性肾炎很少累及肾小球，但药物相关性急性间质性肾炎可伴有膜性肾病、新月体肾炎，临床表现为肾病综合征，尿中出现大量的补体 C_3，肾小球常有系膜增生伴免疫复合物沉积。

尽管急性间质性肾炎有多种临床表现，但必须明确的是,以上症状的任何一个或所有症状的缺如并非少见。因此,对于不明原因的急性肾损伤,必须高度警惕间质性肾炎的可能,以免贻误病情。

【诊断及鉴别诊断】

出现不明原因的急性肾损伤时都要考虑急性间质性肾炎的可能。感染或致敏药物应用史、典型的临床表现及尿液分析结果有助于作出临床诊断,但确诊有赖于肾活检,肾病理检查仍然是诊断急性间质性肾炎的金标准。肾活检病理检查可了解肾间质损害的类型和程度,有助于制订治疗方案及判断预后。急性间质性肾炎患者肾活检的参考指征:对不明原因急性肾损伤临床怀疑急性间质性肾炎、停用可疑药物或感染控制后肾衰症状无改善以及准备应用激素或免疫抑制剂治疗者。

药物相关性急性间质性肾炎(drug correlation of acute interstitial nephritis)诊断的主要线索是应用可疑药物2天~2周后出现血肌酐增加和尿检异常。可疑致敏药物、用药的潜伏期、过敏反应的证据、嗜酸细胞尿、^{67}镓扫描阳性及体外特异性淋巴细胞转化试验(LST)阳性等有助于诊断。确定致病药物在只用1种药物时较易,但在用多种可疑药物时则较难。淋巴细胞刺激试验和循环中抗药物抗体检查虽有助于明确致病药物,但目前应用范围有限,敏感性及特异性还有待评价。抗利福平抗体的检测应用最多,但此抗体不但存在于利福平引起的急性间质性肾炎,也存在于少数应用利福平而无不良反应的患者。上述2种检查均不能肯定药物与发病的直接关系。因此,药物相关性急性间质性肾炎的确诊需要肾病理检查。

感染相关性急性间质性肾炎(infections associated with acute interstitial nephritis)的诊断依据应注意以下几个方面:①全身或尿路感染表现:发热、尿频、尿急、尿痛、排尿困难、尿混浊、肋脊角压痛等。结核感染可有结核中毒症状。肺炎支原体感染可出现发热、咳嗽等症状。②尿检查:细菌感染常有白细胞尿,而病毒、支原体等其他病原感染时往往尿中白细胞增多不显著,尿改变轻微,可出现蛋白尿和红细胞尿。尿涂片作细菌染色有较高诊断价值。③影像学检查:静脉肾盂造影、B超、CT、MRI等检查可发现尿路梗阻,排尿性膀胱造影可以发现膀胱输尿管反流。④病原微生物感染证据:尿细菌培养阳性、血中抗病毒、支原体IgM抗体阳性等。具备上述典型表现,可以临床拟诊感染相关性TIN,但确诊需要肾病理检查。

药物相关性和感染相关性ATIN有时很难区分。感染性疾病治疗时常使用抗生素和非甾体解热镇痛药,这2类药又是导致TIN最常见的药物。因此,在不少患儿中,感染和药物何为病因难以确定,下列几点有助于诊断药物相关性急性间质性肾炎:①全身过敏反应(药物热、药疹、关节痛、嗜酸性粒细胞增多);②AKI发展较迅速;③可伴有完全/不完全型的Fanconi综合征及肾小管酸中毒;④常伴贫血;⑤无菌性脓尿,Wright染色嗜酸性粒细胞比例常升高>30%;⑥肾病理检查:肾间质中有明显的嗜酸性粒细胞浸润,偶可见上皮样细胞肉芽肿形成。

急性肾损伤合并有眼葡萄膜炎(眼痛、畏光、流泪、视力下降及眼科体检特征性变化等)时,可诊断TINU综合征。

急性间质性肾炎还需与下列疾病相鉴别:①与其他可导致急性肾损伤的疾病鉴别,尤其是急性肾小管坏死(acute tubular necrosis)。以急性肾损伤为首发表现的患儿,要注意到急性间质性肾炎的可能性。急性间质性肾炎时^{67}镓扫描阳性有助于诊断。②与其他引起白细胞尿的疾病鉴别。如某些急进性肾小球肾炎、感染后肾小球肾炎、梗阻性肾病、慢性肾衰竭急性恶化、尿路感染、肾移植后急性排斥等。③与其他可形成肾脏肉芽肿的疾病鉴别。如结节病、结核、韦格纳肉芽肿等。④与其他^{67}镓扫描阳性的疾病鉴别,如部分急进性肾小球肾炎、肾盂肾炎和肿瘤等。

【治疗】

急性间质性肾炎的治疗原则:尽早停用可疑的致病药物,积极治疗感染,尽快控制炎症反应,处理并发症。从而使肾功能损伤恢复,防止肾小管间质纤维化。

1. 去除或治疗原发病因　立即停用引起过敏反应和肾毒性的药物,避免再次应用同类药物;积极治疗引起急性间质性肾炎的感染。许多患儿在停用相关药物或控制感染后几天内即可以获得不同程度的缓解,若恢复较慢,则应尽早肾活检以利早期药物治疗。

2. 对症支持治疗　在去除病因的同时应给予恰当的对症支持处理,如维持内环境稳态,治疗急性肾衰,并注意防止其他并发症。

3. 抗感染治疗　在病原未明时,全身感染所致间质性肾炎宜选用强效广谱抗生素,静脉给药,以尽快控制感染。肾局部感染,先选用半合成青霉素或第三代头孢菌素。要尽快查明病原菌,然后选用敏感药物治疗,疗程 10 ~ 14 天。病毒感染或支原体感染要相应选用抗病毒药物或大环内酯类抗生素。

4. 糖皮质激素及免疫抑制剂 目前,糖皮质激素对急性间质性肾炎的疗效尚缺乏更有力的循证医学证据。但在特发性及自身免疫性疾病引起的急性间质性肾炎中,激素的疗效已得到肯定。一般认为,糖皮质激素治疗急性间质性肾炎疗效明显,药物相关性急性间质性肾炎、感染相关性急性间质性肾炎感染控制后病情仍无好转时均应使用激素治疗。一些回顾性研究表明,使用糖皮质激素能迅速缓解全身和肾局部炎症反应,改善肾功能,重复肾活检可发现病理损伤减轻。若肾功能明显减退,或肾病理显示间质炎性细胞浸润较严重、有肉芽肿形成等,应尽早给予激素治疗。一般可选用泼尼松 0.5 ~ 1.0mg/(kg·d) 口服,使用激素 2 周后应仔细观察肾功能,若肾功能有恢复则继续使用,在 4 ~ 6 周内减量直至停用。若肾功能无恢复,则需加用环磷酰胺等免疫抑制剂,第 6 周时若肾功能有改善,则将环磷酰胺用足累积剂量(<150 ~ 200mg/kg)。第 6 周时若肾功能无改善,则应停用所有的免疫抑制剂。对重症患者,有报道用甲泼尼龙冲击疗法有效,剂量 15 ~ 25mg/(kg·d),静滴 3 ~ 5 天后,改口服泼尼松,总疗程 2 ~ 4 个月。若应用 2 ~ 3 周仍无好转,可加用环磷酰胺或环孢素 A 等药物治疗。但也有报告认为,是否使用激素与患者病情改善程度及转归无关。需要注意的是,免疫抑制治疗目前尚缺乏循证医学证据,需要个体化,一旦慢性化表现很明显则不建议继续免疫抑制治疗。若病理中发现肉芽肿改变,则

高度提示为急性活动性病变,运用激素及免疫抑制剂应更加积极,有可能获得较好的疗效。

5. 血液净化 非少尿型、轻型 AKI 常无需透析治疗,等待肾功能恢复。而少尿型、重型 AKI 应尽早透析。对抗肾小管基底膜抗体阳性的患者以及自身免疫病引起的急性间质性肾炎(如狼疮性间质性肾炎),血浆置换可能有效。

6. 其他疗法 肝细胞生长因子和促红细胞生成素有促进肾小管上皮细胞再生、治疗急性肾损伤的作用。维生素 E 可保护肾小管上皮细胞、防治肾瘢痕形成。冬虫夏草可促进肾小管上皮细胞再生修复,对防治间质性肾炎肾纤维化有益。

【预后】

急性间质性肾炎的预后较好,大多为可逆性。少数患儿可遗留慢性肾损害,并发展为终末期肾病。其预后主要与疾病的病因、肾间质浸润程度、肾功能状况、急性肾损伤持续时间及年龄等因素有关。感染所致的急性间质性肾炎大多随感染的控制而恢复。肾衰竭程度重、持续时间长者易演变为慢性肾损害,逐渐进展为终末期肾衰竭。药物相关性间质性肾炎多数预后良好,停药后数天可缓解,极少数遗留肾功能损害,并最终进展至终末期肾病。提示急性间质性肾炎预后较差的几个相关因素为:病因不明、可疑药服用超过 1 个月、病理炎症弥漫浸润、肉芽肿较多、间质纤维化明显、对激素反应不明显及起病 3 周后血肌酐水平仍较高。早期确诊、及时停用可疑药物、予以恰当的治疗,是改善预后的关键。

(杨华彬)

第二节 慢性肾小管间质性肾炎

慢性肾小管间质性肾炎(chronic tubulointerstitial nephritis)简称慢性间质性肾炎(chronic interstitial nephritis),是由许多不同原因引起的临床病理综合征。病理上以肾小管和肾间质的慢性病变为主,临床上以肾小管功能障碍为其突出表现。起病常较隐匿,早期不易识别而易漏诊。慢性肾小管间质性肾疾病是一组常见病,越来越引起人们的重视,其重要性不亚于肾小球疾病。慢性间质性肾炎是引起慢性肾衰竭的重要原因之一,据统计约 1/3 的慢性肾衰竭可由慢性间质性肾炎引起。因此,积极防治慢性小管间质性肾疾病,对降低慢性肾衰竭的发病率具有非常重要的意义。现已公认肾小球疾病的发展和预后不仅与肾小球本身的损害有关,更与其肾小

管间质病变的严重程度密切关联。对膜性肾病的多因素相关分析结果显示,肾小管质损伤是决定 10 年肾存活率的最重要影响因素,其影响程度远较肾小球病变严重程度更为重要。在原发性肾小球局灶节段硬化及膜增生性肾炎观察到类似的结果。现已认为肾小管间质损害是大部分肾小球疾病病变发展的共同最终通路。应充分关注对肾小管间质功能的评价和干预,对儿童肾脏病进行源头干预,延缓肾疾病的慢性进展,阻抑其进展至成年期肾脏病的进程。

【病因】

引起慢性间质性肾炎病因很多,绝大部分的病例可找到病因,少部分病例病因未明。引起慢性间质性肾炎的常见病因见表 12-2。

表 12-2 慢性间质性肾炎的病因分类

免疫性疾病
　　系统性红斑狼疮,干燥综合征,血管炎,结节病,同种移植排异,冷球蛋白血症

慢性感染
　　复杂性反复发作性慢性肾盂肾炎,全身感染伴发慢性间质性肾炎

药物或毒物
　　滥用镇痛剂、环孢素、顺铂、含马兜铃酸类中草药(关木通、广防己、马兜铃、朱砂莲、青木香等)以及重金属如汞、镉、锂、金、铅等的慢性作用

肾小球疾病
　　慢性肾小球疾病及终末期肾病伴发的肾小管间质病变,长期大量蛋白尿

尿液反流或尿路梗阻
　　反流性肾病,梗阻性肾病

代谢性疾病
　　高尿酸性肾病、高钙血症肾病、低钾血症肾病、草酸盐血症、糖原沉积病、胱氨酸血症

造血系统病症
　　浆细胞病、白血病及淋巴增生性疾病、镰状血红蛋白病

先天性遗传性疾病
　　家族性间质性肾炎、Balkan 肾病、遗传性肾炎、肾髓质囊肿、髓质海绵肾及多囊肾

血管及风湿性疾病
　　缺血性肾萎缩、肉芽肿性类肉瘤病、Wegener 肉芽肿、良性或恶性肾硬化

其他
　　放射性肾病、二醋吗啡成瘾性肾病

特发性

【发病机制】

尽管有些肾小管间质的损害来自感染、中毒或药物,但许多炎症过程在本质上又是免疫介导的,单个核细胞的浸润引起旁分泌性细胞因子释放,在慢性间质性肾炎的发病机制中起到重要作用。上述已知的原因也能导致上皮细胞表达肾靶抗原,免疫系统能直接向 T 细胞发出信号,也能区分不同的表型将其破坏。

(一) 感染

细菌、其他病原体及其毒素直接侵袭肾组织或引起反复尿路感,可导致肾间质慢性炎症改变及纤维化,并可致肾盂、肾盏变形。常伴有各种复杂因素,如反流性肾病、尿路梗阻等。

(二) 毒性物质对肾脏直接损害

长期滥用止痛剂常可引起肾乳头坏死及肾小管间质慢性炎性病变。某些含马兜铃酸的中草药,如关木通、广防己、马兜铃、朱砂莲、青木香、天仙藤、寻骨风等可引起肾小管及肾间质损害,病理改变主要是广泛严重的间质纤维化、肾小管萎缩,可引起肾衰竭。原因未明,国内统称为马兜铃酸肾病。重金属盐、化学毒物均可直接损害肾脏,导致慢性间质性肾炎。由于肿瘤细胞转移浸润肾或多发性骨髓瘤病、冷球蛋白血症等异常蛋白在肾间质沉积可引起慢性间质性肾炎。此外,代谢性疾病,如痛风、高草酸血症可因结晶沉着在肾小管间质引起。长期低血钾可致低钾性肾病,常同时伴有低氯、代谢性碱中毒,肾病理突出变化是近端肾小管细胞内大量空泡变性、肾小管间质损害,尿液浓缩功能障碍,酸碱平衡紊乱。放射性肾病、渗透性肾病均对肾小管间质有直接损害作用。

(三) 梗阻性肾病 (obstructive nephropathy, ON)

结石或其他原因所致的尿路梗阻或膀胱输尿管反流,常与反复尿路感染相关联。尿路梗阻或尿液反流导致肾积水、肾盏乳头受压,肾盂及肾内压力升高,肾瘢痕形成。在膀胱输尿管反流和尿路梗阻等病理状态下,Tamm-Horsfall 蛋白可通过破损的肾小管进入肾间质,激发自身免疫反应而引起多种炎症因子激活,肾小管间质损害,肾间质纤维化,最终可发生慢性肾衰竭。

(四) 遗传因素

如家族性间质性肾炎、巴尔干肾病、海绵肾及髓质囊性病等所致的慢性肾小管间质性损害,可存在明显的家族遗传背景。

(五) 特发性

原因不明,有学者认为其病因可能与某些未知(未被注意)的化学物质、药物及病毒等感染有关,也可能系外源性物质作为半抗原诱导机体免疫反应致病。

(六) 免疫介导

一般认为慢性间质性肾炎上述致病机制都直接或间接与免疫介导有关。

1. 免疫沉积物介导 实验模型证实循环或原位植入的抗原(血清蛋白、药物、DNA 等)可导致肾小管间质性肾炎。在人类可有原发性肾小管间质性肾炎,系统性红斑狼疮可引起肾小管间质性肾炎。肾小管细胞产物或表面抗原(如 Tamm-Horsfall 蛋白、微生物抗原)可导致肾小管间质性肾炎,临床上可见 Sjögren 综合征及肾小球肾炎并发肾小管间质

性肾炎。这类病变在肾间质及肾小管基底膜(TBM)可见免疫复合物的沉积或 Tamm-Horsfall 蛋白的沉积。

2. 抗 TBM 抗体介导 用 TBM 抗原或 TBM 药物结合物可引起肾小管间质性肾炎,其抗原决定簇位于近端肾小管基底膜侧面。人类的抗 TBM 病常是抗 GBM 病并发的肾小管间质性肾炎,药物引起的肾小管间质性肾炎可合并抗 TBM 抗体,也可见于肾移植后。TBM 沉积物可引起 TBM 增厚、分层及肾小管上皮细胞退行性变等。

3. 细胞免疫介导 实验证实细胞免疫介导的肾小管间质性肾炎是通过肾间质的迟发型超敏反应所致。感染、药物及特发性导致的肾小管间质性肾炎可呈现出对外来或变性的自身抗原特异的细胞免疫反应。肾间质的浸润主要为 T 细胞。在反流性肾病、阻塞性肾病及髓质囊肿病等,肾间质有 Tamm-Horsfall 蛋白沉积伴有单个核细胞浸润而无抗体沉积,提示细胞介导的损伤。在同种肾移植排斥反应引起的肾小管间质性肾炎中,细胞介导的免疫机制也具有重要的意义。

慢性间质性肾炎进展至慢性肾衰竭的发病机制至今尚未完全阐明。目前一般认为,其主要机制为:①间质纤维化使肾小管间毛细血管狭窄,血管阻力增加,致肾小球血流量下降;②肾小管(尤其是近端肾小管)萎缩损伤肾小管功能,通过球管反馈机制影响肾小球的滤过功能等;③肾小管上皮细胞转分化在肾间质纤维化过程中具重要作用。肾小管上皮细胞在组织发生中与间质成纤维细胞具有同源性。肾小管上皮细胞在炎症刺激下,可以发生转化而成为间质成纤维细胞的来源之一。在肾小管间质病变中,成纤维细胞/成肌纤维细胞不仅作为纤维化的效应细胞直接参与间质纤维化的形成。已证实除微小病变外,在其他所有病理类型的肾小球肾炎中肾小管间质病变与肾小球滤过率间有高度的相关性,肾小管间质病变可直接引起肾小球硬化或纤维化新月体病变。肾小管间质损害逐渐加重和肾小球滤过功能逐渐降低有着重要的关系:肾小管阻力升高、肾小管阻塞,形成"无小管肾小球",肾小球逐渐萎缩;肾间质血管床减少、肾小球内压力升高,导致肾小球硬化。

【病理】

尽管慢性间质性肾炎病因复杂而繁多,但其病理形态学改变类似。其特征性改变是肾间质纤维化、单个核细胞浸润及肾小管上皮细胞退行性变、萎

缩及结构破坏。

大体表现:早期肾脏外形及大小正常,后期肾脏缩小。双肾大小不一,外形不规则,表面高低不平,可见或粗或细的瘢痕,部分与包膜粘连。常见于有尿路梗阻的慢性肾盂肾炎或反流性肾病。慢性间质性肾炎亦可表现为双肾体积缩小,偶尔可见双肾体积增大。

光镜表现:肾间质水肿,间质纤维化,细胞浸润(中性粒细胞、嗜酸性粒细胞、淋巴细胞、浆细胞、巨噬细胞、成纤维细胞、泡沫细胞等)。病变呈局灶性或弥漫性,偶尔可呈肉芽肿伴(或不伴)坏死,间质的病变分布不规则,在病变区域之间可见到正常组织。常伴有肾小管病变,如肾小管基底膜增厚、破裂;上皮细胞萎缩,与基底膜分离;小管腔增宽,管腔内有嗜酸性粒细胞,可见蛋白和细胞管型(以白细胞管型为主);肾小管萎缩及纤维化,最后可继发肾小球及血管硬化。间质纤维化,有大量胶原和黏多糖沉积。由于慢性缺血,肾乳头可缩小或瘢痕形成,偶可见到肾乳头坏死。如间质呈慢性迁延性改变,则肾小球和血管可呈现透明样变及硬化,此时与其他类型的肾脏病难以鉴别。

电镜表现:肾小管间质除细胞浸润外,尚可见纤维束增粗,肾小管基底膜增厚,有时尚可见免疫复合物沉着。

【临床表现】

慢性间质性肾炎起病多隐匿,早期一般无水肿、高血压等表现,常在体检或因其他疾病就诊时发现有尿常规异常或有贫血、氮质血症。尿检中可有少量蛋白尿和白细胞,常无管型和红细胞,24 小时尿蛋白定量一般常 $>15mg/(kg \cdot d)$、$<30mg/(kg \cdot d)$,呈现"肾小管性蛋白尿"的特点:小分子量的尿蛋白为主,尿溶菌酶、N-乙酰-β 氨基葡萄糖苷酶(NAG)、视黄醇结合蛋白(RBP)、β_2-微球蛋白(β_2-MG)、乳酸脱氢酶(LDH)、免疫球蛋白轻链、Tamm-Horsfall 蛋白排泄量增加。

慢性间质性肾炎主要表现为肾小管功能障碍,在氮质血症之前即有异常,其表现可因病因和肾小管受累的部位不同而异。如病变侵犯近端肾小管者,可出现肾性糖尿、氨基酸尿、碳酸氢盐尿等近端肾小管酸中毒(Ⅱ型)的表现;若远端肾小管受累可引起远端(Ⅰ型)肾小管酸中毒,表现为尿液酸化功能障碍及钠、钾平衡失调。由于近端肾小管重吸收钾障碍,而使尿钾丢失过多,可引起低钾血症;如影响远端肾小管排泌钾的缺陷,可导致高钾血症。如

影响髓质和乳头的病变,可因肾浓缩功能障碍,而出现夜尿、多尿。随着病变的发展,晚期将出现肾小球滤过率下降,其下降程度与间质纤维的范围和程度相关。有些晚期患者,由于肾小管重吸收钠的功能下降,肾小球滤过钠和肾小管重吸收钠之间平衡失调,从而引起尿中失钠过多导致低钠血症,甚至发生血容量下降。晚期发生明显肾小球硬化时,临床可出现大量蛋白尿、水肿和高血压。

【实验室检查】

1. 尿渗透浓度测定　髓质肾小管功能障碍时,首先表现出尿浓缩功能不全。禁水 8 小时以上尿渗透浓度低于 700mmol/L。

2. 蛋白尿测定　在慢性小管间质性肾炎早期可有少量尿蛋白,一般不超过 30mg/(kg·d),且多为小分子量蛋白。到后期可出现中量甚至大量蛋白尿,提示病变已累及肾小球,数年内可发展到慢性肾衰竭。

3. 尿 β_2-微球蛋白测定　尿 β_2-MG 增高是近端小管损伤的敏感指标,但肾间质细胞及肾小管上皮细胞也能合成 β_2-MG。因此,慢性小管间质损害时尿中 β_2-MG 大量增多,而以近端小管部位病变为最著。在判断尿 β_2-MG 增高的临床意义时,必须注意血清 β_2-MG 浓度,因为系统性自身免疫性疾病、恶性肿瘤及白血病等血清 β_2-MG 显著增高,如血浓度超过 4.5mg/L(肾小管最大重吸收率)时就可从尿中排出,使尿 β_2-M 增高。当肾功能减退时血清 β_2-MG 增高,尿 β_2-MG 亦增高。故当各种慢性肾病变晚期尿 β_2-MG 总是增高,尿 β_2-MG 也就失去了对慢性小管间质性肾炎的诊断价值。

4. 视黄醇结合蛋白(RBP)　RBP 是一种低分子蛋白,主要由肝细胞合成。游离的 RBP 可以从肾小球滤过,其中绝大部分经肾近曲小管上皮细胞吸收、降解。正常情况下,尿 RBP 排泄量甚微,肾近曲小管受损时,尿 RBP 排泄量增加。尿 RBP 是评价肾近端小管功能较为灵敏的指标,临床上常作为肾小管损伤的标志物。但应注意,当肾小球滤过率降低时血清 RBP 会增高,因此,可根据尿 RBP 浓度与 GFR 之间的比例高低,判断尿 RBP 增高是由于肾小球滤过功能减退还是近曲小管重吸收功能障碍所致。

5. 尿酶测定　正常尿中酶类活性极低。当肾实质炎性细胞浸润及肾小管上皮细胞损伤时,尿酶活性即明显增加。NAG 酶、LDH 酶及溶菌酶是早期诊断肾小管间质性肾炎的敏感指标。

【诊断与鉴别诊断】

慢性间质性肾炎起病隐匿,无明显特征性临床表现,即使出现一些肾小管间质功能不全的表现,也易被病因性疾病的症状及体征所掩盖,或被临床医师所忽视,所以早期诊断常十分困难。慢性间质性肾炎临床及实验室表现多样,应与大多数慢性肾脏疾病相鉴别。有以下情况应考虑本病的可能:①有较长期尿路梗阻者或有反复发作的尿路感染和肾区疼痛病史;②有长期接触肾毒性药物或毒物史;③存在肾小管功能障碍;④氮质血症但无水肿及高血压;⑤轻度蛋白尿进一步证实为肾小管性蛋白尿者。鉴于绝大多数的慢性间质性肾炎的病因属可治性的,故早期诊断十分重要。如能早发现早治疗病情常可逆转或停止发展。因此,凡遇上述易发生肾小管间质性肾炎的基础疾病,均应作上述实验室检查和以下检查以帮助确诊。

1. 影像检查　包括 B 超、Doppler 超声、X 线造影、CT 及磁共振成像等,可观察肾形态学改变,明确病变部位。应注意肾组织有无瘢痕、钙化,泌尿系有无结石、积水、肿瘤、肾盂肾盏畸形、肾乳头坏死、膀胱输尿管反流等异常征象。

2. 肾活检病理学检查　一般认为慢性间质性肾炎肾病理改变无特异性,肾髓质病变不易发现。因此,只有在诊断困难,尤其是与肾小球疾病难以鉴别时,才进行肾活检。

慢性间质性肾炎主要应与慢性肾小球肾炎相鉴别:①后者常有水肿、高血压等病史和表现,而前者常没有。②后者多有明显蛋白尿[常>30mg/(kg·d)],且为肾小球性蛋白尿,常有管型尿;前者仅有轻度蛋白尿,且为肾小管性蛋白尿,尿检仅有少量白细胞。③后者肾小球功能损害较明显,而前者肾小管功能损害较明显且其出现常早于氮质血症。④后者肾盂造影常无异常,而前者可能有异常。⑤如鉴别仍有困难,患儿病情许可时可考虑作肾活检,以便确诊或排除慢性肾小球肾炎。

【治疗】

(一) 慢性间质性肾炎的治疗原则

1. 治疗原发病,脱离与毒物及可疑药物接触,去除不利因素。

2. 加强支持疗法,维持水、电解质及酸碱平衡。

3. 对症治疗,如控制高血压、纠正贫血等。

4. 发展到慢性肾衰竭有替代指征时,应考虑透析治疗及肾移植。

(二) 延缓肾小管间质纤维化的临床应用

目前,延缓肾小管间质损伤慢性进展的药物治疗大多是经验性治疗,具有循证医学证据的不多,以下措施可参考选用。

1. 限制蛋白和磷的摄入　循证医学证据表明限制蛋白和磷的摄入有助于逆转肾小球高滤过和肾小球肥大,并减轻肾小管的高代谢,从而减轻间质纤维化及延缓肾功能的进行性恶化。

2. ACEI/ARB　已证实血管紧张素转换酶抑制剂(ACEI)或血管紧张素受体拮抗剂(ARB)可延缓肾间质纤维化进程。其机制为:通过降低肾小管蛋白分泌直接抑制小管间质纤维化;通过降低血管紧张素Ⅱ浓度而减少肾小球及肾小管胶原的合成。人类肾活检病理学对照研究表明,ACEI/ARB不仅可减缓肾小球滤过率的进行性下降,而且可减轻间质纤维化损伤。ACEI/ARB在多种肾损伤模型中显示出如下作用:降低蛋白尿排泄,下调TGF-β表达,减少细胞外基质积聚,抑制肾小管间质炎症,阻止肾小球硬化和肾间质纤维化,从而延缓慢性肾衰竭的进展。有学者认为ARB对肾小管间质炎症的抑制作用不及ACEI,因ARB不能抑制肾小管间质单核-巨噬细胞浸润。儿童可选用具有双通道排泄的制剂,如福辛普利,用量5mg(<30kg)或10mg(>30kg),每天1次口服。若出现干咳等副作用,可选用ARB,如氯沙坦。

3. 糖皮质激素及免疫抑制剂　糖皮质激素治疗急性间质性肾炎的疗效较肯定,对于慢性间质性肾炎无循证医学依据,可在较早期或肾病理证实尚有明显活动性病变存在时,可试用小剂量糖皮质激素。有报道雷公藤多苷制剂治疗慢性间质性肾炎有效。近年来报道吗替麦考酚酯(MMF)可抑制血管内皮细胞的黏附分子表达,能减少炎性细胞浸润,减轻肾小球和小管间质损伤。在次全肾切除模型中给予MMF可减少巨噬细胞和淋巴细胞的浸润,减少主要组织相容复合物抗原表达及黏附分子功能,因而慢性硬化病变明显减轻。MMF对残余肾的蛋白尿无作用,与ACEI联合应用可减少蛋白尿和间质炎症,从而可能更有效地保护肾脏,为临床提供了一种潜在治疗前景。

4. 保护肾小管损伤药物　有报道鱼油、维生素E、黄芪、儿茶素等可能对肾小管上皮损伤具有保护作用,有益于延缓慢性肾纤维化的进程。

5. 调脂药　HMG-CoA还原酶抑制剂,如辛伐他汀、洛伐他汀,可增加t-PA和u-PA活性,降低PAI-1,从而增加蛋白溶解、减轻细胞外基质积聚。

(三) 延缓肾小管间质纤维化的实验性研究

1. 抗纤维化药物　有实验报道中药丹参、大黄、三七总苷等可促进人肾成纤维细胞凋亡,抑制成纤维细胞增殖,减轻纤维化。

2. 抑制细胞外基质的合成　秋水仙碱可通过抑制胶原合成、增加胶原酶的表达而促进胶原的降解;干扰素可减少成纤维细胞的Ⅰ型胶原mRNA表达。

3. 促进细胞外基质的降解　蛋白溶解酶可减轻肾间质纤维化,其机制为降解细胞内外积聚的蛋白成分;直接作用于黏附分子;增加对细胞因子和生长因子的清除等。

4. 细胞因子拮抗剂　一些针对肾小管肾间质纤维化相关细胞因子的拮抗剂的研究提示有效的干预靶点,显示出潜在的临床应用价值。抗TGF-β抗体可通过抑制TGF-β的活性,抑制成纤维细胞活性,从而减少细胞外基质的合成和减轻肾间质纤维化的程度。IL-1受体拮抗剂可阻止肾小管萎缩和间质纤维化,减轻炎细胞浸润,对间质纤维化有保护作用。将反义TGF-β基因转染肾小球系膜细胞,发现在各种炎症因子的刺激下,系膜细胞TGF-β蛋白分泌显著降低,提示有助于减缓肾间质纤维化的进程。反义MCP-1基因阻断MCP-1分泌,发现实验大鼠肾间质TGF-β、FN表达明显减少,肾间质纤维化程度显著降低。

但这些尚处于实验研究阶段。目前,对肾纤维化尚无特异性治疗措施。因肾小管损伤、炎性细胞浸润是肾小管萎缩、肾间质纤维化的早期启动因素,所以,早期发现肾小管损伤,避免肾小管损伤因素,改善血流动力学,减少尿蛋白排泄,减轻炎性细胞浸润,可能延缓肾纤维化的进展。

(杨华彬)

第三节　肾小管间质性肾炎-葡萄膜炎综合征

特发性肾小管间质性肾炎(idiopathic renal tubular interstitial nephritis),简称特发性间质性肾炎(idiopathic interstitial),是指具有典型间质性肾炎临床病理特征,而无明确病因可循的一类肾小管间质性疾病,其致病因素认为与已知的药物、感染、系统性疾病及重金属等无关。特发性间质性肾炎是儿童急性和慢性间质性肾炎病因之一。因常合并有眼葡萄膜炎,又称为特发性肾小管间质性肾炎-葡萄膜炎综合征综合征（tubulointerstitial nephritis and uveitis syndrome，TINU 综合征）。TINU 综合征发病呈全球性分布，似无种族差异。其发病率尚无确切的流行病学数据，有认为约占急性间质性肾炎的 10%。1975 年 Dobin 首先报道，至 2006 年全球累计报道近 200 例，近十年来我国肾病和眼科学者陆续有报道。既往资料显示，在急性间质性肾炎患儿中约 14.3% 最终表现为 TINU，在葡萄膜炎患者中 2% 的成人和 8% 的儿童为 TINU。女性患者较多见，男女比例约 1:3.4；患儿年龄较大，以青、少年为主，所报道患病年龄平均 15 岁，其中<20 岁者约占 57%。

【病因及发病机制】

特发性间质性肾炎的病因及发病机制尚不清楚，一般认为其发病机制与机体免疫紊乱有关，故又称之为"特发性免疫介导肾小管间质性肾炎"。尤其认为 T 细胞介导的细胞免疫紊乱是其主要机制，其主要依据有：①肾间质中有大量炎性细胞浸润，且主要为 CD4、CD8 T 淋巴细胞。多数报道以 CD4 细胞为主，推测迟发型超敏反应为其主要发病机制；②外周血中 T 细胞亚群异常，CD4、CD8 及 CD4/CD8 比值降低；③TINU 患者的皮试反应能力降低，T 细胞相关的淋巴因子，如 IL-2、TNF、γ-INF 等呈低水平。另外，在 TINU 患儿肾组织中已检测到抗肾小管上皮细胞抗体成分，患者常存在多克隆高丙种球蛋白血症，尤以血 IgG 水平升高明显，提示体液免疫紊乱也参与了特发性间质性肾炎的发病机制。少数 TINU 病例中还检测出抗心磷脂抗体、类风湿因子、抗中性粒细胞胞质抗体、抗核抗体等免疫复合物或自身抗体，而且尚可合并其他自身免疫性疾病，如眼葡萄膜炎、溃疡性结肠炎、甲状腺功能亢进、自身免疫性甲状腺炎、肉芽肿性肝炎、骶关节炎、类风湿关节炎等，提示本症可能是一种自身免疫性疾病。此外，有报道单卵双生兄弟和同胞姐妹共患 TINU，TINU 患者母亲患有肉芽肿病，强烈提示 TINU 综合征尚具有遗传背景，人白细胞抗原（HLA）系统在其发病中起着重要作用。已证实 HLA-DQA1 和 DQB1 以及 DR6、DR14 等位基因与 TINU 发病密切关联。因此，TINU 综合征可认为是在遗传易感性体质的基础上由机体免疫紊乱介导的全身系统性疾病，其免疫紊乱环节包括细胞免疫、体液免疫、自身抗体、感染引起免疫介导等。

【病理】

TINU 综合征急性期的病理改变类似过敏性间质性肾炎，主要表现为肾间质水肿及弥漫性炎性细胞浸润，以单核及 T 淋巴细胞浸润为主（CD3、CD4、CD8），偶有一定数量的嗜酸细胞，在恢复期仍可见以 CD4[+] T 细胞为主的单个核细胞浸润。肾小管可见上皮细胞变性、坏死及萎缩等。肾小球、肾微小血管正常或轻微病变。免疫荧光通常呈现阴性，少数病例在肾小管基底膜上有线状免疫复合物沉积。少数病例急性期肾组织中可见肉芽肿样病变。慢性期及晚期则表现肾小管萎缩、肾间质纤维化。

【临床表现】

发病前通常无明显感染、药物过敏及系统性疾病病史。在急性间质性肾炎发生前可出现全身一般非特异性表现，如发热、疲劳、乏力、不适、体重减轻、厌食、恶心、腰腹痛、肌痛、关节肿痛、皮疹及贫血、血白细胞增高、ESR 增快等。以发热、倦怠乏力、食欲缺乏、体重减轻较为常见。全身症状常常在急性间质性肾炎前 1 个月出现，可持续数周或数月。

1. 肾损害表现　常以急性肾损伤和肾小管功能障碍为典型表现。急性肾损伤常为非少尿型，水肿和高血压常不明显。肾小管功能障碍常呈现多发性近（远）端肾小管功能障碍表现，如多尿、低密度尿、肾性糖尿、多氨基酸尿、继发性 Fanconi 综合征、Ⅰ 或 Ⅱ 型肾小管酸中毒等。可有蛋白尿、白细胞尿、血尿及蛋白管型等。蛋白尿表现为肾小管性蛋白尿的特点：轻度蛋白尿（多低于 1.0g/24h），以低分子蛋白成分为主。一般无肉眼血尿，可有镜下血尿。无菌性脓尿较明显，尿沉渣 Wright 染色尿白细胞分类常见嗜酸性粒细胞。少数可合并肾盂肾炎、肾肉芽肿病。

2. 眼损害表现　主要表现为葡萄膜炎，88% 患者仅累及前葡萄膜，12% 累及全葡萄膜。可一发病就表现为全葡萄膜炎，也可渐发展为全葡萄膜炎。多为双眼同时发病（79%），也可单眼发病（11%），还可双眼先后发病（10%）、时间间隔为 1 周～20 个月。多数葡萄膜炎为非肉芽肿性，也有报道为肉芽肿性。葡萄膜炎常发生于肾损害数周或数月之后，少数葡萄膜炎与间质性肾炎同时发生或发生于肾损害之前。眼红、眼痛、畏光、视力下降等为常见症状。眼科检查可见睫状充血、轻度至重度的前房炎症反应，偶见纤维素性渗出、虹膜结节。患者最初常表现为双侧虹膜睫状体炎，以后炎症向后蔓延，引起中间葡萄膜炎和后葡萄膜炎，出现睫状体平坦部渗出、玻璃体混浊、黄斑囊样水肿、局灶性或多灶性脉络膜炎、视乳头水肿和视乳头出血、视网膜血管鞘、视网膜出血、脉络膜视网膜色素瘢痕等。眼部的并发症并不多见,已报道的有虹膜后粘连、白内障、青光眼等,后者也可能是长期糖皮质激素治疗的副作用。这些表现与其他类型的葡萄膜炎相比没有特异性。

TINU 综合征典型的临床表现出现时间顺序为:在肾损害症状出现之前 1 个月左右出现一般性全身表现,接着出现以急性非少尿型肾衰竭和肾小管功能障碍为特征的肾受损表现,然后在 8 个月内出现眼葡萄膜炎症状。

3. 伴发疾病　已报道的与 TINU 综合征伴发的疾病有:溃疡性结肠炎、甲状腺功能亢进、自身免疫性甲状腺炎、肉芽肿性肝炎、多发性外周血管上皮肉芽肿、淋巴样间质性肺病、骶关节炎、类风湿关节炎等。

【诊断及鉴别诊断】

凡较大龄儿童,尤其是青春期女童,出现非少尿型急性损伤,同时合并肾小管性蛋白尿、肾性糖尿、氨基酸尿等肾小管功能异常,以及血沉加快、高丙种球蛋白血症等,在临床无确切病因可寻时,均应警惕特发性 TIN。合并眼葡萄膜炎的特发性 TIN,可以确诊为 TINU 综合征。但间质性肾炎与葡萄膜炎之间的时间联系存在不确定性,会给临床诊断带来了一定的困难。新近芬兰眼科学者一组前瞻性多中心研究显示,19 例间质性肾炎患儿有 16 例伴有葡萄膜炎,其中 2 例在诊断间质性肾炎之前先发生葡萄膜炎,7 例在 1 周内先后诊断间质性肾炎和葡萄膜炎,7 例在诊断 TIN 的 1~6 个月内出现葡萄膜炎。

目前尚无统一的 TINU 综合征诊断标准,综合文献报道,以下几点有助于诊断:①间质性肾炎:常呈非少尿型急性肾损伤,合并肾小管功能障碍,肾活检病理证实为急性间质性肾炎;②前葡萄膜炎或全葡萄膜炎;③间质性肾炎和葡萄膜炎发生时间间隔多在 1 年以内;④免疫炎性指标异常:外周血白细胞升高、C-反应蛋白增高、血沉加快、高丙种球蛋白血症、血和尿嗜酸粒细胞成分增加;⑤对糖皮质激素治疗敏感。因此,肾脏科医师对于急性间质性肾炎,尤其是原因不明者,应常规请眼科会诊行裂隙灯检查。眼科医师对于葡萄膜炎,应动态监测尿常规以及尿 $β_2$-微球蛋白、$α_1$-微球蛋白、N-乙酰-β-D 氨基葡萄糖苷酶(NAG)等肾小管指标,以有效降低 TINU 综合征的漏诊率。确诊特发性 TIN 必须经由肾组织活检证实为 TIN,同时需除外已知的能引起间质性肾炎的全身系统性疾病、感染、药物、毒物及重金属等因素。

TINU 综合征有时需要与其他有葡萄膜炎及肾间质损害的疾病相鉴别:①系统性红斑狼疮:眼部受累主要为巩膜炎、视网膜炎,少见葡萄膜炎;多见于青春期女性,全身系统性多器官损害,常合并狼疮性肾炎,有特异性自身抗体。②结节病:主要为非干酪样肉芽肿性葡萄膜炎;多见于 30~40 岁,皮肤结节性红斑,血免疫球蛋白升高,胸片示肺门淋巴结肿大、肺实质呈网状结节性浸润。③白塞病:睑结膜溃疡多见,有分泌物,可见视网膜炎或前葡萄膜炎,多见于中青年女性,口、外生殖器皮肤黏膜溃疡明显。④干燥综合征:眼部表现为干眼引起眼红、眼痛,非葡萄膜炎;多见于 30~40 岁女性,部分自身抗体阳性,可有淋巴细胞浸润性间质性肾炎。

【治疗】

因免疫介导参与致病,糖皮质激素治疗本病有效。80% 病例的肾功能可在 1~2 个月内完全恢复正常。针对一般急性间质性肾炎激素用量可从 $1mg/(kg \cdot d)$,开始,根据治疗反应逐渐减量,时间可从 3 周~9 个月不等。对于严重急性肾衰竭者,应及时给予甲泼尼松龙冲击,有益于尽快改善肾功能。但有部分患儿未经糖皮质激素治疗也可自行恢复,提示特发性 TIN 本身有一定自发缓解倾向,故有学者认为并非所有患儿都需要全身应用糖皮质激素。针对眼葡萄膜炎,一般单独局部应用糖皮质激素就可以控制并恢复,但在减撤过程中可复发,故宜缓慢减撤。只有在局部糖皮质激素控制无效时才考虑全身应用糖皮质激素,用量也是 $1mg/(kg \cdot d)$,待炎症控制后逐渐减量。葡萄膜炎症多在 1~2 个月内消退,但易复发。对于反复发作或慢性葡萄膜炎,可以长期小剂量糖皮质激素维持 1~2 年。个别顽固性葡萄膜炎患儿用全身糖皮质激素疗效不佳或不宜用糖皮质激素者(如肥胖、眼压高、白内障、糖尿病等)或需同时兼顾其伴发的自身免疫性疾病者可应用免疫抑制剂,如环孢素 A、吗替麦考酚酯、甲氨蝶呤等,具体用法及副作用观察请参见有关章节。

【预后】

TINU 综合征的肾脏病变预后较好,儿童及青少年 TINU 患者的预后优于成人。绝大多数肾功能可以恢复至正常,尿 $β_2$-微球蛋白在 1 年内转阴,而且该病不再复发。但部分 TINU 综合征会合并慢性纤维化肾病,遗留不同程度的慢性肾衰竭者占 5%~11%,极少数需肾替代维持治疗。未见有永久性失明的报道。

(杨华彬)

第四节　药物性肾损害

药物性肾损害(drug-induced kidney injury)是指暴露于具有毒性或潜在毒性药物以后,导致双肾或之一损害,出现尿检异常(表现为血尿、蛋白尿和管型尿)、肾脏病理结构异常(肾小管上皮细胞变性、水肿、坏死等)和肾功能异常(血肌酐升高或肾小球滤过率降低)的疾病。目前研究大多依据血肌酐升高的倍数,将药物性肾损害分为3个级别和2种结果:3个级别即肾损伤高危(risk,R)、肾损伤(injury,I)和肾衰竭(failure,F);2种结果即肾功能丧失(loss,L)和终末期肾脏病(ESRD,E)。取前述5个英文首字母即为RIFLE分类系统,是目前评估药物性肾损伤最常使用的指标。儿童药物性肾损害的发生机制是由儿童肾脏组织学结构与药物作用特征所决定的,前者决定发生药物性肾损害的共性,后者决定其个性。

【发病机制】

(一) 儿童药物性肾损害的肾脏解剖及生理特点

1. 复杂的血管供应系统　就脏器的容积和细胞数量而言,肾脏血管系统的比例占首要地位,其非常丰富的血液供应,使药物容易向肾脏集中。

2. 肾小管的结构与功能特点　首先近曲小管具有复杂精细的跨上皮转运通道,能够将血液或原尿中的药物分子吸收,进入上皮细胞内富集,进而发生一系列细胞内生物化学和病理生理学效应;其次,远曲小管和集合管具有浓缩功能,使得那些不被近曲小管上皮细胞吸收的或由分泌进入小管内的药物分子浓缩,从而在小管腔内产生一系列效应。尽管药物分子也可以经肾小球滤过排泄,但经肾小管重吸收和排泄更为重要。最早发现,上皮细胞通过其细胞膜所含有的转运通道进行药物分子的吸收与分泌,包括有机阴离子和有机阳离子转运通道,是药物性肾损害的最基本机制,其中有机阴离子转运通道参与了多种内外源性物质和药物的转运。后来发现P-糖蛋白也介导肾小管分泌,作为第三种分泌机制参与药物排泄。抗生素既可通过肾小管重吸收机制,也可经分泌机制导致肾损害,前者见于氨基苷类、两性霉素B;后者则见于头孢类和万古霉素类。在肾小管上皮细胞复杂精细的转运通道中,有机阴离子转运系统(organic anion transporter,OAT)是药物分子进入近曲小管上皮细

胞内的主要机制;由于对氨基马尿酸(p-aminohippurate,PAH)进入血液以后,完全以原形分子经肾小管上皮OAT分泌排泄,因而PAH是研究OAT的理想对照物;除了肾脏近曲小管上皮细胞分布的OAT外,大脑的血脑屏障也有该类转运通道分布,前者称为OAT1,后者称为OAT2。目前已知,大鼠肾脏近曲小管上皮细胞所分布的OAT1由551个氨基酸残基所构成,共12个跨膜结构。OAT1的主要生理机制是介导有机阴离子从血浆到尿液的"爬坡转运"(uphill transport)。

3. 肾脏OAT1所介导的内源性与外源性物质　肾脏OAT1所介导的内源性物质包括前列腺素(PG)、环磷酸腺苷(cAMP)、环磷酸鸟苷(cGMP)、尿酸(UA)、二羧酸根有机阴离子(dicarboxylate),如丙二酸盐等。外源性物质包括多种内、外源性毒素及药物[β-内酰胺类抗生素(如头孢拉定)、氨基苷类药物、第二代碳青霉素类药物(如帕尼培南/倍他米隆)、非甾体类抗炎药物(NSAIDs)、利尿剂和抗病毒药物(如昔多呋韦、阿德福韦)]等。

(二) 药物性肾损害发生机制

1. 细胞毒性　借助于跨上皮转运系统的作用(尤其是OAT1),药物分子累积于近曲小管上皮细胞内,达到较高浓度时,导致细胞坏死或凋亡,即直接损伤溶酶体导致细胞坏死;或作用于线粒体、阻滞ATP的生成,导致细胞坏死或凋亡;或通过增加上皮细胞内超氧化自由基的产生、降低抗氧化自由基的机制,从而导致细胞坏死或凋亡。

2. 免疫性损伤　药物分子作为抗原或半抗原导致免疫反应,引起肾血管、肾小管的炎症反应,如青霉素所致的间质性肾炎;该类免疫性损伤与个体对药物的超敏反应有关,因而存在显著的个体差异。

3. 缺血性损伤　药物通过减少肾组织血流灌注,引起肾缺血、损伤,如NSAIDs和环孢素A(CSA)通过影响、改变肾小球入球、出球动脉阻力,降低肾血流量,导致肾缺血性损伤。在这三种机制中,由于肾脏含有的微血管网络和肾小管-间质的分布面积占有绝对优势,所以药物借助于血管损伤(缺血)和肾小管细胞毒性,导致间质性肾损害非常多见。但由于各种药物之间化学结构和药理学差异,具体的单个药物所致肾损害的发生机制也有所不同,表

现为上述三种机制中的一定侧重甚至变异。

【临床表现】

（一）一般症状

1. 药物热　用药后 3~5 天有 87%~100% 出现发热,一般在感染发热消退以后再出现一个体温高峰。

2. 药物疹　用药后皮肤出现皮疹者占 25%~50%,呈多形性鲜红的痒疹、多形红斑或脱皮样皮疹。

3. 有的常伴淋巴结大、肝损害及过敏性关节炎,个别因肾脏肿大而牵拉肾被膜而出现双侧或单侧腰痛。

4. 20%~50% 患者伴少尿及氮质血症,1/3 出现严重的尿毒症症状。

（二）药物性肾损害综合征

多种药物可致类似的肾损害症状或综合征,同一药物在不同个体也可导致不同的损害综合征,参见表 12-3。

表 12-3　药物性肾病综合征

综合征	临床特征	药物
肾前性肾衰竭或肾性肾衰	• 临床表现:少尿、水肿、急性水潴留(可伴低血压) • 实验室检查: 　BUN/Cr>20:1;尿量减少;尿钠排泄(FeNa)<1%;尿沉渣可见含有红细胞或白细胞的肾衰竭管型(bland Casts)	非甾体类抗炎药物、血管紧张素酶抑制剂、环孢素、去甲肾上腺素、利尿剂、白介素-Ⅱ
急性肾小管坏死	• 见于经肾分泌排泄的药物,肾毒性可能是药物本身所致,也可能是药物所致生理学反应的结果,如骨骼肌溶解症、两种药物的叠加效应,环孢素类与两性霉素 B 联用属于后一种情况 • 多数情况下借助于生化学检验或伴随的脱水、电解质丢失即可发现少尿型肾衰,继续用药则少尿型肾衰可持续 • 生化学指标: 　BUN/SCr=10 或 15;尿钠排泌分数=(FeNa)>2%;尿钠总量>20mmol/d	氨基苷类抗生素、头孢菌素类抗生素(头孢拉定、头孢噻吩酸)、两性霉素 B、利福平、青霉胺、非甾体类抗炎药物(NSAIDs)、造影剂、环孢素、顺铂、OKT3
急性间质性肾炎(AIN)	• 临床表现为全身反应:发热、皮疹和关节痛全身症状、体征占主导,伴非少尿型肾衰 • 实验室指标: 　尿检见红细胞、白细胞(主要系 EOS)甚至白细胞管型;尿蛋白常<2g/d;但 NSAIDs 所致者可>2g/d 　FeNa>1% • 近曲小管病变: 　糖尿、碳酸盐尿、磷酸盐尿、氨基酸尿和近曲小管性肾小管酸中毒(RTA) • 远曲小管病变: 　高钾血症、钠丢失、远曲小管性 RTA • 髓质、间质性病变: 　钠丢失、尿浓缩功能缺陷(肾性糖尿病) 　AIN 常常系不同肾小管功能紊乱的重叠 　75% 的 AIN 可见血、尿 EOS 增多 　NSAIDs 可致明显的 AIN,尿中无 EOS,但有大量尿蛋白(2g/d) • 诊断 AIN 必须进行肾穿刺: 　肾脏组织学表现为肾小管水肿伴炎症反应,伴或不伴肾间质纤维化或肾小球受累 　重度的肾间质纤维化是 GFR 下降和进展到 CKD 的强烈预测因素	新青霉素类、氨苄西林、利福平、NAIDs、别嘌醇、磺胺类、噻嗪类、利尿剂
药物性结晶尿	• 尿液排泄通路梗阻,见于: 　肾小管、输尿管内结石形成导致尿液排泄梗阻所致综合征 　腹膜后纤维化,如二甲麦角新碱所致 　Associated with volume depleted states or bolus drug administration • 典型病史:肾绞痛或腰痛伴突发性血尿或少尿 • 尿检的特征性表现:镜下血尿或结晶尿 • 阿昔洛韦:针形结晶 • 印地洛韦:→矩形盘状或玫瑰花形结晶	磺胺类、甲氨蝶呤、甲氧氟烷、阿昔洛韦、印地洛韦、那佛洛韦(nelfinavir)、乙酰唑胺、甲氧苄嘧啶

综合征	临床特征	药 物
高敏反应性血管炎	• 罕见 • 可致小血管炎,甚至急性肾衰 • 表现为肾外症状,全身性血管炎主诉伴血尿、蛋白尿、高血压和轻微的血肌酐升高,伴腹痛、关键受累和肺部病变 • 肾脏病理:肾小血管内膜、中层纤维素样坏死伴炎性细胞浸润	青霉素 G、氨苄西林、磺胺类、噻嗪类利尿剂、甲苯喹唑磺胺(metolazone)
血栓性微血管病/溶血性尿毒症综合征	• 罕见 • 伴发热、溶血性贫血、血小板减少症、肾功能紊乱和中枢神经系统疾病(弥漫性)、Coombs 试验阴性	丝裂霉素 C、环孢霉素、避孕药、OKT3、5-FU、喹啉、可卡因、噻氯匹定、氯吡格雷
大量蛋白尿、肾病综合征	• 伴水肿、大量蛋白尿(3.5g/d)和低白蛋白血症必须进行肾穿刺以评估预后 • 肾脏病理组织学:多为微小病变和膜性肾病 FSGS 罕见	金制剂、海洛因、卡托普利、NSAIDs、干扰素-α、D-青霉胺
慢性肾病	尿毒症症状,偶伴水肿、高血压 • 尿检:中等蛋白尿(亚肾病水平蛋白尿)或肾小球性血尿	海洛因
慢性肾小管-间质性肾病(CIN)	• 早期肾小管功能缺陷导致多尿或夜尿增多,肾功能逐渐下降到晚期出现肾小球功能不全 • 肾脏病理:肾间质纤维化伴单核细胞浸润;肾小管萎缩;肾小球硬化导致 AIN 的药物只要使用到相应的时间,均可导致 CIN • 过量使用碳酸钙、抗酸剂可导致碱中毒、高钙血症或肾小管性酸中毒,导致乳-碱综合征(milk-alkali syndrome)	NSAIDs、噻嗪类利尿剂、锂制剂、中药、锗制剂所致肾病
腹膜后纤维化	• 临床表现为不能解释的氮质血症、多尿 • B 超提示:输尿管积水性肾病,无结石的明显征象	二甲麦角新碱、肼屈嗪、甲基多巴

(三) 常见药物所致肾损伤

1. 磺胺药物肾毒性 目前磺胺类药物主要用于治疗 AIDS 并发症和治疗疟疾(周效磺胺+乙胺嘧啶)。肾毒性包括:急性间质性肾炎(不常见);坏死性动脉炎;G-6-PD 酶缺乏患者诱发溶血性贫血和急性肾衰;磺胺结晶、急性肾衰(限于长效磺胺如磺胺嘧啶)。

磺胺药物肾毒性发生率 6%。AIDS 患者用药开始出现肾功能紊乱时间在用药 3 周以后,与药物的累积剂量有关(>84g),通过药物乙酰化产物产生肾毒性,且磺胺嘧啶药物在酸性尿液中溶解性低,尿沉渣所见磺胺嘧啶结晶、乙酰化磺胺嘧啶类似"麦捆"状。由于结晶通过肾小管管腔产生局部刮擦和对集合管上皮细胞的化学刺激,导致从集合管到膀胱任何部位的管周出血、小管坏死和梗阻。临床表现为无症状性结晶尿、镜下血尿、肉眼血尿、少尿或无尿,甚至出现肾后性急性肾衰。

磺胺药肾毒性的危险因素(尤以 AIDS 患者为甚):医院获得性肺炎治疗时间长;治疗弓形虫性脑炎时限制口服摄水量;合并有腹泻或脱水;合并有 HIV 相关性肾病。

2. 头孢类抗生素 头孢类抗生素肾损害主要发生于第一代头孢类药物,如头孢拉定、头孢来星等,而随第 2~4 代药物分子结构的改型,肾毒性也逐渐递减。如头孢他啶(第三代)只有当大剂量使用时才会导致肾功能轻度下降,而且常常可逆。但已有肾功能损害、脱水、低血压或与呋塞米、氨基糖苷类合用时,头孢类的肾毒性增加。

头孢类肾损害主要的发病机制是细胞毒性,即药物分子借助于 OAT1 的转运,从血液进入肾小管上皮细胞内,并在其中富集,促使靶蛋白乙酰化,导致线粒体阴离子载体失活、ATP 产生障碍,出现细胞凋亡或坏死;此外,该类药物分子还可使脂质过氧化,产生超氧化自由基导致肾小管损伤。其中的代表性药物是第一代头孢类抗生素——头孢拉定和头孢来星。头孢拉定含吡啶侧链和短链脂肪酸侧链,能够导致明显的氧化损伤;而头孢来星在肾小管细胞内滞留量小于头孢拉定,但具有足量的肾小管细胞吸收和强力的细胞呼吸毒性。头孢类抗生素肾损害表现为血尿,偶尔为蛋白尿、肾功能不全。

3. 氨基苷类抗生素 氨基苷类抗生素包括新霉素、卡那霉素、庆大霉素、阿米卡星、妥布霉素、链霉素。其肾毒性也依次递减,通常于用药后 5~7 天发生,7~10 天最明显。肾毒性总发生率约 10%,其中庆大霉素 30%(10% 较重),阿米卡星 0~15%。

氨基苷类抗生素肾损害的易患因素包括药物剂量较大、疗程过长（<10 天者肾毒性较小）；合用其他肾毒性药物（头孢菌素、攀类利尿剂）；病人脱水状态未纠正；年龄较大（>60 岁）。其中经典的肾毒性药物是庆大霉素（gentamycin，GM），其肾毒性作用机制研究也较为深入。GM 所致肾损伤的发生机制也主要是细胞毒性。GM 竞争性结合于近曲小管上皮细胞转运体（megalin），进入肾小管上皮细胞内，再被转入溶酶体、高尔基复合体和内质网内累积，其中在溶酶体导致磷脂化和细胞损伤；而当 GM 在这些细胞器内累积超过一定阈值时，也会导致药物溢出、进入肌浆网、线粒体，激活细胞凋亡机制、降低 ATP 和增加氧自由基的产生。GM 肾损伤存在剂量-效应关系，表现为肾小管上皮细胞急性或亚急性坏死，伴明显炎症反应（主要在近曲小管）和水钠转运的异常；肾小管上皮细胞坏死导致肾小管堵塞和功能异常、球-管反馈激活；也可引起肾血管痉挛和系膜收缩。

4. 万古霉素 万古霉素是治疗重症革兰阳性菌感染的开创性药物，其抗菌机制在于能够在细菌细胞壁内形成五肽的稳定复合物、抑制细胞壁黏肽合成而杀菌，但起效慢，并受生物膜生成、大量细菌种植和厌氧生长环境的负面影响。万古霉素的肾毒性在治疗后 4~8 天即可出现，普通剂量的万古霉素肾毒性发生率 0~5%（1980 年），近年来甚至达 10%~20%，这种差异与临床的日益重视和观察指标的灵敏度有关；而当大剂量（每天药物总量≥4g 或>30mg/kg 或能够使血药谷浓度达到 10~20μg/ml）使用时则高达 30%~40%。加剧万古霉素肾毒性的因素包括：促使万古霉素血药浓度谷值升高（尤其>20mg/L）或总量>4g/d；联合使用肾毒性药物；疗程较长（尤其>7d）；ICU 患者（尤其长期滞留者）。

万古霉素肾损害的发生机制尚不十分清楚。目前已知，万古霉素主要经肾脏排泄（95%），其中绝大部分经肾小球滤过，只有少部分通过肾小管主动分泌，借助于肾小管上皮细胞基底膜侧转运通道将药物从血液转入胞内、再分泌进入肾小管内，是一种能量依赖转运方式，该载体是否系 OAT1 尚不清楚。动物实验发现，正是万古霉素在肾小管上皮细胞的累积导致肾小管坏死。其机制是万古霉素在细胞内具有突出的嗜溶酶体活性，损伤溶酶体导致细胞坏死。万古霉素也可通过上调超氧化自由基的生成、损伤线粒体和激活补体途径、诱发炎症反应，导致肾

小管和肾间质的损伤，甚至伴有肉芽肿的生成。此外，有 5%~8.5% 经肾外途径排泄，可能通过肝脏结合生成万古霉素结晶降解产物。

5. 碳青霉素类药物 碳青霉素类药物包括多尼培南、厄他培南、美洛培南、亚胺培南/西司他丁钠、帕尼培南/倍他米隆。帕尼培南/倍他米隆的肾毒性作用机制为：帕尼培南经 OAT1 进入肾小管上皮细胞内，抑制细胞内线粒体有机阴离子转运体，导致能量合成障碍（ATP 减少）和细胞损伤；但倍他米隆能够抑制这种吸收。而亚胺培南/西司他丁钠的肾毒性作用机制为：亚胺培南进入肾小管上皮细胞内，能够被脱氢肽酶（dehydropeptidase，DHP）降解，其降解产物产生肾毒性；西司他丁钠能够抑制 DHP 的活性。所以，临床用药过程中，亚胺培南/西司他丁钠或帕尼培南/倍他米隆的联合使用，并非是为了加强抗菌效应，而是为了降低肾损害。

6. 利福平的肾毒性 利福平肾毒性发生率 1.8%~16%。大多数利福平相关性肾衰竭是继发于利福平所致的溶血性贫血。但 AIN 和急进性肾小球肾炎甚至轻链蛋白尿也可出现。利福平治疗持续时间较重要，有报道治疗 2 个月以后甚至 13 天以后即发生肾毒性的。间断用药危险性更大；联合用药时，异烟肼和吡嗪酰胺之间作用导致肾毒性的可能性也是存在的。多数情况下，停药和支持治疗，3 周内肾损害即可恢复。预后不良的危险因素：无尿持续时间、组织学显示免疫异常的严重性；伴随的溶血、白细胞增多症和高球蛋白血症。

7. 两性霉素 B 的肾损害 两性霉素 B 是广谱的抗真菌药物，是重症真菌病的标准治疗药物，有普通制剂和脂质体化制剂。两性霉素 B 所致肾损害常见而严重，可在治疗早期出现，多数可逆；其肾损害表现为氮质血症、肾小管性酸中毒、肾脏浓缩功能损害和电解质异常（低钾/低钠血症、低钙血症、低镁血症）。这些表现几乎在所有用药者中不同程度存在。停药以后肾损害逐渐恢复正常，但偶尔会出现持续性肾损害，尤其是当累积剂量超过 5g 时。盐分的丢失会加重肾损害的发生，维持或增加盐负荷会减轻肾损害程度。其发病机制：一是细胞毒性，即该药通过影响宿主细胞的细胞膜上类固醇，致细胞膜穿孔和通透性增加，导致肾小管上皮细胞坏死或凋亡；体外细胞培养和动物实验还发现，该药还可促使肾小管上皮细胞凋亡，加用重组人胰岛素样生长因子-1 有明显的拮抗作用。二是该药能够明显减少肾血流和肾小球滤过率，甚至用药 45 分钟以后

即可发生,即使停药,依然会维持 6 个月之久;其机制可能与肾小管上皮细胞损伤、球管失衡和介质释放(血栓素 A2)有关。三是该药能够刺激炎性细胞因子 IL-6、IL-8 和 IL-10 的释放,导致肾实质炎性反应。

8. 阿昔洛韦肾毒性 阿昔洛韦剂量 $>500mg/m^2$ 出现肾毒性。其低水溶性致肾小管内药物沉淀,从而出现梗阻性肾病的症状和血尿,少尿罕见。尿液分析可见双折射针形结晶。组织病理学可见梗阻的肾小管周围邻近区域肾间质炎症。危险因素包括:脱水、肾功能不全患者。

9. NSAIDs 的肾损害 NSAIDs 是最常用的解热镇痛剂,通过抑制前列环素合成酶,导致前列腺素合成减少所致。而其肾毒性也与该机制有关,包括急性肾小管坏死、急性肾小管-间质性肾炎、肾小球肾炎、肾乳头坏死、慢性肾衰竭、水钠潴留、高血压、高血钾等,其中导致急性肾衰竭者达 7%,占药物性急性肾衰竭的 35%。这是因为前列腺素(PGs,包括 PGI2、PGE2 和 PGD2)能够扩张肾小血管、降低血管阻力、增加肾组织血流量,促使血流量从皮质向近髓肾单位再分布;该机制尤其在脱水等容量收缩时,几乎是拮抗缩血管效应、保证肾血流供应的唯一机制。此外,PGE2 和 PGF2 还能够抑制 Heles 祥升支粗段钠、氯吸收而导致利钠、利尿;PGE1 还可拮抗 ADH。如果在脱水伴发热等基础上使用 NSAIDs 阻断 PGs,则脱水伴发热所致容量收缩而继发缩血管物质的大量释放,因缺乏 PGs,导致"无拮抗性(unopposed)"血管收缩和肾缺血,产生肾损害。此外,患肾脏基础病或联合使用其他肾毒性药物时,NSAIDs 肾损害发生率也增加。

10. 金制剂及青霉胺 青霉胺服药者中 7% 发生肾病综合征,病理为膜性肾病。服药后 6 个月 ~6 年可产生蛋白尿。金制剂服药者发生蛋白尿的几率达 30%,多数表现为膜性肾病,少数为微小病变。静脉使用更容易产生蛋白尿。青霉胺和金制剂易患蛋白尿的遗传因素系 HLA-88 和 HLD-DRW3。一旦停药,则蛋白尿消失。

11. 环孢素 A(CSA)所致急性肾损伤 CSA 所致急性肾损伤主要表现为血清尿酸升高、血钾异常和高血压等急性肾小管损伤表现,甚至导致肾小球滤过率下降,3 个月以内停药可恢复,与 NSAIDs 联用增加肾毒性。CSA 能够导致肾小球小血管痉挛和肾间质缺血、肾小管上皮细胞损伤和肾小球缺血、萎缩,联合使用 NSAIDs 则因 PGs 扩血管效应被阻断,

而加重其肾毒性。其机制在于 CSA 可诱导肾脏细胞的凋亡机制导致肾损伤,包括上调 Fas 及其配体的表达,下调 Bcl-2/Bcl-XL,增加 Caspase-1 和 Caspase-3 的表达,诱导氧化应激机制,抑制抗氧化机制等;血管紧张素 Ⅱ 受体(1 型)阻断剂(Losartan)可明显阻断该效应。CSA 也可降低肾组织内一氧化氮的生成,抑制肾小管钠离子转运体的功能导致排钠增加,甚至可诱导炎性介质的产生。持续用药超过 3 个月会导致慢性肾损伤,其机制为 CSA 导致血管持续痉挛、肾缺血、超氧化自由基损伤、TGF-β 表达增加和炎症反应,从而继发 RAAS 激活致 Ang-Ⅱ、醛固酮的释放,最终导致肾血管和肾间质-肾小管器质性病变,表现为肾血管壁增厚、玻璃样变和肾间质-肾小管纤维化。

12. 抗肿瘤药物

(1)顺铂:明显的肾毒性在多数病例中是非可逆性的。顺铂所致肾毒性具有累积性和剂量相关性 $[>25 \sim 33mg/(m^2 \cdot w)]$;表现为急性肾小管坏死或肾小管-肾间质病变,导致氮质血症和水分丢失增加。生化学检验通常显示肾小管性蛋白尿伴明显的小管性管型、血尿素氮和血肌酐升高和血清 Na^+、K^+、Mg^{2+}、Ca^{2+}、PO_4^{3-} 离子降低,提示近曲小管受损。低镁血症往往严重,系因近曲小管 S3 段损伤所致。自由基可能起重要作用。

(2)环磷酰胺:主要系髓系抑制副作用,也可产生肾毒性。当用药剂量大于 $50mg/(kg \cdot d)$ 时,即可产生低钠血症,系因远曲小管水分排泌受损、抗利尿效应消失所致,但持续短暂,停止用药 24 小时以后即消失。环磷酰胺所致出血性膀胱炎是更为常见的副作用,发生率 9%。

(3)甲氨蝶呤肾毒性见于剂量大于 $1.5g/(m^2 \cdot w)$ 时,主要是由于甲氨蝶呤代谢产物——7-羟基甲氨蝶呤沉积于肾小管内导致结晶尿和非少尿型肾衰竭症状,加用叶酸可以减轻甲氨蝶呤对肾小管的直接毒性。大剂量使用甲氨蝶呤要成功检测尿常规和肾小管功能,停药后其副作用即可逆转。

13. 抗高血压药物

(1)ACE 抑制剂:多数综合征均是可逆性的。急性肾衰可见于多数高血压、充血性心脏病患者使用 ACEI 时。肾脏低灌注时,血管紧张素 2 作用于出球小动脉维持肾小球滤过率,以增加滤过分数,ACEI 降低出球小动脉张力导致 GFR 急剧下降,尤其是双侧肾动脉梗阻时,该机制容易导致肾衰竭。临床特征:突发少尿伴液体潴留、肾功能紊乱、尿 Fe-

Na 降低（<1%），卡托普利容易导致膜性肾病，以孤立性蛋白尿为特征，不伴肾功能损害。急性肾小管坏死和间质性肾炎也可见于 ACEI 用药过程中。

（2）血管紧张素受体阻断剂（ARBs）：降低血压的强度类似于 ACEI，但肾毒性趋向降低，尤其是功能性肾衰竭方面，有待继续观察。

14. X 线造影剂引起的肾损害　随着临床影像诊断技术的不断发展，X 线造影剂的应用愈来愈多，由造影剂引起的肾损害也日趋增多，尤以碘化物 X 线造影剂是近年来引起中毒型急性肾衰竭的重要病因之一，仅次于肾毒性抗生素而居第 2 位。使用造影剂容易发生肾损害的因素有：①剂量过大或连续几次造影；②原先有肾灌注不足如失水、心输出量不足和使用血管收缩药物；③原先有肾脏损害；④老年人；⑤糖尿病患者；⑥高血压患者；⑦高尿酸血症和高尿酸尿症；⑧多发性骨髓瘤。

含碘的 X 线造影剂引起肾损害的机制可分为：①对肾小管上皮有直接的肾毒性；②造影剂为高渗性，可导致肾血流量减少；③造影剂使红细胞变形，出现凝集现象，引起血液黏稠度增加，进一步减少肾血流量。其病理改变为肾小管坏死、肾间质细胞浸润，肾小球细胞变性和肾小球毛细血管闭塞。

X 线造影剂引起的肾损害，其临床表现主要为急性肾衰竭，多于造影后 48 小时内出现。急性肾衰竭可发生于心血管造影、静脉尿路造影、胆囊造影等。一般临床表现较轻，可为非少尿型急性肾衰竭，如为少尿型，则少尿期多为 3 天左右，一般不需透析治疗。

有些病例临床症状不典型或迅速缓解，易漏诊。用碘化物作主动脉造影，3% 可发生中毒性肾损害，其死亡率可达 20%，如选用泛影葡胺则肾损害较少。静脉肾盂造影常发生过敏反应和低血压，为使肾功能不全的肾脏显影而使用大剂量静脉滴注肾盂造影，可能引起急性肾衰竭的发生率高达 50%，致死率约为万分之一。胆囊造影以丁碘苯丁酸钠的肾毒性较低。

15. 中草药引起的肾损害　中草药是祖国医学的宝贵财富，在国内应用普遍，且长期以来大多数医师都认为"中草药毒副作用小，可以长期使用"，然而近年来，有关中草药所致肾脏损害的病例相继报道，引起国内外学者的广泛关注。

（1）可致肾损害的中草药：现代大量临床研究中也发现一批长期或过量应用可产生不同程度肾毒性的中药，目前已有数十种。这不能不引起我们密切关注与高度警惕。根据其来源的不同这类长期或过量应用可引起肾毒性的中药具体可分为三类，常用的有：

1）植物类中药：如木通、厚朴、防己、泽泻、柴胡、草乌、芫花、甘遂、巴豆、芦荟、苦参、雷公藤、益母草、使君子、苦楝皮、苍耳子、牵牛子、马兜铃、天花粉、荆芥、大青叶、山慈菇、千里光、夹竹桃、补骨脂、胖大海、土贝母、千年健、钩藤、昆明山海棠、曼陀罗花、望江子、铁脚威灵仙等。

2）动物类中药：如鱼胆、蛇胆、斑蝥、蜈蚣、海马、红娘子等。

3）矿物类中药含砷类（如雄黄、砒霜、砒石、红矾）；含汞类（朱砂、轻粉、升汞）；含铅类（铅丹）和明矾等。

目前可致肾损害的常见中草药见表 12-4 ~ 表 12-6。

表 12-4　可致肾损害的常见中草药

药物名称	临床表现
木通	马兜铃酸肾病
防己、厚朴、马兜铃	马兜铃酸肾病
雷公藤	少尿、无尿、水肿、蛋白尿、血尿、急性肾衰竭
鱼胆	少尿、中低分子蛋白尿、肉眼镜下血尿、贫血急性肾小管坏死、急性肾衰竭
棉酚	乏力、低血钾、代谢性酸中毒、远端肾小管酸中毒

表 12-5　可致肾损害的单味药及其制剂

药物名称	泌尿系统临床表现
冬虫夏草	尿少、肾功能恶化
穿心莲片	蛋白尿、血尿
自制蟾皮胶囊	肾功能受损、血尿素氮升高
蜈蚣粉	急性肾衰竭
全蝎	腰痛、大量蛋白尿
斑蝥	血尿、尿频、尿急、尿少、急性肾衰竭
芫花	置宫腔内引产致溶血尿毒综合征
三七	急性肾炎，小儿煎服后致全程血尿
土三七	急性肾衰竭并死亡
马桑果	溶血、急性肾衰竭
密陀僧	肾功能损害
罂粟壳	过敏性紫癜性肾炎
魔芋	过敏性紫癜性肾炎

表 12-6 可致肾损害的复方及中成药

药物名称	泌尿系统临床表现
川芎蛋偏方	肾损害、血尿
三黄片	血尿
四虫散加味[注]	下肢水肿、肾损害
感冒通	血尿
速效伤风胶囊	急性肾损害
人参蜂王浆	肾炎患者服后血尿加重
麦角新碱	尿少
牛黄解毒片	血尿
正清风痛宁	肾功能受损
天麻丸	过敏性紫癜性肾炎
藿香正气水	过敏性紫癜性肾炎
健儿宝	过敏性紫癜性肾炎
肾炎四味片	发热、皮疹、血尿、嗜酸性细胞增高、急性间质性肾炎

注：四虫为蜈蚣、全蝎、地龙、水蛭

（2）中草药肾毒性的临床病理分型：病理主要表现肾小管间质损伤或急性肾小管坏死。总结其临床病理分型主要有以下几类，其中最多见的为慢性间质性肾炎。

1）慢性间质性肾炎（chronic interstitial nephritis）：所有病人都有贫血和肾衰竭，2/3 患者有高血压，而没有明显的蛋白尿，尿沉渣检查可没有任何异常发现。

病理改变：光镜下，弥漫性肾间质纤维化与肾小管萎缩或缺失，病变在表浅皮质最为严重，纤维化区域细胞成分不多，仅含有极少量的成纤维细胞和淋巴细胞；肾小球病变较轻，可有缺血的征象；小叶间动脉和入球小动脉血管壁增厚，管腔变窄。电镜下几乎无电子致密物在肾小球沉积，肾小球呈缺血改变；肾小管基底膜明显增厚，上皮细胞萎缩；间质可见大的胶原纤维束。免疫荧光检查：IgA、IgG、IgM、C1q 和纤维蛋白原在大多数病例阴性。

2）急性间质性肾炎（acute interstitial nephritis）：临床表现有：①可疑的过敏药物应用史；②全身过敏反应表现：发热、皮疹或有嗜酸性粒细胞增高；③尿化验异常：无菌性白细胞尿，尿嗜酸性粒细胞占 1/3 左右和（或）血尿和（或）蛋白尿，甚至肾病综合征；④肾小球滤过功能于短期内出现进行性损害伴近端和（或）远端肾小管功能的部分损坏。

3）病理改变：肾小球的系膜组织呈轻度节段性增生；肾间质水肿，淋巴样细胞及单核细胞呈灶状浸润，纤维组织轻度增生；肾小管上皮细胞严重萎缩，并有上皮细胞再生现象，近端肾小管上皮细胞病变尤为严重；肾小管基底膜可见 IgG 及 C_3 呈现条状沉着。

【实验室检查】

1. 尿常规 几乎 95% 病人可出现镜下血尿，1/3 患者可发生肉眼血尿，亦可出现无菌性脓尿，尿沉渣瑞氏染色有时可见约 30% 的白细胞为嗜酸性粒细胞、管型及红细胞管型，非类固醇抗炎药物引起者，经常发生蛋白尿，尿中可出现坏死肾乳头组织。

2. 血常规 血中嗜酸性性细胞升高达 80%，与发热皮疹同时出现。

3. 血 IgE 可升高。

4. 肾功能 除血 BUN、血 Cr 升高外，肾小管功能损害常较为突出，尿视黄醇结合蛋白升高，尿 β_2M、溶菌酶升高，还可出现糖尿、氨基酸尿及高氯性代谢性酸中毒，尿酸化功能减退。

5. 双肾 B 超 双肾大小正常或增大。

6. 测药物血浓度峰值及谷值，若药浓度（如环孢素、他克莫司、氨基苷类、万古霉素等）突然升高提示可能产生药物毒性。

【诊断与鉴别诊断】

及时发现和确定药物性肾损害，无疑有助于肾功能的恢复和避免 CKD 的发生。借助于年龄、临床和实验室检查，尤其是肾穿刺检查，结合相应的肾毒性药物的作用特征，可以获得药物性肾损害的诊断。

（一）诊断标准

①用药与肾损害的关系密切，或有药物过敏病史；②皮疹、发热、血中 IgE 升高等全身过敏反应；③尿检查有异常无菌性白细胞尿及坏死肾乳头组织，特别是嗜酸粒细胞尿及血尿，轻度蛋白尿；④短时间内发生进行性肾功能减退，尤其是肾小管功能受损。凡具备以上条件临床诊断可以成立。

（二）对可疑病例需作如下分析

1. 分析用药与肾损害出现的关系 非肾脏疾患病人在用药过程中或用药后出现肾损害的临床表现，原有肾脏病患者出现肾损害加重的表现均需考虑肾损害可能与药物有关。需在用药过程中动态观察尿变化及肾功能改变。

2. 药物血浓度的监测 在使用一些肾毒性药物时最好进行药物血浓度的监测，如用庆大霉素时，使药物浓度保持在 5~8μg/ml，药谷浓度保持在 1~2μg/ml。如药物血浓度突然上升，表示可能已产生肾毒作用。

3. 双肾⁶⁷镓(⁶⁷Ga)扫描 用枸橼酸镓静脉注入,进行腹部闪烁图,在药物性间质性肾炎时,双肾吸收镓均匀且浓度高,以 48 小时时吸收最多,因此具有鉴别诊断的重要意义。

4. 肾穿刺活组织病理检查为最后诊断手段 肾活检指征:①可疑肾小球性疾病,如尿蛋白>2g/d 或肾小球性血尿;②药物性肾小管病变:确定肾小管-间质病变的性质;③肾移植后肾功能紊乱:鉴别移植排异与 CSA 肾毒性;④怀疑微血管血栓性血管病:排除肾前性病因。

(三) 鉴别诊断

1. 急性肾衰竭 由原发性肾小球肾炎和继发性肾小球肾炎所致,除原发病的症状外,还有各自的特殊表现,但无上述临床表现可助鉴别。

2. 嗜酸粒细胞尿 除 D-ATIN 具有外,还见于急进性肾小球肾炎、IgA 肾病、感染后肾小球肾炎,但时间较短暂。

【治疗】

治疗原则是立即停药,尽快控制炎症反应,防止小管间质纤维化的发生,故早期诊断是治疗的关键。

1. 一般药物引起的肾损害,只要及时认识和诊断,果断中止此类药的继续使用,其肾功能可迅速改善,多数病人可完全恢复。

2. 原有肾功能不全的患者,药物引起的肾衰竭可相当严重,并留下严重的肾损害,导致终末期肾衰竭。一些抗癌药和某些多肽类抗生素可产生不可逆或进行性肾损害。为了改善此等病人的肾功能。可试用糖皮质激素。短期大剂量泼尼松 1mg/(kg·d),疗程 1~2 周可促进恢复,但应注意加重感染性疾病的风险。用药剂量不需过大,时间不宜过长。

3. 对非类固醇抗炎药引起的间质性肾炎,泼尼松疗效不满意时,可选用细胞毒性药物治疗。

4. 对症处理,纠正酸碱平衡紊乱。

5. 对严重少尿、氮质血症并发急性肾衰竭者可作透析治疗。停药以后仍然表现为持续性氮质血症者,透析适应证同 CKD;容易通过透析清除的药物(具有高滤过膜筛漏系数):如阿昔洛韦、庆大霉素、妥布霉素、阿米卡星和环孢霉素。改良的透析方法如 CAVH、CVVH 和 CVVHD 特别适用于 ICU 情况下患者血流动力学不稳定者。腹膜透析可能有效的药物:高蛋白结合性药物,如顺铂、环孢素、β-内酰胺类药物,但其不利之处是透析速率相对较慢,尤其是持续非卧床性腹膜透析。

通过以上处理,大多数药物性肾损害患者肾功能可以恢复正常,但是在那些 CKD 患者,肾功能恢复正常机会甚微,此时,唯有肾脏替代治疗有用。

【预防】

药源性肾损害完全是可以预防的,尽量少用或不用具有肾毒性药物,尤其是在高危病人,对防止药源性肾损害至关重要。临床上使用具有肾毒性药物时,应注意以下几点:

1. 用药前了解病人的用药史及原有的肾功能情况。新生儿肾功能的特点是低肾小球滤过率、肾小管分泌功能不足和低有效肾血流量;用药时应格外小心。

2. 防止血容量减少。避免在脱水、失钠、失钾、酸中毒情况下及休克时使用髓袢利尿剂和其他肾毒性药物。

3. 宜慎重选择使用镇痛退热剂和避免长期服用。

4. 强调应用非损伤性检查替代各种 X 线造影术,少用 X 线对比剂。

5. 监测药物的峰浓度和谷浓度。

6. 早期检测肾功能。

7. 药物治疗疗程要适当。

8. 对肾功能不全的患者,应尽力寻求毒性小的药物。

【预后】

多数急性药物性肾间质性肾炎预后良好,病变可逆。当停用致病药物后临床综合征可自发缓解,而肾功能的完全恢复可能需要数月。如未能确定致病药物且未及时停药,则肾功能继续恶化,可导致永久性肾损害。

(毛华雄)

第五节 马兜铃酸性肾病

马兜铃酸性肾病(aristolochic acid nephropathy,AAN)是一种非可逆的慢性纤维化间质性肾炎,因长期摄入含有马兜铃酸(aristolochic acid,AA)的中草药所致。临床上相当部分儿童原发性肾小球疾病,原本可以通过激素和免疫抑制剂治疗获得长期缓解,由于长期服用 AA 类中草药,导致在原有肾脏病基础上并发 AAN,使得治疗难度加大甚至失去治愈机会。重要的是,AAN 是非可逆性的,其致癌性可持续长达 30 年或以上。因此，避免使用 AA 类药物是维护我国儿童身体健康的长期任务。

【病因】

AAN 最早可追溯到 1950 年末，在尼罗河流域的一些农村居民中流行一种称之为"巴尔干流行性肾病（Balkan endemic nephropathy，EN）"。其特有的流行病学特征为：仅局限于某些村庄、某些家庭，无遗传史，仅发生于成人，不发生于儿童，与上泌尿道癌症有密切关联。EN 患者发生该类输尿管癌的几率可高达 50%。研究者们在长达 50 多年的时间内试图研究 EN 的病因学，但局限于环境因素，包括重金属、微量元素、有机化学物质，特别是赭曲霉素 A（ochratoxin A，OTA）。尽管有时在 EN 或上输尿管癌症患者的血液中确实检出高水平的 OTA，但类似情况也存在于非 EN 发病区的正常居民，从而排除了 OTA 与 EN 的关系。1969 年，Ivic 提出，AA 类植物慢性中毒与 EN 发病的相关性。他的观察发现，在尼罗河流域这些小麦生产区，也大量生长着 AA 类植物，在收割过程中这些 AA 类植物与小麦被混杂收割，最后通过污染的小麦粉制成的面包摄入人体致病。而且，Ivic 还用 AA 植物在动物中诱发了 EN 和皮肤肉瘤。但这一睿智的设想在当时并未受到重视，直到 1993 年一组比利时健康妇女采用中药"苗条丸"减肥，发生 1 例慢性肾脏病的报道，才引起注意。这组多达 1741 人（1990～1992 年间）的比利时妇女，服用同一家诊所开出的"苗条丸"，一般服药一年以上，有的长达三年。70/150 名女性被查出患慢性肾脏病，严重者需血透治疗和肾移植，某些病例甚至在病肾切除以后，仍然发生了上泌尿道（输尿管）非典型性增生和癌症。以后的流行病学研究资料发现了 AA 类植物的滥用与 EN 之间的密切关系。Cosyns 首次注意到所谓"中药性肾病"的独特肾脏组织学与 EN 的明显类似性。

其实毒理学家早也警惕到了 AA 的肾毒性了。早在 100 年前，Pohl 用欧洲催生草（aristolochia clematitis）的种子和根部提取物饲养小白兔，成功复制了肾毒性模型。后来兽医学文献也发现马摄入该类种植物后也会发生慢性肾衰竭。而如此有毒的 AA 类植物竟然一直被当成草药使用长达几个世纪了。

该类药物至少包括（按产地和 AA 含量排序）：马兜铃（西安，0.518%）、辽细辛（东北，0.179%）、天仙藤（陕西 0.403%）、青木香（扬州 0.543%）、广

防己（广西 0.469%）、关木通（延边 0.717%）、汉中防己（西安 0.503%）、华细辛（西安 0.178%）等；另含马兜铃酸的常见成药有：龙胆泻肝丸、耳聋丸、八正丸、纯阳正气丸、大黄清胃丸、当归四逆丸、导赤散、甘露消毒丹、排石颗粒、石淋通、跌打丸、妇科分清丸、冠心苏合丸、苏合丸、辛黄丸、十香返生丸、济生桔核丸、止嗽化痰丸等。以上中药或成药如一次使用量较大或长期小剂量使用，均可造成肾损害。

真正揭示 AA 与 EN 或中药性肾损害之间的因果关系则是在弄清 AA 化学结构和生物代谢动力学以后。

AA 是马兜铃科（Aristolochiaceae）药用植物中所含的共同成分，在化学结构上属于硝基菲羧酸类化合物，是一组化学成分的总称，根据其甲氧基位置的不同可分为 AA-I、AA-II、AA-III、AA-IV，其中主要成分是 AA-I 和 AA-II，它们的分子结构十分相近，其碳骨架相同，仅是羟基、甲氧基和硝基在位置和数量上的不同，AA 及其各种衍生物的生理活性和毒性作用与这些结构上的变化有着密切的关系，硝基、甲氧基和羟基与其毒性密切相关，如出现硝基被还原、去甲基化和羟基的增加等变化均会降低 AA 的毒性。

【发病机制】

（一）AA 肾毒性的分子机制

1. 马兜铃酸内酰胺-DNA 加合物 在生物细胞内，AA-I 和 AA-II 在硝基还原酶作用下，生成中间产物马兜铃酸内酰胺（aristolactam，AL），AL 再结合于 DNA 的脱氧腺苷（dA）、脱氧鸟苷（dG）的环外氨基，生成 AL 与 DNA 的加合物（adducts）。AL-dA 加合物可存在于肾皮质长达数年之久，可以作为生物个体暴露的强有力生物标记，后来在那些服用"减肥丸"的比利时妇女中，肾穿刺检测肾组织中也发现了 AL-dA 加合物。在动物实验中，还发现 AL 借助于脱氧胞苷（dC）与 DNA 生成 AL-dC 加合物。

这些 AL-DNA 加合物，是导致肾脏细胞损伤、肾间质纤维化和输尿管上皮细胞癌变的重要因素。将 AA 与人肾小管上皮细胞共培养 14 小时后即可出现 AL-DNA 加合物。进一步将 AA 给大鼠灌胃可引起蛋白尿、NAG 升高等肾损伤症状，肾脏组织分析发现不同剂量的 AA 可致不同种类的 AL-DNA 加合物，如用 5mg 或 30mg/kg 的 AA 复制 AAN 大鼠模

型,其肾脏可同时检测出 AL-dC 和 AL-dA 加合物,而没有 AL-dG,后者只有 AA 剂量达到 30mg/kg 时才能在大鼠中检出。

AL-dA 加合物可以引起 DNA 中 A-T 突变,使原癌基因 *ras* 突变进而活化,而抑癌基因 *p53* 也因突变而失去活性,最终使细胞增殖分化异常,并引起肿瘤的发生。

2. 代谢酶 马兜铃酸在体内的多种代谢酶也与其致病机制有关。其中氧化酶 P450、CYP1A1 和 CYP1A2 等将其氧化代谢成 AA-Ⅰa 后可由尿液和粪便中排出。而还原代谢酶类 NQO1、CYP1A1/2 等则将 AA-Ⅰ 还原成马兜铃酸内酰胺,进一步导致 DNA 损伤。此外,NQO1 酶活性还与 AA-Ⅰ 的生物活性有关,NQO1 酶活性升高可以提升 AL-DNA 加合物的水平,因此,马兜铃酸可能是通过提高自身代谢酶 NQO1 活性,进而引起肾毒性。

(二) AA 肾毒性的亚细胞损伤机制

1. 内质网应激反应所致损伤 内质网应激反应是细胞的一种自我保护性机制,适度应激有助于内质网及内环境稳态、细胞活性的保持,起保护作用。但是过强或过长时间的内质网应激,则会诱发一系列细胞因子的大量释放,最终导致细胞凋亡。AA 分子可使肾小管上皮细胞真核细胞翻译启动子-2α(EIF2α)磷酸化;增加 XBP1mRNA 剪接;促使 *GRP78* 和 *CHOP* 基因表达上调,从而激活内质网应激反应、导致细胞凋亡。

2. 线粒体损伤机制 线粒体损伤在肾小球足细胞的损伤中起重要作用。某些 AAN 患者和动物模型存在白蛋白尿,甚至大量蛋白尿,提示 AA 也会损伤肾小球滤过膜。其肾脏病理表现是,光镜下变化轻微,但电镜下可见弥漫性足突融合,对该病的动物模型足细胞线粒体的研究发现,线粒体 DNA 损伤伴线粒体 DNA 拷贝数明显减少、线粒体蛋白表达水平明显降低,同时,线粒体 ATP 含量、氧耗量、线粒体膜电位下降伴氧自由基增加,这些因素都可能与肾小球损伤有关。

(三) AA 肾毒性的细胞损伤机制

1. 氧化应激 AA 能够明显降低抗氧化酶如 SOD、GSH-PX 等的活性,导致氧化活性明显增强和脂质过氧化、MDA 含量明显增加,进而引起 DNA 氧化损伤,氧化应激是导致细胞凋亡或坏死的重要原因。

2. 凋亡机制 AA 对肾小管上皮细胞有明显的细胞毒性作用,促使细胞超微结构发生核分叶、巨

核、核染色质浓染、核边集、核缺失;核膜卷曲增厚、线粒体肿胀等严重细胞损伤改变,且存在明显的剂量-效应关系,即较小剂量时主要抑制肾小管上皮细胞增殖,较大剂量时才促使细胞凋亡,并主要存在于 G1 期,该过程依赖 Caspase-3 途径介导。

3. 炎症反应 AAN 的肾脏病理改变特点包括间质寡细胞浸润纤维化,实验研究发现,在大剂量 AA 所建立的小鼠 AAN 模型中,早期为急性肾损伤,以后发展为肾小管间质纤维化,伴肾小管间质 CD3⁺ T 淋巴细胞的浸润及肾小管细胞共刺激分子 CD40 的上调性表达。而在大鼠 AAN 模型中,近端肾小管坏死区也有单核-巨噬细胞和 T 淋巴细胞的浸润。这些研究提示免疫炎症机制可能参与了 AAN 的发生发展。

4. 肾小管上皮细胞转分化 转化生长因子(transforming growth factor,TGF)-β/Smad3 途径激活是 AAN 中肾间质纤维化的重要机制之一。AA 可促使肾小管上皮细胞转分化,使之具备成纤维肌细胞的功能,分泌大量 TGF-β 和表达 α 肌动蛋白,促进纤溶酶原活化抑制剂-1 和金属基质蛋白组织抑制因子-1 mRNA 的表达,诱导纤连蛋白的分泌,进而导致间质纤维化的发生。临床资料也的确发现,AAN 患者肾脏病理活检标本中 TGF-α、结缔组织生长因子、细胞外基质成分和纤连蛋白等表达均有增加。

5. 血管内皮损伤 AA 损伤肾小血管壁,导致管壁增生、增厚、管腔狭窄、缺血,特别是间质的慢性缺血,最终导致小管萎缩及间质纤维化。血管内皮生长因子是具有促进内皮细胞增殖,增加血管通透性、血管生成并维持功能的生长因子;缺氧诱导因子-1 则是缺氧激活的转录因子,是细胞缺氧的可靠标记物,马兜铃酸能够减少血管内皮生长因子的生成、增加缺氧诱导因子-1 的表达,从而导致血管损伤。当然前述的氧化应激、炎症反应、凋亡机制等也会是导致血管损伤的重要机制。

【临床表现与病理】

根据马兜铃酸肾病病程进展和病变程度,国内目前一般将马兜铃酸肾病分为急性型、慢性型和肾小管功能障碍型。与其他药物引起的肾损害比较,马兜铃酸肾病即使停药后很长一段时间也可引起肾损害,且迁延不愈终至慢性间质纤维化和肾衰竭。马兜铃酸肾病导致的慢性肾小管-间质病变,虽具有小管-间质疾病的共性,如肾间质纤维化、肾小管变性萎缩以及肾小球缺血皱缩、硬化等,但肾

间质始终无淋巴细胞和单核细胞浸润,呈寡细胞性改变。

(一)急性马兜铃酸肾病

临床表现主要为少尿或非少尿性 ARF,可伴肾性糖尿。常有肾外表现,如消化道症状恶心、呕吐,血液系统表现贫血、血小板减少,肝功能损害及神经系统异常(视听力障碍、震颤)等。

病理表现为急性肾小管坏死。光镜:肾小管上皮细胞重度变性、坏死、崩解,部分肾小管仅残留裸露基膜,肾间质水肿,偶有少量淋巴及单核细胞散在浸润,肾小球无明显病变,小动脉内皮细胞肿胀。免疫荧光:阴性。电镜:肾小管上皮细胞微绒毛脱落,线粒体肿胀及线粒体嵴峰消失,部分细胞器崩解,基膜裸露,肾间质水肿,肾小球基本正常。但部分患者临床上可有大量蛋白尿及低蛋白血症,病理检查光镜下肾小球轻度系膜增生,电镜见脏层上皮细胞足突部分融合,提示这些患者伴发了肾小球病变。

(二)慢性马兜铃酸肾病

患者多在持续或间断小剂量服用含马兜铃酸药物后出现症状,主要为慢性肾小管-间质肾病表现。尿化验呈肾性糖尿及轻度蛋白尿、低比重及低渗透压尿,肾功能呈进行性损害,但进展速度不一。常伴贫血及轻、中度高血压。B 超常发现肾脏缩小,且双肾大小可不对称(长径相差 1cm 以上)。

病理表现为分布不均一的寡细胞性肾间质纤维化。光镜:肾间质呈多灶或大片状纤维化,偶有少量散在或小灶状淋巴及单核细胞浸润,肾小管呈多灶状或大片状萎缩或消失,肾小球无明显病变或呈缺血性基膜皱缩及硬化,小动脉管壁增厚,管腔狭窄。免疫荧光:阴性。电镜:肾间质病变区有大量束状胶原纤维,肾小管基膜增厚、分层,部分肾小球基膜缺血性皱缩、硬化。长期服含马兜铃酸药物可并发泌尿系癌症。

(三)肾小管功能障碍型马兜铃酸肾病

患者常于间断小剂量服含马兜铃酸肾病药物后数月出现症状,主要表现为肾小管酸中毒和(或)Fanconi 综合征,同时伴肾小管浓缩功能障碍,而血清肌酐(SCr)及尿素氮基本正常。

病理改变轻,主要为肾小管变性及萎缩。光镜:肾小管上皮细胞变性,部分崩解脱落,部分萎缩和管腔扩张,肾间质无明显病变,有时可见轻度水肿或轻度灶状纤维化,肾小球正常,小动脉内皮细胞肿胀。免疫荧光:阴性。电镜:肾小管刷状缘部分脱落,上皮细胞线粒体肿胀,部分细胞器崩解及脱落,肾小球基本正常。

【诊断】

AAN 急性中毒,往往服药量大,临床表现典型,因果关系明确,诊断相对容易。但多数患者起病通常隐匿,有的就诊时就已经发生肾衰,诊断难度大,必须借助肾脏病理检查方可明确。具有如下情况者,可予以诊断:①长期、确切的马兜铃酸类药物服药史;②间质性肾炎的临床表现:夜尿增多、高血压、贫血、低比重尿等肾脏间质损害表现;③肾脏病理检查提示肾间质寡细胞性间质纤维化,除外肾小球肾炎、感染后肾病、肾外系统疾病等。

【治疗】

AAN 是肾间质寡细胞性纤维化性疾病,属于非可逆性疾病。马兜铃酸肾病一旦诊断明确应及时停止服用含马兜铃酸的药物,并加强对症和支持治疗,保持内环境稳定。对于已经发生的病损,目前尚无治疗方法。

1. 一旦诊断马兜铃酸肾病,应积极纠正酸中毒和电解质紊乱,氮质血症重者尽早行血液净化治疗,但连续性血液净化治疗能否清除血液中的马兜铃酸尚无报道。慢性马兜铃酸肾病常常存在严重肾小管功能障碍,容易发生酸碱和电解质失衡,因此,治疗上应特别注意预防和纠正酸中毒、低钾血症和低钠血症,保持内环境稳定。

2. 对急性马兜铃酸肾病,治疗上应力求促进肾小管上皮细胞修复,阻止肾小管间质病变向慢性化病变发展。中药冬虫夏草能促进肾小管上皮细胞生长,但尚无对照研究证明冬虫夏草能改善急性马兜铃酸肾病的预后。临床常用制剂有金水宝、百令胶囊、至灵胶囊等。

3. 体外研究发现促红细胞生成素能抑制马兜铃酸诱导的上皮细胞凋亡,促进细胞生长。因此,应早期使用促红细胞生成素,具体剂量视患者血色素及血压等情况而定。

4. 对慢性马兜铃酸肾病肾功能不全者,治疗目标在于抑制肾小管间质纤维化的进展,延缓慢性肾衰竭的发展。治疗方法可参照一般慢性肾衰竭的非透析疗法。对病变已进展至终末肾衰竭者,应适时予以肾脏替代治疗或肾移植。值得注意的是,由于此类患者在接受透析或移植后数年仍会罹患复发率和恶性程度较高的尿路移行上皮癌,因此国外学者对此类终末肾衰竭患者建议在进行肾移植的同时行双肾及输尿管摘除。

5. 国外学者曾对少数病例进行短期观察,发现给予肾上腺皮质激素可能对改善马兜铃酸肾病的肾功能有一定效果,但缺乏对长期预后影响的评价。

6. 给予血管紧张素Ⅱ拮抗剂药物能否延缓马兜铃酸肾病的肾功能恶化目前缺乏临床研究证据。

【预后】

本病预后较差,大多数患者的病变和肾功能不可逆。据报道本病为一组快速进展性肾小管间质疾病,2年的肾脏生存率仅17%,明显低于其他类型的肾小管间质性肾病。国内北京大学第一医院的随访资料显示,患者肾功能下降速度可能与累积服药剂量有关,临床观察发现患者间存在一定的个体差异。少数患者肾功能进行性恶化、在1年内进入终末期。另有少部分急性马兜铃酸肾病及表现为肾小管功能障碍型的患者在停药和积极治疗后肾功能可部分恢复或保持相对稳定。但绝大多数马兜铃酸肾病患者均呈慢性进展过程,肾功能缓慢恶化。

(毛华雄)

参 考 文 献

1. Praga M,González E. Acute interstitial nephritis. Kidney Int, 2010,77(11):956-961.

2. 易著文,何小解. 儿童肾小管间质性肾炎诊治进展. 中国实用儿科杂志,2009,24(2):84-87.

3. Czaja CA,Scholes D,Hooton TM,et al. Population-based epidemiologic analysis of acute pyelonephritis. Clin Infect Dis, 2007,45(3):273-280.

4. 周建华. 感染所致肾小管间质性肾炎. 中国实用儿科杂志,2009,24(2):88-91.

5. Shoja MM,Khosroshahi HT,Tubbs RS,et al. Brucellosis mimicking vasculitis in a patient with renal failure and peripheral-neuropathy. Am J Med Sci,2008,336(3):285-287.

6. Meehan SM,Kadambi PV,Manaligod JR,et al. Polyoma viruviral s infection of renal allografts:relationships of the distribution of infection,tubulointerstitial inflammation,and fibrosis suggesting viral interstitial nephritis in untreated disease. Hum Pathol,2005,36(12):1256-1264.

7. Tanja Schmidhauser,Simona Curioni,Enos ernasconi. Acute interstitial nephritis due to Leptospira grippotyphosa? in the absence of Weil's disease. Can J Infect Dis Med Microbiol, 2013,24(1):e26-28.

8. 姚勇. 小儿病毒感染相关性肾损害. 中国实用儿科杂志, 2008,23(6):403-406.

9. Antonio De Pascalis,Erasmo Buongiorno. Acute interstitial nephritis,a rare complication of Giardiasis. Clin Pract,2012,2 (1):e6.

10. 姜红,安东. 药物所致急性间质性肾炎. 中国实用儿科杂志,2009,24(2):91-94.

11. S. Nayak, A. Nandwani, A. Rastogi, et al. Acute interstitial nephritis and drug rash with secondary to Linezolid. Indian J Nephrol,2012,22(5):367-369.

12. Lauren L Fruchter, Iakovina Alexopoulou, Keith K Lau. Acute interstitial nephritis with acetaminophen and alcohol intoxication. Italian Journal of Pediatrics,2011,37(17):1-4.

13. Michael G. Selby, Mary E, et al. Does Varenicline Induce Acute Interstitial Nephritis? Mayo Clin Proc,2009,84(6): 558-562.

14. Wilson Kwong,Christine A White. Varenicline induced acute interstitial nephritis in the setting of idiopathic membranous Glomerulonephritis. BMC Nephrology,2013,14:248.

15. Rodrigo Alfaro,Nina Vasavada,Paisit Paueksakon,et al. Cocaine-induced acute interstitial nephritis:A case report and review of the literature. J Nephropathology,2013,2(3):204-209.

16. Francesco Londrino,Tito Zattera,Valeria Falqui,et al. Rosuvastatin-Induced Acute Interstitial Nephritis. Case Rep Nephrol Urol,2013,3:87-90.

17. Sheila Klassen,Joan C. Krepinsky,Ally P. H. Prebtani. Pantoprazole-induced acute interstitial nephritis. CMAJ, 2013, 185(1):56-59.

18. Sampathkumar,R. Ramalingam,A. Prabakar,et al. Acute interstitial nephritis due to proton pump inhibitors. Indian J Nephrol,2013,23(4):304-307.

19. Evan J. Lipson,Carolannhuff,Danniele G. Holanda,et al. Lenalidomide-Induced Acute Interstitial Nephritisp. The Oncologist,2010,15:961-964.

20. Kuma A,Yamada S,Wang KY,et al. Role of WNT10A-expressing kidney fibroblasts in acute interstitial nephritis. PLoS One,2014,9(7):e103240.

21. Nuala A. Helsby,Wing-Yee Lo,Ian J. Simpson,et al. Omeprazole-induced acute interstitial nephritis is not related to CYP2C19 genotype or CYP2C19 phenotype. Br J Clin Pharmacol,2010,69(5):516-519.

22. Smith EA. Pyelonephritis,renal scarring,and reflux nephropathy:a pediatric urologist's perspective. Pediatr Radiol, 2008,38:76-82.

23. 张瑜,周建华. Toll样受体与肾脏疾病. 临床儿科杂志, 2007,25(1):71-73.

24. Montini G. Antibiotic treatment of pyelonephritis in children: recen tadvances. Recenti Prog Med,2008,99(7):343-346.

25. Lee SH,Li C,Lim SW,et al. Attenuation of interstitial inflammation and fibrosis by recombinant human erythropoietin inchronic cyclosporine nephropathy. Am J Nephrol,2005,25

（1）：64-76.

26. Sharifian M, Anvaripour N, Karimi A, et al. The role of dexamethasone on decreasing urinary cytokines in children with acute pyelonephritis. Pediatr Nephrol, 2008, 23（9）：1511-1516.

27. Sadeghi Z, Kajbafzadeh AM, Tajik P, et al. Vitamin E administrationat the onset of fever prevents renal scarring in acute pyelonephritis. Pediatr Nephrol, 2008, 23（9）：1503-1510.

28. Rodríguez-Iturbe B, García García G. The role of tubulointerstitial inflammation in the progression of chronic renal failure. Nephron Clin Pract, 2010, 116（2）：c81-88.

29. Hodgkins KS, Schnaper HW. Tubulointerstitial injury and the progression of? chronic? kidney disease. Pediatr Nephrol, 2012, 27（6）：901-909.

30. Zaidan M, Lescure FX, Brochériou I, et al. Tubulointerstitial nephropathies in HIV-infected patients over the past 15 years：a clinico-pathological study. Clin J Am Soc Nephrol, 2013, 8（6）：930-938.

31. Takemura Y, Koshimichi M, Sugimoto K, et al. A tubulointerstitial nephritis antigen gene defect causes childhood-onset chronic renal failure. Pediatr Nephrol, 2010, 25（7）：1349-1353.

32. Igarashi T, Itoh Y, Shimizu A, et al. A case of juvenile Sjgren's syndrome with interstitial nephritis. J Nippon Med Sch, 2012, 79（4）：286-290.

33. He L, Peng Y, Fu X, et al. Dibenzodiazepine derivative quetiapine-and olanzapine-induced chronic interstitial nephritis. Ren Fail, 2013, 35（5）：657-659.

34. Viglietti D, Verine J, De Castro N, et al. Chronic interstitial nephritis in an HIV type-1-infected patient receiving ritonavir-boosted atazanavir. Antivir Ther, 2011, 16（1）：119-121.

35. 杨华彬, 陈孝文. 肾小管间质疾病所致的慢性肾衰竭//陈孝文, 梁东, 刘华锋. 慢性肾衰竭. 北京：中国医药科技出版社, 2006：599-619.

36. Gentle ME, Shi S, Daehn I, et al. Epithelial cell TGFβ signaling induces acute tubular injury and interstitial inflammation. J Am Soc Nephrol, 2013, 24（5）：787-799.

37. Tanaka T, Nangaku M. Pathogenesis of tubular interstitial nephritis. Contrib Nephrol, 2011, 169：297-310.

38. Vieira JM Jr, Mantovani E, Rodrigues LT, et al. Simvastatin attenuates renal inflammation, tubular transdifferentiation and interstitial fibrosis in rats with unilateral ureteral obstruction. Nephrol Dial Transplant, 2005, 20（8）：1582-1591.

39. Saarela V, Nuutinen M, Ala-Houhala M, et al. Tubulointerstitial nephritis and uveitis syndrome in children：a prospective multicenter study. Ophthalmology, 2013, 120（7）：1476-1481.

40. 姚勇. 儿童特发性间质性肾炎. 中国实用儿科杂志, 2009, 24（2）：95-97.

41. Goda C, Kotake S, Ichiishi A, et al. Clinical features in tubulointerstitial nephritis and uveitis（TINU）syndrome. Am J Ophthalmol, 2005, 140：637-641.

42. Dincer AP, Dincer HE, Model A. A case of tubulointerstitial nephritis and uveitis in an adult male. Int Urol Nephrol, 2005, 37：123-127.

43. Sekine T, Endou H. Children's toxicology from bench to bed-Drug-induced renal injury（3）：Drug transporters and toxic nephropathy in childhood. J Toxicol Sci, 2009, 34（Suppl 2）：SP259-SP265.

44. Kalghatgi S, Spina CS, Costello JC, et al. Bactericidal antibiotics induce mitochondrial dysfunction and oxidative damage in Mammalian cells. Sci Transl Med, 2013, 5（192）：85.

45. Dagil R, O'Shea C, Nykjr A, et al. Gentamicin binds to the megalin receptor as a competitive inhibitor using the common ligand binding motif of complement type repeats：insight from the nmr structure of the 10th complement type repeat domain alone and in complex with gentamicin. J Biol Chem, 2013, 288（6）：4424-4435.

46. Hazlewood KA, Brouse SD, Pitcher WD, et al. Vancomycin-associated nephrotoxicity：grave concern or death by character assassination?. Am J Med, 2010, 123（2）：182. e1-e7.

47. Elyasi S, Khalili H, Dashti-Khavidaki S, et al. Vancomycin-induced nephrotoxicity：mechanism, incidence, risk factors and special populations. Eur J Clin Pharmacol, 2012, 68（9）：1243-1255.

48. Tejedor A, Torres AM, Castilla M, et al. Cilastatin protection against cyclosporin A-induced nephrotoxicity：clinical evidence. Curr Med Res Opin, 2007, 23（3）：505-513.

49. Musu M, Finco G, Antonucci R, et al. Acute nephrotoxicity of NSAID from the foetus to the adult. Eur Rev Med Pharmacol Sci, 2011, 15（12）：1461-1472.

50. Yoon HE, Yang CW. Established and newly proposed mechanisms of chronic cyclosporine nephropathy. Korean J Intern Med, 2009, 24（2）：81-92.

51. 李琳, 王智民, 高慧敏, 等. 含马兜铃酸类中药材中马兜铃总酸的含量. 中国实验方剂学杂志, 2006, 12：11-13.

52. 吴杰, 陈香美, 师锁柱. 急慢性马兜铃酸肾病的临床病理特点及其病理机制. 中华检验医学杂志, 2005, 28：587-590.

53. 哀宏伟, 赵春梅. 马兜铃酸肾病的临床及病理表现. 中国医药指南, 2013, 11：425-426.

54. 黎磊石, 刘志红. 中国肾脏病学（下册）. 北京：人民军医出版社, 2008：1393-1405.

55. 周娜, 李晓玫. 马兜铃酸肾病研究的新进展. 药物不良反应杂志, 2007, 9：1-5.

56. 彭金玲, 边育红, 王丽, 等. 马兜铃酸肾毒性的研究进展. 环球中医药, 2013, 6：59-64.

57. Tsai DM, Kang JJ, Lee SS, et al. Metabolomic analysis of complex chinese remedies: examples of induced nephrotoxicity in the mouse from a series of remedies containing aristolochic Acid. Evid Based Complement Alternat Med, 2013, 2013:263757.

58. Grollman AP. Aristolochic acid nephropathy: Harbinger of a global iatrogenic disease. Environ Mol Mutagen, 2013, 54:1-7.

59. Gkmen MR, Lord GM. Aristolochic acid nephropathy. BMJ, 2012, 344:e4000.

第十三章 泌尿系感染

第一节 非特异性尿路感染

泌尿系感染(urinary tract infection, UTI)是指病原体直接侵入尿路,在尿液中生长繁殖,并侵犯尿路黏膜或组织而引起损伤。感染可累及上、下泌尿道,因其定位困难,故统称为泌尿系感染。尿路感染(简称尿感)根据致病微生物种类分为特异性和非特异性尿路感染。前者系指由真菌、病毒、结核分枝杆菌、淋病奈瑟菌、支原体、衣原体及寄生虫等所致的感染;后者是由一般细菌所引起的尿路感染。本文讨论的为非特异性尿路感染。尿感是儿科常见病、多发病,据报道 3% ~5% 女性儿童及男性儿童得过 1 次泌尿系感染。本病可发生于小儿时期任何年龄,但 2 岁以下婴幼儿较多见,女孩发病较多,为男孩的 3~4 倍,新生儿期男孩发病较高,可能与血行感染及尿路畸形有关。

【病因及发病机制】

1. 小儿易发生尿感的原因

(1) 生理特点:婴儿用尿布时尿道口常受粪便污染,加上局部防卫能力差易引起上行感染。女孩尿道短,穿开裆裤更易致感染。此外,小儿输尿管长而弯曲,管壁肌肉弹力纤维发育不全易于扩张而发生尿潴留及感染。

(2) 先天畸形及尿路梗阻:前者较成人多见,如肾盂输尿管连接处狭窄、肾盂积水、后尿道瓣膜、多囊肾均可使尿引流不畅而继发感染。此外,还可由神经性膀胱、结石、肿瘤等引起梗阻。因为梗阻使尿流不畅,细菌可逆流到肾、肾盂、肾小管引起肾内感染并形成瘢痕。此外,由于梗阻使肾组织压力增高,肾内血流减少,肾组织抵抗力降低,更有利于感染的发生和细菌繁殖。如梗阻不解除,可使感染反复发作,迁延不愈。

(3) 膀胱输尿管反流:正常输尿管进入膀胱,其末端穿过膀胱壁进入黏膜下为输尿管膀胱段,该段管道保持一定的长度和斜度,在膀胱与输尿管连接处是由肌肉筋膜鞘组成,称瓦氏(Waldeyer)鞘,能起单向瓣膜的作用。当膀胱收缩时,输尿管口随即闭合,使尿液不能向输尿管反流,若由于炎症或先天发育缺陷造成瓣膜机制失去正常功能,使部分尿液逆流至输尿管;扩张时逆流的尿液又回入膀胱,使膀胱尿液不能完全排空,导致排尿功能异常。小儿尿感中并发反流者高达 35% ~50%,国内近年的初步统计为 25% ~30%,而在健康人中仅为 0.1% ~0.2%。

(4) 原有肾脏疾病:如肾小球肾炎、结石等易致感染,近年注意到小儿肾病综合征在激素治疗过程中较易发生尿感,且合并感染时多缺乏典型尿感症状,易被忽视,影响激素治疗效果。因此,在肾病复发或疗效欠佳时应注意有无尿路感染存在,必要时应作尿培养明确诊断。

2. 致病菌 健康人尿道内常有少量细菌存在,但大多数为非致病菌。引起尿感的细菌多为会阴部及肠道内常见的菌株,80% ~90% 由肠道杆菌致病。在原发性尿感的首发病例中,最常见的是大肠埃希菌,其他革兰阴性杆菌如变形杆菌、克雷伯杆菌、铜绿假单胞菌等也占一定比例,尤其是在存在泌尿系畸形的患儿中,非大肠埃希菌的培养阳性比例增高。近年来,革兰阳性球菌感染有上升趋势,特别是在新生儿中,B 族链球菌所致的泌尿系感染明显高于其他年龄组。当儿童存在免疫功能低下时,更容易发生真菌感染。随着抗生素的应用及医疗操作的增多,由大肠埃希菌、肠球菌、肠杆菌以及假单胞菌等所致的院内感染也越来越引起人们的重视。从急性肾盂肾炎的儿童分离出的大肠埃希菌 90% 以上是伞状菌株,具有黏着性,其作用较强,当吸附在尿路上皮细胞表面后,可促进细菌内毒素(内含大肠埃希菌O抗原)作用于输尿管平滑肌,使其蠕动降低发生输尿管梗阻或膀胱输尿管反流,并可引起肾乳头变形。当输尿管内尿流速度降低时,细菌可逆流而上,并在肾内反流区与肾小管上皮细胞的受体结合而破坏肾小管。此外,细菌内毒素还可通过激活补体,引起白细胞趋化,并释放溶菌酶损伤肾小管上皮细胞,最终导致肾内瘢痕形成。

(1)耐药菌株:反复感染治疗不彻底或伴尿路结构异常者,细菌易产生耐药性,病情迁延不愈可转为慢性。

(2)L型变态细菌:细菌(大肠埃希菌、金黄色葡萄球菌或铜绿假单胞菌等)经抗生素、抗体、噬菌体、尿中溶菌酶等作用后,其胞膜破裂脱落,不能保持原有状态,而形成各种异常形态,称L型变态菌。此菌仅在肾脏髓质高渗环境中生存,由于细菌变异,对抗生素的敏感性也发生改变,对作用于细胞壁的抗生素产生抗药性,从而逃脱抗生素对其杀灭作用。表面上临床症状好转或消失,常规培养也找不到细菌,但是一旦停药,细菌恢复原状仍可致病。因此菌在一般培养基中不生长,只在高渗有营养的培养基上才生长,故对慢性反复发作的尿感,且尿培养多次阴性者应同时作高渗培养以明确病原。

3. 感染途径

(1)上行感染:即细菌自尿道进入膀胱、经输尿管上行至肾脏而致病。这是女孩最重要而常见的感染途径。

(2)血行感染:即细菌通过血液循环到达肾脏使肾脏发生感染。血行感染多发生在新生儿及小婴儿,常见于脓疱病、肺炎、败血症病程中。

(3)淋巴感染:肠道与肾、泌尿道之间有淋巴通路,肠道感染时可致泌尿系感染,但较少见。

(4)尿路器械检查:如导尿、膀胱镜检查、下尿路逆行造影等均可将细菌带入而致病,应仔细询问病史。

【临床表现】

小儿尿感临床上分为急性和慢性两种,下面分别讲述其临床表现:

1. 急性尿路感染(acute urinary tract infection) 指病程在6个月内者。症状因年龄及感染累及部位而异。年长儿与成人相似,年龄越小全身症状越明显,局部排尿刺激症状多较轻或易被忽视。

①新生儿期症状极不典型,轻重不等,以全身症状为主,如发热或体温不升、吃奶差、苍白、呕吐、腹泻等非特异性表现。多数患儿有体重不增或增长缓慢,部分患儿可有嗜睡、烦躁甚至抽搐,有时可见黄疸。②婴幼儿期仍以全身症状为主,常以发热最突出。此外,也可出现拒食、呕吐、腹泻等症状。尿频、尿急、尿痛等排尿症状随年龄增长逐渐明显。排尿时哭闹、尿频、尿布有臭味或顽固性尿布疹时应想到本病的可能。③儿童期下尿路感染(急性膀胱炎)时多仅表现为尿频、尿急、尿痛、排尿困难等尿路刺激症状,尿液混浊,有时可有终末血尿及遗尿而全身症状多不明显。但上尿路感染(急性肾盂肾炎)时除尿路刺激症状外全身症状多较明显,表现为发热、寒战、腹痛、全身不适,可伴腰痛及肾区叩击痛。

2. 慢性尿路感染(chronic urinary tract infection) 指病程6个月以上,病情迁延者。症状轻重不等,可以无明显症状直至肾衰竭。反复发作可表现为间歇性发热、腰酸、乏力、消瘦、进行性贫血等。局部尿路刺激症状可无或间歇出现。脓尿或细菌尿可有或不明显。患儿多合并尿反流或先天性尿路结构异常,B型超声波检查或静脉肾盂造影可见肾瘢痕或畸形,如能早期矫治可减少肾损害。

【诊断与鉴别诊断】

临床上年长儿多有尿频、尿急、尿痛等尿路刺激症状,但是小年龄儿通常缺乏典型症状,而可能只是表现为不明原因的发热、黄疸、呕吐或易激惹难于安抚。还有部分儿童无任何泌尿系感染的症状,但存在着有意义的菌尿。因此,实验室检查成为诊断泌尿系感染的重要依据。

1. 尿液检查策略和实验室诊断标准

(1)尿液收集方法:严格的尿液标本能够提高诊断的正确率。1999年,美国儿科学会(American Academy of Pediatrics,AAP)指南认为耻骨上膀胱穿刺(SPA)是留尿方法的金标准,具有最低的污染率和假阳性率。但是,目前关于留尿方法的证据依然有限,可利用的少量证据证实清洁留尿和耻骨上膀胱穿刺的诊断正确率最高。Whiting等系统回顾了5项临床研究,认为根据清洁中段尿检验结果所作的诊断是可信的。尿袋收集法虽然方便无创,但目前尚无足够的证据证实其可靠性,Al-Orifi等的一项队列研究发现每30分钟及时更换尿袋可降低尿袋收集法的污染率。因此,英国国家健康和临床优化研究所于2007年发表的儿童尿感诊治指南建议:①留取清洁中段尿是常规推荐的尿液收集方法;②当无法留取清洁中段尿时可使用其他非侵入性的方法如尿袋,但不能使用棉球、纱布或尿垫;③当非侵入性方法均不可行时可采用经尿道膀胱插管或耻骨上膀胱穿刺。

(2) 尿液检验方法的选择:目前国内的主要检验方法为离心尿沉渣镜检和尿培养,但对于如何选择合适的方法尚无具体的建议。美国儿科学会建议:对于2岁以下的小婴幼儿,病情严重需要立即开始抗生素治疗者,建议直接行尿道插管或耻骨上膀胱穿刺送检尿培养。病情不重,尚不需立即开始抗生素治疗者,有以下2种方案:①行尿道插管或耻骨上膀胱穿刺送检尿培养;②采取最便利的方法进行尿液分析,若提示泌尿系感染则行尿道插管或SPA留取尿液进行尿培养,若未提示尿感,则临床观察病情暂不予抗生素治疗,需注意的是尿液分析阴性并不能除外尿感。英国国家健康和临床优化研究所则建议根据患儿的年龄和病情轻重不同采取不同的检验方法。<3个月小婴儿建议立即行急诊显微镜镜检和尿培养,并立即开始治疗;3个月~3岁的婴幼儿亦建议行急诊显微镜镜检和尿培养,有典型尿感症状或病情严重的患儿需立即开始治疗,无特异症状或轻症患儿如显微镜镜检或尿培养阳性再予治疗;3岁以上小儿,建议行试纸法检验尿中白细胞酯酶和亚硝酸盐。

(3) 尿感的实验室诊断意义:尿液菌落定量培养仍是尿感诊断的金标准,但诊断尿感时,还需综合菌落计数、细菌种类、标本来源及临床症状等进行分析。AAP建议不同收集方法所得的尿标本其菌落计数要求不同(表13-1)已被临床上广泛采用。英国国家健康和临床优化研究所(NICE)指南对于尿培养的诊断标准没有新建议,但其对显微镜检和试纸法尿分析的意义给予了详细的解释,见表13-2、表13-3。

2. 尿感的影像学检查　儿童尿感常与泌尿系畸形有关,因此影像学检查尤其重要。AAP指南建议对于2个月~2岁的尿感患儿,根据其对抗生素治疗的反应不同,选择急诊B超、择期B超、排泄性膀胱输尿管造影(VCUG)或放射性核素膀胱造影(RNC)。而英国国家健康和临床优化研究所(NICE)指南则建议根据患儿的年龄和临床特点选择影像学检查方法:任何年龄段非典型尿感患儿需在感染期行急诊泌尿系B超以发现泌尿系畸形(表13-4)。首次患尿感的6个月以下小儿且对抗生素治疗有反应者:在感染6周内行超声检查;3岁以下非典型或反复尿感患儿:在急性感染期后4~6个月行二巯基丁二酸扫描(DMSA)以发现肾实质损伤,

如肾瘢痕形成(表13-4)。

表 13-1　尿感尿培养的诊断意义

尿收集方法	菌落计数(个/L)	UTI 几率
SPA	革兰阴性杆菌:任何数量	99%
	革兰阳性杆菌>数千	99%
插管法	$>10^8$	95%
	$10^7 \sim 10^8$	可能感染
	$10^6 \sim 10^7$	可疑,应复查
	$<10^6$	不可能感染
清洁中段尿		
男性	$>10^7$	可能感染
女性	3次尿标本$>10^8$	95%
	2次尿标本$>10^8$	90%
	1次尿标本$>10^8$	80%
	$5\times10^7 \sim 10^8$	可疑,应复查
	$10^7 \sim 5\times10^7$	有症状,可疑,应复查
	$10^7 \sim 5\times10^7$	无症状,不可能感染
	$<10^7$	不可能感染

表 13-2　尿显微镜检的诊断意义

菌尿	脓尿阳性	脓尿阴性
阳性	认为患儿患尿感	认为患儿患尿感
阴性	如果临床考虑尿感,需开始抗生素治疗	认为患儿未患尿感

表 13-3　试纸法尿分析的诊断意义

3 岁以上小儿	应用试纸法尿分析诊断
白细胞酯酶和亚硝酸盐均阳性	开始尿感的抗生素治疗 如有严重疾病的中危或高危因素,需送检尿培养
白细胞酯酶阴性,亚硝酸盐阳性	若已送检新鲜尿标本,开始抗生素治疗 送检尿培养 只有当有充分的尿感的临床证据时才开始尿感治疗
白细胞酯酶阳性,亚硝酸盐阴性	可能提示有其他部位的感染 治疗依赖于培养结果 不开始尿感治疗 寻找其他病因
白细胞酯酶和亚硝酸盐均阴性	除非有其他尿培养的指征,否则无需送检尿培养

表 13-4 非典型尿感和反复尿感的临床特征

非典型尿感	反复尿感
败血症或全身症状严重	≥2 次急性肾盂肾炎/上泌尿系感染
排尿不畅	1 次急性肾盂肾炎/上泌尿系感染
腹痛或膀胱包块	≥1 次膀胱炎/下泌尿系感染
适当抗生素治疗 48 小时内无反应	≥3 次膀胱炎/下泌尿系感染
非大肠埃希菌感染	

3. 鉴别诊断

（1）急性肾小球肾炎（acute glomerulonephritis）：急性肾小球肾炎患者，早期也可有轻微的尿路刺激症状，尿常规检查中红细胞增多明显，有少量白细胞，但多有蛋白尿和管型。临床上多伴有水肿和高血压，尿培养阴性有助鉴别。

（2）肾结核（renal tuberculosis）：多见于年长儿，患者常有尿路刺激症状和脓尿，易误诊为尿路感染。肾结核患者多有既往结核病史，起病缓慢，临床上常见低热、盗汗等结核中毒症状，结核菌素实验或 PPD-IgM、IgG 阳性。病史较长者静脉肾盂造影显示肾盂、肾盏结构破坏明显。随着病变向下侵入膀胱，尿路刺激症状呈进行性加重，尿沉渣中可找到结核分枝杆菌，普通尿培养阴性。

（3）急性尿道综合征（acute urethral syndrome）：临床上表现为尿频、尿急、排尿困难等尿路刺激症状，但清洁中段尿培养无菌生长或为无意义性菌尿。病因不明，目前认为是尿道周围腺体炎症所致。也有人认为与病毒、支原体、寄生虫感染尿道有关，临床上鉴别主要依赖于多次尿培养结果。

【治疗】

治疗原则：临床治疗的目的是改善临床症状，根除病原体，去除诱发因素，防止再发及肾损害的发生发展。

（1）尿感的抗生素治疗原则：治疗尿感主要是应用抗生素。AAP 指南建议对于 2 个月～2 岁小儿采用 10～14 天的长程疗法，且完成疗程后还需预防性口服抗生素直至完成影像学检查。但 Michael 等的一项包含 10 个随机对照试验（RCT）的考克兰综述比较了短程疗法（2～4 天）和标准疗法（7～14 天）治疗 UTI，发现两者并无显著性差异。NICE 指南建议根据患儿的年龄和感染部位采取不同的给药

途径和疗程：对于 3 个月以下小婴儿予静脉抗生素治疗。而对于 3 个月以上的小儿，则需区分上、下泌尿系感染，对于急性肾盂肾炎/上泌尿系感染者建议口服抗生素疗程达 7～10 天，或静脉应用 2～4 天后改为口服总疗程 10 天；对于急性膀胱炎/下泌尿系感染者建议口服抗生素 3 天，若无好转则需重新评估并送尿培养。

针对临床表现严重程度的不同和年龄的不同，治疗方案也不同。对于非复杂性泌尿系感染，如果不伴有发热等中毒症状，可以在院外口服抗生素，3～5 天即可，延长治疗时间并未显示出优势。对于伴有泌尿系解剖学异常如反流的患儿，应持续应用抗生素至体温正常后至少 5 天，口服或静脉用药均可；对于急性肾盂肾炎治疗应该及时彻底，尤其对于年龄<3 个月，或者有发热、嗜睡、血压降低等脓毒血症表现，或为复杂性泌尿系感染，或者不能耐受口服药物者，应住院治疗，病情稳定后给予至少 10～14 天口服药物巩固治疗。再发性感染在进行细菌培养后应选用 2 种抗生素治疗，疗程 7～14 天为宜，然后予以小剂量药物维持，以防再发。此外，对于尿培养证明的单纯无症状菌尿，临床无需治疗，因为研究表明单纯无症状菌尿大多不引起急性症状，未提示对肾脏存在明显损害。但若合并尿路梗阻、膀胱输尿管反流或其他尿路畸形，或既往感染使肾脏留有陈旧性瘢痕者，则应积极选用抗生素治疗。疗程 7～14 天，继之给予小剂量抗生素预防，直至尿路畸形恢复为止。

（2）药物选择：临床上应该根据阳性结果及药敏试验调整用药，但如患儿有泌尿系感染的典型临床表现，临床医师即可在细菌培养结果出来前给予经验性用药，待培养结果出来后再调整用药；如经试验治疗后，临床症状好转，不必一定依据药敏结果调整抗生素。儿童泌尿系感染临床表现多种多样，从中段尿培养结果来看，临床仍以革兰阴性杆菌为主，球菌比例有上升，如葡萄球菌属、肠球菌属等。临床常用的药物为复方磺胺制剂、呋喃妥因、阿莫西林、头孢噻肟钠等。但近年来，随着耐药菌的增多，以前常用的抗菌药物如阿莫西林、磺胺嘧啶、呋喃妥因有多重耐药性，对青霉素类耐药性增加明显，临床不宜选用。对第二、三代头孢类抗菌药物比较敏感，此外万古霉素、亚安培南等亦被列为选择之列。

（3）预防性应用抗生素：由于持续的感染状态会破坏肾脏，逐渐出现肾瘢痕，因此预防性应用抗生素是为了抑制细菌生长，保持尿液的无菌状态，减少肾损害的发生。研究认为在以下几种情况下须预防

应用抗生素:对于首次发病的新生儿或小婴儿,在急性期治疗后,更换抗生素继续预防性应用至完成全面影像学检查以除外可能存在泌尿系畸形为止;此外,在有膀胱输尿管反流、免疫耐受、不全尿路梗阻等病史时,应预防应用抗生素至这些诱因消失,从而减少泌尿系感染的危险性;再有,对不伴尿路功能和解剖异常的反复泌尿系感染的患儿,也应该预防性应用抗生素。对预防用药从 2 个月到长达 6 年的随访研究中,已经证明了预防性应用抗生素可以有效地减少反复泌尿系感染的发生,从而减少并发症的发生。预防性应用的抗生素,应首选口服利用度高、可在尿中达到有效的抗菌浓度、胃肠道不良反应较小、患儿耐受良好的药物。对于该抗生素的选择,不同研究结论不完全相同,磺胺嘧啶、呋喃妥因、头孢克肟等均有提及,这可能与不同地区细菌的耐药性不同有关。因此,预防性药物的选择还要根据当地的药物敏感谱。

【预后】

尿感的长期管理和随访:NICE 指南对于尿感患儿的长期管理给予很好的建议。对于符合以下条件的患儿需要长期随访:①有双侧肾脏畸形;②有肾功能损伤;③有血压升高或者蛋白尿。

尽管泌尿系感染后,发生终末期肾病的患儿比率并不高,但是研究已表明,上尿路感染后出现肾瘢痕的比例可高达 10%～30%,可逐渐发展为高血压(在成人该比例为 7%～17%),极少数人最终可发展到透析或肾移植。因此,还应该加强长期随访,以便及时发现高血压及肾功能不全的征象,尤其是对那些存在膀胱输尿管反流、梗阻性尿路畸形、反复泌尿系感染以及治疗不规范等易导致肾瘢痕的危险因素的人群。最近,有研究认为非大肠埃希菌所致的感染,也容易发生肾损害。总之,对于小儿泌尿系感染应早期诊断、正确治疗,及时发现可能存在的泌尿系畸形,这对保护肾功能、改善远期预后、提高生存质量大有好处。目前我国对泌尿系感染患儿的系统管理还缺乏完善的体制,因此儿科临床医师还需继续完善此方面的工作。

(张星星)

第二节　肾　结　核

肾结核(renal tuberculosis)是全身结核病的一部分,常进一步侵犯至输尿管、膀胱和生殖系,统称为泌尿生殖系结核(genitourinary tuberculosis)。病原菌多是通过血源途径播散至肾皮质,感染的原发病灶主要在肺,也可能在骨、关节、肠道或淋巴结。国外统计,25%～50% 的结核患者的致病菌途径血路进入肾脏,2%～9% 进一步发展为肾结核。肾结核目前的发病率国内尚未见报道。国外统计,占所有结核病的 3%,美国每年大约有 1000 个新发病例;在英国,Maskell 报道,约 2～4/(50 万人/年);其中,儿童肾结核甚为罕见,只是偶尔地发生于年长儿,但如对此病认识不足,延误诊断和治疗,其后果仍然严重。

【病因及发病机制】

肾结核的致病菌是结核分枝杆菌。在我国,感染的结核患者以人型结核分枝杆菌感染为主。在国外,Maskell 报道,64 例泌尿生殖系结核患者,56 例为人型结核菌感染所致,6 例为牛型结核分枝杆菌感染,另外 2 例为偶然分枝杆菌所引起。Scotland 报道,544 例肾结核患者,除 19 例为牛型结核分枝杆菌感染,其余均为人型结核菌感染。

肾结核主要由血行播散而来。其原发病灶主要在肺,其次是肠道。结核分枝杆菌可以通过血行感染、尿流感染、淋巴感染和直接蔓延 4 种途径从原发灶侵入肾脏。其中血行感染是主要途径,尿流感染实际是血行感染基础上尿流的继续蔓延,淋巴感染和直接蔓延在特定的解剖条件下才能发生。

结核分枝杆菌自肾外结核病灶经血路侵入肾脏后,位于肾小球毛细血管丛中,最初的损伤仅表现为粟粒状皮质结核结节,但由于肾皮质液血循环丰富,抵抗力和修复力较强,大多数能自行愈合,临床上不出现任何症状,X 线尿路造影也无任何改变,仅尿中可查出结核分枝杆菌,故称为病理型肾结核。这种肾皮质的早期结核病变一般同时存在于双侧肾脏,如果全身或局部抵抗力降低,病变则会进一步发展。常表现为一侧病变自行愈合,而另一侧结核病灶向髓质扩展,并经肾小管、淋巴管或直接蔓延至肾乳头,小的结核结节不断增大、干酪化,最终融合成大片干酪灶,直至溃破入相邻的肾盂、肾盏,导致结核性肾盂肾炎并引发临床症状,此时 X 线肾盂造影可见各种不同的病变,故称为临床型肾结核。从结核分枝杆菌感染肺部至肾结核的发生常需一定的时间,间隔期大约在 2～20 年间,平均 8 年左右,此时肺内结核病变早已愈合或消失。

【病理】

肾结核的病理改变显微镜下为结核结节和肉芽肿形成，典型的结核结节其中心为干酪样坏死，周围被上皮样细胞、朗格汉斯细胞、浆细胞和淋巴细胞浸润，外周为纤维组织所包裹。干酪样坏死常液化成脓肿，破溃后遗留下空洞，肾内充满干酪样、钙化物质，甚至形成肾积脓，全肾被破坏。肾盂、肾盏受侵犯时，其黏膜上可形成结核结节和溃疡，发生纤维化后常使肾盏漏斗或肾盂输尿管连接部发生狭窄。

输尿管结核（ureteral tuberculosis）表现为黏膜结核结节和溃疡，这种病变是多发性的，常环绕整个周径发展，病变修复愈合后，管壁纤维化，可使输尿管增粗变厚成为一僵硬的条索。由于管腔呈节段性狭窄，发生梗阻可使肾盂积水，肾盂内压力增高，进一步加剧肾组织的破坏，使肾功能逐渐丧失。少数患者输尿管完全闭塞，细菌不能随尿液排入膀胱，膀胱的继发性结核常逐渐好转并愈合，临床症状消失，出现"肾自截"现象。但此时肾内仍有大量的细菌、干酪样物质和广泛的钙化，病因并未消除。

膀胱结核（cystophthisis）最初表现为黏膜充血、水肿、结核结节形成，然后出现溃疡、肉芽肿和纤维化。若病变较轻，治疗又及时，病变可停止进展并愈合；如病变已达肌层，则发生严重的纤维组织增生和瘢痕收缩，使膀胱容量减少，出现所谓"膀胱挛缩"。由于膀胱壁的病变可使健侧输尿管口发生狭窄，或破坏其活瓣作用，从而导致该侧输尿管上段和肾盂积水。随着双肾相继受损，肾功能迅速恶化，临床上出现慢性肾功能不全表现。此外，病侧的输尿管口也常因局部病变而开放，引起继发性膀胱输尿管反流。

【临床表现】

肾结核中的半数患者常有明显的既往肾外结核感染史，其中大部分是肺结核，并多已痊愈，但仍有不足10%的患者伴有肾外活动性病灶。肾结核常好发于男性，男女之比为2∶1，临床上约90%为单侧病变，10%为双侧。

肾结核早期常无明显症状，肾盂造影也无异常，因病变局限于肾皮质，尿液中仅发现有少量红细胞、脓细胞或结核分枝杆菌。随着病变的慢性进展，可出现下列症状：

1. 尿频、尿痛、尿急　75%～80%的患者因有此症状而就诊，尿频常最早出现，开始以夜间明显，其后白天也频繁。尿频的原因起初与含有结核菌的脓尿刺激膀胱黏膜有关，以后随着结核病变直接侵袭膀胱，尿频呈进行性加剧，并开始伴有尿痛、尿急。如未经治疗，尿频症状突然改善，要考虑"肾自截"的可能。当病情进一步恶化至膀胱挛缩时，尿频亦更加显著，每天排尿次数可达数十次，甚至出现尿失禁现象。

2. 血尿　常在尿频之后发生，多为终末血尿，由膀胱三角区结核溃疡出血所引起。肾结核病变侵犯至肾脏血管时，常出现全程血尿，可不伴有尿路刺激症状。

3. 脓尿　尿液有不同程度的浑浊，严重时呈米汤样，由病变肾脏不断排出的干酪样坏死脓性物质所引起，镜检可见有大量脓细胞。

4. 肾区疼痛及肿块　肾结核患者一般腰痛不明显，但如输尿管被血凝块或干酪样物质堵塞以及继发性感染时，可发生钝痛和绞痛。Owen曾报道，有4例肾结核患者，剧烈的肾痛是仅有的临床表现，提示所有不明原因的肾痛患者应进行有关肾结核方面的检查。此外，少数肾结核患者腰部触诊可及肿块，常与肾脏积脓或肾积水肿胀有关。

5. 全身症状　肾结核患者早期全身症状不明显，晚期或伴有肾外器官活动性结核。

【诊断与鉴别诊断】

1. 尿液检查　尿液多呈酸性，常规检查多有异常发现，有蛋白、白细胞、红细胞。约2/3患儿尿沉渣抗酸染色可找到结核分枝杆菌，尿结核分枝杆菌培养阳性率可高达90%。尿中找到结核分枝杆菌对诊断肾结核有重要价值，但检出率与经验有密切关系。采早晨第一次尿检出率较高，留24小时尿沉渣亦可提高检出率，一般可连续检查3天。

2. 影像学检查　当临床表现不典型时，其诊断主要靠影像学特征性表现。

（1）腹部平片：是评价本病最简单的手段，可显示肾脏的大小及肾脏、输尿管、膀胱和其他泌尿系器官的钙化，还可以观察脊柱结核。

（2）B超：早期肾结核超声表现为肾实质内出现边缘欠清晰的低回声区，内有散在细小光点。随着病变的发展，浸润和坏死的范围扩大而侵入肾内层，多在乳头处破溃，并蔓延至肾盏、肾盂甚至全肾，发生干酪样变和溃疡，干酪样物崩解排入肾盂则形成干酪性空洞，此时超声表现为内壁不规则的无回声区，同时在肾盂内形成有细光点与絮状物的无回声区，其内透声性差。在病变侵犯肾盂黏膜，使漏斗部狭窄，或病变侵犯输尿管，使管壁不规则增厚，造成肾盂肾盏积水，则超声表现为肾盂肾盏内无回声区的积水图像。当肾结核晚期，肾实质内发生大量纤维组织增生和钙化，则超声表现为肾脏缩小，形状不规则，内有大小不等的强光团、后伴声影。但肾结核超声图像缺乏特异性。当积水较严重时，不易区分肾盏与肾盂。对肾积水与肾结核脓肾、肾结石与肾结核钙化、肾囊肿合并感染与肾结核脓肿等的鉴别有一定困难，也不能评价肾脏的功能。因此，B超异常时应结合其临床表现，进一步行静脉肾盂造影、腹部CT等检查，综合判断。

（3）静脉肾盂造影（IVP）：早期肾结核行IVP无异常改变。中期则表现为由于肾乳头坏死造成的肾盏模糊、虫蚀样改变，肾盏可以变形，有时对比剂可以通过肾盏进入肾髓质内的干酪样病灶内。随着病变进一步发展，肾盏可以扩大，呈空洞表现，局部的纤维化可造成肾盏不显影，而输尿管增粗、扭曲、僵直，失去正常柔软迂曲的形态。晚期肾结核由于广泛纤维化和尿路梗阻产生自截肾，可使整个肾脏不显影。

（4）排泄性膀胱输尿管造影（VCUG）：对肾结核诊断无特异性，但可观察是否存在膀胱输尿管反流及反流程度，对观察疗效、选择手术治疗方式有指导作用。

（5）腹部CT：能清楚显示整个肾脏的横断面图像，有很高的分辨率，对肾实质及肾盂、肾盏的形态结构均一目了然。平扫可见肾脏外形及大小的改变、肾盂肾盏扩张积水、肾盂输尿管壁的增厚以及不规则钙化等。增强扫描能更清楚地显示结核脓肿，在肾实质内可见不规则低密度区，并有轻至中度强化。如果再结合增强延迟扫描还可以观察肾功能的改变和积水的程度等。但CT扫描包括的范围往往受限，不可能全面显示尿路受累情况，所以对肾结核的诊断应结合腹部平片和IVP进行全面评价，并紧密结合临床表现及其他实验室检查。

（6）磁共振尿路成像：为诊断尿路疾病的新方法，具有非侵袭性、无需造影剂、无肾功能依赖性，能较好显示上尿路解剖结构等优点。磁共振成像可清楚显示积水全貌，并能区别积水与积脓。肾结核的病理特点是尿路不同部位破坏、溃疡、形成空洞与纤维化修复，造成尿路狭窄、瘢痕并存。磁共振尿路成像可反映这种病理特征，不但可用于诊断，还可帮助选择治疗方案，并能显示钙化灶，能明确显示肾功能状况，但费用高是其存在的缺点。

3. 膀胱镜检查　是诊断膀胱结核的最主要方法。镜下可见结核结节、膀胱充血、患侧输尿管闭锁

等变化。肾结核术前病理学诊断主要依靠膀胱镜检查。对有明显尿路刺激征而临床怀疑肾结核者，膀胱镜检查为不可缺少的手段。

诊断主要根据：①临床表现：顽固性尿频、尿痛、尿急伴血尿、脓尿；②结核分枝杆菌感染的表现及依据如结核接触史、结核中毒症状、肾外结核表现、结核菌素试验阳性、尿沉渣中找到结核分枝杆菌；③肾影像学检查即可明确诊断。

小儿肾结核诊断应注意以下三点：①有无肾结核的病灶存在；②是单侧病变还是双侧；③病变的范围、程度和两侧肾功能的情况。

应与以下疾病鉴别：

（1）慢性肾盂肾炎：起病慢，病程迁延多大于6个月，可有尿路刺激症状、血尿、脓尿和蛋白尿等，一般营养情况较差。其临床表现与肾结核极其相似，而且肾结核合并细菌感染时可同时有尿普通细菌培养阳性。因此，肾结核易被误诊为泌尿系感染或慢性肾盂肾炎。但本病症状呈间隙性发作或加重，尿路刺激症状不突出；尿普通培养可发现致病菌；肾功能损害主要表现为肾小管功能持续减退；IVP示肾盂肾盏变形、缩窄，而肾实质无虫蚀样破坏性病变；抗生素治疗无显效等可与肾结核鉴别。尤其有肾外结核依据时，应高度警惕肾结核。

（2）急性肾小球肾炎：肾结核有以单纯血尿起病者，易与急性肾小球肾炎混淆。急性肾炎除血尿外，往往伴有少尿、水肿、高血压，尿中常有颗粒管型。

（3）肾结石：绞痛、血尿、泌尿系感染是泌尿系结石的临床特点。当肾结核出血多时血凝块可致肾绞痛，酷似肾结石；而且肾结核钙化灶在超声检查时亦常被误认为肾结石。因此，当疑诊肾结石，却伴难以解释的顽固性膀胱刺激症状，肾盂积水及输尿管病变时，应进一步检查除外肾结核。

（4）肾囊肿：位于肾盂肾盏边缘的肾结核空洞有时易与肾囊肿混淆。单纯的肾囊肿无膀胱刺激症状及尿液性状异常，但继发感染时也可有脓尿、血尿，应积极寻找结核感染依据以资鉴别。

【治疗】

根据全身及局部情况，可采用一般支持治疗、药物治疗及手术治疗。

1. 一般治疗　加强营养，注意休息，保持生活规律，呼吸户外新鲜空气，以利康复。

2. 药物治疗

（1）抗结核药物治疗：应用抗结核药物治疗肾

结核是目前最重要的手段。早期肾结核,肾盂造影显示病变较轻或范围较局限,或虽已发生空洞、破溃但病变不超过 1~2 个肾盏,且无输尿管梗阻者可采用单纯药物治疗大多能够痊愈。只有在药物治疗无效、肾脏破坏严重或泌尿系有严重并发症时,才需要施行手术治疗。

可采用 6 个月短程疗法。最初 2 个月的强化阶段多采用异烟肼(INH)、利福平(RFP)、吡嗪酰胺(PZA)、乙胺丁醇(EB)或链霉素(SM)4 种联用的方法。后 4 个月用异烟肼和利福平。药物剂量同活动性肺结核。因链霉素可引起纤维化并导致输尿管狭窄,且毒性大易致耳聋等合并症,目前已较少使用。有人主张用环丝氨酸代替 SM,剂量 5~10mg/(kg·d)分 2 次服用。对肾功能不全的患儿,利福平、异烟肼、吡嗪酰胺、乙硫异烟胺和丙硫异烟胺可按正常剂量服用,因其不经肾脏排泄;而链霉素或其他氨基糖苷类药物、乙胺丁醇等完全通过肾脏排泄的药物则应慎用。

手术前后用药:为了防止手术促成结核分枝杆菌播散,手术前必须应用抗结核药物,一般用药 2~4 周,手术后继续用抗结核药物治疗 8~12 个月。

(2)激素治疗:肾上腺皮质激素可以炎症反应及纤维化,在有效化疗及医疗监护下,对输尿管梗阻或严重结核性膀胱炎患儿,可酌情加用激素治疗。疗程 4~12 周。

3. 手术治疗 根据病变范围,肾结核的手术治疗有病灶清除术、部分肾切除术、肾切除术、输尿管狭窄整形或膀胱挛缩扩大术、尿流改道或复道手术。

【预后】

在抗结核药物问世以前,有临床症状的肾结核患者,其 5 年的存活率不足 30%,10 年的存活率不足 10%;双肾结核者,5 年的死亡率竟高达 80%。随着抗结核治疗在临床上的广泛应用,肾结核的预后已大为改观,双肾结核者的死亡率现已下降到不足 8%;单侧肾结核患者,经合理治疗,一般预后较好,肾功能损伤较轻或完全正常;双侧肾结核或单侧肾结核已侵犯至输尿管膀胱者,其预后较差,肾功能都有不同程度的损害或丧失。总的来说,决定预后的因素有以下几方面:①全身状况及有无泌尿系外结核;②对侧肾脏的功能;③膀胱结核病变的程度;④治疗时期和方案的合理性;⑤年龄,24 岁前治疗效果好。

(张星星)

第三节 真菌性尿路感染

真菌性尿路感染(candida urinary tract infection)属尿路感染的特殊类型,近年来,随着广谱抗生素的广泛应用、免疫抑制剂的使用及尿道插管留置,发病率逐步增高。

【病因及发病机制】

真菌性尿路感染多为继发性感染,常因基础疾病或医源性因素所致。重症监护室(ICU)患者继发真菌感染的发生率一直呈上升趋势,已成为重要的并发症之一。儿童泌尿系真菌感染的常见原因如下:①一些原发性免疫缺陷病尤其是细胞免疫缺陷者;②各种继发性免疫功能低下如长期皮质激素、免疫抑制剂的使用以及肿瘤患者行化疗、放射治疗等,艾滋病患者免疫功能障碍;③应用抗生素治疗引起正常菌群失调,尤其是长期大量使用广谱抗生素;④留置导尿管、各种造瘘、膀胱输尿管反流、尿路畸形等尿路局部抵抗力下降;⑤慢性严重疾病致使体质极度虚弱;⑥念珠菌生长的适宜 pH 是 5.1~6.4,正常尿液呈酸性时有利于念珠菌的生长。

真菌(fungus)在自然界中分布广泛,种类繁多,引起侵袭性真菌感染的病原体分为两类:真性致病菌和条件致病菌。前者仅由少数致病菌组成,主要包括组织胞浆菌和球孢子菌,它们可侵入正常宿主,也常在免疫功能低下的患者中引起疾病。在免疫功能受损的患者中,由真性致病菌所致的感染常为致命性的。条件致病菌主要包括念珠菌和曲霉菌,多侵犯免疫功能受损的宿主。泌尿道真菌感染最常见致病菌为念珠菌种,为人类的正常共生菌,可从口腔、胃肠道、阴道和损伤的皮肤中找到该菌。常见的致病性念珠菌(candida)(假丝酵母菌)有白色念珠菌、热带念珠菌、近平滑念珠菌、光滑念珠菌、克柔念珠菌、季也蒙念珠菌和葡萄牙念珠菌。以往认为白色念珠菌为泌尿系真菌感染最常见的致病菌,但是近年发现念珠菌尿的微生物学正发生改变,大于 50% 的念珠菌尿为非白色念珠菌所致。

本病感染途径为上行性和血源性,局限于尿路的真菌感染常为上行性,全身性真菌感染侵及尿路则为血源性。所有的致病真菌(如新型隐球菌、曲霉菌种、毛霉菌种、组织胞浆菌、芽生菌、球孢子菌)均可作为全身性或播散性真菌感染的一部分感染肾脏。在新生儿尤其是早产儿大多数念珠菌尿反映念珠菌血症和尿道的血行感染。

白色念珠菌是一种酵母样菌,革兰染色阳性,易在酸性环境中以出芽方式繁殖,产生孢子和假菌丝。白色念珠菌除对人体组织具有黏附作用外,也可通过释放高分子的强力毒素和低分子毒素而致病,且能阻断机体内吞噬细胞的杀菌作用,并产生一些水解酶类,引起组织损伤。白色念珠菌主要通过上行性途径引起尿路感染,血源性少见,前者多见于长期接受抗菌治疗并行尿路保留插管的患者,后者则属于全身念珠菌病的一部分。

【病理】

急性念珠菌病表现为局部以中性粒细胞渗出为主的炎性病变,并迅速形成脓肿;慢性病变还可形成巨细胞肉芽肿性组织反应,为本病主要病理所见。肾脏损伤可位于皮质和髓质,以灰白色微小脓肿常见,病灶内可找到孢子和假菌丝,外周有中性粒细胞和组织细胞浸润,偶见由真菌孢子和菌丝组成的乳头部块状物形成,引起肾盂输尿管梗阻。

【临床表现】

1. 上行性感染者,早期即可见尿频、尿急、尿痛和排尿困难等尿路刺激症状,尿中常排出假菌丝。上行感染时输尿管和肾盂内脱落的酵母孢子和假菌丝体可产生真菌球堵塞输尿管,这些团块常与血尿的发生有关,导致尿路梗阻,引起肾绞痛,双肾受累时可导致少尿、无尿、肾衰竭;有时会发生乳头坏死,形成肾内和肾周脓肿。

2. 血源性感染者,早期侵犯肾脏时,症状可不明显,严重时也可出现尿路刺激症状,但常同时伴有其他内脏器官如心、肺、肝、脾等受侵袭时的相应症状和体征。

3. 肾脓肿形成广泛者,则肾功能减退,临床出现氮质血症。

4. 临床上还可见到部分行尿路保留插管并长期应用抗生素治疗的患者,中段尿培养有白色念珠菌生长,而无任何临床表现,称无症状念珠菌尿,多是真菌仅在尿中群集繁殖而无组织损伤之故。

【实验室检查】

1. 尿液分析和显微镜检查　尿白细胞增多,尿沉渣男性白细胞>5 个/HP,女性>10 个/HP。对于未留置导尿管的患者,如果尿液中只发现酵母菌而无细菌,脓尿是真菌性尿路感染的一个有意义的指标;同样,如果尿液中只发现酵母菌而无细菌,血尿和蛋白尿是真菌性尿路感染的一个支持依据。真菌

感染的第一个线索可能是显微镜下找到真菌。离心尿革兰染色,白色念珠菌和其他少见的菌种如近平滑念珠菌、热带念珠菌将显示为直径 4～10μm 的芽孢菌,常有菌丝;直径 2～4μm 没有菌丝的小的芽孢菌可能是光滑假丝酵母菌。曾认为菌丝的存在与否能区别是感染还是定植,但事实上,光滑假丝酵母菌没有菌丝,能明显引起尿路感染;在老鼠动物模型,无菌丝的白色念珠菌突变体能引起尿路感染证明菌丝的存在不是感染的一个有效标志。

2. 中段尿培养　目前仍采用中段尿培养菌落计数来辅助诊断。以下情况可诊断泌尿系真菌感染:①未留置尿管情况下,连续 2 份尿样培养呈酵母菌阳性;②直接导尿术获得的尿样培养呈酵母菌阳性(念珠菌尿>10^5CFU/ml);③更换尿管前后两次获得的两份尿样培养呈酵母菌阳性(念珠菌尿>10^5CFU/ml)。

3. 血清沉淀素试验　可用此方法测定患者血清中念珠菌抗体,其阳性率达 83%,症状性念珠菌尿路感染者常阳性,无症状性菌尿阴性。

4. 影像学检查

(1) 超声检查:由于超声安全和简便易行,对于 ICU 的患者和肾功能受损的患者常为首选。念珠菌肾盂肾炎超声显示局灶节段低回声肾损伤;对肾积水患儿显示中央肾回声分离及肾盏、肾盂扩张。真菌性尿路感染的 ICU 住院婴儿超声常可见真菌球。

(2) X 线排泄性尿路造影:可显示肾积水,但现在几乎被 CT 取代。

(3) CT 尿路造影:CT 尿路造影对鉴定肾盂肾炎和肾周脓肿优于 X 线和超声。由于 CT 增高的敏感性,更易发现肾周积液、组织积气和导致尿路梗阻的真菌球。

(4) 磁共振(MR):MR 用于真菌性尿路感染经验有限,但 MR 增强扫描对证明儿童发热性肾盂肾炎尤其有用。

(5) 肾皮质放射性核素扫描:应用^{99}锝标记的葡庚糖酸盐或二巯丁二酸(DMSA)行肾皮质放射性核素扫描,对肾盂肾炎诊断的敏感性优于 X 线排泄性尿路造影和超声检查。肾皮质放射性核素扫描能证明肾功能受损。

【治疗】

治疗依赖于病变类型和严重程度。

1. 无症状性菌尿者,只要及时去除诱发因素,常在数周后菌尿即可自行消失,通常不需要特殊治

疗。如能适当碱化尿液,则能加速真菌从尿中清除。

2. 有症状的念珠菌膀胱炎,氟康唑有好的疗效,氟康唑是三唑类抗真菌药物,此药在尿中有高的浓度,对大多数念珠菌尤其是白色念珠菌有高的抗菌活性,并且有好的耐受性,价格便宜。可静脉或口服,剂量 3 ~ 6mg/(kg · d),一天 1 次。疗程 7 ~ 14天。对难治性的膀胱感染,可用氟胞嘧啶 50 ~ 150mg/(kg · d),分 2 ~ 4 次口服,氟胞嘧啶在尿中浓度高,但其对骨髓的潜在毒性作用为其缺点。两性霉素 B(AmB) 脱氧胆酸盐静脉用药是第三个选择,因此药在尿中排泄时间长,是一有效的抗真菌药,疗程 1 ~ 7 天。

3. 念珠菌肾盂肾炎或全身念珠菌病患者,要用两性霉素 B 0.5 ~ 1mg/(kg · d)静脉滴注,或氟康唑 6mg/(kg · d),抗深部真菌感染治疗,疗程 14 天。同时上尿路引流是必需的。用新的引流管替代现有的引流管及手术移除真菌球是最重要的处理措施。当存在肾功能不全,导致抗真菌药物在尿中浓度降低时,应常规从肾盂引流管局部给予高剂量两性霉素 B 或氟康唑。

4. 积极治疗原发病变,合理应用抗生素、激素和免疫抑制剂,加强支持疗法,如增加营养,给予高蛋白、高维生素饮食,特别是维生素 B 和维生素 K,改善卫生条件,提高抵抗力,也是减少发病率、提高治愈率的重要环节。

(张星星)

第四节 黄色肉芽肿性肾盂肾炎

黄色肉芽肿性肾盂肾炎(xanthogranulomatous pyelonephritis,XGP)是一种少见的肾实质的慢性炎症,是一种特殊类型的肾慢性肉芽肿性炎症。国外资料显示,本病大约占外科手术的 6‰。1916 年,Schlagenhanfer 第一次从病理上描述了本病;1935年,Oberling 命名为黄色肉芽肿性肾盂肾炎。好发于中年女性,儿童中罕见,1963 年儿童病例首例报道,至今约报道 265 例儿童病例。

【病因及发病机制】

病因与发病机制不明,有人认为局部免疫力低下致非特异性细菌感染包括大肠埃希菌、克雷伯杆菌、金黄色葡萄球菌、肠球菌、假单胞菌、链球菌、厌氧菌感染以及综合因素(如结石、梗阻、供血不足等)作用。炎症感染的刺激至肾内脂质代谢紊乱及肾内微循环、尿流动力学改变,肾组织进行性破坏和类脂质的释放,巨噬细胞吞噬后者转变为泡沫细胞(或称黄色瘤细胞)。

在成人,黄色肉芽肿性肾盂肾炎常同时伴有肾结石或尿路梗阻,许多患者有既往尿路疾病史或糖尿病史。目前认为,这些都是黄色肉芽肿性肾盂肾炎的易感因素。Goodman 等报道过 23 例病人,男 7例,女 16 例,既往有尿路感染者 15 例,肾结石者 7例,多次妊娠者 3 例,行尿路器械检查者 6 例,瘫痪和慢性疾病者 10 例,糖尿病者 2 例,其他肾脏病者 2例。但在儿童 XGP 患者,特别是慢性肾盂肾炎型,这类既往病史常缺如。

【病理】

常单侧肾脏受累,罕有双侧病变。肉眼见肾盂积水,肾脏肿胀扩大;切面见有黄色晶状、非晶状物质或钙化;镜下可见,在肿胀的肾组织内有大量单核细胞、多核巨细胞和含有脂类小滴的泡沫状细胞浸润,并有结缔组织增生,组成所谓的黄色肉芽肿。此外,病变组织中还常同时伴有肾乳头坏死、大片肾组织坏死、肾实质钙化、狭窄性动脉内膜炎和静脉血管损伤。

XGP 的病理改变分为两型:局灶型和弥漫型,两者分别以脓肾和慢性肾盂肾炎样改变为其特征。在儿童,最常见的表现是脓肾盂型,此型常伴有感染性尿路结石或变性杆菌尿,脓肾的形成可能是在肾盂输尿管梗阻的基础上继发感染所致;但 Garel 等却否认局灶型的存在,他们认为局灶型者在病理上并不符合 XGP 的诊断标准,虽然其病变组织中有泡沫细胞存在,但无慢性肾盂肾炎样改变和肉芽肿性反应,且泡沫细胞并无特异性,在其他疾病如肾脓肿、Wilms 瘤患儿也常见,故他们认为,所谓局灶型者即 XGP 脓肾型只不过是普通的肾脓肿或脓肾而已。

XGP 根据其病变侵袭的范围临床上分为三期:①Ⅰ期:病变局限在肾实质内,称肾内期;②Ⅱ期:病变侵犯肾盂或肾周脂肪,称肾周围期;③Ⅲ期:病变侵犯至后腹膜肾旁脂肪,称肾外期。大多数情况下,肾脏周围邻近器官受侵袭者少见。

【临床表现】

绝大多数黄色肉芽肿性肾盂肾炎患者临床表现无特异性。可发生于任何年龄段。常见于中年女性,男女之比为 1∶2;儿童发病者,男女之比为 1∶1。XGP 患者临床表现多种多样,症状错综复杂,大致可归纳为下列四个方面:

1. 泌尿系症状　类似慢性肾盂肾炎表现,常有尿频、尿急、尿痛等尿路刺激症状,镜下有脓尿、血尿、蛋白尿和菌尿。局灶型脓肾患儿,尿沉渣细胞学检查可见有泡沫状细胞。

2. 常伴有腹痛、腰痛,肾区可触及肿块,易误诊为肾肿瘤。

3. 部分病人伴有肝脏肿大,肝功能异常,严重时可出现黄疸,称为肾源性肝功能不良综合征。

4. 全身表现　患者常有发热、寒战、体重减轻或不增、倦怠乏力、食欲缺乏及贫血、白细胞增高等。当肾功能受损时,常出现血尿酸、肌酐和尿素氮增高,严重者肾功能完全丧失。少数病例还可有高血压。

Garrel 等曾报道过 19 例患儿,男 10 例,女 9 例,临床表现为发热者 14 例,腹部肿块者 9 例,生长落后者 8 例,全身恶病质者 6 例,X 线腹部平片有阳性结石者 14 例,肾脏增大者 7 例,所有患儿脓尿、菌尿皆阳性,肾盂造影时发现肾脏均无功能。

【实验室检查】

1. 尿液检查　尿液检查 88% 以上的病人出现脓尿和蛋白尿;尿培养阳性率为 74% ~ 86%,多数为大肠埃希杆菌和变形杆菌,偶见耐青霉素的金黄色葡萄球菌。晨尿离心,沉渣涂片可找泡沫细胞,若在一张切片上有 5 个以上的泡沫细胞,则可诊断本病,其阳性率达 82.6%。

2. 血液检查　常见白细胞增加和血沉加快;贫血多见,占 65% ~78%。

3. 影像学检查

（1）X 线检查:本病的 X 线改变差异性大,可出现各种各样的局灶或弥漫性损伤病变且取决于有无梗阻、结石和其他异常的存在。80% 的患者 IVP 可发现带有结石的病肾不显影,肾盏变形也常见,尤其病肾为弥漫性者。局灶性损伤者表现为囊性或肿块内空洞,其中充盈缺损。肾血管造影检查,可见大多数黄色肉芽肿样肾病变区域的血管减少或缺如。

（2）CT 检查:CT 扫描检查可清楚显示肾内多个结节状或较大肿块样低密度病灶,并可见肾盂或集合管系统的结石和钙化灶。局限型 XGP 尚有以下征象:

1）肾一极增大变形,其中有囊状密度区,CT 值范围 -15 ~ +30Hu,此取决于脂质的量,但不呈真正的脂肪密度。注药后示明显的病灶周边增强,系为多血管的肉芽组织围绕所致。含脂质的黄色瘤病灶内不增强。

2）局限性肾肿块,突出肾轮廓之外,等密度或略高密度,酷似肾癌,但增强后强化不明显。由于周围肾实质明显强化,病灶境界变得很清楚,相对的呈现低密度,此不同于肾癌。

3）局限性的病变形态多为类圆形,此反映病变缓慢生长的特点。

4）易侵犯肾周间隙和腰大肌,CT 显示肾筋膜增厚,病灶与腰大肌粘连。

4. 肾组织病理学检查　肾切面显示肾盂充满了脓液,邻近肾组织切面为黄色(图 13-1)。显微镜下可见肾组织结构破坏,其橙黄色病变组织是由炎症性大泡沫巨噬细胞(图 13-2)、含颗粒状胞质的小巨噬细胞、中性粒细胞、淋巴细胞、浆细胞和成纤维细胞等所构成,肾盂黏膜周围可见大量中性粒细胞和坏死碎屑,偶可见异物巨细胞,泡沫细胞的胞质特别是小颗粒的单核细胞,其 PAS 染色呈强阳性。

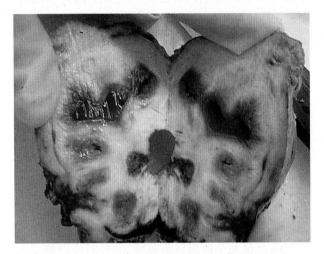

图 13-1　切面显示肾盂充满了脓液,邻近肾组织切面为黄色

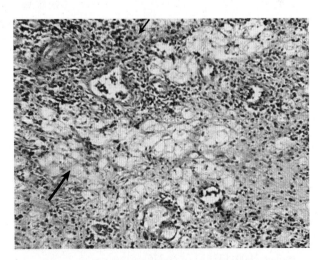

图 13-2　切片显示肾组织内可见大量吞噬了脂质的巨噬细胞,偶可见多核巨细胞(粗箭头指示吞噬了脂质的巨噬细胞,细箭头只是多核巨细胞)(HE 染色,×200)

【治疗】

外科手术是本病重要的治疗方法,经治疗愈后良好。在外科治疗中,必须认识到病变蔓延所形成的病理变化给外科手术造成的困难和增加手术的危险。应根据临床病理分期拟定适当手术方案,以提高手术的安全性和成功性。

1. 患肾切除　临床多数病人患肾为弥漫型病变,肾组织广泛破坏,肾功能丧失。这些病人通常作患肾切除。应注意的是,Ⅲ期病人因肾周广泛粘连和纤维化,应采用经腹作患肾切除术式,以便分离患肾和处理肾蒂,否则患肾切除极其困难和危险。

2. 保留肾手术　本病为一种良性病变,有人提出局限型Ⅰ、Ⅱ期病变采用局部或肾部分切除,以保留健存的肾组织,使病人免除肾切除之苦。由于本病与肾癌、肾结核的鉴别诊断较难,易造成术前误诊,患肾多被切除。保留肾的治疗方法应用不多见,因此,术前能否正确诊断对于本病治疗方式的选择极为重要。保留肾手术的治疗方法值得进一步研究和应用。

【预后和预防】

本病为一种良性病变,经治疗预后良好。本病预防主要措施如下:

1. 坚持每天多饮水,勤排尿,以冲洗膀胱和尿道。避免细菌在尿路繁殖,这是最简便又有效的措施。

2. 注意阴部清洁,以减少尿道口的细菌群,必要时可用新霉素或呋喃旦啶油膏涂于尿道口旁黏膜或会阴部皮肤,以减少上行性再发感染。

3. 尽量避免使用尿路器械,必要时应严格无菌操作。

（张星星）

参 考 文 献

1. Zorc JJ,Levine DA,Platt SL,et al. Clinical and demographic factors associated with urinary tract infection in young febrile infants. Pediatrics,2005,116(3):644-648.

2. Whiting P,Westwood M,BojkeL,et al. Clinical effectiveness and cost- effectiveness of tests for the diagnosis and investigation of urinary tract infection in children:A systematic review and economic model. Health Technol Assess,2006,10(36):iii-iv,xi-xii,i 1-154.

3. Al-OrifiF,McGillivrayD,Tange S,et al. Urine culture from bag speci-mens in young children:Are the risks too high J Pediatr,2000,137(2):221-226.

4. National Institute for Health and Clinical Excellence. Urinary tract infection in children[EB/OL]. London:NICE,2007. http://guidance. nice. org. uk/CG054.

5. 中华医学会儿科学分会肾脏病学组. 儿童常见肾脏疾病诊治循证指南(试)(七):泌尿系感染诊断治疗指南. 中华儿科杂志,2010,48(11):814-816.

6. 徐虹,李晓忠. 儿童常见肾脏疾病诊治循证指南(试行)解读(七):泌尿系感染诊断治疗. 中华儿科杂志,2010,48(11):817-819.

7. 焦安夏,江载芳. 肾结核病//江载芳,易著文. 实用小儿结核病学. 北京:人民卫生出版社,2006:313-321.

8. Kauffman CA. Diagnosis and management of fungal urinary tract infection. Infect Dis Clin North Am,2014,28(1):61-74.

9. Bukhary ZA. Candiduria:a review of clinical significance and management. Saudi J kidney Dis Transp,2008,19(3):350-360.

10. Sobel JD,Fisher JF,Kauffman CA,et al. Candida Urinary Tract Infections:Epidemiology. Clin Infect Dis,2011,52(Suppl 6):S433-436.

11. Fisher JF,Kavanagh K,Sobel JD,et al. Candida Urinary Tract Infections:Pathogenesis. Clin Infect Dis 2011,52(Suppl 6):S437-451.

12. Kauffman CA,Fisher JF,Sobel JD,et al. Candida Urinary Tract Infections:Diagnosis. Clin Infect Dis 2011,52(Suppl 6):S452-456.

13. Fisher JF,Sobel JD,Kauffman CA,et al. Candida Urinary Tract Infections:Treatment. Clin Infect Dis,2011,52(Suppl 6):S457-466.

14. 吴彼得. 尿路真菌感染. 临床肾脏病杂志,2008,8(6):251-253.

15. Li L,Parwani AV. Xanthogranulomatous pyelonephritis. Arch Pathol Lab Med,2011,135(5):671-674.

16. 王海燕. 肾脏病学. 第3版. 北京:人民卫生出版社,2008:1281.

17. Rao AG,Eberts PT. Xanthogranulomatous pyelonephritis:an uncommon pediatric renal mass. Pediatr Radiol,2011,41(5):671-672.

18. Addison B,Zargar H,Lilic N,et al. Analysis of 35 cases of Xanthogranulomatous pyelonephritis. ANZ J Surg,2014 Mar 25. doi:10. 1111/ans. 12581.

19. Huang HP. Renal ultrasonography should be done routinely in children with first urinary tract infections. Urology,2008,71:439-443.

20. Preda I. Normal dimercaptosuccinic acid scintigraphy makes voiding cystourethrography unnecessary after urinary tract infection. J Pediatr,2007,151(6):581-584,584 e1.

21. Tareen BU. Role of positional instillation of contrast cystography in the algorithm for evaluating children with confirmed pyelonephritis. Urology,2006,67(5):1055-1057. Discussion 1058-1059.

22. Elmore JM. Incidence of Urinary Tract Infections in Children After Successful Ureteral Reimplantation Versus Endoscopic Dextranomer/Hyaluronic Acid Implantation. J Urol, 2008, 179:2364-2368.

23. Hansson S, Svedhem A, Wennerstrom M, et al. Urinary tract infection caused by Haemophilus influenzae and Haemophilus parainfluenzae in children. Pediatr Nephrol, 2007, 22: 1321-1325.

24. Seidel T, Kuwertz-Broking E, Kaczmarek S, et al. Acute focal bacterial nephritis in 25 children. Pediatr Nephrol, 2007, 22: 1897-1901.

25. Garin EH, Olavarria F, Araya C, et al. Diagnostic significance of clinical and laboratory findings to localize site of urinary infection. Pediatr Nephrol, 2007, 22:1002-1006.

26. Craig WD, Wagner BJ, Travis MD. Pyelonephritis: radiologic pathologic review. Radiographics, 2008, 28: 255-277; quiz 327-258.

27. Garin EH, Olavarria F, Garcia Nieto V, et al. Clinical significance of primary vesicoureteral reflux and urinary antibiotic prophylaxis after acute pyelonephritis: a multicenter, randomized, controlled study. Pediatrics, 2006, 117:626-632.

28. Roussey-Kesler G, Gadjos V, Idres N, et al. Antibiotic prophylaxis for the prevention of recurrent urinary tract infection in children with low grade vesicoureteral reflux: results from a prospective randomized study. J Urol, 2008, 179:674-679; discussion 679.

29. Marks SD, Gordon I, Tullus K. Imaging in childhood urinary tract infections: time to reduce investigations. Pediatr Nephrol, 2008, 23:9-17.

30. Watson AR. Management of urinary tract infection in children. Bmj, 2007, 335:356-357.

31. Leroy S, Romanello C, Galetto-Lacour A, et al. Procalcitonin to reduce the number of unnecessary cystographies in children with a urinary tract infection: a European validation study. J Pediatr, 2007, 150:89-95.

32. Montini G, Toffolo A, Zucchetta P, et al. Antibiotic treatment for pyelonephritis in children: multicentre randomised controlled non-inferiority trial. Bmj, 2007, 335:386.

33. Mak RH, Wong JH. Are oral antibiotics alone efficacious for the treatment of a first episode of acute pyelonephritis in children? Nat Clin Pract Nephrol, 2008, 4:10-11.

34. Prelog M, Schiefecker D, Fille M, et al. Febrile urinary tract infection in children: ampicillin and trimethoprim insufficient as empirical mono-therapy. Pediatr Nephrol, 2008, 23: 597-602.

35. Conway PH, Cnaan A, Zaoutis T, H et al. Recurrent urinary tract infections in children: risk factors and association with prophylactic antimicrobials. JAMA, 2007, 298:179-186.

第十四章 膀胱输尿管反流和反流性肾病

膀胱输尿管反流(vesicoureteric reflux, VUR)是指排尿时尿液从膀胱反流至输尿管和肾盂。反流性肾病(reflux nephropathy, RN)是由于 VUR 和肾内反流(intrarenal reflux, IRR)伴反复尿路感染(urinary tract infection, UTI),导致肾脏形成瘢痕、萎缩,肾功能异常的综合征。儿童的输尿管随着年龄的增长,膀胱内段渐延长,弥补其长度不足,可使原发性反流的膀胱输尿管连接部转变成无反流连接部,这是儿童逐渐发育完善的过程,70% ~80% 的轻度反流可自行消失,如无 UTI 者约65% 反流于5 ~6 年内消失。相反,当任何病理过程破坏了连接部的解剖结构或正常功能时,就引起继发性 VUR,若不及时治疗和纠正,则会引起 RN。Registry、Bailey 和 Lynn 根据欧洲透析移植协会登记在册资料分析,估计15 岁以下儿童每年0.3 ~0.4 人/百万人口因 RN 而表现为肾衰竭;Kincaid-Smith 估计每年5 ~10 名女孩/百万人口因 RN 而进入终末期肾衰。在澳大利亚及新西兰登记透析和移植的16 岁以下病人中23% 男孩和27% 女孩为 RN。VUR 不仅发生在小儿,而且在反复 UTI 基础上持续到成年,如不及时治疗和纠正可发展到慢性肾衰竭。大量资料表明 RN 是终末期肾衰的重要原因之一。

【病因及分类】

导致 VUR 的主要原因是膀胱输尿管连接部异常。按发生原因可分以下两类:

(一) 原发性 VUR

最常见,为先天性膀胱输尿管瓣膜机制不全,包括先天性膀胱黏膜下输尿管过短或水平位,输尿管开口异常,膀胱三角肌组织变薄、无力,Waldeyer 鞘先天异常等。膀胱逼尿肌功能异常者可致反流,占53%。

(二) 继发性 VUR

导致 Waldeyer 鞘功能紊乱的因素有尿路感染(urinary tract infection, UTI),膀胱颈及下尿路梗阻、创伤、妊娠等,小儿 UTI 并发反流者高达30% ~50%。UTI 时膀胱输尿管段因炎症、肿胀、变形而失去正常瓣膜作用。UTI 的主要病原菌中伞状大肠埃希菌易与尿道上皮细胞结合而削弱输尿管的蠕动功能,使其产生反流,控制感染后反流可渐消失,若炎症迁延反复,则反流持续不易消除。尿路畸形合并反流者约占40% ~70%。此外,膀胱输尿管功能不全,如原发性神经脊髓闭合不全,包括脑脊膜膨出等,约有19% 病例发生 VUR。

【发病机制】

RN 的发病机制目前仍未阐明,VUR 引起肾损害可能是多因素所致。

(一) 菌尿

尿液反流把细菌带到肾内,肾组织损害认为是直接侵犯的后果。

(二) 尿动力学改变

由于输尿管口呈鱼口状,反流量大,即使无感染,当肾盂内压力增高达40mmHg 时,可出现 IRR 而导致肾损害(此时膀胱内压与输尿管肾盂内液压一致)。

(三) 尿液漏入肾组织

尿液经肾盏、肾乳头的 Bellin 管或穹隆角的破裂处漏入肾间质。复合肾乳头为逆流性乳头,单肾乳头为非逆流性乳头。尿液在肾间质可直接刺激或通过自身免疫反应(抗原可能为尿液中的细菌或 Tamm-Horsfall 蛋白),导致炎症或纤维炎。

(四) 肾内血管狭窄

由于尿液漏溢到肾小管外的间质及毛细血管和直小血管引起炎症及纤维化导致肾内血管闭塞及狭窄。

(五) 肾小球硬化

近年来,引人重视的是 RN 的局灶性节段性肾小球硬化问题。Lotran（1982）将其发病机制归纳为：

1. 免疫损害 大部分硬化灶中可见 Ig（主要为 IgM）及 C_3，认为这种肾小球损害是由细菌及其他代谢产物或自身免疫复合物所致。自身抗原可能是刷状缘相关抗原或 Tamm-Horsfall 蛋白。

2. 大分子物质被摄取后系膜功能不全 Michael 等发现慢性肾盂肾炎的肾小球透明变性时，沉积的大分子物质从系膜处移至致密斑。

3. 肾内血管病变 多数病人有肾内小叶间动脉内膜增生，中层肥厚，可能是引起肾小球硬化的主要原因。

4. 肾小球高滤过作用 病变区肾小球组织减少，完整的肾小球发生动力学改变而出现硬化。

（六）遗传因素

有人认为 VUR 的发病 10%～20% 与基因遗传有关，有易感的家族中有 40% 一级亲属存在反流。携带 HLAW19 和 AW29 抗原者是本病的高危人群。Bailey 报道，以显性单基因遗传及环境因素综合所致可能性大。

【病理】

有反流的乳头管，集合管明显扩张，管壁周围间质充血水肿，淋巴细胞及中性粒细胞浸润，继之肾小管萎缩，局灶纤维化及肾小球周围纤维化。肾盏、肾盂扩张，肾实质变薄，重度 VUR 伴反复 UTI 者瘢痕广泛，一般肾上、下极突出（即极性分布倾向）。小动脉可有增厚狭窄。

【临床表现】

RN 最常见的临床表现为反复发作的 UTI。膀胱刺激症状仅在 UTI 急性期出现，原发性反流的存在常是 UTI 反复和迁延不愈的重要因素，而 UTI 的持续必然进一步加重连接部的解剖结构异常，以致反流持续和加重，若合并尿路畸形，则后果更为严重，UTI 约 1/3～1/4 患儿伴有先天性尿路畸形。

（一）夜尿、多尿

Kekomaki 发现，VUR 病人远曲小管功能最先受影响，尿浓缩功能异常是反映肾功能损害的灵敏指标，这也得到动物实验证实。在儿童可以遗尿作为首发症状。

（二）尿淋漓

若由于炎症或先天发育缺陷造成单向瓣膜机制失去正常功能，使部分尿液逆流至输尿管，扩张时逆流的尿液又回到膀胱，使膀胱尿液不能完全排空，导致排尿功能异常。

（三）蛋白尿

可为 RN 的首发症状，亦可在严重瘢痕形成数年后才出现，随肾功能减退，蛋白尿增加，少数病人甚至可出现大量蛋白尿。蛋白尿出现，提示 VUR 导致肾小球病变。

（四）高血压

为 RN 的常见后期并发症，亦是儿童恶性高血压最常见病因。约 20% 儿童 RN 病人发展为高血压。随着瘢痕的进展，发展为高血压的危险性增大。高血压可加速肾功能恶化。

（五）胎儿及婴儿时临床表现

小于 1 岁的婴儿临床表现有其特点。许多患儿在胎儿期，作 B 超常规检查时就被发现，表现为肾盂积水、上尿路扩张或巨大膀胱。脊柱裂也是 VUR 高发因素之一。出生后 B 超及排尿性膀胱造影术（micturating cystourethrography，MCU）可进一步证实，而 UTI 可能是败血症的一部分，往往被全身症状掩盖。

（六）其他

较常见的临床表现还有反复发热、腰痛、腹痛、发育不良、尿路结石、肾衰及肉眼血尿等，个别病人可有肾小管酸中毒。

【实验室检查】

由于 VUR 及 RN 缺乏特异性临床表现，所以影像学检查就显得非常重要。最基本的检查方法是 MCU 和静脉肾盂造影术（intravenous pyelography，IVP），近年已被超声及放射性同位素扫描所补充，有时被后者取代。但各有其优缺点，可依具体情况和目的选择不同的检查来诊断。尿 β_2-微球蛋白（β_2-m）检查对早期肾脏受累的意义受到重视。

（一）超声检查

近年 B 型超声及彩色多普勒超声的应用，尤其妊娠期对胎儿超声检查日渐常规化，及超声的无创性、无放射性、患儿易接受等优势，使其作为早期筛选方法，早期诊断提供了可能。通过 B 超可估计膀胱输尿管连接部功能，观察输尿管扩张、蠕动及膀胱基底部的连续性，观察肾盂、肾脏形态及实质改变情况。VUR 的 B 超征象有扩张的肾盂肾盏、扩张扭曲的上/下输尿管、两侧肾脏大小不一、肾皮质变薄、弥漫性肾实质回声增强等。有人在 B 超时插入导尿管，注入气泡（如 CO_2 气），若气泡进入输尿管则 VUR 可诊断。晚近进展，用彩色多普勒超声观测连接部功能及输尿管开口位置。总之，B 超应用前景令人乐观。但 B 超对上极瘢痕探测有局限性，对

VUR 不能作分级,并要求有过硬的技术水平。B 超诊断 RN 有 16% 的假阴性率和 5% 的假阳性率。

（二）X 线检查

1. 排尿性膀胱尿路造影（MCU） 通过导尿管或膀胱注入 10%~20% 泛影葡胺至患儿有排尿感（估计<2 岁 30~50ml,3~6 岁 50~100ml,7~10 岁 100~150ml）,然后拔出导尿管,嘱患儿排尿,同时用电视透视观察和摄片。此为常用的确诊 VUR 的基本方法。到目前为止,MCU 仍是 VUR 检测及分级的"金标准"(gold standard)。国际反流委员会提出的五级分类法(图 14-1):①Ⅰ级:尿反流只限于输尿管;②Ⅱ级:尿反流至输尿管、肾盂,但无扩张,肾盏穹隆正常;③Ⅲ级:输尿管轻、中度扩张和(或)扭曲,肾盂中度扩张,穹隆无(或)轻度变钝;④Ⅳ级:输尿管中度扩张和扭曲,肾盂、肾盏中度扩张,穹隆角完全消失,大多数肾盏保持乳头压迹;⑤Ⅴ级:输尿管严重扩张和扭曲,肾盂、肾盏严重扩张,大多数肾盏不显乳头压迹。

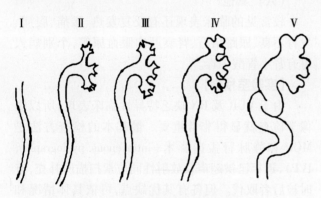

图 14-1　膀胱输尿管反流的分级

2. 静脉肾盂造影（IVP） IVP 检查可进一步确诊有无肾萎缩及肾瘢痕形成。RN 有两种不同的放射学影像:①肾盏杯改变,皮质萎缩及对应局部全层瘢痕是 RN 的最常见表现;②偶然亦可出现与梗阻后萎缩相似的 RN,即肾实质普遍变薄及复合乳头改变。近年学者们认为大剂量静脉肾盂造影加 X 线断层照片更能显示瘢痕。

但 X 线检查的缺点是病人接受放射剂量大,若瘢痕局限在肾脏的前后表面,则 IVP 有局限性。

（三）放射性核素检查

由于 γ 照相技术的应用,同位素扫描需放射剂量较低,毒性及副作用较小,尚可检测肾功能等优点,近年将其作为一种简单、实用的诊断 VUR 及 RN 方法用于临床。

1. 放射性核素膀胱显像 分直接测定法和间接测定法,用于测定 VUR。

（1）直接测定法:检查前安置导尿管,取 37MBq(1mCi)^{99m}TC-O4 或 ^{99m}TC-硫胶体与 5ml 生理盐水混合后,由导尿管注入膀胱,然后再注入生理盐水[输入量=(年龄+2)×3]充盈膀胱。在膀胱充盈期和排尿前、后,用 γ 照相机在后前位行膀胱输尿管 γ 照相。

直接测定方法除所观察膀胱输尿管逆流外,还可通过排尿量和排尿前后膀胱区放射性活度计算出膀胱内残余尿量（残余尿量=排尿量×排尿后计数率之差）。此外,还可同时观察到膀胱充盈时与排尿时尿反流影像。缺点是须插导尿管易刺激尿道引起感染。

（2）间接测定法:与肾动态显像相似。在静脉注射 ^{99m}TC-DTPA 7.4MBq（200μCi）或 ^{131}I-OIH 11.1MBq(300μCi)后的一定间隔时间,在排尿前、排尿时、排尿后进行输尿管、膀胱 γ 照相,本法不需导尿,在肾动态检查同时可检测有无反流存在。缺点是要求受检者有正常肾功能,否则膀胱内难以充盈足够的放射性活度,而影响结果准确性。其次要求受检者配合,控制排尿时间,这对年龄较小儿童患者并不合适。

放射性核素膀胱显像完全按 MCU 五级分类是比较困难的。但膀胱显像可将反流分成轻、中、重三级。轻度 VUR 在膀胱显像图上,仅是反流局限于输尿管,而反流未能达到肾脏,轻度反流相当于 MCU 的Ⅰ级。中度反流相当于Ⅱ~Ⅲ级,膀胱显像见有少量的分流到达肾盂,输尿管不显影或有少量分流。重度反流相当于Ⅳ~Ⅴ级,膀胱显像表明有大量反流到明显扩大的输尿管和扩大的肾盂和肾盏系统。

2. DMSA 扫描技术 有学者认为 DMSA 扫描摄影用于尿无菌的患者,对诊断儿童 RN 是唯一的"金标准",特别是在 5 岁以下儿童 Goldraich 根据 DMSA 扫描摄影征象将肾瘢痕分成四级:①Ⅰ级:一处或两处瘢痕;②Ⅱ级:两处以上的瘢痕,但瘢痕之间肾实质正常;③Ⅲ级:整个肾脏弥漫性损害,类似梗阻性肾病表现,即全肾萎缩,肾轮廓有或无瘢痕;④Ⅳ级:终末期、萎缩肾,几乎无或根本无 DMSA 摄取（小于全肾功能的 10%）。

3. 利尿肾显像 让病人饮水（成人 500ml,儿童酌减）,进行常规 DTPA 动态显像,30 分钟显像后,排空膀胱再显像一次,旨在避免扩大膀胱对输尿管造成反压,产生假阳性梗阻。然后,静注呋塞米1mg/kg体重(最大20mg),连续显像15分钟,并将数据贮存于计算机中,再次排空小便,于30分钟时再显像一次,在双侧肾盂设置感兴趣区,获得头15分钟时间内每侧肾脏的时间-放射性曲线(半对数坐标表示),该曲线的排空部分应为一直线,根据斜率可计算半清除时间。不难看出,利尿肾显像不仅能对梗阻程度进行定性定量观察,而且能对梗阻、非梗阻肾盂、输尿管扩大进行鉴别诊断。通常所有正常肾脏和大多数无梗阻的肾盂积水,利尿肾显像引流通畅,半排空时间<10分钟;机械性梗阻者则>20分钟,在10~20分钟之间者为可疑,常见于已解除梗阻的肾脏中。缺点:存在明显输尿管反流和肾功能不良时,该试验无效。事前难以预料受检肾脏在应用利尿剂后是否增加尿流,如尿流不增加,梗阻与非梗阻性扩大之间的鉴别则很难。另外尚需患儿配合,这在儿童应用受限。

(四)尿 β_2-M 测定的意义

β_2-M 是一种分子量为1900的低分子蛋白质,从肾小球滤过后,几乎全部在近曲肾小管被重吸收,故在尿中常为阴性。如果肾小管遭损伤破坏,重吸收发生障碍,尿中就出现 β_2-M 增高,故尿中 β_2-M 的检测能够反映肾小管有无损伤,尿中 β_2-M 对 RN 和其他因素引起的肾小管损伤特别敏感,但 β_2-M 在尿液 pH<6 时破坏较快,故易出现假阴性,而发热或脱水易引起 β_2-M 分泌增多。在一部分既往 RN 儿童 β_2-M 也可阴性,这并不能说明 β_2-M 对 RN 没有诊断意义。那么在一些 RN 儿童中为什么 β_2-M 不增高呢? Hodson 对 10 名儿童随诊发现,随着尿路畸形的矫正,β_2-M 恢复正常,另在一些病例随着肾脏发育成熟,肾小球的广泛破坏被瘢痕组织完全取代,尿中 β_2-M 也消失。而在连续性活动性损伤病人,尿中 β_2-M 保持在高水平或继续增高。总之,尿中 β_2-M 检测对婴幼儿 RN 的早期诊断有重要意义。但注意应收集晨尿新鲜标本,为了避免酸性尿中破坏可加入 1~2 滴 0.5N NaOH 于尿中使其变为碱性尿,最好将标本收集后立即贮存于-20℃待检测。

(五)尿筛查的程序

为了早期诊断,作筛查工作是必要的,建议筛查程序如表14-1。

表 14-1　RN 的筛查程序

```
           晨第一次尿化验
           ●肾小管蛋白尿(如β₂-M等)
           ●尿比重
           ●糖尿
           ●血尿
           ●蛋白尿
                │
              测血压
                │
        上述有任何一项阳性结果
                │
              B超检查
              ┌──┴──┐
         阴性追踪    阳性进一步检查
                  (MCU、DSMA扫描、IVP等)
```

【诊断】

目前,由于 VUR 临床诊断时,症状多不明显,有症状者也为非特异性表现。故确诊需依赖影像学检查。

(一)下列情况应考虑反流存在可能性

1. 反复复发和迁延的泌尿道感染(UTI)。
2. 长期尿频、尿淋漓或遗尿。
3. UTI 长期药物治疗无效。
4. 年龄较小(<2 岁)和(或)男孩的 UTI。
5. 中段尿培养持续阳性。
6. UTI 伴尿路畸形。
7. 家族中一级亲属有 VUR、RN 患者。
8. 胎儿或婴儿期肾盂积水。

(二)检查手段的选择

若有上述可疑点出现,应根据不同年龄选择有关的检查手段。

1. 小于 2 岁　首选:①MCU;②超声。如果这两项检查不正常,再选择 DMSA 扫描和(或)IVP。

2. 2~5 岁　首先选择 DMSA 扫描和(或)超声,或 IVP。如果这些检查中有一项不正常或反复的 UTI 成为主要问题时,再作 MCU。由于在此年龄组的多数儿童在作 MCU 时难以合作而受限制,所以很可能有许多明显的 VUR 病例得不到诊断。

3. 大于 5 岁　超声检查异常时,为进一步确诊,必要时可供选择的有:①IVP;②DMSA 扫描,③MCU。要说明的是这些影像学检查的选择有赖于超声结果。

（三）RN 的诊断

确诊依赖影像学检查,临床表现有助诊断。

1. IVP 及 DMSA 扫描见有肾瘢痕形成及肾萎缩的影响与特点。

2. MCU、放射性核素膀胱显像、超声发现 VUR 的征象。

3. 临床表现　反复发作的 UTI 类,具有肾小管间质性肾炎的临床特点及蛋白尿、高血压。

4. 排除继发性 VUR。

【治疗】

RN 的防治最主要是制止尿液反流和控制感染,防止肾功能进一步损害。VUR 分为内科治疗和外科治疗。

（一）内科治疗

Brodehl 提出 4 点:①每天令小儿饮足量水使膀胱经常排尿;②寝前使小儿习惯 2 次排尿,以减轻膀胱内压力;③长期小剂量每晚寝前一次服药,以便药物在膀胱内保持较长时间,常用 TMP 合剂 1~2mg/kg 或呋喃妥因 2mg/kg,维持服药 1 年减少感染复发;④长期随访观察尿细菌培养和血压。自 3 个月至青春期。应用复方新诺明,15mg/kg 睡前 1 次服,2~3 个月复查 MCU 1 次,并同时作尿常规及中段尿培养。Smellie 对 75 例 0~12 岁小儿 121 个反流输尿管经 18 个月~10 年随访,62 个输尿管反流停止,再经 4 年观察,80% 输尿管反流消失。Shah 等观察 121 例 VUR 小儿 178 个输尿管,经药物治疗Ⅰ、Ⅱ级反流 2/3 消除。目前常按 VUR 的不同分级采用治疗措施(图 14-2)。

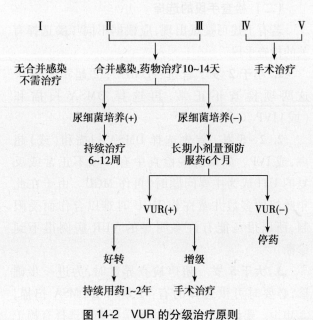

图 14-2　VUR 的分级治疗原则

有人认为 VUR 与膀胱的不稳定性有关,给抗胆碱药物对 VUR 治疗可起到作用。

（二）外科治疗

既往文献有关 VUR 外科治疗方法多为整形手术,目前国外盛行注射疗法,即使用一特别针头,经内镜在膀胱输尿管开口的黏膜下,注入一定量的生物合成微粒悬液(如 Teflen 特氟隆、Bovine Collagen 牛胶原和 Deflux),使输尿管口造成适当紧缩以阻止反流。此方法特点为死亡率低,仅短时麻醉,仅需短期住院或不需住院,易被父母接受。注射疗法在 1994 年 9 月悉尼第 23 届世界泌尿外科学术会议成为热点。

（党西强）

参 考 文 献

1. Papachristou F. The characteristics and outcome of primary vesicoureteric reflux diagnosed in the first year of life. Int J Clin Pract,2006,60(7):829-834.

2. Pirker ME,Colhoun E,Puri P. Renal scarring in familial vesicoureteral reflux:is prevention possible? J Urol,2006,176(4 Pt:1842-1846. Discussion 1846.

3. Lahdes-Vasama T,Niskanen K,Ronnholm K. Outcome of kidneys in patients treated for vesicoureteral reflux (VUR) during childhood. Nephrol Dial Transplant,2006,21(9):2491-2497.

4. Conte ML. A genome search for primary vesicoureteral reflux shows further evidence for genetic heterogeneity. Pediatr Nephrol,2008,23(4):587-595.

5. Silva JM. Predictive factors of resolution of primary vesicoureteric reflux:a multivariate analysis. BJU Int,2006,97(5):1063-1068.

6. Ahmed M. Dimercaptosuccinic acid (DMSA) renal scan in the evaluation of hypertension in children. Pediatr Nephrol 2008,23(3):435-438.

7. Ozcan C. Bladder ultrasound in the evaluation of the efficacy of dextranomer/hyaluronic acid injection for treatment of vesicoureteral reflux. J Clin Ultrasound,2007,35(7):357-362.

8. McMann LP,Scherz HC,Kirsch AJ. Long-term preservation of dextranomer/hyaluronic acid copolymer implants after endoscopic treatment of vesicoureteral reflux in children:a sonographic volumetric analysis. J Urol,2007,177(1):316-320. Discussion 320.

9. Aaronson DS. Relative contraindication to endoscopic subureteral injection for vesicoureteral reflux:congenital refluxing megaureter with distal aperistaltic segment. Urology,2008,71(4):616-619. Discussion 619-620.

10. Elder JS. Endoscopic therapy for vesicoureteral reflux:a

metaanalysis. I. Reflux resolution and urinary tract infection. J Urol,2006,175(2):716-722.

11. Elmore JM. New contralateral vesicoureteral reflux following dextranomer/hyaluronic Acid implantation: incidence and identification of a high risk group. J Urol,2006,175(3 Pt 1):1097-1100.

12. Menezes M. New contralateral vesicoureteral reflux after endoscopic correction of unilateral reflux-is routine contralateral injection indicated at initial treatment? J Urol,2007,178(4 Pt 2):1711-1713.

13. Elmore JM. Salvage extravesical ureteral reimplantation after failed endoscopic surgery for vesicoureteral reflux. J Urol,2006,176(3):1158-1160.

14. Garin EH. Clinical significance of primary vesicoureteral reflux and urinary antibiotic prophylaxis after acute pyelonephritis: a multicenter, randomized, controlled study. Pediatrics,2006,117(3):626-632.

15. Roussey-Kesler G. Antibiotic prophylaxis for the prevention of recurrent urinary tract infection in children with low grade vesicoureteral reflux: results from a prospective randomized study. J Urol,2008,179(2):674-679. Discussion 679.

第十五章　肾脏血管性损害

第一节　肾性高血压

肾性高血压（renal hypertension）主要是由于肾脏实质性病变和肾动脉病变引起的血压升高，在症状性高血压中称为肾性高血压。一是肾实质病的病理特点表现为肾小球玻璃样变性、间质组织和结缔组织增生、肾小管萎缩、肾细小动脉狭窄，造成了肾脏既有实质性损害，也有血液供应不足。二是肾动脉壁的中层黏液性肌纤维增生，形成多数小动脉瘤，使肾小动脉内壁呈串珠样突出，造成肾动脉呈节段性狭窄。三是非特异性大动脉炎，引起肾脏血流灌注不足。肾脏实质性病变和肾动脉病变引起的血压升高，引起高血压的始动原因不同，但两类病变时有交叉，并且同属肾脏部位的疾患所致，故统称为肾性高血压，是继发性高血压的主要组成部分。

【病因及发病机制】

肾性高血压病因主要为肾实质性高血压和肾血管性高血压。

几乎每一种肾实质疾病都可以引起高血压。各种肾脏病引起高血压的机会与其病变的性质和对肾小球功能的影响以及造成肾实质缺血的程度及病变的范围等有关。各型肾小球肾炎，可出现一定比例的高血压。狼疮肾、糖尿病肾病、先天性肾发育不全、肾肿瘤病变较广泛，可伴有血管病变或肾缺血，故常出现高血压。而肾结石、肾盂肾炎和多囊肾引起继发性高血压的机会较少。不同病理类型的肾小球肾炎发生高血压的机会亦不相同，如微小病变和膜性肾病高血压比例偏少，而膜增殖性肾炎、局灶性节段性肾小球硬化极易出现高血压。此外，肾性高血压与肾功能状态有关。肾脏纤维化过程中肾功能减退血压趋于升高，肾衰竭后期80%以上伴有高血压。

肾血管性高血压是由于肾动脉的狭窄或闭塞，肾脏血流量不足，肾缺血，肾内血压下降，可刺激肾脏球旁细胞分泌大量肾素，引起血管紧张素Ⅱ生成增多，该物质可使全身血管收缩，血压升高；另一方面，醛固酮分泌增多，钠与水潴留，导致血压升高。肾缺血时肾内抗高血压物质，如缓激肽、前列腺素生成减少，反过来，高血压又可引起肾细小动脉病变，加重肾缺血，这样相互影响，就使血压持续升高。

肾性高血压主要表现为细胞外液容量调节障碍和肾素及血管紧张素Ⅰ又能促使醛固酮分泌异常，也存在其他肾脏内分泌激素和细胞因子水平的异常。①容量依赖型高血压：肾实质损害早期，肾小球滤过率下降，水钠潴留，并且早期肾小管功能损害较轻，使得水钠滤过减少。当钠的摄入量超过机体的排泄能力时，就会出现水钠滞留。肾实质病变晚期，远曲小管 Na^+-K^+ 交换、Na^+-H^+ 交换障碍，导致钠水排出障碍。血管内和细胞外水钠潴留，会使血容量明显增加，即可出现高血压。同时水钠滞留可使血管平滑肌细胞内水钠含量增加，血管壁增厚，弹性下降，血管阻力以及对儿茶酚胺的反应增强，这些亦可使血压升高。②肾素依赖型高血压：肾动脉狭窄或肾动脉血栓形成以及肾实质性疾病，均可造成肾灌注减少，导致肾组织缺氧，此时肾脏可分泌多种引起血压升高的物质，使球旁细胞释放大量肾素。肾小球旁器以及分泌肾素的细胞肿瘤也使肾素分泌增加，其中最主要的是肾小球旁细胞分泌大量肾素。肾素是一种水解蛋白酶，进入血液循环后，与肝脏释放的 α_2-球蛋白结合成血管紧张素Ⅰ（10肽），并无升压作用。肾素能引起血管紧张素Ⅰ活性增高，血管紧张素Ⅰ经肺循环在血管紧张素转换酶的作用下，脱去两个氨基酸，形成生物活性很强的血管紧张素Ⅱ（8肽），进一步分裂可形成少量的血管紧张素

Ⅲ（7 肽）。血管紧张素Ⅱ能使周围小动脉强烈收缩和心脏搏动增强，使血压升高。其升压作用比去甲肾上腺素强 15～25 倍。另外，血管紧张素Ⅱ还能作用于肾上腺皮质球状带，促使醛固酮分泌增加，引起钠水潴留和血容量增加，提高血管对儿茶酚胺及血管紧张素Ⅱ等激素的敏感性。③肾脏其他内分泌激素和细胞因子也可以促成的高血压：由于肾实质损害以及肾缺血时肾内抗高血压物质激肽释放酶及前列腺素（PGI_2，PGE_2）的释放减少、活性减弱，也是高血压形成的重要促成因素。升高的血压反过来使动脉痉挛进一步加重，肾缺血缺氧加重，肾内对抗高血压的物质，如缓激肽、前列腺素生成减少，这种相互影响使血压持续升高。同时，肾实质损害以及肾缺血时直接或间接导致交感神经兴奋性增高，致使全身小动脉痉挛。

【临床表现】

肾性高血压临床表现多较隐匿，可有乏力、食欲缺乏等非特异表现，部分短期内血压升高程度较大或程度过高者，可能出现头晕、注意力和记忆力下降、烦躁、头痛、心慌，甚至出现高血压脑病或心力衰竭。但是血压水平与心、脑、肾靶器官损害程度之间密切相关，近期发现血压的升高可加剧肾脏疾病进展并且延缓其恢复，收缩压升高对慢性肾病的损害较明显。正常小儿夜间血压下降比例不低于 10%，而肾性高血压小儿此昼夜间节律消失，昼夜节律消失和夜间血压偏高对慢性肾病的损害更为明显。

【诊断与鉴别诊断】

肾性高血压诊断要点，必须在肾实质病变或肾血管型疾病基础上，伴随有血压的持续升高。肾实质病变需要借助临床症状体征、尿血液成分检查，以明确内环境异常变化和肾脏功能变化，进一步需要进行免疫学、肾脏 B 超、肾脏病理、静脉肾盂造影、逆行性肾盂造影、放射性核素肾图、CT 和磁共振检查，必要时可以进行 CT 肾血管三维重建。在观察肾性高血压对肾小球和肾小管的损伤检测多采用尿微量蛋白检测，尤其对于疾病早期、恢复期有利于观察高血压对肾损伤的作用，利于对血压控制的指导。

目前采用的儿童高血压标准：①比较常用的临床通用高血压标准为：新生儿 > 12.0/8.0kPa（90/60mmHg），学龄前儿童>14.7/9.33kPa（110/70mmHg），学龄儿童>16.0/10.7kPa（120/80mmHg）。②1994 国内儿童正常血压值为标准，收缩压>（13.3+年龄×0.4）kPa，舒张压>[（9.3+年龄）×0.2]kPa 诊断为高血压。也可以以超过同龄儿童的正常均值 2.66kPa（20mmHg）

以上者即为高血压。③更为确切的高血压诊断是应用小时动态血压监测进行评定，一般采用同性别、同身高段单个值和平均值 95 百分位作为参考高限，参考门诊或手工测的血压水平，进行高血压定性分度诊断。24 小时动态血压监测小于第 95 百分位数和 24 小时血压负荷小于 25%。动态血压夜间下降比率[（日间血压−夜间血压）/日间血压]，夜间收缩压下降百分比和（或）夜间舒张压下降百分比不小于 10% 为正常"杓型"动态血压节律，血压下降小于 10%，为动态血压节律消失，为"非杓型"血压。

如要确诊为肾性高血压需与以下疾病相鉴别：①内分泌性高血压：内分泌疾患中皮质醇增多症、嗜铬细胞瘤、原发性醛固酮增多症、甲状腺功能亢进症和绝经期等均有高血压发生。但一般可根据内分泌的病史、特殊临床表现及内分泌试验检查作出相应诊断。②血管病：先天性主动脉缩窄、多发性大动脉炎等可引起高血压。可根据上、下肢血压不平行以及无脉症等加以鉴别。③颅内病：某些脑炎或肿瘤、颅内高压等常有高血压出现。这些患者神经系统症状常较突出，通过神经系统的详细检查可明确诊断。④其他继发性高血压：如妊娠中毒症以及一些少见的疾病可以出现高血压，如肾素分泌瘤等。⑤原发性高血压：发病年龄较迟，可有家族病史，在排除继发高血压后可作出诊断。

【治疗】

肾实质高血压主要采用保守治疗，肾血管性高血压分保守治疗和手术治疗。

（一）治疗原则

1. 高血压的药物治疗应按步骤进行，一般从一种药物开始，并且以最小的剂量开始，逐渐增加，直到达到足够的降压效果。

2. 当应用一种降压药时，如出现严重的副作用或其剂量不能再增加而达不到满意的降低效果时，则加用另一种药物。同用几种药物时，应逐渐停用降压作用小的药物，尽量减少联合用药的种类，避免使用同类作用的两种药物，所选用的药物应有不同的作用部位或作用方式以取得叠加效应的目的。

3. 先用毒性最小的药物，为了保证脑的血流供应，降压不可过猛，一般前 6 小时使血压降至计划降压水平的 1/3，另 2/3 在 36～72 小时内逐渐下降。

4. 儿童肾性高血压的治疗应遵循个体化原则，并应考虑高血压形成的重要机制而选择给药，注意给药的容易性、药物的副作用、自然属性及长期治疗的花费。

（二）一般治疗

1. 休息 血压中重度升高时，需卧床休息，轻度高血压者平时生活学习应有规律，适当活动，如散步、慢跑等。

2. 控制体重，肥胖者应减肥治疗。

3. 饮食 应减少盐的摄入，每天摄入食盐 1 ~ 3g 为宜，多食富含钙、钾食物等。

4. 保持愉快的心情和安定的情绪，充分的睡眠，必要时可服用地西泮和谷维素等。

（三）药物治疗

用药指征：当血压超过该年龄组第 95 个百分位数时（三次测量结果），非药物治疗不能控制血压，应开始应用抗高血压药物治疗并结合上述治疗措施。但是病人如有下述家族史时可适当放宽指征：①家庭成员中有早期高血压并发症、肾衰竭等；②心脏疾病、视网膜血管病变等；③高脂血症等。

1. 利尿剂 利尿剂减少循环血容量和静脉回流，降低心排血量，周围血管阻力随之降低，因此血压下降。因为肾实质性高血压多伴容量增加，故利尿剂为此疾病的首选药物。

（1）氢氯噻嗪（dihydrochlorothiazide）：

1）作用机制：本品主要抑制髓袢升支皮质部 Cl^- 和 Na^+ 的重吸收，使管腔液渗透压增高，水分重吸收减少而出现利尿作用。此外，本品还有轻微的抑制碳酸酐酶的作用，使 H^+-Na^+ 交换减少，K^+-Na^+ 交换增加，尿钾排泄增加。

2）适应证：主要用于"容量依赖型"肾性高血压，降血压作用温和，中重度肾衰竭患儿无效。

3）用法和剂量：口服，0.5 ~ 1mg/（kg·次），2 次/d，最大剂量为 2mg/（kg·次）。

4）副作用：长期使用易导致低钾，应注意补钾或与螺内酯合用。可减低高密度脂蛋白，并可引起高尿酸血症。

（2）螺内酯（spironolactone）

1）作用机制：本品为醛固酮拮抗剂，作用于远端肾小管，直接抑制钠、钾交换，排钠潴钾，利尿作用弱且缓慢，但持久。

2）适应证：主要用于伴醛固酮增高及低钾的肾性高血压患儿，应避免用于高钾血症及肾衰竭患儿。

3）用法和剂量：口服 2 ~ 3mg/（kg·d），分 2 ~ 3 次。

4）副作用：长期服用可导致高钾低钠血症。

（3）呋塞米（furosemide）：

1）作用机制：本品为强效利尿剂，主要抑制髓袢升高对 Cl^- 的主动重吸收，而 Na^+ 的重吸收也因之减少。

2）适应证：一般用于肾功能尚可的病人，特别是伴血容量增加的高血压。严重肾衰竭患儿应避免大剂量的使用。

3）用法和剂量：口服，1mg/（kg·次），2 ~ 3 次/d。肌注或静脉注射，0.5 ~ 1mg/（kg·次），1 ~ 2 次/d。最大剂量：5 ~ 8mg/（kg·次）。

4）副作用：可引起严重的低钾血症，代谢性碱中毒和明显的细胞外液丢失。大剂量注射可致急性听力减退或暂时性耳聋。能导致肾小球滤过率的下降。

2. β-受体阻滞剂——普萘洛尔（propranolol）

（1）作用机制：β-受体阻滞剂降压作用是通过减慢心率及减少心输出量、抑制肾素的分泌来实现的。尚有文献报道可能通过作用于中枢导致输出交感神经兴奋性减低，刺激血管扩张剂前列腺素的合成而产生降血压作用。

（2）适应证：普萘洛尔是儿童中最常使用的 β 受体阻滞剂，长效作用及更强的 β 受体阻滞剂如阿昔洛尔、美托洛尔、吲哚洛尔、钠多洛尔的应用在儿童尚无很多经验。β-受体阻滞剂禁用于依赖肾上腺能神经调节保持生命功能的患儿，包括支气管哮喘、充血性心力衰竭。在胰岛依赖性糖尿病患儿中，β-受体阻滞剂应慎用，因为它能掩盖低血糖症状。

（3）用法和剂量：初始量：1 ~ 2mg/（kg·d），最大量 6 ~ 10mg/（kg·d），分次口服。

（4）副作用：诱发支气管哮喘，加重心传导阻滞，使心率减慢，心输出量下降。

3. 血管扩张剂 外周血管扩张剂是常用的治疗高血压的药物，它们降血压作用通过直接作用于血管床平滑肌，引起血管扩张和外周阻力下降。

（1）肼屈嗪（hydralazine）：

1）作用机制：直接扩张小动脉平滑肌而降低血压。

2）适应证：适用于轻中度肾性高血压、顽固性高血压及高血压危象。

3）用法和剂量：初始量 1 ~ 2mg/（kg·d），最大量 5 ~ 8mg/（kg·d），分次口服或注射。

4）副作用：反射性心动过速，钠水潴留，可导致 ANA 试验阳性和狼疮样综合征，其发生危险性随肼屈嗪的剂量增加而增加。

（2）哌唑嗪(Prazosin)：

1）作用机制：直接扩张血管平滑肌，并阻断 α 受体。

2）适应证：适用于轻、中度高血压，与 β-受体阻滞剂或利尿剂合用可增加疗效，适用于肾功能不全患者。

3）用法及剂量：初始量 0.01mg/(kg·次)，3～4 次/d，以后增至 0.02～0.04mg/(kg·次)，3～4 次/d。

4）副作用：直立性低血压，心动过速。

（3）二氮嗪(diazoxide)：

1）作用机制：松弛血管平滑肌，降低周围血管阻力。

2）适用证：主要用于严重高血压、高血压危象。

3）用法及剂量：高血压危象者，2～10mg/(kg·次)，快速静脉推注，数秒至 1～2 分钟起作用，2～3 分钟作用最强，作用持续 4～12 小时，必要时用药 30 分钟后可重复一次。

4）副作用：低血压、钠水潴留、血糖升高、头痛恶化、便秘、充血性心力衰竭，肾功能不全者忌用，不可与其他药物及输液配伍。

（4）米诺地尔(minoxidil)：

1）作用机制：直接松弛血管平滑肌而降压。

2）适应证：用于重度、顽固性高血压及肾性高血压。

3）用法及剂量：初始剂量 0.05mg/(kg·次)，2 次/d，以后增至 0.1～0.2mg/(kg·次)，2～3 次/d。

4）副作用：头痛、心动过速、钠水潴留、面色潮红，同时使用 β-受体阻滞剂和利尿剂可抵消副作用。

（5）硝普钠(sodium nitroprusside)：

1）作用机制：为强有力的血管扩张剂，直接松弛小动脉和静脉平滑肌而降压。

2）适应证：用于高血压危象的紧急处理。

3）用法及剂量：将本品 5～10mg 加入 5% 或 10% 葡萄糖液 100ml 内缓慢滴入，开始每分钟 0.2μg/kg，以后每 5 分钟增加 0.1～0.2μg/kg，病情稳定后逐渐减量，平均量每分钟 3μg/kg，最大量小于每分钟 8μg/kg。

4）副作用：应在避光下静滴，溶液保留小于 6～8 小时，长期应用可出现中毒反应，如乏力、恶心、呕吐，继用丧失定向及出现精神症状，肌肉痉挛，皮疹及骨髓抑制，长期应用时应测硫氰酸盐浓度，如超过 10～12mg/dl 时易发生中毒，应停用。

4. 中枢性交感神经抑制剂　临床上较重要的有两种：α-甲基多巴和可乐定，两种药物刺激脑干中 $α_2$-受体，减低外周肾上腺素能作用，由于副作用较多，临床上已较少应用。

（1）甲基多巴(methyldopa)：

1）作用机制：作用于血管运动中枢，抑制中枢的交感神经传导。

2）用法及剂量：初始量 10mg/(kg·d)，最大剂量 50mg/(kg·d)，分 2～3 次口服。

3）副作用：嗜睡、便秘、心动过缓、直立性低血压、鼻充血、胃肠道功能失调，突然停药可出现血压反跳，有时引起高血压脑病。

（2）可乐定(clonidine)：

1）作用机制：兴奋延髓血管运动中枢的 $α_2$ 受体，减低外周肾上腺素能作用，导致血压下降，心率减慢。

2）用法及剂量：0.005mg/(kg·d)，最大剂量 0.03mg/(kg·d)，分 2～3 次口服。

3）副作用：嗜睡、口干，突然停药可出现高血压反跳现象。

5. 肾上腺能受体阻滞剂　常用药物为酚妥拉明、酚苄明、拉贝洛尔、利血平。

（1）酚妥拉明(phentolamine)：

1）作用机制：阻滞肾上腺素、去甲肾上腺素和交感神经对血管的作用，降低血管阻力。

2）适应证：主要用于嗜酪细胞瘤高血压术前。其抗高血压的常规使用因其有严重副作用而受限制，有时亦用于重度高血压伴心功能不全者。

3）用法及剂量：0.1～0.2mg/(kg·次)，静脉滴注。

4）副作用：头痛、鼻塞、恶心、呕吐、腹痛、心动过速。

（2）拉贝洛尔(labetolol)：

1）作用机制：对 α、β 受体有竞争性拮抗作用，扩张外周血管，减慢心率。

2）适应证：新的抗高血压药，尤适用于高血压急诊的治疗。

3）用法及剂量：1～3mg/(kg·h)，静脉滴注。

4）副作用：直立性低血压。

6. 钙离子通道阻滞剂　常用药物为硝苯地平、尼群地平。

硝苯地平(nifedipine)：

（1）作用机制：抑制细胞外钙离子的内流，抑制血管肌张力而降压。

（2）适应证：一般仅用于短暂高血压的降压，儿童高血压不主张长期服用。

（3）用法及剂量：初始量 0.25mg/（kg·d），最大剂量 1mg/（kg·d），分 3 次服。

（4）副作用：头痛、眩晕、心悸等。

7. 血管紧张素转换酶抑制剂（ACEI） 血管紧张素转换酶抑制剂（ACEI）如卡托普利、伊那普利、贝那普利在治疗肾实质或肾血管疾病引起的高肾素性高血压中有特殊作用，近年来，临床上广泛使用 ACEI 阻滞血管紧张素 Ⅰ 向血管紧张素 Ⅱ 的生物转换，防止血管紧张素 Ⅱ 引起的血管收缩、醛固酮的合成及钠水潴留。近年尚有研究报道，ACEI 能延缓肾衰竭的恶化，减轻肾小球性蛋白尿及减轻肾实质损伤的作用。ACEI 在孤立肾或肾动脉狭窄患者使用中有报道出现肾功能变化，甚至肾衰竭，可能与血管紧张素 Ⅱ 合成障碍，导致肾小球出球动脉扩张，肾小球静水压下降，肾小球滤过率下降有关。此外，血容量不足，严重肾衰竭及使用非固醇类消炎药使前列腺素系统被阻断患者均禁用本类药物。某些患者长期使用可出现高钾血症。

（1）卡托普利（captopril）：

1）作用机制：与血管紧张素 Ⅰ 竞争转换酶，从而阻止血管紧张素 Ⅱ 的形成，此外，还可阻止血管舒缩素失活及增加前列腺素。

2）适应证：用于各型高血压，尤其高肾素性高血压的治疗，与利尿剂合用可加强降压效果。

3）用法及剂量：初始剂量 0.3～0.5mg/（kg·d），最大剂量 5～6mg/（kg·d），分次服。

4）副作用：有胃肠道反应、皮疹、咳嗽，偶有蛋白尿、粒细胞减少、高血钾、低血压等。

（2）依那普利（enalapril）：

1）作用机制：与卡托普利相似，作用为后者的 8.5 倍。

2）适应证：治疗各型高血压及充血性心力衰竭。

3）用法及剂量：0.05～0.2mg/（kg·次），口服，1 次/d。

4）副作用：与卡托普利相同，与利尿剂合用可引起"首剂低血压"。

（3）盐酸贝那普利（benazepril）：

1）作用机制：本品为第二代血管紧张素转换酶抑制剂，无反射性心动过速，也不影响心功能。

2）适应证：用于常规治疗无效或因副作用过大而不适用的轻、中度高血压。肾功能不全者同样有

效，但应适当减量。与噻嗪类利尿剂、β-受体阻滞剂、钙拮抗剂合用可增加降压效果。

3）用法及剂量：成人 10～20mg/次，1 次/d；儿童 0.2mg/（kg·d），最大剂量 1mg/（kg·d）。

4）副作用：偶见头晕、疲劳、症状性低血压、胃肠道不适、皮疹、瘙痒、潮红、尿频、咳嗽、肝炎、胆汁淤积黄疸罕见，个别有血管性水肿、胰腺炎、血小板减少、肾功能损害、心肌梗死。

（4）雷米普利（ramipril）：

1）作用机制：同贝那普利为第二代血管紧张素转换酶抑制剂，降压作用为依那普利的 10 倍，无反射性心动过速，也不影响心功能。

2）适应证：用于常规治疗无效或因副作用过大而不适用的轻、中度高血压。

3）用法及剂量：0.025mg/（kg·次），以后增至 0.05～0.1mg/（kg·次），1 次/d，最大剂量 15mg/d。

4）副作用：偶有血沉及谷丙转氨酶升高、症状性低血压、血管神经性水肿等。

（5）福辛普利（monopril）：

1）作用机制：福辛普利为第三代 ACE1，含有独特的膦酸基团。除了通过抑制血管紧张素 Ⅰ 转变为血管紧张素 Ⅱ 而阻断 RAA 系统的活化之外，还通过减慢缓缴肽的降解，从而增加局部扩血管物质的水平，达到降压目的。由于具有肝肾双通道平衡清除，对肝或肾功能不全的病人可通过替代途径代偿性排泄。

2）适应证：适用于其他药物治疗效果不理想或副作用过大的轻、中度高血压，对合并有心、肾功能不全的病人仍可使用。

3）用法及剂量：成人和大于 12 岁儿童，初始剂量为 10mg/d，每天一次，约 4 周后根据血压反应适当调整剂量。最大量 40mg/d。

4）副作用：常见有头晕、咳嗽、上呼吸道症状、恶心/呕吐、腹泻和腹痛、心悸/胸痛、皮疹/瘙痒、骨骼肌疼痛/感觉异常、疲惫和味觉障碍。偶有胰腺炎、暂时性血红蛋白和红细胞减少、血尿轻度增加。

8. 血管紧张素 Ⅱ 受体拮抗剂 血管紧张素 Ⅱ 受体（ATR）分为 AT₁R 和 AT₂R，AT₁R 兴奋与血管紧张素 Ⅱ 升血压有关，而 AT₂R 兴奋可介导抗增生作用。故采用血管紧张素 Ⅱ 受体拮抗剂（AT₁RA）可阻断血管紧张素 Ⅱ（Ang Ⅱ）有关的生理作用，尚可避免 ACEI 所致咳嗽等副作用。常用药物有：氯沙坦（losartan）、依贝沙坦（irbesartan）、依普沙坦（eprosartan）、氟缬沙坦（valsartan）、泰咪沙坦（telmisartan）等。

（1）作用机制：为血管紧张素Ⅱ受体（AT$_1$型）拮抗剂，能高度特异地竞争性阻断血管紧张素Ⅱ与其 AT$_1$ 受体结合，从而抑制 RAA 系统达到降压目的。

（2）适应证：治疗各种类型高血压，特别是 ACEI 治疗过程中出现副作用被迫停用者，使用本品可避免 ACEI 上述副作用。对肾性高血压尤为适用，除抗高血压外，可能尚有抗细胞增生，延缓肾小球及肾间质纤维化的作用。

（3）用法及剂量：成人起始和维持剂量为 50mg/d，每天一次。治疗 3～6 周达到最大抗高血压效应。部分病人可增加到 100mg/d。血容量不足病人剂量可考虑调整为 25mg/d。尚无儿童推荐剂量。

（4）副作用：极少数病人出现过敏反应，主要为血管性水肿，偶有腹泻、肝功能异常、肌痛、偏头痛、荨麻疹及瘙痒等。用药过量最可能表现为低血压、心动过速，该药不能通过血液透析清除，故透析患者无需调整起始剂量，孕妇禁用。

（四）透析治疗

大部分肾功能不全、肾性高血压患者伴严重钠、水潴留，经透析超滤，适当脱水后，能有良好的降压效果，一般与药物治疗合用。

（五）外科治疗

在儿童有几种高血压有必要通过外科手术治疗，包括肾动脉狭窄、肾盂肾炎引起的单侧肾瘢痕、肾发育不全或受损肾脏仅有有限肾功能，可通过手术治疗如血管再造术，患侧肾切除或部分切除。透视下气囊血管造影术治疗肾血管性高血压，也有很好的效果。

【预后】

肾性高血压的控制主要取决于基础病治疗的效果，肾实质性高血压可见于急性肾炎、慢性肾炎、狼疮性肾炎以及各种原因引起的肾衰竭期。虽然肾性高血压为肾脏疾病所致，但血压升高反过来又对肾脏产生不良影响，而且不管何种原发性肾脏病，如果出现持续性的中重度高血压则可以加速肾功能的恶化。一过性的高血压，如急性肾炎时出现的高血压，血压恢复多数比较快，而且治疗起来也比较容易，往往对肾功能影响不大。肾病综合征主要取决于水肿、少尿的恢复速度，病情的迁延、反复，会加重肾脏病理变化，甚至出现肾小球硬化和肾间质纤维化，就会使高血压易于反复和迁延。慢性肾炎和狼疮性肾炎基础病治疗复杂，肾性高血压治疗也比较困难，高血压居高不下，很多药物疗效较差；临床上所见到的高血压型慢性肾炎和狼疮性肾炎的预后就较普通型差；慢性肾衰患者血压升高是肾功能恶化的重要因素。肾血管性高血压的恢复主要取决于肾动脉狭窄或闭塞的恢复程度，狭窄或闭塞的恢复理想，血压自然易于恢复。

肾脏病患者伴有高血压者预后较差，这是由于持续性中、重度高血压会使肾小动脉痉挛、硬化，使肾小球毛细血管硬化加速，肾单位毁损加快，肾功能呈恶化趋势明显；血压控制不理想也会造成肾的持续损害存在和恢复困难。故积极控制血压十分重要，近来认为肾性高血压降压治疗比原发性高血压降压治疗应该更积极，降压所要达到的理想标准应该更低，这样才能更好地保护肾脏。由此可见，肾性高血压的监测和治疗必须提到新的高度。

（徐志泉）

第二节　肾静脉血栓形成

肾静脉血栓（renal vein thrombosis，RVT）指肾静脉主干和（或）分支内血栓形成，导致肾静脉部分或全部阻塞而引起一系列病理生理改变和临床表现。根据血栓形成速度，可分为急性 RVT 和慢性 RVT。前者临床上表现为突然出现的严重腰、腹疼痛，血尿、蛋白尿，受累肾脏肿大、水肿和肾功能损害；而慢性肾静脉血栓形成，由于起病常隐匿无任何不适。

RVT 确切发病情况目前尚不清楚。肾病综合征（尤其膜性肾病）患者 5%～62% 合并 RVT，而我国一项成人肾病综合征统计资料发现合并 RVT 者高达 46%。有报道新生儿 RVT 发生率至少 2.2 例/10 万活产儿，而 NICU 住院新生儿 RVT 发生率为 0.05%。RVT 发生与种族无关，男性易发。多数患者双侧肾静脉同时受累，单侧受累者则以左侧常见。

【病因和发病机制】

肾静脉血栓形成的机制于 1956 年由 Rudolf Virchow 首先描述而被公认。即：①内皮损伤（endothelial damage）：见于各种原因引起的血管壁和内皮损伤，如外伤、血管造影、肿瘤的血管浸润、肾移植术以及急性排斥反应、血管炎等；②血流减慢（stasis）：各种原因引起的血容量减少致血流减慢，如严重脱水、感染、腹泻、呕吐、先天性心脏病、原发性肾病综合征等;③血液高凝状态(hyper-coagulability):见于各种原发性血液高凝状态[如 factor V Leiden(resistance to activated protein C),prothrombin gene mutation(G20210A),蛋白 S 缺乏,蛋白 C 缺乏等]以及继发性血液高凝状态(如肾病综合征、败血症、口服抗凝剂等)。以上一种或多种因素共同作用,使凝血与抗凝血失衡,致 RVT 形成。

早在 1840 年 Rayer 就提出了肾病综合征可伴有肾静脉血栓,现知无论儿童还是成人,肾病综合征为临床上最常见的引起 RVT 的原因。肾病综合征时由于大量蛋白质(主要是白蛋白)从尿中丢失,部分患者血容量减少、血流减慢;同时,肝脏代偿性合成凝血因子 V、Ⅶ、Ⅷ和纤维蛋白原增加,而抗凝血因子如 AT-Ⅲ、α_1-抗胰蛋白酶、蛋白 C、蛋白 S 从尿中丢失致血浆浓度下降;另外,肾病综合征时血小板功能亢进、血胆固醇增高等等以上诸多因素均使肾病综合征患者处于明显高凝状态,是导致 RVT 的主要原因。

【肾脏病理】

RVT 可发生于双侧或单侧,受累肾脏体积肿胀。光镜下可见肾内弓状静脉、小叶间静脉内血栓形成,肾小球毛细血管祥淤血扩张并有微血栓形成,中性粒细胞呈节段性聚集并黏附于毛细血管壁;肾小管间质高度水肿。长期不能解除的肾静脉血栓,则进展为肾间质纤维化及肾小管萎缩,晚期出现肾脏瘢痕。

【临床表现】

RVT 的临床表现取决于血栓形成的快慢、被堵塞静脉的大小、程度以及病变范围。可分为急性和慢性两种类型。

(一) 急性 RVT

多见于年轻人,尤其新生儿以及婴幼儿。血栓多发生于肾静脉主干,可致肾静脉完全阻塞。临床表现为在原发疾病基础上(如脱水、休克、败血症、原发性肾病综合征等),突然出现下列症状或体征:①发热、呕吐、面色苍白甚至休克、白细胞增高等全身非特异表现。②局部症状:年长儿可诉一过性腰胁部疼痛、肿胀感或腹痛(10%~64%),甚至出现剧烈疼痛并发区叩痛。有时受累侧腰部可触及一外形光滑、坚硬的肿物。③突然出现的一过性肉眼血尿、蛋白尿或尿蛋白骤然增加。④肾功能异常:急性 RVT 常伴肾小球滤过功能下降,BUN、Scr 升高;严重病例出现少尿和急性肾衰竭。

(二) 慢性 RVT

多见于年长儿童及成人。由于静脉血栓形成缓慢常有侧支循环形成,临床常无症状,难以识别。往往需要肾静脉造影等影像学检查方能确诊。

(三) 并发症

RVT 可并发其他部位血管血栓形成或栓塞,已报道可并发肺动脉、腋窝和锁骨下动脉、股动脉、冠状动脉、肠系膜动脉、下腔静脉等血栓并发症。RVT 易并发肺栓塞,也是目前研究最多、最严重的并发症之一。Vosnides 报道血栓栓塞并发症的发生率在 8.5%~44%,国内一项前瞻性研究证实肺栓塞是肾病综合征常见的血栓、栓塞并发症可高达 38%,其中以膜性肾病发生率(36%)最高居首位。肺栓塞临床表现为呼吸困难、胸痛、咯血,严重者可致死,胸片及肺放射性核素扫描可助诊断和鉴别诊断。

【影像学检查】

(一) 无创检查

包括 B 型超声显像、多普勒超声图像、CT、磁共振、放射性核素(如^{99m}Tc-DTPA)扫描等均有助于 RVT 诊断,但由于上述检查方法欠敏感,主要对肾静脉主干血栓形成有诊断价值。表现为增粗的肾静脉内可见低密度的血栓影、肾周围静脉呈现蜘蛛网状侧支循环等征象,但对肾静脉分支血栓形成显示不满意。

(二) 有创检查

肾静脉造影是诊断肾静脉血栓形成的最准确的方法,特异性和敏感性高,为诊断 RVT 的"金标准"。临床上最常用的是经皮股静脉穿刺选择性肾静脉造影,可明确肾静脉血栓的存在。近来,由于数字减影血管造影(DSA)因其造影剂用量小、浓度低、安全且可适用于肾功能不全者,越来越受到青睐。

肾静脉血栓 X 线影像主要表现为管腔内充盈缺损或管腔截断。典型的 RVT 表现为一杯口状缺损,凸面指向下腔静脉,各分支远端小静脉及其分支常不能显示。肾静脉主干内血栓未造成管腔完全阻塞时,不规则的充盈缺损常位于管腔一侧。

急性 RVT 除病变支的特征表现外,其余各支可因瘀血而增粗,肾外形增大,无侧支循环形成;而慢性 RVT 尚可见侧支循环形成(尤其左肾静脉血栓更易见),肾外形增大可不明显。

【实验室检查】

(一) 血液高凝状态

外周血白细胞增高、血小板数量和功能明显增加;凝血时间、凝血酶时间、凝血酶原时间和活性部分凝血酶原时间均明显缩短;血浆 D-二聚体水平增高;凝血因子Ⅰ、Ⅱ、Ⅴ、Ⅶ、Ⅷ、纤维蛋白原活性升高。有些血管炎患者血抗心磷脂抗体可阳性。

（二）尿液检查

常有镜下血尿、蛋白尿。

（三）肾功能检查

急性 RVT 常伴 BUN、Scr 升高等。

【诊断与鉴别诊断】

肾病综合征患者突然出现剧烈腰痛或腹痛、发热,出现血尿、蛋白尿突然加重,甚至肉眼血尿,肾功能明显下降需考虑 RVT 存在可能。婴幼儿脱水、呕吐存在高凝状态时突然出现镜下血尿或肉眼血尿,同时扪及肾脏为该年龄段 RVT 的特征。疑似病例可进一步行 B 超、CT 或 MRI 等无创伤性诊断技术,或者肾静脉造影、DSA 等明确诊断以及了解血栓部位、大小和程度等。

婴幼儿 RVT 需与肾脏肿瘤、肾盂积水、肾囊肿、外伤后腹膜后出血等相鉴别。

【治疗】

RVT 治疗主要包括积极抗凝溶栓、治疗原发病、纠正肾功能不全以及对症支持治疗等。

（一）抗凝治疗

RVT 一经确诊应立即给予抗凝治疗。

1. 肝素　为首选抗凝药物。肝素可作用于凝血过程的多个环节而发挥抗凝作用。肝素主要通过与 AT-Ⅲ 相结合使其活化而抑制凝血酶,同时对凝血因子如Ⅻa、Ⅺa、Ⅸa 和 Ⅹa 也有抑制作用。另外,肝素还可通过影响血小板聚集,从而阻止血栓形成。普通肝素分子量5000 ~ 20 000,体内代谢快,用药 10 分钟生效,作用迅速,2 小时达高峰,一般 6 小时灭活。肝素治疗 RVT 多主张小剂量为宜 1mg(125U)/(kg·次)加入葡萄糖中静滴,一般 1 ~ 2 次/天。疗程 3 ~ 10 天后可改用华法林抗凝 3 ~ 6 个月或更长。应避免大剂量静脉注射或快速静滴,以免出现高峰抗凝而引起与抗凝有关的出血并发症。在有大的肾静脉血栓和肺栓塞的患者中肝素的清除率增加。用药过程中需密切监测下列指标:①试管法监测凝血时间(CT)并维持在正常凝血时间的 1 ~ 2 倍。若用药后 2 小时未达此值,应加大剂量。②活化部分凝血活酶时间(APTT)使其维持在正常对照的 1.5 ~ 2.5 倍或 60 ~ 80 秒。③AT-Ⅲ 活性维持在 120% 以上,因为 AT-Ⅲ 活性在 80% ~ 120% 才有抗凝作用。对肝素过敏、伴严重出血性疾病者禁用(如颅内出血、咯血和溃疡病出血等)。

近年来,低分子肝素(LMWH)由于其生物利用度高、半衰期长、使用方便(通过皮下注射)、抗凝效果好等优点越来越多地用于临床预防或抗凝治疗。

2. 华法林　主要通过拮抗维生素 K 使凝血因子Ⅱ、Ⅶ、Ⅸ、Ⅹ合成受阻,而起抗凝作用。常作为肝素治疗后的巩固治疗,华法林半衰期为 44 小时,口服后 3 天血药浓度达高峰,可维持 4 天。口服华法林宜从小剂量开始,常用剂量为 0.05 ~ 0.4mg/(kg·d),每天一次。并监测凝血酶原时间(PT)使其保持在正常值的 1.5 ~ 2 倍。华法林引起的出血可静脉给予维生素 K 或新鲜血治疗。

有人建议当肾病综合征患者血浆白蛋白低于 20g/L 时(患者常伴明显高凝)或膜性肾病患者,应予预防性抗凝治疗。但尚存在争议,需进一步大样本循证资料。

（二）纤溶治疗

纤溶治疗是通过激活纤溶酶原转化为纤溶酶,以溶解纤维蛋白,从而使血栓溶解、吸收。资料表明纤溶治疗可早期促进血栓溶解并防止再发,避免肾脏进一步损害。这是治疗急性肾静脉血栓的关键。起病后 3~4 天内静脉溶栓或肾血管插管局部给药可望获得较好的疗效。

1. 链激酶　为溶血性链球菌中提取的蛋白质,分子量 47kD。通过形成链激酶-纤溶酶原复合物,从而间接激活纤溶酶原。链激酶为最早和最广泛用于溶栓治疗的药物,价格便宜。临床上可早期、大量、短期应用。但同时应注意如出血、过敏反应等副作用。

2. 尿激酶　是从尿中提取的活性蛋白酶,能直接将纤溶酶原转化为纤溶酶,且血栓内浓度大于血浆浓度,无抗原性,无过敏反应。但尿激酶价格远高于链激酶。临床效果两者相似。剂量为 2 万 ~ 6 万 U 溶于 200ml 葡萄糖液中缓慢静脉滴注,每天一次,1 ~ 2 周为一疗程,必要时可重复治疗。

3. 组织型纤溶酶原激活剂(tissue plasminogen activator,t-PA)　为天然的血栓选择性纤溶酶原激活剂。t-PA 对纤维蛋白的亲和力高于纤溶酶原,故能选择性地与血栓表面的纤维蛋白结合,将纤溶酶原转化为纤溶酶使血栓溶解。t-PA 几乎不影响循环中的纤溶系统,不引起全身性纤维蛋白溶解,为一种较为理想的纤溶药物。

4. 蝮蛇抗栓酶　为蛇毒中提取的一种蛋白水解酶类去纤维蛋白药物。剂量为 0.25 ~ 0.5U 溶于

100ml 葡萄糖溶液中缓慢静滴,每天一次,疗程 3 周,用前需做皮试。

纤溶治疗应强调:①早期用药。一旦发现血栓形成应立即开始溶栓治疗,用药方法局部给药优于静脉滴注。②首次用药剂量要足(负荷量),短期突击治疗,疗程一般不超过一周。③溶栓结束后应予抗血小板药物及抗凝药物以防血栓再发。④治疗过程中需密切监测纤溶和凝血状态。如 Fg(维持 Fg 在 1.2~1.5g/L)、FDP(维持在 300~500mg/L)及 TT(维持在正常的 1.5~2.5 倍)等。

(三) 抗血小板药物

多认为抗血小板药物有可能防止血栓形成和进展,但目前尚无高质量循证医学证据。

1. 抑制血小板花生四烯酸代谢的药物 如环氧化酶抑制剂阿司匹林、吲哚美辛、保泰松等,能使血栓素 TXA2 生成减少和血小板聚集功能下降。阿司匹林常用量为 1~2mg/(kg·d)。

2. 增加血小板环磷酸腺苷(cAMP)药物 如双嘧达莫(潘生丁)、前列腺素 E、前列腺素等。临床上常用的为双嘧达莫,其通过抑制磷酸二酯酶和增加 cAMP 延长血小板寿命、抑制血小板聚集,从而减少

血栓形成,用量为 5~10mg/(kg·d)(一般不超过 150mg/d)。

3. 作用于血小板膜的药物 包括低分子右旋糖酐、肝素和 β 肾上腺素能受体抑制剂等。但其确切疗效有待进一步研究。

(四) 手术治疗

包括血栓摘除术和患侧肾切除,仅适用于急性肾静脉大血栓形成(尤其双侧 RVT)伴急性肾衰竭而保守治疗无效者。某些患者术后可能肾功能改善,尿蛋白减少。肾内小静脉血栓致急性肾衰竭,不是手术适应证。

【预后】

尽管 RVT 预后尚缺乏详细循证医学证据,但 RVT 总体预后较差。早先的资料发现 RVT 死亡率在 64%,近年来预后大为改观。影响其预后的因素主要包括:①有无栓塞并发症。如存在肺栓塞并发症则预后差。②对肾功能的影响。RVT 可致肾功能恶化、蛋白尿增加、肾脏负担加重。Zigman 等分析发现肝素有益于 RVT 长期肾功能的改善,从而改善预后。

(黄文彦)

第三节 肾动脉血栓及栓塞

肾动脉血栓及栓塞(renal artery thrombosis and embolism)是指肾动脉主干和(或)分支内血栓形成或栓塞,使肾动脉狭窄甚至闭塞,从而导致急性缺血性肾损伤。出现高血压、急性肾功能损害乃至急性肾衰竭等一系列临床表现。

【病因和发病机制】

肾动脉血栓与栓塞主要由于各种原因引起的血管壁病变(创伤、动脉炎、动脉粥样硬化等)或血液高凝状态所致。

(一) 肾动脉血栓形成

临床上可分为创伤性和非创伤性两大类。

1. 创伤性肾动脉血栓形成 腹部外伤是急性肾动脉血栓的主要原因,由于外伤(如车祸、体育运动、刺伤、打斗等)或各种医源性操作(如血管造影、导管操作、肾移植术等)使肾动脉主干或分支血管壁完整性受损,致血栓形成。有报道在严重腹部钝器伤的病例为 1%~3% 发生肾动脉血栓。肾动脉血栓多为单侧(尤其左侧更多见),少数病例可同时累及双侧肾动脉。

2. 非创伤性肾动脉血栓 各种非外伤原因致

血管内皮炎性或非炎性损伤(如动脉粥样硬化、动脉瘤、动脉炎、自身免疫性血管炎、抗心磷脂综合征、感染等),或者内源性血液高凝状态(如抗凝血酶缺乏、蛋白 C 缺乏、蛋白 S 缺乏、抗活化的蛋白 C 和 V 因子 Leiden 变异等)均可致内皮损伤使血小板在局部黏附和聚集明显增多,导致血栓形成。

(二) 肾动脉栓塞

由于血栓或肿瘤、脂肪等栓子脱落致肾动脉栓塞而出现一系列肾脏急性缺血性损伤。肾动脉栓塞的栓子主要来源于心脏(90%),少数来源于心脏外。常见原因有:①各种心脏病(如心律失常、心肌梗死、充血性心脏病、风湿性瓣膜病、人工心脏瓣膜、细菌性心内膜炎、异常血栓栓子);②动脉瘤及并发症(如主动脉瘤、肾动脉瘤、夹层动脉瘤、动脉内导管置入术并发症等);③其他如肿瘤栓子、脂肪栓子等。

【病理】

肾动脉血栓形成和栓塞病理形态学表现主要为肾缺血或缺血性坏死(梗死)。典型病理改变为凝固性坏死。根据其严重程度、受累肾动脉的部位和范围等不同而病理改变各异。单侧肾动脉主干阻

塞,则该侧肾脏广泛性坏死;肾动脉分支阻塞则该分支相应部位发生缺血性坏死。早期(1小时内)梗死区肾脏呈现红色锥形,随后变为灰色,最后机化由胶原组织代替形成凹陷的瘢痕使肾脏表面不凹凸不平。光镜下受累区域肾小球毛细血管淤血扩张和出血,肾小管上皮坏死,晚期见肾小管间质纤维化、肾小球塌陷硬化致纤维化瘢痕形成。

【临床表现】

肾动脉血栓与栓塞的临床表现取决于血栓形成部位、速度、程度和范围。肾动脉小分支栓塞可无任何临床症状和体征,而肾动脉主干及其大分支堵塞则常出现典型临床表现。

1. 急性肾梗死(acute renal infarction)**表现**　突然出现剧烈病侧腰腹痛、背痛,伴发热、恶心、呕吐、头痛;极易与肾绞痛、急性心梗、急性肾盂肾炎、急性胆囊炎和急性胰腺炎混淆。体格检查发现肾区、脊肋角区明显叩击痛为其特征,对急性肾动脉栓塞诊断有重要参考意义。外周血白细胞增高、核左移,血天冬氨酸转氨酶(AST)、乳酸脱氢酶(LDH)、碱性磷酸酶(alkaline phosphatase,AKP)明显升高(尤其LDH在急性期增高更明显)。尿液分析出现血尿(50%~70%)、蛋白尿,尿白细胞可增高。

2. 高血压　突然出现的高血压为本病主要特征之一,血压可中度或重度升高,由于突发高血压,患者多有头痛、头胀感,个别病例出现高血压危象。高血压产生的机制是由于肾动脉栓塞后肾缺血引起肾素释放所致。高血压一般持续2~3周后由于血栓处动脉再通或侧支循环形成,血压可逐渐恢复正常。资料表明创伤性肾动脉血栓形成和栓塞患者,即使经溶栓治疗血管损伤恢复,但由于肾功能常难以恢复而遗留持续性高血压者高达50%以上。

3. 肾功能　双侧急性肾动脉栓塞,由于肾血流量严重下降,常迅速进展为急性少尿性肾衰竭。有时急性单侧肾动脉栓塞,也可出现上述表现,多于对侧肾血管发生痉挛或对侧肾存在基础肾脏病时发生。

慢性肾动脉栓塞由于侧支循环的建立以及肾动脉分支栓塞患者,尽管不发生急性肾衰竭,但肾小球滤过率下降,Scr可轻度增高。

【诊断】

肾动脉血栓与栓塞病因复杂多样,临床表现各异而且缺乏特异性表现,轻者可无任何症状和体征而严重者急速进展为少尿型急性肾衰竭,因此易被

误诊。临床上注意下列因素有利于早期诊断:

1. 存在血栓形成和栓塞的诱因　如外伤史(尤其腹部外伤史)、主动脉和(或)肾动脉血管造影、肾病综合征、心脏病、血管炎等。

2. 突然出现的腰疼、腹痛、恶心、呕吐、发热、血压升高,以及肾区叩击痛等临床症状和特征。

3. 实验室检查发现血白细胞升高,AST、LDH、AKP明显增高,尿检异常(血尿、蛋白尿)。

4. 肾功能异常　一旦怀疑,确诊有赖于肾脏影像学检查。

【影像学检查】

(一) 无创伤性检查

包括静脉肾盂造影、B型超声显像、CT、磁共振、放射性核素(如^{99m}Tc-DTPA)扫描等均有助于RAT诊断。影像学主要表现肾梗死和肾脏灌注功能减退,不同检查方法根据栓塞部位以及程度不同而各不相同。静脉肾盂造影检查能发现栓塞所致肾梗死,尤其创伤或动脉粥样硬化累及肾蒂引起的肾梗死。肾动脉完全堵塞则静脉肾盂造影示该侧肾脏完全无功能,若建立了侧支循环,静脉肾盂造影示排泄功能改善,而肾动脉分支栓塞时,肾盂肾盏显影可完全正常。B型超声检查可发现肾动脉主干血栓,显示肾动脉血栓与栓塞后血流消失及肾脏形态改变,对诊断有一定帮助,但敏感性差。磁共振成像检查可清晰显示肾动脉和肾灌注异常。

(二) 有创伤性检查

动脉造影为最可靠的诊断手段,特别是数字减影血管造影(DSA)由于其造影剂用量小、浓度低、安全且可适用于肾功能不全者等优点,临床上逐步取代了普通血管造影。肾动脉造影的副作用主要为肾血管损伤或发生造影剂肾损害。

【治疗】

在止痛的同时尽早恢复肾血流是治疗肾动脉血栓与栓塞的关键。治疗方法的选择取决于肾动脉血栓与栓塞的原因、栓塞程度、范围和临床表现。

(一) 外科治疗

适应证为:①急性肾动脉栓塞(尤其是外伤后急性肾动脉栓塞更需争分夺秒进行外科取栓治疗);②各种肾动脉血栓经溶栓等治疗无效者。外科治疗肾动脉栓塞的方法有栓塞取栓术(目前多采用球囊导管取栓术)和血管再造术。研究发现在起病后3小时内进行上述治疗,肾功能多可恢复;若12~18小时血管再造,约50%肾功能恢复。近来,Henry等对56例肾动脉主干粥样硬化狭窄所致的高血压患

者采用金属支架血管成形术,结果显示手术安全而疗效好。

(二) 内科治疗

1. 溶栓治疗　溶栓能否成功关键在于早期治疗,根据病情可选择动脉溶栓治疗和静脉溶栓治疗,但一般主张在血栓形成和栓塞 12 小时以内进行,否则效果明显下降。

(1) 动脉溶栓疗法:目前多主张在发病后 4~6 小时内进行。因新血栓较为松软、含水量多,溶栓剂易渗入血栓中,促使血栓溶解,血管再通,效果较好(溶栓血管再通成功率可达 60% ~85%)。操作方法是将溶栓剂(如尿激酶、链激酶等)通过股动脉插管进入病侧肾动脉,起到溶栓作用。

(2) 静脉溶栓疗法:由静脉注入尿激酶或链激酶,促使血栓溶解,但因较难在局部达到有效药物浓度,效果不如动脉溶栓疗法。

溶栓治疗的并发症主要为出血,发生率为 5% ~10%。故需密切监测纤维蛋白原、TT 等凝血功能。

2. 抗凝治疗　在溶栓疗法后可用低分子肝素和(或)华法林,在溶栓或抗凝治疗过程中应密切观察出血情况。

3. 严重高血压患者用 ACEI、血管紧张素 Ⅱ 受体阻断药、钙通道阻断药或 β 受体阻断药治疗。

4. 急性肾衰竭时应行血液透析治疗。

5. 对症支持治疗。

【预后】

肾动脉血栓和栓塞的预后与致病原因、栓塞范围、程度、栓塞时间的长短、年龄病情轻重以及开始有效治疗的早晚密切相关。Maggio 和 Brosman 报道肾缺血 12 小时内 80% 肾功能可恢复,肾缺血 12~18 小时则只有 57% 的恢复可能,超过 18 小时则肾功能不能逆转,说明肾动脉血栓和栓塞早期有效治疗至关重要。创伤性肾动脉血栓形成时多数病例有严重的多脏器损害,死亡率达 44%,25% 的患者死于急性发作期,多因肾外并发症,如心血管系统疾病(心肌梗死、心力衰竭)或脑梗死、败血症等。死于尿毒症者不多见。

(黄文彦)

第四节　溶血尿毒综合征

溶血尿毒综合征(hemolytic uremic syndrome, HUS)是一种以微血管性溶血性贫血、血小板减少以及肾衰竭为主要临床特征的综合征。是儿童时期,尤其 3 岁以下婴幼儿最主要的导致急性肾衰竭的原因。HUS 发病无明显地区差异,一年四季均可发生,发病高峰在每年 6~9 月份并呈小流行,且发病率逐年增加。据统计 HUS 每年新发人数为 1~3 例/10 万儿童,好发于 1~10 岁的儿童,无明显性别差异。

由于儿童 HUS 患者明显较成人多见,病死率高(5% ~15%);因此儿科医师应该提高对本病病因和发病机制的认识、了解影响本病的预后因素、做到早诊断和及时正确治疗,从而减少并发症和死亡率。

【病因和发病机制】

(一) 临床分型

根据有无腹泻前驱症状,HUS 分为两种类型:

1. **典型 HUS**(腹泻型 HUS,也称 D+HUS)　儿童期 90% 属于此型。常有小流行,有腹泻的前驱症状,并伴血样便。常继发于能产志贺毒素的大肠埃希杆菌(Shiga-toxin producing strains of Escherichia coli,STEC)感染,主要为 O157:H7 型。

2. **非典型 HUS**(无腹泻型或称 D-HUS)　占 10% 左右,多见于年长儿或成人,呈散发性。常与非 STEC 细菌感染或非感染因素诱发有关;前者如肺炎链球菌、志贺痢疾杆菌等感染,后者如药物(环孢素、FK506 等)、系统性红斑狼疮、妊娠、肿瘤、原发性肾小球病变,少数呈家族易感性(如补体 H 因子缺乏)。

(二) 发病机制

目前认为 HUS 发病主要由于感染性和非感染性等因素致微血管内皮细胞损伤而引起的一系列病理生理过程,其发病中心环节为血管内皮损伤。由于病因不同其发病机制也不尽相同。

1. **典型 HUS**　为感染后引起的免疫超强炎症反应,发生以及损伤部位主要为血管内皮系统。其发病过程人为可分为下列四个阶段:

(1) 诱导阶段:产志贺毒素的大肠埃希杆菌(主要为 O157:H7 型)感染后,引起肠上皮损伤并形成小溃疡出血,大肠埃希菌繁殖的同时产生和释放大量 Shiga-toxin(Stx)毒素并进入血液循环。目前发现能引起 HUS 的 VTEC 可产生两种 Stx 毒素即 Stx-1 和 Stx-2,而每种 Stx 又有许多亚型。

(2) 血管内皮系统损伤活化以及免疫炎症启动:Stx 与特异性糖脂质受体 GB3 结合,灭活 60S 核糖体抑制细胞蛋白质合成,导致细胞受损或死亡。

GB3 主要分布于内皮细胞,所以几乎各器官系统均可受累,而主要的靶器官为肾脏。内皮细胞损伤后引起一系列病理生理改变,主要包括内皮细胞活化并产生各种炎症介质(如 TNF-α、IL-1、IL-8、IL-6、PAF),补体系统激活、血小板活化和内源性凝血系统亢进等。

(3) 炎症激活和弥漫性炎症损伤:由于以上炎症介质以及免疫补体系统活化,淋巴细胞、单核细胞、中性粒细胞、血小板等机体炎性细胞被广泛激活进一步形成炎症瀑布,导致恶性循环,从而引起广泛全身性进行性免疫炎症损伤、凝血功能亢进全身微血管血栓形成(尤其肾脏)、局部 DIC、组织细胞缺氧缺血等损伤。造成相应靶器官(主要肾脏)免疫炎症损伤、缺血和灌注下降引起急性脏器功能下降(如急性肾衰等)、血小板消耗增加,血液中的红细胞和血小板通过微血栓受到机械损伤进一步破坏增加致血小板减少、溶血性贫血等。

(4) 损伤后修复:以上损伤如病因清除后并能通过积极有效治疗,机体通过损伤后修复过程使细胞、组织器官功能逐步改善和恢复正常。典型 HUS 一般预后较好。

2. 非典型 HUS　目前发现,部分补体分子功能异常是引起非典型 HUS 的主要原因。补体系统是抵御外源性病原微生物感染的先天免疫成分,一系列补体分子相互协同作用达到动态平衡。其中 C3bBb 为补体系统起中心环节的分子,而 C5b-9 为主要效应分子。在正常情况下,C3bBb 被精确调节并保持动态平衡从而使机体免疫功能维持在正常水平,其主要调控因子有抗原抗体、H 因子(factor H, FH)、I 因子(serine protease factor I, FI)和膜协同蛋白(membrane cofactor protein, MCP)(CD46),而后三者主要抑制 C3bBb 活性。研究发现在非典型 HUS(尤其具有家族或遗传背景者)存在明显补体缺陷,由于 FH、FI 或 MCP 基因突变致其功能障碍,补体 C3bBb 功能亢进致免疫补体系统持续活化而致炎症损伤导致 HUS。自 1998 年 Warwicker 等首次发现非典型 HUS 存在 FH 基因突变以来,目前证实有约 15% ~30% 非典型 HUS 是由于 FH 缺失所致;FI 基因突变(占非典型 HUS 的 2% ~5%)、MCP 基因突变(约占非典型 HUS 的 13%)均为非典型 HUS 的主要内在因素。

在非典型 HUS,由于各种外因(如非 STEC 细菌感染、病毒感染、药物、自身免疫反应等)引起内皮细胞损伤,再加之以上补体调节成分功能缺失使得免疫反应亢进引起一系列炎症瀑布反应,最终导致 HUS 的发生。

【肾脏病理】

婴幼儿 HUS 肾脏病变主要累及肾小球,较大儿童及成人则主要累及小动脉和微小动脉。

(一) 光学显微镜检查

毛细血管壁及基底膜内疏松层增厚导致双轨形成,内皮细胞明显增生和肿胀,内皮下间隙增宽致毛细血管腔狭窄和闭塞。而且内皮下间隙中含有蓬松的"绒毛样"物质,从而加重了肾小球毛细血管腔狭窄和闭塞。另外,肾小球毛细血管腔内偶见成堆红细胞和纤维素性血栓形成。HUS 肾脏微血管病变主要表现为内皮下间隙增宽、管腔严重狭窄。管腔内常见纤维素和血小板血栓、肌内膜增生,有时还可见微小动脉壁坏死。由于内皮细胞增生肿胀,肾脏微血管可形成血管瘤样扩张或肾小球样结构。动脉内膜增生可形成"洋葱皮"样改变。病变晚期则可见内膜纤维组织形成,管腔狭窄。

(二) 免疫荧光

纤维蛋白原沿肾小球毛细血管襻颗粒样沉积以及系膜区团块状沉积,偶见 IgM、C_3 和 C_{1q} 沿肾小球毛细血管襻颗粒样沉积。

(三) 电镜

肾小球内皮细胞肿胀,细胞质稀疏,细胞器少见。HUS 特征性超微结构表现为内皮下充填了大量稀疏的细绒毛样或细颗粒样物质致使毛细血管壁明显增厚。

【临床表现】

两种类型 HUS 均表现为急性起病,突然发生的进行性微血管性溶血性贫血、血小板减少、出血以及不同程度的急性肾衰竭(少尿或无尿、氮质血症)。严重者除上述三联症外同时伴高血压、抽搐等。HUS 常见的临床表现可概括如下:

(一) 前驱症状

D+HUS 患儿有明显前驱腹泻症状,多以腹痛起病,然后出现腹泻,并且很快由水样便转为血样便。通常无发热或者低热。HUS 发生在腹泻后 2 ~14 天,平均 6 天。有报道此期间抗生素的使用会加重 HUS。因绝大多数是由于 STEC O157:H7 感染所致,HUS 常发生于夏季或早秋季节并呈小流行,少数也可散发。资料表明 O157:H7 型 STEC 最易感染 9 个月 ~4 岁儿童,且 STEC 感染的腹泻患儿 3% ~15% 发生 HUS,其中 40% ~50% 表现为少尿型急性肾衰而需要透析治疗。相反,D-HUS 无明显腹泻前驱症状,极少数有上呼吸道感染等前驱表现。

（二）微血管性溶血性贫血（microangiopathic hemolytic anemia）

患儿进行性面色苍白、黄疸,血红蛋白明显下降（常小于60g/L）,末梢血白细胞升高,核左移;网织红细胞升高;由于外周血红细胞机械性破坏增加而出现破碎红细胞（血涂片中见到红细胞形态异常,较多破碎红细胞,呈钢盔型和三角形等）;间接胆红素和乳酸脱氢酶升高。溶贫的发生除因微血栓使红细胞受到机械性损伤外,毒素也可以使红细胞抗氧化能力下降,红细胞寿命缩短。

（三）血小板减少

92%患儿伴血小板减少,血小板寿命缩短,导致不同部位和程度的出血。血小板减少主要是由于微血管血栓形成后被大量消耗以及受到肝脾等器官损伤。

（四）急性肾损伤或急性肾衰

表现为少尿或无尿、血尿（呈酱油色）;并伴电解质紊乱和代谢性酸中毒;程度不等的氮质血症。

（五）其他

HUS为一全身性疾病,常伴其他脏器损伤。如心血管系统（心动过速、心律失常、高血压、心力衰竭等）、神经系统（约15%～20%的HUS具有意识障碍、昏迷、抽搐等神经系统表现）、弥散性血管内凝血（DIC）等。

【实验室检查】

HUS的主要实验室特征为急性微血管性溶血性贫血、血小板减少和肾功能异常。血红蛋白急速显著下降（常小于60g/L）,末梢血白细胞升高,核左移,网织红细胞升高,游离血红蛋白升高和结合珠蛋白降低或难以测出,间接胆红素和乳酸脱氢酶升高。外周血涂片红细胞形态明显异常,较多破碎红细胞,呈钢盔型和三角形等。Coombs试验阴性,偶可阳性（见于肺炎链球菌相关的HUS,既可以有微血管病性溶血性贫血,又可以有免疫性溶血性贫血）。血小板减少,几乎所有患者均存在血尿和蛋白尿、氮质血症、Scr增高,常伴代谢性酸中毒、高钾血症、低钙血症。D+HUS患儿粪大肠埃希菌O157:H7培养阳性,但阴性并不能除外;而D-HUS患儿粪大肠埃希菌O157:H7培养阴性,少数可有补体H或I因子基因突变。

【诊断】

本病预后与及时诊断和治疗密切相关,所以早期诊断、积极治疗保证内环境稳定极其重要。但凡在急性胃肠炎（尤其血样便性腹泻）或上呼吸道感染后,突然出现面色进行性苍白、出血、少尿等症状需警惕本病可能,外周血涂片找异常红细胞、血小板计数、血肌酐等检查有利于该病的诊断。

【治疗】

HUS治疗原则主要包括积极改善肾脏功能、保持水电解质内环境稳定、支持和对症处理保护肾功能、病因治疗等。

（一）急性肾衰竭的治疗

纠正水电解质紊乱、氮质血症和代谢性酸中毒,根据病情尽早开始透析治疗（腹膜透析或血液透析）。

（二）对症支持治疗

包括抗高血压、纠正贫血（如输血）、静脉输入（IVIG）、输入新鲜冰冻血浆等。

（三）针对免疫炎症反应的治疗

可采用激素治疗。甲泼尼龙静脉冲击15～30mg/(kg·d)对控制溶血危象并改善病情有益。但要严格掌握使用指征和时机,应用激素同时需抗凝,并需密切监测凝血酶原时间、尿酶及外周血和血涂片。激素的使用主张在HUS早期炎症明显时使用,晚期使用不仅无效且促进高凝反应反而有害。

（四）改善微循环

可静脉输入低分子右旋糖酐（剂量按5ml/kg,1次/d）;多巴胺[2～5μg/(kg·min)]或酚妥拉明[0.5～1.0mg/(kg·次)]等。

（五）抗凝和抗血小板

存在争议,可根据抗凝指标决定选用以下药物如肝素[100U/(kg·次)]或双嘧达莫[3～5mg/(kg·d)];注意用药期间严密监测凝血功能、血小板。

（六）抗感染和抗毒素

尽管有效抗生素能清除病因,但资料表明STEC感染儿童在使用抗生素后由于Stx大量释放增加HUS的危险和病情（尤其在腹泻期间）,目前多不主张在腹泻期间使用抗生素,Wong等报道抗生素治疗VETC感染能使发生HUS的几率增加17倍。因此,对典型HUS使用抗生素尚存在争议,应权衡利弊。抗生素的应用原则是选用有效、肾毒性小的抗生素,如头孢曲松钠、青霉素制剂等。

近来,为预防VETC感染后Stx毒素对组织器官的进一步侵袭,推出了几个新的生物学制剂,具有较好的临床应用前景。①Synsorb-Pk:为一种人工合成具有多个重复并可与Stx毒素相结合的碳水化合物基团连接到胶体硅制成;②改良的重组大肠埃希菌:表面具有与 Stx 毒素受体类似的结构,可用于高效吸附和中和毒素;③STARFISH:能同时与两种 Stx 毒素的所有五种亚单位相结合。上述制剂有可能成为临床上治疗 VETC 诱发的出血性腹泻和 HUS 的强大武器。口服 Synsorb-Pk 或重组大肠埃希菌可以有效清除肠道内的毒素,静脉应用 STARFISH 则可以防止已经进入血液循环的毒素进一步损伤微血管系统。但以上结果尚需要进一步临床多中心,尤其循证证据加以证实。

（七）血浆置换(plasmapheresis)疗法

血浆置换疗法或静脉输血浆不仅是针对尿毒症进行治疗,重要的是能中止微血管病的进程并使死亡的危险或长期后遗症的危险减到最小。目前公认对于成人 HUS 或非典型 HUS 的患者应早期使用血浆置换或血浆输注以减少死亡和改善长期预后。血浆输注对家族性 HUS 急性发作和预防复发有肯定疗效,但停止血浆输注很快复发。先天 H 因子缺乏的非典型 HUS 患者输注含 H 因子的血浆或重组 H 因子可能会有一定前景,Nathanson 等报道 1 例家族性纯合子 H 因子缺乏患者,应用血浆输注可明显缓解 HUS 症状,但停止血浆输注血清 H 因子水平则迅速下降,并在 4 周内复发,因此血浆输注疗法并不能使该类患者获得持久缓解。

【预后】

资料表明 HUS 急性期3% ~5%死亡,这些患儿多伴神经系统症状、心衰或多器官功能衰竭。50% ~70%患儿肾功能最终能完全恢复正常预后良好。5% ~10%进展并最终进入 ESRD。影响预后的因素有:

（一）流行病学特点和类型与预后的关系

D+HUS 常发生在婴幼儿等小年龄儿,常有小流行,好发于夏季或早秋,预后较好。而 D-HUS 无腹泻症状,发生于年长儿或成人,散发性,一年四季均可发病,无明显季节性,但有一定的家族聚集性或基因背景,预后较差(病死率达 10% ~30%,肾脏损伤严重约50%患者需要透析)。

（二）前驱感染后发生 HUS 的危险因素

有:①明显腹痛伴血水样便;②腹泻期间尤其病初3天使用抗生素;③外周血 WBC 增高(>11.0×10^9/L)、CRP 升高和伴低热者。

（三）提示预后不良的因素

有:①非典型 HUS;②HUS 急性期需要透析的婴儿;③年龄小于2岁;④HUS 急性期存在严重低血红蛋白和白细胞计数超过 20×10^9/L;⑤脏器功能损伤严重者:如无尿或少尿超过2周,肾脏损伤持续不改善(高血压、蛋白尿持续6个月以上),急性期昏迷或伴 ARDS 等。

（黄文彦）

第五节　血栓性血小板减少性紫癜

血栓性血小板减少性紫癜(thrombotic thrombocytopenic purpura,TTP)是以发热、微血管性溶血性贫血、血小板减少性紫癜、中枢神经系统症状以及肾脏病变五联症为特征的一组综合征。本病由 Moschcowrtz 于 1925 年首先报道,故又称为 Moschcowrtz 综合征(Moschcowrtz syndrome)。

TTP 与 HUS 同属血栓性微血管病,两者在病因、发病机制、病理以及临床表现等诸多方面均相似,有在同一家庭姊妹间分别患 HUS 和 TTP,或者同一患者先后患 HUS 和 TTP 的报道。区别在于:HUS 好发于儿童(尤其婴幼儿),肾功能损害更突出;而 TTP 主要发生于成人,神经系统症状更为明显。所以,目前多认为 TTP 与 HUS 为同一疾病在不同发病年龄的不同表现。

TTP 患者起病急骤,进展迅速,病情凶险,如不及时治疗死亡率高达 90%。TTP 可发生于任何年龄,但好发于 10 ~40 岁,女性稍多,尤其育龄期。国外统计 TTP 发病率原来为 1 例/100 万,近来呈上升趋势,大约在 2 ~8 例/100 万;我国尚缺乏该病发病情况的统计。

【病因和发病机制】

TTP 病因复杂,可分为原发性和继发性两类。前者原因不明,包括家族性与获得性 TTP,多数患者病情易反复发作;而后者常继发于各种感染、免疫性炎症、肿瘤、妊娠、肿瘤等。

TTP 发病机制与 HUS 相似,主要由于各种内源性和外源性因素致微血管内皮细胞损伤而引起一系列病理生理过程,其关键的发病环节为血管内皮损伤(详见第十五章第四节"溶血性尿毒综合征")。近年来研究发现 TTP 发病与 vWF 裂解酶活性下降有关。

vWF(von Willebrand factor)是正常止血过程必

需的成分,由血管内皮细胞和巨核细胞合成,而内皮细胞是合成与分泌 vWF 多聚体的主要场所。vWF 多聚体越大,止血活性越强。在高剪切力血流状态时,内皮细胞表面、血小板表面受体和 vWF 多聚体三者之间就会相互作用,导致血小板与内皮细胞黏附。正常情况下,vWF 多聚体分泌到血浆后被 vWF 裂解酶(vWF-CP)分解为小的片段,所以正常血液中不存在超大片段的 vWF(UL-vWF)。vWF-CP 为一种游离的单链蛋白酶,基因定位于 9 号染色体长臂(9q34),cDNA 全长 4.7kb,由 29 个外显子组成,编码 1427 个氨基酸。

原发性慢性 TTP 患者存在 vWF-CP 基因突变使其活性下降,不能正常降解 UL-vWF 致血浆中存在大量 UL-vWF,聚积的 UL-vWF 与血小板结合,促进血小板的黏附与聚集,增加它们在血管内的滞留,引起 TTP 发病。不仅如此,Raife 等研究还证实,vWF-CP 的活性降低程度与病情严重程度相关。

在获得性 TTP 患者,尽管 vWF-CP 含量正常,但血浆中可存在抗 vWF-CP 自身抗体,中和或抑制 vWF-CP 的活性,诱发血小板血栓形成,同样导致 TTP 的发生。

【病理改变】

本病的主要病理变化为微循环中的小动脉及毛细血管中广泛存在透明血栓,致使小血管堵塞。在病变附近,内皮细胞增生,内皮下有玻璃样物质沉着,但血管周围无免疫性血管炎的单核细胞浸润。TTP 肾脏病理改变同 HUS(详见第十五章第四节)。

【临床表现】

TTP 可发生于任何年龄,原发性 TTP 通常发生于婴儿或较大儿童,但也可见于新生儿,反复发作,由于 vWF-CP 基因突变或产生 vWF-CP 自身抗体使 vWF-CP 活性下降所致,该类患者罕见且无明显原因。而继发性 TTP 常有明显感染、自身免疫性疾病、肿瘤等内皮损伤之诱因。

TTP 临床表现除表现为急性起病,突然发生的进行性微血管性溶血性贫血、血小板减少以及不同程度的急性肾衰竭(少尿或无尿、氮质血症)等与 HUS 相似的临床表现外(详见溶血性尿毒综合征),同时伴有发热、神经系统症状,故也称为五联症。

(一) 发热

热型不一,体温波动在 38～40℃,常伴关节痛、乏力、呕吐等非特异症状。

(二) 微血管性溶血性贫血

进行性面色苍白、黄疸(约有 40%～50%的患者出现黄疸)、血红蛋白明显下降、尿色深,少数患者有雷诺现象。

(三) 血小板减少紫癜性出血

表现为皮肤的瘀点、瘀斑或紫癜及鼻出血、视网膜出血、血尿和胃肠道出血,严重者可有脑出血。

(四) 急性肾损伤或急性肾衰

表现为蛋白尿,血尿(呈酱油色);少数可表现为少尿或无尿发生急性肾衰竭。

(五) 神经精神症状

如头痛、意识障碍、嗜睡、昏迷、举止异常、一过性脑缺血发作、癫痫、半身感觉改变、精神变化、抽搐、视力障碍、失语、说话不清等,呈间歇性或波动性。

【实验室检查】

(一) 微血管性溶血性贫血

血红蛋白显著下降(中、重度贫血,血红蛋白常小于 60g/L),外周血涂片红细胞形态明显异常,伴核左移,网织红细胞升高,血小板减少。Coombs 试验阴性。

(二) 血生化检查

肾功能明显异常(BUN、Scr 升高),常伴代谢性酸中毒、高钾血症、低钙血症、间接胆红素、乳酸脱氢酶升高并与临床病程严重程度相平行。

(三) 尿液检查

可出现蛋白尿、血尿,并可见管型。

(四) 特异性血清学检查

1. vWF-CP 活性 正常人为 50%～78%,而原发性 TTP 患者 vWF-CP 缺乏或活性严重降低(<5%);继发性 TTP 患者 vWF-CP 活性可正常。

2. 抗 vWF-CP 自身抗体检测 资料表明有 44%～94%的 TTP 患者血浆中可检测到抑制血浆 vWF-CP 活性的 IgG 型自身抗体。

【诊断】

典型 TTP 诊断并不困难,如存在微血管性溶血性贫血、血小板减少、肾脏损伤以及发热、神经精神症状五联症即可明确诊断。然而,约有 35%的 TTP 并不出现神经系统症状或体征,而发热和肾功能损害亦仅见于部分患者,因此 Cuttorman 等提出下列诊断标准并被多数认同。

主要表现:①溶血性贫血,外周血片见红细胞碎片和异形红细胞;②血小板计数<100×10⁹/L。

次要表现:①发热;②特征性的神经系统症状;③肾损害或尿常规检查发现血尿、蛋白尿、管型尿。

以上 2 个主要表现加上任何 1 个次要表现,诊断即可成立。

【治疗】

TTP起病急,进展迅速,治疗包括积极改善肾脏功能、保持水电解质内环境稳定、支持和对症处理和病因治疗等。近年来,对该病发病机制认识的提高,也促进了治疗的发展。

（一）血浆置换

为TTP首选的治疗方法。在无血浆置换前对本病没有有效的治疗方法。大多数患者在发病90天内死亡,仅10%的患者能够渡过急性期。血浆置换用于治疗TTP后,其预后大为改观,生存率达70%~85%以上。其机制是血浆置换能纠正患者血浆中vWF-CP的缺乏,去除导致内皮细胞损伤和血小板聚集的不利因子或自身抗体,因而可有效地缓解患者的症状。Rock等主张开始治疗前2天,每天置换1.5个血浆容量(约45ml/kg),以后每天置换1个血浆容量,直至疗程结束(血小板计数、LDH正常,血红蛋白数值稳定,神经系统症状消失,一般1~2周)。

（二）血浆输注

适用于慢性型或复发型,疗效不及血浆置换。但在急性TTP患者,如不能实施血浆置换,可给予血浆输注30ml/(kg·d),但要注意患者的心功能,有突发心衰的可能,当严重肾衰竭时可与血液透析联合应用。治疗机制同血浆置换。

（三）肾上腺皮质激素治疗

目前主张一旦确诊TTP,除存在明显激素使用禁忌证,应在血浆置换同时应用肾上腺皮质激素治疗,而且部分病情较轻的患者单用激素治疗能够获

得缓解。可予甲基泼尼松龙,推荐剂量为0.75mg/kg,静脉注射或泼尼松1.0mg/kg口服。激素治疗的目的在于其有助于稳定血小板和内皮细胞膜,抑制IgG的产生。

（四）抗凝和抗血小板

存在争议,可根据抗凝指标决定选用以下药物如肝素[100U/(kg·次)]或双嘧达莫[3~5mg/(kg·d)];注意用药期间严密监测凝血功能、血小板。

（五）对血浆置换无效或复发性TTP的治疗

尽管血浆置换可使大部分患者获得缓解,但仍有10%~15%患者对血浆置换无效。对该类患者可考虑使用静脉免疫球蛋白[0.4~1g/(kg·d)]、脾切除以及其他免疫抑制剂[如长春新碱、环孢素A、环磷酰胺、硫唑嘌呤、抗CD20抗体(美罗华)等],但尚缺乏大样本循证证据。

（六）对症支持治疗

包括抗高血压、纠正贫血(如输血)、支持治疗、保持内环境稳定等。

【预后】

TTP预后较差,及时有效血浆置换治疗对预后起关键作用,存活率明显提高(达80%左右),所以早期诊断正确有效治疗尤为重要。TTP治愈的标准为达到下列标准并持续6个月以上:①一切临床症状、体征消失;②血红蛋白恢复正常;③血小板计数;④尿常规、血尿素氮、肌酐恢复正常;⑤其他异常症状体征消失。

（黄文彦）

第六节　左肾静脉受压综合征

左肾静脉受压综合征(left renal vein entrapment syndrome)又称胡桃夹综合征(nut cracker syndrome,NCS)或胡桃夹现象(nut cracker phenomenon,NCP),是指行走于腹主动脉和肠系膜上动脉之间夹角处的左肾静脉受压,从而引起血尿、蛋白尿、腹痛、左精索静脉曲张等一系列临床表现的综合征。

1972年,Schepper率先描述了NCP导致左肾出血,从此NCP一词被临床采用。该病发病率报道不一,一项来自韩国的流行病学研究显示,B超疑似NCP者约占尿检异常患儿的6.2%(65/1044)。NCP多见于处于生长发育期的瘦长体型儿童,国内田绍荣总结879例NCP患者,14岁以下儿童占

84.3%,男女比在儿童为1:1.08。

【病因及发病机制】

解剖学上,下腔静脉位于腹主动脉的右侧,右肾位置接近下腔静脉,其行程短而直,直接注入下腔静脉;而左肾静脉较长,接近腹主动脉,需要穿行于腹主动脉与肠系膜上动脉所形成的夹角内、跨越腹主动脉后才注入下腔静脉(图15-1)。通常情况下,腹主动脉与肠系膜上动脉之间所形成的夹角为45°~60°,并被肠系膜脂肪、淋巴结、腹膜等充填,如存在青春期身高增长迅速、脊椎过度伸展、体型急剧变化等因素,则该夹角变小、左肾静脉受压,静脉引流血管瘀血扩张及侧支循环建立,加之左生殖腺静脉和

左输尿管周围静脉是左肾静脉的两个主要属支,因而临床上出现血尿、蛋白尿、左精索静脉曲张(或左卵巢静脉曲张)等一系列临床表现。

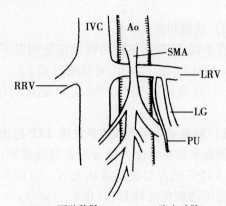

IVC：下腔静脉　　　　　Ao：腹主动脉
SMA：肠系膜上动脉　　　RRV：右肾静脉
LRV：左肾静脉　　　　　LG：左生殖腺静脉
PU：左输尿管周围静脉

图 15-1　左肾静脉与周围血管解剖关系示意图

胡桃夹现象多表现为非肾小球性血尿。目前认为,左肾静脉压力增高导致薄壁静脉破裂,血液流入尿收集系统而引起血尿是其主要原因;另外,扩张的静脉窦与邻近的肾盏形成交通支亦可引起血尿。胡桃夹现象所致蛋白尿多与直立位有关,发生的具体机制不详。有认为直立位时内脏下垂,使得腹主动脉与肠系膜上动脉之间的夹角变小,加重左肾静脉受压;继而肾血流动力学改变,使肾小球蛋白滤过增加,在超过肾小管的重吸收能力时则出现蛋白尿。

【病理】

肾活检正常或轻微病变。然而,在部分成人患者,即使手术成功解除梗阻后,尿检异常仍难以恢复,提示肾脏可能发生了不可逆的损害。但究竟左肾静脉受压到何种程度以及多长时间会出现严重肾脏病理变化,尚无确切报道。

【临床表现】

1. 血尿　从镜下血尿到肉眼血尿程度不等。反复发作的肉眼血尿为该病的主要特点,多数为无症状性、突发性的,有时伴有左腹部疼痛及左腰痛。运动及感冒可为诱因。

2. 蛋白尿　多表现为直立性蛋白尿(直立位时排出多于正常量的尿蛋白,而卧位时正常),发生率报道不一,田绍荣总结国内超声诊断 NCP 患儿 755例,表现为蛋白尿者 246 例,占 32.6%。

3. 其他表现　可伴左精索静脉曲张,少数可伴有高血压、直立性调节障碍等。

【实验室检查】

1. 尿红细胞形态检查　为非肾小球来源血尿,尿中红细胞相差显微镜检查 90% 以上为均一型。

2. 膀胱镜检查　可发现左侧输尿管来源的血尿。但因膀胱镜为侵袭性检查,且不能更明确的定位,故临床少用。

3. 选择性左肾静脉造影　可直接观察左肾静脉受压及扩张,同时可直接测量下腔静脉内压及左肾静脉内压,当两者差 ≥0.4kPa 时,可考虑左肾静脉高压。是目前诊断 NCP 的金标准,但阴性不能排除诊断。

4. 动脉数字减影血管造影(DSA)　可显示受压左肾静脉远端扩张,并可显示侧支循环。但 DSA 为一有创性检查,费用较高且操作复杂,目前更趋向于使用超声、CT 等无创性方法替代有创性检查。

5. CT 及 MRI　增强扫描或 CT 血管成像技术的应用,可显示腹主动脉、肠系膜上动脉、受压的左肾静脉三者的解剖关系,左肾静脉近端瘀血扩张及侧支循环建立。

6. 超声检查　近年来,彩色多普勒技术结合超声血流动力学检测,在诊断 NCP 中的敏感性及特异性备受关注,更由于超声检查的无创、可重复性强以及可作动态观察的特点,使其在 NCP 诊断中的作用日益受到重视。目前,NCP 的超声诊断标准尚不完全统一,国内临床常采用的标准为:仰卧位时,腹主动脉左侧缘扩张部位近端内径比受压狭窄部位内径宽 2 倍以上;脊柱后伸位 15~20 分钟后(根据患者情况,时间灵活掌握),其扩张部位近端内径比受压狭窄部位内径宽 4 倍以上。另外,建议结合血流速度及夹角的指标检测:脊柱后伸位 15~20 分钟后,左肾静脉扩张部位近端血流速度(<60°)儿童 ≤0.09m/s;成人 ≤0.08m/s;腹主动脉与肠系膜上动脉之间夹角 ≤9°。

【诊断与鉴别诊断】

确定诊断的要点,是证明左肾静脉受压的存在,同时排除其他引起血尿和(或)蛋白尿的原因。

NCP 的主要诊断依据为:反复发作的非肾小球性血尿,可合并蛋白尿、左精索静脉曲张,有时伴左腹疼痛、左腰部不适或疼痛等症状;B 超、CT、MRI 显示左肾静脉走行于肠系膜上动脉与腹主动脉间夹角处出现狭窄,而其近肾端扩张。由于能够较直观地显示左肾静脉的局部解剖以及血流动力学的改变,选择性左肾静脉造影曾是 NCP 确诊的首选。但近年来,随着超声影像技术的发展,人们愈来愈多地尝试以超声的手段来协助诊断。

鉴别诊断方面,以血尿表现者,应注意排除 IgA 肾病、高尿钙症、泌尿系感染、结石等。

【治疗】

治疗原则:重视观察随访,适时超声复查,谨慎选择外科治疗。

1. 重视观察随访 有效的侧支循环建立,将有助于缓解左肾静脉狭窄,从而减少肾损害;肠系膜上动脉起始部脂肪结缔组织增加,亦将使得压迫程度减轻。以上两点,是目前解释 NCP 能够自发缓解的主要的理论基础。

临床上,随着儿童体格的发育,左肾静脉受压一般能够在一较短的时间内(0.5～3.5 年,平均 1.4 年)自发缓解,随访时间应至少 2～3 年。文献报道中,时间最长的随访,来自一例 14 岁的、大量血尿合并蛋白尿起病的 NCP 患儿,随访 7 年并最终恢复正常。

2. 药物治疗 包括止血剂、中药、肾素-血管紧张素转化酶抑制剂(ACEI)等。

在血尿病人的治疗中,可配合使用促凝和抗纤溶药物。有应用中药治疗血尿并取得疗效的报道,但机制不详。NCP 直立性蛋白尿可试用 ACEI 治疗。

3. 外科治疗 目前,有关 NCP 的外科治疗,包括左肾固定式、经腔静脉气囊血管成形术、左肾静脉支架置入术等,几乎都是针对成人的。对于儿童,外科治疗的选择应相当慎重。无症状血尿以及直立性蛋白尿可予随访而不治疗。外科治疗的指征为:严重、持续或反复发生的血尿,需要输血来纠正贫血者;难以忍受的腰背痛、肾功能损害或不全以及经过至少两年的保守治疗病情恶化者。

【预后】

目前认为,NCP 为一自限性疾病,预后良好,一般无需特殊治疗。极个别严重者可考虑外科治疗,但需严格掌握外科治疗指征。

(焦玉清)

参 考 文 献

1. 易著文. 实用小儿肾脏病手册. 北京:人民卫生出版社,2005.
2. 江载芳,申昆玲,沈颖. 诸福棠实用儿科学. 第 8 版. 北京:人民卫生出版社,2015.
3. Hansen ML,Gunn PW,Kaelber DC. Underdiagnosis of hypertension in children and adolescents. JAMA,2007,298:874-879.
4. Kent AL,Kecskes Z,Shadbolt B,et al. Blood pressure in the first year of life in healthy infants born at term. Pediatr Nephrol,2007,22:1743-1749.
5. Wysocki J,Gonzalez-Pacheco FR,Batlle D. Angiotensin-converting enzyme 2:possible role in hypertension and kidney disease. Curr Hypertens Rep,2008,10:70-77.
6. Campbell DJ. Critical review of prorenin and (pro)renin receptor research. Hypertension,2008,51:1259-1264.
7. Sarzani R,Salvi F,Dessi-Fulgheri P,et al. Renin-angiotensin system,natriuretic peptides,obesity,metabolic syndrome,and hypertension:an integrated view in humans. J Hypertens,2008,26:831-843.
8. Asghar M,Ahmed K,Shah SS,et al. Renal Vein Thrombosis. Eur J Vasc Endovasc Surg,2007,34:217-223.
9. Lau KK,Stoffman JM,Williams S,et al. Neonatal Renal Vein Thrombosis:Review of the English-Language Literature Between 1992 and 2006. Pediatrics,2007,120:1278-1284.
10. 王海燕. 肾静脉血栓. 肾脏病学. 第 3 版. 北京:人民卫生出版社:2008.
11. Radermacher J. Ultrasonography of the kidney and renal vessels I. Normal findings,inherited and parenchymal diseases. Urology,2005,44(11):1351-1363.
12. Wu CH,Ko SF,Lee CH,et al. Successful outpatient treatment of renal vein thrombosis by low-molecular weight heparins in 3 patients with nephritic syndrome. Clin Nephrol,2006,65(6):433-440.
13. Kim HS,Fine DM,Atta MG. Catheter-directed thrombectomy and thrombolysis for acute renal vein thrombosis. J Vasc Interv Radiol,2006,17(5):815-822.
14. 钱桐苏. 肾动脉血栓形成和肾动脉栓塞. 新医学,2006,37(5):289-290.
15. Fiorino EK,Raffaelli RM. Hemolytic-Uremic Syndrome. Pediatr Rev,2006,27(10):398-399.
16. Tarr PI,Gordon CA,Chandler WL. Shiga toxin-producing Escherichia coli and the haemolytic uraemic syndrome. Lancet,2005,365:1073-1086.
17. Richards A,Liszewski MK,Kavanagh D,et al. Implications of the initial mutations in membrane cofactor protein (MCP;CD46) leading to atypical hemolytic uremic syndrome. Molecular Immunology,2007,44:111-122.
18. Zipfel PF,and Skerka C. Complement dysfunction in hemolytic uremic syndrome. Curr Opin Rheumatol,2006,18:548-555.
19. George JN. Clinical practice. Thrombotic thrombocytopenic purpura. N Engl J Med,2006,354(18):1927-1935.
20. Galbusera M,Noris M,Remuzzi G. Inherited thrombotic thrombocytopenic purpura. Haematologica,2009,94(2):

166-170.

21. Kwok SK, Ju JH, Cho CS, et al. Thrombotic thrombocytopenic purpura in systemic lupus erythematosus: risk factors and clinical outcome: a single centre study. Lupus, 2009, 18(1): 16-21.

22. Gerth J, Schleussner E, Kentouche K, et al. Pregnancy-associated thrombotic thrombocytopenic purpura. Thromb Haemost, 2009, 101(2): 248-251.

23. George JN. The thrombotic thrombocytopenic purpura and hemolytic uremic syndromes: overview of pathogenesis (Experience of The Oklahoma TTP-HUS Registry, 1989-2007). Kidney Int (Suppl), 2009, 112: S8-S10.

24. George JN. The thrombotic thrombocytopenic purpura and hemolytic uremic syndromes: evaluation, management, and long-term outcomes experience of the Oklahoma TTP-HUS Registry, 1989-2007. Kidney Int (Suppl), 2009, 112: S52-S54.

25. Sadler JE. Von Willebrand factor, ADAMTS13, and thrombotic thrombocytopenic purpura. Blood, 2008, 112(1): 11-18.

26. Galbusera M, Noris M, Remuzzi G. Inherited thrombotic thrombocytopenic purpura. Haematologica, 2009, 94(2): 166-170.

27. George JN. Evaluation and management of patients with thrombotic thrombocytopenic purpura. J Intensive Care Med, 2007, 22(2): 82-91.

28. Murrin RJ, Murray JA. Thrombotic thrombocytopenic purpura: aetiology, pathophysiology and treatment. Blood Rev, 2006, 20(1): 51-60.

29. Scaramucci L, Niscola P, Palumbo R, et al. Rapid response and sustained remission by rituximab in four cases of plasma-exchange-failed acute thrombotic thrombocytopenic purpura. Int J Hematol, 2009, 89(3): 398-399.

30. Nosari A, Redaelli R, Caimi TM, et al. Cyclosporine therapy in refractory/relapsed patients with thrombotic thrombocytopenic purpura. Am J Hematol, 2009, 84(5): 313-314.

31. Park YH, Choi JY, Chung HS, et al. Hematuria and proteinuria in a mass school urine screening test. Pediatr Nephrol, 2005, 20: 1126-1130.

32. Shin JI, Park JM, Lee SM, et al. Factors affecting spontaneous resolution of hematuria in childhood nutcracker syndrome. Pediatr Nephrol, 2005, 20: 609-613.

33. Kim SJ, Kim CW, Kim S, et al. Long-term follow-up after endovascular stent placement for treatment of nutcracker syndrome. J Vasc Interv Radiol, 2005, 16: 428-431.

第十六章　急性肾损伤与急性肾衰竭

第一节　急性肾损伤

近年来,国际肾病和急救医学界趋向将急性肾损伤(acute kidney injury,AKI)来取代传统急性肾衰竭(acute renal failure,ARF)的概念。其基本出发点是将这一综合征的临床诊断提前。近几年,一系列临床研究证实血肌酐水平的轻微改变与病死率的增加密切相关。目前认识到,在致病因子作用下,有些患者虽已发生不同程度的急性肾功能异常,但还未进入肾衰竭阶段,不要等到肾衰竭时才承认它的存在。因而对于儿童 AKI 的早期诊断、及早干预、早期治疗及降低病死率具有更重要的意义。AKI 的相对未被认识的预后可能导致继发慢性肾脏病(chronic kidney disease,CKD)并最终进展到依赖透析。因而对于儿童急性肾损伤的早期诊断、及早干预、早期治疗及降低病死率具有更重要的意义。

2008 年,国内 14 所省市级儿童医院和 13 所三级甲等综合医院儿科中≤18 周岁住院患儿 388 736 例进行筛选,其中 AKI 患者 1257 例,AKI 住院患病率 0.32%,患者男女之比为 1.7∶1,年龄(48.4±50.4)个月,各年龄分布中≤1 岁起病者最多。患者 279 例(22.2%)来自城市,978 例(77.8%)来自农村。死亡 43 例,病死率 3.4%。有 623 例(49.6%),AKI 确诊前病程时间为(5.5±7.2)天。符合 AKI Ⅰ期诊断标准的 615 例(48.9%),AKI Ⅱ期 277 例(22.0%),AKI Ⅲ期 365 例(29.0%)。泌尿系统结石(22.35%),急性肾小球肾炎(10.10%),重度脱水(7.48%)为 AKI 最常见的原发病。最常见死亡原因是脓毒症(34.9%)。肾性 AKI 病死率最高(5.4%)。AKI 患者痊愈 809 例(64.4%),好转 256 例(20.4%),70 例(5.6%)转为 CKD。

【病因及发病机制】

(一) 急性肾损伤的常见病因

根据 AKI 病理生理及处理方法不同分为肾前性、肾性和肾后性 3 类。

1. 肾前性 AKI　肾前性 AKI 是由于肾脏低灌注引起的肾脏功能性的反应而非器质性的肾损害,其机制是肾脏血流量的急剧减少造成肾小球滤过率的急剧下降从而导致 AKI。常见病因有以下方面:①循环血量减少:如大出血、皮肤损失、胃肠丢失、肾脏丢失等;②有效循环血量减少:如心力衰竭、肝硬化、肾病综合征等;③肾内血管收缩:如高钙血症、肝肾综合征等。目前认为肾前性 AKI 是增加肾性 AKI 发生的危险因素,甚至是肾性 AKI 的前期,持续的肾脏低灌流可引起肾脏不可逆的损伤。

2. 肾性 AKI　由各种肾脏实质性病变或肾前性肾衰竭发展而导致急性肾损伤。其病因可分为肾小球、肾间质性、肾小管性、肾血管病变、肾小管内梗阻及慢性肾小球病变恶化。

(1) 循环障碍:肾血流量的急剧减少可以造成肾小球滤过率的急剧减少,从而导致 AKI 甚至 ARF。如新生儿的失血、重度窒息休克、先天性心脏病、心肌病、重度脱水、大失血、外科手术大出血、烧伤等。

(2) 感染和免疫:很多免疫性疾病和感染可以损害肾小球而引起 AKI 或 ARF。其机制为广泛的肾小球毛细血管壁损害导致肾小球滤过减少。如链球菌感染后肾小球肾炎,由全身性疾病如过敏性紫癜、系统性红斑狼疮、脓毒症等所引起的肾损害导致 AKI 或 ARF 也不少见。

(3) 中毒:肾对很多化学物质或生物学活性物质极为敏感。毒性物质直接作用于肾,可直接损害肾实质细胞,导致 AKI 或 ARF。如氨基糖苷类抗生素、重金属、氯仿、磺胺等。

(4) 肾血管病:原发性或继发性肾血管病可导

致 AKI 或 ARF。如双侧肾动脉栓塞常见于新生儿脐动脉插管,年长儿双侧肾静脉血栓常见于高渗性脱水、外伤性低血压及肾病综合征。儿童期溶血尿毒综合征及 DIC 常导致肾功能损害。

3. 肾后性 AKI　主要是各种原因所致的肾后性的完全性梗阻。其主要的病因包括以下两个方面:①泌尿系统内源性因素:如腔内阻塞,包括泌尿系结石、肾乳头坏死、血凝块、结晶体、真菌球等;腔壁或腔外阻塞,包括神经源性膀胱,先天性输尿管、尿道狭窄、包茎或尿道口瓣膜畸形;泌尿系肿瘤等。②泌尿系统外源性因素:如腹膜后或盆腔的恶性肿瘤、子宫内膜异位症、腹膜后纤维化、腹膜后淋巴结肿大及腹膜后血肿;手术损伤,如盆腔手术误扎输尿管;腹主动脉瘤等。其病因随年龄及性别而存在着个体差异,对于小儿最常见的病因为先天性的尿道狭窄和尿道口瓣膜畸形。

(二)急性肾损伤的发病机制

急性肾损伤的发病机制复杂,目前仍未完全阐明。不同病因引起的 AKI,其发病机制不尽相同,下面着重讨论急性肾小管坏死(acute tubular necrosis, ATN)的主要发病机制。

1. 肾血流动力学异常　肾血流动力学异常的表现主要有:①肾血流量急剧减少,GFR 显著降低;②肾内血流重新分布,肾皮质缺血,肾髓质则充血,尤以外髓质充血最为显著。引起肾血流量急剧减少的机制包括肾灌注压降低、肾血管收缩和肾血管阻塞三个方面。肾缺血和肾毒素能使肾素-血管紧张素系统活化,肾素和血管紧张素Ⅱ分泌增多,儿茶酚胺大量释放,TXA_2/PGI_2 比例增加,以及内皮素水平升高,还使 NO 释放减少,均可导致肾血管持续收缩和肾小球入球动脉痉挛,引起肾缺血缺氧、肾小球毛细血管内皮细胞肿胀致使毛细血管腔变窄,肾血流量减少,GFR 降低而导致肾功能损害引起 AKI 或 ARF。

2. 肾小管损伤　肾缺血或中毒均可引起肾小管急性损伤,使肾小管上皮细胞变性、坏死和脱落,肾小管基膜断裂,一方面肾小管上皮细胞受损引起肾小管内液反漏入间质,造成肾间质水肿(即反漏学说);另一方面脱落的上皮细胞引起肾小管堵塞,造成管内压升高和小管扩张,致使肾小球有效滤过压降低和少尿。

3. 肾缺血再灌注损伤　肾缺血后当肾血流再通时,反而可见细胞的损伤继续加重称为缺血再灌注肾损伤。肾缺血再灌注时,由于缺血细胞内钙通道开放,钙离子内流使细胞内钙超负荷,同时再灌注后局部产生大量氧自由基,导致细胞损伤继续加重,可使肾小管细胞的可逆性损伤发展为不可逆性损伤。

4. 非少尿型 ATN 的发病机制　非少尿型 ATN 的发生主要是由于肾单位受损轻重不一所致。被认为受损的和有管型阻塞的肾单位比少尿型者少,GFR 降低程度比少尿型者轻。另外,非少尿型 ATN 不同的肾单位肾血流灌注相差很大,部分肾单位血液灌注量几乎正常,无明显的血管收缩,血管阻力亦不高,而一些肾单位灌注量明显减少,血管收缩和阻力增大。

【定义及诊断】

近年来,大量临床研究资料显示肾功能轻度损伤与发病率及病死率的增加相关。2001 年,Bellomo 等首次将肾功能分为:正常肾功能(renal normal)、AKI、急性肾衰竭综合征(ARFS)、严重急性肾衰竭综合征(severe acute renal failure syndrome, SARFS)。但至目前为止,尚未对 AKI 作出有实用价值的准确定义。研究结果表明血肌酐上升 26.5μmoL/L(0.3mg/dl)可以使病死率上升 4.1 倍。另一方面,临床检验研究证明,血肌酐上升 26.5μmoL/L 与检验技术波动的关系不大。因此,在早期诊断原则指导下,2005 年 9 月,由 ISN、ASN、NFK 及急诊医学专业来自全球多个国家地区的专家在阿姆斯特丹召开会议,再次讨论 AKI 的定义为:病程在 3 个月以内,包括血、尿、组织学及影像学检查所见的肾结构与功能的异常。AKI 与无 AKI 患者相比院内死亡率高 4 倍。目前的定义强调对疾病的干预,但也需要长期临床研究进行验证。同时,阿姆斯特丹会议决定以 48 小时内血肌酐上升≥26.5μmoL/L 或原血肌酐值增长≥50% 和(或)尿量<0.5ml/(kg·h)达 6 小时,定为 AKI 的诊断标准,并定出了病情的分期标准,这一诊断标准特点在于定出了 AKI 的诊断时间窗:48 小时内血肌酐上升 26.5μmoL/L,提高早期诊断率,为早期干预提出了可能性。这一标准同样适合儿童。这一标准降低了对肌酐基础值的要求,但强调了 48 小时内肌酐的变化(至少检测 2 次)及检测尿量的重要性,仅根据尿量标准进行诊断可能有假阳性,必须排除梗阻以及可逆性少尿,这一诊断标准的可行性如何,还需要大量临床资料去验证。AKI 更确切的命名将逐渐取代传统 ARF 的概念,但目前全球还没有 AKI 准确定义的统一意见,存在着各抒己见的状况。AKI 的分期见表 16-1。

表 16-1　AKI 的分期标准

项目	血清肌酐标准	尿量标准
1 期	升高>26.5μmol/L (0.3mg/dl) 或增加>50%	<0.5ml/(kg·h)(时间>6h)
2 期	升高>200%～300%	<0.5ml/(kg·h)(时间>12h)
3 期	增加>300% 或>353.6μmol/L (4.0mg/dl) [急性升高44.2μmol/L (0.5mg/dl)]	少尿[<0.3ml/(kg·h)]24h 或无尿>12h

【治疗】

1. 药物治疗　目前已有多种药物能有效阻止或减轻实验性 AKI,如多巴胺激动剂、利尿剂、利钠肽等,但是应用于临床均未获得成功,有待基础及临床进一步研究。同时必须重视 AKI 原发病因治疗,防止发生多器官功能障碍综合征(MODS)。

改善全球肾脏病预后组织(Kidney Disease Improving Global Outcome,KDIGO)在 2011 年 12 月制定了 AKI 的指南,对 AKI 的治疗制定了一系列的推荐和建议意见,主要包括:

(1) 存在 AKI 风险或已经发生 AKI 的患者,在没有失血性休克的证据时,建议使用等张晶体液而不是胶体(白蛋白或淀粉类液体)作为扩张血管内容量的起始治疗(2B)。

(2) 推荐对存在 AKI 风险或已经发生 AKI 的血管源性休克的患者,在补液同时联合使用升血压药物。(1C)

(3) 建议对围术期的患者(2C)或败血症休克(2C)的患者,依循治疗方案调控血流动力学与氧和参数,以预防 AKI 的发生或恶化。

(4) 对于危重患者,建议胰岛素治疗目标为:血浆葡萄糖 110～149mg/dl(6.11～8.27mmol/L)。(2C)

(5) 建议 AKI 任何分期的患者总能量摄入达到 20～30kcal/(kg·d)。(2C)

(6) 建议不要为了避免或延迟开始 RRT 而限制蛋白质的摄入。(2D)

(7) 建议非高分解、不需要透析的 AKI 患者摄入蛋白质 0.8～1.0g/(kg·d)(2D),发生 AKI 并行 RRT 治疗的患者为 1.0～1.5g/(kg·d)(2D),行持续性肾脏替代治疗(CRRT)及高分解状态的患者最高达到 1.7g/(kg·d)。(2D)

(8) 建议优先使用胃肠方式对 AKI 患者提供营养。(2C)

(9) 推荐不要使用利尿剂来预防 AKI。(1B)

(10) 建议不要使用利尿剂来治疗 AKI,除非是在治疗高容量负荷时。(2C)

(11) 推荐不使用低剂量多巴胺来预防或治疗 AKI。(1A)

(12) 建议不使用非诺多泮来预防或治疗 AKI。(2C)

(13) 建议不使用心房钠尿肽(ANP)来预防(2C)或治疗(2B)AKI。

(14) 推荐不使用重组人胰岛素样生长因子(rhIGF-1)来预防或治疗 AKI。(1B)

(15) 建议可以给予因围产期重度缺氧而处于 AKI 高风险的新生儿单剂量茶碱。(2B)

(16) 建议不要使用氨基糖苷类药物治疗感染,除非没有其他可替代的合适的、相对肾毒性更小的药物。(2A)

(17) 建议稳定状态、正常肾功能患者,氨基糖苷类药物治疗采用每天单次剂量,而不是每天多次剂量的治疗方式。(2B)

(18) 推荐对每天多次剂量给予氨基糖苷类药物超过 24 小时的患者,进行血药浓度监测。(1A)

(19) 建议,对每天单次剂量给予氨基糖苷类药物超过 48 小时的患者,进行血药浓度监测。(2C)

(20) 建议,当方便与适宜时,局部使用氨基糖苷类药物(如呼吸道气溶胶、缓释抗生素珠)来代替静脉用药。(2B)

(21) 建议使用脂质制剂的两性霉素 B,而不是传统制剂的两性霉素 B。(2A)

(22) 推荐在治疗系统性真菌或原虫感染时,如果推测两者疗效相当,应当使用唑类抗真菌药物和(或)棘白菌素,而不是传统制剂的两性霉素 B。(1A)

(23) 建议不要仅为了降低围术期 AKI 或 RRT 治疗的发生率,而采用非体外循环冠脉搭桥手术。(2C)

(24) 建议不要对伴有低血压的重症患者使用 N-乙酰半胱氨酸(NAC)来预防 AKI。(2D)

(25) 推荐不使用口服或静脉 NAC 预防术后 AKI。(1A)

2. 肾替代治疗（RRT）

（1）治疗时机：在 AKI 的 RRT 中，大家共同关注的问题是开展 RRT 的最佳时机尚无统一标准，大多数学者主张在患者内科治疗失败，出现脓毒症综合征或水、电解质、酸碱失衡时，才开始 RRT 治疗。也有学者主张当血尿素氮（BUN）升高到 35.7mmol/L 时进行"预防性"透析，可减少发病率，改善存活率。早期或预防性 RRT 能更好控制水、电解质和酸碱平衡，为原发病的治疗创造条件，促进肾功能恢复，改善预后。但目前仍没有充分的数据来确定 AKI 进行 RRT 的适宜时机，早期开始 RRT 可能改善部分患者的预后，但也可能使部分患者风险增加。

（2）治疗模式：近年来，RRT 的模式已发展到多种，如间断血液透析（IHD）、腹膜透析、连续肾替代治疗（CRRT）以及新兴的"混合"模式（长时低效透析）。但现有的数据不能提供模式选择的客观标准，各模式的疗效比较迄今无循证医学的结论。①间断模式与持续模式目前的研究多是回顾性或非随机前瞻性的，故仍得不出 CRRT 较 IHD 更有益的结论。目前，法国 Hemo DIHFE 研究正在进行中，将 350 例危重 AKI 随机分入 IHD 或连续性静-静脉血液透析滤过（CV-VHDF）组进行比较，其结果有望提供 AKI 患者 RRT 治疗模式选择的可靠依据。②"混合"模式，是近 10 年来发展的 RRT 模式，采用 IHD 技术，将治疗时间延长，更缓慢地清除容量和溶质。目前，这种模式得到了越来越广泛的应用，但该模式对预后的影响情况有待进一步研究。

（3）治疗剂量：①IHD：可增加治疗强度和频率，有研究提示，透析剂量增加与存活率改善相关。尿素动力学模型在 AKI 中的应用方法还未很好地建立，放射性核素检测显示，AKI 患者尿素分布容积（Vurea）大于体内总液量，提示计算透析处方时总体液量的估计应增加约 20%，以补偿 Vurea 的显著增加。②CRRT：关于 CRRT 不同剂量与预后间的关系，研究结果不一。2000 年，Palevsky 应用连续性静-静脉血液滤过（CVVH）治疗 AKI 患者，将患者随机分为 3 组，超滤率分别为 20ml/（kg·h）、35ml/（kg·h）和 45ml/（kg·h），结果发现 3 组存活率分别为 41%、57% 和 58%。但另一个研究发现，与 24～36L/d 比较，超滤容量>72L/d 与存活率改善无关。

近几年，越来越多的研究证据显示，对 AKI 患者增加 RRT 强度可改善存活率，但间断治疗与连续治疗或连续治疗的不同方案间疗效的差异尚未明确。对 AKI 合并 MODS 患者倾向于高容量血液滤过，并

证实充分的血液净化治疗不仅能改善心脏和循环功能，维持电解质及液体平衡，清除炎症介质，而且能纠正高代谢状态和血气参数异常、酸中毒和肠壁水肿，改善器官的血流灌注和功能，形成良性循环，从而为抗生素、手术及其他治疗疗效发挥有效创造条件和争取时间，使患者渡过危险期，这是其他治疗无法比拟的。目前，正在进行的 2 个大型多中心随机对照研究有望提供更充分的数据，即美国急性肾衰竭试验网研究和 RENAL 研究。

（4）在 KDIGO 2011 年 12 月制定的 AKI 指南中，对 AKI 治疗的透析干预包括：

1）如果存在危及生命的水、电解质和酸碱紊乱，应紧急开始 RRT（未分级）。

2）不要仅用 BUN 和肌酐的阈值来决定是否开始 RRT，而需要考虑更广泛的临床背景、是否存在可以通过 RRT 改善的疾病状态以及实验室检查的变化趋势（未分级）。

3）建议不要使用利尿剂来帮助肾功能恢复，或用以缩短 RRT 的疗程或降低频率（2B）。

4）建议 AKI 患者通过无涤纶套、无隧道透析导管开始 RRT，而不是用有隧道的导管（2D）。

5）对 AKI 患者选择静脉放置透析导管时，考虑以下建议（未分级）：①首选：右颈内静脉；②第二选择：股静脉；③第三选择：左颈内静脉；④最后选择：锁骨下静脉，最好是优势手侧。

6）推荐使用超声引导留置透析导管（1A）。

7）推荐在颈内静脉或锁骨下静脉放置透析导管后、第一次使用前，拍胸部 X 线片（1B）。

8）对于在 ICU 内需要 RRT 的 AKI 患者，建议不要在无隧道的透析导管皮肤穿刺处局部使用当前常用抗生素（2C）。

9）对于需要 RRT 的 AKI 患者，建议不要使用抗生素封管剂来预防导管相关感染（2C）。

10）把持续性和间断性 RRT 作为 AKI 患者治疗的补充手段（未分级）。

11）对于血流动力学不稳定的患者，建议使用 CRRT，而不是标准的间断 RRT（2B）。

12）对于伴有急性脑损伤，或其他病因引起颅内压增高或广泛脑水肿的 AKI 患者，建议使用 CRRT，而不是间断的 RRT（2B）。

13）AKI 患者进行 RRT，建议使用碳酸盐而不是醋酸盐缓冲液作为透析液以及置换液（2C）。

14）伴有循环休克的 AKI 患者进行 RRT 时，推荐使用碳酸盐而不是醋酸盐缓冲液作为透析液以及

置换液(1B)。

15) 每次 RRT 治疗前应该制定剂量处方(未分级)。推荐经常评价实际的治疗剂量以调整处方(1B)。

16) 给予 RRT 来达到满足患者需要的电解质、酸碱、溶质和液体平衡(未分级)。

17) 推荐 AKI 患者进行间断或延长 RRT 时,每周 Kt/V 达到 3.9(1A)。

18) 推荐 AKI 患者 CRRT 超滤剂量达到 20 ~ 25ml/(kg·h)(1A)。这通常需要设定更高的处方剂量才能达到(未分级)。

KDIGO 虽然已经制定了 AKI 的指南初稿,对于

AKI 的诊治有很好的指导作用,但在临床实践中如何应用 KDIGO 指南、指南是否适合中国 AKI 患者还需要大量临床研究来证实。急性肾损伤治疗方面,仍以 RRT 为主,药物治疗尚无重大突破。目前临床研究取得的成果的主要研究对象是成人,对儿童的 AKI 研究甚少,对于 AKI 患儿,是否应等待患儿达到传统的 ARF 透析时机? 是否早一些开始 RRT 可以达到更好的疗效? 提早到什么时机恰当? 等问题仍需进一步研究。AKI 是威胁人类生命的严重疾病,AKI 的早期诊断和早期治疗对提高危重症患儿的存活率显得尤为重要。

(肖政辉)

第二节　急性肾衰竭

急性肾衰竭(acute renal failure,ARF)是指由多种原因导致肾小球滤过率突然和持续性下降,尿素氮和其他代谢产物在血液中蓄积而出现的临床综合征,临床表现为水电解质紊乱、酸中毒和氮质血症等,少尿、无尿及氮质血症是急性肾衰竭的两个主要表现。少尿、无尿时机体的新陈代谢产物不能排出体外,积聚体内而产生氮质血症。一般以血中尿素氮(BUN)或肌酐(Cr)的浓度反映机体的代谢产物浓度。当患儿血中尿素氮及肌酐浓度显著高于正常值时,可认为有急性肾衰竭。部分病例尿量并不显著减少,但尿素氮明显增高。

【病因及发病机制】

传统上将急性肾衰竭分为三类:

1. 肾前性肾衰　肾前性肾衰常因血容量急速降低致肾血流灌注不足而引起,多见于低血容量性休克、肾病综合征所致的低血容量、心搏骤停、严重腹泻、呕吐、大手术、大出血、大面积烧伤、严重感染等。及时补充血容量,肾功能可迅速恢复。若延误治疗则可转化为急性肾小管坏死(ATN),严重者可导致肾皮质坏死。

肾脏血流量的急剧减少一方面可以造成肾小球滤过率急剧减少,另一方面可导致急性肾小管缺血、坏死,两者在急性肾衰竭的发病机制中都有重要的影响。当血容量减少时,肾脏可通过增加对水钠的再吸收而维持血容量的相对稳定,但尿量生成减少。同时,当血压降低时,中枢神经系统通过交感神经-肾素-血管紧张素系统使肾小球入球动脉收缩以维持肾小球的灌注压,但肾血流量及肾小球的滤过率因此而减少。

2. 肾实质性肾衰　实质性肾衰由各种肾实质损伤引起,包括肾血流供应不足所致的急性肾皮质坏死及氯仿、生物碱、有机磷、重金属、四氯化碳、万古霉素、氨基糖苷类抗生素等所致的急性肾小管坏死;糖尿病伴随的肾小管坏死、血红蛋白尿及肌红蛋白尿引起的严重肾小管阻塞、各种肾炎(如链球菌感染后肾炎、狼疮性肾炎)、严重的类脂质肾病及肾移植排斥、肾肿瘤等均可导致肾实质性肾衰。

不同病因发病机制各不相同。肾小管堵塞使肾小管压力升高,进而使肾小球滤过减少;化学毒性物质直接损害肾实质细胞或通过促进免疫或炎症反应而恶化潜在的肾脏疾病造成急性肾衰竭。儿童期最常见的链球菌感染后肾小球肾炎,其发病机制为广泛的肾小球毛细血管壁损害导致肾小球滤过减少。此外,肾血管病变可直接影响肾脏血流灌注、肾小球、肾小管功能导致肾衰。

3. 肾后性肾衰　肾后性肾衰由泌尿道梗阻引起,常见于先天性肾脏畸形(如先天性输尿管肾盂连接部阻塞)、尿路狭窄、肿瘤、炎症、血肿、结石、异物、外伤等。大多数肾后性肾衰常为慢性经过,仅少数为急性过程。

急性泌尿道梗阻时,肾小管腔内压力增高使肾小球滤过降低及水钠重吸收增加,从而使尿量锐减,内环境失衡而出现肾衰。

多种病因可导致急性肾衰,其发生机制可能是由于上述的某一种机制单独或几种机制不同程度的共同作用。

【临床表现】

1. 原发病的表现　急性肾衰竭是由许多不同

疾病引起的一组综合征。例如,引起肾衰竭常见的原发病休克、严重感染、严重创伤、中毒、烧伤、大手术等,急性肾衰竭最突出的表现也就是其原发病本身的临床表现。

2. 少尿或无尿　少尿或无尿是肾衰竭最具有特征性的临床表现之一,应精确地记录病人每小时的出入量,出现不明原因的尿量突然减少时,应警惕早期急性肾衰竭的可能性。

3. 氮质血症　氮质血症是急性肾衰竭的主要表现之一。肾衰竭时,代谢产物排泄障碍,特别是蛋白质的代谢产物不能排出体外。最突出表现为恶心、厌食、呕吐、乏力等非特异性症状及血尿素氮、肌酐升高。

4. 电解质紊乱　低钠血症、高钾血症、代谢性酸中毒常是急性肾衰竭的最危险的临床表现,也常常是致死的主要原因。当血钠≤130mmol/L 时,就可出现恶心、呕吐、乏力、厌食等症状。当血钠≤120mmol/L 时就可出现头痛、嗜睡、反应迟钝甚至惊厥。肾衰时最为危险的电解质紊乱是高钾血症,显著的高血钾可致心律失常甚至心室停搏。

5. 水潴留及急性肺水肿　临床表现为血容量急剧增加、血压升高,严重时出现急性肺水肿。最早期表现常常是呼吸频率增加,平卧时加重。进一步加重可出现呼吸急促、口周发绀、肺底出现细小水泡音、心动过速甚至奔马律。X 线片上可见到两肺纹理显著增加、两肺门阴影对称性增浓,典型的可呈现蝴蝶样阴影。

6. 贫血及出血倾向　急性肾衰竭患儿常常发生贫血及出血倾向,有时甚至可见于疾病早期。皮肤可出现瘀斑,约20%～40%的肾衰竭患儿伴有胃肠出血。

7. 感染　约35%～40%的急性肾衰竭患儿可能发生感染。感染的常见部位多在肺、尿路、腹膜腔、静脉导管或其他部位的伤口。易感因素包括皮肤黏膜的完整性受损、创伤性检查、导管留置等。预防性使用抗生素常常可以导致机会性感染增加,应予避免。

无合并症的急性肾衰竭一般可分为少尿期、多尿期和恢复期三个阶段。少尿期一般经历1～2周,极少数历时3～4周后转为多尿期。多尿期临床上有两种类型,一种为利尿逐渐出现,尿量逐日增加;另一种为利尿现象突然出现。多尿期尿量有时可达1000～2000ml 甚至3000～4000ml。这是肾小管上皮再生、肾皮质水肿消退的表现。此期内肾小管的

浓缩、分泌功能都未完全恢复,血内 BUN、肌酐甚至血钾都未能迅速下降,故仍须仔细监测水电解质平衡,预防水电解质紊乱。

【诊断】

1. 常有能引起急性肾衰竭的原发病的临床表现。

2. 少尿是确诊急性肾衰竭的关键。尿量显著减少,出现少尿(每天尿量<250ml/m^2)或无尿(每天尿量<50ml/m^2)。

3. 氮质血症,血清肌酐≥176μmmol/L,BUN≥15mmol/L,或血清肌酐每天增加≥44μmmol/L,BUN 增加≥3.57mmol/L。血尿素氮及肌酐值对确诊肾衰竭、估计其严重程度及预后极有价值。不过,尿素氮及肌酐常在少尿或无尿持续一段时间以后才升高,因此对于早期诊断并无很大帮助。

4. 有酸中毒、水电解质紊乱等表现。高血钾是急性肾衰竭的主要表现之一,常在少尿或无尿持续一段时间之后才出现,如有高血钾存在,对诊断肾衰竭、判断其严重程度、预后以及指导治疗都有重要意义。但如血钾正常,并不能除外肾衰竭。

5. 肾前性、肾性肾衰竭的鉴别诊断(表16-2)。

表 16-2　肾前性肾衰与肾性肾衰

	肾前性	肾性
临床表现		
脱水征	有	无
血压	低	正常或偏高
血液检查		
血细胞比容	高	低或正常
钾	正常或偏高	高
中心静脉压	低	正常或偏高
尿液检查		
比重	>1.020	1.010 或更低
尿钠	<20mmol/L	>40mmol/L
渗透压	>450mOsm/L	<350mOsm/L
尿/血尿素氮比值	>15	<15
尿沉渣	偶见透明管型	粗颗粒管型、红细胞管型
肾衰指数(RFI)＊	<1	>1
部分钠清除率＊	<1%	>1%

注:＊肾衰指数＝尿钠÷$\dfrac{尿肌酐}{血肌酐}$

＊部分钠清除率＝$\dfrac{尿钠}{血钠}$×$\dfrac{血肌酐(或 BUN)}{尿肌酐(或 BUN)}$×100%

【新生儿 ARF 诊断】

1. 出生后 48 小时内无排尿或出生后少尿（每小时<1ml/kg）或无尿（每小时<0.5ml/kg）。

2. 氮质血症，血清肌酐≥88～142μmol/L，BUN≥7.5～11mmol/L，或血清肌酐每天增加≥44μmol/L，BUN 增加≥3.57mmol/L。

3. 常伴有酸中毒、水电解质紊乱、心力衰竭、惊厥、拒奶、吐奶等表现。

【鉴别诊断】

1. 抗利尿激素分泌异常综合征（syndrome of inappropriate secretion of antidiuretic，SIADH）　SIADH 可由机械通气时静脉回心血量减少引起，也可由颅内高压、颅内出血或药物引起。这类患儿尿量显著减少，但血 BUN 及肌酐正常。血清钠、血浆渗透压非常低而尿钠、尿渗透压明显增高。

2. 腹内压增加引起的少尿或无尿　Thorington 等曾在犬实验中证明：当腹压在 15mmHg(2kPa) 时可引起少尿，在 30mmHg(4kPa) 时可引起无尿，腹压升高所引起的少尿或无尿是由于下腔静脉压升高而非下尿路梗阻。临床上腹内出血、腹带约束过紧、新生儿脐裂修补术、巨大脐疝还纳术后等，都可引起腹内压的急剧升高而造成少尿或无尿。

【治疗】

对于肾前性肾衰竭主要是补充液体，纠正脱水和血容量不足，改善肾血流量，不用收缩肾动脉药物和肾毒性药物。适当应用甘露醇或呋塞米预防肾实质性损害。注意在纠正脱水后才用甘露醇。

对疑有肾衰竭而一时又未能肯定为肾前性或肾性肾衰竭的患儿，有条件时应插入中心静脉导管以测定中心静脉压。如无条件测中心静脉压而病人又无容量负荷过重的表现时，应先给予 0.9% 盐水 20ml/kg 以观察患儿反应。如对液体治疗无反应、尿量不增加，则可给予一次呋塞米静注，剂量为 1mg/kg。30 分钟后如仍无尿，则可将呋塞米剂量增加至 10mg/kg，但要密切观察呋塞米的耳毒性。肾实质病变导致肾衰时，大剂量呋塞米可缩短少尿期，减少透析次数或必要性。

在给予大剂量呋塞米治疗的同时可按 0.5～4μg/(kg·min) 速度以微量泵静脉泵入多巴胺，它主要作用于多巴胺受体，扩张肾血管、增加肾血流及肾小球滤过率，同时增加尿液的排出，而对全身血管几无影响。应注意的是，在急性肾衰竭的处理中，除肾剂量的多巴胺外，任何血管收缩药都有可能有损于肾脏的血流供应，因而应予避免。

如果经上述处理后尿量仍不增加或虽然尿量增加但 BUN、Cr 仍不断增加，就可以确定患儿已经有实质性肾衰竭，对于肾性肾衰的治疗则是综合性的，包括：治疗原发病，改善肾功能和促进利尿，纠正水电解质紊乱和代谢性酸中毒，治疗氮质血症，血液净化，预防和治疗并发症。

1. 液体的管理　液体容量负荷过重是急性肾衰竭的最危险、最难处理的问题之一，因此，一旦肾衰竭诊断成立，维持液体的进出平衡也就是处理急性肾衰竭的最重要、最紧迫的任务之一。正确的补液量应是：补液量＝显性失水＋不显性失水－内生水。

对于血流动力学稳定、血容量充足（CVP 正常）的患儿的输液量应为前一天的尿量、大便量、呕吐量、引流量、出血量加上不显性失水量。在无胃肠道损失的情况下所补液体应当是无钠的。胃肠引流液应该补给 1/2 张的 0.9% 氯化钠，尿液应补给 1/4 张的 0.9% 氯化钠，其余补给无盐溶液。应根据出入量、血电解质浓度及体重不断调整输液量及输液速度。每天体重减轻 0.5%～1% 表示液体控制满意，体重不减甚或增加表示有液体潴留。

2. 钾代谢紊乱的处理　高钾血症是急性肾衰竭时最危险的合并症，如处理不当会危及生命。高钾血症可从下列四个方面进行处理：①减少钾负荷；②使用拮抗钾离子电生理效应的药物（钠离子、钙离子）；③使用能够使钾离子向细胞内转移的药物；④将钾离子从人体内移出。

拮抗钾离子电生理效应的药物有：

（1）葡萄糖酸钙或氯化钙：10% 的葡萄糖酸钙 0.5ml/kg 或 3% 的氯化钙 0.5ml/kg 缓慢地静脉注射或加入液体中滴注可暂时对抗高钾血症所致的心律失常。

（2）碳酸氢钠：1～2mmol/kg 的碳酸氢钠（相当于 5% 碳酸氢钠 1.67～3.4ml/kg）可暂时性地拮抗高钾血症所致的心律失常。

（3）葡萄糖-胰岛素：一般以每 4g 葡萄糖加入 1U 结晶胰岛素静脉滴入。

在急性肾衰竭时，与高钾血症相伴随的电解质紊乱还包括低钙血症、低钠血症。在处理高钾血症的同时也需要处理低钠血症、低钙血症。

应当指出，上述治疗措施的效果都是相对的、暂时性的，因为它们并未将钾离子从体内清除。只是为治疗争得了宝贵的时间以等待肾小管和肾功能的恢复，也为采取其他更积极治疗措施做好准备。如经上述处理后，血钾≥6.5mmol/L 时，特别是同时有容量负荷过重时,就应采取透析疗法治疗。

3. 钠代谢紊乱的处理 低钠血症是急性肾衰竭的常见临床表现之一。在低钠血症发生时,首先应当严格限制水的进入量。液体应限制在 15ml/（kg·d）或 300ml/（m²·d）以下。当血钠 ≤ 130mmol/L 而无容量负荷过重时,应给予 10% 盐水或 5% 碳酸氢钠溶液。其剂量为:

应补钠的 mmol 数 =（130-血钠值）×0.3×体重

补钠时应当以 10% 的氯化钠溶液补给。当血钠 ≤ 120mmol/L 或患儿发生惊厥时应立即进行透析。

4. 代谢性酸中毒的处理 碱性药物是纠正代谢性酸中毒的最重要的药物之一。理论上,当血 pH 降低至 7.2 以下时应以碱性药物纠正代谢性酸中毒。所需的碱性药物剂量为:

所需的碳酸氢钠毫摩尔数 = BE×体重×0.3

或所需的碳酸氢钠毫摩尔数 =（22-标准碳酸氢盐的毫摩尔数）×体重×0.3

此公式计算所得结果为碳酸氢钠的毫摩尔数。当使用 5% 碳酸氢钠溶液时,乘以 1.68 便是碳酸氢钠的毫升数。给药后复查血气分析再决定是否作进一步的补充。迅速的纠正酸中毒可使血钙下降而诱发惊厥;过度纠正酸中毒还可造成氧合血红蛋白离解曲线左移,加剧低氧血症。此外,血液及脑组织中 pH 急剧变化也可能诱发惊厥及其他脑功能障碍,因而纠正酸中毒务必细心、稳妥进行。

而且,在无尿的情况下所能够提供的补液空间是非常有限的。因此,临床上很难依靠药物来纠正代谢性酸中毒。故当血 pH ≤ 7.20 或碳酸氢盐浓度 ≤ 12mmol/L 时,理想的治疗应是透析疗法。

尽早地恢复组织的血流灌注、改善患儿的营养状态从而降低组织的分解代谢,清除感染病灶以及正确合理地使用抗生素都有助于纠正代谢性酸中毒。

5. 高血压的处理 急性肾衰竭时,由于血容量负荷过重以及肾素-血管紧张素分泌过多而产生高血压。当血压超过脑血流自动调节的极限时,就会发生脑水肿或高血压脑病。不过,严重的高血压病例较多见于慢性肾衰竭而较少见于急性肾衰竭。处理时可采取如下措施:

（1）限制水分的摄入:在急性肾衰竭时可通过严格限制水分的摄入而控制血压。

（2）硝普钠的应用:硝普钠是当今最强有力、最迅速的降血压药。它直接扩张小动脉、小静脉平滑肌而使血压下降。常用剂量为 0.5 ~ 8μg/（kg·min）。以体重×0.3 的剂量加 0.9% 的盐水或 5% 葡萄糖至 50ml 时用微量输注泵输注,1ml/h = 0.5μg/（kg·min）。给药期间每 5 ~ 10 分钟测血压一次,并根据血压情况调整输液速度。待到血压稳定在满意水平时,可每 15 ~ 30 分钟监测血压一次。在急性肾衰竭时,硝普钠的剂量只根据血压水平滴定,不需根据肾廓清率调整。硝普钠的毒性除了血压过度下降之外,尚有恶心、嗜睡、皮肤紫色花斑、耳鸣、易激动等。

（3）口服降压药的应用:急性肾衰竭时高血压一般不如慢性肾衰竭时严重。少数急性肾衰竭如急进性肾炎常伴有恶性高血压,需要口服降血压药物。

6. 贫血及消化道大出血的处理 不论什么原因的贫血都必须纠正。有凝血障碍的患儿可输入少量的新鲜全血、血小板并给予维生素 K 纠正。

对于有胃肠道出血等患儿应静脉给予 H₂ 受体阻滞剂如法莫替丁 0.4mg/kg 或氢离子泵阻滞剂奥美拉唑 0.4mg/kg 等,每天 2 次。

7. 感染的处理 对于无感染迹象的急性肾衰竭患儿,不应预防性地使用抗生素,否则易招致二重感染及耐药菌株感染。然而,当患儿有发热、白细胞升高,血、尿、腹水或其他引流物的细菌培养阳性时应及时给予抗生素。抗生素应根据临床表现及血培养结果作选择的依据。应尽可能地选用对肾脏毒性较小的药物以免造成或加重肾损害。在急性肾衰时应调整抗生素的剂量或给药间隔。如调整给药间隔时,给药间隔可用血肌酐浓度（mg/dl）乘以 8 或 9（小时）;若单纯调整给药剂量时,给药量等于正常给药量除以血肌酐浓度的毫克数即可。

8. 肾衰时的营养供给 肾衰竭最重要的合并症之一是严重的分解代谢造成的负氮平衡。然而,由于肾衰患儿的液体摄入量受到极大的限制,绝大多数患儿得不到足够的热卡及蛋白质,甚至很难向患儿提供基础代谢所需的能量。因此,肾衰竭时营养处理也是肾衰处理的一个重要组成部分。

急性肾衰竭的营养处理的基本目标是:①控制水电解质的摄入以防容量负荷过重及电解质紊乱;②提供足够的热卡以便在限制蛋白质的前提下防止蛋白质消耗以及因此而加重的氮质血症和高钾血症。

肾衰患儿常因厌食、恶心、呕吐而难以进食;腹膜透析时患儿也因腹压增加而不能耐受饮食。而周围静脉提供营养时只能以比较低浓度的葡萄糖、氨基酸及乳化脂肪来提供。如前所述，由于液量的限制，这些制剂常常不能向肾衰患儿提供足够的热卡以防蛋白质分解。

9. 透析疗法　透析疗法是治疗急性肾衰竭的极其重要的手段之一。临床上有腹膜透析、血液透析和连续肾脏替代疗法等三种方法。

儿童腹膜面积与体重之比大大高于成人。儿童腹膜透析的疗效可达血液透析的50%，而成人仅为20%。换言之，儿童腹膜透析的疗效可达成人的2.5倍。在婴幼儿期，中心静脉插管较为困难，而且婴幼儿期血液透析时血容量及血流动力学波动较大，耐受力较差。因此，在儿童期尤其是婴幼儿，遇急性肾衰竭时首先应考虑腹膜透析，有凝血功能障碍的患儿也应考虑腹膜透析。然而，遇到严重创伤、大面积烧伤、严重感染、大手术后所致的急性肾衰，由于分解代谢极为旺盛，含氮代谢产物积聚迅速，容易发生严重的氮质血症，故应首先考虑血液透析。结缔组织病、糖尿病、恶性高血压等病时腹膜清除率常常受损，亦应首先考虑血液透析。

早期透析，不论腹膜透析还是血液透析，都是预防和治疗严重氮质血症的合并症（包括胃肠出血、神经系统合并症、心包炎、高钾血症、急性肺水肿等）的主要手段。

连续肾脏替代疗法（continual renal replacement therapy，CRRT）或血液超滤（hemofiltration）是让血液通过特制的血液滤过器后将血液中的水分及可溶性低分子物质滤出体外。它对清除水分及可溶性低分子物质特别有效。因而是治疗容量负荷过重和急性肺水肿的极为有效的方法。它可以应用于任何类型的急性肾衰竭，特别适用于那些有腹部外伤、腹部手术后不适合作腹膜透析的患儿。

透析疗法的指征：

（1）临床指征：急性肾衰伴有下列情况之一者：①血容量过多及血压过高引起的充血性心力衰竭、肺水肿、高血压脑病；②尿毒症性血小板功能障碍伴有胃肠出血；③对药物治疗无效的高钙血症、高磷酸盐引起的转移性钙化。

（2）生化指征：有下列情况之一者：①血BUN≥30mmol/L或升幅≥4mmol/(L·d)［≈10mg/(dl/d)］或Cr≥500μmol/L或升幅≥100μmol/(L·d)［≈1mg/(dl/d)］或Ccr≥80~120ml/(min·1.72m²)（肌酐清除率）。②血K⁺≥6.5mmol/L。③血Na⁺≤120mmol/L或

≥160mmol/L。④持续性的代谢性酸中毒，当HCO₃⁻≤12mmol/L或pH≤7.20；特别是血容量过多，限制了碳酸氢钠的使用时。⑤严重的代谢性碱中毒，当HCO₃⁻≥35mmol/L或pH≥7.6（可用高氯醋酸盐透析液溶液含Cl⁻120mmol/L，醋酸20mmol/L）。⑥血清尿酸≥1190μmol/L(20mg/dl)。⑦血清钙≥12mmol/L。

（3）预防性透析：有可能发生肾功衰竭但尚未有临床症状及生化变化之前，例如：①广泛压挤伤；②横纹肌溶解；③心外科手术时心搏出量曾一度明显降低并持续一定时间。

透析疗法的合并症：腹膜透析的主要危险在于腹膜腔感染。国外腹膜透析的感染在3%~48%之间。血透的主要危险在于血流动力学改变。其感染率在4%~12%，主要是静脉插管感染。

【预防】

在上述各种有可能引起急性肾衰竭的疾病过程中，应充分提高警惕，注意改善组织的血流灌注，避免组织长时间的缺氧及低血压。对于严重创伤、严重感染患儿，如情况允许应尽早清创、引流、合理地使用抗生素，以避免向肾衰竭方向发展。

（肖政辉）

参 考 文 献

1. Wamoch DG. Towards definition and classification of acute kidney injury. J Am Soc Nephrol,2005,16(11):3149-3150.
2. Chertow GM,Burdick E,Honour M,et al. Acute kidney injury,mortality,length of stay,and costs in hospitalized patients. J Am Soc Nephrol,2005,16(11):3365-3370.
3. 急性肾损伤专家共识小组. 急性肾损伤诊断与分类专家共识. 中华肾病病杂志,2006,22(11):661-663.
4. KDIGO. Clinical Practice Guideline for Acute Kidney Injury. Kidney International Supplements,2012,2(1):1-141.
5. Yan Cao,Zhu-Wen Yi,Hui Zhang,et al. Etiology and outcomes of acute kidney injury in Chinese children:a prospective multicentre investigation. BMC Urology,2013,13:41-48.
6. 易著文. 儿童急性肾损伤的定义和诊断. 中国实用儿科杂志,2010,25(10):1-2.
7. 易著文. 儿童急性肾损伤的概念与诊断. 实用儿科临床杂志,2009,24(5):321-323.
8. 赵祥文. 儿科急诊医学. 第4版. 北京:人民卫生出版社,2015.
9. 王慧,李增艳,王彩丽. 急性肾功能衰竭的病理特点及其临床表现. 包头医学院学报,2013,29(1):25-27.
10. 钱力,张爱华,周晓玉,等. 新生儿急性肾功能衰竭的临床分析,南京医科大学学报(自然科学版),2011,31(7):1053-1055.

11. 王筱雯,栾江威,吴燕祥.腹膜透析在婴幼儿急性肾功能衰竭中的应用.中国当代儿科杂志,2011,13(2):161-162.

12. 江载芳,申昆玲,沈颖.诸福棠实用儿科学.第8版.北京:人民卫生出版社,2015.

13. Devarajan P. Emerging biomarkers of AKI. Contrib Nephrol,2007,156:203-312.

14. Han WK,Waikar SS,Johnson A,et al. Urinary biomarkers in the early diagnosis of acute kidney injury. Kidney Int,2008,73:863-869.

15. Koyner JL,Bennett MR,Worcester EM,et al. Urinary cystatin C as an early biomarker of acute kidney injury following adult cardiothoracic surgery. Kidney Int, 2008, 74: 1059-1069.

16. Portilla D,Dent C,Sugaya T,et al. Liver fatty acid-binding protein as a biomarker of acute kidney injury after cardiac surgery. Kidney Int,2008,174:465-472.

17. Briggs JP. The hunt for the perfect biomarker for acute kidney injury. Kidney Int,2008,74:987-988.

18. Akcan-Arikan A,Zappitelli M,Loftis LL,et al. Modified RIFLE criteria in critically ill children with acute kidney injury. Kidney Int,2007,71:1028-1035.

19. Bagga A,Bakkaloglu A,Devarajan P,et al. Improving outcomes from acute kidney injury:report of an initiative. Pediatr Nephrol,2007,22:1655-1658.

20. Zappitelli M,Parikh CR,Akcan-Arikan A,Washburn DK,Moffett BS,Goldstein SL. Ascertainment and epidemiology of acute kidney injury varies with definition interpretation. CJASN,2008,3:948-954.

21. Cerda J,Bagga A,Kher V,Chakravarthi RM. The contrasting characteristics of acute kidney injury in developed and developing countries. Nat Clin Pract Nephrol, 2008, 4: 138-151.

22. Zededa-Orozco D,Ault BH,Jones DP. Factors associated with acute renal failure in children with rhadomyolysis. Pediatr Nephrol,2008,23:2281-2284.

第十七章 慢性肾脏病与慢性肾衰竭

第一节 慢性肾脏病

慢性肾脏病(chronic kidney diseases,CKD)是指肾损害≥3个月,表现为病理或血、尿、电解质、pH异常或影像学检查异常;肾小球滤过率(GFR)<60ml/(min·1.73m^2)≥3个月,有或无肾损害。CKD严重危害儿童和青少年健康,但临床流行病学资料极其有限,由于CKD早期没有特异的临床症状,所以临床诊断率很低,主要原因在于缺乏确切的病史资料以及对病情严重性的分期不明确。儿童CKD(20岁以下)占整个终末期肾病(ESRD)的小部分,但是,近3年来,20岁以下ESRD患者数量和1990年相比,增长了32%。由此可见,儿童CKD发病率在增加,也表明儿童CKD是一种进展性疾病。研究表明,如果早期予CKD患儿治疗,可改善其预后。最初2003年美国肾脏病基金会(National Kidney Foundation,NKF)就如何早期发现CKD患者、分期、评估及治疗等问题颁布儿童慢性肾脏疾病的K/DOQI(kidney disease outcomes quality initiative,肾脏疾病患者生存质量)临床实践指南,2008年K/DOQI工作组将其更新,以便对于儿童CKD更好的防治与管理。

【病因】

儿童CKD最常见的原因是先天性肾脏异常。北美地区关于儿童慢性肾功能不全的研究结果显示,慢性肾功能不全儿童中,22%患儿为梗阻性尿路病变,8%为反流性肾病(reflux nephropathy)。肾小球肾炎(GN)发病率在12岁以上患儿有增加趋势。关于肾小球疾病导致的儿童慢性肾功能不全病因中,FSGS占8.7%,而其他肾小球疾病累加在一起占儿童CKD病因比例的10%以下。FSGS在黑人中的发病率是白人的3倍,是黑人儿童CKD的常见原因。来自意大利的资料显示,先天性肾发育不全占意大利儿童CKD病因的57.6%,而肾小球疾病只占

6.8%。欧洲透析与移植协会的报告指出,0~4岁儿童ESRD的主要原因就是肾发育不良和遗传性肾脏疾病。随着年龄的增长,GN和肾盂肾炎是更为常见的原因。日本的研究结果显示,日本ESRD患儿中,GN占原发病的34%(其中FSGS占60%,IgAN占17%)。澳大利亚和新西兰的报告也认为GN是儿童ESRD的主要原因。我国儿童慢性肾功能不全的研究结果显示,主要原发病为慢性肾炎和肾病综合征,占52.7%,先天/遗传性疾病约1/4,以肾发育异常和肾囊性病为主。

【CKD慢性进展的机制】

多种免疫性或非免疫性肾损伤在达到一定程度后则将殊途同归,持续进展至ESRD,其机制有多种学说。

1. 肾小球高滤过学说 20世纪80年代通过对动物5/6肾切除、微穿刺等技术研究发现,丧失肾单位后,残余肾单位的血流动力学代偿性改变,即血浆流量增加、毛细血管跨膜压增高、肾小球滤过率增高,即高灌注、高压力、高滤过的三高学说。三高状态最终导致肾小球硬化,此三高产生的机制与肾损伤后肾小球局部血管紧张素前列腺素、NO等的改变有关。其中特别是血管紧张素Ⅱ(AngⅡ)的作用最受到重视,因不仅通过肾小球局部血流动力学的作用而引发三高产生蛋白尿,且还具有非血流动力学效应,包括对细胞的促生长作用,活化、释放趋化因子、增加细胞外基质的积累以及局部代谢的影响等,导致肾小球硬化,从而在进展中起重要的影响,这也是通过阻滞RAS系统(肾素血管紧张素系统)防止进展的理论基础。

2. 蛋白尿与CKD的进展 蛋白尿不仅是肾小球滤过屏障受损的重要标志,而且持续蛋白尿本身

会造成持续进展。有研究报告,蛋白尿<1.9g 和 3.9g 的两组患者,其肾小球滤过率(GFR)前组下降不明显,而后组每年下降 $10ml/(min \cdot 1.73m^2)$。3年后肾衰竭发生率两组分别为<5% 和>30%。蛋白尿通过对肾小球足细胞、系膜细胞的影响导致肾小球硬化,特别是肾小管细胞损伤后发生肾小管间质损伤导致的间质纤维化,两者构成 ESRD 的组织基础。

3. 高脂血症与 CKD 的进展 CKD 时常有高脂血症,而高脂血症又是 CKD 持续进展的重要因素。脂质在系膜区的沉积导致系膜细胞增生、基质增加;被肾小管上皮细胞摄取的脂类不仅损伤肾小管细胞并引发间质纤维化;高脂血症还刺激氧自由基产生,诱导球旁细胞肾素释放,而且使血黏滞度增高引发肾小球血流动力学改变。

4. 肾小管高代谢学说 肾损伤后残余肾单位呈高代谢状态,致局部脂质过氧化增强而进一步导致细胞及组织损伤。

5. 酸中毒矫枉失衡学说 CKD 时的代谢性酸中毒,不仅有全身性影响(营养障碍、骨代谢改变、小儿生长迟缓等),而且残余肾单位对代谢性酸中毒产生一系列的代偿调节,而后者又进一步损伤肾,如产氨增加(可通过旁路途径活化补体引起间质损伤)、尿钙排出增加、局部产生多种生长因子(PDGF TGF-β 等导致细胞肥大增生)、抑制金属蛋白酶的活性(致细胞外基质积聚等)。

6. 低氧学说 由于肾小球损伤致肾内血流动力学改变、肾小管间质微循环改变以及耗氧增加,导致肾内呈低氧状态。低氧将诱导多种损伤性介质的产生(如生长因子,白细胞介素 1、6、8,各种黏附分子、血管活性物质等),刺激细胞外基质积聚,导致纤维化。

7. 多种细胞因子与肾小球细胞间的网络作用 上述各种机制均需通过一些细胞因子等介质促使肾脏病损持续进展,细胞因子又与肾固有细胞本身的自分泌、旁分泌等改变密切相关,形成一个复杂的网络系统。一方面发挥各自作用,另一方面彼此又有连锁、协同、放大等生物效应,终使肾脏病损持续进展。这些介质可概括为以下几种:①促炎症分子,如补体活化的产物(C5a、C5b-9)、促炎症细胞介质(IL-1、TNF-α、IFN-γ、MIF)、化学介质(MCP-1、IL-8 等)、骨桥蛋白、组织因子;②血管活性物质:缩血管物质(血管紧张素Ⅱ、ET21、血栓素)、扩血管物质(NO、前列腺素);③生长因子和与细胞外基质有关的物质:增生性生长因子(PDGF、bFGF、IGF-1)、刺激性生长因子(TGF-β)、与细胞外基质降解有关的物质(MMP 等)。

8. 足细胞的减少 肾脏损伤后足细胞的减少是加速硬化的主要因素之一。

9. 其他因素 小管间质纤维化、遗传因素和肾单位数目的减少均是 CKD 进展的因素之一。关于蛋白尿和小管间质纤维化,已经有很多的研究。关于遗传因素和肾单位数目的减少,也有部分研究。

【肾脏病损持续进展的病理基础】
CKD 病程逐步进展病理上共有的两个特点:一是肾小球硬化;二是肾小管萎缩及间质纤维化。另外,血管硬化也常为 CKD 慢性进展中肾脏的病理改变。

1. 肾小球硬化 CKD 的进展与肾小球硬化的发生相关已成为共识。一般认为肾小球硬化的发生呈阶段性,最初肾小球内皮细胞受损,出现炎症反应,随后系膜细胞增殖激活,细胞外基质堆积,最后导致肾小球纤维化。免疫和非免疫因素(血流动力学或高代谢)所诱导的内皮细胞损伤启动了肾小球硬化的第一阶段。如增高的系统血压导致肾小球毛细血管内压增高,内皮细胞受损。受损的内皮在促凝血因子、致炎症因子、细胞因子、生长因子和趋化因子等介导下具有促高凝、致炎和增殖倾向,从而使得血小板和炎症细胞(白细胞和单核细胞)进入肾小球毛细血管。浸润的单核细胞一方面通过细胞间的直接接触,另一方面通过释放促有丝分裂因子(如 PDGF)使得系膜细胞增殖。近年研究发现,肾小球上皮细胞也可能参与了肾小球硬化的病理改变。肾小球上皮细胞无分裂能力,在损伤因素的作用下,其沿着肾小球基底膜(GBM)伸展,使得部分 GBM 裸露并进一步与壁层上皮细胞相互作用形成粘连,上皮细胞在 GBM 的裸露区域不断延伸,加重蛋白尿。另外也有推测上皮细胞受损后导致肾小球毛细血管丛与囊壁粘连,随着血浆成分不断滤过,肾小球周边就会出现无定形物质的沉积,这些物质有时可能一直延伸到肾小管的颈部,导致球管连接受损、小管萎缩和间质纤维化。促纤维化因子如转化生长因子 TGF-β,刺激肾小球固有细胞产生过多的细胞外基质(ECM),同时抑制 ECM 降解,进而导致肾小球硬化。

2. 肾小管间质纤维化 近年来,肾小管间质纤维化在 CKD 进展的病理学意义备受关注,成为评价肾功能损害程度及预后更为重要的指标。肾小管上皮细胞在 TIF 的病理改变中起重要作用,受损的小管上皮细胞呈现抗原递呈细胞的活性,表达细胞黏附分子,释放炎症介质、内分泌激素、趋化因子、细胞因子和生长因子,在一定刺激下还能合成较多的ECM。近来有证据提示在蛋白尿刺激下小管上皮细胞能分泌上述各种介质,并可进一步发生小管上皮细胞向肌成纤维细胞转分化(EMT)促进 ECM 的合成。受损小球产生的各种因子如血管紧张素Ⅱ、生长因子和细胞因子,也可能刺激小管细胞释放各种趋化因子诱导炎症细胞(包括单核细胞)进入肾小管和间质,这些细胞释放大量生长因子从而使间质成纤维细胞活化、合成 ECM 增加,使得 ECM 在肾脏间质过多的堆积,形成纤维化。

3. 血管硬化　肾脏硬化进展的过程从整体上看也包括血管硬化的过程。在 CKD 早期即使没有严重的高血压,肾小动脉的透明变性也可能存在,而且这些血管的变化常常独立于严重的系统高血压。在慢性肾小球肾炎中血管的硬化与肾脏疾病的进展有关,在糖尿病肾小球硬化中可见入球小动脉透明变性。球后动脉的病变可加重间质缺血和纤维化。在纤维化的肾脏中肾小管周围毛细血管数量减少,功能受损。大量的实验室证据提示缺血进而缺氧是纤维化形成的重要影响因子,它能刺激小管上皮细胞和肾间质成纤维细胞合成大量 ECM 成分,减少其降解。在肾脏纤维化的实验模型中,管周毛细血管的丢失与肾脏表达促血管生成因子如血管内皮细胞生长因子的减少有关。另外,血栓素和抗血管生成因子的过度表达可使微血管持续性缺血,数量进一步减少。用血管内皮生长因子(VEGF)干预,能减少微血管的丢失,保护管周毛细血管,从而改善肾脏功能,延缓肾脏纤维化的发生。

【CKD 进展的病理生理因素】

尽管 CKD 目前分期明确,大部分资料表明先天性肾发育异常的患者进展为 ESRD 的速度明显慢于肾小球疾病患儿。CKD 进展包括多种危险因素。

1. 原发病持续损伤的严重程度　主要包括高尿蛋白水平、高血压、脂质紊乱、高凝状态等。尿蛋白不仅是肾小球滤过屏障受损的重要标志,而且尿蛋白会造成肾脏病持续进展。高血压是公认的加速肾脏病慢性进展的最重要危险因子,90 年代末美国肾脏病膳食改良试验(MDRD)发现,严格控制血压至 125/75mmHg 以下患者起始 4 个月内 GFR 下降速度较不严格控制组慢。另外,脂质紊乱、高凝状态均是肾脏疾病慢性进展的独立影响因素。已有报道

肾病综合征患者若脂质紊乱状态持续,则发生心肌梗死的危险较对照人群高 5.5 倍;而高凝状态易致肾静脉血栓、血流动力学改变,如果高凝状态未被及时诊治,必然会形成血栓栓塞并发症,使原有的肾脏病变加重。

2. CKD 进展的肾外风险因素　目前世界上较受关注的代谢综合征已基本涵盖了肾外风险因子,主要涉及体重指数增高、高血压、高血糖、高尿酸等。体重指数:肥胖儿童为儿童人群中的特殊群体,对其评价慢性肾脏病的风险因素尤为重要。研究认为 BMI 显著增加与肾病慢性进展显著相关;虽然 CKD 定义和分期不包括高血压,但应注意是,无论是在儿童还是青少年,高血压均是 CKD 的一个常见结果,可能是 CKD 存在的一个指标。CKD 和高血压患者肾功能丧失和发生心血管疾病风险更高;高血糖或糖尿病:近年来,全球 2 型糖尿病流行导致 CKD 患者数量增加,15 岁以下儿童糖尿病发病率为 5.6/10 万,其中 5% ~ 20% 的糖尿病患儿有肾脏结构的病变。有研究发现随访 20 年时 ESRD 发病率为 2.2%,30 年时为 7.8%,认为 ESRD 是 1 型糖尿病的最严重的并发症之一;高尿酸:高尿酸持续存在即可导致肾脏损害的发生进展。尿酸结晶沉积于肾小管间质造成小管间质炎症、纤维化;存在于尿中参与尿酸结石形成而损害肾脏;高尿酸血症能够促使肾皮质血管收缩、入球小动脉壁增厚、肾小球高压等,诱导肾小球硬化。其他:研究表明,一般人群中血清高半胱氨酸可预测肾功能的损伤及 ESRD 患者心血管事件的发生。

3. 免疫学相关因素　与免疫因素有关的肾病慢性进展的主要内容包括:①免疫性细胞因子介导的肾成纤维细胞增生或肾脏其他固有细胞转分化为肌成纤维细胞;②免疫性炎症因子刺激系膜增殖,细胞外基质(ECM)合成增加、降解减少及肾内大量沉积;③大量免疫相关炎性细胞肾内浸润;④肾固有细胞成分大量丧失(细胞过度凋亡)。机体有许多免疫与非免疫因素共同参与上述肾病慢性进展过程,其中各种致病因子所致的免疫性炎症因子与各种抗炎因子网络的相互作用过程,可能是肾病慢性进展的最重要环节。

4. 患者个体的遗传背景　遗传因素也参与了其发生、发展过程。如非洲裔美国人较白人更易发生肾小球硬化;不同个体对损伤的敏感性、疾病严重程度、药物治疗效应均可有差异,均与其遗传背景有关。有研究已发现在肾脏的发育和其生理功能的发

挥中,基因起着关键的作用,基因突变或缺失导致了基因产物的错误表达或相关蛋白的缺失,从而导致疾病的进展。进行性肾脏损害共同的病理特征是巨噬细胞浸润和细胞外基质(ECM)沉积,这些均与尿蛋白有关。如先天性肾病芬兰型(CNF)是一种常染色体隐性遗传疾病,以大量蛋白尿为特征并发展成终末期肾病,它是由编码肾素的基因突变(NPHS1)所致。肾素是免疫球蛋白家族中的 ECM 代谢异常,如 ECM 产生过多或 ECM 裂解抑制能导致肾脏纤维沉积的进展;研究提示,apo E 基因多态性在脂质代谢中起着重要的作用。apo E 是一种富含精氨酸的载脂蛋白,FSGS 型患儿存在着 apo E4/3 表达和 apo E4 突变频率的增高;RAS 在肾脏疾病的慢性进展中起着重要的作用,ACE 基因多态性影响着肾脏病的进展及预后。有研究表明,在 ACE Ⅱ、ID 和 DD 不同基因型之间,ACE 活性依次高,提示 ACE-I/D 多态性是决定 ACE 活性的重要因素;另有研究认为,激素抵抗有一定的分子遗传基础,已发现在临床诊断糖皮质激素耐药肾病的患者中发现了 5 种 NPHS2 突变基因。另外在人类基因组中,它含有两个多药耐药基因 MDR1 和 MDR2。多药耐药基因(MDR)家族,由多形性的 Ⅰ 类抗原(HLA A-B2 C)和 Ⅱ 类抗原(HLA-DR、DQ、DP)组成,研究证实 HLA 的基因频率在激素敏感和激素耐药 INS 患儿中有明显不同,与肾病慢性进展有显著相关。

【临床表现及分期】

具有慢性化倾向的儿童各种原发、继发、先天性遗传性肾脏疾病、肾小管及小管间质疾病、慢性泌尿系感染原发病表现,而同时存在 CKD 的危险因素表现:①易感因子,包括家族史、肾质降低、低出生体重、种族差异等肾易受损的因子;②存在直接引起肾损害的因素如糖尿病、高血压、自身免疫性疾病、全身性感染、尿路感染、尿路结石、下尿路梗阻、药物肾毒性、遗传性病等诱发因素;③存在肾损伤后能引起肾损伤继续恶化或加速肾功能下降的因素,包括重度蛋白尿、高血压、糖尿病而血糖控制不佳、血脂异常等进展因素;④肾功能不全中存在能增加发病和病死的因素,包括透析不充分、暂时的血管通路、贫血、低白蛋白血症、高磷血症和就诊过迟等终末期因子;⑤家族中有多囊肾或其他遗传性肾脏病史;⑥患儿为低出生体重儿;⑦有围产期低血氧或其他对肾急性损伤发生急性肾衰竭者;⑧肾发育异常、肾发育不全;⑨存在泌尿外科病,尤其是梗阻性泌尿系等病;⑩反流伴反复泌尿系感染、肾有瘢痕等。基于肾功能水平,并根据 K/DOQI 指南的 CKD 分期标准对 CKD 患者进行分期,与原发疾病诊断无关,见表 17-1。

表 17-1 CKD 的 NKF-K/DOQI 分期(2 岁以上儿童)

分期	GFR	描述	管理计划
1	≥90	肾脏损害伴正常或升高 GFR	治疗原发和伴病症延缓 CKD 进展,降低心血管疾病风险
2	60~89	肾脏损害伴 GFR 轻度减低	评估 CKD 进展概率
3	30~59	GFR 中度减低	评价和治疗并发症
4	15~29	GFR 严重减低	准备肾脏替代治疗
5	<15(或透析)	肾衰竭	肾脏替代治疗

注:GFR 单位 ml/(min·1.73m^2)

【实验室检查】

1. 尿蛋白排泄持续增加通常是肾脏损害的一个重要指标,排出蛋白的种类取决于肾脏疾病类型。K/DOQI 指南中,"蛋白尿"是指尿中清蛋白、其他特异性蛋白或总蛋白排泄增加,"清蛋白尿"专指尿中清蛋白排泄增加,"微量清蛋白尿"则指尿中清蛋白排泄超过正常值,但不能被检测总蛋白试纸法检测到。在大多数情况下,儿童和青少年的非定时("一次尿")尿样应被用来检测和监测蛋白尿。为了这些评估而去定时尿样收集(整夜或 24 小时)通常是没必要的。首选清晨第 1 次尿,但如果不可能,随机尿液也是可以接受的。尿试纸筛查可用于检测蛋白尿:①标准尿试纸可用于检测总尿蛋白的增加;②清蛋白专用试纸可用于检测清蛋白尿;③试纸检测尿蛋白阳性(+以上)患儿应在 3 个月内通过定量测定证实蛋白尿(蛋白/Cr 比值或清蛋白/Cr 比值)。间隔 1~2 周,2 次或多次定量检测阳性患者应被诊断为持续性蛋白尿,并进行进一步评估。不伴糖尿病儿童特别指南:①当筛查儿童 CKD 时,应用一次尿的尿样测定总尿蛋白,方法可用标准尿试纸或总蛋白/Cr 比值;②如最初用随机尿样发现蛋白尿,须通过重复测定清晨第一次尿样排除直立性蛋白尿;③当监测 CKD 儿童蛋白尿时,应该用一次尿的尿样测定总蛋白/Cr 比值。伴糖尿病儿童特别指南:①当筛查有 5 年或以上糖尿病病史青春期后儿童时,应该用一次尿的尿样测定清蛋白,方法可用清蛋白专用试纸或清蛋白/Cr 比值;②筛查和监测其他糖尿病儿童,应遵循不伴糖尿病儿童的指南。

2. 24 小时尿蛋白测定　24 小时尿蛋白测定一直是定量评价蛋白尿"金标准",一次尿尿蛋白或清蛋白/Cr 比值测定是一种替代方法,且比定时尿液收集法更方便。一些研究证实,一次尿尿蛋白或清蛋白/Cr 比值为尿蛋白排泄率或清蛋白排泄率提供准确评估。多数情况下,一次尿而不是定时收集的尿样,应用于检测和监测儿童和青少年的蛋白尿,又因为尿蛋白水平在 1 天中会有很大的变化,故首选一次尿尿样为清晨第 1 次尿。

3. GFR 评估　在儿童和青少年,依据 2008 年 K/DOQI 临床实践指南应用考虑到血肌酐(Scr)水平、身高和性别的预测公式评估 GFR,不应单独用 Scr 水平来评价肾功能水平。GFR 是评估肾功能水平最好的指标。在儿童和青少年,进行 GFR 评估。GFR 是评估肾功能水平最好的指标。在儿童和青少年,应用需考虑到血肌酐(Scr)水平、身高和性别的预测公式评估 GFR。不应单独用 Scr 水平来评价肾功能水平。在各种已建立的预测公式中,Schwartz 公式和 Counahan-Barratt 公式应用最为广泛,Schwartz 公式:$Scr[ml/(min \cdot 1.73m^2)] = 0.55 \times$ 身高(cm)/Scr(mg/dl)($n = 186$);Counahan-Barratt 公式:$GFR[ml/(min \cdot 1.73m^2)] = 0.43 \times$ 身高(cm)/SCr(mg/dl)($n = 108$)。Schwartz 公式和 Counahan-Barratt 公式中所引用的 2 个常量(分别为 0.55 和 0.43)间差异可能是不同 Cr 测量方法所致。在 Schwartz 公式中:>1 岁,常量为 0.45;青少年男性,为 0.7;Scr 由 μmol/L 转换为 mg/dl 时,需乘以 0.0113。在评价 Schwartz 公式预测 GFR 准确性的一系列研究中,大部分结果显示 Schwartz 评估 GFR 和测量的 GFR 之间有差异:平均差数 $-0.4 \sim 10ml/(min \cdot 1.73m^2)$,标准差 $2 \sim 20ml/(min \cdot 1.73m^2)$;随 GFR 降,Schwartz 公式过高估计 GFR 增加。Counahan-Barratt 公式有相似的评价结果。但尽管这样,Schwartz 公式和 Counahan-Barratt 公式与麻烦且经常不准确的 24 小时尿样法比较,还是优于后者,且为儿童 GFR 评估提供更切实可行方法。

4. 其他　尽管一些新尿指标(如小管或低分子量蛋白和特异性单核细胞)显示有实用价值,但目前还不能用于临床决策。尿沉渣检测、肾脏影像学检查和临床表现可提示不同类型 CKD,包括肾小球、血管、小管间质和肾脏囊性疾病。影像学检查异常可提示血管、尿路或肾实质疾病。指南推荐多数 CKD 患儿和有发展为 CKD 高风险儿童均应行影像学检查,其中超声检查在某些情况下尤其有用,且无放射线或造影剂风险;有些有创性检查,如排泄性膀胱尿路造影和肾穿刺活检,在部分病例中也是必需的。此外,血中特殊问题,如肾小管酸中毒或肾性尿崩症,提示是 CKD 的临床表现。

【诊断】

基于肾脏损害的存在和 GFR 可确定 CKD,与原发疾病诊断无关。有下列情况之一即可诊为 CKD:

1. 肾脏损伤(有结构或功能异常)时间≥3 个月,有以下一项或多项表现,而不论其是否下降:①血或尿液组分异常;②影像学检查结果异常;③肾活检异常。

2. $GFR<60ml/(min \cdot 1.73m^2)$,时间≥3 个月,而不论有无上述肾损伤其他表现。该标准界定"慢"为 3 个月。条件 1 中,"无论 GFR 是否正常",是因为当肾损伤达到相当程度后,GFR 才下降,故 GFR 值正常不除外肾已受损伤;条件 2 以<60 为独立的诊断条件是考虑到此值约为成人正常值的1/2,且在低于此值时多种合并症增多,预后较差。值得注意的是,在小儿时期,GFR 依年龄、性别、体表面积而异。年轻成人正常是 $120 \sim 130/(min \cdot 1.73m^2)$,但婴儿早期远低于此(即使依表面积校正后也低),然后渐增到 2 岁达此值,K/DOQI 指南定义中 CKD 包括 GFR 正常和 $GFR<60ml/(min \cdot 1.73m^2)$ 而无任何其他肾损害证据。

【儿童 CKD 的防治】

对 CKD 患者评估和治疗首先需要理解以下几个独立但又有联系的概念:诊断、伴随病症、疾病严重程度、并发症、肾功能丧失和发生心血管疾病的风险。

1. 早期发现、及时诊治　迄今为止,对 CKD 患者的治疗仍未取得满意的疗效,很大程度上是由于对 CKD 儿童期的防治重视不够。多种 CKD 的源头实质是在儿童期,因此,CKD 治疗的最佳时机应从儿童期开始。另外,CKD 的防治应是一个系列的过程,必须对患者进行终身全面的监测和治疗。总体上,CKD 的防治可依 3 级预防施行。一级预防以增进肾脏的健康为目的,关注环境因素、营养、卫生教育。CKD早期常缺乏临床表现,早期筛查成为研究重点。通常以尿液检查为最常应用的方法,检测尿蛋白是早期发现CKD最简单、最基本的检查手段,对于常规未发现尿蛋白但疑有肾脏疾病患者,应进行微量白蛋白尿(MAU)的检测,可明显提高CKD的检出率,进一步的检查主要是检测肾功能;另外,血清胱蛋白酶抑制剂C(cystain C)作为GFR的可靠的内源性标志物,具有较高的敏感性与特异性,特别适用于轻、中度肾功能损害的患者,较适合儿童与青少年肾功能的检测,但该检查项目在许多医院尚未开展。新生儿常规肾脏超声检查是提高早期CKD发现率有效的方法,有待于临床推广;二级预防在于早期正确的诊断,对肾脏病适当的治疗,同时对已有CKD患儿进行评价,特别是那些有肾衰竭风险的儿童。K/DOQI强调在CKD分类分级的基础上对每个患者均应制订治疗计划,予正确评价后再进行针对性的治疗;三级预防主要是对于已有肾衰竭的患者,延缓肾功能恶化。

2. 积极治疗原发病 主张根据循证医学证据治疗各种CKD。引起肾脏病变的原发疾病较多,对初次诊断的CKD患者必须积极查找原发病,部分原发病如过敏性紫癜、系统性红斑狼疮、结节性多动脉炎、韦格纳肉芽肿等积极治疗后肾脏损害能减轻甚至痊愈。

3. 对CKD患儿常伴的病理生理状态,包括蛋白尿、高血压、高血脂等的有效控制是防止或延缓CKD进展的重要措施。任何CKD患者即使其尿蛋白量很少也要进行降蛋白尿治疗,对此近年特别强调了血管紧张素转换酶抑制剂(ACEI)及AngⅡ受体拮抗剂(ARB)的应用。此类药物不仅通过对血流动力学的影响,有效地控制高血压、改善肾小球局部的三高状态,而且还有非血流动力学的肾保护作用。另外还有很多因素也能加重CKD的病情,必须去除这些诱发因素:①脱水、低血压致血流量不足,肾脏灌注下降,导致肾脏缺血缺氧;②具肾脏毒性药物的使用,如有肾毒性的抗生素、造影剂、前列腺素合成抑制剂;③肾内外的梗阻,如肾内尿酸盐结晶、尿路结石、严重肾病综合征引起的水肿压迫肾小管;④感染,细菌毒素可直接损害肾小管,感染引起的水电解质紊乱或循环衰竭可加重对肾脏的损害;⑤严重高血压引起肾小动脉尤其是人球小动脉痉挛,肾血流量下降,或高血压引起心衰致肾血流下降,或治疗高血压时血压下降过快导致肾脏缺血;⑥水电解质紊乱;⑦体内高分解状态;⑧心衰。

4. 合理的生活方式 主要是饮食管理。包括营养(蛋白质入量、热卡摄入)、运动、体重的控制等。我国中华医学会肾脏病学分会的专家协作组近期发表了《慢性肾脏病蛋白营养治疗共识》,此虽针对成人CKD治疗,但可供儿科工作者在兼顾生长发育的需要及肾脏负荷的两方面而制定小儿常规之参考。蛋白质摄入:CKD动物模型显示低蛋白饮食具有一定的肾脏保护作用,而在人类则尚存争论。但长期低蛋白饮食确实会增加并发症的发生率和死亡率;磷摄入:低磷饮食在CKD的早期能有效控制高磷血症和肾性骨营养不良的发生,而且能降低心血管钙化的发生率和死亡率;脂摄入:实验观察到饮食中鱼油的摄入能通过降低血脂而使患者受益,并且具有抗炎症作用。盐摄入:虽然并没有专门的研究去评估食盐摄入在CKD中的作用,但限盐的抗高血压的作用能使慢性肾功能不全患者受益。血压处于临界状态(140/90mmHg)的普通人群和CKD 1~4期的患儿均需限制食盐摄入,且后者要与降压药联合治疗。

5. 干细胞 近年来有许多科学研究者致力于干细胞研究,以期能将其运用到组织修复中来,但目前尚未应用于临床。

6. 确定并处理并发症 注意对肾性骨病(ROD)、贫血、生长迟缓等CKD常伴的病理状态的处理。ROD是发生于CRF的骨代谢性疾病,但也可发生在肾脏病变的任何阶段。主要措施包括控制饮食中磷的摄入、适当补充钙剂及应用活性维生素D制剂。贫血为CKD的并发症之一。如果不予纠正,肾性贫血会导致内分泌紊乱、延缓儿童生长发育。国外研究表明,CKD非透析患者有正常的血红蛋白水平则较安全,进展至ESRD及出现心血管并发症的风险较小。治疗主要是补充红细胞生成素(EPO)。另外,当CKD发展至终末期,将有半数患者存在铁缺乏。因此,铁剂与EPO并用是肾性贫血的治疗核心。多数CKD患儿早期即存在生长发育迟缓,故应针对病因,尽早给予足够的热卡,必要时应用生长激素治疗。

7. 作好随访工作 建立CKD患儿的登记制度,建立长期随访、系统管理和分级、分层医疗体系,使疾病慢性进展的各个环节均能得到有效监控与防治;在基础医药学研究基础上,开展针对慢性肾脏病循证医学研究,建立适合不同类型CKD特点的临床诊治方案和预后评估方案。根据K/DOQI分类标准确定疾病分期,对每例患者制订临床管理计划。在随访中均应对药物治疗进行回顾，以便依据肾功能水平调整药物剂量；发现药物对肾功能或 CKD 并发症可能的不良反应及发现药物间的相互作用；如果可能可进行治疗药物的监测。GFR<30ml/(min·1.73m²) 的患者应转诊给儿科肾脏病专家。虽然对 GFR<30ml/(min·1.73m²) 的患儿转诊是必要的，以便启动关于肾脏替代治疗的恰当教育，但制定指南儿科专家们推荐所有具有 CKD 证据儿童，尤其是那些 GFR<60ml/(min·1.73m²) 的患儿，应转诊给儿科肾脏病专家，会诊他们的评估和治疗问题。确定患者的 CKD 分期有利于临床管理计划构建，以便改善预后。

综上所述，依据循证医学的观点，延缓 CKD 进展的主要措施如下：①血压、蛋白尿必须长期检测、有效控制（被循证医学所证实）。②CRF 患者要避免高蛋白饮食，但是应注意到饮食中限制蛋白摄入（每天 0.6g/kg）可能导致营养不良的发生。故当患者营养状况尚好时适当提前几个月透析有利患者的预后，等到出现营养不良时透析，则会增加死亡率（观点）。若要求患者限制蛋白饮食，则要定期规律对患者的营养状况作出评估。③有高血压和蛋白尿的患者需要限制食盐摄入（钠 60～80mmol/d，即 NaCl 4～6g/d）。当此患者使用 ACEI 和 ARB 时则更需要注意限制食盐摄入（被循证医学所证实）；④减少 CRF 患者饱和脂肪酸的摄入；⑤避免应用肾毒性药物，包括非甾体类抗炎药、有肾毒性的抗生素、静脉造影剂，ACEI 应用时也要密切检测肾功能。

【预后】

各种 CKD 患儿若能早期发现、早期诊治，并采取维持延缓慢性进展的措施，可长期保持肾功能同一水平。患儿的依从性、经济条件和原发病的病理损伤的轻重程度与预后密切相关；而慢性进展的最终结果则是 ESRD。

（关凤军）

第二节　慢性肾衰竭

儿童慢性肾衰竭（chronic renal failure，CRF）是由多种肾脏疾病引起的慢性持久性肾功能减退，属于 CKD 的 NKF-K/DOQI 分期的第五期，是危及患儿生命的重要疾病状态之一。其起病可急可缓，临床表现复杂，症状涉及全身多个系统。多种泌尿系统疾病进行性发展、肾功能逐步减退的结果最终都将进展为终末期肾病，具有不可逆性和进行性。因此，早期发现、早期诊断与采用综合治疗措施、防治其原发病，延缓或终止 CRF 进一步恶化，避免发生终末期肾病是儿童肾科医师的一项重要任务。

【病因】

儿童 CRF 的病因统计各国有所不同。欧美发达国家统计资料显示，导致儿童 CRF 的原发病主要是肾脏或尿路发育异常、畸形以及遗传性肾脏疾病；而我国近年大样本调查显示，儿童 CRF 的原发病以后天获得性肾小球疾病为主，约占 70%，主要是慢性肾炎和肾病综合征。先天性及遗传性疾病中，以肾发育不全、异常或合并单侧肾缺如以及囊性肾脏病为主，不超过 20%；梗阻性尿路疾病、遗传性肾炎和先天性肾病不足 5%。造成这种差别的原因除了与种族、经济发展水平、生活的自然环境等有关外，更主要的原因可能是肾小球疾病防治存在不足。而各种原因导致的 CRF 起病与年龄密切相关，学龄期儿童居多，6 岁以下儿童 CRF 起病例数随年龄降低而递减；肾小球疾病所致 CRF 发病年龄显著高于遗传性肾脏病、先天畸形、尿路梗阻及肾结石者；遗传性肾脏病、先天畸形、尿路梗阻和肾结石等各疾病发病年龄无明显差异。

【发病机制】

有关儿童 CRF 的发病机制，历年来先后提出过"健存肾单位学说"、"尿毒症毒素学说"、"矫枉失衡学说"、"肾小球高滤过学说"、"脂肪代谢紊乱学说"、"肾小管高代谢学说"等，以后又有人提出"蛋白尿学说"、"慢性酸中毒学说"以及高蛋白饮食、肾内低氧对肾功能的影响等。加强 CRF 的发病机制、重视延缓 CRF 病程进展的研究，已成为当今有关学者的重要研究课题。

1. 健存肾单位的血流动力学改变　大部分肾单位受损或失用后，残余健全的小部分肾单位经过一系列适应性改变即负担起全肾功能性代偿以及小球、小管各部分间的适应，部分健存肾单位功能高于正常，引起单个肾单位的肾小球滤过率增高，肾小球毛细血管压力增加，内皮细胞增生、系膜区基质增多，小球体积增大，逐步出现肾小球硬化。随着疾病的进展，健存肾单位日益减少，当肾小球滤过率降至 25% 左右时，血中尿素氮和肌酐显著增加，肾小球滤过率（glomerular filtration rate，GRF）进一步下降 5%～10%，机体将出现尿毒症表现。

2. 矫枉失衡学说 20世纪70年代初,国外学者 Bricker 等根据 CRF 的一系列临床和实验研究结果,提出了矫枉失衡学说(trade off hypothesis)。这一学说认为,CRF 时体内某些物质的积聚,并非全部由于肾清除减少所致,而是机体为了纠正代谢失调的一种平衡适应,其结果又导致新的不平衡,如此周而复始,造成了肾脏进行性损害,成为 CRF 患者病情进展的重要原因之一。CRF 时甲状旁腺素(parathyroid hormone,PTH)升高造成的危害是本学说最好的证据。随着 GRF 降低,尿磷排泄量减少,引起高磷血症。由于血清中钙磷乘积的升高,一方面使无机盐在包括肾脏在内的各器官沉积,出现软组织钙化;另一方面,低钙血症又刺激了 PTH 的合成和分泌,代偿性促进尿磷排泄并升高血钙。但对甲状旁腺的持续性刺激则又导致甲状旁腺的增生及继发性甲状旁腺功能亢进(secondary hyperparathyroidism,SHP),从而累及骨骼、心血管及造血系统等。近30年来,这一领域的研究又取得了重大进展和新的提高。首先,磷的潴留并非产生 SHP 的始动因素,只有当肾衰竭进入晚期(GFR<20ml/min)时,患者才出现磷的潴留;而 CRF 时肾脏对 PTH 的降解作用障碍也是钙磷代谢紊乱的一个重要原因,随之机体会出现骨质脱钙、软组织钙化、肾性骨病以及心血管系统损害、神经病变、皮肤病变等多器官、多系统损害表现。

3. 尿毒症毒素学说 传统意义上的尿毒症毒素分为以下三类,即分子量<0.5kD,包括无机物质中的无机磷、氢离子、某些酸根和有机物质中的尿素、肌酐、尿酸、胍类、酚类和胺类等小分子物质;分子量 500~5000 的一组物质,主要是多肽类中分子物质;分子量>5000,主要是一些内分泌激素、低分子量蛋白质、晚期糖基化产物等大分子物质。随着人们实践的不断深入,以往的尿毒症毒素中有些已不再作为尿毒症毒素看待,而某些新的毒素已被人们所认识。当 CRF 进行性加重时,体液中有两百多种物质的浓度比正常增高,一般认为尿毒症毒素的物质,必须同时具备下述条件:①正常情况下该物质必须从尿中排泄,尿毒症时该物质浓度比正常增高,并与特异性尿毒症某些症状有关;②在尿毒症患者体内,该物质浓度必须能进行化学鉴定及定量测定;③随着该物质浓度降低,尿毒症的某些症状亦随之缓解;④动物或体外实验证实该物质浓度与尿毒症患者体内浓度相似时可出现类似的毒性作用。由于尿毒症症状复杂,涉及体内各个方面,至今不能用一种或一组"毒性"物质在体内积聚来解释尿毒症的

所有症状。目前已知的尿素、多胺类、胍类、中分子量物质、甲状旁腺素等在尿毒症期血浓度都增高。它们对心脏、促红细胞生成素、Na-K-ATP 酶、神经、肌肉、血小板聚积代谢等均有一定毒性。

4. 肾小管间质损伤学说 肾小管间质病变与肾小球疾病进展的关系已备受重视。CRF 时肾小管间质病变的发生可能先于肾小球病变,或与肾小球病损同步进行进展。这种肾小管间质的形态学上的变化,如肾小管萎缩、肾间质细胞浸润及间质纤维化一旦发生后,则进一步通过小管内阻力增加、正常的管球反馈功能丧失、不能维持正常的渗透梯度等功能改变,加剧肾功能恶化。

5. 饮食影响 膳食中高蛋白摄入可使入球小动脉扩张,加剧肾小球的高灌注损伤,并可加剧蛋白尿;而膳食中盐过高除影响全身血压外,还可以通过非血压依赖机制促进肾功能不全进展。在肾小球疾病、次全肾切除、同种异体移植等不同肾病模型中,研究者观察到高盐摄入促进肾脏损伤恶化。最近临床上已有研究直接证实,高盐会导致尿蛋白排泄增多,盐摄入量也会影响血管紧张素转换酶抑制剂的降尿蛋白效果,后者的机制可能与高盐导致肾小球内压增高有关。高盐摄入会导致透析患者血容量增加,包括氧化应激与肾脏病变慢性化因子转化生长因子 β 表达上调,高盐饮食还可致肾小球容积加大和硬化。

6. 肾素-血管紧张素系统(renin angiotensin system,RAS) 在肾脏病进展中,血管紧张素 II(Ang II)的作用也愈来愈受到重视。Ang II 可通过多种机制导致或加重肾脏病的进展。作为一种血管活性物质,Ang II 优先收缩肾小球出球小动脉,引起肾小球高滤过损伤;可使系膜细胞收缩影响肾小球超滤系数,促进水盐重吸收和兴奋肾交感神经;作为促肾生长因子,除使系膜细胞增生肥大外,还能刺激其他血管活性物质及细胞因子产生(如 TGF-β),导致细胞外基质进行性积聚,抑制细胞外基质的降解;因引起肾小球高滤过而加重蛋白尿;可促进肾小管上皮细胞氨的产生,后者又通过激活补体引起肾损伤,促进肾小管上皮细胞钠的重吸收,增加肾组织氧耗,引起肾组织氧供相对不足,加重肾损害。

【病理生理】

1. 氮质血症 CRF 时,由于 GFR 减少,血中非蛋白氮浓度均有不同程度升高,主要包括尿素、尿酸和肌酐(Cr)。尿素(BUN)是由肝脏合成的蛋白质分解代谢的产物,主要由肾脏排泄。CRF 患儿,BUN

的浓度与 GFR 的变化有密切关系。CRF 早期，当 GFR 减少到正常值的40%以前，BUN 浓度虽有缓慢地升高，但仍在正常范围内。当 GFR 进一步减少时，BUN 浓度就明显上升，当 GFR 减少到正常值的20%以下时，血中 BUN 可高达100%以上。由此可见，BUN 浓度的变化并不是反映肾功能改变的敏感指标；而且 BUN 值还与外源性（与蛋白质摄入量有关）及内源性（与感染、肾上腺皮质激素的应用、胃肠道出血等有关）尿素负荷的大小有关。因此，根据 BUN 值判断肾功能变化时，应考虑这些尿素负荷的影响；血浆肌酐浓度的变化主要与自身分解产生的肌酐量及肾脏排泄肌酐的功能有关，因此血浆肌酐浓度的改变更能反映 GFR 的变化。但在 GFR 变化的早期，血中肌酐浓度的改变与 BUN 一样，也并不明显。因此，在临床上必须同时测定血浆和尿液的肌酐含量，以计算肌酐清除率（肌酐清除率=UV/P，U=尿中肌酐浓度，V=每分钟尿量，P=血浆肌酐浓度）。肌酐清除率与 GFR 的变化具有平行关系。但在严重 CRF 并伴有食欲丧失和恶病质时，由于肌肉组织分解代谢明显增强，内生性肌酐形成过多，故血清肌酐浓度可迅速增高，此时肌酐清除率降低，并不能确切地反映 GFR 的变化；CRF 时，血清尿酸氮浓度虽有一定程度的升高，但较尿素、肌酐为轻，这主要与肾脏远曲小管分泌尿酸增多和肠道尿酸分解增强有关。CRF 时患者 NPN 的增高还包括有中分子量肽类、氨基酸、胍类等蛋白质分解产物的增多，这些物体对机体具有毒性作用。

2. 酸碱平衡紊乱及水、钠代谢障碍　CRF 时，由于大量肾单位被破坏，肾脏对水和渗透压平衡的调节功能减退，常有夜尿、多尿和等渗尿。对多尿的患者，特别是在伴有呕吐、腹泻时，如不及时补充足够的水分，则因肾脏浓缩功能减退，尿量不能相应地减少，故容易发生严重脱水从而使酸中毒、高钾血症、高磷血症、氮质血症加重，病情恶化。反之，当静脉输血过多时，又易发生水潴留，甚至引起肺水肿和脑水肿。当 CRF 引起 GFR 过度减少时，则会出现少尿和水肿。至今夜尿其形成机制尚不清楚；而多尿是 CRF 较常见的泌尿功能变化，其形成机制可能为：①大量肾单位被破坏后，残存肾单位血流量增多，其肾小球滤过率增大，原尿形成增多。由于原尿流速较快和溶质含量较多，因而产生了渗透性利尿效应。②慢性肾盂肾炎导致慢性肾功能衰竭时，常有肾小管上皮细胞对 ADH 的反应减弱。③慢性肾盂肾炎、慢性肾小球肾炎等患者髓袢主动重吸收 Cl⁻

的功能减弱时，髓质间质不能形成高渗环境，因而尿的浓缩功能降低。但是，当肾单位大量破坏，肾血流量极度减少时，则可发现少尿。等渗尿：CRF 时，由于肾脏浓缩和稀释功能障碍，尿溶质接近于血清浓度，尿比重固定在1.008～1.012；CRF 时，由于大量肾单位被破坏，因此残存肾单位维持钠平衡的功能大为降低，无论在高盐或低盐饮食条件下，随着 GFR 的下降，肾脏滤过钠的排出分数（fractional exeretion of filtered sodium）均上升；即当 GFR 由100%下降到5%时，滤过钠的排出分数也相应地由0.5%上升到32%以上，因此在低盐饮食时易引起低钠血症，并可导致细胞外液和血浆容量减少，使 GFR 进一步下降，从而加重内环境的紊乱。如患者同时因食欲缺乏、恶心呕吐而使钠的摄入减少，则更会促进低钠血症的发生；关于 CRF 患者失钠的机制，尚有争论。多数学者认为主要是因渗透性利尿引起失钠。因为流经少数残存肾单位的原尿中溶质（主要为尿素）浓度较高，原尿流速也快，钠、水重吸收因而减少，于是钠盐排出过多。另外，CRF 患儿低钠血症者若补充钠盐过多后，易造成钠水潴留，使细胞外液及血浆容量扩大，从而进一步使血压升高，加重心脏负荷，并可能导致心力衰竭。CRF 时患儿发生代谢性酸中毒的机制表现在：①肾小管排 NH₄⁺减少：CRF 时，由于肾小管上皮细胞产 NH₃减少，肾小管排 NH₄⁺降低，可致 H⁺排出障碍而发生代谢性酸中毒；②肾小管重吸收重碳酸盐减少：CRF 时继发性 PTH 分泌增多，可抑制近曲小管上皮细胞碳酸酐酶的活性，使近曲小管对重碳酸盐的重吸收降低，因而造成重碳酸盐的丧失；③肾小球滤过率明显下降：当 GFR 降低到20ml/min 时，体内酸性代谢产物如碳酸、硫酸、磷酸、有机酸等从肾小球滤过减少而致潴留体内。

3. 钾代谢障碍　CRF 患儿，虽有 GFR 减少，但若尿量不减少，血钾可长期维持在正常水平。多尿及反复使用失钾性利尿剂引起的尿钾排出过多，以及厌食、呕吐、腹泻所致的钾摄入不足和丧失过多等还可导致低钾血症，因此 CRF 患者一般不易出现高钾血症。但在晚期尿量过少，以致钾排出过少时，就可发生高钾血症。引起高钾血症的其他因素有：①严格控制钠盐的摄入，使尿钠排出过低，因而尿钾排出减少；②长期使用保钾利尿剂；③代谢性酸中毒；④溶血及感染等。高钾血症和低钾血症均可影响神经肌肉的应激性，严重时可引起致命的心律失常。酸中毒时氢离子对神经肌肉系统具有抑制作用。此时患者虽可有明显低钙血症,但因血液 pH 降低可提高钙的离解度,血浆 Ca^{2+} 水平可以不低,因此临床上不出现抽搐。但在快速纠正酸中毒后,钙的离解度随即降低而使血浆 Ca^{2+} 下降,患者因而可以发生手足搐搦。酸中毒能使细胞内 K^+ 外移而促进高钾血症的发生,酸中毒又能促使骨盐溶解,引起骨骼脱钙。

4. 钙、磷、镁代谢障碍 钙磷代谢障碍主要表现为血磷、血镁升高,血钙降低及骨质营养不良。体内镁代谢平衡主要受肠道对镁的吸收和肾脏排镁的影响。CRF 伴有少尿时,可因尿镁排出障碍而引起高镁血症,若同时用硫酸镁以降低血压或导泻,更易造成升高。但一般血镁升高的程度并不严重,高镁血症对神经肌肉具有抑制作用。在肾衰竭早期($GFR>30ml/min$),因 GFR 减少而引起的肾脏排磷减少,可引起磷酸盐潴留和血磷暂时性升高。血磷升高可使血钙降低,而血钙降低又可刺激甲状旁腺,引起继发性 PTH 分泌增多,CRF 的晚期,GFR 和血磷的滤过都进一步显著减少。此时,由于残存肾单位太少,继发性 PTH 分泌增多已不能维持磷的充分排出,故血磷水平显著升高。PTH 的增多又可加强溶骨活性,使骨磷释放增多,从而形成恶性循环,使血磷水平不断上升,血钙降低。CRF 出现血钙降低的原因是:①血液中钙、磷浓度之间有一定关系,当血磷浓度升高时,血钙浓度就会降低;②肾实质破坏后,$25-(OH)-D_3$ 羟化为 $1,25-(OH)_2-D_3$ 的功能发生障碍,肠道对钙的吸收因而减少;③血磷过高时,肠道分泌磷酸根增多,故可在肠内与食物中的钙结合而形成不易溶解的磷酸钙,从而妨碍钙的吸收;④尿毒症时,血液中潴留的某些毒性物质可使胃肠道黏膜受损,钙的吸收因而减少。肾性骨质营养不良:肾性骨质营养不良(renal osteodystrophy)是 CRF,尤其是尿毒症的严重并发症。其中包括有骨囊性纤维化、骨软化症和骨质疏松等病变,其发病机制与 CRF 时出现的高磷血症、低钙血症、PTH 分泌增多、$1,25-(OH)_2-D_3$ 形成减少、胶原蛋白代谢障碍以及酸中毒等有关。

5. 肾性高血压 高血压是 CRF 患者的常见症状之一,其发病机制与肾脏排钠、肾素-血管紧张素系统活性增高及肾脏形成血管舒张物质减少等因素有关。CRF 时,由于肾脏排钠、排水功能降低,钠水可在体内潴留而引起血容量增高和心输出量增多,从而可导致血压升高,这种高血压称为钠依赖性高血压(sodium-dependent hypertension);慢性肾小球肾炎、肾小动脉硬化症、肾硬化症等疾病引起的 CRF,常伴有肾素-血管紧张素系统的活性增高,血液中血管紧张素 II 形成增多。血管紧张素 II 可直接引起小动脉收缩,又能促使醛固酮分泌,导致钠水潴留,并可兴奋交感-肾上腺髓质系统,引起儿茶酚胺释放和分泌增多,故可导致血压上升,这种高血压称为肾素依赖性高血压(renin-dependent hypertension);肾脏形成血管舒张物质减少,正常肾髓质能生成前列腺素 A_2(PGA_2)和 E_2(PGE_2)等血管舒张物质。此类物质能舒张肾皮质血管,增加肾皮质血流量和抑制肾素的分泌,从而具有抗高血压的作用。此外,这类物质还具有排钠排水的效应,因此有人认为肾实质破坏引起该类物质形成减少,也可促进高血压的发生。

6. 血液系统改变 CRF 患儿病程终末期常并发多种血液系统异常,慢性贫血是较为突出的表现。贫血发病机制与下列因素的作用有关:①肾脏组织严重受损后,肾脏形成促红细胞生成素减少;②血液中潴留的毒性物质对骨髓造血功能具有抑制作用,如甲基胍对红细胞的生成具有抑制作用;③慢性肾功能障碍可引起肠道对铁的吸收减少,并可因胃肠道出血而致铁丧失增多;④毒性物质的蓄积可引起溶血及出血,从而造成红细胞的破坏与丢失。晚期 CRF 的患者常有出血倾向,其主要临床表现为皮下淤斑和黏膜出血,如鼻出血和胃肠道出血等。一般认为血小板数量减少不是造成出血的主要原因,而血小板的功能障碍才是其主要病因,血小板功能障碍表现为:①血小板第 3 因子的释放受到抑制,因而凝血酶原激活物生成减少;②血小板的黏着和聚集功能减弱,因而出血时间延长。上述血小板的功能改变可能是毒性物质在体内蓄积所引起,例如尿素、胍类、酚类化合物等都可能有改变血小板功能的作用。

7. 生长迟滞 CRF 患儿生长发育落后是多因素共同作用的结果,除外其自身基因决定的最终身高,主要的因素有 CRF 所引起的蛋白热卡的不适当摄入、贫血、肾性骨病、生长激素(GH)抵抗、代谢性酸中毒、肾小管功能障碍及药物(尤其是糖皮质激素)毒性等。CRF 患儿本身存在蛋白、氨基酸的代谢异常,为保护残存的肾功能而长期限制蛋白饮食,存在蛋白质的不适当摄入;而且 CRF 患儿大多有厌食、恶心、呕吐等进食障碍,故存在热卡的不适当摄入。贫血可以从多方面影响患儿的生长:食欲差,摄入能量不足,抵抗力下降,容易反复感染,使分解代谢增加,软骨细胞氧代谢能力下降,从而限制生长。

CRF 患儿处于组织对生长激素（GH）的抵抗状态，与 GH 受体及胰岛素样生长因子（IGF）-1 的活性下调有关。CRF 时 GH/IGF 水平正常，甚至增高，而受体减少；其次 GH 通过 IGF-1 起作用，而 CRF 时 IGF-1 结合蛋白（IGFBP）-1 增多，而使 IGF-1 与靶器官无法结合，从而使生长激素活性降低，IGF-1 介导的生长受抑。

8. 肾性骨质营养不良　肾性骨质营养不良（renal osteodystrophy）是 CRF，尤其是尿毒症的严重并发症。其中包括骨囊性纤维化、骨软化症和骨质疏松等病变，其发病机制与 CRF 时出现的高磷血症、低钙血症、PTH 分泌增多、1,25-(OH)$_2$-D$_3$ 形成减少、胶原蛋白代谢障碍以及酸中毒等有关。继发性的甲状旁腺功能亢进是 CRF 的常见并发症，是肾性骨病的主要原因。甲状旁腺激素（PTH）是一种内源性的生长因子，可刺激成骨细胞的有丝分裂，受钙、磷、维生素 D$_3$ 的共同影响。

CRF 时患儿大多存在钙、磷代谢异常，维生素 D$_3$ 受体及钙感受器减少，敏感性降低，使反馈抑制减弱，从而导致继发性甲状旁腺功能亢进，干骺端骨质严重破坏，生长严重受阻。

9. 神经系统改变　中枢神经系统的损害主要是由尿毒素所引起，毒物及代谢不全产物在肾衰竭时，排除减少并在体内蓄积，抑制了参与脑细胞正常代谢活动的酶系统，使其反应速度减慢而致病。毒物主要包括尿素、肌酐、肌酸、胍类、酚类和胺类等小分子物质。多肽类等中分子物质的潴留对神经系统亦有毒害作用，可能机制为血清中异常增多的中分子量物质抑制能量转运泵的功能，使细胞静息电位降低，神经冲动速度延缓。另外，酸中毒、低钠血症、高镁血症及高血压的作用亦不可忽视；尤其是低钠血症常可引起中枢神经系统的脱髓鞘病变，其预后十分恶劣。

10. 免疫功能障碍　CRF 晚期常并发免疫功能障碍，而且以细胞免疫异常为主。如尿毒症患者血中淋巴细胞减少，T 淋巴细胞的绝对数降低，迟发型皮肤变态反应减弱，同种异体移植的皮肤和肾脏存活时间延长等。由于中性粒细胞趋化性降低，尿毒症患者对细菌感染的敏感性有所增高。体液免疫变化不大，大多数尿毒症患者的抗体生成未见明显异常，血清补体水平也属正常。CRF 时出现细胞免疫功能异常，可能与毒性物质对淋巴细胞的分化和成熟有抑制作用，或者对淋巴细胞有毒性作用等因素有关。

11. 其他系统及代谢的变化　胃肠系统病变表现、呼吸系统损害和糖代谢失衡常常为 CRF 的突出表现。胃肠道内细菌分解尿素释放出氨等物质刺激胃肠道黏膜产生呕吐、厌食等症状；CRF 时，肺脏毛细血管通透性改变可导致间质性肺炎等。而 CRF 时，是由于组织可出现胰岛素抵抗所致葡萄糖不耐受。

【病理】

CRF 患儿肾脏病理改变主要包括两大类：一是肾小球硬化，其中，增生硬化性或硬化性肾炎接近 70%，局灶节段性肾小球硬化约为 30%；二是肾小管萎缩及间质纤维化。近 20 年来，肾小管间质病变在肾脏病持续进展中的作用，特别受到重视。它不仅是肾小球病变进展的"受害者"，而且是促进病变持续进展的"参与者"。间质性肾炎占所有 CRF 患儿比例达 15% 甚至更多，而弥漫性系膜增生性肾炎、新月体性肾炎、膜增殖性肾炎三者比率与间质性肾炎基本持平，其次是 IgA 肾病，约为 10%，毛细血管内增生性肾炎、IgM 肾病、Alport 综合征等各占有比率约为 2%，另有分类不明者占 10% 左右。

【临床表现】

1. 水代谢障碍症群　早期 CRF 患儿可出现口渴、乏力、尿量减少的症状。肾功能进一步恶化，其肾小管浓缩及稀释功能进一步减退，尿比重可固定在 1.010～1.020，出现等渗尿。晚期 CRF 极度下降，尿量日趋减少，血尿素氮、肌酐迅速上升，患者烦渴多饮，易出现严重的水潴留。如此时补液不当或摄盐过多，甚至可致水中毒及急性左心衰。

2. 电解质、酸碱紊乱症群　低钠可加重 CRF 患儿出现尿毒症症状。患者常感疲乏无力、头晕、体位性低血压、肌肉抽搐、脉细而速，严重者可发生休克。反之，如钠摄入过多，则会潴留体内，引起水肿、高血压，严重者可发生心力衰竭；CRF 患儿常出现低钾血症，临床表现为四肢无力、腹胀、心律失常和腱反射迟钝等。当尿毒症患者并发感染、酸中毒或长期服保钾利尿剂、输含钾多的库存血或严重少尿时均可致高钾血症。其临床表现是心律失常甚至心搏骤停，以及四肢肌肉无力、手足感觉异常等；轻度代谢性酸中毒一般无明显症状。当 CO$_2$CP<13mmol/L 时，才会出现明显症状，如呼吸深大而长、食欲缺乏、恶心、呕吐、疲乏、头痛、躁动不安，严重者可发生昏迷。严重的酸中毒可导致呼吸中枢和血管运动中枢麻痹，是尿毒症最常见的死因之一。

3. 中枢神经系统的表现　可出现注意力减退、容易疲劳、记忆力下降等表现。随着肾功能的进一步恶化,可以出现意识障碍、嗜睡、呆滞、幻觉、共济失调等表现。尿毒症期则可出现尿毒症性脑病,主要表现为嗜睡、谵妄、扑翼样震颤甚至昏迷。

4. 心血管系统的表现　80%~90%的终末期肾衰患儿都伴有高血压。尿毒症患者常可并发急性肺水肿,轻度发作时表现为活动时呼吸困难,重度时则表现为端坐呼吸,咯血咳痰;尿毒症性心肌病则主要表现为心脏扩大、舒张前期奔马律、低血压及心律不齐等;尿毒症患者突发胸痛应注意尿毒症性心包炎,临床上可表现发热、胸痛、低血压、心包摩擦音及心影扩大,该病主要与尿毒素及出血倾向有关;长期透析存活的尿毒症患者中动脉粥样硬化的发生率较高,是长期透析患者的主要死亡原因之一。

5. 呼吸系统的表现　尿毒症时可以出现低氧血症、肺水肿,出现"尿毒症肺",即在双肺门周围出现蝶状分布的浸润灶。尿毒症患者常于肺泡隔上可出现转移性钙化灶,可能与甲状旁腺功能亢进、高钙血症及碱中毒有一定关系。肺的纤维化与钙化有关。另外,充血性心功能衰竭及肺部感染常可引起胸膜腔积液。

6. 消化系统的表现　慢性肾衰竭早期即可出现食欲缺乏、味觉障碍,在尿毒症期可出现恶心、呕吐、腹泻、呕血、便血等严重并发症;CRF患儿亦容易发生胃肠道炎症及溃疡。

7. 血液系统的表现　尿毒症患者贫血的程度与肾小球滤过率降低的程度成平行关系。尿毒症期患者容易出现鼻出血、齿龈出血、消化道出血,严重的甚至可有脑出血及硬膜下出血。

8. 代谢及内分泌系统的表现　慢性肾衰竭时患者可出现糖耐量异常、甲状旁腺功能亢进、肾性骨病等。临床上可出现低体温、黏液样水肿、基础代谢率低下等表现。肾性骨病包括骨软化症、囊性纤维性骨炎、骨质疏松症等。

9. 免疫系统异常的表现　尿毒症患者的细胞免疫及体液免疫功能明显受损,主要表现为T辅助细胞明显减少,CD4/CD8比例下降,NK细胞功能减退,IL-2产生减少;B淋巴细胞数也明显降低,因此尿毒症患者容易出现感染,如易患流行性感冒、结核及病毒性肝炎等;其恶性肿瘤的发生率亦明显高于一般人群;另外,尿毒症患者对疫苗(如乙型肝炎疫苗)接种的反应均明显降低,移植排斥反应也明显下。

【实验室检查】

1. 尿液分析　尿液中可出现不同程度的蛋白尿,约半数可达肾病水平。CRF患儿血尿可为镜下血尿或肉眼血尿,以前者居多;部分患儿可出现白细胞及管型;尿比重常较固定。

2. 尿沉渣镜检　尿试纸对检测红细胞、中性粒细胞和嗜酸性粒细胞(白细胞酯酶)及细菌(亚硝酸盐)很敏感。但试纸不能检测尿中小管上皮细胞、脂肪或管型,且不能检测结晶、真菌或寄生虫。选择尿沉渣或试纸法检测取决于所考虑肾脏疾病类型。

3. 血液检查　小细胞低色素性贫血,部分可出现血小板减少,白细胞计数一般正常,可出现凝血功能异常,主要表现为出凝血时间延长。

4. 血生化和肾功能检查　SCr、BUN不同程度升高;二氧化碳结合力降低,尿液浓缩能力下降,肌酐清除率下降;CRF患儿部分有失盐性肾病表现,可伴有低钠血症;高钾血症、低钾血症、低钙血症、高磷血症等为常见生化表现;低白蛋白血症、高胆固醇血症、高甘油三酯血症亦不少见。

5. 影像检查　指南推荐多数CRF患儿和有发展为CRF高风险儿童均应行影像学检查,其中超声检查在某些情况下尤其有用,且无放射线或造影剂风险。肾脏影像学检查可提示不同类型CRF,包括肾小球、血管、小管间质和肾脏囊性疾病,CRF患儿肾脏B超可见肾萎缩、囊性变、肾钙化等;晚期CRF患儿超声心动图可发现左室壁肥厚、左室腔扩大、二尖瓣反流及心包积液等;X线检查:胸片可表现心影增大、循环充血等;肾性骨病改变较明显,肱骨、膝、腕等可出现脱钙、骨皮质变薄、佝偻病改变、骨龄延迟,骨骼变形常伴随CRF患儿。

【诊断与鉴别诊断】

儿童CRF临床表现多样,诊断主要依据:①起病缓慢,疲惫、头痛、恶心、呕吐、多尿、夜尿、少尿及皮肤瘙痒等症状;②高血压、眼底改变、心力衰竭;③贫血、高血磷、低血钙、高血钾等;④尿检异常,包括比重低且固定、蛋白尿、血尿、白细胞及管型;⑤氮质血症、SCr升高、GFR下降;⑥既往有慢性肾脏病史。儿童CRF临床表现涉及多系统且多样,临床上常易误诊为其他系统疾病。贫血、高血压和胃肠道表现患儿,应行尿液检查和肾功能检查、肾脏超声检查帮助诊断有无CRF;少尿为突出表现者,应注意与急性肾衰竭鉴别,尤其是小年龄组患儿,需注意有无急性泌尿系统梗阻(如结石等)所致肾衰竭;临床上病程短或病程不明确者,无明显贫血、肾脏超声检查肾脏无缩小常为急性肾衰竭表现;对于鉴别困难者,应行肾活检病理检查以明确病因。CRF病因诊断非常重要,原发病的治疗效果影响CRF的慢性进展。

【治疗】

儿童CRF保守治疗的原则是尽可能针对病因治疗,去除CRF进展的风险因素、延缓其慢性进展、纠正内环境失调、加强营养支持、防治并发症等。

1. 原发病的治疗 应用各种方案治疗CRF的同时,积极治疗患儿存在的感染。感染为CRF患儿的第二位死亡原因。由于CRF患儿较易发生细菌感染,常用的某些抗菌药往往具有一定的肾毒性,而肾脏又是清除药物的重要器官,用药不当易发生毒性反应。因此,对于肾功能不全的患儿,选用抗菌药除针对感染严重程度及病原菌外,还要考虑药物的肾毒性及药物的排泄途径、患者肾功能不全的程度、是否血透或腹透等因素,才能确保疗效并避免毒性反应。其原则为:综合考虑感染性质、肾功能情况及药理特点,合理选药、给药。合理选药基于患者感染的严重程度及细菌药敏结果,在适宜的抗菌药范围内根据药物的肾毒性、药物的排泄途径,选用对症且安全的抗菌药。

2. 去除风险因素 蛋白尿程度、血压高低、有无高血脂或高凝状态或高代谢综合征、是否伴有感染或电解质紊乱等为CRF慢性进展的风险因素,需控制高血压和高尿蛋白两大主要元凶及治疗代谢综合征。对于高血压,建议应将血压控制在同龄儿童血压的第90百分位数以下,才能最大限度地延缓慢性进展,改善远期预后,主张蛋白尿>0.5~1g/24h的各种慢性肾脏病患者,无论血压高或血压正常,都应接受血管紧张素转换酶抑制剂(ACEI)治疗。对于高血脂则强调低饱和脂肪酸、低胆固醇饮食。

3. 营养治疗 营养不良可降低肾血浆流量和肾小球滤过率,使尿浓缩能力障碍致多尿,影响排酸功能致尿pH上升,排盐负荷能力障碍。正常人蛋白质摄入量不同对肾脏的功能也有影响。对肾脏疾病患者,高蛋白饮食使肾小球高灌注、高滤过促成肾小球硬化已被证实。但蛋白质是人体不可缺少的基础物质之一,机体缺乏蛋白质也会产生很多问题。所以,肾功能障碍时,如何掌握蛋白质入量,保证热卡摄入,是非常重要的。国内学者将CRF营养疗法的原则概括为"两低、两高、两适当、一限制",即低蛋白、低磷(<800mg/d)、高热量、高生物价蛋白、适当矿物质及适当微量元素、限制植物蛋白。蛋白质、氨基酸及热量的摄入 CRF患儿的营养应根据年龄、残余肾功能、营养状态、饮食习惯等条件来确定适合于患者的个体化方案。目前认为成人氮(g)与热量(kcal)摄入比为1:250~400,以保证蛋白质和氨基酸合理利用,减少组织蛋白分解。其中碳水化合物占热量摄入的70%,脂肪应使多不饱和脂肪酸比饱和脂肪酸≥1~2。儿童可根据年龄特点及肾功能情况参考上述比例调整氮(g)与热量(kcal)摄入比,如果年龄较小的儿童、肾功能轻度损害的患儿氮的摄入应适当放宽,以免影响小儿的生长发育。在CRF的小儿患者,正处于发育阶段,既要保证营养需要,又不要加重肾脏的负担。一般说来,当肾小球滤过率降至$25ml/(min \cdot 1.73m^2)$时,或临床已有尿毒症症状时则必须限制蛋白质的入量,但过严限制则体内蛋白质分解,也可增加肾脏氮质负荷。蛋白质的限制应根据患儿年龄、临床症状及肾功能减退程度而定。建议CRF患儿每天蛋白质一般摄取量是:婴儿,$1.8g/(kg \cdot d)$;1~2岁,$1.0~1.5g/(kg \cdot d)$;2~16岁,$1g/(kg \cdot d)$。严重病例只给予蛋白质$0.6~1.0g/(kg \cdot d)$,宜用高生物价的蛋白质如鸡蛋、牛奶、瘦肉、鱼肉等。因植物蛋白(如豆制品等)含必需氨基酸少,应尽量少吃。能量摄取:不论采用何种营养治疗方案,均应保证能量每天至少婴幼儿209~335kJ(50~80kcal)/(kg·d),年长儿126~167kJ(30~40kcal)/(kg·d)。由于糖类与肾小球滤过率的降低无关系,而且患儿的能量摄入要充足,因此尿毒症患者的能量来源主要为糖类(占能量的70%左右),以减少体内蛋白质的分解。在2岁以内的原则上喂母乳或配方奶加上聚糖类或脂肪乳剂(婴儿奶粉的蛋白质、钠、钾、磷含量均比牛奶低)。尿毒症时因恶心、食欲缺乏、呕吐等胃肠道功能下降而导致营养摄入不足或不能经胃肠摄入营养,可考虑静脉营养疗法。肠内营养尚不能供给病儿足够营养时,则采用肠内营养加部分肠外营养;补充维持体重的基础能量;对肾移植患者,既是必需氨基酸,也可是一般营养型氨基酸,但在肾功能损害严重时则应仅用必需氨基酸。对于维生素补充,可适当补充维生素,如$B_6(10~100mg/d)$、$B_{12}(500\mu g/d)$、叶酸(5~15mg/d)等,可显著改善高同型半胱氨酸血症,降低发生心血管病的危险因素。

4. 肾性骨病的治疗 肾性骨病(ROD)以骨质疏松、骨软化、骨性佝偻病、纤维性骨炎、骨硬化、软组织钙化、骨滑脱、骨畸形、骨再生障碍和病理性骨折为临床特征。其可发生在肾脏病变的任何阶段，尿毒症期患者 100% 有 ROD 存在，是 CRF 的重要并发症之一。ROD 发病原因很多，机制复杂。许多的研究证实严格控制尿毒症患者饮食的磷摄入后，其血 PTH 浓度显著下降。限制磷的摄入：血磷应控制在 114~214mmol/L，中度慢性肾功能不全可单纯靠饮食限磷，多数晚期患者要用磷结合剂。补钙口服乳酸钙；有低钙抽搐者，可静注葡萄糖酸钙。活性维生素 D 制剂的应用 1,25-$(OH)_2D_3$ 常规剂量：0.25~0.5μg/d。

5. 贫血的治疗 研究发现，长期应用重组促红细胞生成素(rhEPO)治疗 CRF 患者贫血，可以显著降低 CRF 患者血瘦素水平，神经肽 Y 增加，患者食欲增加，营养状况改善。

6. 生长障碍的治疗 生长障碍是 CRF 患儿的常见问题，当身高低于同龄儿童的 3 个标准差时，可注射生长激素。有学者研究用生长激素每周 28IU/m^2 皮下注射，有较满意的治疗效果。

7. 透析 无可逆因素的 CRF 患儿，经过非透析治疗无效时，应采用透析疗法或肾移植术。多采用持续性不卧床腹膜透析治疗(CAPD)，详见第二十三章。

8. 肾移植 CRF 患儿透析治疗过程中，有合适供肾者，可考虑肾移植术。

【预后】

CRF 患儿病程长短不一，与原发病及各种促进慢性进展的风险因素有关。如果原发病得不到及时诊治而病情发展迅速，患儿可于数月内死亡。如果积极控制慢性进展的风险因素，使原发病进展缓慢，则患儿可存活相当长一段时间。但所有的 CRF 出现尿毒症患儿均应尽早透析治疗，否则存活时间很短。预后最终主要取决于经济条件和医疗资源。发达国家大约 90% ESRD 患儿能够进行肾脏替代疗法(RRT)包括透析和移植，而在大部分发展中国家做不到。目前儿童 RRT 的最好方法就是肾移植。儿童 ESRD 的病死率低于成人。但在儿童肾脏替代疗法的患儿中，心血管疾病和脂类代谢异常发生率较高，透析婴儿较年长儿童病死率高。尽管在过去的 40 年中，ESRD 儿童的长期生存率有所改善，但是总体的 10 年生存率保持在 80%。与同年龄组比较，病死率是同年龄组没有 ESRD 患儿病死率的 30~150

倍。值得注意的是，透析组患儿较移植患儿死亡率更高，因此，长期等待移植的患儿预后较差；<14 岁透析儿童预计生存时间只有 18.3 年，而肾移植患儿预计可生存 50 年。

（关凤军）

参 考 文 献

1. Levey AS, Eckardt K, Tsukamoto Y, et al. Definition and classification of chronic kidney diseas：a position statement from Kidney Disease Improving Global Outcome (KDIGO). Kidney Int, 2005, 67：2089-2100.

2. KDOQI Work Group. KDOQI Clinical Practice Guideline for Nutrition in Children with CKD：2008 update. Executive summary. Am J Kidney Dis, 2009, 53(3 Suppl 2)：S11-104.

3. Kauzyńska A, Jander A, Puczko-Nogal B, et al. Reflux and obstructive nephropathy as a cause of renal failure in chronic dialysis children. Pol Merkur Lekarski, 2008, 24(Suppl 4)：101-103.

4. Wong CS, Pierce CB, Cole SR. Association of proteinuria with race, cause of chronic kidney disease, and glomerular filtration rate in the chronic kidney disease in children study. Clin J Am Soc Nephrol, 2009, 4(4)：696-697.

5. Haysom L, Williams R, Hodson E, et al. Risk of CKD in Australian indigenous and nonindigenous children：a population-based cohort study. Am J Kidney Dis, 2009, 53(2)：229-237.

6. Yamagata K, Iseki K, Nitta K, et al. Chronic kidney disease perspectives in Japan and the importance of urinalysis screening. Clin Exp Nephrol, 2008, 12(1)：1-8.

7. LiPDT, Weenin JJ, Dirk J, et al. A report with consensus statement of the International Society of Nephrology 2004 Consensus workshop on Prevention of proqression of Renal diseace, HongKong. Kidney Int, 2005, 67(Suppl 94)：2-7.

8. Perico N, Odreanu I, Schieppati A, et al. Pathophysiology of disease progression in proteinuric nephropathies. Kidney Int, 2005, 67(Suppl 94)：79-82.

9. hang IH, Han JH, Myung SC, et al. Association between metabolic syndrome and chronic kidney disease in the Korean population. Nephrology (Carlton), 2009, 14(3)：321-326.

10. Eddy AA. Progression in chronic kidney disease. Adv Chronic Kidney Dis, 2005, 12(4)：353-365.

11. Fogo AB. Mechanisms of progression of chronic kidney disease. Pediatr Nephrol, 2007, 22(12)：2011-2022.

12. Uemura O, Yamada T, Nagai T. Chronic kidney disease in children. Nippon Rinsho, 2008, 66(9)：1814-1820.

13. Adagrao T. Evaluation of vascular calcifications in CKD patients. Int J Artif Organs, 2009, 32(2)：81-86.

14. Rangan G, Wang Y, Harris D. NF-kappaB signalling in chronic kidney disease. Front Biosci, 2009, 1 (14): 3496-3522.

15. Cheng S, Pollock AS, Mahimkar R, et al. Matrix metalloproteinase 2 and basement membrane integrity: a unifying mechanism for progressive renal injury. FASEB J, 2006, 20 (11): 1898-1900.

16. Furth SL, Cole SR, Moxey-Mims M. Design and methods of the Chronic Kidney Disease in Children (CKD) prospective cohort study. Clin J Am Soc Nephrol, 2006, 1 (5): 1006-1015.

17. Murakami M, Hayakawa M, Yanagihara T, et al. Proteinuria screening for children. Kidney Int, 2005, 67 (Suppl 94): 23-27.

18. Kaysen GA. Metabolic syndrome and renal failure: similarities and differences. Panminerva Med, 2006, 48 (3): 151-164.

19. PericoN, Codreanu I, SchieppatiA, et al. The scientific care for prevention: an Overiew. Kidney Int, 2005, 67 (Suppl 94): 8-13.

20. Kobayashi H, Tokudome G, Hara Y. Insulin resistance is a risk factor for the progression of chronic kidney disease. Clin Nephrol, 2009, 71 (6): 643-651.

21. Wong C, Kanetsky P, Raj D. Genetic polymorphisms of the RAS-cytokine pathway and chronic kidney disease. Pediatr Nephrol, 2008, 23 (7): 1037-1051.

22. Yoshida T, Kato K, Fujimaki T, et al. Association of genetic variants with chronic kidney disease in Japanese individuals. Clin J Am Soc Nephrol, 2009, 4 (5): 883-890.

23. Yoshida T, Kato K, Fujimaki T, et al. Association of a polymorphism of the apolipoprotein E gene with chronic kidney disease in Japanese individuals with metabolic syndrome. Genomics, 2009, 93 (3): 221-226.

24. Nakayama Y, Nonoguchi H, Kohda Y. Different Mechanisms for the Progression of CKD with ACE Gene Polymorphisms. Nephron Clin Pract, 2009, 111 (4): c240-246.

25. Harmon WE. Clin Chem. Glomerular filtration rate in children with chronic kidney disease. Epub, 2009, 55 (3): 400-401.

26. Izeki K. Importance of prevention of chronic kidney diseases viewed from the epidemiological studies in Japan. Nippon Naika Gakkai Zasshi, 2005, 94 (2): 349-354.

27. Sekowska R, Roszkowska-Blaim M. Estimation of glomerular filtration rate in children with chronic kidney disease (CKD) on the basis of cystatin C clearance. Pol Merkur Lekarski, 2008, 24 (Suppl 4): 61-64.

28. 林善锬, 谌贻璞, 钱家麒, 等. 慢性肾脏病蛋白营养治疗共识. 实用糖尿病杂志, 2005, 1 (5): 3-4.

29. Mehls O, Wühl E, Tnshoff B. Growth hormone treatment in short children with chronic kidney disease. Acta Paediatr, 2008, 97 (9): 1159-1164.

30. El Tayeb AA, Abd El-Mottaleb NA, Abdel Aziz EA, et al. Relationship between serum parathyroid hormone and trace elements (serum zinc and magnesium) in hemodialyzed chronic renal failure children. Biol Trace Elem Res, 2009, 128 (2): 128-134.

31. Sanchez CP. Mineral metabolism and bone abnormalities in children with chronic renal failure. Rev Endocr Metab Disord, 2008, 9 (2): 131-137.

32. Grimoldi IA, Briones LM, Ferraris JR, et al. Chronic renal failure, dialysis and transplant: multicentric study: 1996-2003. Arch Argent Pediatr, 2008, 106 (6): 552-559.

33. Hiong LC, Voon KL, Abdullah NA, et al. Effect of TGF-beta1 antisense oligodeoxynucleotide on renal function in chronic renal failure rats. Acta Pharmacol Sin, 2008, 29 (4): 451-457.

34. Gallardo JM, de Carmen Prado-Uribe M, Amato D, et al. Inflammation and oxidative stress markers by pentoxifylline treatment in rats with chronic renal failure and high sodium intake. Arch Med Res, 2007, 38 (1): 34-38.

35. Kim EJ, Jung YW, Kwon TH. Angiotensin II AT1 receptor blockade changes expression of renal sodium transporters in rats with chronic renal failure. J Korean Med Sci, 2005, 20 (2): 248-255.

36. Lilova M. Hypertension in children with chronic renal failure. Turk J Pediatr, 2005, 47 (Suppl): 28-131.

37. García Nieto VM, Yanes MI, Zamorano MM. Renal concentrating capacity as a marker for glomerular filtration rate. Acta Paediatr, 2008, 97 (1): 96-99.

38. Flynn JT, Mitsnefes M, Pierce C, et al. Blood pressure in children with chronic kidney disease: a report from the Chronic Kidney Disease in Children study. Hypertension, 2008, 52 (4): 631-637.

39. Fadrowski JJ, Frankenfield D, Amaral S, et al. Children on long-term dialysis in the United States: findings from the 2005 ESRD clinical performance measures project. Am J Kidney Dis, 2007, 50 (6): 958-966.

40. Civilibal M, Caliskan S, Kurugoglu S, et al. Progression of coronary calcification in pediatric chronic kidney disease stage 5. Pediatr Nephrol, 2009, 24 (3): 555-563.

41. Jerome Rossert, Marc Froissart, Christian Jacquot, et al. Anemian management and chronic renal failure progression. Kidney International, 2005, (99): S76-S81.

42. Bérard E, André JL, Guest G, et al. Long-term results of rh-GH treatment in children with renal failure: experience of the French Society of Pediatric Nephrology. Pediatr Nephrol, 2008,23(11):2031-2038.

43. Abdullah A, Khanam A, Biswas S, et al. Medical causes and histological pattern of glomerulonephritis. Mymensingh Med J,2008,17(1):38-41.

44. Hallan SI, Coresh J, Astor BC, et al. International comparison of the relationship of chronic kidney disease prevalence and ESRD risk. J Am Soc Nephrol,2006,17(8):2275-2284.

45. 易著文. 实用小儿肾脏病手册. 北京:人民卫生出版社, 2005:604-605.

46. Clark SF. Iron deficiency anemia. Nutr Clin Pract,2008,23(2):128-141.

第十八章 肾 结 石

自古代起,人类就患尿石症(urolithiasis)。从埃及的木乃伊中就发现有尿石。肾结石(kidney stone)在儿童中并不是常见症,小儿尿石症的发病率低于成人,在尿路结石患者中儿童仅占2%~3%。小儿肾结石常与感染、代谢、畸形、营养不良有关。近年来,小儿肾结石的发生率有逐年上升趋势。

【流行病学】

尿石症的发生率、结石成分与部位以及年龄分布在不同地区、不同时代均有明显差异。我国是世界上三个主要的泌尿系结石流行地区之一,南方发病率高,北方发病率低。有调查显示广东地区泌尿系结石的发病率为140/10万,而小儿泌尿系结石占全部泌尿系结石患者的2%~3%,占同期小儿泌尿外科住院总人数的3%左右。小儿泌尿系结石以下尿路结石多见,上尿路结石只占10%左右,发病年龄多在2~6岁,高峰在4岁以下。20%为婴幼儿结石,而发病年龄在5个月以下者少见。

泌尿系结石的发病率存在明显的性别差异,男性多于女性,男女比一般为2~3:1,而另一些研究显示男女发病率相等。以上资料仅为地区性、散在人群的调查结果,截至目前我国还没有总体泌尿系结石发病率及性别构成的研究。

【病因】

1. **地理因素** 尿路结石的形成与地理环境有很大的关系,在结石的高发地区多存在气候干燥、湿热的特点,同时又与经济的发展程度相关。如在泰国北部结石高发,小儿尿路结石的发病率为15/10 000或更多,是非结石高发区的10~100倍。在我国,南方地区气候湿热,小儿尿路结石的发病率明显高于北方地区。

2. **营养因素** 结石形成与营养缺乏有关,乳制品消费低下和乳儿喂养不当的地区,结石多见。有研究显示结石流行区的儿童饮食主要以谷类为主,缺乏动物蛋白,在总蛋白摄入中动物蛋白不足25%。

3. **感染因素** 感染因素所致结石占小儿泌尿系结石的30%~40%,变形杆菌是最常见的致病微生物,感染非变形杆菌儿童的年龄在儿童期是均匀分布的。

4. **代谢因素** 小儿钙代谢紊乱是造成小儿尿路结石的重要原因,约占小儿尿路结石的30%。代谢障碍所致泌尿系结石仅占儿童泌尿系结石的很少比例,如肾小管酸中毒、高甘氨酸血症、外源性皮质类固醇症等。

5. **解剖因素** 泌尿系统局部狭窄、梗阻,造成尿液瘀滞、感染是小儿尿路结石形成的主要原因。

6. **其他因素** 如尿pH降低或升高;尿草酸升高;尿钙升高;尿尿酸升高;尿中促结石物质增加,包括尿结晶增多、TH蛋白、细胞分解产物、磷脂、细菌等;尿中抑制结石形成物质减少,包括焦磷酸盐、枸橼酸、镁离子等。儿童食品中的非正常添加物致泌尿系结石(如2008年中国部分地区出现婴幼儿因食用受三聚氰胺污染的婴幼儿配方奶粉而导致泌尿系统结石)。

在欧洲的报告中,儿童尿石症的病因多为尿路感染。在美国认为最常见的病因是代谢紊乱,特别是高尿钙症。在大西洋西岸认为最常见病因是尿路畸形。表18-1列举和比较了欧洲和美国儿童尿石症的病因。

表18-1 欧洲和美国儿童肾结石的病因

病因	北美 n(%)	欧洲 n(%)
发育异常	160(32.5%)	145(30.1%)
感染(无其他因素)	21(4.3%)	20.9(43.5%)
代谢性疾病	162(32.9%)	59(12.3%)
特发性高尿钙症	39	36

续表

病因	北美 n(%)	欧洲 n(%)
长期卧床	39	4
尿酸石	22	2
胱氨酸尿	15	9
高草酸盐尿	12	5
肾小管酸中毒	10	2
原发性甲状旁腺功能亢进	9	0
皮质醇增多症	6	1
碱牛奶综合征	4	0
不能解释的高钙血症	4	0
特发性婴儿高钙血症	1	0
全身钙化盐沉着症	1	0
地方性尿酸盐尿石	10(2.0%)	0
其他	139(28.3%)	68(14.1%)
合计	492	481

【肾结石形成机制】

尿石是由于尿中晶体聚集物不断沉淀、增大所致。钙是尿石常见成分,结石的其他成分有草酸盐、磷酸盐、尿酸盐和胱氨酸。尿石常见的晶体成分如表18-2所示。在泌尿道内各种晶体沉积并引起尿石形成的机制仍不十分清楚。通常认为3种相互作用过程对尿石形成起主要作用:①尿液超饱和状态;②促进晶体形成因素;③晶体形成的抑制因素。

肾结石是由在尿中排泄的浓度非常高的不同盐类沉淀所致。构成结石成分的钙和草酸盐在尿中必须达到超饱和才能形成结石,在不饱和的状态下,晶体在尿中是不会形成尿石的,尿液超饱和不仅受不同盐的影响,而且受尿液量和pH的影响。然而,液体的摄入和尿液量对尿液超饱和影响的机制目前仍不清楚。一些调查已证实在热带地区尿石症发病率高。这是由于在热气候中,蒸发水分、降低尿量,使尿液呈超饱和。液体的摄入在尿石的病因中也起一定的辅助作用。尿液的超饱和也可出现在液体摄入少的晚上和餐后,因为餐后易形成结石的离子在尿中排泄的浓度增高。

现已了解到正常尿液中有抑制尿石形成的物质(表18-3)。这些抑制物可吸附到晶体的表面不使其变大,或者与不同的离子化学结合减少尿液的超饱和。一些结石的抑制物也可充当复合物,与尿液中草酸盐结合形成复合物。肾钙素是草酸钙结晶的一种蛋白抑制剂,病人缺乏这种蛋白,易患草酸钙结石。

表18-2 不同类型尿石的化学成分

化学成分	伴随的临床情况	X线平片
磷酸镁胺	尿路感染	半显影
磷酸钙	高尿钙症	高度显影
草酸钙单水化合物	高尿钙症	高度显影
	高草酸尿症	
	高尿酸尿症	
草酸钙双水化合物	高尿钙症	高度显影
	高草酸尿症	
	高尿酸尿症	
磷酸三钙	高尿钙症	高度显影
磷酸氢钙	高尿钙症	高度显影
胱氨酸	胱氨酸尿	不显影或部分显影
尿酸	高尿酸尿症	不显影
三聚氰胺	尿路感染	不显影

表18-3 尿液中晶体形成的抑制物

磷酸钙结晶类	焦磷酸盐
镁	TH黏蛋白
枸橼酸盐	软骨硫酸盐
焦磷酸盐	核糖核酸片段
草酸钙结晶类	肾钙素
枸橼酸盐	

除了尿液超饱和因素外,液体摄入少,过多消耗蛋白,也能促使结石生长,促使尿石生长的因素和机制在表18-4中列出。

表18-4 促使尿石形成的因素和机制

因 素	机 制
摄入液体少	尿液中形成尿石的盐类超饱和
动物蛋白代谢产物	高尿钙、高尿酸的排泄
蔬菜食物	增加草酸的摄入并在尿液中排泄增加
长期卧床	引起高血钙和高尿钙
低枸橼酸盐尿症	枸橼酸缺乏,不能结合钙,促使尿中草酸钙超饱和
低镁血症	镁能与草酸相结合,尿液中镁缺乏增加草酸盐的溶解性,并使草酸钙超饱和

【肾结石与梗阻性肾病的关系】

梗阻性肾病是由于泌尿道结构和(或)功能改变,阻碍尿液的排出,导致肾实质病理和功能损害的临床综合征,肾结石是导致梗阻性肾病的重要原因之一。

肾盏结石如在肾盏颈部造成梗阻,就可导致肾盏积液和积脓,进一步发展为肾实质感染、瘢痕形成;也可导致肾周围感染。如结石嵌顿在肾盂输尿管连接部或输尿管内就可以造成不同程度的梗阻。如急性完全性梗阻,只要及时解除梗阻,肾功能就可以得到完全的恢复。慢性不完全性梗阻则可发展为肾积水,肾功能会逐渐受损。

肾结石造成肾积水时,肾盂内压力升高,可达 2.45～5.88kPa。先引起肾盂扩张,继而引起肾脏扩张。扩张的程度与肾盂的解剖形态有关。肾内型肾盂由于没有足够的空间,相对较早地导致肾盏的扩张,对肾功能的影响也较重;肾外型肾盂在积水时,可向外扩张,故对肾功能的影响较轻。严重的肾积水可导致肾小管、肾小球系统相继退化,并被纤维组织所替代,最终肾皮质萎缩、变薄,肾功能完全丧失。

【临床表现】

(一)肾结石

多数患儿无临床症状,少数患儿腰部或腹部疼痛,一些儿童描述此种疼痛为锐痛和"刀割样"。疼痛可能伴随恶心、呕吐。婴幼儿无法表达主观意愿和感受,当结石阻塞尿路或结石处于移动状态时,患儿排尿时哭闹、躁动,还可出现面色苍白、出冷汗;因为肾和胃肠同属腹腔神经丛支配,结石产生的局部刺激使患儿有恶心、呕吐及肠麻痹症状。肾结石另一个常见的临床表现是血尿,通常为镜下血尿,30%～50% 为肉眼血尿。血尿的产生与结石的位置移动有关;结石阻塞男婴尿道,可表现为尿痛、尿流中断、滴沥;合并泌尿系感染可出现发热和尿路刺激症状;双侧肾、输尿管或尿道结石可引起完全梗阻致急性肾衰竭,可表现少尿或无尿、高血压、水肿等。

约 1/3 患肾结石的儿童有泌尿道畸形,通常先发现患肾结石,然后才发现患有泌尿道畸形。肾结石合并泌尿系感染最常见,一些肾结石是继发于慢性尿路感染,其临床表现主要是尿路感染症状;另一些肾结石则引起尿路感染。

(二)肾结石导致梗阻性肾病

1. 排尿困难和尿量改变尿少或无尿 是急性肾衰竭的突出表现,是否为尿路梗阻所致,要结合临床症状、体征及有关实验室检查才能作出诊断。但要注意若为一侧肾输尿管梗阻,而对侧肾和输尿管正常时。则排尿和尿量无异常,总肾功能也正常。

2. 肾积液和腰痛 急性尿路梗阻时,可以表现为腰痛,也可表现为腹痛,主要视梗阻位置不同,疼痛部位也有不同。部分患者急性梗阻仅仅表现为少尿或无尿,而无腹痛,值得警惕。急性梗阻时,肾积液往往也比较少,慢性尿路梗阻患者往往肾积液较多。当尿路梗阻持续存在时,梗阻以上尿路扩张,肾盂肾盏可积至 2000～3000ml 的尿液,肾髓质几乎完全被破坏。肾积液导致肾扩张而出现腹痛,多为钝痛或胀痛,合并感染或出血则疼痛加剧,或有发热。不完全性尿路梗阻多无特殊症状,但肾功能可呈进行性减退,最终导致尿毒症。

3. 尿路梗阻导致高血压 在急性单侧梗阻时,多有肾素分泌增加,使血压升高,梗阻解除后恢复正常,而双侧慢性梗阻的肾损害发生的高血压多与血容量增高有关。单侧急性梗阻约 30% 发生高血压,双侧慢性梗阻的高血压发生率更高。

4. 贫血与红细胞增多症 慢性梗阻性肾病多有贫血,患儿面色苍白,红细胞及血红蛋白下降。但也有少数慢性梗阻性肾病,出现红细胞增多症,原因是梗阻肾产生过多的红细胞生成素所致。如果将梗阻肾切除后,红细胞增多症就很快消失。

【诊断】

(一)病史

肾结石诊断一般不难,通过病史、体格检查和必要的 X 线照片、化验检查,多数病例可以确诊。但不能满足于诊断肾结石,应尽量详细地了解患儿居住的地区、饮食及饮水习惯、服药史,既往有无排石的情况及有无原发性甲状旁腺功能亢进病史。尿路结石发病较早的小婴儿,提示先天性酶的缺乏,如原发性尿草酸盐增多症。而原发性甲状旁腺功能亢进导致的结石,发病开始已接近青春期。尿路梗阻的继发结石,一般在 5 岁以前发病。应同时了解结石的大小、数目、形态、部位,有无梗阻或感染,肾功能情况,结石成分及潜在病因。

(二)临床表现

见前临床表现所述。

(三)体格检查

一般情况下,肾结石患儿没有明确的阳性体征。或仅有轻度的肾区叩击痛。急性梗阻性肾衰竭有肾绞痛患者往往合并有肾区叩击痛。除非原来有不完全性梗阻合并肾积水,否则一般扪不到肾脏增大。慢性梗阻性肾衰竭往往肾积液较多,部分患者可扪及腰部包块。

(四)实验室检查

1. 尿液检查 ①尿常规:尿内可见红细胞,疼痛发作时或刚发作后,尿内红细胞增加。如合并尿路感染,尿检中可出现白细胞、成团脓细胞及轻度蛋白尿。随着症状缓解或消失,则尿内红白细胞也随着减少或消失,尿蛋白转阴;尿 pH 的高低常提示有某种类型的结石:磷酸钙、碳酸钙结石患者的尿 pH 常高于 7.0;而尿酸、胱氨酸和草酸钙结石患者的尿 pH 常小于 5.5。②尿中盐类晶体检查及 24 小时尿钙磷、尿酸、草酸、胱氨酸、镁、钠及氧化物、枸橼酸、肌酐等测定,有可能得出阳性结果,有助结石诊断。③尿培养:合并泌尿系统感染,尿培养阳性,多数以革兰阴性杆菌为主。④24 小时尿钙及尿钙/尿肌酐:特发性高钙尿症引起的泌尿系结石为含钙盐结石如草酸钙结石,尿钙升高,尿钙/尿肌酐的比值异常。⑤尿红细胞形态:从新鲜尿液中红细胞的形态可粗略判断红细胞的来源,来自肾小球源性的红细胞其形态常有变异,而来自非肾小球源性(如肾盂、输尿管、膀胱)的红细胞形态比较完整,如尿中畸形红细胞大于 80%,可初步判断为肾小球源性血尿。本病为非肾小球源性血尿。

2. 血液检查　测定血钙、磷、尿酸、血浆蛋白、二氧化碳结合力,钾、钠、氯化物及肌酐、尿素氮等。结石较小且未造成梗阻时,血 BUN 和 Cr 可无异常;当结石造成梗阻性肾衰时,血 BUN 和 Cr 可明显增高,常合并电解质紊乱,尤其是血钾增高。急性梗阻性肾衰往往合并感染,外周血白细胞计数增多。而慢性梗阻性肾衰竭往往合并贫血,红细胞计数、血红蛋白及红血细胞比容下降。

3. 结石成分分析　如果尿内有小结石排出,应收留起来做结石成分分析,对结石也可做镜下观察其结构形态,可能探索结石形成的过程及原因,为进一步制订防治方案提供依据。

4. 不同成分肾结石的实验室检查

(1) 含钙肾结石:含钙肾结石以草酸钙和磷酸钙为主,占全部尿石的 80% ~84%。经检查,约有 20% 可找到明显病因,包括先天性肾盂输尿管连接部狭窄、马蹄肾、多囊肾、原发性甲状旁腺功能亢进、腺瘤或增生、肾小管酸中毒等。如经 2 次以上的 24 小时尿钙、磷、尿酸、草酸、镁、枸橼酸、pH 等检查,80% 病例均可发现尿成分异常。

1) 肾小管性酸中毒:是较罕见的内科病。临床特点为高血氯性酸中毒,尿 pH 偏高(pH>6.8),无尿路感染的表现。在 X 线片上肾钙质沉着较肾结石更多见。

2) 原发性甲状旁腺功能亢进:原发性甲状旁腺功能亢进表现为肾结石型,占 1% ~5%(如切除旁腺瘤即能治愈)。血钙>2.75 ~3mmol/L(11 ~12mg/dl)或血磷<1.13mmol/L(3.5mg/dl)应考虑甲状旁腺功能亢进致结石形成的可能。

3) 特发性高钙尿症:高钙尿症引起的结石为含钙盐结石如草酸钙结石,24 小时尿钙升高,尿钙/尿肌酐的比值异常。

(2) 胱氨酸结石:尿中胱氨酸浓度常超过 2490μmol/L。

(五) 泌尿系统影像学检查

泌尿系统影像学检查可进一步了解肾脏外形、部位、形态、肾盂分类、肾功能、结石大小数量及其所在部位,对结石成分也可作出初步估计,为选择治疗方法提供有力证据。

1. 泌尿系超声　为首选的影像学检查。方便、快捷,安全、无创,定位准确,可重复操作、动态观察结石变化。超声检查示强回声团,周围的积水呈低回声区。可用于肾结石普查及疑有肾结石病人初步筛选。另外,对无症状的阴性结石及因结石梗阻引起的肾积水有辅助诊断意义。

2. 泌尿系 X 线平片　90% 以上肾结石在 X 线平片上可显示。对小结石显影淡或肠气多、肥胖等因素影响观察者,可结合透视进行动态观察,能提高诊断率。在平片上显示的不透光阴影,应与腹腔内钙化灶、肾实质内钙化(如肿瘤、结核等)、腹主动脉钙化斑、胆囊内结石相鉴别。此时可行透视摄侧位片或断层造影作出鉴别。

3. 静脉肾盂造影　是诊断肾结石的重要方法之一,不仅可以看到阳性结石,更重要的是可以见到阴性结石,了解肾盂肾盏形态,有无畸形及病理改变;对结石在肾内部位、鉴别肾实质内钙化与集合系统内结石、判断肾功能及确定治疗方案均有帮助。在肾衰竭及严重的肝损害、有碘过敏者禁忌。需严格掌握检查指征。

4. 逆行造影　适用于由于碘过敏、肾功能差、肠气多、造影技术等因素不能进行静脉肾盂造影检查或影响肾盂肾盏形态使显影不满意者。

5. 放射性核素泌尿系显像　可定量评价分肾功能,确定梗阻存在与否及程度。接受的辐射剂量明显低于 X 线检查和 CT,有辅助诊断作用。

6. CT 检查　对 X 线平片不显影的阴性结石可以确诊。因该项检查价格昂贵,除非作鉴别诊断需要外,一般不作为首选方法。

【鉴别诊断】

1. 急性胆绞痛　胆绞痛主要是在右上腹,常向右肩部放射痛伴胆囊区压痛及肌紧张,肝区叩击痛,可触到肿大的胆囊,墨菲征阳性,尿常规无红细胞,而右肾结石多数在右腹部痛并向下腹部放射,一般无肌紧张,肾区叩击痛,尿常规可见的红细胞,肾图为梗阻图形。

2. 急性阑尾炎 阑尾炎为右下腹持续性痛。典型阑尾炎常有疼痛从上腹部或脐部转移到右下腹痛的病史,局限性有下腹压痛伴肌紧张。血象有白细胞增高,尿常规一般无红细胞,尿路 X 线片无结石,肾图正常。

3. 肾结核 肾结核可表现血尿及肾内钙化灶,但有明显的进行性尿路刺激症。但尿多为终末血尿,X 线平片上钙化灶多分布在肾实质区内,为斑片状,密度不均匀。

4. 肾盂肾炎 可表现腹痛及血尿症状,此病多见于女性。无突然发作性剧烈疼痛病史,尿常规可见脓细胞及蛋白。腹部 X 线平片无结石阴影。

5. 肾肿瘤 本病可表现为腹痛及血尿,血块梗阻时也可出现绞痛,腹 X 线平片在肿瘤区可以有钙化表现,有时易与肾结石混淆。但肾肿瘤多数为无痛性间歇性肉眼血尿。如有疼痛,常为血尿后出现疼痛,尿内可找到瘤细胞。腹 X 线平片钙化点可呈大小不等的斑点状或螺旋状表现分布在肾实质内。尿路造影显示肾盂肾盏受压、变形、推移或充盈缺损改变。B 超检查可发现占位性肿块。

6. 腹腔内或腹膜后淋巴结钙化 淋巴结钙化若位于肾区,易误为肾结石。淋巴结钙化一般为多发、散在,其密度不均匀,呈斑点状。尿路造影肾盂肾盏形态正常,透视动态观察,淋巴结钙化可随体位改变或用手推动而改变位置。

7. 海绵肾 腹 X 线平片肾区可见钙化影,但为多发的小结石,位于锥体囊性扩张的乳头管和集合管内,呈放射状排列。静脉肾盂造影可见肾小盏周围多发梭形小囊改变,病变多为双侧。

【治疗】

肾结石治疗不仅要解除病痛,保护肾功能,而且应尽可能找到并解除病因,防止结石复发。根据每个病人全身状况、结石大小、结石成分、单侧还是双侧、有无梗阻、感染、积水、肾实质损害程度及结合复发趋势等具体情况,进行全面分析,制订治疗方案。

(一)一般治疗

1. 非手术疗法指征 ①结石直径在 0.5cm 以下;②结石光滑无毛刺;③肾功能正常,无输尿管及肾盂管部狭窄;④无明显梗阻和感染等症状。

2. 方法 多饮水稀释尿液,解除尿路梗阻,控制尿路感染,纠治代谢性疾患,注意调节饮食,调节尿液酸碱度。碱化尿液预防胱氨酸和尿酸结石复发,酸化尿液预防草酸钙、磷酸钙结石复发。

(二)手术治疗

1. 结石的处理 开放性手术取石适于不能自行排出的较大结石。输尿管结石和膀胱结石可经输尿管镜或膀胱镜液电碎石、激光碎石或气压弹道碎石,也可手术切开取石。后尿道结石用尿道扩张器推回膀胱,按膀胱结石处理,开放性手术取石或经膀胱镜碎石。尿道结石嵌在尿道外口,可用钳将结石夹碎取出,切忌暴力损伤引起尿道口狭窄。

体外震波碎石(ESWL)是有效方法,小儿应用较少,一般仅用于较大儿童,主要是需全麻、碎石机没有配套小儿使用的支架,缺乏震波致小儿肾损伤、肺损伤的资料等原因。

经皮肾镜或输尿管镜取石或碎石术在成人广泛应用,在小儿主要受需全麻和腔镜尺寸及操作通道口镜的限制,一定程度上增加了手术操作难度和发生并发症的风险,开展并不广泛。如同其他微创技术一样,在技术不断发展和仪器设备不断改进的前提下,会逐步在儿科使用和推广。腹腔镜经后腹膜操作进行肾盂切开结石和输尿管切开结石也在小儿已成功报道。

2. 并发症的处理 结石梗阻无尿造成肾后性肾衰,最危险的是高血钾可致心搏骤停。首先处理肾衰,限制液量,静脉输入葡萄糖和胰岛素,必要时血液透析或腹膜透析。膀胱镜插入双 J 管或输尿管导管引流可缓解肾衰,泥沙样的松散结石多可自行排出。输尿管插管失败可手术切开取石解除梗阻,同时引流尿液。

【预防】

(一)建立良好的饮食生活习惯

1. 增加饮水量 大量饮水可有效地稀释尿液中的结石成分,减少晶体沉淀。好发结石患者应养成多喝水的习惯,使尿量达 2000ml/24h 以上。有条件者可饮磁化水,少饮浓咖啡、可可、茶及酒精类等饮料。

2. 改变饮食习惯 以正常混合物或素食为主,不宜偏食,减少脂肪和糖类食品摄入。鱼肉、动物蛋白不超过 100g。

3. 不同成分肾结石病人的饮食预防

(1)草酸钙结石病人:限制牛奶,忌服咖啡、茶和酒精类饮料;限制摄入高钙及高草酸食物,如菠菜、甜菜、油菜、榨菜、芹菜、雪里红、土豆、核桃、榛子、海鲜、虾米、海带以及巧克力、奶粉、奶酪和各类豆制品等。

（2）磷酸钙结石病人：避免摄入含磷高的水果果汁，如柑、桔、葡萄、柠檬等，减少浓茶及咖啡等摄入；限制高钙高磷饮食，鱼肉少吃，对奶酪、豆制品及柑橘水果忌用。

（3）尿酸结石及胱氨酸结石病人：忌服酒、浓咖啡、浓茶及可可等饮料，多饮新鲜果汁、矿物水、柑橘果汁；以低嘌呤食物及细粮为主，少量吃鱼肉、虾及鸡肉等，多食用新鲜水果及蔬菜。

（二）加强体育锻炼

进行体位引流排石，有利于肾盂肾盏内形成结石前的沉淀物及微结石排出。

（沈　颖）

参 考 文 献

1. Sarica K. Pediatric urolithiasis: etiology, specific pathogenesis and medical treatment. Urol Res, 2006, 34:96-101.

2. Jallouli Mohamed, Mhiri Riadh, Nouri Abdellatif. Urolithiasis in infants. Pediatr Surg Int, 2007, 23:295-299.

3. Rhodes C, Churchill D, Hulton SA. Antenatal diagnosis of fetal renal calculus. Ultrasound Obstet Gynecol, 2005, 25:517-518.

4. 韩文理, 艾科拜·吐逊. 儿童尿路结石 257 例分析. 中国误诊学杂志, 2005, 5（17）:3344.

5. 孟群, 沈颖. 儿童尿路结石及其致急性肾衰竭临床诊断和处理。中国小儿急救医学, 2008, 15（2）:123.

6. SUN Ning, SHEN Ying（Correspondence）, et al. Diagnosis and treatment of melamine-associated urinary calculus complicated with acute renal failure in infants and young children. Chin Med J, 2009, 122（3）:245-251.

7. Singh A, Alter HJ, Littlepage A. A systematic review of medical therapy to facilitate passage of ureteral calculi. Ann Emerg Med, 2007, 50:552-563.

8. Parsons JK, Hergan LA, Sakamoto K et al. Efficacy of alpha-blockers for the treatment of ureteral stones. J Urol, 2007, 177:983-987.

9. Smaldone MC, Cannon GM, Wu HY. Is ureteroscopy first line treatment for pediatric stone disease J Urol, 2007, 178:2128-2131.

10. Reisiger K, Vardi I, Yan Y. Pediatric nephrolithiasis: does treatment affect renal growth? Pediatr Urol, 2007, 69:1190-1194.

第十九章 肾脏先天性畸形

【胚胎肾脏发育学】

简单来说,肾脏的发育始于妊娠的第4周,源自输尿管芽与后肾原基的相互作用。在生殖系统明显发育之前泌尿系统就开始了其发育。随着午式管的形成,胚胎肾按照前身、中肾、后肾的顺序依次发育。永久肾即后肾由输尿管芽(午式管的外向性生长),后肾间叶组织的致密芽基和基质细胞相互的诱导作用发育而来。通过间叶-上皮细胞的转化形成肾小管,输尿管芽的分级导致集合系统的形成。在妊娠第4~8周时,肾脏上升至头侧方向,经历了从水平到内侧的90°轴向旋转。同时输尿管芽继而分化形成肾盂肾盏系统。在肾脏上升的过程中,它收到来自局部的血管供应,最初是骶正中血管,然后是系膜总和系膜下血管,最后为主动脉和下腔静脉。不完全、过度和异常的肾上升导致异位肾。当上升过程中出现左右肾脏的接触可能导致肾融合。

【肾不发育】

双侧肾不发育(kidney agenesis)罕见,迄今不超过400例报道。当产前超声发现羊水过少时需要怀疑此情况,而肺发育不良和面部畸形(Potter面容)常合并存在,导致胎儿无法存活。

单个肾缺失发生率为1:450~1000,男性比例略高,左侧更常见。某些病例是由于输尿管芽无法发育或无法到达后肾。在缺乏引流系统的情况下,后肾可经历萎缩。48%的单侧肾不发育患者存在其他泌尿系异常,包括膀胱输尿管反流(28%),梗阻性巨输尿管症(11%)和肾盂输尿管交界处梗阻(3%)。该数据与单侧多囊肾病类似,有学者因此提出有些单侧肾不发育可能是多囊性肾发育不良的退化结果,同时也暗示这两类疾病可能有相同的病因。尽管单个肾缺失男性发生率略高,但女性更易合并生殖系统异常(25%~50%)。合并其他系统的异常依次为心血管(30%)、胃肠道(25%)和肌肉骨骼系统(14%)。单肾的诊断常因尿路症状,有外生殖器畸形或其他系统的器官异常而被检出。对侧肾常呈代偿性肥大,可以负担正常生理需要,故患者生活不受影响,可终生不被发现。

【附加肾】

附加肾(additional kidney)罕见,是单独存在的第3个肾脏,有自己的集合系统、血供,较正常肾小。自1656年第1次描述附加肾,已有约100例报道。男女发生率相似,但左侧常见。附加肾可单独存在,仅输尿管与同侧肾脏相连,或以疏松的组织与同侧肾脏相连。附件肾与同侧肾输尿管之间的位置关系有多种情况存在。除了偶有附加肾的输尿管口异位,一般同侧和对侧肾正常,也少见其他泌尿生殖系统的异常。虽然附加肾从出生就存在,但有统计平均诊断年龄为36岁。50%的病例并发结石及积水,可有尿路梗阻或感染导致就诊及治疗。

【异位肾】

当成熟的肾未进入正常的肾窝则称为异位肾(ectopic kidney)。它与肾下垂不同,肾下垂指最初肾位于正常位置,以后逐步下移,通过相关处理,可恢复正常位置,而异位肾即使通过手术也无法复位。异位肾根据其位置可分为盆腔肾、髂窝肾、腹内肾、胸内肾和左右交叉或两肾位于同边,左侧发生率略高。尸检时的异位肾发生率约为1:900。总的来说,膀胱输尿管反流出现在约30%的异位肾患儿,输尿管开口正常。合并生殖系统异常比例为15%,绝大部分异位肾并无临床症状,同时异位肾也并不比正常位置肾脏更易产生其他病变。

【肾旋转异常】

肾旋转异常(renal malrotation)可以是单侧或双侧,并发于位置正常或异位肾。肾是围绕长轴旋转,若旋转不全时,肾盂朝向前侧与内侧之间,朝向后侧罕见。它可与Turner综合征相关。单纯的肾旋转不良无损肾功能,但也可因肾积水导致感染或结石。

【融合肾】

最常见的融合肾异常是马蹄肾(horseshoe kidney),发生率约为1:400,它为两肾的下极在脊柱大血管之前相互融合,称峡部,为肾实质或结缔组织所构成,不到5%的情况是肾上级连接。肾盂因受肾融合的限制,不能正常旋转,输尿管越过融合部前面下行,由于引流不畅,易出现积水、感染或结石,也易并发膀胱输尿管反流。马蹄肾常与其他系统畸形合并存在,包括泌尿生殖系统、骨骼、心血管及胃肠道。在确诊马蹄肾后,约60%的患者平均10年时间可无症状。

其他融合肾类型少见,如盘行肾、乙状肾、块肾等。

【肾血管异常】

(一)异位血管及副血管

所谓异位血管是指肾动脉不起始于主动脉。罕见。多伴肾位置异常及肾融合,如异位肾及蹄铁形肾,它们起源于附件的大动脉干。副肾功能是指多发动脉分支供应同一肾段,多见于左侧及肾下极。

血管异常的临床意义在于它们引起尿路梗阻如在肾盂输尿管连接部或压迫上漏斗部,造成静脉尿路造影时不易解释的充盈缺损。

(二)肾动静脉瘘

肾动静脉瘘(renal arterio-venous fistula)罕见。多见于女性及右侧。在肾动、静脉主干及主段间有很多交通支,静脉曲张一般到30~40岁时才出现症状。获得性动静脉瘘可继发于外伤、动脉硬化、肿瘤以及肾活体检查。

根据动静脉瘘的大小可有局部及全身表现。腹部可有杂音,常见血尿。可引起肾素性高血压,瘘大时增加静脉回血,降低外围阻力,导致高输出量心力衰竭。50%病例静脉尿路造影正常,诊断主要靠肾动脉造影。

小动静脉瘘用保守治疗,外伤性者可多自愈,中等度瘘可行肾动脉栓塞治疗,而大的动静脉瘘常需做部分肾切除或肾切除。

(三)肾动脉瘤

肾动脉瘤(renal arterial aneurysm)并不罕见,可能与近年较常采用腹主动脉造影及选择性肾动脉造影进行诊断有关。肾动脉瘤约占所有动脉瘤的19%,80%是单侧性,17%为肾内型,30%呈多发性。年龄1个月~82岁,约50%于50岁左右被诊断。

肾动脉瘤分为真性与假性。假性动脉瘤多为外伤性,而真性者其壁含正常动脉壁成分。可为先天性或获得性,根据形态分为囊性、梭形及夹层动脉瘤。

绝大多数小动脉瘤尤其在小儿无临床症状。由于血流动力学的改变,动脉瘤可以增大及钙化。典型症状是疼痛、血尿及高血压。高血压与肾素有关。同时可有腹部杂音。

直径<1.5cm的无症状动脉瘤及完全钙化者不易破裂,可保守观察。如动脉瘤直径>2.5cm,不完全钙化或伴有不能控制的高血压时,应手术治疗。

【肾集合系统异常】

(一)肾盏异常

1. 肾盏憩室 肾盏憩室(renal calyces diverticulum)是指一先天性囊腔以一窄颈与小盏相通,多位于肾上极。肾盏造影可显示与肾盏相通连。肾盏憩室可全无症状,由于引流不畅可并发结石,可致疼痛、感染及血尿。本症很少需手术,必要时可行憩室切除或肾部分切除。

2. 巨大肾盏 肾盏扩大但无梗阻,常有轻、中度肾盂扩张。多系单侧病变,镜下肾皮质正常但髓质较薄,用核素扫描,肾功能与正常肾相等。可因尿路感染就诊或是进行尿路造影检查时被偶然发现。需行排尿性膀胱尿道造影除外膀胱输尿管反流。除并发结石需治疗外,一般预后良好不需要处理。

3. 肾盏积水(hydrocalycosis) 本症是指单一肾盏或一个肾的全部肾盏均扩张,扩张部分经狭窄的漏斗部与肾盂相连。单一肾盏积水罕见。

治疗:解除梗阻或去除局部因素如结石。

(二)肾盂输尿管交界处梗阻

不管是何种原因限制了尿液从肾盂流向输尿管导致肾盂积水,称为肾盂输尿管交界处梗阻。病因可分为内源性和外源性。内源性病因的典型表现为肾盂输尿管交界处一节段性的狭窄结构,组织学上考虑为可能是此处环形肌组织的中断或胶原纤维及其成分的改变。其他内源性病因有瓣膜或皱襞、上段输尿管的息肉等。外源性的病因主要是异位肾血管、附肾血管或下极肾血管的过早分支形成压迫引起,少见的有纤维索带压迫或高位输尿管开口。另一种原因是继发性肾盂输尿管梗阻,如严重的膀胱输尿管反流。本症常合并其他畸形如单肾、蹄铁形肾、对侧肾积水及多房性肾囊性变。

临床表现因年龄而异。疼痛、血尿或感染多见于儿童,婴儿则以腹部肿块为主。腹痛以间歇性疼痛并呕吐为特征。血尿多见于轻度外伤后。另一特点是大量饮水导致肾盂急性扩张后出现的腰痛。

宫内诊断肾积水者,应于小儿出生后复查,由于初生儿肾浓缩功能差,故宜于生后 3 周行静脉尿路造影检查,对有轻度肾盂肾盏扩张的病例可继续随诊观察至 3~6 个月,如病情加重或有明显肾盂肾盏扩张,应于 3 周龄后手术较为理想。对有不能用药控制合并感染的肾积水应先做经皮肾穿刺造瘘引流。

处理上以针对病因治疗为原则。绝大多数梗阻的肾保存 1/3 以上的功能,应做离断性肾盂成形术。抛开梗阻的程度,一般来说,年龄越小,肾功能恢复的可能越大,因此只有梗阻解除后,肾功能在 10% 以下才考虑切除患肾。

【发育不良性多发性肾囊肿病】

发育不良性多发性肾囊肿病(multicystic dysplastic kidney disease)是指肾未发育成正常肾形,无肾盏引流系统,属于非遗传性疾病,偶有常染色体显性遗传的报道。它有三种形态学类型:①病肾为小囊肿并丰富的发育不良基质;②病肾为大囊肿并少量的基质;③肾积水形式的病肾。典型表现为肾实质未分化发育而形成若干大小不等的囊肿,肾动脉细小或未形成,肾无功能,患侧输尿管上段闭锁。发病率为 1:4300~1:3100。它更常见于左侧,且男性发病率略高。

发育不良性多发性肾囊肿病因不明。许多学者认为是发育过程中的梗阻因素导致,也有认为是输尿管芽与后肾胚基的连接失败造成。

发育不良性多发肾囊肿是肾囊性疾病中最常见的类型,也是婴幼儿腹部肿块的最常见原因之一。其他常见的临床表现为腰痛、尿路感染或高血压。患儿对侧尿路出现异常的几率也很高,如 3%~12% 出现对侧肾盂输尿管梗阻;18%~43% 存在对侧膀胱输尿管反流。退化有时出现在发育不良多发肾囊肿,时间可为产前或出生后。尽管更常见于肾不发育,囊性发育不良性睾丸也可出现在患肾的同侧。此外,患儿也可与其他先天性畸形综合征相关,如 Potter 综合征、Turner 综合征、Alagille 综合征、Waardenburg 综合征 1 型、Goldenhar 综合征、DiGeorge 综合征、Joubert 综合征、Meckel 综合征等。发育不良性多发肾囊肿可能导致肾恶性肿瘤发病率的增高。

绝大部分病例在产前超声检查时就明确,而超声合并核素扫描可以确诊 93% 的可疑病例。

因为高的自发性退化率和高血压,尿路感染等并发症较少见,发育不良性多发肾囊肿主要是保守治疗。定期体检是必要的,包括超声、血压监测、尿液分析和尿培养。

【常染色体隐性遗传多囊肾】

常染色体隐性遗传多囊肾(polycystic kidney)病因绝大部分见于婴幼儿,又称婴儿型多囊肾,但也可出现在少儿和年轻人,报道的最大年龄在 20 岁。因为是隐性遗传,患儿父母并不出现该病,而他们的小孩有 25% 的几率患病。已经明确由定位于 6 号染色体的 PKHD1 基因变异引起。

诊断的年龄越早,病变的程度越重。患儿是双侧发病,且合并不同程度的先天性肝硬化。肾病变和肝硬化之间的关系为肾病变越重,肝硬化越轻,反之亦然。典型的病例为患儿在出生 2 个月内因尿毒症或呼吸衰竭死亡。

此疾病无法治愈。血透和肾移植为最终的处理方式。

【肾发育不全与节段性肾发育不全】

肾发育不全(renal hypoplasia)是指肾体积小于正常 50% 以上,但肾单位的发育及分化是正常的,输尿管亦正常。节段性肾发育不全(ASK-Upmark kindey)是指在正常肾的中段有一深瘢痕。它可能是发育缺陷或因反流、缺血造成的瘢痕。

肾发育不全没有症状,只在对侧肾有病变,或因高血压而行检查时才被发现。如系双侧病变,则可致慢性肾功能不全。节段性肾发育不全罕见,其中较常见于女性。可有高血压,可并发膀胱输尿管反流。静脉尿路造影及肾核素扫描可检出肾发育不全,而排尿性膀胱尿道造影可查出有无膀胱输尿管反流。

治疗主要针对对侧肾脏。节段性肾发育不全,如系单侧病变,肾功能严重受损,可做肾切除。如是广泛肾病变的一部分,最好行保守治疗。实际上一个小的肾脏很可能是反流性肾病的结果。

【髓质海绵肾】

1908 年,Beitzke 首次认识髓质海绵肾(medullary sponge kidney),它为先天性、良性病变,虽非遗传性疾病,但也有家族发病的报道。典型表现为集合管的远端扩张,形成小囊肿和憩室。因为扩张的囊腔内尿液瘀滞,易引起慢性感染和结石,但相当一部分髓质海绵肾病人并无症状。一般是双侧性,80% 的患者部分或所有肾乳头受累。临床表现中最常见的是肾绞痛(50%~60%);其次是尿路感染(20%~33%)及肉眼血尿(10%～18%)。约 1/3～1/2 的患者存在高血钙。也有合并偏身肥大、Beckwith-Wiedemann 综合征、Ehler-Danlos 综合征等的报道。

髓质海绵肾本身并不需要处理,主要是它所引起的并发症如结石和感染需要干预。噻嗪类利尿剂可降低尿钙,延缓结石形成。尿路感染通过尿培养进行针对性处理,偶有需要长期抗生素预防的病例。大的结石可通过体外震波碎石和经皮肾镜碎石处理。

【青年性肾消耗病】

小儿肾衰的原因中有 10%～20% 的原因是由于青年性肾消耗病(juvenile nephronophthisis)。通常认为它是常染色体隐性遗传,定位于 2 号染色体。此类患者平均肾衰的年龄为 13 岁。临床表现有多饮和多尿,因为它有失盐的特点,并无高血压的表现。60% 的患者存在有色素性视网膜炎。病变的早期患肾可为正常外观,晚期则体积明显缩小,且表面呈结节状,约 40% 出现肾内囊肿表现。此类患者的最终结局是透析或肾移植。

(蒋宏毅)

参 考 文 献

1. Gearhart. Rink. Mouriquand. Pediatric Urology. 2nd edition. Philadelphia:Saunders Elsevier,2010.

2. Wein. Kavoussi. Novick. Partin. Peters. Campbell-Walsh Urology. 9th edition. Philadelphia:Saunders Elsevier,2007.

3. Emil A. Tanagho,Jack W. McAninch. Smith's general urology. 17th ed. ,McGraw-Hill Medica,2008.

4. National Center on Birth Defects and Developmental Disabilities,Centers for Disease Control and Prevention. Birth defects surveillance data from selected states,1999-2003. Birth Defects Res A Clin Mol Teratol,2006,76(12):894-960.

5. Milunsky JM,Maher TA,Zhao G,et al. TFAP2A mutations result in branchio-oculo-facial syndrome. Am J Hum Genet,2008,82(5):1171-1177.

6. Kibar Z,Torban E,McDearmid JR,et al. Mutations in VANGL1 associated with neuraltube defects. New Eng J Med,2007,356:1432-1437.

7. Sanlaville D,Verloes A. CHARGE syndrome:An Update. Eur J Hum Genet,2007,15(4):389-399.

8. Winyard P,Chitty LS. Dysplastic Kidneys. Semin Fetal Neonatal Med,2008,13(3):142-151.

9. Calisti A,Perrotta ML,Oriolo L,et al. The risk of associated urological abnormalities in children with pre and postnatal occasional diagnosis of solitary, small or ectopic kidney:Is a complete urological screening always necessary? World J Urol,2008.

第二十章 肾 肿 瘤

肾母细胞瘤、非肾母细胞瘤及横纹肌肉瘤占据了小儿实性肿瘤的重要部分。相对于成人肿瘤易受环境因素的影响,小儿肿瘤则常常与基因功能的异常相关。

第一节 肾母细胞瘤

肾母细胞瘤(nephroblastoma)在 1899 年首先由 Wilms 在 7 名儿童中发现,因此又称 Wilms 瘤(Wilms tumor)。它是最常见的小儿肾恶性肿瘤,来自于未成熟肾脏的残余。它约占小儿肾肿瘤的 95%,发病高峰年龄在 2~3 岁,但也可为先天性,或出现在年龄稍大的儿童,成人罕见。男女发病率大致相同。绝大部分病例为单侧,5%~6%为双侧,家族性 Wilms 瘤占 1%~2%。

【病因】

具体原因尚不明了,但近年来发现几种基因变异与部分肾母细胞瘤的发生有关,如 *WT1*(*11p13*)、*WT2*(*11p15*)、*17q12-21*、*16q1p*、*7p*、*p53* 等。*WT1* 基因的表达发生在泌尿生殖系统的发育过程中,大约在妊娠 20 周的发育肾中可测得,它的异常表达或基因缺失将导致 Wilms 瘤,也可出现 WAGR 综合征和 Denys-Drash 综合征。*WT2* 基因编码胰岛素样生长因子,它的过度表达导致生长过度如偏身肥大和 Beckwith-Wiedemann 综合征。

大部分的肾母细胞瘤患儿其他方面正常,但约有 8% 的病例与一些先天性综合征相关。根据其特点可分为过度生长性和非过度生长性。Beckwith-Wiedemann 综合征的特点是在细胞和器官水平的过度生长(巨舌、肾肥大、肝肥大)和偏身肥大,其他的临床表现为低血糖、脐疝、出生时体重过大等,同时肾上腺和肝出现恶性肿瘤的几率增加。偏身肥大是另一种常见的过度生长的综合征,它可孤立存在或与 Beckwith-Wiedemann 综合征相关。Perlman 综合征(内脏肥大、巨大儿、羊水过多、面部异常)和 Sotos 综合征(巨头畸形、发育延迟)是罕见的生长过度综合征,也与 Wilms 瘤有关。需要指出的是,肾母细胞瘤病是 Perlman 综合征的常见特征。

非过度生长综合征中 WAGR 综合征和 Denys-Drash 综合征占据比较重要的地位。WAGR 综合征是指 Wilms 瘤、无虹膜、生殖器异常和智力障碍。孤立性无虹膜本身也是 Wilms 瘤发生的危险因素。Denys-Drash 综合征除了与 Wilms 瘤相关,假两性畸形和肾小球硬化肾病也是它的特征表现。

最常见的 Wilms 瘤相关泌尿生殖畸形是尿道下裂和隐睾,另外也有合并马蹄肾、神经纤维瘤病和色素痣的报道。

【病理】

Wilms 瘤可发生于肾的任何部位,通常压迫肾实质,萎缩的肾实质则形成了假性包膜。肿瘤一般柔软易碎,内部常坏死或出血。绝大部分 Wilm 为单中心,但约有 7% 为多中心单侧肿瘤。起源于后肾芽基,Wilm 瘤表现为组织多样性。除了能包含正常发育肾脏的各型细胞外,Wilm 瘤也常含有骨骼肌、软骨和鳞状上皮。

肿瘤剖面灰白,常有出血及坏死,也可有囊腔形成。肿瘤破坏并压迫肾组织使肾盂肾盏变形,而侵入肾盂向输尿管发展引起血尿及梗阻较少见。偶尔,肿瘤侵入肾盂、输尿管、膀胱并经尿道脱出。约 5% 病例合并有钙化,肿瘤突破包膜后可广泛浸润邻近组织。肿瘤经淋巴转移可至肾门及主动脉旁淋巴结,也可形成瘤栓沿肾静脉延伸入下腔静脉,甚至于右心房。血行转移可至全身各部位,以肺部最常见,其次为肝。若为双侧病变而无转移灶,可认为肿瘤为双侧原发性。镜下可见肿瘤由胚芽、间叶、上皮三种成分组成。肿瘤组织中三种基本成分之一占65%以上则分别命名为上皮型、间叶型和胚芽型;若均未达65%则为混合型。有间变细胞成分者为间变型。

【临床表现】

患儿出现可触及、实性、无痛性腹部肿块是最常见的临床表现。约20%的患儿以疼痛为首发症状,血尿则出现在约15%的患儿,其他较少见的症状有虚弱、食欲下降、体重减轻和发热。也有以急腹症为表现入院,并可出现低血压和肾功能不全,提示着瘤体的破裂。肿瘤对邻近器官的压迫或侵犯可以产生非特异性症状,如肿瘤累及下腔静脉(约10%)可出现双下肢水肿和精索静脉曲张;肝静脉梗阻导致肝大和腹水;瘤栓扩展至心房罕见,可导致心衰;肺部转移的表现为反复的呼吸系统感染或胸腔积液并咳嗽。高血压的表现少见,也许与肾素过高有关,或肿瘤对血管的压迫作用。行体格检查时要留意Wilms肿瘤相关的综合征如虹膜缺失、偏身肥大、泌尿生殖系畸形。

【诊断与鉴别诊断】

Wilms瘤的诊断要点为小儿(特别是<5岁)发现腹部肿块,体查触及光滑、实性、大的腹部肿块,影像学证实肿瘤来自肾脏,有这些特点的患儿要高度考虑Wilms瘤,小儿肾细胞癌与肾母细胞瘤在临床表现和影像学特征上无法鉴别,需要通过病检证实。

超声作为无创、快速的检查手段广泛应用于鉴别肾脏的囊实性病变,并初步评价对侧肾脏及腹腔内明显的转移灶,多普勒超声可探及下腔静脉情况。CT作为术前肿瘤分期评价的主要手段可以明确肿瘤的来源、程度、局部淋巴结及邻近器官的累及情况,强化CT可了解肿瘤和血管的解剖结构同时评价对侧肾脏。胸片可用于检查肺部转移,但因为它无法发现肺部微转移灶,在很多医院已经被同时的肺部腹部CT所取代。当可疑下腔静脉累及时磁共振是最好的检查手段。尽管研究表明PET-CT在成人实性肿瘤的分期中有较大优势,但在小儿肿瘤方面仍无明确结论。

腹部肿物的鉴别诊断,经过B超、静脉泌尿系造影,常可区别是否为肾内的肿瘤以及明确鉴别肾积水、肾囊性病变等。对于肾实性肿瘤,首先需要将肾母细胞瘤和神经母细胞瘤进行鉴别,后者可以直接侵入肾脏,瘤体表面有结节且更靠近中线,尿蛋白分析及儿茶酚胺代谢产物的检测可鉴别。

【肿瘤分期与分型】

(一)肿瘤分期

1. Ⅰ期

(1)肿瘤局限于肾内,可完整切除。

(2)有完整的肾外假包膜。

(3)肿瘤无术前破裂或活检。

(4)肾门血管没有浸润。

(5)手术切缘无肿瘤细胞。

2. Ⅱ期

(1)肿瘤已侵及肾外,但仍可完整切除。

(2)扩散到肾窦及肾窦外血管。

(3)术前或术中有肿瘤组织溢出或经过活检造成腹腔污染,腹膜表面有肿瘤结节。

(4)手术切缘无肿瘤细胞。

3. Ⅲ期

(1)腹腔内或腹膜后有非血源性肿瘤结节。

(2)发生下列任何一种情况者:①肾门、主动脉旁、腹腔、盆腔有淋巴结侵犯;②肿瘤穿破肾包膜,有转移结节;③腹膜表明发现肿瘤种植;④术后病理切片发现手术切缘见肿瘤细胞者;⑤不能完整切除原发肿瘤;⑥术前已发生肿瘤自发破裂或术中操作挤压造成肿瘤溢出污染腹腔者。

4. Ⅳ期

(1)经血行、淋巴道转移者。

(2)肺部CT有可疑结节,病检为转移瘤者。

5. Ⅴ期　诊断时已确诊为双侧同时发病的肿瘤,每一侧肿瘤按上述标准分期。

(二)肿瘤分型

根据区域淋巴结、肿瘤包膜、肾窦血管及血管瘤栓情况,分为:①良好组织型;②不良组织型。

【治疗】

Wilms瘤的治疗主要是手术切除原发灶,在某些病例中需要联合化疗或放疗。开放根治性肾切除术运用于大部分肾母细胞瘤患儿。随着CT及MRI运用的普及,术中探查对侧肾脏已无必要,尽管也有对侧肾肿瘤漏诊的报道。

手术原则包括:①探及肝及腹内其他脏器、大血管旁排除转移;②完整的移除肿瘤;③避免操作过程中瘤体的溢出;④可行淋巴结活检,但淋巴结清扫无法改善长期存活率;⑤保护对侧肾脏血管、腹主动脉、下腔静脉及肠系膜上动脉;⑥结扎肾静脉时排除静脉瘤栓。

近年来,有报道在新辅助化疗后,经腹腹腔镜下肾根治术被成功地实施,但其效果仍需进一步研究。

当肿瘤扩散到肾脏包膜外累及局部组织或淋巴结，术中有肿瘤细胞脱落于手术野，此时需要行原肿瘤部位的放疗。巨大型肿瘤可以在术前予以放疗或化疗减小肿瘤体积，一般在治疗 7~10 天体积发生明显缩小。部分肾切除术的适应证包括双侧 Wilms 肿瘤，孤立肾和肾功能不全者，Wilms 瘤相关综合征患儿。原则上不采用肿瘤剜出术。对于不能切除的 Wilms 肿瘤，可以采取化疗。术后放疗最好在手术后 9 天内进行，以减少复发的可能性。

肾母细胞瘤对放疗相当敏感，但其细胞组织学类型不同放疗敏感性存在差异，术前还是术后放疗目前仍无定论。

目前对肾母细胞瘤效果最好的药物为放线菌素 D、长春新碱和阿霉素等。放线菌素 D：术后当天使用，每天静注 15μg/kg，连续 5 天，总剂量 75μg/kg，此为 1 疗程，每次剂量不超过 500μg。长春新碱：术后当天使用，每周静注 1.5mg/m²，单次剂量不超过 2mg/m²。阿霉素：术后第 6 周开始应用，每天静注 20mg/m²，连续 3 天为 1 疗程，此后在每 3.5 个月、7.5 个月、10.5 个月、13.5 个月重复注射。

【预后】

肿瘤分期是预后判断的关键因素，5 年存活率：1 期 87%，2 期 85%，3 期 74%，4 期 60%~70%。良好组织类型肿瘤相对未分化类型有着更好的存活率（86% vs 64%）。尽管年龄并不是独立的预后因素，但 2 岁以下尤其是 1 岁以内的小儿治疗效果远远好于较大年龄的儿童。染色体 1p 和 16q 杂合性丧失的患儿有着更高的复发率；端粒酶的高水平表达也预示更高的复发率。目前流式细胞仪检测结果、血管内皮生长因子、透明质酸、成纤维细胞生长因子和血浆肾素等作为预后判断因子的研究正在进行。

（蒋宏毅）

第二节　其他肾肿瘤

【先天性中胚叶肾瘤】

先天性中胚叶肾瘤（congenital mesoblastic nephroma）出现在婴儿，平均诊断年龄 3.5 个月，表现为无症状、可触及的腹部肿块。偶尔，也可表现为血尿或高血钙。在 CT 上，肿瘤为囊性，有时与囊性 Wilms 瘤难鉴别。超声上也可出现血管环症。组织学类型上可分为经典型、细胞型或混合型。因为缺乏假包膜，肿瘤倾向侵犯邻近组织。根治性肾切除是治疗的首选。大约有 10% 的患儿倾向复发，通常发生在 1 岁以内。在组织学类型为细胞型、术中切除不完全的情况可运用化疗。

【透明细胞肉瘤】

肾脏的透明细胞肉瘤（clear cell sarcoma）原来被认为是 Wilms 瘤的变异，但现在已公认不属于 Wilms 瘤，约占儿童肾肿瘤的 5%。它不与基因变异或综合征相关。主要特征为易转移到脑和骨，往往为单中心和单侧发病。组织学上可分为经典型（纤细的分支状血管网络填充着不等的基质）、透明型和上皮样型。免疫组化显示了波形蛋白阳性。主要治疗方式为外科切除并辅助治疗。4 年存活率约为 70% 以上。阿霉素的应用、更早的分期、诊断时年龄越小和无肿瘤坏死情况都预示更好的存活率。对于肾透明细胞肉瘤来说，长时间的随访是必要的，因为有 30% 的复发出现在治疗 3 年后，有的甚至高达 10 年。

【杆状细胞瘤】

肾脏的杆状细胞瘤（rhabdocytoma）是一类好发于婴幼儿的肾肿瘤，5 岁后儿童病不常见，约占小儿肾肿瘤的 2%。典型表现为高血钙和脑转移，更早的诊断年龄（平均小于 16 个月），对化疗不敏感。组织学上表现为具有泡状核的大细胞，显著的单个核仁和胞质内大的椭圆形透明内含物。免疫组化也显示波形蛋白阳性。此类肿瘤是最致命的小儿肾肿瘤。肾内和肾外型杆状细胞瘤均展示了位于 22q11.2 的 hSNF/INI1 基因突变或纯合子的丧失，暗示着它起源于非器官特异性的间质细胞。另外，它也可与脑部肿瘤同时出现，如小脑成髓细胞瘤、松果体母细胞瘤、神经母细胞瘤、室管膜下巨细胞星形细胞瘤。治疗上为根治性肾切除合并辅助治疗。因为诊断时常为晚期，总体存活率很差。有报道在手术成功且淋巴结阴性的患儿中有 50% 的存活率。

【肾细胞癌】

肾细胞癌（renal cell carcinoma）占小儿肾肿瘤的 2%~6%。近年的研究显示平均发病年龄为 7.9 岁。典型症状为血尿和腹部肿块。影像学上很难与 Wilms 瘤鉴别。常见的组织学类型为乳头状细胞癌，基因研究发现在 Xp11.2 的 TFE 基因存在断点造成染色体转位。尽管部分肾切除有报道，主要的方式仍为根治性肾切除。平均随访 4.9 年，总体存活率超过 80%。与成人肾细胞癌类似，化放疗均不敏感。

另一种肾细胞癌的常见类型为肾髓质癌,此时往往患儿有镰状细胞性血红蛋白病,预后更差。

【血管平滑肌脂肪瘤】

肾血管平滑肌脂肪瘤(renal angiomyolipoma)是一种错构病变,很少见于小儿。它与结节性硬化症有明确的联系,易双侧出现。结节性硬化症的肾病变包括血管平滑肌脂肪瘤、单纯性囊肿、多囊肾、肾细胞癌。高达80%的结节性硬化症患儿出现血管平滑肌脂肪瘤,且随着年龄增大发病率增加。考虑到它的多灶性、双侧性等特点,处理上首选动脉栓塞或肾部分切除。

【其他原发于肾内的肿瘤】

肾平滑肌瘤、肾畸胎瘤、淋巴管瘤、纤维瘤、肾胆脂瘤、神经节神经母细胞瘤等均罕见。各种影像学检查对肿瘤的性质无法确定,需要术中组织切片或穿刺活检方能确定。

(蒋宏毅)

参 考 文 献

1. Gearhart. Rink. Mouriquand. Pediatric Urology. 2nd ed. Philadelphia:Saunders Elsevier,2010.

2. Wein. Kavoussi. Novick. Partin. Peters. Campbell-Walsh Urology. 9th ed. Philadelphia:Saunders Elsevier,2007.

3. Buckley KS. Pediatric genitourinary tumors. Curr Opin Oncol, 2011,23(3):297-302.

4. Emil A. Tanagho,Jack W. McAninch. Smith's general urology. 17th ed. McGraw-Hill Medica,2008.

5. Rivera MN. An X chromosome gene,WTX,is commonly inactivated in Wilms tumor. Science,2007,315(5812):642-645.

6. Su MC,HuangWC,Lien HC. Beta-catenin expression and mutation in adult and pediatric Wilms' tumors. Apmis,2008, 116(9):771-778.

7. Ruteshouser EC,Robinson SM,Huff V. Wilms tumor genetics:mutations inWT1,WTX,and CTNNB1 account for only about one-third of tumors. Genes Chromosomes Cancer,2008, 47(6):461-470.

8. Fukuzawa R. Sequential WT1 and CTNNB1 mutations and alterations of beta-catenin localisation in intralobar nephrogenic rests and associated Wilms tumours:two case studies. J Clin Pathol,2007,60(9):1013-1016.

9. Scott RH. Constitutional 11p15 abnormalities,including heritable imprinting center mutations,cause nonsyndromic Wilms tumor. Nat Genet,2008,40(11):1329-1334.

10. Algar EM. Paternally inherited submicroscopic duplication at 11p15. 5 implicates insulin-like growth factor II in overgrowth and Wilms' tumorigenesis. Cancer Res, 2007, 67 (5):2360-2365.

11. Haruta M. Duplication of paternal IGF2 or loss of maternal IGF2 imprinting occurs in half of Wilms tumors with various structural WT1 abnormalities. Genes Chromosomes Cancer, 2008,47:712-727.

12. Satoh Y. Genetic and epigenetic alterations on the short arm of chromosome 11 are involved in a majority of sporadic Wilms' tumours. Br J Cancer,2006,95(4):541-547.

13. Sparago A. Mechanisms causing imprinting defects in familial Beckwith-Wiedemann syndrome with Wilms' tumour. Hum Mol Genet,2007,16(3):254-264.

14. Perotti D. Functional inactivation of the WTX gene is not a frequent event in Wilms' tumors. Oncogene,2008,27(33): 4625-4632.

15. Yoo NJ,Kim S,Lee SH. Mutational analysis of WTX gene in wnt/beta-catenin pathway in gastric, colorectal, and hepatocellular carcinomas. Dig Dis Sci,2009,54(5):1011-1014.

16. D'Angio GJ. The National Wilms Tumor Study:a 40 year perspective. Lifetime Data Anal,2007,13(4):463-470.

第二十一章 排尿障碍

第一节 小儿遗尿症

小儿夜遗尿症（night enuresis，NE）是指小儿≥5岁、睡眠状态下不自主排尿≥2次/周，持续6个月以上。其病因复杂，临床上可分为原发性（PNE）和继发性（SNE）、单纯性（MNE）和复杂性（CNE），可伴随有多种排尿障碍和异常出现。PNE是指尿床从婴儿期延续而来，从未有过6个月以上不尿床。SNE是指有过6个月以上的不尿床期后又出现尿床。MNE是指仅有夜间尿床，白天无症状，不伴泌尿系统和神经系统解剖或功能异常。据统计大约有16%的5岁儿童、10%的7岁儿童和5%的11～12岁儿童患有夜遗尿。CNE是指除夜间尿床外，白天伴有下泌尿系统症状，常继发于泌尿系统或神经系统疾病。儿童最常见的为原发性单纯性遗尿症，男多于女。

有遗尿症与无遗尿症儿童之间体格发育无区别，但前者语言发育较迟。遗尿可严重损害儿童的自尊，导致严重的心理与可能的精神异常。成功的治疗可使其自尊正常化。

【排尿生理】

排尿是受中枢神经系统控制的复杂反射活动。当膀胱尿量充盈到一定程度时，膀胱壁的牵张感受器受到刺激而兴奋。冲动沿盆神经传入，到达骶髓的排尿反射初级中枢；同时，冲动也到达脑干和大脑皮层的排尿反射高级中枢，并产生排尿欲。脑发出神经冲动沿下行传导束到脊髓排尿中枢，排尿中枢发出的神经冲动由传出神经纤维传到效应器，膀胱肌收缩，尿道括约肌放松，尿便经尿道口排出。

【病因与发病机制】

小儿遗尿症的病因和发病机制还不十分清楚。

1. 排尿控制中枢发育不全或发育迟缓 完成排尿的神经次高级中枢位于脑干和脊髓，婴幼儿排尿主要由次高级中枢控制，其排尿的控制是一种反射性行为，即膀胱充盈时诱导逼尿肌收缩并协调性引起括约肌舒张。整个过程无需意识参与。发育完全后，正常情况下排尿控制指令则由大脑皮层有关中枢发出，若发育不全，则将保留婴幼儿排尿特点，使睡眠中大脑皮层控制能力下降，即出现遗尿。

2. 睡眠和觉醒功能发育迟缓 大部分遗尿症患儿夜间睡眠过深，难以唤醒。觉醒反应是随年龄增长而逐渐完善的，遗尿症是这种发育过程的延迟或障碍所致。据研究，当夜间膀胱充盈时，脑电图改变由深睡眠转入浅睡眠状态，位于脑桥的LC神经元被认为是觉醒中心之一，由此推测，LC神经元的功能障碍或膀胱到LC神经元的传导通路障碍导致了遗尿症。

3. 神经内分泌因素 正常人夜间抗利尿激素（ADH）分泌增多，在凌晨1～2点钟达到峰值，使夜间尿量控制在一定范围内。而部分遗尿患儿夜间ADH分泌高峰缺失，使得他们在夜间产生大量稀释尿液，超过其膀胱容量，若患儿又有睡眠过深不易醒来则导致遗尿发生。关于夜间遗尿ADH分泌高峰缺失引发遗尿的机制，研究热点在于是否ADH通过下调其在肾脏的靶蛋白水通道蛋白2（aquaporin 2，AQP2）从而减少水分的重吸收，增加夜间尿液而造成遗尿。国外有研究表明遗尿症儿童夜间尿液中AQP2水平较正常儿童下降，并且与患儿血中ADH降低和夜间尿量增多程度相关。但有人认为遗尿者与无遗尿者ADH分泌没有差别，尿量增加是由于肾对ADH反应差或肾小管重吸收异常所致。这正是为何使用抗利尿激素替代疗法效果不同的原因。Natochin等报告原发性夜间遗尿症患儿肾小球滤过率正常，而夜间利尿和溶质排泄增加。夜间遗尿患儿出现肾功能改变是由髓袢升支粗段水和离子重吸收下降所致。这部分肾单位离子运输调节改变,在给予精氨酸加压素(desmopressin)或双氯芬酸(diclofenac)后,前列腺素分泌下降,恢复了离子和水的运输,夜间遗尿消失。但是 Kuznetsova 等认为,夜间遗尿者肾功能的改变不是由于较高的前列腺素分泌,而是和同时作用于肾小球细胞的其他生理活性物质相比较,前列腺素的作用相对占优势。

4. 膀胱功能障碍、解剖因素及尿道感染　膀胱功能障碍包括功能性膀胱容量减少、逼尿肌不稳定、下尿路梗阻致逼尿肌过度收缩。近年国内的研究指出,在儿童遗尿症中,存在明确的尿动力学改变,包括逼尿肌不稳定、功能性膀胱容量减少、膀胱顺应性异常、残余尿增多、尿流率偏低和协调性紊乱。而且,逼尿肌不稳定是遗尿发生的主要原因,它可引起部分患儿功能性膀胱容量减少。据国外文献,在重型遗尿或难治性遗尿症,膀胱功能障碍在其多个病因中更为突出和重要。器质性症状性遗尿症尿流动力学表现与其发病原因有关,解剖因素及尿道感染如输尿管异位开口、膀胱阴道瘘、膀胱炎等均可造成器质性症状性遗尿。

5. 遗传因素　大部分遗尿症患儿有家族史。双亲都有遗尿史者,子代发生率为77%,双亲之一有遗尿史者,子代发生率为44%。小儿和双亲的遗尿缓解年龄相似。遗传研究发现,其致病基因(*EN-URI*)位于13号染色体长臂上,是常染色体显性遗传。遗尿基因可能在膀胱平滑肌收缩中发生作用,并且可能引起肾小管重吸收机制异常。

6. 精神心理因素　遗尿症患儿的感情紊乱略多于正常儿童。增加儿童生活中的应激,如兄弟姐妹、双亲间的争吵,运动,不适应新环境或其他一些损伤,都与继发性遗尿有关。绝大多数情况下,遗尿症患儿没有过多情感和行为问题,不应将遗尿误解为反叛或捣乱行为,以免采取严厉的措施。Jarelin 报道精神心理因素的学说有三:①精神分析理论:认为本症为性心理的冲突,因遗尿症常于开始手淫的年龄时症状消失;②心理动力学(psychodynamic)理论:认为本症是压抑冲动的间接表达;③学习中断理论(interrupted learning theory):认为是小儿分裂的经验增加了其遗尿的易感性。精神心理与遗尿的关系仍是一有争议的问题,前者是遗尿的原因或仅是其加重或仅是羞愧和被惩罚之结果尚不肯定,但一般而言,单纯性遗尿症患儿精神方面是健康的,如遗尿持续存在或继发(指病程中曾达到相当好的排尿控制,后又回到婴幼儿期的不能控制排尿的状态),则常可追溯到2~3岁、5~6岁时之应激病史,人格方面更多见于压抑者。

7. 不良的排便习惯　有些儿童习惯过度抑制排尿和排便,如两腿交叉扭曲或坐在脚后跟,每天排尿仅2~3次和严重便秘,明显增加遗尿和尿道感染机会。

【临床表现】

患儿经常遗尿,每夜发生1~2次,有时一夜发生多次,患儿遗尿后并不觉醒,遗尿的时间大多在上半夜,当处在第3、4深睡眠阶段(非眼快动期),小儿醒时不觉有排尿的梦境。少数可在后半夜第1、2浅睡眠阶段(眼快动期)发生遗尿,小儿醒时有排尿的梦境记忆。遗尿可持续数月,也有消失后再出现。临床无排尿困难等泌尿系统症状,尿常规正常。小儿常有心理负担而不愿与小同学交往,在睡前则提心吊胆地担忧遗尿。一些家长对患儿不做耐心的诱导,对患儿施加压力,加重患儿精神负担,可产生恶性循环,形成顽固性遗尿。

【诊断】

(一)诊断标准

国际小儿排尿控制协会(ICCS)于1998年公布遗尿症的诊断标准:①在不合适的或社会不能接受的时间和地点发生正常的排尿,即遗尿患儿睡眠时排尿在床上,通常不会因尿湿而醒来,有遗传倾向;②年龄≥5岁;③10岁以下每月至少2次以上,10岁以上每月至少1次;④尿量可以将床单湿透。

对遗尿患儿,首先要确定为功能性的还是器质性的。重点注意下列疾病:①泌尿系统疾病:如包茎、包皮过长、泌尿系感染等。除病史、体检外,应做尿常规或尿培养,必要时做静脉肾盂造影。②神经系统疾病:如隐性脊柱裂、脊髓损伤、癫痫、大脑发育不全等,这些疾病各有其特点及神经系统症状和体征,一般诊断不难。脊柱裂者可做局部X线照片确定。③其他:如糖尿病、尿崩症,由于多尿而遗尿;蛲虫病局部刺激、便秘等要注意。

2009年国际小儿尿控协会(ICCS)制定单一症状夜遗尿(MNE)标准。2012年 ICCS 制定了《遗尿症治疗实践指南》。2014年中国儿童遗尿疾病管理协作组参照 ICCS 标准制定《中国儿童单症状性夜遗尿疾病管理专家共识》指出:儿童夜遗尿是指年龄≥5岁儿童平均每周至少2次夜间不自主排尿,并持续3个月以上。诊断要点包括:①患儿年龄≥5岁(5岁作为判断儿童夜遗尿的年龄标准虽带有一定主观性,但其却反映了儿童排尿控制能力的发育程度）；②患儿睡眠中不自主排尿，每周≥2次，并持续3个月以上（疲劳或临睡前饮水过多而偶发遗尿的儿童不作病态）；③对于大年龄儿童诊断标准可适当放宽夜遗尿的次数。与遗尿相关的术语定义详见表21-1。

（二）临床

需对患儿进行详细的病史采集、体格检查和必要的辅助检查，并填写好排尿日记，以进一步明确诊断，以除外非单症状性夜遗尿以及其他潜在疾病引起的夜遗尿，如泌尿系统疾病、神经系统疾病、内分泌疾病等，并指导临床治疗。

1. 病史采集　临床上可使用病史采集表（详见表21-2，包含夜间遗尿、日间排尿、排便情况、心理行为问题、饮水习惯、家族史及既往治疗情况等）以便更快、更便捷地了解儿童夜间遗尿情况、日间排尿症状及是否合并其他潜在疾病。

表 21-1　遗尿疾病相关术语定义

术　　语	定　　义
夜遗尿	≥5岁儿童平均每周至少2次夜间不自主排尿，并持续3个月以上
单症状性夜遗尿（MNE）	患儿仅有夜间遗尿，不伴有日间下尿路症状
非单症状性夜遗尿（NMNE）	患儿不仅有夜间遗尿，还伴有日间下尿路症状（如尿急、尿失禁、排尿延迟等）
原发性遗尿症（PNE）	自幼遗尿，没有6个月以上的不尿床期，并除外器质性疾病
继发性遗尿症（SNE）	之前已经有长达6个月或更长不尿床期后又再次出现尿床
夜间多尿（NP）	夜间尿量超过同年龄段儿童预期膀胱容量130%
膀胱过度活动症（OAB）	一种以尿急症状为特征的综合征，可伴或不伴有急迫性尿失禁
预期膀胱容量（EBC）	计算公式为[30+（年龄×30）]，单位 ml
最大排尿量（MVV）	24小时内出现的单次最大排尿量（早晨第一次排尿除外），该排尿量需在膀胱日记中保持记录超过3~4天
漏尿	多指白天不知不觉将尿液排出体外

表 21-2　病史采集表

症　　状		
夜间遗尿症	是	否
该儿童是否尿床（提示严重度、治疗方法及预后） 1. 每周尿床的夜晚数_____ 2. 每晚尿床的次数_____ 3. 每晚尿床时间_____ 4. 每晚遗尿量_____（可通过测量尿布增重值进行计量）	是	否
以下症状提示膀胱功能障碍		
1. 日间发生的漏尿（提示膀胱活动过度/非单症状性夜遗尿） 　—内裤上的尿液滴沥（排尿前/排尿后） 　—严重尿湿内裤 　—漏尿频度（每天发生次数） 　—每天间断或持续的漏尿 　—3.5岁以后的日间漏尿病史	是	否
2. 尿频（排尿次数每天不少于8次）	是	否
3. 突然和急迫的想要排尿（提示膀胱活动过度）	是	否
4. 排尿延迟（排尿次数少于每天3次）（提示排尿功能障碍）	是	否

症　状		
5. 特殊憋尿姿势（如文森特屈膝礼——儿童突然停止活动，脚尖站立，双腿用力交叉或采取蹲位，脚后跟顶着会阴部）（提示排尿功能障碍）	是	否
6. 需按压以促进排尿，即需要压迫腹肌以促进排尿（提示排尿功能障碍）	是	否
7. 排尿间断，或一次接一次的数次排尿（提示排尿功能障碍）	是	否
8. 泌尿道感染（常与潜在的膀胱功能障碍相关）	是	否
9. 疾病和（或）畸形 （1）肾和（或）泌尿道 （2）脊髓	是 是	否 否
合并症-可能预测治疗抵抗的因素		
1. 存在以下排便症状或病史（可预测治疗抵抗；便秘治愈可能致遗尿症的治愈） （1）便秘（每周排便不超过 3 次） （2）内裤上的大便痕迹（大便失禁），并非内裤清洗不干净造成	是 是	否 否
2. 存在心理、行为或精神问题，如多动症（ADHD）、注意缺陷障碍（ADD）、孤独症的证据（可预测治疗抵抗） （1）注意力不易集中、注意短暂 （2）活动过多 （3）情绪易冲动 （4）社会交往、交流障碍 （5）兴趣狭窄 （6）刻板重复的行为方式	是 是 是 是 是 是	否 否 否 否 否 否
3. 运动障碍和（或）学习障碍和（或）发育落后的病史（可能提示中枢神经系统病变）	是	否
饮水习惯		
1. 饮料摄入量和类型＿＿＿＿＿		
2. 夜间是否饮水	是	否
3. 夜间饮水超过一杯	是	否
4. 夜间是否饮用牛奶或晚餐进食粥、汤类食物	是	否
5. 夜间是否食用有利尿作用的水果（如西瓜等）	是	否
家族史和既往史		
1. 夜遗尿家族史（包括父母、同胞及其他亲属） 2. 既往泌尿道感染病史 3. 脊髓及泌尿系手术史 4. 服用影响排尿的药物（如螺内酯、呋塞米等） 5. 既往夜遗尿的治疗方法＿＿＿＿＿＿＿＿＿＿＿＿	是 是 是 是	否 否 否 否

2. 体格检查　儿童患儿就诊时需进行详细的体格检查（表 21-3），以排除潜在解剖学或神经学异常疾病。

3. 辅助检查　辅助检查也是儿童夜遗尿诊断的重要步骤，其中尿常规适用于所有初诊儿童。泌尿系统超声检查常可协助诊断儿童膀胱功能异常和泌尿系统先天畸形；对伴有明显日间排尿症状者及排便异常者，可考虑进行尿流动力学检查及腰骶部磁共振等检查（表 21-4）。

4. 排尿日记　排尿日记是评估儿童膀胱容量和是否存在夜间多尿的主要依据，同时也是单症状性夜遗尿具体治疗策略选择的基础，有条件的家庭

表 21-3 体格检查表

项目	检查	结果
血压	有无血压过高或过低	
体重和身高	有无生长发育迟缓	
外生殖器检查（包括内裤的检查）	有无尿道下裂、包茎、小阴唇粘连、大便失禁迹象	
腰骶椎检查	有无皮肤凹陷、脂肪瘤、多毛症或骶骨发育不全	
简单神经系统检查	嘱患儿脱鞋，观察双足外形有无异常并观察步态，了解双下肢肌力和肌张力	

表 21-4 辅助检查

项目	检查结果
尿液检查（尿糖、白细胞尿、血尿和蛋白尿、尿比重）	
泌尿系统超声（必要时，项目包括双肾、输尿管、膀胱、最大储尿量及残余尿量）	
尿流率（必要时）	
尿流动力学全套（必要时）	
腰骶部磁共振（必要时）	

均应积极记录。排尿日记中涉及的日间最大排尿量（MVV）指除清晨第一次排尿以外的日间最大单次排尿量，而夜间总尿量应包括夜间尿布增重或夜间排尿量与清晨第一次尿量之和。临床医师可根据患儿排尿日记的数据信息评估患儿膀胱容量和夜间总尿量，从而判断患儿夜遗尿类型，指导治疗（表 21-5）。

排尿日记应在做到睡前 2 小时限水、睡前排空膀胱之后进行评价，需详细记录至少 3～4 个白天（儿童上学期间可于周末记录）和连续 7 个夜晚儿童饮水、遗尿、尿量等情况（表 21-6）。排尿日记在实际使用中存在一定困难，填写前医师应与家长和患儿充分沟通，详细讲解排尿日记的具体记录方法，以确保数据记录的准确性和真实性。

【治疗】

儿童夜遗尿虽然每年有 15% 的患儿可以自然痊愈，但约 0.5%～2% 的患儿遗尿症状可持续至成年期。遗尿给患儿及家长带来的精神负担是很大的，它会对儿童的心理造成负面影响。所以，儿童夜遗尿一经诊断需尽早积极治疗。中国儿童单症状性夜遗尿疾病管理专家共识主要针对儿童单症状性夜遗尿，治疗方法主要包括基础治疗、一线治疗和其他治疗等。在不同治疗方法选择时，需结合患儿的年龄、症状的严重程度、患儿及家长的意愿以及排尿日记等信息综合考虑。

表 21-5 不同年龄预计膀胱容量、最大排尿量及夜间总尿量正常参考值

年龄（岁）	预计膀胱容量 EBC（ml）	日间最大排尿量 MVV（ml）[a] 低于所示数值（即 EBC 的 65%）提示膀胱容量偏小	夜间总尿量 TVV（ml）[b] 高于所示数值（即 EBC 的 130%）提示夜间多尿
5	180	117	234
6	210	137	273
7	240	156	312
8	270	176	351
9	300	195	390
10	330	215	429
11	360	234	468
12～18	390	254	507

注：a：MVV 的测量（早晨第一次排尿除外）至少需进行 3～4 天；周末或假日是理想的时间。日间发生的任何漏尿和液体摄入量均应被记录。液体摄入量与治疗/建议的相关性尚未得到证实，但应记录以确保日记的最大可用性。

b：TVV 的测量须将早晨第一次排尿量与夜间排尿量（包括尿布增重）相加以计算夜间产生的尿量

表 21-6 排尿日记

第一部分 3~4天的日间日记(儿童上学期间可于周末记录)															
第一天				第二天				第三天				第四天			
时间	饮水(ml)	尿量(ml)	漏尿(ml)	时间	饮水(ml)	尿量(ml)	漏尿(ml)	时间	饮水(ml)	尿量(ml)	漏尿(ml)	时间	饮水(ml)	尿量(ml)	漏尿(ml)

* 日间日记可评估患儿膀胱容量和日间最大排尿量

第二部分 连续7个夜晚的夜间日记							
	第一天	第二天	第三天	第四天	第五天	第六天	第七天
昨晚入睡时间							
入睡前2小时内饮水情况							
起床时间							
夜间未尿床							
夜间尿床							
夜间起床排尿(如果有,记录尿量/ml)							
晨起尿布增重(g)							
早晨第一次排尿量(ml)							
今天是否排大便							
药物治疗(记录药物名称、剂量及服药时间)							
医师填写本栏 夜间尿量=早晨第一次排尿量+尿布增重值或夜间起夜排尿量							

（一）基础治疗

医师应加强对夜遗尿患儿家长的教育,向其讲解关于儿童夜遗尿的基本信息。对于夜遗尿儿童,家长不应对其进行责罚。同时,积极的生活方式指导是儿童夜遗尿治疗的基础。某些夜遗尿儿童仅经生活方式、生活习惯的调整,夜遗尿症状便可消失。对于小年龄、遗尿对生活影响小的儿童可首先进行基础治疗,且基础治疗贯穿夜遗尿治疗的全过程。基础治疗的手段主要包括:

1. 调整作息习惯 帮助家庭规律作息时间,鼓励患儿白天正常饮水,保证每天饮水量。避免食用含茶碱、咖啡因的食物或饮料。晚餐宜早,且宜清淡,少盐少油,饭后不宜剧烈活动或过度兴奋。尽早睡眠,睡前 2～3 小时应不再进食,睡前 2 小时禁止饮水,包括粥汤、牛奶、水果、果汁等含水分较多的食品。

2. 奖励机制 医师应树立家庭战胜遗尿的信心,不断强化正性行为和治疗动机。指导家长不应责备患儿,应该多一些鼓励,减轻孩子对疾病的心理负担,让孩子自己积极地参与到治疗过程中。

3. 养成良好的排尿、排便习惯 养成日间规律排尿(每天 4～7 次)、睡前排尿的好习惯,部分家长尝试闹钟唤醒。同时,建议多食用纤维素丰富的食物,每天定时排便,对伴有便秘的患儿应同时积极治疗便秘。

4. 记录排尿日记 指导家长认真记录"排尿日记",以帮助评估儿童夜遗尿的个体化病情并指导治疗。

(二) 一线治疗

去氨加压素和遗尿报警器是目前多个国际儿童夜遗尿指南中的一线治疗方法,可有效治愈大部分的儿童单症状性夜遗尿。临床医师可根据儿童夜遗尿的具体类型选择适合患儿的治疗方案,并在选择时充分考虑家长和患儿的意愿。

去氨加压素和遗尿报警器的选用原则:包括:①夜间尿量增多但膀胱容量正常的患儿宜使用去氨加压素治疗;②膀胱容量偏小的患儿可能出现去氨加压素抵抗,宜使用遗尿报警器治疗;③夜间尿量增多且膀胱容量偏小的患儿,宜联合去氨加压素和遗尿报警器治疗;④夜间尿量正常且膀胱容量正常的患儿可给予遗尿警报器或去氨加压素治疗。若患儿及家长对选择遗尿报警器有抵触,无论患儿为哪一亚型单症状性夜遗尿,均可首先考虑使用去氨加压素治疗。

(1) 去氨加压素:去氨加压素推荐剂量为 0.2mg/d,建议从小剂量起开始使用,并根据患儿情况及疗效调整剂量,最大剂量 0.6mg/d。初始治疗建议每 2 周评价药物的治疗效果,无改善者应重新评估,包括记录排尿日记等。如果仍有夜间多尿,可以增加去氨加压素剂量。若治疗 6～8 周后仍改善不满意,可联合遗尿报警器治疗或转诊至遗尿专科诊治。去氨加压素治疗疗程一般为 3 个月,治疗 3 个月后评估疗效,以治疗第 3 个月与开始治疗前 1 个月尿床夜数进行比较,疗效包括完全应答(尿床夜

数减少≥90%)、部分应答(尿床夜数减少 50%～90%)及无应答(尿床夜数减少<50%)。患儿达到完全应答后停药并观察,如果停药后夜遗尿复发,则可以再次使用去氨加压素治疗(图 21-1)。

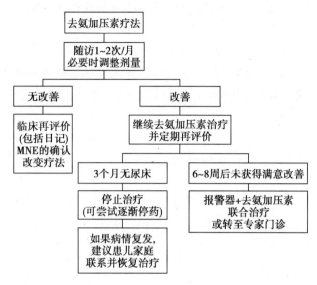

图 21-1 去氨加压素治疗流程

去氨加压素耐受性良好,但是尽管患儿出现低钠血症及水中毒(头痛、恶心和呕吐等)的可能性极低,仍应就此对患儿家庭进行教育,避免自行调整药物剂量。去氨加压素治疗注意事项包括:①夜间睡前 1 小时服药,予以少量水送服;②服药前 1 小时和服药后 8 小时限制饮水,以达到治疗效果并避免药物副作用;③若患儿出现发热需要大量补充液体,应暂停使用去氨加压素,以免引起水中毒。如果已经服用,仍需限制饮水;④必要时监测血压及血钠。

(2) 遗尿报警器:遗尿报警器是利用尿湿感应器装置,当患儿尿湿时,警铃报警唤醒患儿起床排尽余尿并清洁床单,通过反复训练建立膀胱涨满-觉醒之间的条件反射,使患儿最终能感受到尿意而自觉醒来排尿。遗尿报警器治疗有效率高达 65%～70%,且复发率较低。其疗效与医师实施的经验和水平直接相关,在西方国家使用较为普遍。

但是,由于使用遗尿报警器很容易打扰患儿和家长的睡眠,且起效时间往往较长,多需连续使用 8 周或更长时间,因此需要医师与患儿和家长建立起良好的沟通,在临床应用前医师应向患儿和家长详细介绍遗尿报警器的基本原理和使用方法,并征得其同意。正确的训练指导是成功的关键,并且在实施中监测遗尿情况的变化,利用心理学正性强化技术不断增强家庭治疗的动机,建立一套完整的随访方案,直至治疗成功。使用遗尿报警器治疗成功后

应告知患儿,如果病情复发应再次联系医师(图21-2)。遗尿报警器治疗注意事项包括:①遗尿报警器不适用于每晚遗尿频率>2次的患儿;②内裤或床单浸湿时触发报警器,若患儿无反应,此时家长应积极配合协助患儿起床排尿;③患儿应每晚使用遗尿报警器,持续治疗2~3个月或至患儿连续14晚无尿床(无论先达到哪个标准);④遗尿报警器还适用于去氨加压素药物减量阶段,以促进患儿自行觉醒及减少复发的几率。

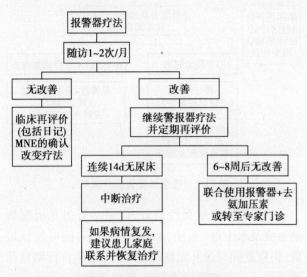

图21-2　遗尿报警器治疗流程

（3）联合治疗:夜间尿量增多且膀胱容量偏小的患儿和使用去氨加压素或遗尿报警器症状无改善时需重新评估患儿病情,可考虑去氨加压素和遗尿报警器的联合治疗。若联合治疗仍无好转,需记录患儿发生遗尿的当天情况(表21-7),再次记录排尿日记重新评估患儿病情,并转诊至遗尿专科进行诊治。

表21-7　患儿遗尿当天情况评估表

日期					
治疗具体实施情况/药物用量					
遗尿次数					
遗尿发生时间					
晚餐时及睡前饮水、进食情况					
是否有日间排尿症状					
不良反应					
必要时肝肾功能、电解质检测					

（三）其他治疗

1. 抗胆碱药物　抗胆碱药物可以有效抑制膀胱逼尿肌过度活动症状,有效减少患儿夜间遗尿频率。当患儿有夜间排尿次数过多、疑似膀胱过度活动者,排除了神经源性膀胱等器质性疾病时可考虑联合使用抗胆碱药物和去氨加压素。临床常用的抗胆碱药物为奥昔布宁,起始推荐剂量为2~5mg,年龄较大者可增加至10mg,睡前服用。主要副作用包括口干、皮肤潮红、便秘、视力模糊、瞌睡等。需严格在专科医师指导下使用,并注意监测残余尿量。

2. 三环类抗抑郁药物　常用的药物为丙米嗪,类似药物还有去甲替林、阿米替林等。因其抗胆碱作用可增加功能性膀胱容量、减少膀胱无抑制性收缩,故对尿流动力学紊乱的夜遗尿有效。但此类药物可能具有心脏毒性等副作用,现临床已不推荐常规使用。

3. 中医药疗法　中医中药以及针灸、推拿、敷贴等外治法是我国传统中医学治疗儿童夜遗尿的特色。中医学认为遗尿多由禀赋不足、病后体虚,导致肾气不足,下元虚冷,膀胱约束无力;或病后脾肺气虚,水道制约无权,因而发生遗尿。病变部位主要在肾,病变性质以虚证为主。治则补之,多以温补固肾醒脑为主。对肾气不足、下元虚寒者宜温肾固涩;对脾肺气虚者则益气固涩;肝经湿热者用泻火清热法。基本治则为健脾益气,温肾固摄。健脾止遗片,用量:5~10岁,每次8~10片,10~15岁,每次12片,均每天两次,分别在早饭前1小时及晚饭后2小时睡前1小时温开水送服。15天为1疗程,未服足4个疗程已痊愈者,观察到4个疗程,连服药4个疗程且有15天遗尿已停止者,观察1个月,已服足4个疗程未愈者,依症状可酌情延长疗程。

（四）膀胱功能训练

膀胱功能训练有利于加强排尿控制和增大膀胱容量。可督促患儿白天尽量多饮水,并尽量延长两次排尿的间隔时间使膀胱扩张。训练患儿适当憋尿以提高膀胱控制力,当患儿排尿时鼓励时断时续排尿,然后再把尿排尽,以提高膀胱括约肌的控制能力。也可通过生物反馈治疗训练膀胱功能,治疗频率一般为每周1~2次,疗程至少持续3个月。

生物反馈治疗是近年来兴起的一种行为学治疗方法,其原理是仪器将人体内部极微弱的、通常不能觉察的生理活动及生物电活动的信息加以放大,成为可见的波形和可听到的声音显示出来,个体借助于视觉、听觉器官,通过反馈信息了解自身变化,并根据变化逐渐学会在一定程度上控制和纠正这些活动的过程。将之用于盆底肌的舒缩,强化整个骨盆底肌群,从而治疗部分排泄异常的疾病如遗尿症。

生物反馈治疗主要适用于存在膀胱尿道功能紊乱的遗尿症患儿。目前生物反馈治疗原发性遗尿症的有效率国外报道为70%~90%不等。生物反馈治疗对改善患儿的最大尿流率和尿量、帮助建立正常的尿流曲线和调整逼尿肌-括约肌收缩协调性有作用。它有以下几方面优点:①无创性,患儿均能耐受治疗;②有一定的趣味性,患儿比较容易接受;③将训练结果直观地显示在电脑屏幕上;④没有明显副作用。

影响生物反馈治疗效果的因素有:患儿和家长的依从性,患儿对治疗的理解能力,功能性膀胱容量,便秘,起初的尿流率曲线特征,残余尿量,症状持续时间,使用抗副交感神经药物的情况等。

(五)心理治疗

对于伴有明显心理问题的患儿除上述治疗外,建议同时心理专科治疗。近年来,国外已有研究证实,长期遗尿将会降低儿童的生活质量,影响儿童心理和人格的健康发展,导致孤僻、自卑、表达能力低下,引起社会交往障碍等心理问题,进而影响到他们的学习成绩和智能发育,严重者甚至导致偏执、暴力倾向和自杀倾向等。因此,近年来遗尿症患儿的心理问题越来越受到人们广泛关注。

8~16岁的儿童正处于身心发育的关键时期,遗尿症作为一种不良的躯体状况会对其产生不良的心理应激,对身心起负性影响。长时间遗尿的刺激可能会使患儿变得害羞、焦虑、恐惧及退缩,严重者会影响其个性形成与发展。因此,家长和医师都应重视患儿自我意识评价的状况,对患儿进行常规心理评估,及早发现问题,避免指责和惩罚,适当运用鼓励、正性强化等方法,通过使用各种良好的应对方式,对其进行有效的心理疏导,减少应激原的刺激,最大程度减少原发性遗尿症对患儿成长的不良心理影响,全面协助原发性遗尿症儿童身心健康发展。

(六)5岁以下遗尿儿童的治疗

鉴于小于5岁的儿童排尿中枢可能尚未发育完全,目前临床建议可首先对其进行生活方式和生活习惯的调整以及排尿习惯的引导,其次可采用较安全的治疗方法如中药、推拿等。有强烈治疗意愿的遗尿儿童也可使用遗尿报警器等治疗。

(毕凌云)

第二节 不稳定膀胱症

不稳定膀胱症(unstable bladder)又称持续性婴儿膀胱症(persistent infantile bladder),是一种功能性排尿障碍,故又称小儿功能性尿频(functional frequent micturition)。临床表现为尿频、尿急、尿失禁和夜间遗尿等。此症若无合理治疗,常可并发复发性泌尿系感染和膀胱输尿管反流(VUR)。长期尿频、尿失禁若被误解而遭受责罚和歧视,可造成患儿严重的心理创伤。

【发病机制】

正常排尿周期包括充盈、蓄积和排尿3期。在充盈过程中膀胱内压并不增高,逼尿肌也不发生收缩,直至贮积尿量达到膀胱容量时才发生排尿。排尿时逼尿肌收缩,尿道括约肌松弛。排尿的神经控制较复杂且迄今尚未完全明确。婴儿期是由脊髓反射完成,以后逐渐建立脑干和大脑皮层的控制,大多数小儿到3岁已能控制排尿,但18个月~3岁的小儿并未控制逼尿肌收缩而是靠有意识地收缩外括约肌和会阴部肌肉而控制排尿。不稳定膀胱即是这种控制排尿机制的持续和大脑未能有效控制逼尿肌致逼尿肌不自主收缩的结果。这类患儿膀胱容量也明显小于正常水平。一般小儿膀胱容量可用下式粗略

估计:膀胱容量(ml)=[30+(年龄×30)]。

【临床表现】

主要表现为尿频、尿急、白天尿失禁和夜间遗尿,也可无任何症状。患儿在尿急时常取蹲位或尽力收缩会阴以加强括约肌收缩防止遗尿。部分患儿在尿急时诉耻骨上或会阴部疼痛。常继发泌尿道感染,且易有复发倾向。有近半数患儿并发膀胱输尿管反流(VUR),有些病例可能因做VUR检查才发现本病。体检可有耻骨上压痛和因长期尿失禁而致会阴部皮炎。

【特殊检查】

1. 膀胱测压检查(bladder manometry test) 可测到膀胱充盈过程有逼尿肌收缩引起的单个或多个振幅不一的压力波,压力超过1.47kPa(15cmH$_2$O),甚至可达3.92kPa(40cmH$_2$O)。

2. 膀胱容量小于正常,无排尿后残余尿。

3. 膀胱造影可见膀胱壁呈小梁状结构,同时也可证实有无VUR存在。

4. 超声检查也可测到逼尿肌收缩和膀胱壁增厚(充盈时>3mm,排空时>5mm)。

5. 荧光屏录像则可动态观察到逼尿肌收缩的

过程。

【诊断与鉴别诊断】

首先应排除器质性排尿功能障碍病,如炎症、异物、赘生物、畸形和神经性膀胱(隐性脊柱裂、骶脊膜膨出和手术损伤等)。在排除上述疾病后,可依据临床表现作出诊断。超声检查有助诊断,一般无须做膀胱测压。若合并有反复泌尿系感染则应做排泄性膀胱造影。

本症应与另一些功能性排尿障碍病相鉴别,如白天尿频综合征、Himman 综合征(Himman syndrome)以及遗尿症等。

1. 白天尿频综合征 患儿虽有频繁尿意,但与本症不同的是不伴尿失禁和夜间遗尿,影像学检查无逼尿肌收缩和膀胱壁增厚,病程为自限性,多数在 2~3 个月内症状消失。

2. Himman 综合征 十分少见,是排尿时外括约肌失松弛所致膀胱内高压,临床表现为尿失禁或伴大便失禁,与不稳定膀胱症不同的是此病尚有较大量的排尿后残余尿、上尿路扩张和易致肾损伤。此病临床颇似神经性膀胱,但用催眠术可改善症状甚至痊愈,示此病并非神经性损害所致。

3. 小儿夜间遗尿 原因有多种,据认为有 15%

患儿白天可有不稳定膀胱表现,示部分病例由本症所致,但多数与遗传、睡眠过深和心理失衡有关。

【治疗】

治疗原则包括心理安慰、使用抗胆碱药和抑制横纹肌收缩,治疗反复泌尿道感染和 VUR。

1. 应使父母和教师认识患儿尿频和尿失禁是排尿功能未成熟的表现,可随年龄增长而逐渐好转和消失,责罚不仅无效还可引起孩子性格变异。

2. 不宜限制排尿,否则会进一步增加膀胱内压导致感染和 VUR。

3. 抗胆碱药应用最广泛且有效的是氯化羟丁宁(oxy-butynin chloride;有名尿多灵 ditropan),此药具中等强度抗胆碱作用,可抑制逼尿肌收缩、解除会阴肌痉挛,此药还具局部麻醉作用而减轻尿道和会阴疼痛,先宜用小剂量,常用剂量为每天 $0.2 \sim 0.3mg/kg$,分 2 次口服。副作用类似其他抗胆碱药,如口干、面红、对强光不耐受和性情变化。此外,盐酸双环胺(dicyclomine HCL, 又称 bentyl)和盐酸黄酮哌酯(flavoxate HCL, urispas)也可使用。

4. 一旦并发感染和 VUR 应予积极处理。

(毕凌云)

第三节 神经性膀胱

神经性膀胱(nervous bladder),是指由于支配和协调膀胱-尿道功能的中枢或外周神经受损而发生排尿功能障碍的一类疾病。因而,更确切应称之为神经性膀胱功能不全(nervous bladder dysfunction)。

【病因】

先天性疾患多见,如脊髓膜膨出、脂脑膜膨出(lipomeningocele)、骶骨发育不良、隐性脊神经管闭合不全(occult spinal dysraphism),或其他脊柱异常。后天的病因有脊髓损伤、骶尾部肿瘤、马尾肿瘤、横断性脊髓炎、硬膜外脓肿压迫脊髓,以及肛门或直肠手术损伤、骶尾部畸胎瘤手术损伤等。

【临床表现】

原发病的症状和体征。尿失禁,呈现不能控制的不自主排尿和滴尿,残余尿增多。常合并膀胱输尿管反流及肾盂积水,尿路感染,最终肾功能受损。体检可在下腹触及膨胀的膀胱。可有下肢瘫痪、肛门松弛、会阴部感觉消失等脊髓病变的体征。肾功能不全者有贫血、高血压、酸中毒及电解质紊乱。

【辅助检查】

1. X 线检查 静脉肾盂造影可发现有多量残

余尿、肾盂积水,排尿性膀胱尿道造影可显示膀胱形态及功能异常,膀胱胀大,无力状,或不规则收缩,边缘不整齐,多个憩室形成,似塔松状,膀胱颈呈漏斗状,常伴不同程度的膀胱输尿管反流。

2. 尿流动力学检查 对此病诊治有重要价值。以生理盐水充盈膀胱,然后测压、测容量以及括约肌张力,可见膀胱在低容量时过早收缩或膀胱无张力(无收缩)。膀胱的顺应性和弹性也降低。括约肌活力降低或无张力,也可见膀胱收缩时括约肌活力增加(逼尿肌-括约肌不协调)。

3. 尿常规 神经性膀胱最常见的合并症是尿路感染,所以定期多次尿检查是重要的,每周查尿 1 次,持续性感染提示有上尿路扩张或大量剩余尿。

4. 其他检查 ①肌电图:肛门括约肌与盆底的肌电图可协助判断神经分布损害程度;②放射性核素肾扫描可显示分肾功能检查。

【治疗】

治疗目的是引流尿液以缓解尿路梗阻,保持膀胱内低压,促使尿自控。

1. 间歇导尿 4 岁后的患儿不便再用尿布,可用间歇导尿,以保持干燥,通常每 3～4 小时清洁导尿 1 次,大儿童可自己操作。反复导尿无疑可引起菌尿,但仅 25% 有肾损害。

2. 药物治疗 如有不稳定膀胱收缩,可用氯化羟丁宁每天 0.2mg/kg,分 2～3 次,或用山莨菪碱增加膀胱容量。

3. 手术 如上述措施仍有尿失禁,可以手术做尿路重建。

4. 抗感染 大量残余尿、间歇导尿及膀胱输尿管反流均易引起感染。有尿路感染症状时选用抗菌药物,如有膀胱输尿管反流,则应用抗生素或磺胺预防感染发生。

(毕凌云)

参 考 文 献

1. 易著文. 实用小儿肾脏病手册. 北京:人民卫生出版社,2005:623-633.

2. 中国儿童遗尿疾病管理协作组. 中国儿童单症状性夜遗尿疾病管理专家共识. 临床儿科杂志,2014,32(10):970-973.

3. Arsanjani A,Alagiri M. Identification of filling versus voiding reflux as predictor of clinical outcome. Urology,2007,70(2):351-354.

4. Merguerian PA,Corbett ST,Cravero J. Voiding ability using propofol sedation in children undergoing voiding cystourethrograms:a retrospective analysis. J Urol,2006,176(1):299-302.

5. Neveus T,von Gontard A. The standardization of terminology of lower urinary tract function in children and adolescents:report from the Standardisation Committee of the International Children's Continence Society. J Urol,2006,176(1):314-324.

6. Rendeli C,Ausili E. Urodynamic evaluation in children with lipomeningocele:timing for neurosurgery,spinal cord tethering and followup. J Urol,2007,177(6):2319-2324.

7. Franco I. Overactive bladder in children. Part 1:Pathophysiology. J Urol,2007,178(3 Pt 1):761-768. Discussion 768.

8. Franco I. Overactive bladder in children. Part 2:Management. J Urol,2007,178(3 Pt 1):769-774. Discussion 774.

9. Fumo MJ,McLorie GA. Management of the valve-bladder syndrome and congenital bladder obstruction:the role of nocturnal bladder drainage. Nat Clin Pract Urol,2006,3(6):323-326.

第二十二章 新生儿肾功能

第一节 新生儿肾功能检查与评价

胎儿内环境维持主要由胎盘来完成，即使肾缺如仍可正常生长发育，出生后这一功能迅速转移给肾脏，尽管出生时肾功能并未完全成熟，足月儿仍可有效地维持水、电解质和酸碱平衡，对早产儿来说要处理以上代谢问题则有一定困难。由于这些问题对其适应宫外生活至关重要，应认识和更好地了解新生儿肾脏生理与新生儿肾功能（renal function of newborn）的独特性，早期发现肾功能异常，以利于早产儿与病态新生儿管理，为尽可能保证其正常生长发育提供帮助。

【宫内肾脏结构与功能发育】

肾脏起源于中胚层细胞，其结构的发育经历相互联系、重叠交叉的三个阶段，即前、中、后肾的形成阶段。其中前肾出现于孕期第3周，孕5周通过细胞凋亡而退化消失，与此同时中肾开始发育，孕12周经历与前肾同样的凋亡过程而退化；后肾即永久肾，孕5周开始出现发育生长，孕18周通过肾超声即可辨认其外形。妊娠中期肾发育经历一明显加速过程，并于34~36周完成，形成约100万个肾单位。肾单位的形成呈离心形式，因此皮质表面肾单位没有近髓肾单位发育完善。由于前肾由无功能的分泌小管组成，并没有泌尿功能；中肾有原始肾单位形成，于孕9周出现泌尿并持续至12周；后肾10周左右出现泌尿功能，随孕周增加逐渐完善，尿量随之逐渐增多，30周平均每小时(9.6±0.9)ml(SD)，40周达(27.3±2.3)ml(SD)，整个孕期均为低张尿，钠是其中主要渗透压成分。

【新生儿肾功能特点】

胎儿期肾排尿的主要作用是维持羊水量，不承担排泄废物与维持内环境稳定的功能，其生长发育并不受功能需求支配，生后肾功能迅速成熟，以适应宫外生活及各种应激变化的需要。肾单位的胚胎发育在34~36周完成，但其内部结构、功能的完善与成熟尚需相当长时间。出生时肾小球平均直径只有成人的1/3~1/2，近曲小管平均长度相当于成人1/10；由于离心型的发育形式导致肾单位发育的不均一，近髓肾单位结构较为成熟，而皮质外带肾小球则较小，近端小管和髓袢较短，并且多位于皮质内，这些决定了肾单位功能上的差异性，这种差异约在生后12~14个月才能消失，因此肾脏的各种生理功能约在1~1.5岁后才达成人水平。

（一）肾小球滤过功能

出生时足月儿肾小球滤过率（glomerular filtration rate，GFR）为成人的1/15，出生后由于平均动脉压升高，肾血流量增加，肾小球通透性增强及滤过面积增大，GFR很快增加，7~14天增加2倍，3~5周增加3倍，之后继续增加于2岁达成人水平；早产儿生后有同样增加，但整个新生儿期增加的幅度低于足月儿，而且与出生时的胎龄有明显负相关性。<34~35周早产儿肾小球滤过功能成熟缓慢，如存在窒息、败血症、肺透明膜病、动脉导管未闭等病理情况可使其成熟进一步延迟，当其矫正胎龄达34~35周时，无论出生胎龄大小GFR均出现快速增加；极低出生体重儿矫正月龄9个月后与出生足月儿相比GFR仍低，8岁时方达正常水平，说明极低出生体重儿肾小球功能成熟更晚。

GFR有赖于血管活性物质的调节。生后早期肾素-血管紧张素-抗利尿激素系统的活性及血浆浓度是增高的，与此同时醛固酮合成亦相应增加，其原因可能与生理性脱水有关。由于不同胎龄的新生儿对此反应性不同，体内水电解质的变化有所不同，其中一些变化下文有涉及。此外，值得注意的是GFR主要调节剂血管紧张素Ⅱ,血管紧张素Ⅱ收缩出球小动脉的作用强于入球小动脉,以维持有效的肾小球毛细血管滤过压,同时有前列腺素与之对抗形成平衡系统。由于新生儿出球小动脉张力对血管紧张素Ⅱ的依赖性,血管紧张素转换酶抑制剂可解除这一依赖,使GFR急剧下降,不成熟的肾单位对血管紧张素转换酶抑制剂更为敏感,由此可能会导致肾单位损伤,甚至肾衰竭。因此,血管紧张素转换酶抑制剂的使用应慎重。

(二) 肾小管重吸收功能

1. 钠平衡 新生儿血浆醛固酮水平较高,近端肾小管重吸收钠少,而远端较多,足月儿尚可维持钠平衡;早产儿生后早期肾小管成熟落后于肾小球,近端小管重吸收钠较足月儿差,远端小管的吸收功能有限,容易出现肾钠丢失,导致钠负平衡紊乱。研究已表明早产儿生后前一周钠滤过分数明显增高,且增高程度与胎龄有负相关,如28周早产儿生后达5%~10%,而足月儿为3.4%,成人只有1%。其原因不十分清楚,目前尚有争议。有学者认为是早产儿生后的正常生理反应,以排除体内过多的细胞外液;对醛固酮低反应和血浆高心房利钠肽水平也是其可能的原因。因此,Chevalier主张<35周早产儿前几周每天应补钠3~5mmol/kg,足月儿1~2mmol/kg。然而有人对此提出异议,Bueva认为早产儿前两周每天摄入1~2mmol/kg钠亦可维持钠平衡,当3周后过多细胞外液已排出,可增加钠摄入至2~3mmol/(kg·d)。

2. 钾平衡 无论是早产或足月儿均可维持适当的钾平衡;早产儿即使在钠负平衡时,仍可保证钾的正平衡。前3周早产儿血钾较高,正常情况下可达5.5mmol/L,生后前48小时小早产儿可存在明显高钾血症。随钠摄入增加,钾的排泄增多,危重早产儿可能出现低钾血症,利尿剂的应用是其原因之一,故仍应注意钾的补充。

3. 钙磷平衡 出生时甲状旁腺素分泌受抑,钙排泄增加导致血钙下降,低钙反过来刺激甲状旁腺素分泌,但生后前两天反应有限,60%早产儿出现早发性低钙血症。钙排泄随胎龄和日龄增加而增多,早产儿前2周至12周排泄为60~88mg/(d·1.73m²)~180mg/(d·1.73m²),足月儿前2周从<8~80mg/(d·1.73m²)升高到120mg/(d·1.73m²);大量补充钠可增加钙的排泄。新生儿高尿钙症多为医源性,使用增加钙排出的药物如呋塞米和糖皮质激素有增加肾钙沉积与结石形成的危险,而

且可能是以后儿童期肾功能障碍的原因之一。生后早期呋塞米的代谢清除明显减少,故其应用剂量应<2mg/(kg·d)。

血磷浓度与生长率有直接关系,磷对组织生长是必需的。早产儿与足月儿肾小管对磷的重吸收均较完善,在开始规律喂养前是增高的,生后第一周,肾小管重吸收磷在足月儿应>95%,早产儿>75%,以后维持在85%以上。新生儿血磷高于儿童,因此任何新生儿只要血磷<4mg/dl就要考虑是否尿磷排出增多,作进一步检查明确其原因。

(三) 浓缩与稀释

胎儿26周出现渗透压和容量感受器刺激抗利尿激素分泌的作用,同时肾脏对抗利尿激素开始出现反应。出生后有较完善的稀释功能,可产生与成人相同的稀释尿,渗透压能低至25~35mOsm/L,虽然如此,要排除同样多的液体,新生儿则需要更长时间,如液体供给过多会出现排出受限。由于腺苷环化酶-抗利尿激素系统仍不成熟,而且抗利尿激素作用可被增加合成的前列腺素对抗,加之髓袢解剖结构不成熟使Na^+、Cl^-和尿素转运至间质不足,难以形成足够的渗透梯度,因此其浓缩功能不健全,最大浓缩能力较低。足月儿最大浓缩尿能力为700~800mOsm/L,早产儿为500~700mOsm/L,而成人可达1400mOsm/L;浓缩功能随日龄增加而增高。新生儿通常溶质负荷为7~15mOsm/kg,在最大浓缩功能时最少需排出尿量1ml/(kg·h)才可维持溶质平衡,少于此标准则为少尿。由于以上特点,新生儿在液体供给不适当时容易出现水肿或脱水,尤其在病理情况下,如窒息、颅内出血、肺透明膜病时出现抗利尿激素的异常分泌,以及各种原因肾损害时存在的正溶质负荷,更易出现水电解质平衡紊乱。

(四) 酸碱平衡调节

与儿童和成人相比,新生儿近端肾小管碳酸氢盐重吸收阈值低,只有19~21mmol/L(成人为25~27mmol/L),早产儿可低至14mmol/L,随肾小球滤过率的增加而逐渐升高。Ramiro-Tolentino发现极低体重儿碳酸氢盐的重吸收是增加的,伴随钠交换而排出的是氯而非碳酸氢盐,生后前4天存在正碳酸氢盐平衡。早产儿在血浆碳酸氢盐减少时,已具备有一定降低尿pH的能力,当血HCO_3^-明显降低时可借此与肾小管性酸中毒鉴别。尽管具有酸化尿液的能力,但新生儿对酸负荷的反应与处理能力是有限的,表现为不能建立足够H^+梯度,泌氢产氨能力差,给以氯化铵负荷时,尿中铵盐和可滴定酸排出率

低。这些酸负荷反应随日龄增加而增强,1~2个月早产儿与足月儿基本接近,2岁时达成人水平。

(五)葡萄糖排泄

新生儿肾糖阈低于成人,早产儿更为明显,较小早产儿甚至低至555μmol/L(100mg/dl)以下,加之肾小管吸收功能不完善容易出现尿糖阳性;另一方面,较小早产儿肾小球滤过功能有限,高糖输入时不能高滤过,又容易出现高血糖,如早产儿输糖速度在12~16mg/(kg·min)可导致明显高血糖,但一般血糖在<12mmol/L不会出现高渗性利尿。

【肾功能检查与评价】

(一)尿液的一般检查

常规检查不需按时间留尿,且尿液留取为无创操作,简单易行,检查结果可粗略反映肾功能状态。

1. 排尿时间与尿量 早产儿一般排尿时间早于足月儿与过期产儿,但无论出生胎龄大小,93%的新生儿24小时内排尿,99%于48小时内排尿。少尿是新生儿肾损害的有用指标,排尿延迟可能意味着肾功能异常,超过24小时仍未排尿者应考虑肾功能的障碍。

胎儿期尿量随胎龄增加而增多,30周为10ml/h,足月时达5ml/(kg·h)。24小时尿量个体差异较大,按每小时计算,生后1小时为5~3.65ml/(kg·h),4小时为2.45ml/(kg·h),之后维持在平均约3ml/(kg·h);或按每天尿量计算,前24小时平均30~60ml,3~10天为100~300ml,10天~2个月为250~400ml。<1.0ml/(kg·h)为少尿,<0.5ml/(kg·h)为无尿。

研究发现,早产儿生后早期出现三个阶段尿量变化:利尿前期、利尿期、利尿后期。前24小时为利尿前期,排尿较少,60%出现少尿;48~72小时进入利尿期,出现利尿、利钠现象,此期无论有无摄入量增加,尿量均呈3倍以上增加,常>7.0ml/(kg·h);4~5天为利尿后期,尿量开始下降到适当水平,并且能根据入量多少来调整。以上变化认为与生后肺液吸收所致体液变化、体内过多细胞外液量及肾交感神经兴奋等有关。三个阶段均有不同程度体重下降,即所谓生理性体重下降。其伴有的GFR与钠滤过分数变化,如利尿前期GFR和钠滤过分数下降,利尿期两者明显升高,说明利尿期的体重降低主要是尿中丢失水钠所致。这些阶段液体供给不当时易出现水电解质平衡紊乱。大多数早产儿的少尿期可自动恢复,只要不是持续存在,又无心、肾功能不全,前1~2天的少尿不必过分干预。

2. 比重与渗透压 可粗略反映肾浓缩与稀释功能,变化幅度较大,一般渗透压为100~700mOsm/L,比重为1.001~1.020。由于新生儿浓缩功能差,尿比重与渗透压降低时应结合临床情况和其他检查全面考虑。

3. pH 与血浆碳酸氢盐浓度有函数关系,一般为5~7。

4. 尿糖 目前用葡萄糖氧化酶测定法及邻甲苯葡萄糖测定法测得新生儿尿糖正常参考值<1.1mmol/l(20mg/dl)。足月儿出生时平均尿糖0.83mmol/l,早产儿可更高,生后前几天尿糖多为阳性。新生儿肾糖阈低,一般血糖150mg/dl可出现明显糖尿,早产儿100mg/dl即可出现。

5. 尿蛋白 2/3新生儿生后2~5天内有一过性蛋白尿,定性检查可达++,正常足月儿第1天平均0.4/L(0.1~2.4/L),5天平均0.18/L,之后定性为阴性;早产儿略高于足月儿。缺氧、脱水、感染可有一过性蛋白尿,持续出现蛋白尿应考虑是否存在肾血管性疾病或先天性肾病。

6. 尿沉渣镜检 新鲜尿10ml以1500r/min离心5分钟,取沉渣1ml镜检,红细胞>3个/HP为镜下血尿,>50个/HP为肉眼血尿。新生儿早期尿酸盐常使尿布染为红色,血红蛋白尿、肌红蛋白尿亦呈红色,易误认为肉眼血尿,镜检有无红细胞可资鉴别。白细胞数>5个/HP为异常,以中性粒细胞为多见,主要见于泌尿系感染,上呼吸道感染可轻度增多,发热时有暂时性升高;正常新生儿生后数天可出现少许透明管型。

(二)常用肾功能检查的生化指标

一些年长儿与成人所用检查方法,如葡萄糖清除率、对氨马尿酸清除率、尿素清除率、钠滤过分数测定、高张盐水试验、尿浓缩试验、氯化铵负荷试验及酚红排泄试验等,由于收集尿液困难,且容易出现水电解质、酸碱平衡紊乱,不适用于新生儿,下述为新生儿常用检查。由于新生儿存在上述的肾功能特点,各项生化检查结果的参考值范围波动较大,有些尚需进一步研究确定,临床参考时应结合新生儿特点和其具体情况作出对肾功能的判断。

1. 反映肾小球滤过功能的检查

(1)血尿素氮(BUN):BUN是蛋白质代谢的终末产物,非蛋白氮的主要成分,能自由透过肾小球,又为肾小管大量重吸收。正常参考值为1~3.6mmol/L(3~10mg/dl)。

BUN易受肾外因素影响,如胃肠道出血、脱水、蛋白质摄入增加、蛋白分解代谢增加等可引起 BUN 升高,蛋白摄入降低、饥饿、肝脏疾病等可以引起 BUN 降低。因此,作为评价肾小球滤过率的指标,其可靠性较血清肌酐差些。BUN 在肾小球滤过率降低 60% 以上时才开始升高,也不能作为检测轻度和早期肾小球滤过功能的有效指标。

(2) 血清或血浆肌酐(Scr/Pcr):肌酐是肌酸代谢终末产物,血清肌酐水平主要取决于肌肉组织内肌酐的含量。正常参考值为 26.5~88μmol/L (0.3~1mg/dl)。

一般情况下,体内肌酐生成稳定,血清肌酐升高可反映肌酐清除率和肾小球滤过率的降低。肾小球滤过功能下降 1/3 时出现血清肌酐水平升高,可反映较早期的肾功能变化。肌肉重量、黄疸、血红蛋白量、血标本体外溶血等因素均影响其结果,尽管是最

常用的方法,其评价效果仍不十分满意。正常 30~40 周胎龄的新生儿出生时血清肌酐水平较高,可能是母体水平的反映,之后的 3 周内快速下降达稳定水平,一般 5 天后稳定于 35μmol/L(0.4mg/dl)。早产儿在整个新生儿期高于足月儿,增高程度与出生胎龄呈负相关,极低体重儿矫正胎龄在不足 34 周时 Scr 水平下降较缓慢,34 周后才明显下降。新生儿期血清肌酐水平变化较大,进行系列测定、动态观察比单一测定会更好地反映肾小球滤过功能,但实际上难以做到。新生猪和兔的实验研究发现,不成熟肾小管存在肌酐回漏重吸收,人类早产儿可能也有同样现象。因此,既然早产儿,尤其极低体重儿既有肾小球滤过又有肾小管重吸收,用血清肌酐水平评价其肾小球滤过功能并不合适。不同新生儿 4 周内 Scr 浓度见表 22-1。

表 22-1　不同胎龄新生儿前 4 周血肌酐浓度(mg/dl)

胎龄(周)	生后日龄(天)				
	2	7	14	21	28
28	1.30±0.40	0.94±0.30	0.81±0.23	0.67±0.30	0.60±0.20
29~32	1.17±0.40	0.93±0.40	0.77±0.30	0.66±0.40	0.58±0.30
33~36	1.05±0.40	0.76±0.40	0.62±0.40	0.56±0.40	0.39±0.20
37~42	0.84±0.40	0.56±0.40	0.42±0.20	0.39±0.20	0.33±0.20

(3) 内生肌酐清除率(endogenous creatinine clearance rate,Ccr):菊糖清除率为评价肾小球滤过率的金标准,由于操作烦琐、留尿困难等原因不作为常规检查,多在科研中使用,Ccr 与菊糖清除率有明显相关性(相关系数 $r=0.7380$),比较接近肾小球滤过率,是评价肾小球滤过率最常用指标。临床上可通过下述 Schwart 公式,不需留尿,测得血浆肌酐 Pcr (mg/dl)和身长 L(cm)即可算出:

$$Ccr[ml/(min \cdot 1.73m^2)] = KL/Pcr$$

其中 K 常数早产与足月儿分别为 0.33 和 0.45,用体表面积矫正,所得结果与 24 小时留尿所测接近。足月儿生后 1 周平均 35ml/(min·1.73m²),2 岁后稳定于 80~140ml/(min·1.73m²)。肾实质病变时,Scr 与 BUN 尚在正常范围时,Ccr 已低于参考值的 80% 以下,能较早地反映肾小球功能的损害。新生儿期 Ccr 波动范围较大,个体间差异亦较大,除 Scr 测定技术外,早产儿存在的肾小管对肌酐回漏重吸收、胎龄、日龄均为影响因素。上述影响 Scr 的情况同样要考虑对 Ccr 的影响。多数研究表明,所有新生儿生后即出现进行性升高,

前 3 周足月儿更快。表 22-2、表 22-3 为 Bueva 等研究所得 Ccr 结果。

表 22-2　不同出生体重早产与足月儿生后
1~16 天肌酐清除率(ml/min)

出生体重(g)	生后日龄(天)		
	1~2	8~9	15~16
1001~1500	0.65±0.14	1.31±0.24	1.73±0.29
1501~2000	0.92±0.19	1.91±0.24	2.86±0.56
2001~2500	1.42±0.31	3.10±0.60	3.84±1.30
足月儿	3.36±0.32	5.17±0.93	7.52±1.90

表 22-3　不同胎龄新生儿前 5 周肌酐清除率
[ml/(min·1.73m²)]

生后时间	胎龄(周)		
	28~32	32~34	39~40
1~2 天	9.5(6.9~12.7)	15.9±1.9	20.8±1.9
4~6 天	10.7(9.4~15.3)	24.1±1.7	46.6±5.2
3~5 周	——	37.0±3.7	60.1±4.6

（4）血浆半胱氨酸蛋白酶抑制剂C（cystatin C，Cys C）：Cys C是一种含有120个氨基酸残基的半胱氨酸蛋白酶抑制剂，分子量为13 600，体内有核细胞都能合成，能自由通过肾小球，几乎完全由肾小管重吸收并被其上皮细胞分解代谢。儿童和成人研究已表明Cys C可作为评价肾小球滤过功能的敏感指标，近年来新生儿方面的应用研究逐渐增多。Cataldi研究表明新生儿生后前几天血浆Cys C与母体水平没有相关性，是其本身水平的反映，出生时较高，3~5天后明显下降，近1岁时达成人水平。所用方法是免疫分析法，测得Cys C结果不受黄疸、酮体、血红蛋白等干扰，且不受肌肉量、炎症刺激的影响，因而比Scr更好地反映肾小球滤过功能，目前已用于临床检验。因血标本只需几微升，更适合于新生儿使用，但目前尚未普遍应用。Bökenkamp指出新生儿较高的Cys C含量反映了较低的肾小球滤过功能，它也不受年龄、性别、身高和身体组成的影响。Finney研究确定的参考值范围：胎龄24~28周为1.48（0.65~3.37）mg/L，29~36周为1.65（0.62~

4.42）mg/L，0~3个月（包括足月儿）1.37（0.81~2.32）mg/L，其中男婴1.37（0.85~2.22）mg/L，女婴1.28（0.73~2.26）mg/L。

2. 血和尿特殊蛋白与酶的检查

（1）血、尿 β_2-微球蛋白（β_2-microglobulin，β_2-M）：β_2-M是由100个氨基酸残基组成、分子量为11 800的单链多肽低分子蛋白质，为细胞膜上组织相容性抗原HLA的一部分，主要由淋巴细胞合成，生理情况下以低浓度存在于血、尿、脑脊液、羊水等多种体液内，可自由通过肾小球，约99.9%被近端肾小管重吸收，后经上皮细胞分解，只有约0.1%随终尿排出，其分解代谢几乎完全，不再以原形回到血流。

新生儿血清正常平均值为3.46，上限4.4mg/L；尿 β_2-M平均值为0.14mg/L，上限0.36mg/L。血清值升高提示GFR降低，尿中升高提示近端小管功能下降。新生儿窒息、羊水吸入综合征可出现尿 β_2-M明显升高。尿 β_2-M不同胎龄和日龄有不同，胎龄越小其值越高，Tsukahara对不同胎龄的正常新生儿4周内的研究结果见表22-4。

表22-4　不同胎龄新生儿4周内尿 β_2-M 经尿肌酐矫正后的水平（mg/g 肌酐）

胎龄（周）	日龄（天）				
	1	4	7	14	28
37~41	1.40（0.56~3.60）	5.30（1.80~16.00）	6.60（2.30~19.00）	5.60（2.80~11.00）	2.50（1.20~5.00）
33~35	7.20（2.20~24.00）	13.00（5.40~33.00）	18.00（7.00~48.00）	12.00（3.30~41.00）	8.40（2.90~25.00）
30~32	9.50（3.60~25.00）	18.00（3.90~86.00）	28.00（11.00~69.00）	11.00（2.40~56.00）	14.00（3.70~51.00）

（2）尿视黄醇结合蛋白（retinol-binding protein，RBP）：RBP为小分子量蛋白，可自由通过肾小球，99.97%被肾小管重吸收，是主要反映肾小管功能的指标，其评价作用不如 β_2-M 肯定。Clark提出与正常的足月儿相比，早产儿和患病的足月儿的尿RBP有明显的增加。

（3）N-乙酰-β-氨基葡萄糖苷酶（N-acetyl-β-D-glucosaminidase，NAG）：NAG是分子量为130 000~140 000的溶酶体酶，血液中的NAG不能通过肾小

球。肾小管上皮细胞中含有丰富的NAG，远较输尿管、膀胱、前列腺中浓度为高，是反映肾小管功能与损害程度的指标。正常新生儿生后4或7天有一峰值，早产儿更高。Willis认为，NAG作为反映窒息肾损害的程度优于 β_2-M。

3. 血、尿电解质测定与血气分析　Na、Cl、K、HCO_3^-、Ca^{2+}、P、pH 等的测定分析有助于肾小管功能的判断。

（朱翠平　伊鹏）

第二节　新生儿急性肾衰竭

新生儿急性肾衰竭（acute renal failure，ARF）是由多种原因引起的新生儿肾功能短期内突然下降而导致的临床危重综合征，主要表现为氮质代谢废物如血肌酐和尿素氮升高，水、电解质和酸碱平衡紊乱，以及多系统的并发症。

【病因】
按照病变的部位与性质的不同，可以将ARF分为肾前性、肾性和肾后性三大类。具体见表22-5。
遗传因素在新生儿ARF的发病过程中的影响也受到了研究者的关注。血管紧张素转换酶基因

表 22-5 新生儿 ARF 的病因

1. 肾前性肾衰竭
　　脱水
　　胃肠液丢失
　　失盐性的肾脏或肾上腺疾病
　　中枢性或肾源性的尿崩症
　　败血症
　　严重创伤
　　充血性心力衰竭
　　心包炎或心脏压塞
2. 肾性肾衰竭
　（1）急性肾小管坏死:
　　　　缺血缺氧性损伤
　　　　药物因素:氨基糖苷类药物,非甾体类消炎药,木通
　　　　毒物因素:横纹肌溶解,血红蛋白尿
　（2）间质性肾炎:
　　　　药物因素:抗生素,抗惊厥药
　　　　特发性
　（3）血管损伤:
　　　　皮质坏死
　　　　肾动脉血栓
　　　　肾静脉血栓
　（4）感染:
　　　　败血症
　　　　肾盂肾炎
　（5）先天性肾病:
　　　　发育异常或发育不良
　　　　囊性肾病
　　　　常染色体显性遗传的多囊肾病
　　　　常染色体隐性遗传的多囊肾病
　　　　囊性发育异常
3. 肾后性肾衰竭
　　孤立肾阻塞
　　双侧输尿管阻塞
　　尿道阻塞

（ACE）和血管紧张素受体基因的多态性对于新生儿 ARF 的发病没有明显的影响。26% 的新生儿 ARF 患儿具有 TNFa/IL-6 AG/GC 单倍型,而在普通新生儿中,只有 6% 具有此单倍型。具有此单倍型的新生儿可能更易于产生较强的炎症反应并诱发出 ARF。

【发病率】

　　在新生儿中,ARF 的确切发病率仍然不明确,但是多项研究已经表明,在新生儿重症监护病房（NICU）中,ARF 的发病率约为 6% ~24%。尼日利亚 Airede 等调查后发现在活产新生儿中,ARF 的发病率为 3.9/1000;而在收住院的新生儿中,有 34.5/1000 患有 ARF。

【临床表现】

　　除引起 ARF 原发疾病的临床表现以外,新生儿 ARF 可以分为少尿或无尿期、多尿期和恢复期。

（一）少尿或无尿期

　　1. 少尿或无尿　新生儿尿量<25ml/d 或 1ml/(kg·h)者为少尿,尿量<15ml/d 或 0.5ml/(kg·h) 为无尿。生后 48 小时不排尿者即应考虑 ARF 的可能。

　　2. 电解质紊乱　如高钾、高磷、低钠、低钙等。

　　3. 代谢性酸中毒　酸性代谢产物因肾的排泄障碍而潴留,同时肾小管分泌氢离子和制造 NH_4^+ 的能力有下降。

　　4. 氮质血症　体内蛋白质代谢产物排泄障碍导致血氮含量增加。

（二）多尿期

　　随着肾小管细胞的再生,肾小管功能逐渐恢复,尿量增多,患者可出现脱水、低钠或低钾血症等。但氮质血症恢复较慢。

（三）恢复期

　　尿量逐渐恢复正常,临床表现逐渐消失。肾小球功能恢复较快,部分患儿可能遗留有不同程度的后遗症。

【诊断】

　　中华医学会儿科学会肾脏学组于 1994 年制定了新生儿 ARF 的诊断标准:①出生后 48 小时无排尿或出生后少尿[<1ml/(kg·h)]或无尿[<0.5ml/(kg·h)]。②氮质血症,Scr≥88 ~142μmol/L,BUN ≥7.5 ~11mmol/L,或 Scr 每天增加 ≥44μmol/L,BUN 增加≥3.57mmol/L。③常伴有酸中毒、水电解质紊乱、心力衰竭、惊厥、拒奶、吐奶等表现;若无尿量减少者,则诊断为非少尿性 ARF。

　　肾前性、肾性肾衰竭（急性肾小管坏死）的实验室鉴别参数见表 22-6。

表 22-6　新生儿肾前性和肾性肾衰竭实验室鉴别要点

项目	肾前性	肾性
尿常规	正常	异常
尿渗透压（mmol/L）	≥350	<300
尿/血渗透压	≥1.2	1.0 左右
尿素氮/血肌酐（mg/mg）	≥10	同步升高
尿/血肌酐（mg/mg）	>20	<10
尿/血尿素氮（mg/mg）	>20	<10
尿钠（mmol/L）	≤20	>25
FENa（%）	≤2.5	>3.0

【治疗】

新生儿ARF的治疗原则是纠正引起ARF的原发病因,改善水电解质和酸碱平衡,合理补充营养,防治并发症。

(一) 早期治疗、减轻或逆转疾病的进程

给以补液和肾血管活性药物以纠正血容量不足和肾血管收缩状态。勿用收缩肾血管药物或肾毒性药物。解除泌尿道梗阻。"肾脏剂量"的多巴胺[0.5 ~ 3μg/(kg·min)]已经在NICU中广泛应用,但是多项研究表明,此种小剂量的多巴胺未必能改善患者的预后。呋塞米持续滴注比推注的治疗效果要好,而且具有更少的副作用。如果新生儿对普通剂量利尿药物的治疗没有反应,那么再增加剂量也未必有益。

(二) 少尿期或无尿期治疗

1. 限制液体入量 原则为"量出为入"。24小时入量 = 前一天尿量+不显性失水量+异常损失量-内生水量。不显性失水量约20 ~ 30ml/(kg·d),内生水量约10 ~ 20ml/(kg·d)。静脉补液以5%葡萄糖为主。治疗期间应保持体重不增或每天降低10 ~ 20g,血钠应维持在130mmol/L左右。

2. 纠正电解质紊乱

(1) 高钾血症:限制使用含钾较高的药物,不输注库存血。应给静脉滴注葡萄糖酸钙、碳酸氢钠、葡萄糖胰岛素治疗。这些药物治疗只是姑息性的措施,并不能减少体内的钾含量。Kayexalate(阳离子交换树脂)可经口、鼻管或直肠给予,通过钠钾交换的方式以排出体内过多的钾离子。以上治疗无效时可考虑做透析治疗。

(2) 低钠血症:多为体内液体量过多稀释所致。如果血钠仍高于120mmol/L,可通过限制液量或透析治疗来纠正。如果血钠低于120mmol/L,患儿有可能会出现低钠血症性的抽搐,需要补充3%氯化钠治疗。

(3) 低钙血症:静脉滴注10%葡萄糖酸钙1ml/(kg·d)以纠正。

(4) 高磷血症:限制磷的摄入。口服碳酸钙或其他钙制剂,以降低血磷并减少磷在胃肠道的吸收。

3. 纠正代谢性酸中毒 按BE值计算,用碳酸氢钠静滴,在3 ~ 12小时内输入。注意纠正代酸的同时,血钙有可能进一步下降,甚至会导致低钙抽搐。

4. 治疗高血压 过多水潴留体内可导致高血压。应限制水和钠的摄入,给以利尿剂和降压药治疗。

5. 腹膜透析 由于血管通道较难以维持,腹膜透析在新生儿ARF中得到了最为广泛的应用。它的优点是易于操作,不需要肝素化,对新生儿循环状态的稳定性要求不高;缺点是对代谢紊乱的纠正较缓慢且易于产生腹膜炎。新生儿ARF经内科保守治疗无效,且伴有下列情况,可给予透析:

(1) 严重的液体负荷出现心力衰竭、肺水肿。

(2) 严重代谢性酸中毒(pH<7.1)。

(3) 严重高钾血症。

(4) 持续加重的氮质血症,已有中枢抑制表现,或BUN>35.7mmol/L(100mg/dl)者。腹膜透析的禁忌证包括腹腔炎症、出血素质或低灌流者。

(三) 多尿期的治疗

注意水和电解质的补充,防止因利尿而导致的脱水、低钾。防治感染。

(朱翠平 伊鹏)

第三节 新生儿腹膜透析

腹膜透析(peritoneal dialysis)是利用腹膜作为透析膜,使体内潴留的水、电解质与代谢废物经过超滤和渗透作用进入腹腔,达到清除体内代谢产物的目的。腹膜透析技术相对简单,不需要血液透析(HD)所需的血管通路(婴幼儿的血管通路建立较为困难),是婴幼儿首选的肾脏替代治疗方法;新生儿单位体重的腹膜面积相对较大,因此其腹膜透析的效果比儿童和成人好,及时有效的腹膜透析可清除体内代谢产物,降低病死率,是救治急慢性肾衰竭的有效手段之一;腹膜透析还能较HD更好地控制血压和电解质,因此对食物和饮水的限制较少。

新生儿的腹膜透析也可分为慢性维持性腹膜透析和急性暂时性腹膜透析。慢性肾脏病如某些先天性囊性肾发育不良等患儿可短时间内发展至终末期肾病而需行慢性腹膜透析;而某些脓毒血症、心脏手术后等出现急性肾衰竭则需急性腹膜透析来进行替代治疗。

【透析指征】

(一) 绝对指征

1. GFR≤7ml/(min·1.73m²)。

2. 明显的尿毒症(尿毒症的心包炎及胸膜炎)。

3. 明显的水肿。

4. 充血性心力衰竭。

5. 临床或生化检查提示的营养不良及消瘦。

6. 反复的高钾血症。

（二）相对指征

1. GFR 8～14ml/（min·1.73m²）。

2. 疲乏。

3. 药物治疗下仍有高磷血症。

4. 钙磷乘积升高。

5. 难以控制的甲状旁腺亢进。

【禁忌证】

（一）绝对禁忌证

1. 脐疝。

2. 腹裂。

3. 膀胱外翻。

4. 膈疝。

5. 腹膜腔缺失或腹膜无功能。

6. 感染引起广泛腹膜粘连。

（二）相对禁忌证

1. 即将或最近进行大型腹部手术。

2. 局限性腹膜炎。

3. 腹腔内血管疾患。

【透析液】

新生儿最常用的透析液为葡萄糖腹膜透析液，葡萄糖是目前临床最常用的渗透剂，以葡萄糖为渗透剂，浓度分为1.5%、2.5%、4.25%三种，可用于各种腹膜透析治疗模式。有残余肾功能者，首选1.5%葡萄糖腹膜透析液，尽量减少高浓度（2.5%及4.25%）葡萄糖腹膜透析液的使用，当水负荷过重需要加强超滤时，可以逐渐增加高浓度葡萄糖腹膜透析液的使用，4.25%葡萄糖腹膜透析液一般用于长留腹，但要注意留腹时间对超滤的影响，应避免高渗腹膜透液的不合理使用。高渗透压、低pH的腹膜透析液可导致腹膜固有细胞损伤。高浓度葡萄糖（特别是4.25%高糖腹膜透析液）对腹膜间皮细胞具有直接毒性作用，葡萄糖降解产物和糖基化终末产物的增加也可引起腹膜纤维化。

【透析方法】

（一）导管植入

1. 透析管选择　临时性腹透的新生儿选用单涤纶套（cuffed）儿童型透析导管，3kg以下维持性腹透选用单cuffed透析管，3kg以上维持性腹透选用双cuffed透析管，极低体重儿无合适者可改用胸腔引流管。目前广泛使用的是Tenckhoff直管。

2. 临时性腹透在紧急情况或全身情况不允许全麻时置管可采用局麻下腹腔穿刺置管术。维持性透析多数采用全麻直视下手术置管，术前1小时与术后6～12小时静脉给予第一代头孢类抗生素（每次25mg/kg）。

3. 导管皮肤外口应避开腰带位置，对于新生儿或婴儿应在侧面尿布和尿裤区外，开口应向下（与成人或儿童不同），手术置管应将导管尽量放入小骨盆膀胱直肠窝，插入腹腔内导管长度约相当于患儿脐至耻骨联合的距离，若选用双cuffed导管，尽量留取皮下隧道3cm。

4. 儿童大网膜相对较长，大网膜包裹腹膜透析导管所致的导管阻塞较成人更易发生。部分大网膜切除可能降低日后透析导管阻塞的发生，尤其婴儿和新生儿有必要切除部分大网膜。

（二）透析时机

1. 维持性腹透建议在置管后2～4周开始透析。导管出口处用敷料覆盖，5～10天内不需换药，在最初2～3周，新生儿推荐每天1次肝素生理盐水加入透析液中进行腹膜透析导管冲洗。冲洗灌入量初始每次300ml/m²，交换12～24次，在7～14天逐渐将交换容积提高到1100ml/m²，交换5～10次。

2. 如需立即开始透析，则不需用肝素盐水冲管。

（三）处方

1. 暂时性腹透多数需立即进行透析，在置管第一周内先采用IPD（间歇性腹膜透析）模式，低灌注量（200ml/m²或10ml/kg），交换12～24次，透析液留腹期间，保持仰卧位，避免哭闹、咳嗽或用力。仔细观察外出口有无渗漏。在14～21天逐渐将交换容积提高到1100ml/m²，交换5～10次。

2. 维持性腹透多数在置管后2～4周采用CAPD（持续非卧床腹膜透析）模式，尽可能选用最低浓度（1.5%）的葡萄糖透析液。以体表面积计算，从交换开始200ml/m²或10ml/kg，7～14天，缓慢增加灌入容量，白天增至800～1000ml/m²，夜间增至1000～1200ml/m²，最终交换灌入量不超过50ml/kg。开始时每天交换4～8次，随着灌入量增加，减少交换次数至4次，并维持全天交换容量4000～5000/m²。白天交换3次，每次留腹4～6小时；夜间交换1次，留腹6～9小时。

3. 新生儿极少采用APD（自动腹膜透析）模式。

（四）处方调整

1. 增加溶质清除　在未达到最大量前可增加灌入容量；在白天增加额外交换次数；考虑采用

CCPD(持续循环腹膜透析)

2. 增加超滤作用　使用高浓度(2.5%、5%)葡萄糖透析液,首先选择在夜间留腹用高浓度葡萄糖透析液,然后再用于其他白天交换中;减少留腹时间,增加交换次数;可增加灌入容量以达到最大灌入量。

【注意事项】

1. 透析液中一般不含钾离子,有利于清除体内过多钾离子,维持正常血钾浓度,但有低钾血症时,可临时在透析液中加入钾盐,每升腹膜透析液加10%氯化钾溶液1.5~3ml,其钾浓度近2~4mmol/L。

2. 一般情况下,不得随意向腹膜透析液内加药;特殊情况可根据病情变化做加药处理,如当透析管被纤维蛋白堵塞可在透析液中加肝素500U/L,又如当出现腹膜炎可在透析液中可加抗生素治疗。

【腹膜平衡实验(PET)】

PET结果提示患儿腹膜对小分子溶质的转运和水分超滤的能力,预示着患儿对特定处方可能的反应,从而帮助临床医师对每个患儿的交换量和留腹时间设计出最有效的透析处方。PET对慢性腹膜透析患儿尤为重要。

方法:以灌入量为$1100ml/m^2$灌入2.5%葡萄糖腹透液,4小时后引流出。在0、2、4小时采集引流出的腹透液标本,以及在0、4小时采集血标本,分别检测肌酐及葡萄糖水平,计算引流液肌酐/血浆肌酐比值(D/P)及4小时引流液糖水平/0小时引流液糖水平比值(D4/D0),当D/P值越高D4/D0值越低,根据计算值可将腹膜功能分为4类,如表22-7所示。

表22-7　腹膜功能分类

转运类型	超滤率	清除率	推荐透析处方
高转运	poor	adequate	NIPD(减少留腹时间)
高平均	adequate	adequate	CAPD(CCPD)
低平均	good	adequate	CAPD(CCPD)
低转运	excellent	poor	高剂量腹膜透析(CAPD-增加留腹时间)或者改为血液透析

【充分性评价】

尿素代表小分子物质的清除(Kt/V),每周总Kt/V(肾脏+透析)和总CCr是反映溶质清除最有价值的指标。对于儿童,充分的透析不仅限于达到溶质和液体的清除目标,还需包括一系列指标:体液平衡、营养状态、酸碱平衡、钙磷代谢平衡、贫血的控制及血压的控制等。

$$每周\ Kt/V = \frac{24\ 小时引流液总量×透析引流液尿素×7}{0.6×体重×血浆尿素}$$

$$总\ Kt/V = 腹膜透析+肾脏\ Kt/V$$

2006年K/DOQI指南建议儿童患者每周总Kt/V至少大于1.8,并建议采用Kt/V作为评价儿童透析溶质清除充分性的单一指标。

【透析检测及护理要点】

1. 透析时床头抬高平卧位,定时翻身、加强监护。

2. 严格无菌操作,保持透析管密闭,每天需更换消毒输液瓶及排液管,排液管与排液瓶内的液平面不能接触,以防逆行感染。

3. 透析过程中应注意全身情况,观察体温、脉搏、血压、呼吸、心率和各种反应,对透析次数、输入和排出透析液的开始时间、输入和排出量、色泽等作好护理记录,每次记录出入量是否平衡,经常检查腹部有无压痛、透析管位置有无变动,创口周围有无出血红肿、渗液,定期更换伤口敷料。

4. 每天做血液生化测定(BUN、Cr、NPN、CO_2CP、PH、BE、Na^+、Ca^{2+}、Mg^{2+}、Cl^-、D等),按病情调整透析液成分,检查排出液的混浊度,并送细菌培养。

5. 在预定透析计划结束后,如无明显腹腔感染,应及早拔去透析管,若需反复进行透析,透析管可保留数天。

【相关并发症及其处理】

1. 腹膜炎　一旦考虑透析相关性腹膜炎,在留取标本送检后立即开始经验性抗感染治疗。引流液浑浊者,可采用1.5%腹透液冲洗腹腔数次以减轻腹痛症状。为避免纤维蛋白凝块的形成,可在腹透液中加入肝素(500U/L)。腹膜炎时首选腹腔内给药,通常联合应用第一代头孢菌素(如头孢唑啉)和第三代头孢菌素(如头孢他啶)。

抗生素经腹腔给药有持续给药方案和间歇性给

药方案,持续给药需负荷剂量延长每次透析液留腹时间至4~6小时,若为糖肽类抗生素以间歇性给药效果较好(表22-8)。

表22-8　儿童腹腔内常用抗生素给药剂量

抗生素	持续腹腔内给药		间歇性给药
	负荷剂量 (mg/L)	维持量 (mg/L)	每天1次 (mg/kg,q24h)
头孢唑啉	250~500	125	15
头孢呋辛	200	125	15
头孢他啶	250~500	125	15
氨苄西林		125	
万古霉素	500	25~30	15~30,q5~7d
替考拉宁	200	20	15,q5~7d

当发生腹膜炎,适当抗生素治疗72~96小时后无效者;出口处或隧道感染治疗1个月无效者;真菌性腹膜炎;复发性金黄色葡萄球菌合并隧道感染者;复发性假单胞菌腹膜炎,以上情况需拔除透析导管,而且推荐导管拔除后2~3周再重置透析管。

2. 出口处和(或)隧道感染　若持续有分泌物,推荐每天更换敷料1~2次;通常在分泌物培养结果后方使用抗生素,但感染严重可先口服第一代头孢菌素进行经验性治疗;对葡萄球菌感染,口服第一代头孢菌素,注意避免使用糖肽类抗生素防止耐药菌的产生;对革兰阴性菌感染,建议予头孢菌素经腹腔内给药;持续抗生素治疗至症状完全缓解后1周;若患儿或看护者鼻腔携带金黄色葡萄球菌,需予以莫匹罗星涂鼻腔和导管出口处。

3. 透析液引流不畅　用含肝素的液体进行冲洗以缓解血凝块和纤维蛋白凝块;改变体位增加引流量;外科手术缓解大网膜包裹现象。

4. 透析液渗漏　暂缓腹膜透析,反复渗漏者考虑外科修补或拔除导管。

(朱翠平　廖欣)

参 考 文 献

1. 覃文周. 血清半胱氨酸蛋白酶抑制剂C检测对诊断早期肾功能损害的价值. 广西医科大学学报,2008,25(3):445-446.

2. Treiber M,Pecovnik-Balon B,Gorenjak M. Cystatin C versus creatinine as a marker of glomerular filtration rate in the newborn. Wien Klin Wochenschr,2006,118(Suppl 2):66-70.

3. 翁景文,齐宇洁,贾鑫磊. 腹膜透析治疗新生儿急性肾功能衰竭一例. 中国新生儿科杂志,2006,21(1):47.

4. 邵肖梅,叶鸿瑁,丘小汕. 实用新生儿学. 第4版. 北京:人民卫生出版社,2011.

5. Lee RS. Antenatal hydronephrosis as a predictor of postnatal outcome:a meta-analysis. Pediatrics,2006,118(2):586-593.

6. van Eerde AM. Vesico-ureteral reflux in children with prenatally detected hydronephrosis:a systematic review. Ultrasound Obstet Gynecol,2007,29(4):463-469.

7. Arena F. Is a complete urological evaluation necessary in all newborns with asymptomatic renal ectopia? Int J Urol,2007,14:491-495.

8. Song SH. Is antibiotic prophylaxis necessary in infants with obstructive hydronephrosis? J Urol, 2007, 177 (3): 1098-1101,discussion 1101.

9. Coelho GM et al. Outcome of isolated antenatal hydronephrosis:a prospective cohort study. Pediatr Nephrol, 2007, 22 (10):1727-1734.

10. Coelho GM. Risk factors for urinary tract infection in children with prenatal renal pelvic dilatation. J Urol,2008,179 (1):284-289.

11. Calisti A. The risk of associated urological abnormalities in children with pre and postnatal occasional diagnosis of solitary,small or ectopic kidney:is a complete urological screening always necessary? World J Urol,2008,26(3):281-284.

12. Bellini C,Campone F. A neonate with acute renal failure. Pediatr Nephrol,2008,23:49-53.

第二十三章　小儿血液净化治疗

第一节　腹　膜　透　析

腹膜透析（peritoneal dialysis，PD）是利用患者自身腹膜的半透膜特性，通过弥散、对流和超滤，清除体内潴留的代谢产物，纠正电解质和酸碱失衡，超滤过多水分的肾脏替代治疗方法。腹膜透析适用于急慢性肾衰竭、高容量负荷、电解质或酸碱平衡紊乱、药物和毒物中毒以及肝衰竭的辅助治疗，并可进行腹腔给药，补充营养。

【急性腹膜透析】

急性腹膜透析（acute peritoneal dialysis，APD）是急性肾衰竭无论发生在重症监护室内或外时均可以选择的肾脏替代治疗方法。当急性肾衰竭有以下指征时，应积极进行急性腹膜透析：①少尿或无尿；②高容量负荷（心力衰竭、肺水肿、利尿剂治疗无效的严重高血压）；③电解质或酸碱平衡紊乱（高钾 > 6.5mmol/L，难以纠正的代谢性酸中毒和高磷血症）；④严重的氮质血症；⑤尿毒症症状包括脑病和出血。早期腹膜透析可清除体内代谢废物，纠正水、电解质和酸碱失衡，预防并发症发生，并为后续的药物及营养治疗创造条件。腹膜透析较血液透析（hemodialysis，HD）具有以下优点：①操作简便、安全、不需要复杂设备，尤其适用于尚未普及血液透析和持续性肾脏替代治疗的边缘农村或基层医院；②治疗过程较缓和，尤其适用于血流动力学不稳定的患者，能减少失衡综合征的发生；③无需全身应用抗凝剂，尤其适用于凝血功能障碍的患者；④无需建立血管通路，尤其适用于各年龄的儿童，包括建立血管通路较为困难的新生儿。但需注意的是，急性肾衰竭多伴有高分解代谢和多器官功能障碍，因此腹膜透析的模式和剂量要进行恰当的选择和调整，保证小分子代谢产物及中分子物质充分清除。急性腹膜透析的模式一般包括间隙性腹膜透析（intermittent PD，IPD）、慢性平衡腹膜透析（chronic equilibrated PD，CEPD）、潮氏腹膜透析（tidal PD，TPD）、高容量腹膜透析（high-volume PD，HVPD）和持续流量腹膜透析（continuous flow PD，CFPD）。目前认为，HVPD在治疗重症急性肾功能损害患者时与每天血透有相似的疗效。

【慢性腹膜透析】

慢性腹膜透析（chronic peritoneal dialysis，CPD）是终末期肾衰竭（end stage renal disease，ESRD）儿童透析治疗的首选方式，其技术相对简单，不需要慢性血液透析所需的长期血管通路，而长期血管通路对于婴幼儿来说更为困难。此外，由于CPD能够在家中进行，患儿可以有规律地上学及参加正常的社会活动；CPD较HD还能较好地控制血压和电解质，因此对食物和饮水的限制较少。CPD方式包括持续性非卧床性腹膜透析（CAPD）和各种模式的自动腹膜透析（APD，需要有自动腹膜透析机）。CAPD和APD都能够为ESRD的儿童和婴儿提供有效、持久的透析。

（一）透析开始的时机

1. 美国国家肾脏病基金会肾脏疾病预后与生存质量指导（NKF-KDOQI）中推荐，当残余肾肌酐清除率下降至 $9 \sim 14ml/(min \cdot 1.73m^2)$，或每周尿素清除指数（Kt/V）<2.0 时应开始透析。

2. 当患儿出现持续的难以控制的营养不良、水潴留、高血压、高钾血症、高血磷、酸中毒和生长障碍或尿毒症所致的神经症状，应及早透析。

（二）透析禁忌证

1. 绝对禁忌证　①脐疝；②腹裂；③膀胱外翻；④膈疝；⑤腹膜腔缺失或腹膜无功能。

2. 相对禁忌证　①即将进行或最近进行的大

型腹部手术;②缺乏适合的看护者。

(三) 腹透导管植入

1. 儿童腹膜透析导管选择

(1) 儿童和婴幼儿腹透管应随其年龄、身高、体重而选择,插入腹腔内透析管长度约相当于患儿脐至耻骨联合的距离。

(2) 双涤纶套(cuff)儿童型透析管适用于大多数的患儿;体重<3kg 的婴儿需用单 cuff 透析管;6 岁以上、体重>30kg 儿童,可以应用成人型透析管。

(3) 目前广泛使用的是 Tenckhoff 双 cuff 直管。为减少注入腹透液疼痛及腹透液流出梗阻等问题,可选用弯曲 Tenckhoff 透析管。婴幼儿可使用鹅颈导管并使导管外出口定位在胸前,可降低婴幼儿导管相关感染的发生率。

2. 皮肤出口位置 皮肤外出口应避免腰带位置,外出口的方向应朝下,以减少外出口感染及降低透析管相关的腹膜炎发生的危险。对于婴幼儿应在侧面尿布和尿裤区外,开口直接向上。

3. 手术前准备

(1) 对有便秘的儿童,在手术前应服用缓泻剂。

(2) 术前排空膀胱。

(3) 在手术前 1 小时和术后 6~12 小时静脉给予预防性第一代头孢类抗生素[25mg/(kg·次)]。

(4) 检测患儿或看护者鼻腔、咽部是否有金黄色葡萄球菌携带。

4. 在手术中应注意

(1) 因儿童腹膜薄、脆、嫩,为降低腹膜透析液外漏应特别注意采用腹膜荷包缝合使深部涤纶套固定于腹膜中,但切勿过分牵拉腹膜造成腹膜撕裂。

(2) 儿童大网膜相对较长,大网膜包裹腹透导管所致的导管阻塞较成人更易发生。部分大网膜切除可能降低日后透析管阻塞的发生,尤其婴儿有必要切除部分大网膜。

5. 植管后开始腹膜透析的时机

(1) 建议在植管后 2~6 周开始透析。

(2) 腹透管处于关闭状态,保持腹透管固定,使用医用纱布或非封闭的敷料覆盖在外出口处。

(3) 在最初 2~3 周,每周更换 1 次敷料,避免使用聚维酮碘和过氧化氢;每周肝素生理盐水通管 1 次;婴儿推荐每天进行腹透管冲洗。

(4) 最初每次灌入量 300ml/m²,交换 12~24 次,在 7~14 天内逐渐将交换容积提高到 1100ml/m²,交换 5~10 次。

(5) 如需要立即开始透析,取仰卧位,低灌注量(300ml/m² 或 10ml/kg),交换 12~24 次×7 天,在 14~21 天内逐渐将交换容积提高到 1100ml/m²,交换 5~10 次。

(四) 儿童腹膜透析的处方

1. CAPD 的最初处方

(1) 在植管后 2~6 周开始 CAPD:

1) PD 溶液:尽可能采用最低浓度(1.5%)的右旋葡萄糖溶液。

2) 灌入容量:以体表面积(BSA)计算,从 300~500ml/(m²·交换)开始[婴儿为 200ml/(m²·交换)];7~14 天内,缓慢增加灌入容量,白天增至 800~1000ml/m²,夜间增加至 1000~1200ml/m²;婴儿的最终交换灌入量不超过 50ml/kg;如患儿主诉不适,则不再增加灌入容量。

3) 交换次数:开始时每天交换 4~8 次;随着灌入量增加,减少交换次数至每天 4 次,并维持全天交换容量为 4000~5000ml/m²;根据残余肾功能和尿量,有时每天可交换 3~5 次。

4) 留腹时间:白天交换 3 次,每次留腹 4~6 小时;夜间交换 1 次,留腹 6~9 小时。

(2) 植管后 2 周内开始 CAPD:

1) 第 1 周:①灌入容量:300ml/m² 或 10ml/(kg·交换)[婴儿为 200ml/(m²·交换)];②交换次数:每天 12~24 次。在透析液留腹期间,保持仰卧位,避免哭闹、咳嗽或用力。仔细观察外出口有无渗漏。

2) 第 2~4 周:①灌入容量:缓慢增加至白天 800~1000ml/(m²·交换),夜间 1000~1200ml/(m²·交换),婴儿的最终交换灌入量不超过 50ml/kg。如患儿主诉不适,则不再增加灌入容量;②交换次数:随着灌入量增加,减少交换次数由每天 8~12 次降至每天 4 次,并维持全天交换容量为 4000~5000ml/m²。

2. CAPD 处方的调整

(1) 增加溶质清除:

1) 在未达到最大量前可增加灌入容量:首先增加 2 次交换液的容量,然后再增加全部 4 次交换液容量。每次交换量白天不超过 1200ml/m²,夜间不超过 1400ml/m² 或 50ml/kg。

2) 在白天增加额外的交换。

3) 考虑采用持续性循环 PD(CCPD)。

(2) 增加超滤作用:

1) 使用高浓度葡萄糖溶液:首先将高浓度葡萄糖

溶液用于一个最长的透析周期,通常选择在夜间;然后,将高浓度葡萄糖溶液用于其他交换中;尽可能选择最低浓度的高葡萄糖溶液以避免发生代谢性并发症。

2)在最长的透析周期使用艾考糊精(icodextrin)。

3)增加额外的交换(减少留腹时间)次数。

4)如果未达到最大灌入量,可考虑增加灌入容量。

3. APD 的模式

(1)夜间间歇性腹膜透析(NIPD):指夜间数次快速交换和白天"干腹"状态的 PD 模式。NIPD 模式的溶质清除不如 CCPD 充分,因为白天无透析液留腹。NIPD 适用于有一定残余肾功能或有力学问题(如渗漏、疝)的患儿。

(2)持续性循环腹膜透析(CCPD):指夜间数次快速交换和白天留腹状态的 PD 模式。

(3)潮式腹膜透析(TPD):指每一透析周期仅交换部分透析液(通常为 50% ~ 75%)的 APD 模式。推荐用于高腹膜渗透性的患儿发生超滤问题时或最大溶质清除受限于整夜交换时。

(4)持续性优化腹膜透析(COPD):指夜间快速交换、白天长留腹,并在中午一次额外交换或在放学后、夜间透析之前一次交换的 APD 模式。此次额外交换可以用手动 CAPD,也可以使用自动透析机的一种"剪切状态"的功能。COPD 用于需要最大溶质清除,特别是当患儿出现尿毒症症状时。

4. APD 的初始处方

(1)当有一定残余肾功能时可以 NIPD 模式开始。

(2)如果已很少或已无残余肾功能,可开始用 CCPD 并以 1/2 灌入容量白天留腹。

1)灌入容量:900 ~ 1100ml/m²。

2)交换次数:每夜交换 5 ~ 10 次。

3)每夜透析时间:8 ~ 12 小时。

4)透析溶液:依据患儿超滤需要,使用 1.5% 和 2.5% 浓度葡萄糖透析液。

5. APD 透析处方的调整

(1)根据临床、营养状态和透析充分性的评估,当患儿不能达到溶质清除目标值时,应进行透析处方调整。

(2)如果需要增加透析液量,应优化 NIPD 模式,增加灌入容量至最大量 1400ml/m²,并将整夜循环时间增加至最长 12 小时。

(3)如果 NIPD 不能达到理想效果,应选择

CCPD 模式。通常加上白天留腹对于增加全天腹膜小分子溶质清除是经济有效的方法,但可能导致净液体重吸收增加,超滤减少,特别是在高转运和高平均转运状态的患儿。

(4)COPD 在白天额外增加一次交换,是改善溶质清除和超滤的下一步选择。

(五)儿童腹膜平衡试验(PET)

1. 儿科腹膜透析研究协会(PPDSC)领导下多中心腹膜溶质转运研究采用 1100ml/m² 体表面积作为标准交换量。

2. 这一结果规定了每种溶质的平衡曲线,并根据 4 小时 D/P 肌酐值(图 23-1、表 23-1)或 D/D0 葡萄糖值(图 23-2、表 23-2)将儿科患者分类为高、高平均、低平均或低转运。

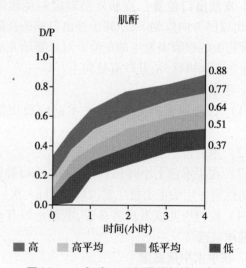

图 23-1　4 小时 D/P 肌酐值与转运类型

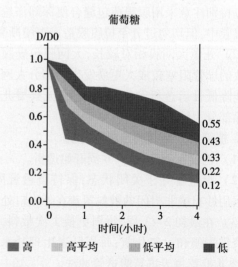

图 23-2　4 小时 D/D0 葡萄糖值与转运类型

注:摘自 Warady BA, Alexander SR, Hossli et al. Peritoneal membrane transport function in children receiving long-term dialysis. J Am Soc Nephrol,1996,7:2385-2391

表 23-1　4 小时 D/P 肌酐值与转运类型

D/P	转运类型
>0.77	高
0.64 ~ 0.77	高平均
0.51 ~ 0.63	低平均
<0.51	低

表 23-2　4 小时 D/D0 葡萄糖值与转运类型

D/D0	转运类型
<0.22	高
0.22 ~ 0.32	高平均
0.33 ~ 0.43	低平均
>0.43	低

3. 方法　在 PET 前夜,以 2.5% 葡萄糖浓度的透析液 40ml/kg 全夜留腹 8 ~ 12 小时,采用 Twardowski 改良的标准 PET 操作,计算透析液与血浆的肌酐、尿素氮比值以及透析液中葡萄糖与其最初浓度的比值(D/D0),并参考儿科标准曲线值(见图 23-1、图 23-2)(见表 23-1、图 23-2),判断患儿的腹膜转运特性。

4. PET 的结果提示患儿腹膜对小分子溶质的清除和水分转运的能力,预示着患儿对特定处方可能的反应,从而帮助临床医师针对每个患儿的交换量和留腹时间设计出最有效的透析处方。

5. 高转运者采用短时间、多透析周期的 CCPD 或 NIPD 可能达到最有效的透析;低平均转运者可能更适宜于长留腹时间的方案,如 CAPD;根据不同的溶质转运类型的特点,推荐其最佳的 PD 方式(表 23-3)。

表 23-3　最佳 PD 方式的选择

溶质转运	超滤能力	溶质清除	推荐 PD 模式
高	差	充分	APD(NIPD,CCPD)
高平均	充分	充分	APD/CAPD
低平均	好	充分	APD(CCPD,COPD)/CAPD
低	很好	差	COPD 或 HD

6. 首次 PET 应在透析开始 1 个月后进行,因为透析第 1 个月内 PET 的结果不稳定。稳定的 CPD

患儿可每 6 个月评估 1 次。当发生腹膜炎后或出现临床异常状况,应作重新评估。

(六)儿童腹膜透析的充分性评价

"充分"透析通常被定义为以最小的透析液量透析,低于此剂量则明显增加发病率和死亡率。总的(肾脏+透析)1 周尿素 Kt/V 和总的 1 周 CCr 是反映溶质清除和透析转运量的最有价值的指标。然而,对于儿童,充分的透析不能仅限于达到溶质和液体的清除目标,还需包括一系列临床、代谢和社会心理方面的评价,包括:①液体平衡状态;②营养状态;③饮食摄入的能量、蛋白质、盐和微量元素;④电解质和酸碱平衡;⑤钙磷代谢平衡;⑥贫血的控制;⑦血压的控制;⑧生长发育;⑨社会心理回归的水平。

1. 计算所需的测量

(1) 患儿身高(cm)和体重(kg)。

(2) 血尿素氮和肌酐:CAPD 时,血样标本可以在任何时间抽取;在 NIPD 或 CCPD 时,血样标本应在白天的中位时间抽取。

(3) 24 小时透析液:容量、尿素、肌酐。

(4) 24 小时尿液:容量、尿素、肌酐(对于每天排尿少于 3 次的患儿,建议收集 48 小时尿液;如果肾脏 Kt/V<0.1 则不必检测 24 小时尿液)。

2. 尿素分布容积(V)或总体水(TBW)　Kt/V 的计算须由尿素分布容积(V)即总体水(TBW)标准化。

TBW 计算公式:

男孩:$TBW = 0.01 \times (身高 \times 体重)^{0.68} - 0.37 \times 体重$
女孩:$TBW = 0.14 \times (身高 \times 体重)^{0.64} - 0.35 \times 体重$

Kt/V 计算公式:

总 Kt/V = 肾脏 Kt/V + 腹透 Kt/V
肾脏 Kt(L) = (尿尿素氮/血尿素氮) × 24 小时尿量
腹透 Kt(L) = (透析液尿素氮/血尿素氮) × 24 小时透析液排出量
总 Kt/V = (肾脏 Kt + 腹透 Kt) × 7/V

注:尿量单位为 L;透析液排出量单位为 L;血、尿和透析液尿素氮的单位为 μmol/l 或 mg/dl 均可。

3. 肌酐清除率(Ccr)

总肌酐清除率 = 肾脏肌酐清除率 + 腹透肌酐清除率
肾脏肌酐清除率(L) = (尿肌酐/血肌酐 + 尿尿素氮/血尿素氮)/2 × 24 小时尿量
腹透肌酐清除率(L) = (透析液肌酐/血肌酐) × 24 小时透析液排出量

1 周总肌酐清除率（L/W·1.73m² BSA）=

（肾脏肌酐清除率+腹透肌酐清除率）×7×

1.73/时机体表面积

注：尿量单位为 L；透析液排出量单位为 L；血、尿和透析液尿素氮的单位为 μmol/l 或 mg/dl 均可。

4. 评估的时间

（1）在 PD 开始后 2～4 周测量，以后分别在 CAPD 开始后的 3、6、10、14 个月测量。

（2）对于确实无残余肾功能或从其他肾替代方式转为 PD 的患儿，首次测量应在 2 周完成。

（3）常规测量应在患儿临床情况稳定或腹膜炎治愈至少 4 周后进行。

（4）在调整 PD 透析处方后或出现重大临床状态改变后，有必要在 4 个月内复查一次。

5. 腹膜透析充分性的目标

（1）K/DOQI 于 2000 年推荐的成年患者 PD 充分性标准（表 23-4）：

表 23-4　K/DOQI 于 2000 年推荐的成年患者 PD 充分性标准

	CAPD	CCPD	NIPD
Kt/V	2.0	2.1	2.2
Ccr（L/W·1.73m² BSA）	60*	63	66

注：* 对于儿童患者该目标值应达到或超过成人标准；50L/W·1.73m² BSA 适用于低转运或低平均转运者；40L/W·1.73m² BSA 适用于婴儿，50L/W·1.73m² BSA 适用于 12～23 个月的幼儿

（2）2006 年 NKF-K/DOQI 指南建议儿童患者每周总 Kt/V 至少大于 1.8，并建议采用 Kt/V 作为评价儿童透析溶质清除充分性的单一指标。

6. 儿童透析充分性的监测　腹膜透析是 ESRD 儿童长期治疗的手段，充分的透析是改善患儿预后的重要措施。CPD 患儿须定期进行临床和生化指标的监测（表 23-5），以保证获得合理有效的治疗。

【儿童腹膜透析相关并发症及常见问题处理】

（一）腹膜炎

1. 诊断

（1）有腹膜炎的症状和体征（腹痛、发热、腹部压痛/反跳痛）。

（2）腹透引流液混浊、引流液白细胞计数＞100/μl 且多核细胞＞50%。

（3）引流液革兰染色或细菌培养证实有细菌存在。

以上 3 项中存在 2 项或以上，则可诊断为腹膜炎。

表 23-5　儿童 CPD 患者定期临床和生化指标的监测

评价的指标	监测的频度
临床症状评价	每月 1 次
身高	
体重	
头围（婴儿）	
血压	
血尿素氮和肌酐	
血电解质	
血气分析	
血红蛋白/血细胞比容	
血清蛋白	
每天尿量和超滤	
血清铁蛋白	每 3 月 1 次
血清铁	
总铁饱和度	
血清碱性磷酸酶	
甲状旁腺素	
Kt/V 和 Ccr	
神经运动发育评价	每 3 月 1 次
24 小时动态血压监测	每年 1 次
超声心动图	
腕骨骨龄	

2. 引流液标本的留取　一旦发现引流液混浊，应及时留取第一袋引流液标本或第二次在腹腔内留置时间＞1～2 小时的引流液标本进行送检，包括细胞计数和分类、革兰染色和病原菌培养。

3. 治疗　腹透相关腹膜炎处理的流程图见图 23-3。

（1）一旦考虑腹膜透析相关性腹膜炎，在留取标本送检后即应开始经验性抗感染治疗。

（2）引流液浑浊者，可采用 1.5% 腹透液冲洗腹腔数次以减轻腹痛症状。

（3）为避免纤维蛋白凝块的形成，可在腹透液中加入肝素（500IU/L）。

（4）初始治疗时抗生素的选择：腹膜炎时首选腹腔内给药，通常联合应用第一代头孢菌素（如头孢唑林）和第三代头孢菌素（如头孢他啶），对既往有耐甲氧西林金黄色葡萄球菌（MRSA）感染者或 MR-

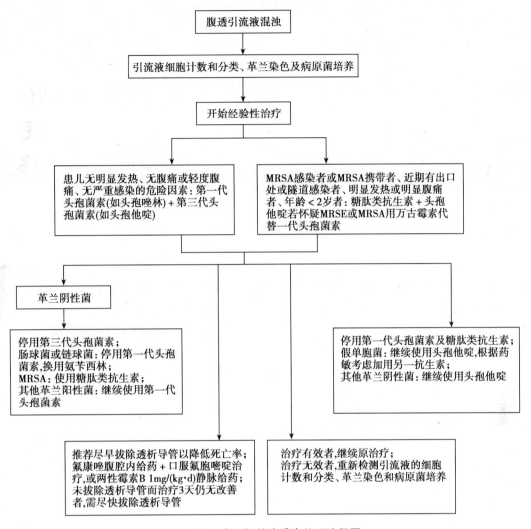

图 23-3　腹透相关腹膜炎处理流程图

SA 携带者,需联合应用糖肽类抗生素(如万古霉素)和头孢他啶。儿童腹膜炎以革兰阳性菌感染居多,主要包括凝固酶阴性葡萄球菌或金黄色葡萄球菌腹膜炎,其次为链球菌或肠球菌腹膜炎,革兰阴性菌感染中以假单胞菌感染较常见,而真菌性腹膜炎在儿童中较为少见。腹膜炎时首选腹腔内给药,通常联合应用第一代头孢菌素(如头孢唑林)和第三代头孢菌素(如头孢他啶),而对既往有耐甲氧西林金黄色葡萄球菌(MRSA)感染者或 MRSA 携带者、近期有出口处或隧道感染者、明显发热或明显腹痛者或年龄<2 岁的患儿,需考虑联合应用糖肽类抗生素(如万古霉素)和头孢他啶。由于考虑到氨基糖苷类药物的肾毒性和耳毒性,因此不推荐在儿童中使用。

(5) 抗生素剂量(表 23-6):

1) 持续腹腔内给药方案:对急性期腹膜炎患儿,特别是 APD 患儿,需延长每次腹透液的留腹时间至 3 ~ 6 小时并予以负荷剂量抗生素以达到最好的治疗效果。待症状缓解且引流液转清后(一般在治疗 48 小时内),可恢复至原透析方案并给予维持剂量抗生素治疗。

2) 间歇性(每天一次)腹腔内给药方案:CAPD患儿夜间腹透液留腹或 APD 患儿日间腹透液留腹(留腹时间>6 小时)时予以腹腔内抗生素治疗。

3) 腹膜炎时推荐的每次透析液交换量为$1100ml/m^2$体表面积,若交换量偏小,则应相应增加抗生素的浓度。

4) 糖肽类抗生素:间歇性给药(每天一次)效果较好,但需监测药物浓度。推荐用药后 3 ~ 5 天监测药物浓度,若万古霉素浓度<12mg/L 或替考拉宁浓度<8mg/L,需重复给药。

(6) 革兰阳性菌腹膜炎的治疗:①停用第三代头孢菌素;②甲氧西林敏感葡萄球菌腹膜炎继续使用第一代头孢菌素;③甲氧西林耐药葡萄球菌腹膜

表 23-6 儿童腹膜炎腹腔内抗生素给药剂量

抗生素	持续腹腔内给药		间歇性给药
	负荷剂量	维持剂量	每天一次
头孢唑林	250~500mg/L	125mg/L	15mg/kg,q24h
头孢呋辛	200mg/L	125mg/L	15mg/kg,q24h
头孢他啶	250~500mg/L	125mg/L	15mg/kg,q24h
头孢噻肟	500mg/L	250mg/L	30mg/kg,q24h
氨苄西林	—	125mg/L	—
万古霉素	500mg/L	25~30mg/L	15~30mg/kg,q5~7days
替考拉宁	200mg/L	20mg/L	15mg/kg,q5~7days
氟康唑	—	—	3~6mg/kg,q1~2days(最大剂量200mg)

炎使用糖肽类抗生素;④肠球菌或链球菌腹膜炎需换用氨苄西林;⑤若治疗4天后仍无改善者,需重新检测引流液,若患儿合并有出口处/隧道感染,需考虑拔除透析导管;⑥金黄色葡萄球菌腹膜炎治疗疗程3周,其他革兰阳性菌腹膜炎治疗疗程2周。

(7) 革兰阴性菌腹膜炎的治疗:①停用第一代头孢菌素或糖肽类抗生素,继续使用第三代头孢菌素;②根据药敏试验和患儿病情,考虑是否加用另一抗生素;③假单胞菌腹膜炎治疗疗程3周,其他革兰阴性菌腹膜炎治疗疗程2周;④若治疗4天后仍无改善者,需考虑拔除透析导管。

(8) 培养阴性腹膜炎的治疗:①培养阴性(72小时)而治疗有效者,继续原治疗,疗程共2周;②治疗无效者:重新检测引流液的细胞计数和分类、革兰染色和病原菌培养,若仍检测阴性,需考虑拔除透析导管。

(9) 真菌性腹膜炎的治疗:①推荐尽早拔除透析导管以降低死亡率。②氟康唑腹腔内给药和口服氟胞嘧啶联合治疗,或两性霉素 B 1mg/(kg·d)静脉给药;③拔除透析导管且治疗有效者,治疗疗程>2周;④保留透析导管且治疗有效者,治疗疗程4~6周;⑤未拔除透析导管而治疗3天仍无改善者,需尽快拔除透析导管。

(10) 疗效评估:①治疗72小时临床改善(包括腹痛缓解、无发热、引流液转清),考虑治疗有效。②治疗失败的措施:评估是否合并有隧道感染或结核感染;凝固酶阴性葡萄球菌感染者加用利福平口服;考虑拔除透析导管。

(11) 透析导管的拔除和重置:①拔除指征:复发性金黄色葡萄球菌腹膜炎合并隧道感染者;复发性假单胞菌腹膜炎;真菌性腹膜炎;适当抗生素治疗

72~96 小时后无效者;出口处/隧道感染治疗1个月无效者。②透析导管的重置:推荐导管拔除后2~3周重置透析导管。

(二) 出口处和(或)隧道感染

1. 诊断 出口处评分≥4 分时(表 23-7)需考虑出口处感染的可能;隧道感染可表现为皮肤红、肿和压痛,间歇性或持续性脓性、血性或黏性分泌物自动流出或压迫涤纶套后流出。

表 23-7 出口处评分系统

	0分	1分	2分
肿胀	无	仅局限于出口处	包括部分或整个隧道
结痂	无	<0.5cm	>0.5cm
发红	无	<0.5cm	>0.5cm
压痛	无	轻度	严重
分泌物	无	血清样	脓性

2. 治疗

(1) 若持续有分泌物,推荐每天更换敷料1~2次。

(2) 不推荐使用含酒精的消毒剂和碘伏进行局部消毒。

(3) 通常需等待培养结果方开始使用抗生素,但感染严重者可先予以口服第一代头孢菌素或环丙沙星(需年龄>12 岁)进行经验性治疗。

(4) 对葡萄球菌感染患儿,可口服第一代头孢菌素或耐青霉素酶青霉素。避免使用糖肽类抗生素以防止耐药菌的产生。

(5) 对革兰阴性菌感染患儿,若年龄>12 岁,可予以环丙沙星口服治疗[20mg/(kg·d)],最大 1g/d],

其他患儿需头孢菌素腹腔内给药。

（6）持续抗生素治疗至症状完全缓解后1周。

（7）经2~4周治疗后症状无改善者,需予以相应处理,包括除去透析导管涤纶套、重置透析导管等。

（8）及时诊断和治疗金黄色葡萄球菌携带者:若患儿或看护者鼻腔携带金黄色葡萄球菌,需予以莫匹罗星涂鼻腔和出口处。

（三）非感染性并发症

1. 透析液渗漏　在新透析病人,可考虑延缓透析1~3周;对已开始腹膜透析的病人,可考虑暂时行血液透析或减少透析液交换量以减轻腹压;对反复发生透析液渗漏的患儿需考虑外科修补或透析导管拔除。

2. 透析液引流不畅　针对不同原因需采取不同措施,包括使用含肝素的液体进行冲洗以缓解血凝块和纤维蛋白凝块;改变体位以增加引流量;外科手术以缓解大网膜包裹现象。

3. 疝　一般均需在透析治疗前行外科修补术治疗,术后需避免便秘和提重物等,同时在短期内(>1周)需减少透析液交换量。

4. 腹膜功能衰竭　需停止腹膜透析而接受血液透析治疗。

【腹膜透析儿童的营养发育管理】

（一）一般营养状况的评估及治疗策略

1. 评估指标

（1）每月评估指标:包括仰卧位身长/站立位身高、体重、头围、中点臂围、三头肌皮肤皱褶厚度、体质指数(BMI)、皮肤、头发、指甲、牙齿、容量状态如水肿和血压、尿素氮、肌酐、电解质、酸碱状态、血常规、血糖等。

（2）每3个月评估指标:白蛋白、前白蛋白、转铁蛋白、胆固醇、尿素氮、肌酐、铁蛋白等。

2. 达标要求

（1）身高、体重增长与百分位线平行,低于目标的处于追赶状态。

（2）能量摄入达到K/DOQI营养指南推荐标准,相应计算公式见表23-8和表23-9。

（3）蛋白质摄入达到K/DOQI营养指南推荐标准,不同年龄腹膜透析儿童所需蛋白质摄入量见表23-10。

表23-8　能量需求计算公式

年龄		EER
0~3个月		[89×体重(kg)−100]+175
4~6个月		[89×体重(kg)−100]+56
7~12个月		[89×体重(kg)−100]+22
13~35个月		[89×体重(kg)−100]+20
3~8岁	男	88.5−61.9×年龄(y)+PA×[26.7×体重(kg)+903×身高(m)]+20
	女	135.3−30.8×年龄(y)+PA×[10×体重(kg)+934×身高(m)]+20
9~18岁	男	88.5−61.9×年龄(y)+PA×[26.7×体重(kg)+903×身高(m)]+25
	女	135.3−30.8×年龄(y)+PA×[10×体重(kg)+934×身高(m)]+25

注:EER:每天所需能量;PA:体力活动水平系数(见表23-9)

表23-9　3~18岁儿童体力活动水平系数

性别	缺少体育运动	轻体力活动	中体力活动	重体力活动
男	1	1.13	1.26	1.42
女	1	1.16	1.31	1.56

注:缺少体育运动:日常生活活动
　　轻体力活动:日常生活活动+30~60min/d中度体育活动(如散步5~7km/d)
　　中体力活动:日常生活活动+大于60min/d中度体育活动
　　重体力活动:日常生活活动+大于60min/d中度体育活动+60min/d剧烈活动或120min中度体育活动

表 23-10　腹膜透析患儿蛋白质摄入量[g/(kg·d)]

年龄	蛋白质摄入量
0~6 个月	1.8
7~12 个月	1.5
1~3 岁	1.3
4~13 岁	1.1
14~18 岁	1.0

3. 治疗策略　见图 23-4 和图 23-5。

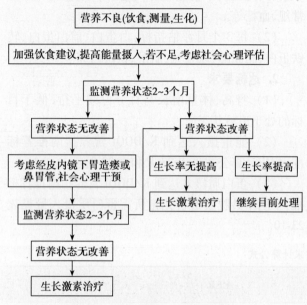

图 23-4　青少年营养不良治疗策略

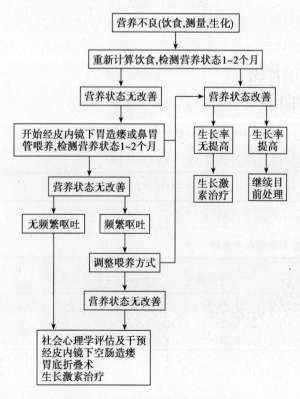

图 23-5　婴幼儿营养不良治疗策略

（二）生长的评估及治疗策略

1. 评估指标　每月仰卧位身长/站立位身高，每 3 个月发育评估，每年手部和腕关节的 X 线摄片。

2. 治疗措施　首先需改善一般营养状况，当改善一般营养状况而生长率无提高者，可考虑应用生长激素。

（1）生长激素应用前评估：是否身高<同年龄第 3 百分位和（或）生长速率减慢；是否存在酸碱/电解质紊乱、营养不良、透析不充分、亚临床感染/炎症及肾性骨营养不良。

（2）生长激素应用前的检测指标：①身高、体重、血压、心率、发育程度；②实验室指标包括骨龄和髋关节 X 线摄片、三大常规、肝肾功能、IGF-1、IGF-BP3、FT3、FT4、TSH、Ca、P、AKP 等。

（3）生长激素应用期间的随访项目：①最初 1~2 个月：血压、IGF-1、IGF-BP3、FT3、FT4、TSH；②每 3 个月：PTH 及治疗前的检查项目；③每 12 个月：糖化血红蛋白，眼底检查（除外良性颅内压增高）。

（4）生长激素治疗方案：见表 23-11。

生长激素（rGH）应用策略见图 23-6。

表 23-11　生长激素治疗方案

生长激素剂量	
起始剂量	0.025mg/(kg·d)，每天一次
调整剂量	4 周内逐渐加至 0.05mg/(kg·d)
应用期间监测指标	
每月	仰卧位身长/站立位身高，体重，心率
每 1~2 个月	血压，IGF-1，IGF-BP3，FT3，FT4，TSH
每 3 个月	发育评估，PTH，治疗前的检查项目（三大常规，肝肾功能，血钙，血磷，碱性磷酸酶）
每 12 个月	糖化血红蛋白，眼底检查，手部和腕关节的 X 线摄片
达标要求	身高年增长速率-基础增长速率≥2cm/年 未达标者在除外感染、营养不良和透析不充分后考虑剂量加倍
停药标准	
肾移植	停药 12 个月后评估
超过身高目标 SDS	停药后每 3~4 个月评估，若出现生长缓慢可再开始使用生长激素

（三）钙磷代谢的评估及治疗策略

1. 评估指标 每月测血钙和血磷,每2~3个月测甲状旁腺素(PTH),每6个月测碱性磷酸酶。

2. 达标要求 血钙、血磷和钙磷乘积在正常范围,PTH维持在150~300pg/ml。

3. 治疗策略 见表23-12。

（四）贫血的评估及治疗策略

1. 评估指标 每月测血红蛋白和血细胞比容,每3个月测血清铁、铁蛋白和转铁蛋白饱和度。

2. 达标要求 血红蛋白110~120g/l,血细胞比容33%~36%。

3. 治疗策略

(1) 铁剂的应用:包括口服或静脉铁剂。

(2) 促红细胞生成素(EPO)的应用:见图23-7。

表23-12 改善钙磷代谢的治疗策略

PTH (pg/ml)	血钙 (mmol/L)	血磷	策略
<150	≥2.5	正常/升高	停骨化三醇,使用生理钙透析液,减少碳酸钙,使用无钙磷结合剂
<150	<2.5	正常/升高	减少骨化三醇50%
150~300	<2.5	正常	继续使用骨化三醇和磷结合剂
>300	<2.5	正常	开始使用或增加骨化三醇剂量
>300	<2.5	升高	饮食指导,增加透析中磷的清除,开始使用或增加碳酸钙剂量
>500	≥2.5	升高	停骨化三醇,使用生理钙透析液,减少/停用碳酸钙,使用无钙磷结合剂,仍无效考虑甲状旁腺次全切除

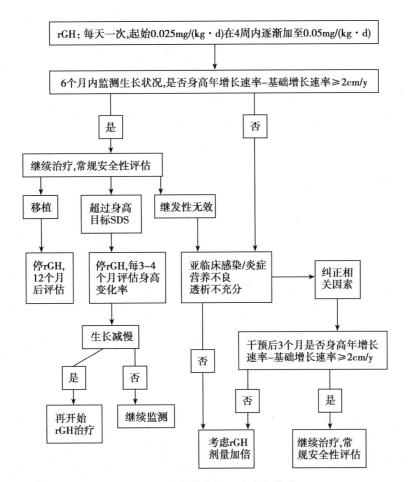

图23-6 生长激素(rGH)应用策略

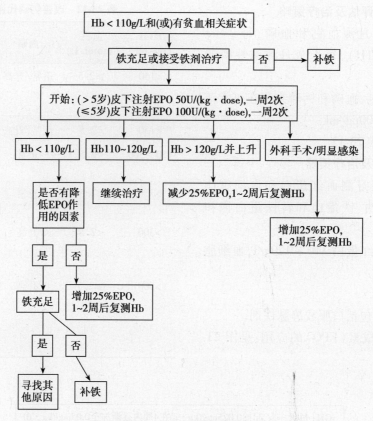

图 23-7　EPO 的治疗策略

（徐虹　翟亦晖　曹琦）

第二节　血液透析

　　小儿血液透析（hemodialysis，HD）始于 1955 年，仅用于急性肾衰竭及药物、毒物中毒的患儿。1960 年，Quinton 等人应用了动静脉分流（外瘘）后，慢性血透成为现实并涉及儿科。1967 年，儿童血透中心在美国成立。我国小儿透析起步于 20 世纪 80 年代，随着血液透析技术的发展，有了小儿专用透析器和管路，小儿血液透析逐渐增多，2001 年成立了北京市儿童血液净化中心。具备了专门从事小儿透析的肾科医师和机构，近年小儿透析快速发展，已成为儿科治疗急、慢性肾衰竭，某些药物过量、毒物中毒，严重水钠潴留，电解质紊乱及肾移植前的支持治疗等多种疾病的最有效的治疗方法之一。

【血液透析原理】

　　血液透析（简称血透）是利用半透膜原理，将患儿血液与透析液同时引进透析器，在透析膜两侧呈反方向流动，凭借半透膜两侧的溶质梯度、渗透梯度和水压梯度，通过弥散清除毒素；通过超滤清除体内多余的水分；同时补充需要的物质，纠正电解质和酸碱平衡紊乱。

（一）弥散

　　溶质通过半透膜由高浓度侧向低浓度侧的运动称为弥散，如血液中代谢积累的尿素、肌酐等向透析液中的流动。溶质的跨膜弥散遵循质量守恒和 Fick 定律。当溶质由血液侧跨膜向透析液侧弥散，将受到血液侧、半透膜、透析液侧三层阻力，三部分阻力之和即总传质阻力。透析效率与血液流率、血液与透析液中溶质浓度差、透析器膜面积、透析液流速成正相关，与膜厚度呈负相关。

（二）超滤

　　超滤是利用透析膜两侧压力差，使血液中的水分向透析液侧流动，以达到清除体内潴留过多的水分。驱动力取决于透析膜两侧的静水压以及渗透压梯度。透析时血液通过透析器膜时，水和小分子溶质通过膜，形成超滤液。超滤液形成的比率受膜的特性——超滤系数和膜两侧的压力梯度——跨膜压两个因素影响。

【血液透析装置】

血液透析设备包括透析机、透析器、透析用水处理及供应系统、辅助性设备如透析浓缩液配制设备及中心供给设备等。透析器、透析液配比装置、血液和透析液监控装置总称为血液透析装置即人工肾。

(一) 透析器

儿童血液透析并发症的发生与透析器有重要关系,使用高容量和高顺应性透析器可造成低血压,因为体外循环量与患儿体重不成比例。患儿体外循环量(透析器预冲容量加血流管路容量)应限制在8ml/kg以下(约为患儿血容量的10%)。小儿透析器有平板型和空心纤维型两种。应根据体重大小选择容量和清除率相应的透析器,如体重<20kg,可使用0.2~0.4m² 膜面积的透析器;体重20~30kg、30~40kg患儿可分别选用0.4~0.8m²、0.8~1.0m² 膜面积的透析器。体重>40kg者可选用成人透析器和血液管道(表23-13)。

表 23-13　几种常用小儿透析器的特性

透析器	类型	预充量 (ml)	表面积 (m²)	尿素清除率* (ml/min)	超滤系数 ml/(mmHg·h)
F3(Fresenius)	空心纤维型	28	0.4	125	1.7
F4(Fresenius)	空心纤维型	42	0.7	155	2.8
F5(Fresenius)	空心纤维型	63	1.0	170	4.0
F6(Fresenius)	空心纤维型	82	1.3	180	5.5

注:* 血流量为200ml/min 时测定值

(二) 血液管道

小儿血液管道容量25~75ml,用特殊的、直径小的、血流速度低的血液管道。如需血流速度高时,应采用内径大而短的血液管道。成人血液管道容量75~150ml。

(三) 血液透析机

血液透析机由体外血液循环通路、透析液通路和控制监测电路三部分组成。体外血液循环通路由血泵、肝素泵、压力监测器、气泡监测及静脉夹组成;透析液通路包括加热/热交换、除气装置、配比装置、电导率监测、流量控制、旁路阀/隔离阀、超滤控制系统和漏血监测。有的透析机具有一些特殊功能:①在线血容量监测:血透机监控系统根据患者血细胞比容和血红蛋白浓度的变化,推算出患者相对血容量变化。可以减少透析低血压的发生率。②在线Kt/V(尿素清除指数):广泛用于终末期肾衰竭患者透析剂量的评估。

(四) 透析液

在血液透析过程中,为达到血液净化和电解质酸碱平衡的目的,透析液的化学成分、物理和微生物特性非常重要。由于醋酸盐的血管扩张引起低血压的副作用,儿童透析液应用碳酸盐透析液,电解质浓度可以根据患儿具体情况作适当调节,但钙浓度建议应用低钙浓度透析液(1.25mmol/L),透析液成分见表23-14。

表 23-14　透析液的成分

成分	浓度
钠	132~155mmol/L
钾	0~4.0mmol/L
钙	1.25~1.75mmol/L
镁	0.25~1.0mmol/L
氯	90~120mmol/L
pH	7.1~7.3

(五) 水处理

对于血液透析患儿,水与血液的接触仅通过一层半透膜,而半透膜对通过它的物质没有选择。所以,对于透析用水纯度的要求非常高。水处理系统主要包括过滤器、活性炭过滤器、软水器、反渗透系统、离子交换装置等。目前反渗水代替了软化水,未来有可能被超纯水进一步替代。透析用水的细菌、内毒素及细胞因子水平的安全标准见表23-15。

表 23-15　透析用水标准

标准	细菌计数 (cfu/ml)	内毒素 (EU/ml)	细胞因子诱导
AAMI	200	5	+
欧洲药典	100	0.25	+
超纯水	0.01	0.03	

注:AAMI:美国人工脏器协会和美国医疗促进协会

【小儿血液透析指征】

(一)急性透析指征

①少尿或无尿2天以上;②出现尿毒症症状,尤其是神经精神症状;③严重水钠潴留或有充血性心力衰竭、肺水肿和脑水肿;④血BUN>35.7mmol/L(100mg/dl)或BUN增加速度每天>9mmol/L(25.2mg/dl),血肌酐>620μmol/L(7mg/dl);⑤难以纠正的酸中毒;⑥血钾>6.5mmol/L;⑦急性中毒,可通过半透膜清除的药物和毒物。小儿急性肾衰竭发病率有增加趋势,欧洲报道新生儿期后发病率为8/100万人口,近年由于透析膜相容性好,提倡预防性透析。

(二)慢性透析指征

①患儿肌酐清除率(Ccr)降至10ml/(min·1.73m^2),即使临床症状不明显,也应开始透析,以防发生营养不良,使小儿正常生长;②贫血(Hb<60g/L)、明显酸中毒(HCO$_3^-$<10mmol/L)、高磷酸血症(血磷>3.2mmol/L)、高血钾(血钾>6.5mmol/L);③严重高血压、肾性骨病、水潴留和心包炎;④生长速度减慢,头围小,达不到发育指标。

【相对禁忌证】

血液透析无绝对禁忌证,在血流动力学不稳定和出现下列情况时应为相对禁忌证:①严重感染如败血症等;②严重出血或严重贫血;③严重低血压、休克及严重心功能不全;④严重高血压及脑血管病或恶性肿瘤;⑤未控制的严重糖尿病;⑥精神不正常不合作者。上述情况最好选用其他血液净化方式。

【血管通路的选择】

小儿血透成功的关键在于血管通路的建立。理想血管通路的条件要求:血流量充分;可以反复使用,操作简便;对患儿的日常生活影响小;安全,不易发生血栓、感染、破裂、出血等并发症,不增加患儿心脏负担。

(一)临时性血管通路

一般在需要尽快透析时建立,不能长期使用。包括直接穿刺动静脉、经皮留置中心静脉插管。主要适应证:急诊短期透析、等待永久血管通路手术及内瘘成熟前。

1. 直接穿刺动静脉法 是一种简单、快速建立临时血管通路的方法,用穿刺针直接穿入血管进行血液透析。常用的穿刺动脉有桡动脉、股动脉、足背动脉及肱动脉。常用的穿刺静脉有前正中静脉、股静脉及大隐静脉。推荐使用股动脉及桡动脉,因其血流量充沛,位置浅表,周围组织少,穿刺、固定方

便,止血相对容易,不易出现血管痉挛。但其易出现血肿和大出血,透析中、透析后患儿活动受限,每次透析需重新穿刺,容易引起患儿恐惧及不合作,并且反复穿刺可导致血管损伤并与周围组织粘连,形成动脉瘤,给以后制作内瘘带来困难。故本法适用于仅需极少次数透析、可以很好合作的大龄儿童。

2. 中心静脉置管 中心静脉插管是目前应用最多的临时性血管通路,可以立即重复使用,血流量充分且稳定,维持时间一般为1个月。导管多放置在颈内静脉、股静脉、锁骨下静脉,目前儿童多应用股静脉或颈内静脉插管。

(1)股静脉插管:操作简单、安全、便捷、创伤小、易于固定及护理、自行拔除危险性小。缺点是限制下肢活动及易合并感染。进针技术:患儿仰卧位,穿刺腿膝关节微屈,臀部稍垫高,髋关节伸直并稍外展外旋。在腹股沟韧带中点下方1~2cm摸到搏动的股动脉,其内侧0.5cm即为股静脉,常规消毒后以穿刺探针探出股静脉位置,左手固定好股静脉,针与皮肤角度为30°~40°,朝向心脏方向,稍向后进针。边进针边抽吸,如无回血,可慢慢回退针头,稍改变进针方向及深度。从三通针进针处进入导引钢丝后拔出穿刺针,以扩张器小心扩张穿刺点、皮下隧道后置入静脉双腔留置导管,拔出导引钢丝并固定留置管,以肝素盐水封管备用。

(2)颈内静脉插管:不易受体位影响,不限制患儿活动,感染机会相对少。右侧颈内静脉较粗,中段位置较表浅,操作视野暴露充分,操作较安全,多选此段作为穿刺点。穿刺时只通过软组织,周围无狭窄的骨间隙阻挡,导管不易扭曲,不损伤胸膜,一般不会发生血气胸、血栓形成,血管狭窄发生率亦低。但是,对于小年龄、不合作儿童来讲,需要全身麻醉后方可置管,并且婴幼儿脖子较短,导管相对较长不易固定,有自行拔除危险性。因此,仅在可以合作、较大年龄儿童、需要建立半永久性血管通路时使用。

(二)半永久性血管通路

半永久性血管通路指带cuff的中心静脉插管,颈内静脉是最常选择的颈血管,维持时间相对较长(6个月~1年)。西方国家维持性血液透析患儿多选择此种方法,但是感染及血栓形成的发生率高于内瘘患儿4.5倍,并且此类患儿多存在较低的血红蛋白、白蛋白及尿素清除指数(Kt/V)。因此,维持性血液透析患儿不建议使用带cuff的中心静脉插管。其适应证应为内瘘或移植血管未成熟的过渡期

或不可能建立者。

（三）永久性血管通路

内瘘是最能稳定使用的长期血管通路,应在预计透析前6~8个月建立,建成后一般可使用多年,花费少,成功率高,并发症少。主要包括动静脉内瘘和移植血管内瘘两大类。儿童首选自体皮下动静脉吻合内瘘。

1. 自体动静脉内瘘 内瘘为动脉与浅静脉在皮下做吻合,使静脉扩张、肥厚、动脉化来达到足够血流量,以便于反复、长期穿刺行血液透析。内瘘制作部位:前臂内瘘(桡动脉或鼻咽窝动脉-头静脉,尺动脉-贵要静脉)、肘部内瘘(肱动脉-头静脉或贵要静脉或肘正中静脉)、足部内瘘(足背动脉-相邻浅静脉)。静脉与动脉的吻合方法包括侧侧吻合、端侧吻合及端端吻合。临床首选头静脉与桡动脉或鼻咽窝动脉做端侧吻合。优点:头静脉与前臂桡动脉或鼻咽窝动脉距离近,吻合方便;可以充分利用远端血管;窃血综合征发生率低;对心脏功能影响小;可用于穿刺的静脉段长;对手的血供影响小。儿童血管较细,而鼻咽窝动脉又较桡动脉细,血管吻合较为困难,手术失败率也相对较高。因此,目前多选用头静脉与桡动脉做端侧吻合。首选非优势侧手,其次为优势侧手。

（1）手术注意事项:熟练正确的手术操作是内瘘长期存活的重要保障。注意术中、术后防止低血压,肝素盐水反复冲洗以预防血栓形成;7-0、8-0 PDS或其他合成可吸收单丝线间断缝合吻合血管,吻合口直径应在2mm以上,儿童血管较成人细,静脉可做斜吻合口以增加口径,预防吻合口狭窄;手术动作轻柔,不宜过多牵拉、刺激血管,利多卡因等局麻药冲洗,以预防血管痉挛;静脉开放后即可见到血管充盈及搏动,触有震颤者为手术成功。

（2）内瘘的使用和护理:①内瘘的成熟一般需要2~6周,尽量避免过早使用,缩短瘘的寿命;②穿刺部位距吻合口至少3cm,由近及远作为穿刺点并反复进行,不可固定穿刺点以避免形成动脉瘤或狭窄,静脉穿刺选择另一条血管,同一条血管穿刺要相距6cm以上;③内瘘手勿做任何治疗如测血压、静脉注射、取血等;④压迫止血注意不能完全阻断血流,压迫位置在血管进针处,确实止血后方可贴胶布;⑤穿刺部位血肿可能导致内瘘阻塞,应尽量避免。

2. 移植血管内瘘 包括人造及生物血管移植两种。移植物与动静脉分别做端侧吻合,其血栓形成及狭窄、感染并发症多于内瘘,仅用于动脉硬化、

自体内瘘难以建立的患儿。

【血透实施方案和监护】

（一）紧急血透方案

小儿首次透析时间最好为1.5~2小时,后渐延长至3~4小时/次,最初2~3天可以连续透析以预防并发症的发生,以后根据病情改为间隔1~3天行血透治疗。

1. 甘露醇的应用 可在首次透析前和透析中给予甘露醇0.5~1g/kg以预防透析失衡综合征的发生。

2. 血流量 小儿透析血流量为3~5ml/(kg·min),如婴儿40~60ml/min,幼儿80~100ml/min,学龄儿童100~200ml/min。

3. 透析液流量 透析液流速一般为500ml/min,婴幼儿可减为250ml/min。

4. 超滤量 通常不应超过体重的3%~5%。

（二）慢性血透方案

小儿维持性血透治疗每周2~3次,每次3~4小时。透析充分性评价指标包括:尿素下降率(URR)=(1-透前尿素氮/透后尿素氮)×100%,目标值65%。尿素清除指数(Kt/V)≥1.2,K为某溶质的透析器清除率,t为透析时间,V为某溶质的容量分布。标准蛋白分解率(nPCR)目标值>1g/(kg·d)。

（三）抗凝剂的应用

1. 全身肝素抗凝法 常规应用全身肝素化法,首次负荷量为25~50U/kg,维持量10~25U/(kg·h),使体外循环中的血液凝结时间控制在20~30分钟,透析结束前1小时停用。肝素监测最常使用活化凝血时间(ACT),正常90~140秒。透析目标ACT通常为基础值的1.5倍。有中度出血倾向的患儿可应用小剂量肝素抗凝即无首剂或低首剂肝素,之后每小时持续给药5~25U/kg,每30分钟监测ACT,目标ACT值为基础值的1.4倍,肝素持续给药到透析结束。

2. 局部体外肝素化法 肝素-鱼精蛋白法已经很少使用,并被无肝素技术取代。具体方法是:从动脉管路中持续注入肝素,从静脉管路中持续注入鱼精蛋白,使管路和透析器中ACT保持在200~250秒,同时监测患者体内血液ACT值。1.0mg鱼精蛋白中和大约100U肝素。

3. 无肝素透析 主要用于那些活动性出血患儿,包括凝血功能障碍、血小板减少症、颅内出血、近期手术以及肾移植患者。常规方法是:应用肝素盐

水冲洗管路和透析器,尽可能增加血流,每 15～30 分钟用盐水 25～200ml 冲洗管路,超滤量应扣除冲洗盐水量。

4. 低分子量肝素(LMWH) 低分子量肝素由肝素降解获得。与肝素相比,对凝血因子 Xα 抑制作用强,血小板减少发生率低。用量透析前一次给予 1500～2500U。

5. 其他 近年报道有血小板减少或肝素致血小板减少时可选择应用前列腺素或重组水蛭素(凝血酶抑制剂)抗凝。

(四)血液透析的基本技术

1. 单纯超滤(isolated ultrafiltration,IUF) 仅进行超滤除水但不进行透析,适用于高度水肿、对利尿剂不敏感者,如肾病综合征、慢性心衰。

2. 序贯透析(sequential dialysis,SD) 一次治疗中透析与超滤分开,按先后顺序进行。因单纯超滤血流动力学稳定,序贯透析适用于透析中低血压和尿毒症患儿伴有胸水、腹水和心包积液间隙液体。

3. 可调钠透析(profiling hemodialysis) 透析过程中有计划地改变透析液钠浓度的一种透析方法,可预防透析中低血压、失衡综合征,达到细胞清洗的作用。

4. 低温透析(low temperature hemodialysis) 降低透析液温度,利于保持相对血容量的稳定,用于预防透析中低血压。

5. 高通量透析(high flux dialysis,HFD) 采用的生物膜对大、中分子物质有较好的渗透性,对中分子物质的清除能力明显提高。

(五)透析监护

为保证有效透析和患儿的安全,透析前后和透析过程中,均应对患儿和透析装置进行监护。

1. 首次 HD 前准备 开始透析前详细了解病情,签知情同意书。完善检查包括胸片、心电图、肝肾功能、血电解质及血气分析、血常规和凝血功能检查等。

2. 患儿的监护 透析开始及结束时准确测量患儿体重,取血监测肾功能、电解质的变化。透析前、透析中每 30 分钟、透析结束时记录体温、心率、呼吸、血压。密切观察患儿并发症的发生。

3. 透析装置的监护 透析前肝素盐水预冲透析器和管路,透析中监测静脉压、跨膜压、血流量、透析液温度、超滤量等,每 30 分钟记录一次。

【血液透析急性并发症及处理】

1. 透析失衡综合征(dialysis disequilibrium syn-drome) 早在 1962 年 Kennedy 等描述了透析失衡综合征,认为与全身溶质失衡继发水的异常分布有关。多发生在首次透析中后期或结束后不久。透析时当组织溶质浓度相对高于血浆时,形成血液和组织间渗透压力梯度,使水分进入细胞、肺和颅腔内,引起肺间质和颅内水分增多,前者为肺型,临床表现为呼吸困难、低氧血症、肺部阴影;后者为脑型透析失衡综合征,临床表现恶心、呕吐、头痛,严重者可抽搐昏迷甚至死亡。

透析失衡综合征是可以预防的,首先要控制血流速度和透析时间,以减少溶质排除效率和避免血 pH 迅速改变。可通过缩短透析时间、增加透析频度来预防,静脉滴注甘露醇(0.5～1g/kg),应用可调钠透析以减少失衡综合征的发生。

2. 低血压 低血压是小儿 HD 最常见的并发症,发生率 10%～30%。低血压的发生原因主要有:①有效血容量减少:即超滤率大于血管的再充盈率,引起有效循环血容量的减少,导致低血压。②血浆渗透压下降:透析中溶质快速清除,血液渗透压下降,水分进入细胞内,加重血容量的减少。③血管反应性变化:透析前服用降压药、透析液温度较高、透析中进食、自主神经功能紊乱等引起。④醋酸盐透析液。⑤透析膜生物相容性差,可激活补体,诱发低血压。⑥其他:重度贫血、低白蛋白血症、出血、透析中发生心力衰竭、自身心血管病变等。临床表现面色苍白、胸闷、不适、冷汗、头晕,重者恶心、呕吐、一过性意识丧失。

透析过程中维持血容量的稳定,是保证小儿 HD 顺利进行的重要措施。透析中除监测血压、心率外需注意:限制小儿体外循环的血容量小于 8ml/kg;控制超滤量和超滤速度:超滤脱水不超过体重的 5%,控制血流量 3～5ml/(kg·min),维持性透析患儿控制透析间期体重增长小于 5%,正确评价干体重。一旦发生低血压,采取患儿平卧位,予吸氧,减少或停止超滤,减慢血流量,立即输入生理盐水、高渗葡萄糖、白蛋白或血浆等措施予以纠正,持续低血压者使用升压药维持血压,如处理无效,应立即停止透析。

3. 高血压 仅指透析中的高血压,多发生在透析中、后期,与肾素-血管紧张素-醛固酮系统活性增加、交感神经活性增高、失衡综合征、精神紧张、透析中降压药的清除等因素有关。应针对病因处理,如预防失衡综合征的发生;限制水钠摄入,正确评价干体重;降压药的应用也很重要,如血管紧张素转换酶抑制剂、钙通道阻滞剂等;精神过度紧张的患儿可予镇静剂;如仍控制困难可改变血液净化方法如血液滤过、血液透析滤过等。

4. 出血 出血主要由于肾衰毒素蓄积致血小板功能障碍、凝血功能异常、透析中肝素的应用以及中心静脉创口过大等原因引起。临床以置管渗血最常见;其他如呕血、便血、泌尿系出血等。治疗予止血对症治疗,静脉插管深度、创口大小适宜;有出血倾向者应用低分子肝素或无肝素透析。

5. 空气栓塞 空气栓塞临床罕见,是由于空气逸入静脉,可由血泵前输液、血路管破裂、各管路连接不紧密或透析膜破损等因素引起。轻者少量泡沫状空气慢入,临床无症状;若 1 次 5ml 以上空气进入可引起气栓症状,临床表现呼吸困难、咳嗽、发绀、胸部紧缩感、意识丧失甚至死亡。发现有空气栓塞的可能立即停泵,夹注静脉管路;采取头低脚高、左侧卧位的体位防止脑栓塞;给予吸氧,必要时高压氧舱。

6. 首次使用综合征 指使用未经处理的新透析器进行透析时发生的一组临床综合征。发生原因与透析器消毒剂、透析器生物相容性不好、合用药物影响有关。临床表现有胸痛、背痛、恶心呕吐、抽筋、呼吸困难、血管神经性水肿、皮肤瘙痒、胃肠道痉挛等。其处理主要是对症处理,严重者停止透析,应用肾上腺皮质激素。

7. 发热 HD 过程中常见的发热原因有内毒素反应、感染,透析温度失控所致罕见。主要采取对症处理,如怀疑感染,应做血培养并给予抗生素治疗。

8. 其他 其他急性并发症可见肌肉痉挛、皮肤瘙痒、心力衰竭、心律失常、心脏压塞、溶血等。

【慢性 HD 并发症】

慢性并发症在长期维持性透析过程中出现,可涉及各个系统。小儿处于生长发育时期,故营养不良、贫血、生长迟缓及精神情绪障碍等并发症更为突出。

1. 营养不良 主要表现为低白蛋白血症,是影响 HD 患儿生存的指标之一。发生原因有营养摄入不足、蛋白异化增加、透析中营养成分丢失等。小儿代谢率较成人快,尤其是小于 2 岁的婴幼儿和青少年更易发生营养不良。为防止营养不良的发生,HD 患儿蛋白摄入量保证 1.5 ~ 2.0g/(kg·d),其中 70% 为优质蛋白,蛋白占总热量的 8% ~ 10%。能量摄入的供给,小儿需 40 ~ 60kal/(kg·d),婴儿需 100kal/(kg·d)。

2. 生长发育迟缓 其发生原因除引起营养不良的原因外,还有尿毒症时胰岛素的拮抗状态、并发症的存在等。治疗为应用重组人生长激素(rhGH),用至肾移植、患儿身高达正常生长速度第 50 百分位或成人身高标准。

3. 肾性骨病 肾性骨病又称肾性骨营养不良(renal osteodystrophy,ROD),儿童发生率高于成人。发生原因主要与继发性甲状腺功能亢进(HPT)和铝中毒有关。慢性 HD 患儿注意监测血钙、磷、碱磷酶、碳酸氢根、甲状旁腺激素、骨龄以调整钙剂和维生素 D 的用量。治疗上控制血磷水平,限制饮食中磷的摄入,婴儿控制在 300 ~ 400mg/d,儿童 500 ~ 1000mg/d。饮食控制外可使用磷酸盐结合剂,主要用碳酸钙 20 ~ 50mg/kg,其他可用醋酸钙、同酸钙、盐酸聚丙烯酰胺等,使血钙维持在 2.62 ~ 2.80mmol/L。避免使用氢氧化铝,因小儿更易发生铝中毒。

4. 贫血 肾性贫血的原因有红细胞生成素合成障碍、HD 过程中的失血及红细胞寿命缩短、溶血等。且多数透析儿童存在营养不良,贫血程度较成人更严重。治疗予重组促红细胞生成素(RhEPO),当血细胞比容(HCT)<0.3 开始应用 50 ~ 150U/(kg·w),每周 1 ~ 3 次,皮下或静脉注射。维持量为 50 ~ 100U/(kg·w)。HCT 目标值为 0.33 ~ 0.36。同时注意铁剂的补充。

5. 感染 感染是造成透析患儿死亡的主要原因。易于发生感染的相关因素有机体免疫功能低下、营养不良、应用免疫抑制剂、血制品;HD 相关因素有血管通路、体外循环、透析液、供液管路污染。临床常见细菌感染,如血管通路感染、败血症、泌尿系感染、呼吸道感染;其他如结核感染、血源病毒感染(庚型肝炎病毒、输血传播病毒)、巨细胞病毒及衣原体感染。

6. 高血压 除上述引起高血压的原因外,慢性 HD 高血压需注意是否与 EPO 应用有关。EPO 可增加血液黏滞度、外周血管阻力、使缺氧所致的血管扩张作用减弱,从而引起高血压。对维持性 HD 患儿注意控制透析间期体重增长和充分透析,EPO 从小剂量开始皮下给药,使 HCT 缓慢上升至 33%,合理应用降压药。

7. 精神心理障碍 长期接受 HD 患儿,易发生精神抑郁、情绪低落、恐惧感甚至失去生活信心和勇气,应注意预防和给予相应的心理治疗。

我国小儿 HD 起步晚,尚未形成规模性维持性透析,与发达国家比较有较大差距。由于维持性透析对患儿生活质量影响较大,多数透析患儿在接受一段维持性透析后最终行肾移植,国内肾移植成活率达93%,是慢性肾衰竭患儿最根本的肾替代选择。

(沈　颖)

第三节　连续性肾脏替代治疗

连续性肾脏替代治疗(continuous renal replacement treatment,CRRT)是指所有能连续性地清除溶质、对脏器功能起替代和支持作用的各种血液净化技术。Scrihner 等在 1960 年提出连续性血液净化治疗的概念,1977 年 Kramer 等在血液透析的理论和实践基础上提出连续性动静脉血液滤过并应用于临床,用于治疗对利尿剂无反应的液体超负荷的肾衰竭患者,标志 CRRT 的诞生。由于 CRRT 与传统的间歇性血液透析相比具有一定的优点,因此,其应用范围不断扩大。

【原理和分类】

CRRT 对清除溶质的方式有弥散及对流和吸附。弥散是血液透析清除溶质的主要方式,这种方式依靠透析膜两侧的溶质浓度梯度差。其清除率决定于透析液流量、血流量大小、透析膜通透性及被清除溶质分子质量的大小。对流是持续血液滤过清除溶质的主要方式。它依靠滤过膜两侧的静水压并伴随超滤进行。清除率大小取决于超滤液量、血流量及膜对溶质的筛选系数。滤过膜的吸附作用是 CRRT 的第三种溶质清除机制,部分炎症介质、内毒素、药物和毒物可能通过该作用清除。弥散主要能够清除小分子如水、电解质、肌酐、尿素氮等;对流主要清除中分子如细胞因子、炎性介质,也包括上述小分子等;吸附能够清除大分子物质。

根据工作原理不同,基本模式有三类,即血液透析(hemodialysis,HD)、血液滤过(hemofiltration,HF)和血液透析滤过(hemodiafiltration,HDF)。HD 主要通过弥散机制清除物质,小分子物质清除效率较高;HF 主要通过对流机制清除溶质和水分,对炎症介质等中分子物质的清除效率优于透析;HF 作用类似肾小球和肾小管的功能,一方面将血液中能透过滤器半透膜的部分溶质及水分以对流的形式排出体外;另一方面将置换液重吸收补充回体内,起到滤过和重吸收作用。HDF 可通过弥散和对流两种机制清除溶质。经过数小时或更长时间的连续治疗,将毒物、代谢废物及水分清除体外,机体需要的营养物质、药物、电解质输入体内。

CRRT 目前主要包括的技术:缓慢连续超滤(SCUF)、连续性静-脉血液滤过(CVVH)、连续性静-静脉血液透析滤过(CVVHDF)、连续性静-静脉血液透析(CVVHD)、连续性高通量透析(CHFD)、连续性高容量血液滤过(HVHF)、连续性血浆滤过吸附(CPFA)、血浆置换(plasma exchange,PE)。临床上应根据病情严重程度以及不同病因采取相应的 CRRT 模式及设定参数。SCUF 和 CVVH 用于清除过多液体为主的治疗;CVVHD 用于高分解代谢需要清除大量小分子溶质的患者;CHFD 适用于 ARF 伴高分解代谢者;CVVHDF 有利于清除炎症介质,适用于脓毒症患者;CPFA 主要用于去除内毒素及炎症介质。

1. CVVH　血液通过高通透性膜制成的滤器,血泵驱动进行体外血液循环,以对流原理持续清除体内水分和中小分子溶质(超滤液),再通过输液装置补充与细胞外液成分相似的电解质溶液(置换液),模拟肾脏功能。血液滤过为等渗性脱水,实施过程中患儿血流动力学稳定。是临床上常用的模式。

2. CVVHDF　连续血液透析联合连续血液滤过的模式,它是在通过弥散原理排除大量小分子物质基础上,采用高通透性的透析滤过膜,通过对流的方法排除大量含中小分子物质的体液,并同时输入置换液,是集血液透析与血液滤过优点为一身 CBP 方法。是治疗严重脓毒症常用的模式之一。

3. HVHF　CVVH 模式增大超滤率达 35ml/(kg·h)即为 HVHF,儿童不建议超过 100ml/(kg·h)。

4. CPFA　为联合血浆滤过吸附(coupled plasma filtrationadsorption)。全血先通过血浆分离器分离血浆,血浆通过合成树脂柱吸附内毒素和炎症介质后与血细胞混合,再进入血液滤过器清除过多的液体和小分子毒素。CPFA 能改善严重脓毒症合并 MODS 患者的血流动力学,并有助于恢复其免疫功能。但随机对照研究证实其尚不能改善患者的存活率。

5. PE　是将患儿的血液引入血浆分离器,分离血浆和细胞成分,弃去与蛋白质结合的毒物的血浆及血浆中大分子炎性细胞因子,而把细胞成分和新鲜冰冻血浆混合后回输人体内,以达到净化血液的治疗目的。置换液的输入速率与血浆滤过率相同,置换液常用新鲜冰冻血浆,一部分使用代血浆(4%人血清白蛋白、林格液等),但不超过总置换量的20%。

【CRRT 的优势】

作为一种新的肾脏替代治疗方法,CRRT 因具有血流动力学稳定,能持续、稳定地控制氮质血症和水盐代谢,不断清除体内毒素及炎性因子,保证营养补充等优点,为危重患者的救治提供了重要的、赖以生存的体内环境。

1. 血流动力学稳定 其主要原因是 CRRT 治疗时,能够持续缓慢的脱水,血流动力学稳定,低血压的发生率低。在跨膜压的作用下,水和部分溶质通过滤器半透膜排出体外。由于蛋白质等大分子物质不滤出,胶体渗透压还有所上升,间质和细胞内水分被"拉"入血管内,使蓄积在细胞内、间质和血管内的水分同时排除,清除组织水肿。

2. 溶质清除率高 连续长时间每天治疗 24 小时或接近 24 小时,总的清除量大,调节水、电解质、酸碱平衡。

3. 清除炎性介质 通过对流、吸附机制清除多种炎性介质,改善患者免疫调节功能。有效清除循环中的炎性介质和内毒素:CRRT 对炎性介质的清除主要靠对流和吸附,一些分子质量较小的细胞因子具有较高的筛选系数,CRRT 治疗每天可以清除约相当于体液总含量 25% ~30% 的细胞因子;一些分子质量较大的细胞因子,如肿瘤坏死因子则主要靠吸附清除,聚丙烯腈膜(AN69)对其吸附力最强,但这种吸附能力在 2 小时左右就会达到饱和。研究显示不同的血流量、透析液和置换液配方、治疗方式和滤器等对溶质的清除效率不同。

4. 有利于营养支持 危重症和 CRRT 治疗患者多存在营养和物质代谢的负平衡,所以加强营养支持是重要的治疗手段。CRRT 能满足大量液体的摄入,输液限制少,有利于营养支持治疗,保证了每天的能量及各种营养物质的供给,并维持正氮平衡。

【适应证】

ICU 病房采用 CRRT 的目的主要有两大类:一是重症患者并发肾功能损害;二是非肾脏疾病或肾功损害的重症状态,主要用于器官功能不全支持、稳定内环境、免疫调节等。

1. 急性肾衰竭 CRRT 有缓慢、等渗性去除液

体等优势,能保持血流动力学的稳定。并且溶质清除率高,营养改善好,且能清除细胞因子。患者往往伴有血流动力学的紊乱和毛细血管渗漏导致的体液潴留,所以重症患者 ARF 的治疗推荐 CRRT。多数文献认为早期行 CRRT 治疗可能是有益的,但"早期"的标准并不一致。

2. 全身感染 严重感染时,各种炎性介质对局部与全身血管张力及通透性产生显著影响,造成微循环紊乱。CRRT 具有强大的对流作用,可有效地清除大量的中分子物质,因此已用于全身感染的治疗。采取 CRRT 治疗全身感染的目的主要是调控炎症介质的浓度,以降低其对机体的损伤,应采取以对流机制为基础的模式。全身感染患者采用高治疗剂量的血液滤过对改善预后是有益的。

3. 全身炎症反应综合征(systemic inflammatory response syndrome,SIRS) SIRS 是多器官功能不全综合征(MODS)的中间过程,MODS 是 SIRS 发展过程中最严重的阶段。SIRS 时,各种炎性介质造成全身内皮细胞及实质细胞损伤,最终导致机体发生不可逆性休克及 MODS 等。CRRT 可清除细胞内毒素、部分炎性介质、淋巴因子及补体成分,因而可减轻炎性反应,减低心、脑、肺、肾的损伤程度,对全身炎性反应综合征的发生发展产生积极的影响。

4. 重症急性胰腺炎(severe acute pancreatitis,SAP) 重症急性胰腺炎是外科临床常见的急腹症,SAP 发病早期主要表现为全身炎症反应综合征,晚期主要表现为脓毒血症(sepsis)及多器官功能障碍综合征(multiple organ dysfunction Syndrome,MODS)。早期即可迅速发展为休克,死亡率高达 20% ~30%。血液滤过的目的是为调控过度全身炎症反应。目前国内外学者认为 CBP 主要用于解决 SAP 早期促炎细胞因子引起的过度炎症反应,从而阻止病情的发展。CBP 可以调节重症急性胰腺炎的免疫功能状态,不仅仅限于清除炎症介质及细胞因子,而且还能重建机体免疫内稳状态。

5. 急性呼吸窘迫综合征 CRRT 稳定持续的超滤能提供稳定的内环境,水、电解质及酸碱平衡也容易达到,直接清除致病性炎性介质且使肺血管外液体减少,减轻肺间质水肿,从而明显改善肺氧合。同时,有利于改善通气功能和控制肺部感染,改善微循环和实质细胞摄氧能力,提高组织氧的利用,降低患者对机械通气的需求。应用 CRRT 治疗急性呼吸窘迫综合征结果显示,CRRT 确实可以迅速、有效地改善患者氧合功能,可有效地维持液体平衡,而对循环

影响甚小。

6. 心力衰竭失代偿期 CRRT 可使对利尿剂和血管反应很差的终末期慢性心力衰竭患者以及急性心衰患者排除过多的水分,消除全身水肿。CRRT 治疗的优点是血流动力学稳定,渗透压变化小,更符合生理状态,对心血管功能影响小,保证机体内环境的稳定。

7. 肝性脑病(hepatic encephalopathy) CRRT 可清除氨、假性神经递质、游离脂肪酸、酚、硫、醇等,提高支链氨基酸与芳香氨基酸比值;增加脑脊液 cAMP 含量,保护脑细胞功能,使肝性脑病患者清醒。

8. 挤压综合征(crush syndrome) 挤压综合征患者多有外伤或自体挤压伤史,临床表现为脱水、血压下降及酱油色尿,属高分解状态。CRRT 能有效清除肌肉损伤产生的肌红蛋白,纠正水、电解质及酸碱失衡,加强营养支持治疗,碱化尿液及预防高血钾。

9. 其他 现已用于体外循环心脏术后,严重的电解质、酸碱失衡,治疗药物及毒物中毒,手足口病,热射病等,因 CRRT 治疗具有良好的血流动力学稳定性、个体化的配制置换液等优点,可有效地维持机体内环境的稳定,取得了较为满意的效果。

【操作】

1. 血管通路的建立 重症患者 CRRT 静脉通路一般选择中心静脉置管。置管部位可选择股静脉、锁骨下静脉或颈内静脉,动脉置管因并发症较多已较少采用。锁骨下静脉导管易受锁骨压迫而致管腔狭窄,因此血栓形成风险较其他部位的导管高;压迫止血法效果差、出血并发症较多,因此 CRRT 应尽可能避免锁骨下静脉置管。颈内静脉导管没有上述缺点,且对患者活动限制少,因而一直是血透患者中心静脉置管的首选,但缺点是导管相关感染(catheter-related bloodstream infection, CRBI)发生率相对较高。股静脉置管的优点是压迫止血效果好,血肿发生率低,且其 CRBI 的发生率并不比颈内静脉高,穿刺方便、技术要求低;因此 ICU 患者应首选股静脉置管。

通常置入双腔导管以保证足够血流通过。导管型号可根据患儿年龄及体重选用 6.0~11.5F 单针双腔管,导管型号与体重的关系约等于(6+0.1×体重),3~5kg 选用 6F,6~10kg 选用 7F,11~20kg 选用 8F,超过 20kg,可选用 11.5F 或更大的双腔管。小婴儿为保证血流量可选用 16~18G 单腔管,也可

根据年龄选择 20~16G 的股静脉导管可提供充足的血流量。

2. 滤器的选择 目前重症患者 CRRT 治疗中应用最多的是合成膜滤器,合成膜具有高通量、筛漏系数高、生物相容性良好的优点,如聚丙烯腈膜(PAN)、聚砜膜(PS)、聚酰胺膜(PA)、聚甲基丙烯酸甲酯膜(PMMA)、聚碳酸酯膜(PC)等,应用较多的为聚丙烯腈和聚砜材料。儿童考虑使用儿童型管路,并且滤器型号的选择以膜面积不超过患儿体表面积为宜。膜面积 0.1m² 的滤器被使用在体重 3kg 以下的病例(新生儿),4~20kg 0.3m²,>20kg 0.6m²。

3. 置换液及透析液的成分以及配制 置换液的配制应遵循以下原则:①无致热原;②电解质浓度应保持在生理水平,为纠正患者原有的电解质紊乱,可根据治疗目标作个体化调节;③缓冲系统可采用碳酸氢盐、乳酸盐或柠檬酸盐;④置换液或透析液的渗透压要保持在生理范围内,一般不采用低渗或高渗配方。

常用的碳酸氢盐配方:碳酸氢盐配方直接提供 HCO_3^-,但 HCO_3^- 易分解,故需临时配制。由于钙离子和碳酸根离子易发生结晶,故钙溶液不可加入碳酸氢盐缓冲液内,两者也不能从同一静脉通路输注。重症患者常伴肝功能不全或组织缺氧而存在高乳酸血症(>5mmol/L),宜选用碳酸氢盐配方。

4. 置换液输注方式 置换液输注方式有两种:前稀释(置换液和动脉端血液混合后再进入滤器)和后稀释(置换液和经滤器净化过的血液混合后回流到体内)。一般认为前稀释方式滤器寿命较长,目前发现置换液前后稀释对血栓和溶质清除无差异。

5. 抗凝问题 如无出血风险的重症患者行 CRRT 时,可采用全身抗凝;对高出血风险的患者,如存在活动性出血、血小板<60×10⁹/L、INR>2、APTT>60 秒或 24 小时内曾发生出血者在接受 RRT 治疗时,应首先考虑局部抗凝。如无相关技术和条件时可采取无抗凝剂方法。

(1)普通肝素抗凝:肝素全身抗凝由于出血风险高于局部抗凝,故仅适用于无出血风险(无活动性出血且基线凝血指标基本正常)的患者。一般首次负荷剂量 0.2~0.5mg/kg 静注,维持剂量 0.05~0.3mg/(kg·h)的速度持续静脉输注。需每 4~6 小时监测 APTT,据此调整普通肝素用量,以保证 APTT 维持在正常值的 1.5~2 倍。

(2)低分子量肝素:负荷量 15~25U/kg,维持

量 5 ~ 15U/(kg·h),使用过程中连续监测抗 Xa 活性在 0.25 ~ 0.35U/ml 的目标水平。低分子量肝素特点和监测方法以及与肝素的疗效无差异,禁忌证同普通肝素法。

(3) 局部枸橼酸盐抗凝法(regional citrateanti-coagulation):对于活动性出血或高危出血倾向的患儿,也可采用局部枸橼酸抗凝法,此法具有出血风险低并可有效防止体外循环回路血液凝固等优点。使用时要注意血泵速度、枸橼酸盐血液保存液及 5% 氯化钙输注速度三者的比例关系约为 1(ml/min):1.3 ~ 1.5(ml/h):0.1(ml/h),开始治疗后 30 分钟内,进行首次滤器后血液和患儿体循环中血液的离子钙(iCa)浓度测定,随后每小时检测 1 次,根据结果分别调整血液保存液和 5% 氯化钙输注速度,使滤器后血 iCa 浓度在 0.25 ~ 0.40mmol/L,体内血 iCa 在 1.0 ~ 1.3mmol/L。达到上述目标后每 2 ~ 4 小时测定 1 次,根据测定结果及时调整血液保存液和氯化钙输入速度,维持上述水平。严重肝功能损伤和休克伴低灌注禁用此法。

(4) 无抗凝剂:高出血风险的患者进行无抗凝剂 CRRT 应注意肝素生理盐水预冲管路、置换液前稀释和高血流量以减少凝血可能。无肝素化方案需 30 ~ 60 分钟用 50 ~ 100ml 的生理盐水冲洗滤器,易致血流动力学不稳定。

6. 参数设置　根据患儿血流动力学状态,血流速度的设置从 1 ~ 10ml/(kg·min)不等,原则上不低于 20ml/min,以最大程度减少体外循环回路中血液凝固血,常用流速度设置如下:新生儿 20 ~ 30ml/min,婴幼儿 20 ~ 40ml/min,<20kg 儿童 50 ~ 75ml/min,>20kg 儿童 75 ~ 100ml/min。CVVH 时置换液流量 20 ~ 35ml/(kg·h),CVVHDF 时透析液流量同置换液流量,20 ~ 35ml/(kg·h),透析液与置换液量比为 1:1,或根据治疗目的是清除小分子还是清除中大分子为主进行调整。HVHF 时要求置换液流量至少达到 35ml/(kg·h)以上,儿童不建议大于 100ml/(kg·h)。PE 每次血浆置换为患者血浆量的 1 ~ 1.5 倍,相当于 40 ~ 60ml/kg。

【并发症及处理】

CRRT 治疗可有下述 4 大类并发症:①抗凝相关并发症,如出血(胃肠道、穿刺点、尿道)和 HIT。②血管导管相关并发症,如全身感染、栓塞、动静脉漏、心律失常、气胸、疼痛、管路脱开、血管撕裂等。

③体外管路相关并发症,如膜反应:缓激肽释放、恶心、过敏反应;气体栓塞。④治疗相关并发症,如低温、贫血、低血容量、低血压;酸碱、电解质异常:低磷血症、低钾血症、酸中毒、碱中毒;药物相关:药物动力学改变等。下述严重并发症应及时处理:

1. 低血压　原因与出血有关,常常出现在开始阶段与脱水速度过快有关。管路及滤器的容量(预充容量)与循环血量相比量较多的时候(超过循环血量 10%)可导致低血压。防范措施:当体外总容量超过患儿循环血液量的 10%(8ml/kg)时,使用血液预充体外循环管道并在开始前暂停血管扩张剂的输注并可加用或适当增加血管活性药物的剂量(如多巴胺等),CBP 开始采取低血流速率也是预防低血压的方法之一。

2. 低体温　开放患儿及回输血液未加温可导致低体温。采用置换液加温、患儿保暖均可有效保持体温。

3. 血流感染　置换液和透析液污染,导管相关性感染是血流感染的主要因素。管道连接、取样、置换液和血滤器更换是外源性污染的主要原因,严格无菌操作是防止感染的主要措施。导管穿刺处的血肿可并发感染,应积极预防。密切监测、及时发现、良好穿刺技术是降低和防止血流感染的关键。

4. 血小板降低　一般血流速度越快,血小板黏附越少,因此对血小板降低的患者采用高血流量可以降低血小板的黏附。肝素抗凝可导致 HIT 的发生,注意监测。血小板降低严重者需中止治疗。

连续性血液净化能清除细胞因子及炎症介质,改善脏器功能,重建免疫系统内环境稳态;同时能纠正电解质紊乱、酸碱平衡失调,为支持治疗创造条件,从而提高危重疾病患者的成活率,成为又一项重要的生命支持措施。但在临床实践中如何更为科学合理地掌握适应证,如何把握治疗时机和治疗剂量,如何减少 CRRT 治疗过程中营养物质的丢失,如何在此基础上结合机体的个体差异,兼顾同时存在多种疾病及并发症,密切进行血流动力学监测,保证液体平衡、内环境的稳定,从而确定个体化治疗方案,减少并发症的发生仍有待于进一步探索。CRRT 只是整体治疗的一种手段,需与其他治疗同时进行,才能提高救治的成功率。

(张新萍)

第四节　血　浆　置　换

血浆置换(plasma exchange,PE)是血液净化治疗的一种方法,是将患者的全血分离成血浆和细胞两部分,然后弃掉患者的血浆,把细胞成分和新的正常血浆或等量血浆替代品输回体内,达到清除致病因子的目的。广义的PE不但可以分离全血浆,而且可以选择性分离血浆某种成分,即血浆成分分离,可使血浆补充量大大减少。

1914年,Abel首次提出了血浆分离(plasmapheresis)设想,他提出如果将流出体外血液中的血细胞回输体内,可以提取大量的动物血浆。二次世界大战期间,因救治伤员的需求,驱使了技术的进展,1948年Cohn成功研制了世界上第一台离心式血浆分离机,用于血浆产品的制作备。但直到1959年才用于临床治疗疾病。20世纪70年代末,随着膜式血浆分离装置的出现,该项技术的临床应用日益广泛。

【原理】

临床应用血液净化技术清除循环中的致病因子,达到治疗疾病的目的,而不同的技术有其不同的治疗范围。血液透析的清除作用只限于小分子溶质,血液滤过能增强中分子物质清除力,PE通过分离血浆以清除血浆中的致病因子,尤其能清除大分子量及与蛋白质和脂质结合的物质,如自身免疫性抗体:IgG和IgM等、循环免疫复合物、异型抗原、补体活化产物、异常增多的低密度脂蛋白、冷球蛋白及游离轻链或重链等各种副蛋白、外源性或内源性循环毒素,包括与蛋白结合的毒素等致病因子。同时,PE通过输入正常的新鲜血浆,补充了免疫球蛋白、白蛋白、凝血因子、补体、调理因子和其他重要的生物活性物质,使损伤细胞、网状内皮细胞的吞噬功能恢复,达到调节免疫系统的作用。

【方法和设备】

1. 非选择性PE术　该法是弃去全部分离出的患者血浆,清除存在于整体血浆中或与蛋白结合的毒性物质,可用单滤过法血浆分离器或离心式血浆分离器完成。

2. 选择性的PE术　包括双重滤过血浆分离、冷滤过法、热滤过法等。双重滤过法采用两个孔径大小不同的滤过器,第一个孔径大将血浆与血细胞成分分开;全血浆再经第二个滤器,其孔径较小,分子质量较大的球蛋白、甘油三酯、胆固醇及免疫复合物等成分不能通过而被丢弃,滤出白蛋白等小分子蛋白与血细胞成分混合返回患者体内。冷滤过法是用于清除血浆中冷凝集蛋白成分,其方法是先通过离心法或膜分离法分离血浆,血浆从全血中分离后,通过一个温度设定在4℃的装置,冷凝集蛋白和冷凝素在此发生沉淀,再通过相应的滤器滤出,其他的血浆成分重新加温至37℃后回输体内。热滤过法用于清除低密度脂蛋白,操作中先分离血浆,然后将血浆加温至40℃,再用离心法分离,将低密度脂蛋白分离出。

PE总体分为离心式分离法和膜式滤过法两种:

1. 离心分离法　主要原理就是根据血浆各种成分的比重差异,应用血浆分离装置,以不同的离心速度,分离出不同的血液成分,除分离血浆外,还可分离出红细胞、淋巴细胞、单核细胞和血小板,从而达到血液成分分离的目的。其离心设备已由简单的间断离心机,发展到用电脑控制的连续性离心机。用于治疗红细胞增多症、白血病和血栓性疾病等多种疾病。但更多的是用于血库为临床提供血液成分。

2. 膜式分离法　是最常用的PE方法。关键是分离器,多采用醋酸纤维素膜、聚甲基丙烯酸甲酯膜或聚砜膜所制成的空心纤维型分离器。具有膜材料稳定、生物相容性好和通透性高的特点,膜的孔径为$0.2 \sim 0.6\mu m$,血浆通过膜孔从全血中滤出,可滤出分子量3000kD以下的物质,血细胞成分不能滤过,但并非所有的血浆成分都能滤出。血浆滤过量与血流量成正比,与血细胞比容成反比,并且受跨膜压(TMP)的影响,TMP很低时,血浆滤过率随TMP增加而升高,但TMP增至一定程度,血浆滤过率不再增加。TMP一般不应超过100mmHg,否则可能发生溶血。膜滤器性能的主要指标是筛选系数(SC),是指膜对蛋白分子的渗透情况,可用公式计算:$SC = 2C_f/C_{in}+C_{out}$(C_f:滤液中蛋白浓度;C_{in}:滤器进口的蛋白浓度;C_{out}:滤器出口的蛋白浓度)。通常滤器都有标明不同分子量蛋白的筛选系数,SC等于1.0,表明滤液中蛋白浓度与血液进口的相同,若SC等于

0,则表示该蛋白不能通过滤过膜,在滤出液中不能检出。不同分子量蛋白 SC:白蛋白(66kD) > 0.95,IgG(150kD) 是 0.9,IgM(970kD) 是 0.8,C_3(180kD) 是 0.85,免疫复合物(500 ~ 3000kD)和冷球蛋白(150kD)等大多数分子量大的物质也能滤出。

血浆置换机:有专用的血浆置换机,现在许多医院应用血液滤过机进行 PE,应用于 PE 机器必须具备三个泵,一个为驱动体外循环动力,一个是置换液泵,另一个是滤出液泵。三个泵必须同时运转。还具有压力、漏血等安全监测报警系统和静脉系统的空气探测器以及精确的平衡装置。应用血液滤过机进行 PE 时,置换液必须连接在静脉管路上。

【适应证】

目前 PE 已用于治疗疾病达两百多种,对多数疾病来说,PE 不是病因性治疗,只是比药物更有效和更迅速去除致病因子,能够明显改善疾病症状,只能作为一种辅助治疗手段。

1. 肾脏及免疫性疾病 在肾脏及免疫性疾病中,PE 最常用于原发性或继发性急进性肾炎、SLE、系统性血管炎、IgA 肾炎、紫癜性肾炎等疾病出现病情进展迅速、伴有进行性肾功能下降、合并肺出血以及 SLE 合并狼疮性脑病等,及需要大剂量皮质激素才能控制疾病活动的病例推荐采用 PE 疗法。通过 PE 清除患者体内各种自身抗体和免疫复合物,阻断免疫复合物在肾小球、肾小管和小血管的沉积,可以使急性期症状缓解,血清肌酐水平降低,控制病情进展。大量研究证实早期应用 PE 治疗肺出血肾炎综合征能迅速降低血浆中抗 GBM 抗体滴度及其他重要炎症介质的水平、血清肌酐水平,使终末期肾衰竭发生率降低,约 90% 肺出血能得到控制。结节性多动脉炎、皮肌炎、类风湿性关节炎等是目前无特殊疗法的疾病。PE 疗法能去除各种自身抗体和免疫复合物,使临床症状改善,适用于激素和免疫抑制剂无效或效果不好又危及生命的重症患者。单独使用 PE 维持时间较短以及 PE 降低循环抗体水平后,可通过负反馈机制激活体内致病性 B 细胞分泌更多的自身抗体而产生反跳现象,另外需注意的是输注血浆可增加自身抗体合成的风险。因此,PE 必须配合免疫抑制剂治疗。

2. 移植 在器官移植前清除体内免疫物质和抗淋巴细胞抗体、抗 HLA 抗体等多种异常抗体,以及清除损伤血管内皮细胞上附着的免疫复合物及各种黏附因子等,对减少术后排斥反应和治疗排斥反应有一定作用。移植前多次输血患者易产生细胞毒抗体,对供体移植物有高度敏感性,移植前 PE 可提高成功率。PE 可用于下列多种情况:与供肾 ABO 血型不相容,高敏受体,T 细胞交叉配型阳性,急性体液性或细胞性排斥反应和肾移植术后复发性局灶节段性肾小球硬化等。

3. 血液病 溶血性尿毒综合征和血栓性血小板减少性紫癜的患儿进行 PE 治疗可降低急性期死亡率和改善远期预后。PE 治疗自身免疫性溶血、高黏稠综合征患儿有效率较高。PE 可清除血友病患者抗Ⅷ因子抗体,对输注Ⅷ因子无效的甲型血友病患者,PE 能达到迅速止血的效果。

4. 神经系统疾病 重症肌无力、吉兰-巴雷综合征和多发性硬化等应用 PE 可迅速去除血浆中有害因子,使之对神经组织的损害降至最低限度,从而可以使患者很快脱离危险。

5. 急、慢性肝衰竭 如急性重症肝炎、药物中毒、手术或创伤、胆汁性肝硬化、肝性脑病等。早期 PE 治疗,可以改善症状,缓解病情,但并不能根本治疗疾病本身。

6. 家族性高胆固醇血症 该病是因基因突变导致低密度脂蛋白受体缺陷或缺乏所致的常染色体显性遗传疾病。PE 可清除血中的低密度脂蛋白、纤维蛋白原、Lp(a)等,降低血液黏度,减轻对内皮细胞的损伤,延缓动脉粥样硬化的进展。

7. 甲状腺危象 PE 可以清除体内过多的激素,并供给与甲状腺激素自由结合的血浆蛋白质,稳定病情。

8. 中毒 蕈俗称蘑菇。具有很高的食用价值,有的还能药用。但也有些蕈类含有毒素,误食即引起中毒。各种毒蕈所含的毒素不同,引起中毒的临床表现也各异。最严重的毒蕈中毒如白毒伞、鳞柄毒伞等,其所含毒素包括毒伞毒素及鬼笔毒素两大类共 11 种,能直接作用于细胞核,抑制 RNA 聚合酶(polymerase),并能显著减少肝糖原而导致肝细胞迅速坏死。严重损害人体肝、肾、心和中枢神经系统,严重中毒主要表现为暴发性肝衰竭,此型中毒病情凶险,预后极差,食量大者死亡率可达 100%。目前无特效解毒剂,PE 治疗有效,还可通过补充血浆蛋白、凝血因子等,帮助损伤细胞的恢复。PE 治疗百草枯、毒鼠强、有机磷类中毒有效。对于毒性强、预后差的中毒应争取尽早采取有效的治疗措施,与血浆蛋白质、血脂结合的毒素应选用 PE 治疗。

9. 皮肤病　天疱疮、大疱性类天疱疮是慢性自身免疫性皮肤病,通常采取糖皮质激素和免疫抑制剂治疗。PE 可去除天疱疮患者的天疱疮抗体及大疱性类天疱疮患者的抗基底膜带抗体,与糖皮质激素冲击疗法相似,是快速缓解临床症状的方法之一,可减少糖皮质激素用量或加快减量。PE 疗法对其他免疫性皮肤病如重症牛皮癣也有辅助治疗作用。

10. 肿瘤　PE 减少肿瘤细胞的封闭因子,增加肿瘤细胞对化疗药物的敏感性。也用于肿瘤的辅助治疗。临床应用较多的是多发性骨髓瘤,PE 清除大量异常的免疫球蛋白和轻链蛋白,能迅速改善骨骼疼痛、贫血、出血、肾功能损害症状。

11. 脓毒症和多器官功能障碍综合征的应用　近年一些临床报道应用 PE 治疗取得疗效。治疗的理论依据是 PE 非选择性地清除血液中的炎症介质,大量输注新鲜血浆或白蛋白,帮助损伤细胞、网状内皮细胞的吞噬功能恢复。但同时也清除了一些抗炎症因子。在疾病过程中,机体的炎症反应是一持续的过程,除非持续 PE,否则不能达到理想的治疗效果。因此 PE 的应用仍有争议。

【PE 不良反应】

PE 不良反应主要与使用的置换液、抗凝剂和体外循环过程有关。较常见的并发症是过敏反应、发热、低血压、低钙血症和感染等。PE 过程中胶体渗透压下降或短时间输入大量胶体,可能会加重心衰、肺水肿、脑水肿。输入枸橼酸等抗凝剂有可能导致代谢性碱中毒和高钠血症。短期内多次用白蛋白置换液 PE 应警惕出血倾向。

【禁忌证】

有严重活动性出血、休克、循环衰竭、心脑梗死非稳定期和 DIC 未得到控制,治疗过程中所用药品如肝素、鱼精蛋白等过敏均不宜行 PE 治疗。严重的全身感染者应慎重应用。

【置换液的种类】

PE 时为了保持血浆渗透压稳定和防止发生体液平衡紊乱,在分离血浆后要同时补充等量等张的置换液。置换液应符合以下原则:①能保持血浆胶体渗透压正常;②维持水电解质平衡;③无毒性,对器官组织无损害,不在组织内蓄积;④无病毒感染;⑤无炎性介质,不易引起过敏反应;⑥可补充凝血因子和免疫球蛋白。

常用的置换液有以下几种:

1. 新鲜冰冻血浆　新鲜血浆中几乎含有人体血浆中的全部蛋白成分和凝血因子,包括不稳定的第 V 因子和第 Ⅷ 因子。新鲜血浆中蛋白含量 60g/L,纤维蛋白含量 2～4g/L,其他凝血因子 0.7～1IU/ml。由于血浆能够补充各种凝血因子、血浆白蛋白及电解质等多种成分,在临床上较其他置换液应用更广泛。

血浆输入注意事项:应按 ABO 血型相容原则输注;用前应在 37℃ 水浴中逐渐溶化,溶化过程中应不断轻轻摇动,避免局部温度过高;在冰冻和溶化过程中凝血因子活性损失 15% 左右;RH 阴性的血浆不得用于 RH 阳性的患者;因新鲜血浆含有枸橼酸盐,大量迅速地输入可能会导致枸橼酸中毒和低血钙;由于一次应用血浆量较大,应在置换前常规应用防过敏药物。

2. 人血白蛋白　临床常用 20% 的人血白蛋白,具体使用时常用生理盐水稀释至 5% 左右。使用白蛋白优点是过敏反应少,传染疾病几率低;缺点是不含凝血因子、免疫球蛋白及补体等成分,长期使用可导致出血倾向和低 γ-球蛋白血症。可在治疗的最后补充总置换量 20% 的新鲜血浆。

3. 血浆代用品　临床上使用的有中分子右旋糖酐、低分子右旋糖酐、羟乙基淀粉等。低分子右旋糖酐可降低全血黏稠度,改善微循环,较适合高胆固醇血症、骨髓瘤和巨球蛋白血症。其总量不能超过总置换量的 30%。

4. 纯化血浆蛋白分离液(PPF)　系除掉 α、γ-球蛋白和大部分凝血因子,保留白蛋白和 β-球蛋白的血浆,几乎无感染肝炎和艾滋病的危险。PPF 不含有胆固醇,治疗高胆固醇血症较好。

【PE 的技术操作要点】

1. 建立血管通道　膜式 PE 对血流量的要求不高,0.3m² 面积膜式置换器推荐血流量在 40～150ml/min,0.6m² 面积在 80～250ml/min,通常 PE 血流量在 50～80ml/min 时已足够,但最大滤液流量不应超过有效血流量的 30%。血管通路可采用外周静脉直接穿刺置管。婴幼儿也可采用颈内静脉置管或股静脉置管。

2. 抗凝方法　PE 过程需抗凝。抗凝方法则视患儿有无出血倾向而定。因肝素在体内与蛋白质结合率较高,也能被 PE 清除,故需要量高于透析。无出血倾向的患儿可用全身肝素化法,首剂肝素0.5~0.7mg/kg 静注,PE 开始后以 0.1~0.15mg/(kg·h)的速度持续输入,监测凝血酶原时间(ACT),使 ACT 维持在正常值 2~2.5 倍。如果患儿有出血倾向,尽量减少肝素用量,根据 ACT 值随时调整肝素的追加剂量或采用体外肝素化法。用肝素泵将肝素以 0.25mg/min 的速率持续注入动脉管道,同时将鱼精蛋白以 0.25mg/min 的速率注入静脉管道,以中和肝素。应定时测定管路内血液和体内血液的凝血时间,随时调整肝素和鱼精蛋白的剂量。

3. 置换量 置换量的多少直接影响疗效。置换量过多浪费大量置换液,增加治疗费用和不良反应,过少影响疗效。一次小儿的置换量应以 1~1.3 倍血浆量较为合理。按体重计算为 50~100ml/kg,置换液的输入速度应小于 30ml/min。

4. 置换频度 应根据疾病情况和临床反应决定。血浆交换后,血管内外蛋白浓度达到平衡需要 1~2 天的时间。因此 PE 频度以间隔 1~2 天为宜,连续 3~5 次。

5. 操作注意事项 PE 前先用 40mg/1000ml 浓度的无菌肝素生理盐水预冲洗,排出滤器内气泡,预冲洗程序应按照所使用的血浆滤过系统及机器的随附说明。PE 结束时须用生理盐水回血。

【PE 中监护和处理】

PE 过程中体外循环分流了部分血液量加上血浆丢弃的量,血浆蛋白减少,胶体渗透压下降,儿童比成人更容易发生低血压,如发生低血压可把血液流速减慢,降低血浆的置换量并补充血容量,维持血浆渗透压。对于症状性低血压,立即输入生理盐水、50% 葡萄糖或 3% 氯化钠。胶体渗透压下降可引起肺水肿、脑水肿,短时间输入大量胶体,也会加重心衰、肺水肿、脑水肿,因此应及时查找原因,如胶体渗透压下降所致,应降低血浆的置换量及时补充胶体;如系输入置换液过快引起,可调快血浆的置换量。过敏反应与血浆含有各种过敏原有关,轻者更换置换液种类,给予抗组胺剂、肾上腺皮质激素及钙剂;重者可出现过敏性休克,一旦发生立即终止 PE。血浆如有致热原可导致患儿在 PE 过程中出现发热,另外,体外循环,血管通路留置管感染也可引起发热,应注意无菌操作,由致热原引起者可给予退热药,必要时给予肾上腺皮质激素及抗生素治疗。多次进行 PE 的患儿可出现低钙血症,可给予葡萄糖酸钙静注。

(高 岩)

第五节 血液灌流

血液灌流(hemoperfusion,HP)是血液借助体外循环,通过血液灌流器中具有特殊吸附功能的吸附剂,吸附血液中的有毒物质,然后将净化后的血液回输体内的一种治疗过程,以达到去除患者血液中内源性或外源性毒物和致病物质的目的。它是血液净化学的重要组成部分,不仅对重症毒物、药物中毒有良好的疗效,而且如今亦可用于许多慢性、顽固性和疑难性疾病的治疗。血液灌流有两种方式:全血灌流;血浆灌流或血浆吸附。

【设备和原理】

1. 血泵 仅用一台血泵作为驱动体外循环动力,便可进行 HP 治疗。目前国内已有专用 HP 机,由于其具有压力、气泡、液位等安全监测系统和血液保温、抗凝剂溶液自动推注装置,提高了 HP 的安全性。使用血液滤过机也可以进行 HP。

2. 灌流器 外型呈圆柱型或棱型,有些顶端为圆锥型,这样能使灌流器死腔最小,阻力最低,其容量通常可载 100~300g 的吸附剂。灌流器分两类:①可弃式灌流器外壳为塑料,已装好吸附剂并已消毒密封,使用 1 次后弃去,不能复用,价格较贵,但操作简单、方便、安全,临床多用。②复用式灌流器外壳由玻璃或不锈钢制成,两端有 60~80 目的不锈钢丝网,防止吸附剂的颗粒脱落进入血流。用前将包裹好的吸附剂装入罐中,留有 1/5 的空隙,一般装活性炭 150~300g,再用 121℃高温高压蒸汽消毒 30 分钟,或用 γ 射线消毒。此类廉价,但操作复杂,易漏血漏气,临床已少用。

3. 吸附剂和原理 1948 年,Muirhead 和 Reid 首先应用阴离子交换树脂和阳离子交换树脂混合进行 HP 动物试验,清除双肾切除狗血液中的尿素氮,由于出现抽搐、呼吸衰竭,导致试验终止。此后的二十多年,多国学者不断探索,从阴离子交换树脂到活性炭 HP,证实了对清除药物有效和清除肌酐、尿酸、胍类、吲哚有效,改善了尿毒症患者神经系统和消化系统症状,减轻了心包炎。但早期的交换树脂 HP 实验常发生发热、溶血、电解质紊乱和裸露的活性炭直接与血液接触,导致了红细胞、白细胞及血小板的破坏,微粉脱落引起微栓塞等严重并发症而不得不停止。直到 1968 加拿大的张明瑞教授应用白蛋白火棉胶半透膜包裹活性炭 HP,有效防止了溶血、血小板减少和炭颗粒脱落等弊端,该项技术的应用促进了 HP 技术和临床应用的迅速发展。随着吸附材料和包裹技术的不断改进,包括天然物质改性或再生而制成的天然膜如甲壳素、醋酸纤素等,合成的高分子聚合膜如改性聚乙烯醇,以及在吸附剂的表面及孔的内表面包裹上一层半透膜的微囊技术等。目前,不同性质吸附材料有几大类数十个品种,根据病症的不同需要可以选择不同吸附材料。常用的吸附材料是活性炭、树脂、炭化树脂、离子型吸附剂和免疫吸附剂等。

活性炭是天然的高分子物质,制备原料主要有植物性木质原料如木屑、果核、糠醛渣等;煤炭原料如无烟煤、弱黏煤、褐煤等几乎所有的煤;石油原料暨石油炼制过程中的含碳产品及废料;其他如旧轮胎、动物骨、蔗糖等。通过高温、氧化、炭化、活化等复杂过程而制成。活性炭的吸附能力主要取决于活性炭的微孔结构。在电子显微镜下所见,活性炭是由纵横交错的孔隙组成,按照孔隙半径的值分为微孔(2nm 以下)、中孔(2~50nm)和大孔(50nm 以上)。微孔是主要的吸附部分,中孔和大孔是溶质扩散的通道。无数的微孔形成了巨大的比表面积,活性炭比表面积高达 1000m^2/g,具有很强的吸附能力。活性炭吸附呈非特异性,对许多有机物都有吸附能力,对小分子物质如药物、毒物和肌酐、尿酸、胍类、吲哚等中分子物质,具有很高的清除率,也能够清除部分大分子物质,但与蛋白结合的物质清除较差。对尿素、钠、钾、氯、磷、氢离子和水没有清除作用。影响其吸附性能主要是孔隙的物理结构和孔表面的化学结构,其中活性炭的表面积和孔径分布是主要参数,表面化学特性也有一定的影响。影响吸附的因素:①比表面积:比表面积越大吸附率越高;②溶质分量子大小:分子越小吸附率越高,分子越大吸附率越低;③分子结构:直链比支链分子结构的溶质容易吸附;④温度:温度降低吸附率降低,通常 HP 温度在 37~38℃;⑤体外循环速度:血流越慢吸附率越高;⑥pH:pH 降低利于带负电荷溶质的吸附,

反之,利于带正电荷溶质的吸附。

树脂是另外一种应用较广的合成高分子医用吸附剂。分为离子交换树脂和吸附树脂两大类。由带极性基团单体制成的为离子交换树脂。离子交换树脂对血液电解质平衡有一定影响,吸附量低,临床少用。吸附树脂是具有大孔结构和很高比表面积的坚硬球状聚合物,是用单体采用聚合法聚合而成。其骨架结构主要有苯乙烯、丙烯酸酯、丙烯腈、异丁烯等,致孔剂有甲苯、石蜡、汽油、煤油、聚乙烯醇等,分散剂有明胶、聚乙烯醇、混合分散剂等,交联剂有二乙烯苯、丙烯腈等。由于骨架不同树脂极性也不同。根据致孔剂的不同,所得到的吸附剂的孔径不同。在树脂合成过程中通过调节树脂孔径至特定区间、调整树脂分子基团极性,达到相对特异性吸附目的。其吸附能力主要取决于三维网状结构的分子筛作用和树脂分子基团与被吸附物质间的亲和力,对分子结构中具有亲脂疏水基团或苯环等环状结构的中大分子具有很高的吸附能力,如胆红素、芳香簇氨基酸,有机磷农药吸附率高。在制备过程中也可通过调节孔径和比表面积而改变吸附效果以及通过改变体系的亲水和疏水平衡条件而改变吸附性质,引起吸附的增加和解吸。目前吸附树脂的比表面积可达 900~1300m^2/g,因此,对有机物具有较大的吸附能力。它有不溶于任何酸、碱、有机溶剂,加热不熔以及具有弹性结构等特点,因此化学稳定、机械强度高、不易脱落。树脂吸附剂经包膜后生物相容性更好。

阳离子型吸附剂是在吸附剂表面载有阳离子的功能基团,如固定多黏菌素的纤维载体,聚乙烯酰胺、二乙烯二胺等阳离子基团,包裹琼脂糖、纤维素珠和树脂等,可吸附血液中带阴离子的物质(如内毒素等)。

炭化树脂是合成树脂经过炭化而制成,具有树脂和活性炭的双重性质,机械强度高,克服活性炭的微粒脱落和血液相容性差的缺点,而且又能够调节孔径分布,吸附谱广,吸附能力更强,对水溶性的极性物质和脂溶性物质均有很好的吸附性能。

免疫吸附剂是将特定的高度单一的抗原或抗体物质作为配基,采用特殊包膜技术固定于吸附材料载体上制成免疫吸附柱,通过免疫反应的原理或理化作用,从血液中特异性吸附并除去与免疫反应有关的致病因子。配体与吸附对象(致病因子)之间

具有特异性的亲和力,这种亲和力可以是生物性的,如抗原抗体结合;也可以是物理化学性的,如静电结合。固定配体的吸附材料称为载体,常用的有炭化树脂、琼脂糖凝胶、丙烯酸胺凝胶等。临床已应用的DNA免疫吸附剂,是以球型碳化树脂为载体材料,用特殊包膜固定DNA作为系统性红斑狼疮(SLE)患者体内致病物质抗DNA抗体的抗原,特异性识别和结合抗DNA抗体、抗核抗体及其免疫复合物,从而达到清除人体内致病性免疫活性物质,治疗SLE的目的。

近年来医用高分子吸附剂迅速发展,一批血液相容性好、吸附容量高、高选择性或高特异性的吸附剂,如尿毒素吸附剂、胆红素吸附剂、活性免疫吸附剂、低密度脂蛋白吸附剂、多黏菌素B吸附剂和蛋白A吸附柱等,已陆续应用于临床,HP的适应证进一步扩大。

【PE用途和适应证】

1. 中毒 HP是抢救大多数严重药物和毒物中毒首选的一种血液净化方法。HD适用于清除水溶性,不与蛋白或血浆其他成分结合的以及伴酸中毒如醇类(甲醇、乙二醇)、水杨酸、含锂、溴化合物等药物或毒物中毒。对相当大部分毒物和药物来说,HP的清除效果最好,对分子量较大、脂溶性较高的药物和毒物的清除,HP的清除效果比HD佳。尤其是以镇静、安眠药类中毒引起的昏迷首选HP治疗。HP能吸附的药物和毒物有:①巴比妥类:苯巴比妥、异戊巴比妥、环乙烯巴比妥、布塔巴比妥、速可巴比妥、硫喷妥钠、司可巴比妥等;②非巴比妥类催眠镇静药类:地西泮、甲丙氨酯、甲喹酮、异眠能、硝基安定等;③抗精神失常药:奋乃静、氯丙嗪等;④水杨酸盐和解热镇痛药:阿司匹林、对乙酰氨基酚、非那西丁等;⑤心血管药:地高辛、奎尼丁等;⑥除草剂、杀虫剂、灭鼠药:有机磷类、氟乙酰胺、毒鼠强、百草枯等;⑦其他:茶碱类、糠醛、抗癌药等。

在已知灌流器对引起中毒的药物或毒物有吸附作用的前提下,尤其是医疗单位受条件限制未有条件检测毒物浓度时,临床上应根据患者情况抓紧抢救时机,只要具备以下指征之一,在没有绝对禁忌证时,应争取尽早选择血液净化治疗:①临床中毒症状严重,出现抽搐、昏迷等神经系统症状或多器官损伤;②经积极对症处理和常规解毒措施无效或无解

毒药,病情仍有进行性加重;③伴有肝、肾等解毒脏器的功能障碍;④已知产生延迟性毒性的毒物中毒如百草枯,尚未出现严重临床中毒症状;⑤根据中毒物毒性大小及既往经验,对毒性大、预后差的毒物中毒如毒伞素、鹅膏菌素、敌快草等,即使浓度低也应考虑HP治疗。如临床上患者同时有两种或两种以上毒物中毒,可能它们彼此有协同作用,即使其当时浓度尚未达中毒量时也应考虑HP。

2. 尿毒症 HP可有效清除尿毒症血液中的尿酸、酚、吲哚、肽类及多种中分子物质,并对一些与中分子毒物有关症状,如尿毒症周围神经炎、心包炎等起到治疗作用。但由于HP不能清除尿素、水和电解质,因而临床不能单独用于尿毒症的治疗。

3. 肝性脑病 HP后血浆中氨、假性神经传导递质、芳香族氨基酸等浓度明显下降,使支链氨基酸与芳香氨基酸的比例增加,同时血浆Na-K+ATP酶的抑制物减少,胆红素水平下降,体内的内毒素、肿瘤坏死因子、白介素等炎症介质降低,从而达到治疗肝性脑病的目的。与尿毒症一样,肝性脑病是多因素所致,HP只能改善症状,不能解决所有问题,HP治疗肝性脑病主要用于暴发性肝衰竭Ⅲ级,可提高存活率。

4. 败血症 通过活性炭、树脂非选择性吸附毒素或固定多黏菌素B和固定抗内毒素抗体的新型吸附剂特异地吸附内毒素,治疗败血症休克。

5. 风湿、免疫性疾病 如SLE、风湿性关节炎、过敏性紫癜、变应性脉管炎等。通过血液灌流免疫吸附法吸附SLE患者血中病理性抗DNA抗体及其免疫复合物,达到血液净化和治疗目的。

6. 海洛因成瘾 采用HP治疗海洛因成瘾,可使戒断症状消失,患者脱瘾,又能协助脏器功能恢复,是一种有效、安全、简便的戒毒方法。

7. 其他 HP技术还可用于治疗高脂血症、重症胰腺炎、牛皮癣、透析相关性骨病(DRA)、重症肌无力、吉兰-巴雷综合征等。

【HP的副作用】

灌流器内吸附剂的不同,对血细胞破坏程度也不同,活性炭如包膜充分,血液相容性好,HP中抗凝治疗好,血小板下降低于10%。如果活性炭包膜不充分或不包膜,血小板下降率高达40%～60%。树脂吸附柱灌流血小板下降率较低,在高危患者HP时最好选用。除血小板下降外,HP中还可

吸附某些活性因子如纤维蛋白原以及抗凝药物的应用，也是造成或加重出血的原因，HP前应检查患者有否活动性出血。如果血小板低于30×10^9/L，应输注血小板，并给予泼尼松龙。HP的吸附作用和抗凝作用，可导致体内一过性激素、微量元素、芳香族氨基酸、血糖和血钙的降低，但HP短期的治疗是不会对身体造成影响，如长时间HP应考虑补充丢失的营养物质。HP能够清除很多药物如抗生素、升压药等，治疗时应注意补充。如果吸附剂的生物相容性差可引起畏寒、发热，甚至血压下降。由于炭颗粒未包裹或包裹差引起炭颗粒脱落形成栓子栓塞等。

HP虽有一些副作用，但只要严格掌握适应证和禁忌证，治疗中严密观察并及时处理，积极纠正不利因素，可避免严重并发症的发生。

【小儿HP几点技术问题】

1. 血管通路的建立 外周血管直接穿刺是大多数医院特别是基层医院建立儿童临时性血液净化血管通道比较常用的方法，其操作比较容易，价格也相对便宜，适用于年龄比较大的儿童，新生儿、婴儿、危重症循环衰竭患儿应选择中心静脉（股静脉、颈内静脉及锁骨下静脉）。国内有学者报道经颈内静脉置管的血流量优于股静脉置管，导管留置时间长于股静脉置管，相关并发症少于股静脉置管。

血流缓慢不影响HP的吸附率，因此HP中血流量要求不高，但血流速度太慢容易发生血泵不运转和灌流器内凝血，通常成人HP的血流量100～150ml/min，儿童3～5ml/(kg·min)。

2. 抗凝剂 HP中由于血液与活性炭的接触，较其他血液净化方法更容易发生凝血。因此，充分和安全抗凝是保证血液灌流顺利的关键。普通肝素是目前最常应用的抗凝剂。HP前应常规测试管凝血时间，灌流过程中应每隔0.5～1小时测一次，使体外循环凝血时间保持在45～60分钟。若患儿有出血倾向，应使用体外肝素化的方法，或者根据白陶土部分凝血活酶时间（KPTT）和活化全血凝血时间（ACT），调节肝素用量，使凝固时间延长限制在20%以内的小剂量肝素化，必要时用鱼精蛋白中和肝素。儿童HP时，肝素首剂用量0.5～0.7mg/kg，HP中用0.2～0.3mg/(kg·h)维持，在HP结束前30分钟可停用。用量应小于成人的剂量。低分子肝素从普通肝素衍变而来，具有半衰期长，抗凝作用强，对活化的部分凝血活酶时间、凝血酶时间影响

小，较少引起出血的特点，目前成为临床上用于血液灌流的理想抗凝剂，近年来已应用于成人患者中，儿童患者尚需探索其应用剂量和经验。

3. HP中监护和处理 HP中应严密监测各项生命体征、血流情况和有无空气栓塞。低血压是儿童HP中最可能发生的并发症。HP开始时，由于部分血液分流到体外循环，有效循环量下降，特别是小儿有效循环血量低于成人，体外循环回路预充容量占有效循环量比例较大，将对患儿循环产生较大的影响，引起血压下降。因此，患儿有休克时先抗休克治疗，待血压稳定后再行HP，心衰者应先抗心衰。年龄小或有贫血者，于HP治疗开始先用生理盐水或同型血浆或全血预充，可预防低血压发生。在HP过程中发生低血压，应减慢血流量，去枕平卧，扩充血容量如补充液体，若使用升压药，应在静脉端注入。

HP中注意动静脉压，如动脉压低压报警，应注意动脉穿刺针或留置导管有无抵住血管壁或堵塞，及时调整穿刺针或留置导管位置或重新穿刺。动脉压上限报警提示灌流器内阻力增大，可能有凝血倾向，及时添加肝素。静脉低压报警提示血流量不足、灌流器凝血；高限报警可能是除泡器内凝血、滤网堵塞。对于没有监护装置的HP，应密切观察是否有血流量不足或灌流器凝血。血流减慢、分层是肝素用量不足或灌流器早期凝血的征兆，可用生理盐水冲洗灌流器及管道，补充肝素用量。动脉除泡器凹陷提示动脉压低，血流量不足，注意有无动脉穿刺位置不当、动脉管道扭曲折叠或患儿血压下降。如动脉除泡器变硬、膨胀，血液进入除泡器侧管，提示动脉压过高，灌流器凝血。静脉除泡器变硬、膨胀提示静脉压过高、除泡器内凝血、滤网堵塞或静脉管道折叠。

HP开始0.5～1小时内如患儿出现寒战、发热、血小板和粒细胞下降提示吸附剂生物相容性差，可静脉注入地塞米松或苯海拉明，吸氧，一般不需中断灌流。如出现胸闷、呼吸困难，则考虑炭粒栓塞，马上停止HP并采取吸氧和其他相应措施。

4. HP操作注意事项 HP前灌流器先用5%葡萄糖500ml预冲洗，再用40mg/2000ml浓度的肝素生理盐水冲洗，以除去吸附剂可能脱落的颗粒，同时使吸附剂充分湿化并驱除灌流器的空气可减少微粒栓塞和空气栓塞的机会。用葡萄糖溶液冲洗的目的

是防止在 HP 过程中出现血糖被吸附剂吸附而发生低血糖,部分葡萄糖溶液被吸附,使溶液变为低渗介质,可能引起溶血。因此,一定要遵循该步骤。

灌流器冲洗先以 50ml/min 的流量,当冲洗液缓慢充满灌流器并从静脉管道流出时,血泵调到200~300ml/min 流量。当冲洗液剩下 200ml 时,把静脉管道与该瓶盐水连通,用 50ml/min 的流速循环 10 分钟。在冲洗过程中,如有炭粒冲出,说明活性炭灌流器破膜,应立即更换。

把灌流器垂直固定支架上,置于相当于患儿心脏水平位,动脉端向下,静脉端向上,接通动、静脉管道并连接动、静脉穿刺针,开动血泵。HP 结束时,将灌流器倒过来,即动脉端向上、静脉端向下,用生理盐水回血。但对于有些吸附能力不强的树脂最好用空气回血,避免被吸附的物质重新解吸再释放入血。

因灌流器内吸附剂有饱和性,每次 HP 时间以 120 分钟为宜。HP 前后如有条件需定时做毒物定量分析,对中毒严重和中毒时间长者,尤其脂溶性、体内分布容量大的中毒病例,可能在 HP 后组织的内毒素重新释放入血,再次使降低的血浓度回升,中毒症状再次出现,应重复 HP 治疗 2~3 次,间隔时间 4~6 小时。严密监测临床症状至病情稳定。

HP 设备简单,操作容易,适用于各级医疗单位和现场急救。

(高 岩)

第六节 免疫吸附疗法

免疫吸附(immunoadsorption,IA)疗法的研究开始于 20 世纪 50 代,是近十多年来快速发展而来的一种血液净化技术,是将高度特异性的抗原、抗体或有特定物理化学亲和力的物质(配体)与吸附材料(载体)结合制成吸附剂(柱),选择性或特异地清除血液中的致病因子,从而达到净化血液、缓解病情的目的。免疫吸附疗法不同于一般非特异的血液灌流。免疫吸附疗法是在血浆置换的基础上发展起来的新技术,其优点是对血浆中致病因子清除的选择性更高,而血浆中有用成分的丢失范围与数量更小,同时避免了血浆输入所带来的各种不良影响。

免疫吸附疗法分为血浆分离吸附和全血直接吸附。前者将患儿血液引出体外建立体外循环并抗凝,先将血液经过血浆分离器分离,再将血浆引入免疫吸附器,以选择性吸附的方式清除致病物质,然后将净化的血浆回输体内,达到治疗目的。后者不需要分离血浆,全血直接进入免疫吸附柱进行免疫吸附。1979 年,美国学者 Terman 等制备活性炭 DNA 免疫吸附剂并成功救治 1 例严重系统性红斑狼疮(SLE)患者,开创了免疫吸附治疗的先河。1982 年,Yamazak 等采用聚乙烯醇凝胶树脂连接氨基酸作为免疫吸附剂,治疗类风湿关节炎获得成功,为之后的安全临床应用奠定了基础。1985 年,蛋白 A 免疫吸附疗法在瑞典进行首次临床使用。2001 年,在英国伦敦召开了欧洲第一届 IA 研讨会,来自 17 个国家的 200 多位专家学者参加了会议,重点讨论了 IA 在风湿病、肾脏病、神经系统疾病、血液病和心血管疾病中的应用经验。至今,免疫吸附疗法在成人的应用已较广泛,在儿童的应用也已初见端倪。

【作用机制】

1. 清除致病物质 很多疾病都是由循环中的致病因子造成的。这些致病因子包括自身抗体、循环免疫复合物、肿瘤坏死因子、白细胞介素、大量低密度脂蛋白、循环毒素和内毒素等。免疫吸附可以选择性地吸附清除这些致病因子。

2. 清除过敏毒素 过敏毒素不仅可激活单核细胞和粒细胞,还可调节毛细血管通透性和血流动力学变化。免疫吸附可延迟过敏毒素对细胞因子释放的影响和由此产生的扩大炎性反应。

3. 免疫调节作用 免疫吸附可调节患者的免疫功能,使脓毒症患者的白细胞介素 1 和白细胞介素 6 合成下降,抑制淋巴细胞增生和减少炎性介质释放。另外,免疫吸附还可恢复血浆因子、补体、凝血因子和调理因子功能,恢复损伤细胞及网状内皮细胞的吞噬功能,减少肿瘤细胞的封闭因子,增加肿瘤细胞对化疗药物的敏感性等。

4. 非特异性治疗作用 免疫吸附可降低血清中的炎症介质,如补体和纤维蛋白原等。

【适应证】

免疫吸附的适应证很广泛,包括:

1. 多种风湿免疫病 尤其是系统性红斑狼疮和系统性血管炎、混合型结缔组织病、类风湿关节炎等。

2. 免疫相关性皮肤病 如皮肌炎、银屑病、剥脱性皮炎、重症多形红斑等。

3. 肾脏疾病 与免疫相关的肾炎，包括紫癜性肾炎、IgA 肾病、急进性肾炎等。

4. 消化系统疾病 如暴发性肝衰竭、肝性脑病、原发性胆汁性肝硬化、梗阻性黄疸、重症胰腺炎等。

5. 神经系统疾病 如吉兰-巴雷综合征、重症肌无力、脱髓鞘炎症性多发性神经根神经病（GBS）、多发性硬化症、神经性肌强直综合征等。

6. 血液系统疾病 如冷球蛋白血症、巨球蛋白血症、自身免疫性溶血性贫血、免疫性血小板减少性紫癜、多发性骨髓瘤等。

7. 内分泌代谢病 如高脂血症、甲亢危象、肥胖症及 1 型糖尿病等。

8. 中毒 如有机磷中毒、百草枯中毒、毒鼠强中毒等。

【免疫吸附疗法的优点】

免疫吸附从血浆置换发展而来，与血浆置换相比，有如下优点：①血浆置换选择性差，而免疫吸附是抗原抗体特异性结合，选择性高；②免疫吸附每次治疗血浆量为血浆置换每次置换血浆量 3 倍以上，治疗效果明显增加；③血浆置换时患者的血浆要丢弃，每次治疗要补充大量重要的凝血物质、纤维蛋白原及白蛋白，其有效性和治疗强度受到限制，而免疫吸附是将患者的血浆处理后重新输回患者体内，无血浆成分丢失，故其治疗强度可以根据病情的需要进行调整；④血浆置换需要输入新鲜血浆，而免疫吸附不需要置换液，消除了通过血液制品传染疾病的问题。

【基本操作流程】

免疫吸附疗法的基本操作流程是将患者血液引出体外，建立体外循环并抗凝，血液流经血浆分离器分离出血浆，将血浆引入免疫吸附器与免疫吸附剂接触，以选择性吸附的方式清除致病物质，然后将净化的血浆回输患者体内，达到治疗目的。有的免疫吸附装置不需要分离血浆，而可直接进行血液灌流式免疫吸附治疗。

免疫吸附的基本步骤：

1. 血管通路的建立 股静脉或颈内静脉。颈内静脉留置单针双腔导管或直接穿刺外周静脉。

2. 免疫吸附剂预冲

（1）预冲液标准用量为 3000ml。

（2）预冲液的配置：3000ml 中，分别为 5% 葡萄糖 500ml、0.9% 氯化钠 2500ml。其中 500ml 0.9% 氯化钠加 100mg 肝素、2000ml 0.9% 氯化钠中每 500ml 加 20mg 肝素备用。

（3）预冲时，先将动脉端管路充满液体再连接灌流器以避免把管路里的空气排入灌流器内而增加排气的难度。预冲采用先糖后盐的原则，在预冲过程中用叩诊锤轻轻敲打灌流器顶部以排气。其中含 100mg 肝素的 0.9% 氯化钠放到第 5 瓶（即倒数第 2 瓶）进行预冲，当瓶中剩下 300ml 液体时，将动静脉管路同时插入生理盐水瓶内进行闭路循环 20 分钟。最后，将高浓度的肝素生理盐水排完后再连接低浓度的肝素生理盐水含肝素 20mg/L（即最后 1 瓶），彻底把高浓度的肝素生理盐水排出管路后即可上机。

（4）预冲流量 50 ~ 100ml/min，并轻拍排空空气。

3. 血浆分离 可用膜式血浆分离法，配用任何一种血液滤过机或专用血浆分离机。血浆流量与吸附柱吸附速度协调。

4. 体内肝素化 血浆分离部分可用肝素抗凝，在血浆吸附部分则可用枸橼酸钠持续注入血浆中抗凝，枸橼酸钠的流量为血浆流量 1/10。肝素首剂 0.5 ~ 1mg/kg，每隔 0.5 ~ 1 小时用 4 ~ 8mg/次，灌流结束前 30 分钟停用肝素。如患者有出血倾向，结束时用鱼精蛋白中和肝素，剂量鱼精蛋白与肝素之比 1:1，缓慢静脉推注。

5. 血液流量 成人从 100 ~ 150ml/min 逐步增加至 200 ~ 250ml/min，儿童血液流速为 50 ~ 100ml/min[2 ~ 3ml/(kg·min)]。一般体外循环血量大于 8ml/kg 时对小儿的血容量影响比较大，加上小儿血流动力学的不稳定，需采用同型血浆或全血预充。

6. 吸附时间 2 ~ 2.5 小时。

7. 回血 空气回血法回血。要降低血液流量。结束时，把吸附器倒过来，动脉端在上，静脉端在下，用空气回血而不能用生理盐水，以免被吸附的物质重新释放入体内。

8. 注意环境温度在 25 ~ 28℃。

9. 过敏出现普遍发生在上机后 30 分钟内，为防止过敏反应，吸附前给静脉推注地塞米松 5mg。术前给输注葡萄糖可预防灌流中出现低血糖反应。

【免疫吸附柱】

免疫吸附疗法的关键部分是免疫吸附剂（immunoadsorbent）与免疫吸附器（immunoadsorber）。将具有免疫吸附活性的物质固定在高分子化合物上制成免疫吸附剂，前者称为配体（ligand），是与吸附对象发生吸附反应的核心部分；后者称为载体（carrier material），能够通过交联或耦联的方式牢固结合或固定配体，并作为基质起构架和固定作用。配体的吸附活性本质是与吸附对象（致病物质）之间的选择性或特异性亲和力，即分子间相互作用，包括生物学亲和力（如抗原-抗体反应）和物理化学亲和力（如疏水交互作用）。

根据吸附剂与被吸附物质间的作用原理，可将吸附剂分为生物亲和型与理化亲和型。生物亲和型分为：①抗原抗体结合型吸附剂：是指吸附柱载体上固着的吸附剂通过抗原抗体相互作用吸附相应的物质；②补体结合型吸附剂：则固定 C1q，利用其结合免疫复合物 Fc 段的特性，吸附血液中的免疫复合物；③Fc 段结合型吸附剂：以蛋白 A（protein A）为配体，吸附血液中的抗体特别是 IgG 分子的 Fc 段。理化亲和型又分为：①静电结合型：通过吸附剂与被吸附物之间的静电作用吸附清除致病物质；②疏水结合型：利用吸附剂侧链的疏水基团与被吸附物间的

疏水性结合，吸附清除目的物。生物亲和型与理化亲和型吸附剂各有利弊，生物亲和型吸附剂特异性高，但难以提纯和制备，也不便于贮存和运输；理化亲和型吸附剂则便于制备且活性稳定，但吸附性能相对较差。

配体必须具有适当的化学基团，这种基团不参与配体与蛋白质之间特异结合，但可用于活化和载体相连接。目前，被选用为免疫吸附剂配体的物质有葡萄球菌蛋白 A（PA）、特定的抗原（DNA）、硫酸葡聚糖（DS）、特定的抗体（抗人 LDL 抗体、抗人 IgG 抗体）、C1q、聚赖氨酸、色氨酸、苯丙氨酸等。被选用为免疫吸附剂载体的物质包括：无机化合物（活性炭、多孔玻璃、硅胶等），天然高分子（琼脂糖、纤维素、壳聚糖），合成高分子（聚丙烯酰胺、聚苯乙烯、聚乙烯醇、聚乙二醇等），炭化脂（以大孔吸附树脂用浓硫酸初步炭化，后经活化处理）。

对免疫吸附剂的要求：①对人体无毒，安全；②稳定的化学性质；③较高的机械强度；④良好的血液相容性；⑤易消毒、灭菌、储存。

根据吸附剂是否特异将免疫吸附柱分为两类：①非特异的免疫吸附柱，是相对特异，一种吸附柱可用于几种疾病；②特异的免疫吸附柱，仅用于所对应的疾病（表 23-16、表 23-17）。

表 23-16　非特异的免疫吸附柱

器械名称	基质材料	配体	选择性应用
Immusorba	聚乙烯醇凝胶	色氨酸、苯丙氯酸	巨球蛋白血症等
Selesorb	纤维素	硫酸葡聚糖	抗 DNA 抗体、冷球蛋白、心肌磷脂
Ig Therasorb	纤维素	羊抗人 Ig	扩张性心肌病等
Immunosorba	琼脂糖	葡萄球菌蛋白 a	血友病等
Prosorba	硅酸酐	葡萄球菌蛋白 a	类风湿关节炎等

表 23-17　特异的免疫吸附系统

疾病和致病抗体	排除抗体方法	注　释
重症肌无力	免疫吸附	
抗乙酰胆碱受体		排除封闭（性）抗体
扩张性心肌病	免疫吸附	
抗肾上腺素能受体		抗体对扩张性心肌病不完全特异
SLE	LJP394（抗 SLE 药）	LJP394 消除致病的抗体和产生抗体的细胞
抗双链 DNA 抗体		
抗层黏连蛋白	免疫吸附	狼疮性肾炎特异的标志物

下面介绍几种常用的免疫吸附柱及用途：

1. A 蛋白免疫吸附柱 A 蛋白是一种葡萄球菌细胞壁抗原，全称葡萄球菌 A 蛋白（staphylococcal protein A），为单链多肽。A 蛋白氨基末端有 4 个高度类同的 FC 结合区，可与血浆中致病性抗体，特别是 IgG 型抗体分子 Fc 段结合，治疗各种自身免疫性疾病，吸附方式为血浆吸附。适用于：①移植前高敏免疫状态的患儿，迅速清除抗 HLA 抗体；移植后可用免疫吸附联合抗排斥药物强化治疗，可使排斥反应逆转。②多种肾脏疾病：如 ANCA 相关性小血管炎性肾损害、狼疮性肾炎等，免疫吸附清除自身抗体及免疫复合物。③血液病：免疫性血小板减少性紫癜、自身免疫性溶血性贫血等。④神经系统疾病：重症肌无力、格林-巴利综合征等。⑤免疫性疾病：系统性红斑狼疮、类风湿关节炎等。

2. 多克隆抗人 IgG 抗体吸附柱（Ig-Therasorb 吸附） 以琼脂凝胶做载体，固定羊多克隆抗人 IgG 抗体，制成吸附容器。Ig-Thera-IgG 抗体，制成吸附剂，装入吸附容器。Ig-Therasorb 吸附的临床应用范围与 A 蛋白吸附柱相似，主要用于免疫相关性疾病。近期对扩张性心肌病的免疫吸附治疗显示了有益的作用。

3. 苯丙氨酸吸附柱（PH-350 和 PH-250 吸附） 苯丙氨酸是疏水性氨基酸，侧链上的疏水基团可通过疏水亲和作用力与免疫球蛋白结合，其中对风湿因子及抗 DNA 抗体具有较高的选择性。以聚乙烯醇凝胶做载体，固定苯丙氨酸制成白色球形的吸附剂。用聚丙烯树脂制成吸附柱。吸附柱容量较大，为 350ml、250ml 两种，分别称 PH-350、PH-250。为一次性单柱使用，吸附率随血浆处理量的增加而减少，限制了每次治疗的血浆处理量（一般为2000~3000ml）。苯丙氨酸吸附柱可用于自身免疫性疾病的治疗，尤其适用于多发性硬化症、吉兰-巴雷综合征、Miller-Fisher 综合征、类风湿关节炎、SLE 的治疗。

4. 色氨酸吸附柱（TR-350 吸附） 色氨酸也是疏水基团，可通过疏水亲和作用力与免疫球蛋白结合，其中对抗乙酰胆碱受体抗体具有较高的选择性。用聚乙烯醇凝胶做载体，用色氨酸取代苯丙氨酸做配体制成吸附剂。吸附柱除在选择吸附性方面与 PH-350 不同外，在灭菌处理方法、生物相容性、吸附柱容量、使用方法、每次治疗的血浆处理量、治疗程序、治疗时可能发生的不良反应及注意事项均与

PH-350 相同。适用于重症肌无力、吉兰-巴雷综合征的治疗，效果均优于 PH-350。

5. C$_{1q}$ 吸附柱 C$_{1q}$可被用做一种新的免疫吸附治疗多功能配体，能吸附 IgG-IgM 复合物、纤维蛋白原、脂多糖、DNA、C 反应蛋白等。采用此吸附材料治疗 SLE 是安全有效的。

6. VRT101 层粘连蛋白吸附柱 研究发现，与鼠狼疮自身抗体结合的层粘连蛋白 VRT101 抗原广泛存在于肾小球细胞外基质，是狼疮性肾炎特异的标志物。通过检测 SLE 患儿的血清，发现抗细胞外基质和抗层粘连蛋白的抗体滴度显著增高，且与狼疮性肾炎患儿的血清，高度选择地减少了抗 VRT101 层粘连蛋白抗体（95%），可以作为治疗 SLE 的新手段。

7. 硫酸葡聚糖纤维素（DSC）吸附柱 硫酸葡聚糖纤维素吸附柱是以纤维素做基质，能选择性移去循环中的 DNA 抗体、抗心磷脂抗体、IgG 和免疫复合物，但不吸附总蛋白、白蛋白和补体。有学者用于治疗对单一药物治疗无反应的重症狼疮性肾炎患儿，收到良好的疗效。

8. DNA 免疫吸附柱 迄今为止，治疗 SLE 以特异性吸附 DNA 抗体更多见，取得了很好的疗效，但免疫吸附柱大多为国外生产。我国南开大学自 20 世纪 70 年代开始了 DNA 免疫吸附柱（珠海丽珠医用生物材料有限公司研制的 DNA 280 免疫吸附柱）应用于临床。以球形碳化树脂为载体材料，用特殊包膜固定小牛胸膜 DNA 作为 SLE 患儿 DNA 抗体的抗原，具有对 ANA、ds-DNA 及其免疫复合物等致病性免疫活性物质特异性识别和吸附能力。此柱为一次性使用，可直接做血流灌流。适合于成人和较大儿童治疗的免疫吸附柱面积约为 1.4m^2，适合于较小儿童的 DNA 130 面积约为 0.7~0.8m^2。

9. 低密度脂蛋白（LDL）吸附柱 临床上常用吸附柱是羊抗人 LDL 吸附柱，其配体为羊抗人 LDL、脂蛋白、aLP（a）抗体。这种抗体主要是用纯化的人 LDL-LP（a）注入羊或经检验无甲型肝炎、乙型肝炎、丙型肝炎及 HIV 阴性患者体内，通过免疫反应产生抗人 LDL-LP（a），可以大大降低血液中胆固醇水平。每个 LDL 吸附柱含有 400ml（成人）或 200ml（儿童）羊抗人 LDL 的琼脂糖 CL-4B，每克吸附剂可以吸附 4~6mg LDL 脂蛋白。可应用于与高胆固醇血症相关的疾病，如冠心病的动脉硬化、周围

动脉粥样硬化闭塞性疾病等。

10. HA280 树脂血液灌流器（吸附柱） 其吸附剂采用 HA 型中性大孔吸附脂,针对皮肤病相关致病因子,在树脂合成过程中调节树脂孔径至待定区间、调整树脂分子基团极性、调节包膜膜孔及亲脂性等,能有效地清除 TNF-α、IL-1、IL-6 等致病因子。国内儿科已有学者用于治疗重症过敏性紫癜,取得了满意的疗效。

11. 全血吸附脂蛋白吸附柱（DALI） DALI 吸附柱以经丙烯酸包被的聚丙烯酰胺微球为吸附剂。

通过电荷作用使带负电荷的聚丙烯酸配基与带正电荷的 apo B-LDL 和 Lp(a)结合,选择性吸附脂蛋白,是一种选择性和有效降低 LDL 胆固醇的方法。

12. 胆红素吸附柱（Medisorba BL-300） 胆红素吸附柱的吸附剂是负离子交换树脂,外包膜聚甲基丙烯酸羟乙酯,柱内血浆容量 300ml,一次性使用。能有效降低胆汁酸、总胆红素和直接胆红素。广东珠海健帆公司生产的胆红素吸附柱 BS330,其临床疗效与 BL300 疗效相当。

目前进入临床使用的免疫吸附柱见表 23-18。

表 23-18 目前进入临床使用的免疫吸附柱

型号	公司	原理	载体	配体	复用
Immunosorba	Excorcim	亲和 层析	琼脂糖 C1-4B	蛋白 A	血浆吸附	复用
Prosorba	Imre	亲和 层析	硅土凝胶	蛋白 A	血浆吸附	不复用
Ig-Therasorba	Baxter	亲和 层析	C1-4B	羊抗人 IgG	血浆吸附	复用
IMTR-350	Asahi	疏水 层析	聚乙醇乙烯	色氨酸	血浆吸附	不复用
IMPH-350	Asahi	疏水 层析	聚乙醇乙烯	苯丙氨酸	血浆吸附	不复用
IMN-350	Asahi	疏水 层析	聚乙醇乙烯	硫酸葡聚糖	血浆吸附	不复用
DNA 免疫吸附柱	珠海健帆	亲和	碳化树脂	DNA 分子片段	全血或血浆	不复用

【免疫吸附治疗常见不良反应及处理】

免疫吸附疗法临床应用安全,副作用小。如穿刺部位血肿、出血、低血钙、血容量扩张、低血压和低血容量等,发生率近 3% ~ 4%,而且反应很轻。由于术中采用完全封闭的体外循环,不需要输血及血浆,所以不会感染病毒。

1. 膜的生物不相容反应和过敏反应 在开始治疗前给予地塞米松 5 ~ 10mg。治疗过程中可出现寒战,可能与血液灌流过程中体外循环血液无加热装置而引起血液温度下降有关,给予保暖后可缓解。

2. 凝血 免疫吸附治疗要求的抗凝比较严格,因一旦出现凝血,治疗将中止。所以,治疗开始前约 30 分钟给患儿全身肝素化,首剂肝素用量应根据患儿凝血状态调整,抗凝要个体化。结束后给予鱼精蛋白中和肝素。

3. 低血压 多由患儿血容量急剧下降所致。如体外循环血容量(吸附柱内加管路内的容量)超过儿童循环血容量的 10% 时,患儿可能会出现低血压。目前临床使用的是成人用吸附柱,体外循环血量约 200ml,在治疗开始引血时血容量快速减少,常常出现血压下降。其预防治疗措施有:①治疗开始

缓慢引血,或将预充液不放掉直接接上静脉回流端,以保证血容量平衡。必要时快速补充血浆、白蛋白、生理盐水等。对贫血患儿应用全血预充管路。②动态监测血压,血压下降时及时处理,必要时给予药物。③血压下降明显,经各种方法治疗无效时应立即停止吸附治疗,改用其他方法。

4. 高血压 有的患儿在吸附前即有严重高血压,在吸附进行过程中可出现血压显著升高,可能与吸附降低了降压药物血药浓度有关。

5. 出血 多为抗凝剂过量所致。

6. 溶血 多为滤器破膜所致,要及时更换滤器。

7. 血小板减少 有的患儿可出现血小板减少,但无明显临床表现,可能与吸附过程中损伤血小板有关。

【免疫吸附疗法的护理】

1. 根据患者各自的特殊情况耐心解释免疫吸附疗法的过程、作用及可能发生的反应,做好心理护理,使患者消除紧张感,愉快地接受治疗。

2. 治疗前保留好将用于治疗的动静脉血管,不在该处穿刺、输液或抽血。若患者血管条件太差,可

行股静脉穿刺或颈静脉穿刺。

3. 免疫吸附机器上各管路的位置要求安装正确，尤其是有小关卡的地方，前后位置不能颠倒。紫外线、红外线监测管不能用手摸，要保持绝对清洁无异物。利用 pH 电极监测 pH，洗脱液 pH 为 2.2，缓冲液 pH 为 7.0。血浆探测器 A、B 管的红外线监测和紫外线监测的精密度要求很高，在患者上机前各探测器要校准，以保证吸附质量。

4. 密切观察病情变化，防止并发症。注意使用血浆抗凝剂的副作用以及血压下降和过敏反应等。分离出的血浆用 2.2% 枸橼酸钠抗凝，以血浆流量的 8%~10% 进入循环。枸橼酸钠进入体内的副作用通常表现为四肢、口唇麻木，血压偏低。这是由于枸橼酸钠入血可引起低钙血症，应给予葡萄糖酸钙静注。血压偏低者同时将血流量减小并给予 0.9% 氯化钠静滴，症状自会消失。为了防止过敏反应的发生，在上机前先询问患者有无过敏史，若有过敏史，上机后 5 分钟内常规给予抗过敏药物。

5. 治疗过程中保证血路通畅，防止凝血、漏血。血液抗凝剂用肝素钙注射液，首次剂量为 0.8~1mg/kg。动脉流量必须充足通畅，维持在 100~150ml/min。若血流量不足时管道内有气泡，管路会抽动，主要由两种情况引起：①动脉穿刺针漏出血管，可调整穿刺针的角度改善流量，若得不到改善，须另行穿刺。②血压下降时血容量不足，对血流量也有影响。此时可将血流量减小并积极升压处理，待血压回升，血流量自会改善。观察静脉压的变化。静脉压增高主要由两种情况引起：①静脉穿刺针漏出血管，必须重新穿刺。②血路出现梗阻，可加大肝素剂量或用生理盐水冲洗血路。若管路出现凝块，必须更换新管路。若穿刺针有梗阻，须换新针重新穿刺，避免凝块进入体内。

6. 防止血浆分离器破膜 选择膜面积 ≥0.3m² 的血浆分离器，治疗过程中跨膜压（TMP）<120mmHg。若使用膜面积太小的血浆分离器或治疗中跨膜压过大，就易使膜破裂，红细胞漏出膜外，呈洗肉水样改变。此时只有及时更换血浆分离器，以保证血浆分离。

7. 防止溶血 溶血是由于血浆分离器的 TMP 过大使血细胞吸附到纤维膜上导致破裂引起的。TMP 主要受动脉压、静脉压、滤液侧压的影响。可从以下几点预防溶血的发生：①保证血路通畅：当动静脉通路接好后，让其循环一段时间，待血浆充分分离出来，同时也可观察血流量是否充足。②使滤液侧压保持在正常水平。当滤液侧压<0 时，可相应增高血流量，减少血浆量；当滤液侧压>0 时，则相应减少血流量，增高血浆量。通常血浆流量不能大于血流量的 1/3。当溶血血红蛋白溶入血中，呈酱油样改变时可按上述方法处理，同时让缓冲液快速进入吸附柱冲洗，避免血红蛋白停留在吸附柱中影响吸附质量。

8. 根据成分参数改变血浆经过吸附柱的流速与时间。参数越高说明吸附越饱和，当参数降低时，可加大血浆流速，甚至加大经过吸附柱的循环时间，使血浆中的抗体充分得到吸附。

9. 利用负压作用回血浆 将血浆分离器倒置，加大出浆流速，减慢血流速，并打开血浆分离器旁路上的盖子，利用空气负压与出血浆比入血浆少的原理，将血浆分离器中的血浆也回入血中，可减少血浆的丢失。

10. 防止交叉感染 ①进行免疫吸附治疗的患者有高度的选择性。必须经实验室监测排除甲、乙、丙、丁、戊、庚肝炎病毒，艾滋病病毒及梅毒感染。②使用一次性管道及血浆分离器。③治疗结束后用强酸的专用洗脱液 8000~10 000ml 冲洗，蛋白 A 吸附柱以硫柳汞冲洗灭菌后保存；血脂吸附柱以叠氮钠冲洗灭菌后保存。④若病情急需治疗但患有传染病的患者，选择一次性吸附柱或专人专柱隔离治疗。

11. 治疗结束后压迫针眼，留院观察一天。吸附出的废液须妥善处理。吸附柱以硫柳汞或叠氮钠保存。

综上所述，免疫吸附治疗仅仅以清除自身抗体等致病介质为主要目的，是危重患儿疾病早期或极期的一种抢救措施，是一种对症治疗。术后如不配合药物抑制自身抗体的不断生成，则停止吸附治疗后极易出现抗体水平的反跳。所以必须联合应用糖皮质激素、免疫抑制剂等药物，才能使疾病得到稳定缓解。

（易著文）

参 考 文 献

1. 陈香美. 实用腹膜透析操作教程. 北京：人民军医出版社，2013.

2. Man Chun CHIU, Hui Kim YAP. Practical pediatric nephrology: An Update of Current Practices. Hong Kong: Medcom Limited, 2005.

3. Emmanuel A. Burdmann, Rajasekara Chakravarthi. Peritoneal dialysis in acute kidney injury: lessons learned and applied. Seminars in Dialysis, 2011, 24(2): 149-156.

4. 王质刚. 血液净化学. 第 3 版. 北京:科学技术出版社,2010.

5. Chiu M-C, Fai-Ngor Ng C, Lee L-P, et al. Automated peritoneal dialysis in children and adolescents-benefits: A survey of patients and parents on health-related quality of life. Perit Dial Int,2007,27(Suppl 29):S138-S142.

6. Velasco RF, Munoz JL, Saavedra VS et al. Automated peritoneal dialysis as the modality of choice: A single-centre,3-year experience with 458 children in Mexico. Pediatr Nephrol,2008,23:465-471.

7. National Kidney Foundation. KDOQI clinical practice recommendations for 2006 updates:hemodialysis adequacy, peritoneal dialysis adequacy and vascular access. Am J Kidney Dis,2006,48(Suppl1):S1-S322.

8. Schaefer F. The PET-iatrics of peritoneal solute transport: Is short also good for the young ones? Perit Dial Int,2007,27:413-414.

9. Auron A, Andrews W, Jones L, et al. Prevention of peritonitis in children receiving peritoneal dialysis. Pediatr Nephrol,2007,22:578-585.

10. Mattioli G, Castagnetti M, Verrina E, et al. Laparoscopic-assisted peritoneal dialysis catheter implantation in pediatric patients. Urology,2007,69:1185-1189.

11. Schaefer F, Feneberg R, Aksu N et al. Worldwide variation of dialysis associated peritonitis in children. Kidney Int,2007,72:1374-1379.

12. Zurowska A, Feneberg R, Warady BA, et al. Gram-negative peritonitis in children undergoing long-term peritoneal dialysis. Am J Kidney Dis,2008,51:455-462.

13. Canepa A, Verrina E, Perfumo F. Use of new peritoneal dialysis solutions in children. Kidney Int, 2008, 108:S137-S144.

14. Selby NM, McIntyre CW. A systematic review of the clinical effects of reducing dialysate fluid temperature. Nephrology Dialysis Transplantation,2006,21(7):1883-1898.

15. Fischbach M, Edefonti A, Schroder C, et al. The European Pediatric Dialysis Working Group. Hemodialysis in children: general practical guidelines. Pediatr Nephrol, 2005, 20:1054-1066.

16. Fadrowski JJ, Hwang W, Frankenfield DL, et al. Clinical Course Associated with Vascular Access Type in a National Cohort of Adolescents Who Receive Hemodialysis: Findings from the Clinical Performance Measures and US Renal Data System Projects. Clin J AM Soc Nephrol,2006,1(5):987-992.

17. 沈颖,易著文. 儿科血液净化技术. 北京:清华大学出版社,2012:176-208.

18. 沈颖. 儿童血液净化标准操作规程. 北京:人民卫生出版社,2013:128-137.

19. 邵春风,周志俊. 百草枯中毒治疗研究进展. 实用医学杂志,2005,21(13):1489-1490.

20. Kato T, Shiratori K, Kobashigawa T, et al. Systemic lupus erythematosus with organic brain syndrome: serial electroencephalograms accurately evaluate the rapeutic efficacy. Intern Med,2006,45:95-99.

21. Shroff R, Rees L, Trompeter R, Hutchinson C, Ledermann S. Longterm outcome of chronic dialysis in children. Pediatr Nephrol,2006,21:257-264.

22. Fadrowski JJ, Frankenfield D, Amaral S, Brady T, Gorman GH, Warady B, Furth SL, Fivush B, Neu AM. Children on long-term dialysis in the United States: findings from the 2005 ESRD clinical Vanholder R, Van Laecke S, Glorieux G. What is new in uremic toxicity? Pediatr Nephrol,2008,23:1211-1221.

23. Goldstein SL, Leung JC, Silverstein DM. Pro and anti-inflammatory cytokines in chronic pediatric dialysis patients:effect of aspirin. Clin J Am Soc Nephrol,2006,1:979-986.

24. Müller D, Zimmering M, Chan CT, McFarlane PA, Pierratos A, Querfeld U. Intensified hemodialysis regimens:neglected treatment options for children and adolescents. Pediatr Nephrol,2008,23:1729-1736.

25. Goldstein SL, Silverstein DM, Leung JC, et al. Frequent hemodialysis with NxStagetrade mark system in pediatric patients receiving maintenance hemodialysis. Pediatr Nephrol,2008,23:129-135. Epub 2007 Nov 8.

26. Hothi DK, Harvey E, Piva E, et al. Calcium and phosphate balance in adolescents on home nocturnal haemodialysis. Pediatr Nephrol,2006,21:835-841.

27. Juarez-Congelosi M, Orellana P, Goldstein SL. Normalized protein catabolic rate versus serum albumin as a nutrition status marker in pediatric patients receiving hemodialysis. J Ren Nutr,2007,17:269-274.

28. Verrina E, Caruso U, Calevo MG, et al. Italian Registry of Pediatric Chronic Dialysis. Effect of carnitine supplementation on lipid profile and anemia in children on chronic dialysis. Pediatr Nephrol,2007,22:727-733.

29. Onder AM, Chandar J, Saint-Vil M, et al. Catheter survival and comparison of catheter exchange methods in children on hemodialysis. Pediatr Nephrol,2007,22:1355-1361.

30. 雷海波,高保娇. 血液灌流用高分子吸附材料的研究进展. 中北大学学报(自然科学版),2007,28(3):241-245.

31. 高岩,陈怡禄,钟桴,等. 血液灌流抢救儿童急性中毒 35 例报告. 中华儿科杂志,2007,45(9):665-669.

32. 周生明,刘伟. 人工肝血液灌流治疗重型肝炎合并肝性脑病的疗效观察. 中国血液净化,2005,4(6):339-340.

33. Sakamoto Y, Mashiko K, Obata T, et al. Effectiveness of con-

tinuous hemodiafiltration using a polymethylmethacrylate membrane hemofilter after polymyxin B-immobilized fiber column therapy of septic shock. ASAIO J,2008,54(1):129-132.

34. Ruberto F,Pugliese F,D'Alio A,et al. Clinical effects of direct hemoperfusion using a polymyxin-B immobilized column in solid organ transplanted patients with signs of severe sepsis and septic shock. A pilot study. Int J Artif Organs,2007,30(10):915-922.

35. Kanekura T,Yoshii N,Kawahara K,et al. Granulocyte and monocyte adsorption apheresis for cutaneous allergic vasculitis. Ther Apher Dial,2006,10(3):287-290.

36. 文亮,熊建琼,向强,等.血液灌流对严重海洛因中毒患者治疗作用的研究.中国急救医学,2006,26(8):592-594.

37. 王堂明,邱波.血液灌流治疗高脂血症的临床研究.透析与人工器官,2006,17(4):28-30.

38. 张雷,熊建琼,李晓武,等.早期实施血液灌流治疗重症胰腺炎疗效观察.实用临床医药杂志,2007,11(3):65-67.

39. Kanekura T,Hiraishi K,Kawahara K,et al. Granulocyte and monocyte adsorption apheresis(GCAP) for refractory skin diseases caused by activated neutrophils and psoriatic arthritis:evidence that GCAP removes Mac-1-expressing neutrophils. Ther Apher Dial,2006,10(3):247-256.

40. Kutsuki H. beta(2)-Microglobulin-selective direct hemoperfusion column for the treatment of dialysis-related amyloidosis. Biochim Biophys Acta,2005,1753(1):141-145.

41. 高岩,张国强,邓会英.用定点法经颈内静脉置管建立婴幼儿临时性血管通路.中国中西医结合肾病杂志,2008,9(1):103-104.

42. 高岩,陈怡禄,邓会英,等.活性炭血液灌流在治疗犬实验性氟乙酰胺中毒中的价值.中华儿科杂志,2007,45(9):661-664.

43. Hong SM,Tai DI,Wu MS,et al. Successful hemoperfusion and plasma exchange in acute hepatic failure due to snake bile intoxication. Chang Gung Med J,2008,31(2):207-211.

44. Bek K,Ozkaya O,Mutlu B,et al. Charcoal hemoperfusion in amitriptyline poisoning:experience in 20 children. Nephrology(Carlton),2008,13(3):193-197.

45. Kase Y,Obata T,Okamoto Y,et al. Removal of 2-arachidonoylglycerol by direct hemoperfusion therapy with polymyxin B immobilized fibers benefits patients with septic shock. Ther Apher Dial,2008,12(5):374-380.

46. 易著文.免疫吸附疗法//赵祥文.儿科急诊医学.第4版.北京:人民卫生出版社,2015.

47. 王质刚.血液(浆)吸附疗法.北京:北京科学技术出版社,2009:243-282.

第二十四章　儿童肾移植

肾移植(kidney transplant)是儿童终末期肾病(ESRD)的最佳且有效的治疗方法,与儿童慢性透析技术相比,成功的肾移植不仅能够缓解尿毒症症状,而且还能明显改善骨骼发育迟缓、性成熟障碍、认知和心理功能损害。儿童肾移植技术有其发展过程,而近年来随着外科手术技术的提高、组织配型的应用、免疫抑制剂的改进以及术后护理和随访的不断加强,儿童肾移植的成功率日益提高。多学科紧密合作、移植前后的健康宣教以及对患儿术后的密切观察和定期随访也是保证儿童肾移植成功的关键。

(一) 儿童肾移植的生存率

对于各年龄段的患儿,接受肾移植后的生存率均优于接受透析者,且生存率日益提高。来自北美小儿肾移植协作组(NAPRTCS)的报道显示,活体肾移植者其术后 1 年、2 年和 5 年的生存率分别为98%、97% 和 97%,移植肾存活率分别为 94%、91% 和 85%;尸肾移植者其术后 1 年、2 年和 5 年的生存率分别为 96%、96% 和 92%,移植肾存活率分别为 92%、83% 和 74%。且近年来无论活体肾移植或尸肾移植,患儿的生存率及移植肾存活率均逐年提高。

(二) 儿童肾移植的适应证和禁忌证

1. 适应证　原则上任何肾脏疾病引起的终末期肾衰竭均可考虑进行肾移植。

2. 禁忌证

(1) 恶性肿瘤。

(2) 慢性感染:结核病需全程治疗,并需观察一年了解有无复发。泌尿系感染、腹膜炎、骨髓炎等感染均需在肾移植前接受正规的治疗。

(3) 严重的肾外疾病:如严重的慢性肝病、不能纠正的心脏病等。

(4) 治疗不依从者及严重的精神疾病患者。

(三) 儿童肾移植受者术前评估

1. 病史

(1) 是否具有基础肾脏疾病,特别是肾移植后可出现复发的肾脏疾病,如局灶节段肾小球硬化、溶血尿毒综合征、系统性红斑狼疮等。

(2) 是否具有慢性肾衰竭和透析的相关并发症,如高血压、贫血、肾性骨营养不良等。需在肾移植前尽可能积极治疗相应的并发症。

(3) 是否具有其他系统性疾病,如癫痫、先天性心脏病、支气管哮喘、高凝状态、肝脏疾病等。需对相应疾病进行评估并给予积极的治疗,并判断患儿是否合适进行肾移植。

(4) 预防接种史,如水痘疫苗、乙肝疫苗等。需在肾移植前完成相应的预防接种。

(5) 是否有泌尿外科手术史、恶性肿瘤史等。

2. 体格检查　包括血压检测、心功能状态评估、体格发育评估、精神心理状态评估、齿科检查等。

3. 实验室检查

(1) 血液检查:包括血常规、尿素氮、肌酐、尿酸、电解质、血脂、空腹血糖、总蛋白、白蛋白、肝功能、甲状腺功能、凝血功能、病毒检测(乙肝、丙肝、HIV、EBV、CMV)及组织配型检查,包括 ABO 血型、群体反应性抗体、HLA、混合淋巴毒试验等。

(2) 尿液检查:包括尿常规、尿培养、24 小时尿蛋白定量等。

(3) 影像学检查:包括胸片、心电图、心超、排泄性膀胱尿路造影,必要时需行尿流动力学检查。

(四) 儿童肾移植受者术中处理

手术中常规应用甲泼尼松龙 10mg/kg 静脉滴注治疗。为减少移植物功能延迟恢复的发生率,需严密监测血压和水化状态。为确保移植肾的血流供应,应争取达到最佳水化状态,通常在移除血管钳之前,患儿中心静脉压(CVP)应达到12~15cmH$_2$O,同时,动脉平均压(MAP)应保持在65~70mmHg以上。充分水化可给予晶体液或5%白蛋白,必要时可给予多巴胺。在移除血管钳之前常给予甘露醇或呋塞米以增加有效循环血容量并利尿。

(五)儿童肾移植受者术后监护与处理

1. 循环补液支持治疗 术后循环补液支持治疗对维持肾移植术后良好的肾脏血液灌流十分重要。每天的循环补液量主要包括不显性失水[500ml/(m^2·day)]和每天尿量。术后24小时内需保持尿量100~200ml/h,且维持CVP 10~15cmH$_2$O。肾移植24小时后若尿量排出保持正常,可适当减少补液量(补充尿量的50%~75%),并维持尿量50~100ml/h或2ml/(kg·h)。具体循环补液顺序见表24-1。

表24-1 肾移植术后循环补液顺序表

次序	液体名称	量(ml)
1	平衡盐液	500
2	10%葡萄糖液	500
3	林格液	500
4	5%葡萄糖氯化钠液	500
5	平衡盐液	500
6	5%葡萄糖液+10%葡萄糖酸钙	500+10
7	林格液	500
8	5%碳酸氢钠	2.5ml/kg
9	平衡盐液	500
10	10%葡萄糖液	500
11	林格液	500
12	MG-3溶液	500

2. 术后监测

(1)术后每小时监测体温、脉搏、血压;每小时准确记录出入液量;每天测量体重。

(2)每6小时监测血尿素氮、肌酐、电解质(包括钠、氯、钾、碳酸氢根、钙、磷、镁等)直至肾功能稳定。

(3)每天监测血常规、尿常规、尿素氮、肌酐、电解质;每天监测免疫抑制剂的谷浓度。

(4)每周监测肝功能、总蛋白、白蛋白。

(5)术后第1天行移植肾超声检查,若尿量明显减少[<1ml/(kg·h)]需行即刻超声检查。

3. 免疫抑制剂的应用 目前常用三联免疫抑制剂治疗方案,包括糖皮质激素、钙神经蛋白阻断剂(环孢素A或他克莫司)和抗增殖药物(霉酚酸酯或硫唑嘌呤)。如果肾移植受者存在高危因素如尸肾移植者、致敏肾移植受者等,一般还需接受免疫抑制剂的诱导治疗,如IL-2受体拮抗剂或抗淋巴细胞球蛋白/抗胸腺细胞球蛋白等,以期减少肾移植术后的排斥反应。虽然钙神经蛋白阻断剂仍是目前免疫抑制方案的重要组成部分,但由于其较大的肾毒性而使其在部分病人中的应用中受到一定限制。近年研究显示,西罗莫司以其独特的作用机制及较小的肾毒性的特点而已逐渐推广应用于儿童肾移植术后的抗排斥治疗中。新型免疫抑制剂的应用可减少患儿副作用,且免疫抑制剂的剂量需个体化且使用可能的最小剂量,部分病人可不用激素治疗以更好改善生长。

4. 术后感染的预防治疗 术后应用抗生素直至拔除导尿管;术后常规应用更昔洛韦预防巨细胞病毒(CMV)感染;术后常规应用复方新诺明预防卡氏肺囊虫病和泌尿道感染。

5. 术后血压的控制 肾移植手术后即刻出现的高血压很常见,但由于明显的血压波动会影响肾脏血液灌流,无需过分予以纠正。如果患儿存在持续高血压,首选使用钙通道阻滞剂。

(六)儿童肾移植受者术后早期的常见并发症及处理

1. 尿量突然急剧减少

需考虑以下原因:

(1)导尿管堵塞:可使用0.9%生理盐水20~30ml轻柔冲洗导尿管。若仍有持续血块堵塞,可考虑更换导尿管。

(2)低血容量:可检测脉搏、血压和CVP,并给予0.9%生理盐水10~20ml/kg或5%白蛋白。

(3)尿漏:可检测腹部引流液的尿素和肌酐值,并与同期收集的尿液中的尿素和肌酐值进行比较鉴别;可行放射性核素^{99m}Tc-MAG3检查以明确是否存在尿漏现象。

(4)急性肾小管坏死(ATN):若术后即出现尿量减少,则需考虑ATN的可能。放射性核素^{99m}Tc-MAG3检查显示放射性核素在肾脏皮质聚积但膀胱内无显影即"血流佳排泄少"现象。

(5)急性出血:可行腹部超声检查和血常规予以鉴别。

(6)排斥反应。

2. 发热

（1）需鉴别是否为细菌感染、病毒感染或移植物排斥反应。

（2）若体温>38℃，需行血常规、C反应蛋白、尿常规、尿培养、血培养、CMV和EB病毒检测及胸片等检查。

3. 血肌酐升高 临床上需考虑尿路梗阻、尿漏、ATN、动脉吻合口漏或血栓形成、急性排斥反应、钙神经蛋白阻断剂肾毒性、急性肾盂肾炎、CMV感染、低血容量等，需进行相应检查予以鉴别。

4. 移植物排斥反应（graft rejection reaction）

（1）症状和体征：包括发热、不适、高血压、移植肾肿胀和压痛、少尿、体重增加等。

（2）超声检查：可见移植肾肿胀和血管阻力指数增加。

（3）肾穿刺：可明确诊断。

（七）儿童肾移植受者术后的长期管理

患儿在术后使用大剂量免疫抑制剂，特别是在移植后前几个月，应特别注意药物副作用和感染情况。长期随访后的并发症如排斥、高血压、心血管疾病、原发肾脏病的复发、恶性肿瘤和移植物失功等均需密切观察和处理。在青少年患儿中需特别注意依从性差的可能性。

1. 评估和监测

（1）每月至每2个月一次临床检查，包括身高、体重、血压、血常规、尿常规、肝功能、尿素氮、肌酐、电解质、空腹胆固醇、甘油三酯、血糖、免疫抑制剂浓度；警惕药物副作用；药物服用的依从性。

（2）每年评估一次肾小球滤过率、24小时动态血压监测、心脏超声、生长及营养评估、青春期患儿的性发育、白内障的筛查（长期激素治疗者）等。

（3）移植后数月考虑行常规肾穿刺，或疑似慢性排斥时进行肾穿刺。

2. 排斥反应（rejection reaction）

（1）急性排斥反应（acute rejection）：临床特征为尿量减少和肌酐升高、发热和移植物触痛等。尿液分析示蛋白尿、白细胞尿。移植肾穿刺Banff分级：局灶间质淋巴细胞浸润伴轻度小管炎和正常血管；广泛间质浸润伴小管炎和动脉空泡形成；广泛间质浸润伴小管炎，动脉管壁淋巴细胞浸润伴较少的纤维蛋白样改变。

（2）慢性排斥反应（chronic rejection）-慢性移植物肾病（chronic graft nephropathy）：临床特征为肾功能缓慢下降、高血压、蛋白尿等。移植肾穿刺显示广泛的闭塞性血管病变、肾小球硬化、间质浸润、纤维化伴肾小管萎缩和毛细血管壁改变等。

3. 感染 有细菌、真菌和病毒感染的倾向，同时需警惕机会感染的可能。

（1）细菌感染：肺炎和泌尿道感染最常见。

（2）病毒感染：CMV感染通常发生在移植后前数月；移植前予以水痘疫苗接种以预防术后的水痘感染；微小病毒B19感染临床特征包括难治性严重贫血、全血细胞减少、血栓性微血管病、纤维性胆汁郁积性肝炎和移植物功能不良等，治疗可予以大剂量静脉丙种球蛋白并减少免疫抑制剂剂量等；多瘤BK病毒感染临床特征为小管间质性肾炎和输尿管狭窄伴移植物功能不良，临床上有双峰感染发生的特点，即移植后10天~6周的初次感染和5周~17个月的再感染。

（3）真菌感染。

4. 高血压 可由激素或环孢素A的副作用、急性排斥反应引起或发生于CAN肾功能减退时，长期存在的高血压可增加心血管病的危险和肾功能恶化的可能。

5. 高脂血症 由激素、环孢素A或雷帕霉素引起血胆固醇增高，长期存在的高脂血症可增加心血管疾病的危险性。

6. 原发肾脏疾病的复发 包括局灶节段性肾小球硬化、Alport综合征、膜增生性肾炎、溶血尿毒综合征、原发性Ⅰ型高草酸尿症等。

（徐虹 沈茜）

参 考 文 献

1. Chiu MC, Yap HK. Practical Paediatric Nephrology. Medcom Limited, 2005.

2. Danovitch GM. Handbook of Kidney Transplantation. 4th ed. Lippincott Williams & Walkins, 2005.

3. Sindi R, Seward J, Mazariegos G, et al. Replacing calcineurin inhibitors with mTOR inhibitors in children. Pediatr Transplant, 2005, 9:391-397.

4. Harmon W, Meyers K, Ingelfinger J, et al. Safety and efficacy of a calcineurin inhibitor avoidance regimen in pediatric renal transplantation. J Am Soc Nephrol, 2006, 17:1735-1745.

5. Smith JM, Stablein DM, Munoz R, et al. Contributions of the Transplant Registry: The 2006 Annual Report of the North American Pediatric Renal Trials and Collaborative Studies (NAPRTCS). Pediatr Transplant, 2007, 11:366-373.

6. Waldman M, Kopp JB. Parvovirus B19 and the kidney. Clin J Am Soc Nephrol, 2007, 2(Suppl 1): S47-56.

7. Sutherland S, Li L, Concepcion W, et al. Steroid-free immuno-suppression in pediatric renal transplantation. Transplantation, 2009, 87:1744-1748.

8. Horslen S, Barr ML, Christensen LL, Ettenger R, Magee JC. Pediatric transplantation in the United States, 1996-2005. Am J Transplant: Off J Am Soc Transplant Am Soc Transplant Surgeons, 2007, 7(Suppl 1):1339.

9. Gillen DL, Stehman-Breen CO, Smith JM et al. Survival advantage of pediatric recipients of a first kidney transplant among children awaiting kidney transplantation. Am J Transplant, 2008, 8(12):2600.

10. Magee JC, Krishnan SM, Benfield MR, et al. Pediatric transplantation in the United States, 1997-2006. Am J Transplant, 2008, 8(4 Pt 2):935.

11. Gritsch HA, Veale JL, Leichtman AB, et al. Should pediatric patients wait for HLA-DR-matched renal transplants? Am J Transplant, 2008, 8(10):2056.

12. Miles CD, Schaubel DE, Liu D, et al. The role of donor recipient relationship in long-term outcomes of living donor renal transplantation. Transplantation, 2008, 85(10):1483.

第二十五章 肾脏病的营养治疗

肾脏的主要功能是生成尿液,维持机体水、电解质和酸碱平衡以及内分泌功能。一方面,肾脏疾病可引起水、电解质紊乱,如脱水与水中毒、低钠血症、高钾与低钾血症、高钙与低钙血症;糖、脂肪、蛋白质以及微量元素代谢异常等营养(nutrition)问题。另一方面,营养相关性疾病如高血糖、高血脂、高尿酸及蛋白饮食等在肾脏病发生发展中起重要作用。营养治疗的目的:预防和治疗氮质产物的蓄积;预防和治疗水、电解质的紊乱;预防和治疗脂质代谢紊乱;维持患儿营养素的需要,保持各器官和肌肉群的正常活动,促进患儿正常发育;保护残留肾脏功能,延缓肾病发展。

【小儿肾脏病的营养代谢特点】

(一) 糖

糖是人类提供能量的主要营养素,但储存在组织内的只有1%,慢性肾衰竭(chronic renal failure,CRF)患者糖耐量减低,主要原因为外周胰岛素抵抗和胰岛素分泌障碍。尿毒症患者糖和胰岛素代谢的特征有:自发性低血糖、胰岛分泌胰岛素功能障碍、糖酵解异常、外周胰岛素抵抗、糖耐量减低、肝脏产糖能力正常等。由于糖类和肾小球滤过率降低无关,且能量摄取充足,因此尿毒症患儿的能量来源主要为糖类,以减少体内蛋白质分解。但当摄入大量糖类时,多数患儿血糖可偏高。

(二) 蛋白质

蛋白质是生命的物质基础,是人类膳食中的重要营养成分,除了提供能量外,更重要的作用是维持机体正常的代谢和生理功能。蛋白质由100以上的氨基酸所组成,机体存在8种必需氨基酸和12种非必需氨基酸,蛋白质具有的营养价值取决于必需氨基酸的含量和比例。婴幼儿由于还需要满足生长发育,故蛋白质需要量较成人多。小儿由蛋白质提供

的热量约占每天总热量的8%~15%。

蛋白质代谢异常不仅限于终末期肾衰患儿,在肾功能不全早期,血浆蛋白质、血浆氨基酸以及细胞内氨基酸水平已出现异常。另外,肾功能正常的肾病综合征患儿出现蛋白质转换以及氨基酸氧化的异常。

1. 急性肾衰竭(acute renal failure,ARF)**时蛋白质代谢** ARF 为一种高分解状态,是由于创伤、感染、中毒和能量摄入不足等因素造成。ARF 蛋白质代谢存在以下的特点:①肝脏糖异生以及尿素合成增加:目前有证据表明,ARF 肝脏内蛋白质降解增加,产生的氨基酸是糖异生、尿素合成的原料;②骨骼肌蛋白质的转换:ARF 时骨骼肌分解增加,蛋白质降解增加以及合成减少;③氨基酸的转运:ARF 时,氨基酸转运功能的变化参与了血浆和细胞内氨基酸水平异常的形成,但不损害肌肉蛋白质的合成能力。因此,简单供给蛋白质和热量不能完全纠正 AFR 的消耗状态,应寻找其他促进蛋白质合成代谢的治疗措施。

2. 肾病综合征(nephrotic syndrome)**的蛋白质代谢** 肾病综合征患儿以持续大量蛋白尿、继发性低蛋白血症为特征。①白蛋白的转换:为增加白蛋白的合成,传统主张高蛋白饮食[3~4g/(kg·d)]以弥补蛋白的丢失。但近年来的研究认为高蛋白饮食可导致肾小球硬化和肾功能进一步恶化,而低蛋白饮食虽然引起白蛋白合成减少,但尿蛋白排泄减少以及白蛋白分解减少足以抵消合成量的减少,使血清白蛋白水平维持在正常范围。有人认为,体内储存的蛋白质降解后用于合成新的内脏蛋白质,即白蛋白和其他蛋白质相互转换。②机体对蛋白尿的适应性变化:蛋白质的持续丢失会刺激储存蛋白质的降解,并用以合成新的内脏蛋白质,如白蛋白。蛋白

尿可能还会激活代偿性机制以维持体内氮平衡。机体对蛋白尿的适应性反应可能与蛋白质摄入减少时产生的各种代偿性反应相似,其结果主要是使氨基酸分解减少以及尿素排泄减少,并使机体更有效地利用饮食中的氨基酸,从而获得总氮平衡,并维持正常的蛋白质合成速率和分解速率。总之:低蛋白饮食可使肾病综合征患儿维持总氮平衡;限制蛋白质摄入可以促进肾病综合征患儿的合成代谢;饮食摄入不足可能是导致肾病综合征患儿消耗增加的原因。

3. 慢性肾衰竭(chronic renal failure,CRF)时蛋白质代谢 CRF 患儿的蛋白质-能量营养不良的发生率较高。①氨基酸代谢:CRF 和营养不良患儿一样,血浆氨基酸水平常发生异常,表现在必需氨基酸和非必需氨基酸比例下降,如血浆支链氨基酸水平降低,尤其以缬氨酸为甚。此外,苏氨酸、赖氨酸、丝氨酸、酪氨酸和支链酮酸水平均下降,血浆苯丙氨酸水平正常。②蛋白质转换:CRF 大鼠存在生长障碍,其尿素合成增加,肝脏蛋白质合成减少,骨骼肌蛋白质分解增加,这些异常在禁食状态下更加明显。③低蛋白饮食的安全性:有研究发现长期低蛋白饮食不但不会造成营养不良,而且还会预防营养不良的发生。④透析患儿的蛋白质代谢:终末期肾衰竭患儿发生蛋白质营养不良很常见,可能原因有饮食摄入不足、透析不充分、透析过程中诱导分解增加等。在透析过程中,机体蛋白质合成和亮氨酸氧化均下降,蛋白质降解率不变,氨基酸负平衡更明显。⑤代谢性酸中毒和蛋白质代谢:肾小管酸中毒患儿生长缓慢,纠正酸中毒后生长发育恢复正常,提示酸中毒会损害氮质的利用。有证据表明,代谢性酸中毒会增加氮质废物的生成,并可以促进蛋白质的分解。低蛋白饮食患儿在酸中毒时,其分解作用更加明显。

(三)脂质(lipid)

血浆中有五种脂蛋白(lipoprotein),包括乳糜微粒、极低密度脂蛋白、中间密度脂蛋白、低密度脂蛋白和高密度脂蛋白。其脂类核心含胆固醇、三酰甘油和磷脂,其蛋白部分为载脂蛋白。脂蛋白有高度的致动脉粥样硬化性,在肾脏病中的作用越来越引起人们的关注。

1. 肾病综合征 肾病综合征常出现多种形式的脂质代谢紊乱,最常见的为混合性高脂血症,血浆胆固醇升高伴血浆三酰甘油升高。肾功能正常的患儿也可有高三酰甘油血症,且可以病程早期即可出现。肾病综合征其脂质代谢异常的原因和机制目前尚不明确,已知有以下因素:载脂蛋白的基因表现型、药物的影响和机体的代谢状态。

2. 慢性肾衰竭 肾功能不全早期就已经存在脂质代谢紊乱,载脂蛋白的异常比血脂异常更能反映脂代谢紊乱的特征。其中主要的代谢异常表现为富含三酰甘油的脂蛋白分解代谢障碍,从而导致含 apo B 的脂蛋白如极低密度脂蛋白和中间密度脂蛋白水平升高,而高密度脂蛋白则降低。除肾脏病本身外,遗传因素、饮食和药物等均对血脂水平产生影响。

3. 血液透析 血液透析患者最常见的脂质代谢异常类型为血浆三酰甘油、极低密度脂蛋白-胆固醇和中间密度脂蛋白-胆固醇水平升高,低密度脂蛋白和高密度脂蛋白则下降。用红细胞生成素治疗肾性贫血对脂质代谢紊乱有一定的改善作用。

4. 肾移植 肾移植患者由于遗传因素和长期使用免疫抑制剂,常常出现脂质代谢紊乱。影响肾移植患者血脂的因素包括:环孢素和类固醇激素的应用、胰岛素抵抗、肝脂解酶活性下降和移植肾功能不全等。

5. 脂质代谢紊乱与进行性肾小球损害的关系 有资料证明,高脂血症可加速人类肾脏病的进行性发展。肾小球疾病患者的肾小球内常见到脂质和脂蛋白成分的沉积,特别是见于局灶节段性肾小球硬化患者中。与无脂质沉积者相比,有肾小球内脂质沉积患儿蛋白尿更突出,组织学改变更显著。

(四)水、电解质(water and electrolyte)

肾脏通过泌尿排出代谢产物,维持水、电解质、渗透压和酸碱平衡。

1. 水 水是机体的重要组成部分,在物质运输、代谢产物的转移、细胞间正常渗透压维持及体温调节等过程中起关键作用。正常人含水量因年龄不同而不同,新生儿及幼儿含水量较多,可占体重的70%以上。同时,小儿体表面积较大,体液代谢较旺盛,且身体发育不够成熟,各主要脏器的调节功能较差,当肾脏疾病时,由于肾脏维持机体水、钠平衡能力明显下降,故极易发生水钠平衡紊乱,尤其当肾小球滤过率明显降低、尿量减少、细胞外液量增多时,出现水肿、高血压,表明体内已有明显的水钠潴留。

2. 钠　钠是细胞外最多的阳离子,在维持细胞外液容量、调节酸碱平衡、维持正常渗透压和细胞生理功能中起重要作用。肾脏是调节钠平衡的最主要器官,对钠排泄的调节主要是通过改变肾小管的重吸收来实现的。而影响肾小管重吸收钠的因素有:肾素-血管紧张素-醛固酮系统、肾交感神经、心钠素、前列腺素及细胞外液。急性肾衰竭出现低钠血症是由于水过多所致的稀释性低钠血症,少数由于肾外失钠,如呕吐、腹泻等加重低钠血症,或不适当补液也可造成低钠血症的发生与发展。慢性肾衰竭的肾为"失盐性肾",尿钠含量高,钠排出增多,加上因食欲缺乏、恶心、呕吐等引起的钠摄入减少,可引起低钠血症。若饮食中的食盐突然改变,患儿往往不能相应调节而发生钠平衡紊乱。若突然禁盐,而肾脏仍丢钠,失钠可引起细胞外液和血管内液量减少,因而进一步降低肾小球滤过率,加重尿毒症。

3. 钾　钾主要分布于肌肉、肝脏、骨骼及红细胞等,与细胞的生长发育、酸碱平衡、神经肌肉兴奋性的保持、容量调节等密切相关。体内血钾水平维持恒定受肾内和肾外多种因素综合作用的影响,如胰岛素使细胞外钾向细胞内转移;儿茶酚胺可先引起细胞外钾短暂升高后持续下降;酸中毒使血钾升高;甲状旁腺素干扰细胞钾的摄入;醛固酮作用于肾脏增加排钾,作用于结肠和汗腺促进钾的排泄;肾小管腔内尿液的流速可导致集合管重吸收钾减少;血渗透压增高也可致高血钾。慢性肾衰竭尿中钾量固定,和摄入量无关,说明肾脏排钾功能障碍。当肾小球滤过率下降时,肾外钾调控机制显得尤为重要,此时较易发生钾代谢失调,特别是容易发生高钾血症。主要由于:①尿毒症水尿时,肾脏排钾减少;②感染、发热、创伤等致体内产钾增加;③摄入过多的含钾食物、输库存血等;④酸中毒细胞外钾外溢;⑤药物影响,如 ACEI 制剂、β 受体阻滞剂和保钾利尿剂等可导致严重高钾血症;长期肝素化治疗抑制醛固酮分泌也可致高血钾。在肾衰过程中出现低血钾,常由于摄入量过少,过分使用利尿剂或腹泻致胃肠道失钾增加所致。

4. 钙和磷　肾脏是 $1,25-(OH)_2D_3$ 的主要形成部位,又是甲状旁腺素(PTH)重要的靶器官。正常情况下,肾脏在 PTH 作用下排泄过多的磷,以维持体内钙、磷的平衡。①肾功能降低时,对矿物质代谢的变化主要病理改变为发生继发性甲旁亢、血磷增高和 $1,25-(OH)_2D_3$ 水平降低。②肾性骨营养不良是肾衰竭时矿物质代谢紊乱的严重并发症之一,大体可分为两类:一为高转运性肾病,由继发或原发性甲旁亢引起,其特征是在吸收骨表面存在大量活跃的破骨细胞,伴随成骨细胞活性增加;二为低运性骨病,包括软骨病、骨软化和骨发育不全,其骨代谢处于相对静止状态。③药物影响:维生素 D 和含钙的磷结合剂的应用常导致患者体内钙磷乘积增高。长期血钙磷乘积增高易导致软组织钙化。组织活检证实尿毒症儿童发生的异位钙化与应用维生素 D 呈显著相关。④肾病综合征:随着血浆蛋白的降低,血总钙水平亦相应下降。认为活动期肾病综合征患者肠道对钙的吸收减少,加之尿钙排泄增加,机体往往处于负钙平衡状态。同时,有报道肾病综合征患者血维生素 D 和维生素 D 结合蛋白水平降低。

5. 镁　镁在体内的阳离子仅次于钠、钾、钙而居第四位,在葡萄糖酵解、脂肪、蛋白质和核酸合成以及肌肉收缩及能量代谢等过程中起重要作用。人体镁代谢的平衡主要是通过肠道吸收和肾脏排泄来调节。一般肾衰竭患者通常能维持血镁正常或轻度升高。当肾小球滤过率明显下降时,肾脏排泄镁的能力下降,可致血镁升高,在摄镁过多或伴随服用含镁的抗酸剂时尤为显著。低血镁通常因应用大剂量利尿剂所致,常伴有低血钾,导致低血钾难以纠正。与肾性低血镁有关的因素有:袢利尿剂和噻嗪类利尿剂;Bartter 综合征;高醛固酮血症;两性霉素 B;环孢素等。

（五）维生素(vatamin)

维生素是人类生存不可或缺的一类有机物质,参与了机体的能量代谢、生长发育以及其他生命活动过程。肾脏疾病可导致机体维生素代谢发生改变,其主要因素有:厌食或食物中维生素含量不足;降解或清除增加;血中维生素结合蛋白水平升高;尿中丢失增加;药物干扰维生素的吸收、排泄和代谢等。在慢性肾功能不全或衰竭时,多数维生素是缺乏的。

1. 维生素 A　肾脏在维生素 A 的代谢中主要起三种作用,即影响视黄醇结合蛋白(RBP)的分解代谢、调控肝脏释放视黄醇和合成视黄酸。肾衰竭可造成血浆 RBP 和 RBP/血浆前白蛋白、RBP/视黄醇比率升高。慢性肾衰竭患者血维生素 A 水平升高,但是否对肾衰患者造成毒性以及是否会在其组织中沉积尚存在争议。慢性肾衰竭发生维生素 A 中毒甚为罕见,多由摄入过量维生素 A 所致。

2. 维生素 E 维生素 E 是主要的生物膜抗氧化剂,可减轻氧化应激对细胞膜磷脂损伤。研究显示,食物中低剂量的维生素 E 可延缓嘌呤霉素肾病动物肾功能进行性恶化的进程,对 IgA 肾病也有一定的治疗作用。

3. 维生素 B₆ 维生素 B_6 参与约 100 种酶促反应,其主要作用是作为转氨基的辅酶参与氨基酸和蛋白质的代谢。慢性肾衰竭和维生素 B_6 缺乏有一些相同的表现,如外周神经病变、正色素性贫血、免疫功能低下和中枢神经系统功能紊乱等,两者的临床表现经用低蛋白饮食治疗后,都可得到不同程度的改善。因此,维生素 B_6 缺乏可能会引起或加重晚期肾衰的一些临床表现。许多研究发现,慢性肾衰竭患者,无论是保守治疗或在行腹膜透析或血透治疗,无论是儿童或成人患者,其维生素 B_6 缺乏率相当高;且随血透年限延长,维生素 B_6 缺乏发生率呈上升趋势。

4. 维生素 C 维生素 C 受小肠吸收、肾小管重吸收以及自身分解速率的调控。过量的维生素 C 可经肾小球滤过。大多数研究发现血透患者维生素 C 缺乏的发生率较高,另外,维生素 C 缺乏还与低钾饮食和摄食过少有关。肾衰患儿长期大剂量维生素 C 摄入可引起继发性草酸盐症。

5. 叶酸 由于慢性肾衰竭患者体内潴留的毒素作用、饮食摄入不足、透析液丢失,在非透析、透析患者,叶酸盐缺乏很常见,而且可能在血液循环中存在叶酸盐抑制物。另外,慢性肾衰竭患者使用促红细胞生成素后,血红蛋白迅速增长,机体对叶酸的需求也会一过性增加。

6. 维生素 D 肾脏疾病常出现 1,25-$(OH)_2D_3$ 的降低,如慢性肾衰竭时,血浆 1,25-$(OH)_2D_3$ 很低,这是由于肾衰竭时高磷酸盐能抑制肾脏尚存的少量 1α-羟化酶活性,从而抑制 1,25-$(OH)_2D_3$ 产生。肾病综合征时,大量的 25-$(OH)_2D_3$ 自尿中排出也可导致 25-$(OH)_2D_3$ 降低。维生素 D 依赖性佝偻病则由于肾脏 1α-羟化酶先天性缺乏,使 1,25-$(OH)_2D_3$ 缺如。因此,肾脏病患儿保证有足够的维生素 D 摄入以及维持足够的血浆 25-$(OH)_2D_3$ 具有十分重要的意义。

总之,肾脏疾病时维生素的状况和代谢仍是一个有待进一步研究的领域,尚不能准确、灵敏地评价肾衰患者维生素代谢水平,且缺乏长期的追踪研究。

(六)微量元素(micrelement)

目前已知有 14 种必需微量元素,如铁、锌、铜、锰、铬、钼、钴、硒、镍、钒、氟、碘、锶。各种微量元素之间按一定比例存在,以维持各自的生理功能。生物体对必需微量元素有一套体内平衡机制以防止过量摄入,并能将已过量摄入的元素排出体外;而当摄取不足时又能增加吸收,使之摄入和排泄接近平衡。尿毒症时,微量元素不能完全清除,积累在体内浓度过高时也可进一步损害肾功能,形成一个恶性循环。许多因素都影响肾病及尿毒症时体液和组织中微量元素异常的程度,如摄入不足、生物利用度降低、吸收不良、分布改变、丢失过多等都可导致微量元素缺乏,而肾衰时排出减少、摄入过多等可导致微量元素累积过多。其中最重要的因素是肾功能,肾衰竭不同分期和不同的肾脏替代治疗对微量元素有不同的影响。尿毒症时一些元素如砷、钴、铯、铬、汞、钼等升高,另一些元素如溴、铷、硒、锌等下降。此外,有些微量元素如铅的毒性作用可进一步影响尿毒症时体内微量元素的平衡。

1. 铁 铁是血红蛋白的重要组成部分,血液中输送氧与交换氧的重要元素,又是许多酶的组成成分和氧化还原酶的激动剂。肾病综合征时血清铁蛋白从尿中丢失;慢性肾衰时,由于间歇性胃肠出血或透析时血浆残留以及频繁抽血检查,造成铁消耗增加;另外,肾脏疾病患儿厌食或限制蛋白质食物,使铁的摄入减少;患儿血浆蛋白低,转铁蛋白减少,影响铁的转运,故肾脏疾病患者通常出现缺铁和小细胞低色素性贫血。

2. 锌 人体内大约有 160 种酶含有锌元素,锌参与糖类、脂类、蛋白质与核酸的合成和降解,并与维生素 A、维生素 C 的代谢密切相关;还参与免疫功能的一种重要元素;此外,锌能促进铁的吸收,抑制铅在肠道的吸收。尿毒症营养不良常见锌缺乏,可能与透析清除和低能量摄入有关。

3. 铜 铜主要分布在肝、血、脑中,参与 30 多种酶的组成和活化,影响能量代谢,增强机体防御功能,并参与造血过程,影响铁的吸收、运送和利用。铜缺乏可引起小细胞低色素性贫血,胶原蛋白及弹力蛋白形成不良,骨骼发育受限,临床表现骨质疏松,易发生骨折。慢性肾盂肾炎患者,当早期肾硬化还未出现肾功能不全时就有高铜血症,而血锌降低。

因此,铜和锌的检测可以作为肾小球硬化的早期诊断指标,并为临床控制病情发展和判断预后提供依据。铜聚集在肾脏组织,导致大量肾上管转运缺陷,也可导致 Fanconi 综合征的发生。

4. 铝　铝为人体非必需微量元素,其排泄的唯一途径是肾脏。肾衰竭时铝排泄障碍,可导致血铝浓度升高,过量的铝沉积于骨,导致骨的矿化障碍,发生骨软化症,对钙三醇治疗无反应,并且容易发生高钙血症,称之为铝骨病,又叫维生素 D 抵抗性肾软化。慢性铝中毒还可导致透析相关性脑病。铝还干扰铁的生物利用度,阻断促红细胞生成素的效应。

5. 铅　铅是一种强烈亲神经性毒物,血铅浓度增高可降低血清促红细胞生成素水平,聚集在肾脏组织,导致大量肾小管转运缺陷,可导致 Fanconi 综合征的发生。普遍的人群调查发现,血铅浓度增高可损害肾功能,而受损的肾功能又使铅聚集。

【肾脏病与营养不良】

肾脏疾病容易发生多种类型的营养不良,一些是由于肾脏本身造成营养素摄入或代谢障碍或排出过多引发,其中,容易影响营养状况的肾脏疾病有:

1. 急性肾小球肾炎、慢性肾小球肾炎　水钠潴留,贫血、营养素丢失。

2. 肾小管性酸中毒　碱性离子丢失增加、维生素 D 缺乏性骨病。

3. 肾病综合征　高脂血症、水肿、低蛋白血症。

4. 急性肾衰竭　水电解质平衡失调、酸碱平衡失调。

5. 慢性肾衰竭、尿毒症等　氮质血症、贫血、高钾血症、钙磷代谢异常、甲状旁腺功能亢进、骨质疏松。

6. 继发性肾病　应用糖皮质激素引起的代谢紊乱。

7. 梗阻性肾病　红细胞增多。

有一些是由于肾脏疾病特殊药物副作用导致,如:激素对蛋白质、脂质代谢影响;利尿剂致电解质和微量元素丢失增加;血液透析蛋白质丢失;腹膜透析蛋白质丢失、负氮平衡等。

【肾脏病的营养治疗原则】

1. 能量　肾脏病患儿必须供给充足的能量。如能量供给不足,食物及体内组织的氨基酸将通过糖原异生途径产生能量,从而增加尿素从肾脏的排出,可引起或加重氮质血症。

2. 蛋白质　根据病种与病情而定蛋白的摄入量。如肾病综合征大量蛋白尿的患儿常引起低蛋白血症而导致蛋白质营养不良,一方面,蛋白质营养不良可引起肾脏结构和功能的改变;另一方面,高蛋白饮食又可引起肾小球的高滤过和高灌注而导致肾小球硬化。因此,对于这类患儿既要避免负氮平衡,又要避免高蛋白质饮食对肾脏的损伤。

3. 脂肪　肾脏病患儿常合并有高脂血症和脂质代谢紊乱,高脂血症可引起肾损伤。因此,对这些病人要限制脂肪摄入,必要时予以降脂治疗。

4. 水　根据有无水肿、水肿的严重程度以及肾脏功能决定液体入量。一般轻度水肿可不限水,如严重水肿,或合并高血压、心力衰竭、肺水肿等,须控制液体的入量。

5. 电解质　①钠:肾脏病患儿合并水肿、高血压及心衰时要限制钠盐的摄入。②钾:应根据血钾的水平调节入量。如急性肾衰竭的多尿期,要注意钾的补充,防止低钾血症。当患者少尿或无尿,机体细胞呈高分解状态时可发生高钾血症,高血钾往往是肾衰和透析患者致死的原因,此时必须限制钾的摄入。③钙与磷:肾脏疾病时,常可引起继发性甲状旁腺功能亢进,导致血钙、血磷异常,以防止低血钙、高血磷。

6. 维生素　肾脏疾病可由于摄入不足、降解或清除增加、药物干扰等影响,导致机体维生素缺乏或蓄积,造成一定的毒副作用。如维生素 A、维生素 D、维生素 E、维生素 K_1、维生素 B 族等根据病情而定是否补充。

【小儿肾脏病的营养管理】

对肾脏病儿童的营养状况最好由临床肾脏医师和儿童营养学家共同管理,而且应早期开始,以便维持儿童的正常生长发育,并能做到阶段性修正或调整,不同疾病、疾病的不同时期以及不同年龄的儿童有不同的营养需求,以求做到个体化的营养管理。

（一）一般营养需求

1. 正常儿童能量需求　能量需要 = 总能量消耗(total energy expenditure,TEE) + 生长所需。其中,TEE 包括基础代谢、食物代谢反应、体温维持、生理活动及合成新组织的能量消耗。生长所需能量包括 2 部分:合成新的组织,以脂肪和蛋白质形式储存的能量。能量需求则包括 TEE 加上组织和器官生长的蛋白质和脂肪能量储存。TEE 受年龄、性别、体重和身长影响。0～1 岁婴儿能量需求和儿童能量需求分别见表 25-1、表 25-2 和表 25-3。

表 25-1　0～1 岁婴儿能量需要

年龄	体重 kg	体重增加 g/d	TEE kcal/d	能量储存 kcal/d	每天能量需要	
					kcal/d	kcal/(kg·d)
男						
0～1	4.58	35.2	306	211	518	113
1～2	5.5	30.4	388	183	570	104
2～3	6.28	23.2	457	139	596	95
3～4	6.94	19.1	515	53	569	82
4～5	7.48	16.1	563	45	608	81
5～6	7.93	12.8	603	36	639	81
6～7	8.30	11.0	636	17	653	79
7～8	8.62	10.4	664	16	680	79
8～9	8.89	9.0	688	14	702	79
9～10	9.13	7.9	710	21	731	80
10～11	9.37	7.7	731	21	752	80
11～12	9.62	8.2	753	22	775	81
女						
0～1	4.35	28.3	286	178	464	107
1～2	514	25.5	356	161	517	101
2～3	5.82	21.2	416	134	550	94
3～4	6.41	18.4	469	68	537	84
4～5	6.92	15.5	514	57	571	83
5～6	7.35	12.8	552	47	599	82
6～7	7.71	11.0	584	20	604	78
7～8	8.03	9.2	612	17	629	78
8～9	8.31	8.4	637	15	652	78
9～10	8.55	7.7	658	18	676	79
10～11	8.78	6.6	679	15	676	79
11～12	9.00	6.3	698	14	712	79

表 25-2　男孩能量需求

年龄 岁	体重增加 kg/y	TEE kcal/d	生长所需 kcal/d	BMR kcal/d	每天能量需要	
					kcal/d	kcal/(kg·d)
1～2	2.4	934	14	654	948	82.4
2～3	2.0	1117	11	773	1129	83.6
3～4	2.1	1240	12	861	1252	79.7
4～5	2.0	1349	11	906	1360	76.8
5～6	2.0	1456	11	952	1467	74.5
6～7	2.2	1561	12	997	1573	72.5
7～8	2.4	1679	14	1049	1692	70.5
8～9	2.8	1814	16	1111	1830	68.5

年龄 岁	体重增加 kg/y	TEE kcal/d	生长所需 kcal/d	BMR kcal/d	每天能量需要	
					kcal/d	kcal/(kg·d)
9~10	3.3	1959	19	1179	1978	66.6
10~11	3.9	2128	22	1247	2150	64.6
11~12	4.5	2316	25	1321	2341	62.4
12~13	5.2	2519	29	1406	2548	60.2
13~14	5.8	2737	33	1504	2770	57.9
14~15	5.9	2957	33	1610	2990	55.6
15~16	5.4	3148	30	1711	3178	53.4
16~17	4.2	3299	24	1797	3322	51.6
17~18	2.6	3396	15	1857	3410	50.3

表 25-3　女孩能量需求

年龄 岁	体重增加 kg/y	TEE kcal/d	生长所需 kcal/d	BMR kcal/d	每天能量需要	
					kcal/d	kcal/(kg·d)
1~2	2.4	851	14	599	865	80.1
2~3	2.2	1035	12	727	1047	80.6
3~4	1.9	1145	11	793	1156	76.5
4~5	1.7	1231	10	827	1241	73.9
5~6	1.8	1320	10	864	1330	71.5
6~7	2.3	1415	13	904	1428	69.3
7~8	3.0	1537	17	959	1554	66.7
8~9	3.7	1678	21	1026	1698	63.8
9~10	4.0	1831	23	1105	1854	60.8
10~11	4.5	1981	25	1157	2006	57.8
11~12	4.5	2123	25	1217	2149	54.8
12~13	4.6	2250	26	1279	2276	52.0
13~14	4.2	2355	24	1339	2379	49.3
14~15	3.4	2430	19	1390	2449	47.0
15~16	2.2	2578	12	1429	2491	45.3
16~17	0.8	2499	5	1447	2503	44.4
17~18	0	2503	0	1451	2503	44.1

2. 肾脏病小儿一般营养需求　①充分的热量摄入以维持和追赶生长；②限制但又适当的蛋白质摄入既可保证生长又防止过量加重尿毒症、代谢性酸中毒或高磷血症；③低磷摄入以预防继发性甲状旁腺功能亢进；④循环血容量过多和水肿的病人应限制盐的摄入；⑤液体摄入量应结合临床，避免导致循环血容量过多和高血压；⑥根据评估结果补充维生素和微量元素。

（二）营养状况评估

营养状况评估可通过询问病史、人体测量学和各项生化指标来确定。

1. 病史　①疾病和用药：肾脏疾病类型、病程、病情以及用药,如激素、利尿剂等使用情况。②食物摄入的质和量评估:3 天的饮食记录或 24 小时饮食回忆来评估食物摄入的数量的质量。③摄入减少的原因分析:食欲(食欲差通常因为味觉变化、尿毒症和由腹膜透析引起的饱胀感);呕吐(习惯性的或行为性的,胃食管反流);腹泻(继发于摄入高能量食物的渗透性腹泻)或便秘。④食物和水摄入依从性差的原因:患儿是否随心所欲地摄入食物或水;是否经常同同龄人或家人在外就餐;是否偏食。⑤由于缺乏教育或味道差或消化不良和便秘的副作用,对补充磷结合剂、铁或维生素依从性差。⑥是否存在购买食物的经济困难。

2. 体格检查 ①生长发育参数:包括体重、身长/身高、头围、身高别体重、体质指数[BMI = 体重(kg)/身高(cm)]、中臂围、皮褶厚度等;②皮肤、毛发、牙齿等情况;③血容量估计:脱水、水肿、血压情况等。

体重是反映营养状况最常用的指标,能综合地反映身体中脂肪、水分、骨骼、肌肉等各种成分的总量。肾脏病体重增加或减少各种可能情况如图 25-1。

3. 常规检查和生化指标 ①血常规检查,有无贫血及其程度,有无感染等。②尿常规检查,其正常值、肾脏病意义及营养学意义见表 25-4。③白蛋白

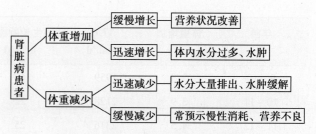

图 25-1 肾脏病体重变化各种可能情况

(内脏蛋白质储备),为一主要的营养指标,其水平受到营养不良、炎症、感染、失血和从腹膜透析液中丢失的影响;慢性肾脏疾病中白蛋白下降与高死亡风险有关。④尿素:蛋白质摄入过多、消化道出血或不恰当透析时尿素升高;蛋白质摄入不足时降低;而蛋白质摄入少而又透析不充分时尿素水平可达到可接受程度。⑤肌酐(肌肉量的指标):脱水或透析不充分时升高;肌肉量低或营养不良时降低。⑥钠:对水肿或高血压的患者应限制,对多尿的婴儿应补充。⑦钾:代谢性酸中毒时升高;药物副作用如 ACEI、β受体阻滞剂、保钾利尿剂等。⑧钙、磷、甲状旁腺素。⑨血脂:肾病综合征、慢性肾衰竭出现高脂血症。⑩另外,还有空腹血糖、骨龄、生物电阻抗分析、标化蛋白质分解率(成人患者中有用,但不建议作为儿童患者的常规评估工具)。

表 25-4 尿常规检查的正常值、肾脏疾病临床意义及营养学评价

项目	正常水平	临床意义	营养学意义/评价
尿比重	1.003~1.030	高:急性肾小球肾炎等 低:尿毒症、肝肾综合征、尿崩症、肾小管损伤、慢性肾小球肾炎、肾衰竭等	脱水指征 警惕继发性体内缺水、肾小管浓缩功能 营养物质丢失
尿 pH	4.5~8.0	高:尿路感染、严重呕吐 低:糖尿病、痛风、低钾性碱中毒	素食或碱性水 肉食,是否合并糖尿病、尿酸升高等营养相关病
尿蛋白质	–	肾小球肾炎、肾病综合征、急慢性肾衰、继发性肾病、泌尿道感染、多囊肾等	进食高蛋白饮食、剧烈运动、生长快速期;蛋白尿造成蛋白质缺乏、氨基酸比例失衡等
尿糖	–	糖尿病、医源性、肾脏重吸收功能下降	进食高糖、机体能量代谢异常
尿酮体	–	营养不良、运动过度、糖尿病酸中毒、饥饿等	机体处于能量负平衡状态
尿红细胞	–	泌尿道感染、肾小球肾炎、结石、多囊肾等	泌尿道感染、各种肾实质性肾炎
24 小时尿量		增加:糖尿病、尿崩症、慢性肾炎及神经性多尿 减少:急慢性肾炎、尿毒症、肾衰竭等	排除饮水过多或利尿食物影响;尿崩症、急性肾炎多尿期,警惕电解质紊乱 排除饮水少、出汗多,摄盐过多、低蛋白血症

(刘素红)

第一节　肾脏病的饮食疗法

对于肾脏病儿童应根据个体化的营养需求制定相应的饮食处方。对于存在肾功能不全的慢性肾脏疾病的儿童,饮食干预有重要作用。目标是提供适当的能量和微量元素并且调节蛋白质、磷、钠、钾和液体的量。

【个体化的营养需求】

肾脏病儿童个体化的营养需求包括以下几个方面:

1. 营养状况。

2. 肾衰竭的严重性　慢性肾脏疾病的分期越严重饮食摄入的限制越大。

3. 不同的肾脏替代治疗模式

(1) 腹膜透析(PD):连续性治疗允许更自由的但不是无限制的液体和盐摄入;根据腹膜透析液里丢失的蛋白,允许补充更多的蛋白质和水溶性维生素或微量元素;从透析液里吸收的葡萄糖且助于热量摄入;由于腹腔胀满和高糖血症,食欲可能降低。

(2) 血液透析(HD):间歇性治疗(每周2~3次)更应限制两次透析之间的食物、盐和液体的摄入,避免间歇期间尿毒症毒素等蓄积;血液透析是一种分解代谢过程,且蛋白质也会从透析液中丢失,需要补充更多的蛋白质和水溶性维生素或微量元素;液体摄入量等于不显性失水+残余尿量+前一次透析超滤量1/2~1/3。

(3) 移植后:自由摄入饮食但特别重点限制脂肪和胆固醇的摄入,避免或降低高脂血症。

4. 药物的副作用　儿童的生长发育分为三个时期:①第一次生长加速期(2~3岁),主要受营养因素的影响;②儿童生长期(3~11岁),主要受内分泌因素特别是生长激素的影响;③青春期,主要受生长激素及性激素的影响。糖皮质激素对生长发育的三个时期都有强烈的抑制作用,并且导致骨质的流失和生长发育的迟缓。骨质流失和短期内生长发育迟缓取决于应用GC的类型和剂量,并且这些现象多在接受治疗的前6个月出现。另外,ACEI、环孢素A可导致高钾血症,而利尿剂导致盐的丢失。

5. 实验室检查结果　①高尿素可能表示过多的蛋白质摄入;②高磷意味着摄入过多或不恰当地使用结合剂;③低钙提示需要补充更多的钙;④高钙意味着可能要求减少钙和维生素D的补充;⑤高钾水平需要加强限制或考虑药物副作用;⑥钠水平反映了盐摄入或液体状态;⑦白蛋白能反映营养状态。

6. 社会需要　家人或朋友在外就餐;在学校限定饮食等。

【蛋白质和热量需求摄入量】

不同年龄和肾功能的蛋白质(protein)和热量(energy)需求,建议的日摄入量见表25-5、表25-6和表25-7。

表25-5　对ESRD患儿每天所需营养元素和液体的建议(透析前)

	婴儿(0~1岁)	幼童(1~3岁)	儿童(4~10岁)	青少年(11~18岁)
能量	0~0.5岁 ≥108kcal/kg 0.5~1岁 ≥98kcal/kg	102kcal/kg	4~6岁:90kcal/kg 7~10岁:70kcal/kg	女11~14岁:47kcal/kg 女15~18岁:40kcal/kg 男11~14岁:55kcal/kg 男15~18岁:45kcal/kg
蛋白质	0~0.5岁:2.2g/kg 0.5~1岁:1.6g/kg	1.2g/kg	4~6岁:1.2g/kg 7~10岁:1.0g/kg	11~14岁:1.0g/kg 15~18岁:0.9g/kg
盐	一般不限制: 如果存在水肿或HTN则1~3mmol/kg	一般不限制: 如果存在水肿或HTN则1~3mmol/kg	一般不限制: 如果存在水肿或HTN则1~3mmol/kg	一般不限制: 如果存在水肿或HTN则1~3mmol/kg
钾	如果需要1~3mmol/kg(通常不需要,除非GFR<正常的10%)	如果需要1~3mmol/kg(通常不需要,除非GFR<正常的10%)	如果需要1~3mmol/kg(通常不需要,除非GFR<正常的10%)	如果需要1~3mmol/kg(通常不需要,除非GFR<正常的10%)

	婴儿(0~1岁)	幼童(1~3岁)	儿童(4~10岁)	青少年(11~18岁)
钙	0~0.5岁:400mg/d 0.5~1岁:600mg/d (没有高钙血症且钙磷乘积不>70时用)	800mg/d (没有高钙血症且钙磷乘积不>70时用)	800mg/d (没有高钙血症且钙磷乘积不>70时用)	1200mg/d (没有高钙血症且钙磷乘积不>70时用)
磷	如血清磷水平升高则用低含量配方奶;限制高含量食物	当血清磷水平升高通常600~800mg/d	当血清磷水平升高通常600~800mg/d	当血清磷水平升高通常600~800mg/d
维生素	1ml多种维生素滴剂;根据血清钙、PTH和碱性磷酸酶水平应用维生素D代谢物	如需要给予多种维生素剂;根据血清钙、PTH和碱性磷酸酶水平应用维生素D代谢物	如需要给予多种维生素剂;根据血清钙、PTH和碱性磷酸酶水平应用维生素D代谢物	如需要给予多种维生素剂;根据血清钙、PTH和碱性磷酸酶水平应用维生素D代谢物
微量元素	如果需要补充锌、铁或铜	如果需要补充锌、铁或铜	如果需要补充锌、铁或铜	如果需要补充锌、铁或铜
液体	除非需要否则不限制;替代不显性丢失+尿液中丢失	除非需要否则不限制;替代不显性丢失+尿液中丢失	除非需要否则不限制;替代不显性丢失+尿液中丢失	除非需要否则不限制;替代不显性丢失+尿液中丢失

表25-6 对ESRD患儿每天所需营养元素和液体的建议(腹透)

	婴儿(0~1岁)	幼童(1~3岁)	儿童(4~10岁)	青少年(11~18岁)
能量	与透析前一样	与透析前一样	与透析前一样	与透析前一样
蛋白质	0~0.5岁:2.6g/kg 0.5~1岁:2.0g/kg	1.6g/kg	4~6岁:1.6g/kg 7~10岁:0.25g/kg	11~14岁:1.4g/kg 15~18岁:1.3g/kg(男);1.2g/kg(女)
钠	如果需要则1~3mmol/kg	与透析前一样	与透析前一样	与透析前一样
钾	如果需要则1~3mmol/kg	与透析前一样	与透析前一样	与透析前一样
钙	与透析前一样	与透析前一样	与透析前一样	与透析前一样
磷	与透析前一样	600~800mg/d	600~800mg/d	600~800mg/d
维生素	1ml多种维生素滴剂;1mg叶酸和维生素D代谢物(大多数病例)	如需要则予多种维生素,1mg叶酸和维生素D代谢物	如需要,含1mg叶酸的复合维生素B,10mg维生素B$_6$,60mg维生素C,10mg泛酸,1mg维生素B$_1$,1.2mg核黄素,3μg维生素B$_{12}$,300μg维生素H,15mg烟酸,活性维生素D	如需要,含1mg叶酸的复合维生素B,10mg维生素B$_6$,60mg维生素C,10mg泛酸,1.5mg维生素B$_1$,1.7mg核黄素,6μg维生素B$_{12}$,300μg维生素H,20mg烟酸,活性维生素D
微量元素	如果需要则补充锌或铜,通常需要铁和重组促红细胞生成素	如果需要则补充锌或铜,通常需要铁和重组促红细胞生成素	如果需要则补充锌或铜,通常需要铁和重组促红细胞生成素	如果需要则补充锌或铜,通常需要铁和重组促红细胞生成素
液体	提供不显性失水+尿液丢失+超滤量(如果可能)	提供不显性失水+尿液丢失	提供不显性失水+尿液丢失	提供不显性失水+尿液丢失

表 25-7 对 ESRD 患儿每天所需营养元素和液体的建议(血透)

	婴儿(0~1岁)	幼童(1~3岁)	儿童(4~10岁)	青少年(11~18岁)
能量	与透析前一样	与透析前一样	与透析前一样	与透析前一样
蛋白质	0~0.5岁:2.6g/kg 0.5~1岁:2.0g/kg	1.6g/kg	4~6岁:1.6g/kg 7~10岁:0.25g/kg	11~14岁:1.4g/kg 15~18岁:1.3g/kg(男); 1.2g/kg(女)
钠	如果需要则1~3mmol/kg	与透析前一样	与透析前一样	与透析前一样
钾	如果需要则1~3mmol/kg	与透析前一样	与透析前一样	与透析前一样
钙	与透析前一样	与透析前一样	与透析前一样	与透析前一样
磷	与透析前一样	600~800mg/d	600~800mg/d	600~800mg/d
维生素	1ml多种维生素滴剂;1mg叶酸和维生素D代谢物(大多数病例)	如需要则予多种维生素,1mg叶酸和维生素D代谢物	如需要,含1mg叶酸的复合维生素B,10mg维生素B_6,60mg维生素C,10mg泛酸,1mg维生素B_1,1.2mg核黄素,3μg维生素B_{12},300μg维生素H,15mg烟酸,活性维生素D	如需要,含1mg叶酸的复合维生素B,10mg维生素B_6,60mg维生素C,10mg泛酸,1.5mg维生素B_1,1.7mg核黄素,6μg维生素B_{12},300μg维生素H,20mg烟酸,活性维生素D
微量元素	如果需要则补充锌或铜,通常需要铁和重组促红细胞生成素	如果需要则补充锌或铜,通常需要铁和重组促红细胞生成素	如果需要则补充锌或铜,通常需要铁和重组促红细胞生成素	如果需要则补充锌或铜,通常需要铁和重组促红细胞生成素
液体	提供不显性失水+尿液丢失+超滤量(如果可能)	提供不显性失水+尿液丢失	提供不显性失水+尿液丢失	提供不显性失水+尿液丢失

【食物的营养价值】

(一)蛋白质的饮食来源

1. 高生物效价的蛋白质 多数是动物来源,鸡蛋、牛奶、奶制品、瘦肉、家禽、海产品、大豆和大豆制品。

2. 低生物效价的蛋白质 多数来源于植物,谷类和谷类制作的食品,某些蔬菜和豆制品。

(二)钠的食物来源

限盐饮食的患者应该使用调味品如胡椒、醋、葡萄酒、五香粉、茴香、柑橘皮、芥末粉、洋葱、大蒜、香菜等来增加食物的口感。高钠食品见表25-8。

(三)钾的食物来源

见表25-9和表25-10。其他高钾食物包括:盐的替代品,肉汁、速溶咖啡、浓茶、无盐酱油、咖喱粉、番茄酱、牛奶、热巧克力、中药等。限钾饮食的患者应该选择低钾蔬菜并运用合适的烹调方法。

(四)磷的饮食来源

见表25-11。

表 25-8 高钠食品

水果和坚果	用盐或在盐水里腌制的或盐渍的:腌制李子、盐渍橄榄、加盐炒的坚果
蔬菜	盐腌的或盐渍的蔬菜,罐装的蔬菜:如腌白菜
谷物	苏打饼干,速溶方便粥
肉	加工过和盐渍的肉和鸡蛋:如中国板鸭、香肠、盐腌的鱼、咸鸡蛋
奶制品	奶酪
饮料	肉汁,鸡精,巧克力,可可粉,好立克,罐装汤,速溶脱水汤
其他	中国点心,炸薯条,奶酪圈,方便面的调味包 瓶装沙司和调味料:盐,酱,蚝油,番茄酱,肉的嫩化剂,腌豆腐等

【饮食补充】

饮食补充见表 25-12、表 25-13、表 25-14、表 25-15。

表 25-9　一份蔬菜的含钾量(大约 100g,1/2 杯)

低钾食品 <150mg	中钾食品 150～300mg	高钾食品 >300mg
大白菜,黄瓜,丝瓜,洋葱,冬瓜	豆芽,小白菜,卷心菜,胡萝卜,芹菜,芥蓝,球白,豇豆,白豆,菜心,茄子,青椒,生菜,葱,豌豆,番茄,萝卜,豆瓣菜	椰菜,芽甘蓝,莲藕,花椰菜,韭菜,南瓜,芥菜,菠菜,土豆,芋头,甘薯,空心菜,黑木耳*,姜*,蘑菇,辣椒*,金针*,荸荠*

注:* 这些食物可少量应用作为调料

表 25-10　食物的含钾量

每份<150mg K⁺			每份 150～250mg K⁺			>250mg K⁺
食物	重量(g)	家庭测量法	食物	重量(g)	家庭测量法	香蕉,榴莲,椰子,番石榴,所有蜜饯或干果如杏干,无花果干,梅干,葡萄干
苹果	110	1 小	哈蜜瓜	100	1/2 杯	
樱桃	100	8 小	蜜瓜	100	1/2 杯	
葡萄	90	10 颗	荔枝	120	5 颗	
葡萄柚	100	1/2	芒果	100	1/4 个	
梨	110	1 小	桔子	120	1 小	
李子	150	1.5	木瓜	100	1/2 杯	
菠萝	100	2 片	柿子	120	1 大	
柚	100	2 片	黑莓	100	4 颗	
橘子	100	1 小	草莓	80	6 颗	
西瓜	230	1/2	猕猴桃	80	1 中	

表 25-11　富含磷的食品

水果和坚果	所有的干水果和干坚果	牛奶和奶制品	所有牛奶和奶制品:如全脂奶和脱脂奶、酸奶酪、奶酪
蔬菜和豆	甜玉米,马铃薯片,炸薯条,菠菜,所有蘑菇,所有豆类	饮料	牛肉汁,好立克,阿华田,巧克力,可口可乐
谷物	红米,整粒米,全米谷类食品:面包,麦片,麸皮食品	其他	肉汤
肉和鱼	肉脏:肾,肝,心,肠,骨髓 高脂肪的鱼:沙丁鱼,干虾和干贝;蛋黄		

表 25-12　附加热量/蛋白质的喂养模式

配　方	g/ml	kcal	protein(g)	fat(g)	CHO(g)	厂商
Polycose	100ml	200	0	0	50	雅培
Polycal powder	100g	380	0	0	95	纽迪希亚
Protifar 90	100g	370	88.5	≤2		纽迪希亚
Resource Beneprotein	100g	357	85.7	0	0	纽迪希亚
MCT oil	100ml	830	0	100	0	纽迪希亚
Calogen	100ml	450	0	50	0	纽迪希亚
Liquigen	100ml	416	0	50	0	纽迪希亚

表 25-13　≥4 岁儿童的肾病高热量配方

配方	kcal/ml	Pro (g/L)	fat (g/L)	CHO (g/L)	Na (mg/L)	K (mg/L)	PO₄ (mg/L)	厂商
Suplena	2.0	30	95.6	255.2	790	1120	730	雅培
Isocal	1.06	34	44	135	530	1320	530	诺华
Nepro	2.0	70	95.6	222.3	845	1060	685	雅培
Novasource renal	2.0	74	100	200	900	810	650	诺华

表 25-14　各种治疗方案的蛋白质水平建议

	透析前	血透	腹透
蛋白质(g)	30	40	50
能量(kcal)	1500	1500	1500

表 25-15　食物内容及其所含的营养素

食物类别	主要食物	富含的营养素
主食	大米、小麦、粗粮、杂豆、粉丝、土豆	能量、碳水化合物、植物蛋白 磷、膳食纤维
肉蛋类	畜、禽、水产品、蛋类、熟肉制品	能量、优质蛋白质、饱和脂肪 胆固醇、铁质、脂溶性维生素
奶类	鲜奶、酸奶、奶酪、奶粉	能量、优质蛋白质、乳脂、钙
大豆类	大豆、豆腐、豆浆、豆干	能量、植物蛋白质、脂肪、钙磷等
油脂类	色拉油、花生油、豆油、黄油、奶油等	能量、不饱和脂肪酸、必需脂肪酸
硬果类	花生、核桃、西瓜子、葵花籽、开心果	能量、脂肪、植物蛋白质、碳水化合物、脂溶性维生素、锌、铁、镁等
果蔬类	叶菜、茄果、各类蔬菜、水果	膳食纤维、水溶性维生素、无机盐、微量元素
调味品	盐、酱油、鸡精、泡打粉、碱、味精	钠、钾、氯等无机盐

【几种常见肾脏病的饮食治疗】

1. 急性肾小球肾炎

（1）热量：维持体重的基础热量，主要以糖类及脂肪供给，一般不加限制。

（2）蛋白质：成人每天 30～50g，儿童为 1g/(kg·d)，长期的低蛋白饮食可致负氮平衡，特别对于生长发育期的肾炎患儿易受影响，故应随病情好转逐渐增加蛋白质的量。

（3）饮水量及钠、钾：水肿和高血压者，应限盐或低盐(1～2g/d)，直至利尿开始。水肿重且尿少者，应控制入水量，不超过尿量+不显性失水量。少尿及无尿、高血钾时应严格限制钾的摄入。

（4）维生素：应给予多种维生素，如维生素 A、E、D、B₁、B₂、B₆ 和叶酸等，对肾脏有良好的保护作用，特别是维生素 E 具有抗氧化作用，抑制系膜细胞增生。

2. 肾病综合征

（1）热量：肾病综合征时呈蛋白-能量营养不良，除低蛋白血症外，还有贫血、乏力、食欲缺乏及对食物耐受如乳糖的吸收差等。总热量依年龄不同而不同，参见附表 25-1、表 25-2、表 25-3。其中糖类占 40%～60%，1/2 为多糖和纤维，脂肪一般 2～4g/(kg·d)，植物油占 50%。

（2）蛋白质：近年注意高蛋白膳食虽然使体内合成蛋白质增加，但其分解及尿中排出增加，并可能使肾小球硬化，故主张儿童蛋白供给 1.2～1.8g/(kg·d)为宜，三餐中蛋白质的分配应重点放在晚餐为好。

（3）水和盐：水一般不必限制，但水肿时应限制钠的摄入，一般为 1～2g/d，严重水肿时则应<1g/d，待水肿明显好转应渐增加食盐摄入量。

（4）维生素及微量元素：肾病综合征时应补充维生素 D，加 25-(OH)D₃ 1～2μg/(kg·d)或 1,25(OH)₂D₃ 0.025～0.05μg/(kg·d)，钙 10～30mg/(kg·d)，铁 2～6mg/(kg·d)，锌 5～20mg/(kg·d)。

3. 慢性肾小球肾炎

（1）蛋白质和热量：适当限制蛋白质摄入可减轻氮质血症，但长期严格限制将影响小儿生长发育。一般供给具有各种必需氨基酸、高生物效价的蛋白质 1g/(kg·d)为宜，对无氮质血症而尿蛋白较严重者，可按 2g/(kg·d)补给，以满足患儿生长发育。

有肾功能不全氮质血症者,应限制蛋白质摄入量。热量供给应充足,接近正常儿需求量,糖为主要供热量者,脂肪部分可用鱼油,对减轻"肾脂毒性"、延缓肾功能进展有一定作用。

(2)水与电解质:入水量一般不加限制,有水肿少尿者则适当限制。当出现腹泻、呕吐及大量利尿时,盐和水都应适当补充。特别注意低磷饮食,必要时配合能和磷结合的药剂如藻酸钙或多聚糖醛酸等以控制血磷。

(3)维生素:供给富含维生素的蔬菜及水果,有贫血者应补充绿色蔬菜及动物肝脏。

4. 急性肾衰竭 急性肾衰竭最重要的并发症之一是严重的分解代谢造成的负氮平衡。然而,由于肾衰患儿的液体入量受到极大限制,绝大多数患儿得不到足够的热量及蛋白质,甚至很难向患儿提供基础代谢所需要的能量。因此,急性肾衰竭时营养处理是十分重要的,按不同病期采用不同的处理。

(1)少尿期:营养处理的目标是控制水电解质摄入量以防容量负荷过重及电解质紊乱;提供足够热量以便在限制蛋白质前提下防止蛋白质消耗及因产生的氮质血症、酸中毒及高血钾。

1)蛋白质及热量:对无严重分解代谢患儿,可给予蛋白质 0.5g/(kg·d);对有严重分解代谢患儿,蛋白质可提高到 1.5 ~ 2g/(kg·d)。各种治疗方案中应遵循低氮比热量原则,氮(g):热量(kJ)=1:1046 ~ 1674,最好蛋白质用必需氨基酸补充以免加重患儿氮负荷。热量计算一般按 126kJ/(kg·d),若热量经胃肠摄入不足,配合肠外营养可提高疗效。

2)液体及电解质:液体量以"量出为入、宁少勿多"为原则,依尿量多少计算液体量的摄入。每天液体入量 = 不显性失水 - 内生水 + 尿量,不显性失水约 400ml/(m²·d),内生水约 100ml/(m²·d)。液体量控制应以病人体重不增加,或在有水潴留病人体重每天降低 1% ~ 2% 来衡量。每天钾的供给量不超过 1g,尽量选用低钾食物。钠的摄入宜低,有失钠性缺钠者,参考血钠、尿钠酌情补给,宁少勿多。

(2)利尿期:尿量进行性增多是肾功能逐渐恢复的信号。当尿量>250ml/(m²·d)时,标志着患儿开始进入利尿期。此期大量水及电解质丢失甚至可引起脱水和低钠、低钾血症,但氮质血症在利尿初期常持续加重,后期方渐趋好转。因此,初期膳食同少尿期营养治疗,但水、钠、钾摄入量放宽,进入多尿期 5 ~ 7 天,氮质血症好转可提高蛋白质供给量,后期

则与正常人相同。利尿期要注意水电解质平衡,按尿量 1/3 ~ 2/3 补充液体量,每排 1000ml 尿补充氯化钠 3 ~ 5g。热量及维生素应保证足够,多吃富含钾食物如蔬菜、水果,必要时口服氯化钾。

(3)恢复期:应给予充足的蛋白质、热量和维生素,促进肾功能的恢复。

5. 慢性肾衰竭

(1)蛋白质:在成人一般根据肾功能损害的程度决定蛋白质摄入量。当肾功能降至正常的 20% 时,则严格限制蛋白质入量,利于血中含氮物质的下降,但不能低至发生负氮平衡水平。为满足小儿生长发育,年龄越小需要的蛋白质量越高,蛋白质摄取量的建议:<1 岁 1.8g/(kg·d);1 ~ 2 岁 1.0 ~ 1.5g/(kg·d);2 ~ 16 岁 1g/(kg·d),尽量选用含必需氨基酸丰富的优质蛋白质食品,如鸡蛋、牛奶、瘦肉、鱼肉等,婴儿摄食人乳较好。

(2)糖及脂肪:热量除蛋白质提供外,主要由糖和脂肪供给,最少热量达到 126 ~ 167kJ/(kg·d),以免组织蛋白的分解产热。婴儿原则上喂母乳,2 岁以上主食除米、面粉外,还可配合麦淀粉或其他淀粉制品,目的是减少植物蛋白的摄入。植物油量不限,可根据患儿食欲调节。

(3)水:慢性肾功能不全早期,不宜过严限水,可依口渴感进水,以免因入量不足致血容量下降,进一步降低肾小球滤过率加重病情。如肾功能不全进入晚期,尿量减少时,或在慢性肾功能不全基础上有急性肾功能恶化而尿量减少时则应限水,入水量以不显性失水加前 1 天尿量为准,并每天监测体重,以指导入量。

(4)电解质:慢性肾功能不全患儿有低钠血症时,钠入量可不过分限制,有明显水肿、高血压、心衰者应控制在 1g/d。尿量<1000ml/d 而血钾增高时,应适当控制含钾食品,当尿量>1500ml/d 而血钾降低时,还需酌情补钾。控制磷的摄入量需做到两点:一是低蛋白饮食;二是避免食用含磷高的动物内脏和脑。对已接受血液透析或腹膜透析者,可自由食用高蛋白食物时,需特别注意高磷食物的限制。

【改善营养的实践】

1. 定期商讨 与合适的人商讨,如婴幼儿的父母、儿童及其父母、青少年患者本人及父母的支持。

2. 个体化的和切实可行的饮食安排 将饮食建议和实践整合到日常生活中;在外吃和吃非营养食品时,训练其成为会挑选食物的美食家,特别是对寻求个性和自主、反抗约束的青少年;将计划细化并

安排好以促进依从性但不要太限制而无法实行。

3. 提高热量摄入 使用高能量补充,如 Polycal 380kal/100g、Polycose 200kal/100g;使用高能量饮食,如 Isocal(1.06kcal/ml,3.4g 蛋白质/dl)、Nero(2kcal/ml,7g 蛋白质/dl);引进通过食管或胃造瘘进行的肠内喂养。

4. 心理干预 临床心理学家进行劝告或行为调整,限制、制定纪律和处理机制。

5. 对于正接受透析的儿童

(1)初期:起初制定热量摄入处方应该与根据实际年龄所建议的日摄入量相等,随后再根据反应校正。

(2)腹透患儿:蛋白质摄入=根据实际年龄建议的日摄入量+预期的腹透蛋白丢失(大约 0.2~0.3g/(kg·d),腹膜炎时升高);由于从腹透液中吸收葡萄糖,热量摄入大约为 9~18kcal/(kg·d)(高浓度的葡萄糖透析液、高转运、长时间留腹时更多);实际体重=测得的体重-腹腔内腹透液重量;为提高蛋白质摄入,可以每天使用一次含氨基酸透析液。

(3)血透患儿:体重应为测得的干体重(血透后的体重);蛋白质摄入=根据年龄建议的日摄入量+0.4g/(kg·d),以弥补透析中丢失的和血透的分解作用。

(4)所有策略失败后,透析中短期地应用肠外营养支持将有助于补充营养。

(5)特别提醒:透析患者要补充水溶性维生素,但应避免维生素 A;注意透析患者的铜缺乏(黄头发和皮肤、贫血、骨质疏松症和骨折)或锌缺乏(皮炎);营养缺乏可能继发于透析不够。

6. 小心特殊食物 避免杨桃;当服用钙调神经磷酸酶抑制剂时不要进食葡萄柚。

(刘喜红)

第二节 肾脏病的胃肠外营养

胃肠外营养(parenteral nutrition,PN)是指当胃肠道不能用于供给营养或不能供给足够营养时,就必须从胃肠外供给,如从静脉、动脉导管、肌肉、皮肤甚至腹(膜)腔提供营养,一般采用静脉营养(intravenous nutrition)。胃肠外营养包括完全胃肠外营养(total parenteral nutrition,TPN)和部分胃肠外营养(partial parenteral nutrition,PPN)。静脉营养的临床应用适应证日益广泛,凡需要维持或加强营养支持而不能从胃肠道摄入或摄入不足的病人都视为适应证。合理的静脉营养能改善患者营养代谢状况,改善危重并发症预后,降低死亡率。肾衰竭患者和肾移植病人的静脉营养有其自己的特点,其优势已受肾脏病学日益重视,随着透析技术的日臻完善,静脉营养已成为这两种肾脏病患者常规治疗措施之一。

【营养对肾脏的影响】

正常人饮食蛋白质摄入减少将导致肾小球滤过率和肾脏血浆流量降低。若给予正常人无热卡饮食,内生肌酐清除率降低。在营养不良儿童中观察到肾小球滤过率和肾血浆流量下降,肾小球滤过率/肾血浆流量比值降低。而给予蛋白质补充治疗后,肾小球滤过率和肾血浆流量增加。其机制尚不完全清楚,有研究认为与肾脏血流动力学改变有关,包括肾素-血管紧张素系统、前列腺素、肾上腺素等。

营养不良可改变组织细胞数目及大小,或改变其结构及细胞内酶的成分,严重营养不良儿童肾脏明显缩小,重量明显减轻,而且肾脏消耗的百分数比整个机体消耗的百分数高。肾组织学改变有近、远端肾小管上皮细胞混浊肿胀,肾小球细胞增生、玻璃样变性或有肾小球毛细血管基膜增厚。营养不良对肾功能影响有:①降低肾血浆流量和肾小球滤过率;②尿浓缩能力障碍致多尿;③影响排酸功能致尿 pH 上升,因为尿中磷排泄明显减少,可滴定酸排泄明显减少,尿中大部分排泄的 H^+ 以 NH_4^+ 形式存在;④排盐负荷能力障碍。

肾功能障碍时,如何掌握蛋白质入量、保证热量摄入,是非常重要的。肾衰竭及肾移植患者的营养支持是为了保证适量的热量与重新充实氨基酸池维持或增加蛋白质合成。

【蛋白质代谢监测】

组织代谢分解率是指导个体化营养治疗的主要指标,其率的监测很大程度与原发病本身有关,而与肾功能不全的严重程度无关。外伤、横纹肌溶解、败血症和广泛的烧伤患者均存在高分解状态。蛋白质分解指标的临床常规实验室检查有血钾、磷、尿酸、肌酐和尿素氮(BUN)。对不能进食的患者,明显分解代谢的可靠指标是每天 BUN 上升超过 10.7mmol/L(30mg/dl)。其他高分解代谢的指标还包括血浆总蛋白和清蛋白水平下降及淋巴细胞绝对计数减少。但蛋白质分解代谢率测量的最好指标是 UNA(urea nitrogen appearance),由两部分组成:尿素氮排出量和尿素氮池改变。后者因肾衰时尿素排出锐减而变得关键。由于尿素通过体液被均匀地分布,所以尿素池用 BUN(g/L)和体液总量计算。体液总量为体重的 60%(尽管水肿患者体液超过 60%,但也按此计算),对于急性肾衰竭引起的尿素和水潴留,其尿素氮池改变明显。

UNA 计算公式:

UNA(g 氮/d)=体内尿素池改变+尿中尿素氮+透析液中尿素氮

体内尿素池改变(g 氮/d)=[BUN 变化(g/L)×最初体液总量]+[体重变化量(kg)×终 BUN(g/L)×1L/kg]

如果氮摄入量已知,UNA 可用来监测排泄总氮量:

氮平衡=氮摄入量-UNA-非尿素氮的排泄(包括粪便、尿肌酐、尿酸中的氮和不能测定的氮)

蛋白质分解率也可通过下列公式计算:

$$净蛋白分解率=6.75UNA+5.06$$

此公式计算净蛋白分解仅适用于肾小球滤过率、总体液和氮摄入均稳定者。如胃肠外氨基酸溶液治疗导致 UNA 升高,则这种改变既代表了内源性蛋白质代谢的增加,又代表了输入氨基酸的代谢。当氮(蛋白质或氨基酸)摄入量增加时,随之而来的是 UNA 升高,此两者差别将指导氮摄入来改变 UNA 值多少。

【治疗】

（一）治疗适应证

急慢性肾衰竭,因尿毒症症状如恶心、食欲缺乏、呕吐等胃肠道功能下降而导致营养摄入不足或不能经胃肠摄入营养患者,肾移植患者。

（二）治疗原则

1. 胃肠道是否有功能及功能是否有效,若胃肠道功能存在,首选肠内营养,反之则选肠外营养。肠内营养不能供给患者足够营养时,应结合部分肠外营养。见图 25-2。

2. 补充维持体重的基础能量。

3. 氮源主要以必需氨基酸提供,各营养素比例适当,营养补充需全面。对肾移植患儿,既可是必需氨基酸,也可是一般营养型氨基酸,但在肾功能损害时则仅用必需氨基酸。

4. 补液要"量出为入",若为透析患儿,液量可放宽,通过透析技术控制液量平衡。

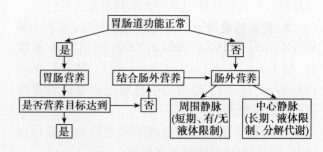

图 25-2 高危病人营养决策树

（三）治疗方案

1. 途径 一般选用静脉途径。

（1）外周静脉:方法简便易行,不需要特殊器械与技术,全身继发感染的危险小,用于短期营养支持和不能接受中心静脉插管或插管失败者。输注葡萄糖最高浓度为 12.5%。

（2）中心静脉:较复杂,需要血管插管,有继发全身感染和血栓形成的危险。用于需 1 周以上长期 TPN 患儿,以提供较高的热量及大量液体,输注葡萄糖浓度可达 30%。多选用颈内静脉、锁骨下静脉、大隐静脉、贵要静脉或脐静脉。

2. 营养素成分及供给

（1）氨基酸:临床上根据使用目的的不同,选用不同种类的氨基酸注射液。目前有营养型和特殊治疗型两类复合氨基酸,前者的氨基酸以平衡型为主,后者是一种不平衡的氨基酸配方。肾功能不全时,体内氨基酸代谢失调,血浆内组氨酸、酪氨酸及必需氨基酸总量下降,氮代谢产物大量蓄积,非必需氨基酸上升,使必需氨基酸/非必需氨基酸比值下降,血浆和组织蛋白质不足等,故需选用肾病用特殊复合氨基酸,由 8 种必需氨基酸加上组氨酸的特殊配比而成。另外,尿毒症患者利用 BUN 合成非必需氨基酸的能力较正常人高许多倍,因而可使体内的内源性 BUN 转变合成为非必需氨基酸而被利用。尿毒症时,输注此复合氨基酸溶液能减少尿内尿素氮含量,降低血清钾、镁和磷酸盐浓度以及清除血中肌酐。综上所述,肾病专用复合氨基酸注射液有下列三方面作用:①纠正蛋白质氨基酸的代谢紊乱;②调整钙磷代谢;③减轻肾小球过滤负担。复合氨基酸 9R 注射液(亦称肾必氨注射液)是国内目前常用的肾病用特殊复合氨基酸,250ml 含氨基酸总量为 13.83g,氨基酸浓度为 5.53%,含氮量 1.624g。TPN 时,一般采用低氮比热量,氮(g):热量(kJ)比值应为 1:1046~1674。每天必需氨基酸需要量如表 25-16 所示。

表 25-16　必需氨基酸需要量

氨基酸	婴儿 mg/(kg·d)	成人 mg/(kg·d)
组氨酸	25	-
异亮氨酸	111	10
亮氨酸	153	11
赖氨酸	96	9
蛋氨酸/半胱氨酸	50	14
苏氨酸	66	6
色氨酸	19	3
缬氨酸	95	14
苯丙氨酸/酪氨酸	90	14

（2）热量：20 世纪 70 年代以后，多主张能量以葡萄加脂肪乳作为能量来源较适宜。Lee（1976）在给肾衰竭患者进行静脉营养时提出由葡萄糖和脂肪乳各提供 50% 热量的方案，具有总热量高、总液量少、胰岛素需要量少并可提供必需脂肪酸、渗透压低可从周围静脉输入等优点。常用的脂肪乳制剂有 10%～20% 英脱利匹特（intralipid）及进口的 10%～20% Liposyn-Ⅱ，脂肪乳总量不能超过 2g/(kg·d)。人体利用葡萄糖的能力约为 0.5g/(kg·h)，但肾衰竭时糖利用率低。胰岛素用量为每 4～20g 葡萄糖给 1U 并避免葡萄糖输入过快。能量补给在早期若无严重分解代谢情况下至少按儿童基础代谢率计算。

（3）维生素及微量元素：应注意应用多种维生素，可加入营养液中滴注，也可肌内注射，尤应注意补充叶酸和维生素 B_6。肾衰患者长期大剂量维生素 C 摄入可引起继发性草酸盐症。TPN 患者通常需要补充微量元素和电解质。对于肾衰和肾移植患者要密切监测血钾、镁和磷的水平，以便调整输入的量，防止出现严重消耗或过量。

（4）液量：输液量在没有透析情况下应严格控制，"量出为入，因人而异"为补液原则。少尿型患者入量应 <1000ml/d，每天液量 ≤ 前一天排尿量 + 大便、呕吐、引流量及伤口的渗出量 + 不显性失水量 [500ml/(m²·d)] − 内生水量 [100ml/(m²·d)]，发热者体温每升高 1℃，应增加入水量 75ml/(m²·d)，应严密监测体重、血钠、中心静脉压，若每天体重减轻 0.3～0.5kg，血钠 140～145mmol/L，且中心静脉压正常时，可认为补液量适当。也可通过透析技术控制液体平衡，此时液体入量可放宽。

3. 配制与输液

（1）配制：应由专人在超净台内配制，严格执行无菌操作，避免污染，于 4℃ 保存不超过 24 小时。若为 TNA 液输注，各种溶液混合顺序：①先将电解质、水溶性维生素、微量元素加入葡萄糖和氨基酸溶液中；②将脂溶性维生素加入脂肪乳剂中；③将①缓缓混入②中，混合后密闭保存和输液。

（2）输注方法：脂肪乳剂输入管末端加用 Y 型管，与另一装置内的其他营养液同时输注，可降低液体总渗透压，严格控制输液速度，最好采用输液泵于 12～24 小时均匀输注。采用 TNA 液近年认为不影响疗效，且更实用方便。为保证溶液稳定，不在营养液中加其他药物，禁止从中心静脉管取血或监测压力，以免增加感染机会。

4. 监测　监测的目的是了解静脉营养对机体的影响，以便及时调整营养液配方，防止并发症。常用监测项目：体重、身长、生命体征、出入水量、血常规、尿常规、尿糖、电解质、血浆渗透压、血气分析、血糖、BUN、血氨、血浆蛋白、肌酐、胆固醇、三酰甘油、碱性磷酸酶、肝功能等。对肾衰患者每 3 天监测 UNA 和计算氮平衡。

【并发症】

除插静脉导管可发生并发症外，TPN 过程中主要并发症有：①感染：为最常见的并发症，应根据血培养结果给予强有力的抗感染治疗；②电解质平衡失调；氨基酸液中某些氨基酸含氯，较长时期应用后可发生高氯性酸中毒；③高渗量浓度综合征：营养液中含大量葡萄糖，如胰岛素相对不足，可发生高糖血症，如血糖 >33.3mmol/L，则可能发生高渗性非酮症性高血糖状态；④反应性低血糖症：长期应用静脉营养病人，胰岛素分泌多亢进，如突然停止输入，则易发生反应性低血糖症；⑤高氨血症：当肝功能不全时，如甘氨酸用量过高，则可出现高氨血症。当氨基酸液中含足够的精氨酸、鸟氨酸和谷氨酸时，则有利于防止高氨血症的发生。

（刘喜红　易著文）

参 考 文 献

1. Youssef DM, Abo Al Fotoh MN, Elibehidy RM, et al. Nutritional knowledge following interventional educational sessions in children on regular hemodialysis. Saudi J Kidney Dis Transpl, 2015, 26(2): 250-254.

2. Ricardo AC, Athavale A, Chen J, et al. Periodontal disease, chronic kidney disease and mortality: results from the third

National Health and Nutrition Examination Survey. BMC Nephrol,2015,16:97.

3. Amini M,Khosravi M,Baradaran HR,et al. Vitamin B$_{12}$ supplementation in end stage renal diseases:a systematic review. Med J Islam Repub Iran,2015,29:167.

4. Obi Y,Hamano T,Isaka Y. Prevalence and prognostic implications of vitamin D deficiency in chronic kidney disease. Dis Markers,2015,2015:868-961.

5. Lotfy HM,Sabry SM,Ghobrial EE,et al. The effect of regular hemodialysis on the nutritional status of children with end-stage renal disease. Saudi J Kidney Dis Transpl,2015,26(2):263-270.

6. Apostolou A,Printza N,Karagiozoglou-Lampoudi T,et al. Nutrition assessment of children with advanced stages of chronic kidney disease-A single center study. Hippokratia,2014,18(3):212-216.

7. Kim H,Lim H,Choue R. Compromised Diet Quality is Associated with Decreased Renal Function in Children with Chronic Kidney Disease. Clin Nutr Res,2014,3(2):142-149.

8. Bigogno FG,Fetter RL,Avesani CM. Applicability of subjective global assessment and malnutrition inflammation score in the assessment of nutritional status on chronic kidney disease. J Bras Nefrol,2014,36(2):236-240.

9. Berbel MN,Góes CR,Balbi AL,Ponce D. Nutritional parameters are associated with mortality in acute kidney injury. Clinics (Sao Paulo),2014,69(7):476-482.

10. Fadel FI,Elshamaa MF,Essam RG,et al. Some amino acids levels:glutamine,glutamate,and homocysteine,in plasma of children with chronic kidney disease. Int J Biomed Sci,2014,10(1):36-42.

11. 易著文. 实用小儿肾脏病手册. 北京:人民卫生出版社,2005.

12. Man Chun Chiu,Hui Kim YAP. 丁洁主译. 实用儿科肾脏病学——最新实践进展. 北京:北京大学出版社,2007.

第二十六章 小儿肾脏病的中医常见症候和治疗

第一节 肾 性 水 肿

中医学(traditional chinese medicine)将肾性水肿(renal edema)分为阳水与阴水两大类。阳水者,多由风邪外袭,内传于肺,或疮毒入侵,内归肺脾。其"水始起也,目窠上微肿,如新卧起之状,其颈脉动,时咳"。起病较急,病程较短,多为实证,近似现代医学急性肾炎水肿。阴水者,多"由脾肾俱虚故也。肾虚不能宣通水气,脾虚又不能制水,故水气盈溢,渗液皮肤,流遍四肢,所以通身肿也"。起病较缓,病程较长,反复发作,多为虚证或虚实夹杂证,近似现代医学的肾病性水肿。

【病因及发病机制】

在中医脏腑学说中,与水液代谢直接相关的是肺脾肾三脏。肺为水之上源,主通调水道,下输膀胱,又主一身之表,外合皮毛。脾主运化水湿而升清,为水之堤防,又主运化水谷精微营养肌肉四肢。肾主水,与膀胱为表里脏腑,司膀胱之气化与开阖,为水之下源。正常情况下,人体水液的运行,依靠肺气的通调、脾气的转运、肾气的开阖,从而使上中下三焦能够发挥决渎的作用,使膀胱气化畅行,小便通利。反之,肺脾肾三脏功能障碍,三焦决渎无权,膀胱气化不利,可致水肿。

1. 风邪外袭,客于肺卫,气失宣降,通调失职,不能下输膀胱,以致风遏水阻,风水相搏,流溢肌肤,发为水肿。

2. 皮肤疮疡,风毒湿热外遏肌表,内归肺脾,肺失通调,脾失内渍,水气与邪毒并走于内,泛于肌肤,引起水肿。

3. 居地潮湿,或涉水冒雨,水湿之气内侵,脾为湿困,不能升清降浊,水湿不得下行,泛于肌肤,而成水肿。

4. 脾肾阳虚,命门火衰,开阖不利,无以温化水湿从膀胱而去,水聚为肿。

5. 肾病使用激素日久,阳损及阴,水不涵木,肝肾阴虚,阳亢内盛,湿热留恋,形成水肿。

6. 中医学以为,"水为血之倡,气行则水行,水行则血行"。因此,气水血三者,病常相因。肾病迁延,久病入络,气滞血阻,"血不利则病水",水阻经隧,日久又留血成瘀。瘀水同病,两者互为因果,形成恶性循环,往往是造成肾病难治的原因之一。

【诊断及鉴别诊断】

1. 诊断 阳水(急性肾炎水肿)的诊断:

(1) 前驱感染史:发病前1~4周多有呼吸道感染(如急性扁桃体炎、猩红热)或皮肤感染(如疖、丹毒)等链球菌感染史。

(2) 急性起病:急性期一般为2~4周。

(3) 水肿及尿量减少:70%病例有水肿,一般水肿仅累及眼睑和颜面部,水肿呈非凹陷性,尿量减少。水肿轻重与尿量呈正相关。

(4) 血尿:起病即有肉眼血尿或镜下血尿。

(5) 高血压:1/3~1/2患儿病初有高血压,常为120~150/80~110mmHg(16.0~20.0/10.7~14.4kPa)。

(6) 非典型病例可无水肿、高血压或肉眼血尿,仅发现镜下血尿。

阴水(肾病性水肿)分为单纯型肾病与肾炎型肾病。

(1) 单纯型肾病:具备四大特征:①大量蛋白尿(尿蛋白定性多在+++以上,24小时尿蛋白定量≥50mg/kg);②低蛋白血症(血浆白蛋白:儿童<30g/L;婴儿<25g/L);③高脂血症(血浆胆固醇:儿童>5.72mmol/L,婴儿>5.2mmol/L);④不同程度的水肿。其中以大量蛋白尿和低蛋白血症为必备条件。

（2）肾炎型肾病：除具以上四大特征外，还具有以下四项中之一项或多项：①明显血尿：尿中红细胞>10个/HP（2周内3次离心尿检查）；②反复或持续高血压：学龄儿童>130/90mmHg（17.3/12kPa），学龄前儿童>120/80mmHg（16.0/10.7kPa），并排除因用激素所致者；③氮质血症：血浆非蛋白氮>35.7mmol/L或尿素氮>10.7mmol/L，并排除血容量不足所致者；④血总补体量（CH₅₀）或C₃反复降低。

2. 鉴别诊断

（1）营养性水肿：严重的营养不良可有凹陷性水肿，小便短少，低蛋白血症，但无尿检异常，且有形体渐消瘦等营养不良史。

（2）心源性水肿：严重的心脏病也可出现水肿，以下垂部分明显，但呈上行性加重，有心脏病史及心衰症状和体征，而无大量蛋白尿。

（3）肝性腹水：以腹部胀满有水、腹壁青筋暴露为特征，其他部位无水肿或仅有轻度水肿，有肝病史而无大量蛋白尿，生化检查血清酶类明显升高，病变部位主要在肝脏。

【辨证论治】

1. 风水相搏证

（1）主证：起病迅速，眼睑先肿，继而四肢及全身皆肿，尤以面部肿势为甚，皮色光亮，按之不凹陷，小便短小，微恶风寒，或伴发热，骨节酸痛，鼻塞，或咳嗽气短。舌苔薄白，脉浮紧。或咽喉红肿疼痛，舌质红，脉浮滑数。

（2）治法：疏风利水。

（3）方药：麻黄连翘赤小豆汤。

（4）常用药：麻黄、连翘、赤小豆、桑白皮、杏仁、大枣、炙甘草。咳嗽气喘者，加葶苈子、陈皮、苏子；咽红肿痛者，可选越婢加术汤，药如麻黄、生石膏、甘草、白术、生姜。

2. 湿毒蕴结证

（1）主证：皮肤疮毒反复发生，眼睑水肿，甚及全身，尿少色赤，发热神烦，口渴口苦，便秘。舌红，苔黄腻，脉滑数。

（2）治法：解毒消肿。

（3）方药：五味消毒饮加减。常用药：银花、野菊花、紫花地丁、蒲公英、白花蛇舌草、白茅根、栀子、木通、滑石。疮毒糜烂者，加土茯苓、苍术、苦参、大青叶；皮肤瘙痒或有湿疹者，加地肤子、白鲜皮、忍冬藤。

3. 水湿内停证

（1）主证：肢体水肿，波及全身，小便短少混浊，身重困倦，胸闷，纳呆，泛恶。舌质淡，苔白腻，脉沉缓。

（2）治法：渗湿利水。

（3）方药：五苓散合五皮饮加减。

（4）常用药：茯苓、猪苓、白术、桂枝、泽泻、陈皮、大腹皮、桑白皮、生姜皮。上半身肿甚而喘者，加麻黄、杏仁、苏叶；下半身肿甚而腹胀者，加厚朴、防己、椒目、干姜；若湿郁化热，症见尿少而黄，口苦口粘，舌苔黄腻者，可选三仁汤或甘露消毒丹加减，常用药如杏仁、白蔻仁、薏苡仁、厚朴、半夏、滑石、竹叶、通草、茵陈、黄芩、石菖蒲、藿香、木通、薄荷。

4. 脾阳虚水泛证

（1）主证：肢体泛肿，面色萎黄，神倦肢冷，疲乏无力，脘闷腹胀，纳少便溏，小便短少。

（2）治法：温脾制水。

（3）方药：参苓白术散合防己黄芪汤加减。

（4）常用药：党参、白术、茯苓、甘草、山药、扁豆、莲子肉、薏苡仁、砂仁、黄芪、防己、生姜、大枣。小便不利者，加桂枝、猪苓、泽泻。肿满腹胀尿少者，加槟榔、厚朴；脘闷纳呆者，加木香、枳壳、陈皮、法半夏。

5. 肾阳虚水泛证

（1）主证：全身高度水肿，腰以下尤甚，按之没指，可伴胸水、腹水，面色㿠白或灰暗，神疲畏寒，四肢不温，腰部冷痛酸重，尿少腹胀，纳少便溏，恶心呕吐，甚则咳逆上气，心悸喘急，不能平卧。舌淡胖，边齿印，苔白，脉沉细无力或沉迟。

（2）治法：温肾利水。

（3）方药：真武汤加减。

（4）常用药：附子、干姜、茯苓、白术、白芍、胡芦巴、肉桂、仙茅、仙灵脾、巴戟天、泽泻。喘咳气急者，加防己、椒目、葶苈子；心悸唇紫者，重用附子，肉桂改桂枝，加炙甘草、丹参、红花；纳少便溏者，加黄芪、砂仁、益智仁；神倦嗜睡，口有尿味者，加大黄、黄连、半夏；若复感寒邪，肿势转盛者，去白芍，加麻黄、细辛、猪苓、甘草。

6. 阴虚水停证

（1）主证：水肿反复发作，精神疲倦，烦躁不安，头痛头晕，目睛干涩或视物模糊，面红潮热，手足心热，腰酸腿软，舌红，苔少，脉细弦数。

（2）治法：滋阴利水。

（3）方药：知柏地黄丸加减。

（4）常用药：地黄、山药、山茱萸、丹皮、泽泻、茯苓、知母、黄柏、女贞子、枸杞子。湿热重而见苔黄腻者,去地黄,加龙胆草、栀子、车前草;头晕目涩者,加菊花、白芍。

7. 血瘀水停证

(1) 主证:水肿较轻,或反复不退,面色晦暗或黧黑,唇色紫暗,皮肤干枯不泽,可伴腰痛。舌质紫暗或有瘀斑,舌下静脉曲张瘀血,苔少,脉弦涩。

(2) 治法:化瘀利水。

(3) 方药:桃红四物汤加减。

(4) 常用药:桃仁、红花、熟地黄、赤芍、当归、川芎、丹参、益母草、茜草、防己、泽泻、党参、黄芪。瘀血重者,加蒲黄、三棱、莪术;兼血尿者,加蒲黄炭、琥珀末、田三七、白茅根。

【其他疗法】

1. 单方验方

(1) 白花蛇舌草、白茅根、车前草、珍珠草、玉米须各 15～30g,水煎服,每天 1 剂。

(2) 浮萍、葶苈子、旱莲草各适量,水煎服,每天 1 剂。

(3) 鲜白茅根 60～120g,水煎服,每天 1 剂。

以上三方均可用于风水相搏证。

(4) 决水汤:车前子 100g,茯苓皮 100g,王不留行 15g,赤小豆 9g,水煎,冲服肉桂粉 0.3g,每天 1 剂。用于脾阳虚或肾阳虚水泛证。

2. 药物外治

(1) 鲜浮萍草适量,煎水洗浴,以出汗为佳。用于风水相搏证。

(2) 河白草 250g,煎水熏洗。

(3) 商陆 15g,麝香 0.3g,研细末,用田螺水调之,贴脐中。

(4) 大蒜大者 1 个,或小者 2 个,加蓖麻籽 30～50 粒,捣成泥状作饼,贴足心,每 10 小时换药 1 次。

以上 2、3、4 方均可用于脾阳虚水泛证或肾阳虚水泛证。

3. 食疗方药

(1) 防风粥:防风 15g,葱白(连须)2 根,粳米 100g。先煎防风、葱白,去渣取汁。粳米按常法煮粥,快熟时加入药汁。

(2) 白菜绿豆饮:白菜头 1 个,绿豆芽 30g。两物同煎,温饮。

(3) 姜皮冬瓜车前汤:生姜皮 6g,冬瓜皮 15g,车前草 15g,加水同煮,去渣饮汤。

(4) 冬瓜皮苡仁汤:冬瓜皮 50g,薏苡仁 50g,赤小豆 100g,玉米须(布包)25g,加水同煮,食豆饮汤。

以上四方均可用于风水相搏证。

(5) 鲫鱼羹:鲫鱼 500g,大蒜 1 个,胡椒、陈皮、荜茇各 3g,加水同煮,食鱼饮汤。用于脾阳虚水泛证。

(6) 复方黄芪粥:生黄芪、薏苡仁各 30g,赤小豆 15g,鸡内金(研末)9g,金橘饼 2 个,糯米 30g。先用 600ml 水煮黄芪 20 分钟,去渣,加薏苡仁、赤小豆煮 20 分钟,再加鸡内金与糯米,煮熟成粥,1 天量,据年龄酌加增减。用于肾阳虚水泛证。

(7) 此外,很多的食物兼有利尿消肿的作用,可在日常饮食中选用,如薏苡仁、绿豆、赤小豆、蚕豆、黑豆、芹菜、西瓜、黄瓜、冬瓜、鸭肉、鲫鱼、乌鱼等。

(欧正武　刘克丽　舒兰)

第二节　血　尿

中医学称血尿(hematuria)为尿血,亦称溲血、溺血,以血从尿道随小便而出故名。尿血虽有深浅不同,一般多无疼痛,若伴有较明显排尿淋漓涩痛,是为血淋,不属本证。

【病因及发病机制】

尿血之证,虽病在下焦,但与心脾肾三脏有密切关系。外感风热燥邪,郁而不解,传经入里;皮肤疮疡,热毒内攻,下蕴膀胱;火毒炽盛,侵犯营血,迫血妄行;劳伤心阴,心火亢盛,热移小肠;久病或热病之后,肾阴受损,阴虚火旺,灼伤脉络;脾气虚弱,统摄无权,血无所主;肾气不足,下元虚惫,失于封藏,均可导致尿血。在小儿,以湿热蕴结膀胱多见。

【辨证论治】

尿血辨证,当分外感、内伤、虚实、寒热。一般来说,外感所致者,发病较急,初起多见恶寒、发热、咽痛等表证或皮肤疮疡,多属实证、热证;内伤所致者,发病较慢,常兼脏腑亏虚之里证,多属虚热证、虚寒证或虚实挟杂证。其次,当辨血色。尿血鲜红,多为实证;尿血淡红,多为虚证;尿中挟有血丝血块者,多为瘀血内滞。

在治疗上,实热者以清热泻火、凉血止血为主;虚寒者以补脾益肾、滋阴固摄为要。

1. 膀胱湿热证

(1) 主证:尿血鲜红,有灼热感,或伴发热,口渴,咽喉肿痛,皮肤疮疡。舌质红,苔黄腻,脉浮数,指纹紫红。

(2) 治法:清热利湿兼凉血止血。

(3) 方药:小蓟饮子加减。

(4) 常用药:小蓟、栀子、竹叶、木通、藕节、蒲黄、生地、滑石、当归、甘草。热毒较盛者,加银花、连翘、蒲公英以清热解毒;尿血重者,加白茅根、仙鹤草、泽兰以凉血止血化瘀;若伴水肿尿少者,可合用四苓散(茯苓、猪苓、泽泻、白术)以利尿消肿;若伴头晕头痛者,可加车前子、牛膝、黄芩、生石决明以清热利尿潜阳。

2. 心火亢盛证

(1) 主证:小便热赤,或伴鲜血,心烦口渴,面颊唇红,夜寐不宁,多哭易怒,或口舌生疮。舌尖红赤,脉细数,指纹紫。

(2) 治法:清心导赤。

(3) 常用药:生地、竹叶、木通、甘草梢、黄连。尿血重者,加丹皮、白茅根、栀子、仙鹤草、侧柏叶以凉血止血;尿中挟有血丝血块者,加泽兰、益母草、生蒲黄、琥珀末以化瘀止血;烦躁多哭,夜卧不安者,加麦冬、酸枣仁、灯芯以养血安神。

3. 阴虚火旺证

(1) 主证:小便短赤带血,神疲头晕,目眩耳鸣,两颧潮红,五心烦热,腰腿酸软。舌质红,苔少,脉细数,指纹沉红。

(2) 治法:滋阴凉血。

(3) 方药:知柏地黄丸加减。

(4) 常用药:知母、黄柏、生地黄、山茱萸、山药、丹皮、泽泻。尿血重者,加大蓟、大蓟、旱莲草、白茅根以凉血止血滋阴;潮热颧红者,加青蒿、地骨皮、白薇、银柴胡、胡黄连以清虚热;眩晕耳鸣者,加枸

杞、菊花、白决明。

4. 脾肾两虚证

(1) 主证:小便频数,尿血淡红,或伴其他部位出血,经久不愈,面色萎黄或晦暗,形体消瘦,或形寒肢冷,头晕耳鸣,神倦乏力,纳少便溏,腰膝酸软。舌质淡,边有齿印,苔白滑,脉沉细弱,指纹沉隐。

(2) 治法:补益脾肾,兼固摄止血。

(3) 方药:补中益气汤合无比山药丸加减。

(4) 常用药:党参、黄芪、白术、甘草、当归、陈皮、升麻、熟地、山药、山茱萸、肉苁蓉、菟丝子、杜仲、巴戟天、赤石脂、五味子。尿血不止者,加煅龙骨、煅牡蛎、金樱子以固摄止血;虚证重者,可加胎盘粉、阿胶、鹿角胶、龟板以填精补髓。

【其他疗法】

1. 单方验方

(1) 旱莲草、车前草、白茅根各30～90g,捣汁服,或煎水代茶饮。适用于热证尿血。

(2) 白鸡冠花15g,水煎服。适用于实证尿血。

2. 食疗方药

(1) 荠菜二草鲜汁:鲜荠菜50～100g,鲜车前草、鲜小蓟草30～60g,诸药浸泡30分钟后榨汁,用适量冷开水调服。用于膀胱湿热证。

(2) 芹菜汁:芹菜1200～1500g,捣烂取汁,加热煮沸服。用于阴虚火旺证。

(3) 大黄鸡蛋:大黄3g,鸡蛋1个并打1孔,将大黄研末装入蛋内,湿纸封口后蒸熟服食。用于心火亢盛证。

(4) 荠菜鸡蛋汤:鲜荠菜100～200g,鸡蛋1个,将鲜荠菜用2碗水煮至1碗汁时,打入鸡蛋,煮熟加盐服食。用于脾肾两虚证。

(欧正武　刘克丽　舒兰)

第三节　蛋　白　尿

中医无蛋白尿(proteinuria)之病名。随着中西医学的相互渗透,中医药治疗蛋白尿的疗效已引起临床医师的注意,但目前尚无公认的证型规范,以下将中医药治疗蛋白尿的机制和临床经验作一概述。

【病因及发病机制】

中医学认为:"阳化气,阴形成"。蛋白质为有形之物,是人体生长发育和生命活动的基础,应属阴精范畴。阴精来源于水谷精微。在五脏之中,脾主运化,为后天之本,气血生化之源,又主统摄,使血循脉道而不外溢。肾主封藏,受五脏六腑之精而藏之,

为先天之本,寓元阴元阳,又赖脾运化水谷精微的不断充养。因此,脾气足则精微得敛,肾气充则精气内守,蛋白质无从丢失。各种原因导致脾气虚陷,固摄无权,肾气亏损,精关不固,均可造成精微下注,形成蛋白尿。临床如外感风邪湿毒,内归肺脾;水气泛滥,脾为湿困;素体不足,脾肾气虚;久病迁延,脾肾阳虚;水不涵木,肝肾阴虚;脉络瘀滞,血溢脉外等,是蛋白尿的常见病因病机。

【治法方药】

1. 疏风利水法　用于外感风邪,风水相搏。症

见颜面眼睑水肿,迅及全身,尿少,伴恶寒、发热、咳嗽、脉浮等表证。方用越婢加术汤或麻黄连翘赤小豆汤。常用药如麻黄、杏仁、桑白皮、生姜、赤小豆、白术、连翘、生石膏、甘草,可加苏叶、蝉蜕、白茅根等。

2. 清热解毒法 用于皮肤疮毒内侵,水气邪毒并病。症见累发疮疖,颜面四肢水肿,尿少口渴。方用五味消毒饮。常用药如银花、野菊花、紫花地丁、蒲公英、天葵子、白花蛇舌草、大青叶、栀子、木通、滑石,可加赤芍、当归、苦参、苍术、土茯苓等。

3. 清热利湿法 用于湿热壅盛,蓄结膀胱。症见遍体水肿,皮色光亮,小便短赤,口苦口渴,舌苔黄腻。方用三仁汤或甘露消毒丹。常用药如杏仁、白口蔻仁、薏苡仁、厚朴、半夏、滑石、茵陈、栀子、黄芩、石菖蒲、木通、竹叶、藿香等。

4. 健脾渗湿法 用于脾为湿困,脾阳不展。症见面黄腹胀,四肢水肿,神疲纳呆,胸脘痞闷,舌苔白腻。方用五苓散。常用药如白术、茯苓、猪苓、泽泻、桂枝、大枣、生姜,可加党参、木香、陈皮、砂仁等。

5. 温肾固精法 用于下元虚寒,肾虚不固,症见面色㿠白,形寒肢冷,腰膝酸软,尿淡而频,夜间尤甚。方用真武汤、济生肾气丸或右归丸。常用药如附子、肉桂、菟丝子、枸杞子、杜仲、泽泻、牛膝、茯苓、干姜,可加桑螵蛸、益智仁、五味子、仙茅、仙灵脾、葫芦巴等。

6. 益气升清法 用于脾虚气陷,精微下注。症见面色萎黄,神疲倦怠,纳呆便溏,舌淡苔薄,脉象虚软。方用补中益气汤合缩泉丸。常用药如党参、黄芪、白术、陈皮、升麻、甘草、山药、乌药、益智仁,可加芡实、牡蛎、五味子等。

7. 强肾塞流法 用于肾气亏虚,精关不固。症见头晕耳鸣,失眠健忘,腰腿酸软,发育迟缓,脉沉无力。方用水陆二仙丹、王子衍宗丸、金锁固精丸、桑螵蛸散等。常用药如菟丝子、枸杞子、金樱子、芡实、女贞子、桑螵蛸、五味子、复盆子、桑葚子、山茱萸、龙骨、牡蛎等。

8. 滋养肝肾法 用于肝肾阴虚,相火妄动。症见眩晕耳鸣,甚至耳聋;视物昏花,或视力减退,潮热颧红,急躁易怒,两足痿弱,舌红少津,脉沉细数。方用左归丸、杞菊地黄丸。常用药如地黄、山茱萸、菟丝子、牛膝、龟板胶、鹿角胶、枸杞子、菊花、女贞子、牡丹皮,可加龙骨、牡蛎、金樱子、莲须、紫河车等。

9. 行气活血法 用于病程较长,气滞血瘀。症见面色晦暗或黧黑,皮肤不泽,爪甲不荣,常伴腰痛,或伴尿血,唇舌紫暗,或有瘀点瘀斑,舌下静脉曲张瘀血,脉涩。方用桃红四物汤。常用药如桃仁、红花、生地、当归、川芎、赤芍、丹参、益母草、党参、黄芪、陈皮、香附,可加延胡索、乳香、田三七、蒲黄、云南白药等。

10. 温阳降浊法 用于脾肾阳虚肾功能损害。症见面色苍白或晦滞,神疲嗜睡,少气无力,畏寒肢冷,恶心呕吐,纳呆便溏,小便短少,舌质淡胖,苔白腻或灰腻,脉沉细。方用附子、干姜、人参、白术、甘草、大枣、陈皮、茯苓、猪苓、吴茱萸、生姜、半夏、厚朴、大黄等。

11. 阴阳双补法 用于阴虚与阳虚相互转化而呈阴阳两虚。症见腰腿酸软,头晕耳鸣,神疲乏力,口干咽燥,自汗盗汗,夜尿频多。方用金匮肾气丸或龟鹿二仙胶。常用药如桂枝、附子、人参、地黄、山茱萸、山药、鹿角、龟板、枸杞子、茯苓、丹皮、泽泻等。

临床辨治时,根据患儿的病情轻重、病程长短、体质差异、脏腑盛衰,可一法独进,亦可数法合施。

【其他疗法】

1. 中药成药

(1)雷公藤生药:每天5~10g,最大量不超过15g,水煎服。

(2)雷公藤片:每次1~2片,每天2~3次。

(3)雷公藤多苷片:1~1.5mg/(kg·d),分3次口服。

(4)雷公藤合剂:由雷公藤、鸡血藤、甘草组成,每10ml含雷公藤生药5g。每次5~10ml,每天3次。

(5)昆明山海棠:每次3片,每天3次。

(6)肾炎四味片:每次8片,每天3次。

(7)肾康宁片:成人每次4~5片,儿童随年龄酌减,每天3次。

(8)慢肾宝:成人每次10ml,儿童酌减,每天3次。

2. 单方验方

(1)黄芪50g,水煎代茶,每天饮用;或用黄芪水煲粥吃。

(2)芡实合剂:芡实30g,白术、茯苓各12g,山药15g、菟丝子、金樱子、黄精各24g,百合18g,枇杷叶9g,水煎服,每天1剂。

(3)玉米须煎剂:干玉米须60g,水煎服,疗程6个月。

(4)近代研究,藏红花、丹参、益母草、茜草等均有减少蛋白尿作用。

3. 食疗方药

（1）杜仲黑豆煨猪腰：杜仲、黑豆各 10～15g，猪腰 1 付，先用盐水把杜仲炒至谷黄色，黑豆浸泡 30 分钟，将 2 味包裹猪腰，再用青菜叶裹其外，外用黄泥再包裹，用柴灶之火灰煨熟，然后去菜叶和泥，剥掉杜仲，再将黑豆、猪腰煮熟服食。

（2）灵芝酒：灵芝 50～100g，米酒 50～1000g，用米酒浸泡灵芝 30 天后频饮。

（3）红枣枸杞煮鸡蛋：红枣 8～10 枚，枸杞子 10～15g，鸡蛋 1～2 个，共煮至鸡蛋熟后，将鸡蛋去壳后再放入原汁中煮 15～20 分钟。

以上均用于肝肾阴虚证。

（4）山药扁豆芡实汤：山药、芡实各 12～25g，白扁豆 10～15g，莲子 10～20g，共炖熟后加白糖调服。

（5）黑豆苡仁饮：黑大豆 30g，生熟薏苡仁各 20g，赤小豆 15g，荷叶 6g，加水煮极熟，任意食豆饮汤，长期服用。

以上用于脾肾两虚证。

（6）五味子杜仲炖羊肾：五味子 3～6g，杜仲 10～15g，羊肾 2 个并切开去脂膜，洗净切片，与五味子、杜仲共炖熟服食。用于肝肾虚寒证。

（7）仙茅金樱子鸡肉汤：仙茅 6～10g，金樱子 10～15g，鸡肉 250～300g，先将仙茅用米泔浸泡 3 天备用，待鸡肉煲 1 小时左右后，放入仙茅和金樱子，再共煲约 1 小时，加入调味品服食。用于肾阳虚弱证。

（8）山药粥：山药 30g，粳米适量，共煮成粥，加白糖适量。用于脾虚湿困证。

（9）乌龟肉煲猪肚：乌龟、猪肚各 200g，随意服食。用于肾气亏虚证。

（10）核桃蜂蜜饮：核桃仁 10g，加水适量煮熟后，煎 15 分钟，调入蜂蜜，长期服用。用于肾阴亏虚证。

（欧正武 刘克丽 舒兰）

第四节 少 尿

中医学称少尿（oliguria）为癃闭，其中以小便不畅、点滴短少、病势较缓者为癃；小便闭塞、点滴不通、病势较急者为闭，一般合称癃闭。其形成，主要病变在膀胱，治疗本着以通为顺的原则，着重通利。

【病因及发病机制】

癃闭的病位在膀胱，病机主要是肺脾肾三脏功能失调，三焦气化不利。

1. 感受湿热，蕴结膀胱；或肾热移于膀胱，湿热互结，膀胱气化障碍，形成癃闭。

2. 外邪侵袭，肺热气壅，肺气不能肃降，水道失于通调，不能下输膀胱，而成癃闭。

3. 久病体弱，脾气亏虚，清阳不升，浊阴不降，小便不利。

4. 先天不足，肾气不充，或疾病迁延，肾气虚衰，气化无力，发生癃闭。

5. 湿浊阻于三焦，气化功能紊乱，水道通调受阻，小便为之不利。

6. 跌仆损伤，瘀血凝滞；或肿块压迫，砂石阻塞尿路，小便难以排出。

【辨证论治】

癃闭辨证，首在虚实。属湿热者，小便短赤灼热，滴沥不爽；属气虚者，小腹坠胀，常无尿意；属瘀阻者，排尿不畅，时作刺痛。

癃闭的治疗，不论虚实寒热，均应通利。新病多实，重在通利；久病多虚，重在调补，兼利小便。

1. 膀胱湿热证

（1）主证：小便点滴不通，或量极少而短赤灼热，小腹胀满，口苦口粘，或渴不欲饮，大便不畅或秘结。舌质红，苔黄腻，脉沉数。

（2）治法：清热利湿。

（3）方药：八正散加减。

（4）常用药：栀子、车前子、木通、瞿麦、萹蓄、滑石、竹叶、大黄、甘草梢。无便秘者，可去大黄；苔黄腻而厚者，加苍术、黄柏；兼心烦失眠、口舌疮生者，加生地、黄连；湿热久结，灼伤肾阴，舌干红，少苔，脉细数者，加知母、黄柏、生地、牛膝。

2. 肺热炽盛证

（1）主证：起病较急，尿流窘迫，赤热短涩，或点滴不通，壮热面赤，口渴引饮，咳嗽气促，大便秘结。舌质红，苔薄黄，脉滑数。

（2）治法：清热泻肺。

（3）方药：麻杏石甘汤合清肺饮加减。

（4）常用药：炙麻黄、生石膏、杏仁、甘草、知母、葶苈子、黄芩、桑白皮、麦冬、茯苓、木通、车前子、栀子、地骨皮、瓜蒌、大黄。热毒炽盛者，加水牛角、黄连；肺阴不足，舌红少津者，加沙参、百合、白茅根；有鼻塞、头痛、脉浮等表证者，加薄荷、桔梗、牛蒡子。

3. 中气下陷证

（1）主证：小腹坠胀，时欲小便而不得出，或量少而不爽利，或小腹微隆，却无尿意，面色苍白，精神疲乏，食欲缺乏，气短声低。舌质淡，苔薄白，脉沉弱。

（2）治法：补益中气。

（3）方药：补中益气汤加减。

（4）常用药：人参、黄芪、白术、升麻、柴胡、甘草、陈皮、茯苓、猪苓、桂枝。

4. 肾气亏虚证

（1）主证：小便不通或点滴不爽，排出无力，面色㿠白，神气怯弱，腰膝冷而酸软无力。舌质淡，苔白，脉沉细而尺弱。

（2）治法：补益肾气。

（3）方药：剂生肾气丸加减。

（4）常用药：肉桂、附子、地黄、山茱萸、山药、茯苓、泽泻、牛膝、车前子。若肾气衰惫，形寒肢冷者，加红参、鹿角、仙茅、淫羊藿；兼恶寒身痛等表寒证者，加麻黄、细辛。

5. 湿浊困阻证

（1）主证：尿少或尿闭，面色晦滞，倦怠少食，胸闷烦躁，恶心呕吐，口中尿臭，甚则神昏谵语。苔浊腻，脉弦细。

（2）治法：辟秽泄浊。

（3）方药：黄连温胆汤加减。

（4）常用药：红参、黄连、姜半夏、姜竹茹、枳实、陈皮、茯苓、桂枝、代赭石、大黄、车前子、木通、白茅根、吴茱萸。神志不清者，加至宝丹；呕恶纳呆者，加玉枢丹。

6. 石阻气闭证

（1）主证：多有尿路畸形，或有肿块、砂石、瘀血凝结，小便艰涩，点滴而下，或尿如细线，时而通畅，时而阻塞，小腹胀满疼痛。舌质紫暗，或有瘀点，脉沉涩。

（2）治法：破瘀散结。

（3）方药：代抵当丸加减。

（4）常用药：穿山甲、当归尾、桃仁、红花、大黄、芒硝、牛膝。可加金钱草、海金砂、冬葵子、瞿麦、萹蓄；病久血虚者，加丹参、黄芪。

【其他疗法】

1. 中药成药　萆薢分清饮（萆薢、黄柏、石菖蒲、茯苓、白术、莲子心、丹参、车前子），每次6g，每天2次，空腹温开水送服。用于湿热癃闭。

2. 单方验方

（1）提壶揭盖法：用消毒棉签向鼻中取嚏或喉中探吐，借喷嚏或呕吐开肺气，举中气，使上窍开则下窍通。

（2）蟋蟀、蝼蛄各3只，研末，用蝉蜕、浮萍各9g煎水，分次冲服。用于慢性尿闭。

3. 药物外治

（1）外敷法：用独头蒜1个，栀子3个，盐少许，捣烂，摊于纸上，贴脐部，或食盐250g，炒热后用布包，熨脐和小腹。

（2）灌肠法：用下方之一煎水，保留灌肠，对湿浊困阻之少尿或无尿有效。①大黄9g，槐花、崩大碗各30g；②大黄15g，制附片12g，生牡蛎60g；③大黄9g，草豆蔻50g。

（3）药浴法：麻黄、桂枝、细辛、羌活、独活、苍术、白术、红花各30g，加水煮沸20分钟后洗浴，据报道对湿浊内闭之癃闭有一定疗效。

4. 针灸疗法

（1）体针取肾俞、腰阳关、太溪、委中、三阴交，针后加灸。或刺关元、气海、中报。用于急性尿闭。

（2）耳针取肾、膀胱、交感、外生殖器、皮质下，每次2~4穴，留针20~30分钟，中强刺激。用于急性尿闭。

（3）电针取双侧维道，针尖向曲骨，约2~3寸，通电15~30分钟。用于急性尿闭。

5. 食疗方药

（1）赤白二味汤：赤小豆50~10g，白茅根30~50g，将白茅根用布包，与赤小豆一起煮至豆熟后，去药包，加冰糖调味。用于膀胱湿热证。

（2）鸭汁粥：鸭汤300~500ml，粳米30~50g，将鸭汤煮沸，撇去浮油，加入粳米同煮至熟，可加极少量盐调味。用于肺肾阴虚证。

（3）葫芦双皮饮：葫芦壳、西瓜皮、冬瓜皮、鲜白茅根各30~50g，红枣3~5枚，共煮汁。用于脾虚湿困证。

（欧正武　刘克丽　舒兰）

第五节　尿路刺激症

尿路刺激症（urinary irritation）属中医学淋证范畴。淋证有五：热淋、石淋、血淋、气淋、寒淋，临床以热淋居多。《诸病源候论》说:"热淋者,三焦有热,气搏于肾,流于胞而成淋也。"其症为小便频数短涩,滴沥刺痛,欲出未尽,或小腹拘急引痛。病位主要在肾与膀胱,累及肝脾。急性期以清热利湿,利水通淋为主,慢性期宜健脾渗湿,益肾固本,活血化瘀。

【病因及发病机制】

中医认为,本病的病因主要为感受湿热之邪。其邪可来自膀胱本身,也可由其他脏腑传变而来,如肝胆湿热或脾胃湿热,下注膀胱。病机为湿热蕴结下焦,膀胱气化不利。肾与膀胱互为表里,肾虚则外邪乘虚而入,或由膀胱湿热上逆,脏腑同病,气化失常,水道不畅,故见排尿频急,滴沥涩痛。邪正相争,而有寒战高热。中焦脾胃湿阻,可伴呕吐纳呆。肝胆湿热熏蒸,胆汁外溢,可见黄疸。

【诊断及鉴别诊断】

1. 诊断

(1) 病史:多有外阴不洁、坐地嬉戏等湿热外侵,或湿热内蕴传于下焦病史。

(2) 症状:起病急,以小便频数,淋漓涩痛,或伴发热、腰痛等为特征。小婴儿往往尿频、尿急、尿痛的局部症状不突出而表现为高热等全身症状。

(3) 实验室检查:尿常规示白细胞增多或见脓细胞、白细胞管型。

2. 鉴别诊断 尿路刺激症需与神经性尿频鉴别。神经性尿频主要表现为醒时尿频,点滴淋漓,甚则数分钟1次,但入睡即消失。反复发作,无其他明显不适。尿常规、尿培养无阳性发现。此外,尿路刺激症尚应与肾结核、泌尿系结石、泌尿道畸形等疾病进行鉴别。

【辨证论治】

1. 急性期

(1) 膀胱湿热证:

1) 主证:小便黄赤,频数短涩,滴沥刺痛,欲出未尽,小腹拘急,痛引腰腹,心烦口渴,或兼发热。舌质红,苔黄腻,脉滑数,指纹紫。

2) 治法:清热利湿通淋。

3) 方药:八正散加减。

4) 常用药:木通、车前子、萹蓄、瞿麦、滑石、大黄、栀子、甘草梢、银花、竹叶、白茅根。尿痛重者,加海金砂、石苇、冬葵子;腹胀腹痛者,加木香、乌药;发热盛者,加黄柏、大青叶、四季青;小便黄浊者,加萆薢、土茯苓;尿中带血者,加琥珀末、小蓟、侧柏叶。

(2) 肝胆湿热证:

1) 主证:寒热往来,口苦纳呆,小便频急,短赤

涩痛,腰酸胁胀,或有呕恶,甚至黄疸。舌质红,苔黄腻,脉弦数,指纹紫滞。

2) 治法:清泻肝胆。

3) 方药:龙胆泻肝汤加减。

4) 常用药:龙胆草、栀子、黄芩、车前子、木通、柴胡、生地、当归、甘草梢、土茯苓、白花蛇舌草。高热烦躁者,加水牛角、黄连、竹叶,或紫雪丹、牛黄清心丸;兼呕恶者,加竹茹、苍术、陈皮;尿涩痛者,加六一散(六份滑石、一份甘草);若兼黄疸,加大黄、茵陈,或静滴菌栀黄注射液。

(3) 脾胃湿热证:

1) 主证:小便短赤,尿时哭闹,持续高热,汗出热不退,口渴欲饮,口臭便秘,烦躁不安。舌质红,苔黄腻,脉濡数,指纹紫滞。

2) 治法:清胃泄热。

3) 方药:调胃承气汤加减。

4) 常用药:大黄、枳实、生地、黄连、黄柏、木通、车前子、甘草梢。高热便秘者,重用大黄,或加安宫牛黄丸;汗出口渴者,加生石膏、知母、天花粉;口臭纳呆者,加焦山楂、焦谷芽、焦神曲。

急性期除分型辨证施治外,还可根据药敏试验选择用药。据研究,银花、黄芩、蒲公英、知母、黄连、大黄、萹蓄、瞿麦、车前草、石苇、土茯苓、四季青、大蓟、半枝莲、马齿苋等对大肠杆菌有效,银花、黄芩、蒲公英、知母、龙胆草、四季青、瞿麦、石苇等对变形杆菌有效。

2. 慢性期

(1) 脾肾气虚证:

1) 主证:病程较长,迁延日久,小便淋沥不已,时作时止,遇劳即发,夜尿频多,神疲肢肿,纳呆便溏,小腹坠胀。舌质淡,苔薄腻,脉沉细弱。

2) 治法:补益脾肾。

3) 方药:四君子汤合济生肾气丸加减。

4) 常用药:党参、白术、茯苓、甘草、山茱萸、山药、泽泻、车前子、牛膝、薏苡仁、菟丝子、瞿麦、萹蓄。小便淋沥不尽,尿清而无脓细胞者,加益智仁、桑螵蛸;尿赤涩而有脓细胞者,加黄柏、土茯苓、穿心莲;水肿尿少者,加猪苓、冬瓜皮;夜尿多者,加仙灵脾、桑寄生、杜仲;小腹坠胀者,加乌药、陈皮。

(2) 阴虚湿热证:

1) 主证:病程较长,尿频而时有余沥,头晕耳鸣,低热盗汗,腰酸乏力,咽干唇燥。舌质红,苔少,脉细数。

2) 治法:滋阴化湿。

3) 方药:知柏地黄丸加减。

4）常用药:生地黄、山茱萸、山药、茯苓、泽泻、丹皮、知母、黄柏、石苇。小便涩痛者,加车前子、黄芩、蒲公英;腰酸痛者,加续断、桑寄生、狗脊。咽干口渴而舌光红者,加沙参、石斛、玄参、鳖甲;低热盗汗者,加白薇、地骨皮、银柴胡、青蒿;尿中残留红细胞,加旱莲草、女贞子。

【其他疗法】

1. 中药成药

（1）四季青片:每次 2 片,每天 3 次。用于急性期。

（2）青宁丸(大黄、黄柏、黄芩、猪苓、赤苓、泽泻、木通、车前子、薏苡仁、粉草薢、生侧柏叶、玄参、陈皮、薄荷、香附):6g 包煎,用于慢性期。

（3）碧玉散(硼砂、冰片、胆矾):10g 包煎,夏天当茶饮。用于慢性期。

2. 单方验方

（1）急性期可选下方之一,每天 1 剂,水煎服。①玉米须合剂:玉米须 20g,石苇 15g,蒲公英 15g,马齿苋 15g,柴胡 6g,黄柏 6g,苦参 3g;②大黄甘草汤:生大黄、生甘草各 5 ~ 10g;③蒲公英、地锦草、车前草、海金砂各 6 ~ 10g;④金钱草、萹蓄各 30g,土茯苓 15g,生甘草 3g,鲜莲藕 80g。

（2）慢性期可选下方之一,每天 1 剂,水煎服。①鲜紫草、鲜小蓟各 50g,鲜莲藕 80g。②生地、车前子各 15g,木通 4.5g,甘草 3g,一枝黄花、野蔷薇根各 30g。用于长期应用抗生素,尿培养转阴,却有真菌生长而反复发作者。③虎杖、忍冬藤、婆婆针、金雀根、延胡索各 15g。用于长期服呋喃旦啶,发生肢体疼痛等周围神经症状者。

3. 针灸疗法

（1）体针取膀胱俞、阴陵泉、行间、太溪等穴,急性期用泻法,强刺激,慢性期用平补平泻法,湿热已去之虚证去行间,加灸百会、气海。

（2）耳针取肾、膀胱、尿道、皮质下、交感、肾上腺、神门等穴,每次 2 ~ 4 穴,留针 20 ~ 30 分钟。

（欧正武 刘克丽 舒兰）

第六节 肾性高血压

中医学根据肾性高血压(renal hypertension)的临床表现,归属于厥头痛、风眩等范畴。《素问·至真要大论篇》说:"诸风掉眩,皆属于肝。"《灵枢·海论》说:"髓海不足,则脑转耳鸣。"中医学认为本病与肝肾关系最密切。

【病因及发病机制】

常见病因为水湿内盛,久蕴化热,灼伤肝肾之阴,肝阳上亢;或饮食失节,损伤脾胃,痰湿内生,上扰清窍;或久病体虚,肾阴不足,肝失所养,阳亢风动。

本病病机主要是阴阳平衡失调,尤其是肝肾阴阳失调,形成肾阴不足,肝阳上亢的下虚上实之证,日久阴损及阳,可致阴阳两虚。肝阳上亢,能化火生风,肝风能入络、上冲,风火相煽,灼津成痰,痰火交炽,扰动心神,蒙蔽清窍,发为本病。

【辨证论治】

1. 肝阳上亢证

（1）主证:头痛眩晕,面红目赤,烦躁易怒,口苦咽干,尿赤便秘。舌质红,苔黄或黄腻,脉弦数有力。

（2）治法:平肝潜阳。

（3）方药:龙胆泻肝汤加减。

（4）常用药:龙胆草、黄芩、栀子、生地、泽泻、车前子、大黄、草决明、菊花。头痛眩晕甚者,加珍珠、生石决明;兼肢体麻木者,加地龙、木瓜、络石藤、路路通;肝阳化火者,加当归、芦荟。

2. 阴虚阳亢证

（1）主证:头痛头晕,头重脚轻,耳鸣眼花,失眠多梦,腰酸腿软,五心烦热。舌质红或暗红,苔薄黄,脉弦细数。

（2）治法:滋阴熄风。

（3）方药:天麻钩藤饮合杞菊地黄丸加减。

（4）常用药:天麻、钩藤、石决明、黄芩、菊花、知母、生地、牛膝、茯神、桑寄生、夜交藤、枸杞、山茱萸、泽泻。阴虚明显者,加沙参、百合、天冬、麦冬、当归;腰痛腰酸者,加杜仲、续断、巴戟天;兼口干便秘者,加石斛、玉竹、天花粉、火麻仁。

3. 痰湿阻滞证

（1）主证:头痛头晕,头重如裹,胸闷心烦,食少欲吐,腹胀痞满,或肢体水肿。舌淡胖,苔白腻,脉弦滑。

（2）治法:健脾化痰。

（3）方药:温胆汤加减。

（4）常用药:陈皮、半夏、茯苓、甘草、枳壳、竹茹、钩藤、贝母、泽泻。头痛甚者,加白蒺藜、葛根;尿少水肿者,加桑白皮、生姜皮、大腹皮、车前子;湿郁化热者,加胆南星、瓜蒌、黄连;若见肝胆湿热者,加茵陈、黄芩。

4. 肝肾阴虚证

(1) 主证:头晕眼花,目涩而干,耳鸣乏力,腰酸腿软,夜尿频多,或足跟疼痛。舌红少津,光剥无苔,脉沉细弱,尺脉尤甚。

(2) 治法:滋补肝肾。

(3) 方药:六味地黄丸加减。常见药:地黄、山茱萸、山药、丹皮、泽泻、茯苓、何首乌、菟丝子、枸杞子、女贞子、磁石、牛膝。夜尿多者,加覆盆子、金樱子、益智仁、桑螵蛸。

5. 阴阳两虚证

(1) 主证:头晕眼花,耳鸣腰酸,腿软无力,心悸气短,肢冷麻木,腹胀腹泻。舌淡红,无苔或少苔,脉结代尺弱。

(2) 治法:育阴潜阳。

(3) 方药:灸甘草汤加减。常用药:灸甘草、党参、生地、阿胶、桂枝、麦冬、珍珠母、女贞子、枸杞子。偏阴虚而手足心热,口燥咽干者,加石斛、天花粉、旱莲草、黑芝麻;偏阳虚者,加附子、仙茅、仙灵脾、巴戟天。

【其他疗法】

1. 中药成药

(1) 复方罗布麻片(罗布麻、野菊花、汉防己、肼屈嗪、氢氯噻嗪、异丙嗪、氯氮䓬):每次 2 片,每天 3 次。

(2) 萝芙木:每次 1 ~ 3 片,每天 2 次。

2. 单方验方

(1) 桑寄生 15g,每天 1 剂,水煎代茶饮。用于阴虚阳亢证。

(2) 苦丁茶 10g,夏枯草 30g,野菊花 15g,每天 1 剂,水煎服。用于肝阳上亢证。

(3) 芹菜根 30g,龙葵 60g,每天 1 剂,水煎代茶饮。或鲜芹菜汁,每次 1 小杯,每天 3 次。或菊花 9g,白糖适量,泡水当茶饮。均用于肝阳上亢证。

(4) 猪腰杜仲汤:猪腰 1 个,炒杜仲 9 ~ 15g,同煎至熟,去杜仲,饮汤食猪腰。用于阴虚阳亢证。

此外,某些单味中药具有降压作用,可酌情选用,如罗布麻、汉防己、钩藤、臭梧桐、长春花、地龙、土青木香、黄芩、丹皮、野菊花、夏天无、延胡索。

3. 针灸疗法

(1) 体针取风池、百会、合谷、阳陵泉、三阴交、足三里等穴,透针以内关透外关,曲池透少海。实证用泻法,虚证用补法,隔天 1 次,7 次为 1 疗程。

(2) 耳针取降压沟、脑干、内分泌、神门、眼、心等穴,每天或隔天 1 次,每次 1 ~ 2 穴,留针 30 分钟,7 ~ 10 次为 1 疗程。亦可用埋针法或以王不留行籽贴压,每天按压 2 ~ 3 次。

(3) 灸法:艾灸足三里、绝骨,每灸 3 ~ 7 壮,至灸穴上能见到小泡为度,灸毕覆盖小胶布。尚可灸涌泉、石门穴。

4. 食疗方药

(1) 夏菊粥:夏枯草 5 ~ 10g,菊花 10 ~ 15g,麦冬 10 ~ 20g,红枣 5 ~ 10 枚,粳米 70 ~ 100g,蜂蜜适量,先将红枣去核,夏枯草水煎取汁,纳入红枣、麦冬、粳米共炖熟时,调入菊花末、蜂蜜,再煮一二沸即成。用于肝阳上亢证。

(2) 决明青椒炒茄子:决明子 10 ~ 20g,青椒 1 个,茄子 100 ~ 120g,先将决明子用小火炒至微香时加水浓煎取汁,茄子、青椒共炒熟时,烹入决明子汁即可。用于肾病高血压。

(欧正武 刘克丽 舒兰)

第七节 遗 尿

遗尿(enuresis)又称遗溺、尿床,中医医籍对本病记载颇多,如《灵枢·遗尿候》说:"遗尿者,此由膀胱虚冷,不能约于水故也。"历代医学家认为小儿遗尿多系肾与膀胱虚冷,不能固摄所致,常用温补之法。

【病因及发病机制】

中医学认为,尿液的贮藏与排泄,有赖于膀胱与三焦的气化功能,而这种气化,又与肺脾肾乃至肝脏有关。因为肺敷布津液,通调水道,脾运化水湿,肝疏泄气机,通利三焦,其中关系最密切的是肾。肾为先天之本,职司二便,膀胱主藏溺,与肾为表里脏腑,尿液能贮存于膀胱而不漏泄,是靠肾气的固摄,尿液能正常排出体外,也是靠肾气的通利,两者一开一合,主要靠肾的气化功能来调节。所以,遗尿虽是膀胱不能约束,但酿成膀胱不约的原因则是多方面的。

1. 肾气不足,下元虚寒,气化功能失调,闭藏失职,不能制约水道而遗尿。

2. 肺脾气虚,上虚不能制下,下虚不能上承,水道制约无权而遗尿。

3. 肝经湿热,疏泄失司,热郁化火,迫注膀胱而遗尿。

【诊断及鉴别诊断】

1. 诊断

（1）发病年龄在 3 岁以上,且为经常性寐中小便自遗,醒后方觉。

（2）睡眠较深,不易唤醒,每夜或隔几天发生尿床,甚则每夜尿床数次。

（3）尿常规及尿细菌培养无异常发现。

（4）部分患儿腰骶部 X 线显示隐形脊柱裂。

2. 鉴别诊断

（1）尿路刺激症:尿频、尿急、尿痛,白天清醒时也急迫难耐不能控制小便。尿常规检查有白细胞或脓细胞。

（2）神经性尿频:其特点是白昼尿频尿急,入睡后尿频消失,与遗尿迥然有别。

【辨证论治】

辨证重在辨别虚实寒热。自幼得病,遗尿日久,尿多色清,面白形寒者多为虚寒,多责之于肾虚不固,气虚不摄;遗尿初起,尿黄短涩,形体壮实,脉有力者多为实热,多责之于肝经湿热;而心肾失交者多为虚实夹杂之证。临床以虚寒者居多。

虚寒证以扶正固本为主,实热证以清利湿热为主,虚实夹杂又宜攻补兼施。

1. 肾虚不固证

（1）主证:多为自幼得病,睡中经常遗尿,多则一夜数次,小便清长,面色苍白,肢冷怕冷,腰酸腿软,或兼智力落后。舌质淡,脉沉迟。

（2）治法:温阳止遗。

（3）方药:菟丝子散加减。

（4）常用药:菟丝子、肉苁蓉、附子、五味子、牡蛎、桑螵蛸、益智仁、乌药、补骨脂、巴戟天。方中附子性热,不宜大量久服。若伴痰湿内蕴,困寐不醒者,加胆南星、半夏、远志。

2. 脾肺气虚证

（1）主证:多发生于大病之后,睡中遗尿,白天尿频,小便量少,神疲乏力,食欲缺乏,大便溏薄,经常感冒,或气短自汗,面色少华。舌质淡,脉沉细无力。

（2）治法:补脾益肺。

（3）方药:补中益气汤合缩泉丸加减。

（4）常用药:人参、黄芪、白术、山药、炙甘草、升麻、柴胡、当归、益智仁、金樱子、乌药、炮姜。沉睡不醒者,加麻黄、菖蒲。

3. 心肾不交证

（1）主证:梦中遗尿,寐不安宁,烦躁叫扰,白天多动,难以自制,形体较瘦,或手足心热。舌尖红有芒刺,脉沉细数。

（2）治法:清心滋肾。

（3）方药:导赤散合交泰丸加减。

（4）常用药:生地黄、木通、竹叶、甘草、黄连、肉桂、龙骨、牡蛎。

4. 肝郁湿热证

（1）主证:本型较少见。遗出之尿量少色黄味腥臊,平时性情急躁,夜间梦语齿,面赤唇红,口渴口苦,甚至目睛红赤。舌质红,苔薄,脉弦数。

（2）治法:疏肝泄热。

（3）方药:龙胆泻肝汤加减。

（4）常用药:龙胆草、栀子、木通、车前子、当归、生地黄、柴胡、黄柏、石苇、瞿麦、甘草。

【其他疗法】

1. 单方验方

（1）遗尿灵:黄芪 30g,桑螵蛸、金樱子、菟丝子、川芎、石菖蒲各 10g,每天 1 剂,水煎服。

（2）鸡肠散:鸡肠一具烧存性,牡蛎、茯苓、桑螵蛸各 16g,肉桂、龙骨各 8g,共为细末,每天服 3 ～ 4g。

（3）狗肉 250g,炖黑豆 100g,肉汤顿服。

（4）乌梅 6g,蚕茧 20 只,煎服,酌加白糖,每天下午 4 时前服完,连用 10 天。以上各方均可用于虚证遗尿。

2. 药物外治

（1）麻益散填脐:麻黄 2 份,益智仁 1 份,肉桂 1 份,共研细末,填入脐内。

（2）遗尿粉敷脐:覆盆子、菟丝子、五味子、仙茅、山茱萸、桑螵蛸各 60g,丁香、肉桂各 30g,共研末,每次 1g 撒入脐眼,滴 1 ～ 2 滴乙醇或高粱酒后,用代温灸膏固定,每 3 天更换 1 次。

（3）补骨脂、附子各 10g,共研细末,生姜 30g 捣烂,诸药和匀,做成饼状置脐部,再用代温灸膏固定,每天更换 1 次。

以上三方均用于肾虚不固证。

3. 针灸疗法

（1）手针取夜尿点(小指掌面第二指关节横纹中心),留针 15 分钟,隔天 1 次,7 次为 1 疗程。亦可用绿豆或王不留行籽于每晚睡前压贴夜尿点,以胶布固定,次晨解除压迫。

（2）体针取百会、肾俞、关元、三阴交、膀胱俞为主穴,配穴下焦虚寒取肾、三焦愈、太溪,补法;肺脾气虚取太渊、足三里,补法;肝经湿热取中极、膀胱俞、太冲、阴陵泉,泻法;寐沉配人中。均浅刺,留针15分钟,10次为1疗程。

（3）耳针取肾、膀胱、脾、肺、皮质下、耳中、额、腰骶椎等穴,将粘有黄精子药粒的胶布固定在穴位上,每天按压5～6次,3～5天换1次,5次为1疗程。

4. 推拿疗法 揉丹田2000次,摩腹20分钟,揉龟尾30次。较大儿童亦可擦肾俞、八髎,以热为度。

5. 穴位注射 用5号半针头,选关元、三阴交、肾俞,每穴注入5%当归液0.3～0.5ml,每天1次,10次为1疗程。

6. 穴位照射 用功率为1.5～2ml的氦——氖激光照射关元、气海、三阴交、百会、足三里等穴,每穴1～2分钟,每天或隔天1次,6～10次为1疗程。

7. 穴位磁疗 取中极、气海、三阴交等穴,用永磁材料敷贴或旋照,每穴5～10分钟,每天1次,7次为1疗程。

8. 食疗方药

（1）黑豆狗肉汤:黑豆100g,狗肉500g,共炖熟服食。用于肾气亏虚证。

（2）桂龙鸡肠散:鸡肠1具,肉桂、龙骨各8g,牡蛎、茯苓、桑螵蛸各10g,将鸡肠用酒洗净,同诸药烘干研末,每次3～5g,温开水冲服。用于肾阳不足证。

（3）韭子面粉饼:韭子10g,面粉50g,白糖少许,将韭子研末,与面粉、白糖调匀,加水适量做成饼,蒸熟服食。用于脾肾阳虚证。

（4）胡椒蒸蛋:白胡椒5粒,鸡蛋1个,将鸡蛋钻1小孔,纳入胡椒,外用湿纸粘紧,蒸熟,5岁以下小儿1个,5岁以上小儿2个,每晚临睡前服食,连续5～7天。用于脾阳不足证。

（欧正武 刘克丽 舒兰）

参 考 文 献

1. 易著文. 实用小儿肾脏病手册. 北京:人民卫生出版社,2005.
2. 汪受传. 中医儿科学. 上海:上海科学技术出版社,2006.
3. 旷惠桃,柳景红. 中国民间饮食疗法. 湖南:湖南科学技术出版社,2007.
4. 江育仁,张奇文. 实用中医儿科学. 上海:上海科学技术出版社,2005.
5. 胡献国. 小儿食疗妙方. 长沙:湖南科学技术出版社,2005.

附　录

附录一　几种常用的检查操作技术

（一）清洁中段尿培养尿收集常规

1. 嘱患儿尽可能暂缓排尿，以保持膀胱充盈较多尿液。

2. 患儿取仰卧位，两腿分开，屈曲双膝，臀下置一便盆，便盆下垫一次性中单，年幼儿可由助手或家属将患儿抱起使两腿分开。

3. 以消毒钳子夹住肥皂液棉球清洗外阴部，先洗尿道口，男孩应翻转包皮清洗，女孩应分开大小阴唇，洗时应注意先内后外，先上后下。接着用0.1%苯扎溴铵溶液清洗一次，然后用无菌蒸馏水冲洗，擦干。

4. 清洁后，嘱患儿用力排尿，待尿液排出前1/3段后，即以无菌试管接取中段尿液。接取前后试管口及棉花塞子均需以火焰消毒。

5. 所取尿标本应立即送细菌培养室。

（二）膀胱导尿术

1. 患儿取仰卧位，屈髋屈膝，大腿外展及外旋，臀下垫一次性中单及棉片，暴露外阴，由助手固定。

2. 清洁外阴方法同中段尿收集常规。

3. 清洗外阴后以络合碘消毒局部，暴露尿道口，再以络合碘消毒一次。

4. 施术者站在患儿右侧，戴无菌手套，左手握住阴茎或分开小阴唇，右手用钳子取涂有无菌液状石蜡之橡胶导尿管（大小按患儿年龄而定，一般用8～10号导尿管），将其插入尿道口再向膀胱轻缓推进，男孩插入约6～12cm，女孩约4cm，至尿液自由流出为止。

5. 如需送细菌培养，接取尿标本方法同中段尿收集常规。

6. 导尿毕，将导尿管慢慢拔出，如需留置导尿管，一般在尿液流出后，可将导尿管缓慢拔出，至无尿流出时再插入2cm，即为适宜深度，将导尿管固定于会阴部，并接到消毒密闭的留尿装置，导尿管应5～7天更换一次。

（三）膀胱穿刺术

1. 备膀胱穿刺包。

2. 患儿取仰卧位，膀胱穿刺前须叩诊膀胱区，确定膀胱内有较多尿液、充盈明显时方可施行膀胱穿刺术。

3. 局部皮肤常规消毒。

4. 穿刺点在耻骨联合上中线1～2cm处。

5. 1%普鲁卡因局部麻醉。

6. 用较长的注射针接上注射器垂直穿入，随插随抽，约3～4cm，然后抽取尿液。穿刺针在进入膀胱时有突然空虚感。

7. 抽取20～30ml尿，注入无菌试管中送培养，注入试管前后试管口及棉塞均须以火焰消毒。

8. 术毕，局部穿刺针眼用碘酒消毒，盖以无菌纱布，胶布固定。

（四）新生儿的尿液收集法

1. 清洁外阴同中段尿收集常规。

2. 将特制的新生儿尿液收集器固定在患儿外阴上。

3. 及时观察，发现已排尿立即送检。

4. 注意避免粪便污染。

（莫双红）

附录二　小儿肾脏病护理常规

1. 按儿科疾病一般护理常规。

2. 急性期患儿或伴明显水肿、大量蛋白尿或严重高血压者均应绝对卧床休息。病情缓解后可逐渐增加活动量，如散步、学习或参加文娱活动等，但不可过累。行肾穿刺活组织检查的病人，应严格遵医嘱卧床休息 1~2 周，术后 3~6 个月内避免剧烈运动。

3. 严格按医嘱执行无盐或低盐、低蛋白或高蛋白饮食，加强饮食质量和卫生管理，设法改善不良饮食习惯，增进病人食欲。一般水肿明显、高血压时给低盐饮食，适当限制入水量；症状改善后给予普食。防止发生低钠综合征。

4. 严密观察病情，注意体温、脉搏、呼吸，特别是血压、尿色尿量、水肿程度和精神状况的变化。根据病情监测体重、血压，详细记录 24 小时出入水量。

5. 加强基础护理，注意口腔卫生，保持皮肤、黏膜清洁舒适。水肿严重部位如阴囊、臀部、足踝等处应加以保护，避免不良刺激、损伤，预防继发感染。

6. 正确收集尿标本。常规尿标本应在清晨收集新鲜尿液；中段尿培养应尽可能在抗生素治疗前送检，同时注意标本收集过程中的清洁、无菌操作；24 小时尿标本收集容器必须清洁，并注意按要求添加防腐剂，尿液无遗漏，不要混有大便。

7. 加强健康宣教和心理辅导。医护人员要耐心细致地解释疾病发生、发展和转归过程；说明肾脏病相关检查方法与有效配合；介绍疾病治疗过程中某些特殊药物可能引起的不良反应、毒副作用和预防处理方法。并针对病程各阶段患儿及家长心理顾虑和不良情绪反映，进行积极有效的心理疏导，从而树立战胜疾病的信心，以良好的心态和稳定的情绪接受正规系统的治疗。

8. 肾衰竭病人行结肠透析、腹膜透析或血液透析等，按相关护理常规。

（胡爱芬）

附录三 肾功能不全时常用药物剂量或用药间隔时间调整

药　名	主要排出途径	正常给药间歇（小时）	调整*方法	肾小球滤过率			可透析性**
				>50	10~50	<10	
复方新诺明	肾	12	I	12	18	24	可(H)
青霉素 G	肾(肝)	8	I	8	8~12	12~18	可(H) 非(P)
苯唑西林	肾(肝)	6	I	不变	不变	不变	非(H、P)
氨苄西林	肾(肝)	6	I	6	6~12	12~16	可(H)
羟氨苄西林	肾	8	I	6	6~12	12~16	可(H)
羧苄西林	肾(肝)	4	I	8~12	12~24	24~48	可(H) 可(P)
氯唑西林	肝(肾)	6	I	不变	不变	不变	非(H)
红霉素	肝	6	D(%)	不变	不变	不变	非?(HP)
林可霉素	肝(肾)	6	I	6	12	24	非(H、P)
氯霉素	肝(肾)	6	D(%)	不变	不变	不变	可(H)
头孢噻吩(先锋I)	肾	6	I	6	6	8~12	可(H、P)
头孢氨苄(先锋IV)	肾	6	I	6	6	6~12	可(H、P)
头孢唑林(先锋V)	肾	8	I	8	12	24~48	可(H) 非(P)
头孢拉定(先锋VI)	肾	6	D(%)	100	50	25	可(H、P)
头孢呋辛	肾	8	I	8~12	24~48	48~72	可(HP)
头孢孟多	肾	4~6	D(%)	100	25~50	25	可(H)
头孢克洛	肾(肝)	8	D(%)	100	50~100	33	非(H)
庆大霉素	肾	8	D(%)	75~100	50~75	25~50	可(H、P)
卡那霉素	肾	8	I	24	24~72	72~96	可(H、P)
阿米卡星	肾	8~12	I	12~18	24~36	36~48	可(H、P)
妥布霉素	肾	8	D(%)	75~100	50~75	25~50	可(H、P)
链霉素	肾	12	I	24	24~72	72~96	可(H)
两性霉素 B	非肾	24	I	24	24	24~36	非(H)
5-氟胞嘧啶	肾	6	I	6	12~24	24~48	可(H、P)
异烟肼	肝(肾)	24	D(%)	不变	不变	66~100	可(H、P)
乙胺丁醇	肾	24	I	24	24~36	48	可(H、P)
利福平	肝	24	D(%)	不变	不变	不变	非(?)

续表

药　名	主要排出途径	正常给药间歇（小时）	调整*方法	肾小球滤过率			可透析性**
				>50	10~50	<10	
对乙酰氨基酚	肝	4	I	4~6	6	8	可(H)
阿司匹林	肾(肝)	4	I	4	46	不用	可(H、P)
苯巴比妥	肝(30%肾)	8	I	8	8	8~16	可(H、P)
地西泮	肝(肾、胃肠)	8	D(%)	不变	不变	不变	非(H)
普萘洛尔	肝	6~8	D(%)	不变	不变	不变	非(H)
二氮嗪	肾(肝)		D(%)	不变	不变	不变	可(H、P)
硝普钠	非肾		D(%)	不变	不变	不变	可(H、P)
肼苯达嗪	肝(肾、胃肠)	8	I	不变	不变	12~24	非(H、P)
利舍平	肝(胃肠)	24	D(%)	不变	不变	不变	非(H、P)
卡托普利	肾(肝)		D(%)	不变	不变	50	可(H)
甲基多巴	肾(肝)	6	I	不变	9~18	12~24	可(H、P)
可乐定	肾	12	D(%)	不变	不变	50~75	非(H)
地高辛	肾(非肾)	24	D(%)	100	25~75	10~25	非(H、P)
硝苯地平	肝	6	D(%)	不变	不变	不变	?
氢氯噻嗪	肾	24	I	24	24	48	?
呋塞米	肾	6	D(%)	不变	不变	不变	非(H)
螺内酯	肝	6	I	6~12	12~24	不用	?

注:引自:陈述枚.小儿急性肾功能衰竭诊断标准和治疗方案.1991

*I,改变用药间隔时间;D,改变剂量。**(H)能被血液透析透出;(P)能被腹膜透析透出

附录四 常用食品及水果营养成分表
（以每100g可食部计）

食物名称	食部(%)	水分(g)	能量(kcal)	蛋白质(g)	脂肪(g)	碳水化合物(g)	胆固醇(mg)	钙(mg)	磷(mg)	钾(mg)	钠(mg)	镁(mg)	铁(mg)	锌(mg)	硒(μg)	胡萝卜素(μg)	硫胺素(mg)	核黄素(mg)	尼克酸(mg)	维生素C(mg)
小麦	100	10.0	339	11.9	1.3	75.2		34	325	289	6.8	4	5.1	2.33	4.05		0.40	0.10	4.0	0
小麦粉(标准粉)	100	12.7	349	11.2	1.5	73.6		31	188	190	3.1	50	3.5	1.64	5.36		0.28	0.08	2.0	0
小麦粉(富强粉,特一粉)	100	12.7	351	10.3	1.1	75.2		27	114	128	2.7	32	2.7	0.97	6.88		0.17	0.06	2.0	0
挂面(X̄)	100	12.3	348	10.3	0.6	75.6		17	134	129	184.5	49	3.0	0.94	11.77		0.19	0.04	2.5	0
挂面(标准粉)	100	12.4	348	10.1	0.7	76.0		14	153	157	150.0	51	3.5	1.22	9.90		0.19	0.04	2.5	0
挂面(富强粉)	100	12.7	347	9.6	0.6	76.0		21	112	122	110.6	48	3.2	0.74	11.13		0.20	0.04	2.4	0
稻米(X̄)	100	13.3	347	7.4	0.8	77.9		13	110	103	3.8	34	2.3	1.70	2.23		0.11	0.05	1.9	0
粳米(标一)	100	13.7	345	7.7	0.6	77.4		11	121	97	2.4	34	1.1	1.45	2.50		0.16	0.08	1.3	0
籼米(标准)[机米]	100	12.6	349	7.9	0.6	78.3		12	112	109	1.7	28	1.6	1.47	1.99		0.09	0.04	1.4	0
早籼(标一)	100	12.3	352	8.8	1.0	77.2		10	141	124	1.9	57	1.2	1.59	2.05		0.16	0.05	2.0	0
晚籼米(标一)	100	13.5	346	7.9	0.7	77.3		9	140	112	1.5	53	1.2	1.52	2.83		0.17	0.05	1.7	0
黑米	100	14.3	341	9.4	2.5	72.2		12	356	256	7.1	147	1.6	3.80	3.20		0.33	0.13	7.9	0
香大米	100	12.9	347	12.7	0.9	72.4		8	106	49	21.5	12	5.1	0.69	4.60		0.00	0.08	2.6	0
玉米(鲜)	46	71.3	112	4.0	1.2	22.8		0	117	238	1.1	32	1.1	0.90	1.63	100	0.16	0.11	1.8	16
玉米(白,干)	100	11.7	352	8.8	3.8	74.7		10	244	262	2.5	95	2.2	1.85	4.14		0.27	0.07	2.3	0
玉米(黄,干)	100	13.2	348	8.7	3.8	73.0		14	218	300	3.3	96	2.4	1.70	3.52		0.21	0.13	2.5	0
青稞	100	12.4	342	8.1	1.5	75.0		113	405	644	77.0	65	40.7	2.38	4.60	100	0.34	0.11	6.7	0
小米	100	11.6	361	9.0	3.1	75.1		41	229	284	4.3	107	5.1	1.87	4.74	100	0.33	0.10	1.5	0
高粱米	100	10.3	360	10.4	3.1	74.7		22	329	281	6.3	129	6.3	1.64	2.83		0.29	0.10	1.6	0
马铃薯[土豆,洋芋]	94	79.8	77	2.0	0.2	17.2		8	40	342	2.7	23	0.8	0.37	0.78	30	0.08	0.04	1.1	27
甘薯(白心)[红皮山芋]	86	72.6	106	1.4	0.2	25.2		24	46	174	58.2	17	0.8	0.22	0.63	220	0.07	0.04	0.6	24
甘薯(红心)[山芋,红薯]	90	73.4	102	1.1	0.2	24.7		23	39	130	28.5	12	0.5	0.15	0.48	750	0.04	0.04	0.6	26
山药	83	84.8	57	1.9	0.2	12.4		16	34	213	18.6	20	0.3	0.27	0.55	20	0.05	0.02	0.3	5
芋头	84	78.6	81	2.2	0.2	18.1		36	55	378	33.1	23	1.0	0.49	1.45	160	0.06	0.05	0.7	6
黄豆(干)[大豆]	100	10.2	390	35.0	16.0	34.2		191	465	1503	2.2	199	8.2	3.34	6.16	220	0.41	0.20	2.1	0
黑豆(干)[黑大豆]	100	9.9	401	36.0	15.9	33.6		224	500	1377	3.0	243	7.0	4.18	6.79	30	0.20	0.33	2.0	0
青豆(干)[青大豆]	100	9.5	398	34.5	16.0	35.4		200	395	718	1.8	128	8.4	3.18	5.62	790	0.41	0.18	3.0	0

续表

食物名称	食部(%)	水分(g)	能量(kcal)	蛋白质(g)	脂肪(g)	碳水化合物(g)	胆固醇(mg)	钙(mg)	磷(mg)	钾(mg)	钠(mg)	镁(mg)	铁(mg)	锌(mg)	硒(μg)	胡萝卜素(μg)	硫胺素(mg)	核黄素(mg)	尼克酸(mg)	维生素C(mg)
豆腐($\bar{x}$)	100	82.8	82	8.1	3.7	4.2		164	119	125	7.2	27	1.9	1.11	2.30		0.04	0.03	0.2	0
豆腐(内酯)	100	89.2	50	5.0	1.9	3.3		17	57	95	6.4	24	0.8	0.55	0.81		0.06	0.03	0.3	0
豆浆	100	96.4	16	1.8	0.7	1.1		10	30	48	3.0	9	0.5	0.24	0.14		0.02	0.02	0.1	0
绿豆	100	12.3	329	21.6	0.8	62.0		81	337	787	3.2	125	6.5	2.18	4.28	90	0.25	0.11	2.0	0
赤小豆[小豆,红小豆]	100	12.6	324	20.2	0.6	63.4		74	305	860	2.2	138	7.4	2.20	3.80	130	0.16	0.11	2.0	0
花豆(红)	100	14.8	328	19.1	1.3	62.7		38	48	358	12.5	17	0.3	1.27	19.05	80	0.25	0.00	3.0	0
花豆(紫)	97	13.2	330	17.2	1.4	65.8		221	169	641	19.6	120	5.9	3.40	74.06	430	0.14	0.00	2.7	0
芸豆(红)	100	11.1	331	21.4	1.3	62.5		176	218	1215	0.6	164	5.4	2.07	4.61	280	0.18	0.09	2.0	0
芸豆(虎皮)	100	10.2	341	22.5	0.9	62.5		156	66	809	3.3	31	1.7	1.20	9.75	180	0.37	0.28	2.1	0
蚕豆	100	13.2	338	21.6	1.0	61.5		31	418	1117	86.0	57	8.2	3.42	1.30		0.09	0.13	1.9	2
豌豆	100	10.4	334	20.3	1.1	65.8		97	259	823	9.7	118	4.9	2.35	1.69	250	0.49	0.14	2.4	0
花生仁(生)	100	6.9	574	24.8	44.3	21.7		39	324	587	3.6	178	2.1	2.50	3.94	30	0.72	0.13	17.9	2
白萝卜[莱菔]	95	93.4	23	0.9	0.1	5.0		36	26	173	61.8	16	0.5	0.30	0.61	20	0.02	0.03	0.3	21
红萝卜	97	93.8	22	1.0	0.1	4.6		11	26	110	62.7	16	2.8	0.69	…	Tr	0.05	0.02	0.1	3
胡萝卜(红)	96	89.2	39	1.0	0.2	8.8		32	27	190	71.4	14	1.0	0.23	0.63	4130	0.04	0.03	0.6	13
胡萝卜(黄)	97	87.4	46	1.4	0.2	10.2		32	16	193	25.1	7	0.5	0.14	2.80	4010	0.04	0.04	0.2	16
扁豆[月亮菜]	91	88.3	41	2.7	0.2	8.2		38	54	178	3.8	34	1.9	0.07	0.94	150	0.04	0.07	0.9	13
豆角	96	90.0	34	2.5	0.2	6.7		29	55	207	3.4	35	1.5	0.54	2.16	200	0.05	0.07	0.9	18
荷兰豆	88	91.9	30	2.5	0.3	4.9		51	19	116	8.8	16	0.9	0.50	0.42	480	0.09	0.04	0.7	16
四季豆[菜豆]	96	91.3	31	2.0	0.4	5.7		42	51	123	8.6	27	1.5	0.23	0.43	210	0.04	0.07	0.4	6
黄豆芽	100	88.8	47	4.5	1.6	4.5		21	74	160	7.2	21	0.9	0.54	0.96	30	0.04	0.07	0.6	8
绿豆芽	100	94.6	19	2.1	0.1	2.9		9	37	68	4.4	18	0.6	0.35	0.50	20	0.05	0.06	0.5	6
豌豆苗	86	89.6	38	4.0	0.8	4.6		40	67	222	18.5	21	4.2	0.77	1.09	2667	0.05	0.11	1.1	67
茄子($\bar{x}$)	93	93.4	23	1.1	0.2	4.9		24	23	142	5.4	13	0.5	0.23	0.48	50	0.02	0.04	0.6	5
番茄[西红柿]	97	94.4	20	0.9	0.2	4.0		10	23	163	5.0	9	0.4	0.13	0.15	550	0.03	0.03	0.6	19
辣椒(青,尖)	84	91.9	27	1.4	0.3	5.8		15	33	209	2.2	15	0.7	0.22	0.62	340	0.03	0.04	0.5	62
甜椒(灯笼椒,柿子椒)	82	93.0	25	1.0	0.2	5.4		14	20	142	3.3	12	0.8	0.19	0.38	340	0.03	0.03	0.9	72
白瓜	83	96.2	12*	0.9	0.2	2.6		6	11	70	1.0	8	0.1	0.04	1.10		0.02	0.04	0.1	16

续表

食物名称	食部(%)	水分(g)	能量(kcal)	蛋白质(g)	脂肪(g)	碳水化合物(g)	胆固醇(mg)	钙(mg)	磷(mg)	钾(mg)	钠(mg)	镁(mg)	铁(mg)	锌(mg)	硒(μg)	胡萝卜素(μg)	硫胺素(mg)	核黄素(mg)	尼克酸(mg)	维生素C(mg)
冬瓜	80	96.6	12	0.4	0.2	2.6		19	12	78	1.8	8	0.2	0.07	0.22	80	0.01	0.01	0.3	18
黄瓜[胡瓜]	92	95.8	16	0.8	0.2	2.9		24	24	102	4.9	15	0.5	0.18	0.38	90	0.02	0.03	0.2	9
南瓜[倭瓜,番瓜]	85	93.5	23	0.7	0.1	5.3		16	24	145	0.8	8	0.4	0.14	0.46	890	0.03	0.04	0.4	8
丝瓜	83	94.3	21	1.0	0.2	4.2		14	29	115	2.6	11	0.4	0.21	0.86	90	0.02	0.04	0.4	5
蒜苗	82	88.9	40	2.1	0.4	8.0		29	44	226	5.1	18	1.4	0.46	1.24	280	0.11	0.08	0.5	35
洋葱[葱头]	90	89.2	40	1.1	0.2	9.0		24	39	147	4.4	15	0.6	0.23	0.92	20	0.03	0.03	0.3	8
韭菜	90	91.8	29	2.4	0.4	4.6		42	38	247	8.1	25	1.6	0.43	1.38	1410	0.02	0.09	0.8	24
韭黄[韭芽]	88	93.2	24	2.3	0.2	3.9		25	48	192	6.9	12	1.7	0.33	0.76	260	0.03	0.05	0.7	15
大白菜[叉]	87	94.6	18	1.5	0.1	3.2		50	31		57.5	11	0.7	0.38	0.49	120	0.04	0.05	0.6	31
小白菜	81	94.5	17	1.5	0.3	2.7		90	36	178	73.5	18	1.9	0.51	1.17	1680	0.02	0.09	0.7	28
油菜	87	92.9	25	1.8	0.5	3.8		108	39	210	55.8	22	1.2	0.33	0.79	620	0.04	0.11	0.7	36
菠菜[赤根菜]	89	91.2	28	2.6	0.3	4.5		66	47	311	85.2	58	2.9	0.85	0.97	2920	0.04	0.11	0.6	32
苋菜(绿)	74	90.2	30	2.8	0.3	5.0		187	59	207	32.4	119	5.4	0.80	0.52	2110	0.03	0.12	0.8	47
菜花[花椰菜]	82	92.4	26	2.1	0.2	4.6		23	47	200	31.6	18	1.1	0.38	0.73	30	0.03	0.08	0.6	61
西兰花[绿菜花]	83	90.3	36	4.1	0.6	4.3		67	72	17	18.8	17	1.0	0.78	0.70	7210	0.09	0.13	0.9	51
春笋	66	91.4	25	2.4	0.1	5.1		8	36	300	6.0	8	2.4	0.43	0.66	30	0.05	0.04	0.4	5
冬笋	39	88.1	42	4.1	0.1	6.5		22	56				0.1							
莴笋	62	95.5	15	1.0	0.1	2.8		23	48	212	36.5	19	0.9	0.33	0.54	150	0.02	0.02	0.5	4
百合	82	56.7	166	3.2	0.1	38.8		11	61	510	6.7	43	1.0	0.50	0.20		0.02	0.04	0.7	18
金针菜[黄花菜]	98	40.3	214	19.4	1.4	34.9		301	216	610	59.2	85	8.1	3.99	4.22	1840	0.05	0.21	3.1	10
茭白	74	92.2	26	1.2	0.2	5.9		4	26	209	5.8	8	0.4	0.33	0.45	30	0.02	0.03	0.5	5
蘑菇(鲜蘑)	99	92.4	24	2.7	0.1	4.1		6	94	312	8.3	11	1.2	0.92	0.55	10	0.08	0.35	4.0	2
蘑菇(干)	100	13.7	294	21.0	4.6	52.7		127	357	1225	23.3	94	51.3	6.29	39.18	1640	0.10	1.10	30.7	5
木耳(干)[黑木耳,云耳]	100	15.5	265	12.1	1.5	65.6		247	292	757	48.5	152	97.4	3.18	3.72	100	0.17	0.44	2.5	
香菇[冬菇]	100	91.7	26	2.2	0.3	5.2		2	53	20	1.4	11	0.3	0.66	2.58		Tr	0.08	2.0	1
香菇(干)[冬菇]	95	12.3	274	20.0	1.2	61.7		83	258	464	11.2	147	10.5	8.57	6.42	20	0.19	1.26	20.5	5
海带[江白菜]	100	94.4	13	1.2	0.1	2.1		46	22	246	8.6	25	0.9	0.16	9.54		0.02	0.15	1.3	
紫菜(干)	100	12.7	250	26.7	1.1	44.1		264	350	1796	710.5	105	54.9	2.47	7.22	1370	0.27	1.02	7.3	2

食物名称	食部(%)	水分(g)	能量(kcal)	蛋白质(g)	脂肪(g)	碳水化合物(g)	胆固醇(mg)	钙(mg)	磷(mg)	钾(mg)	钠(mg)	镁(mg)	铁(mg)	锌(mg)	硒(µg)	胡萝卜素(µg)	硫胺素(mg)	核黄素(mg)	尼克酸(mg)	维生素C(mg)
苹果($\overline{X}$)	76	85.9	54	0.2	0.2	13.5		4	12	119	1.6	4	0.6	0.19	0.12	20	0.06	0.02	0.2	4
梨($\overline{X}$)	82	85.8	50	0.4	0.2	13.3		9	14	92	2.1	8	0.5	0.46	1.14	33	0.03	0.06	0.3	6
桃($\overline{X}$)	86	86.4	51	0.9	0.1	12.2		6	20	166	5.7	7	0.8	0.34	0.24	20	0.01	0.03	0.7	7
李子	91	90.0	38	0.7	0.2	8.7		8	11	144	3.8	10	0.6	0.14	0.23	150	0.03	0.02	0.4	5
杏	91	89.4	38	0.9	0.1	9.1		14	15	226	2.3	11	0.6	0.20	0.20	450	0.02	0.03	0.6	4
枣(鲜)	87	67.4	125	1.1	0.3	30.5		22	23	375	1.2	25	1.2	1.52	0.80	240	0.06	0.09	0.9	243
樱桃	80	88.0	46	1.1	0.2	10.2		11	27	232	8.0	12	0.4	0.23	0.21	210	0.02	0.02	0.6	10
葡萄($\overline{X}$)	86	88.7	44	0.5	0.2	10.3		5	13	104	1.3	8	0.4	0.18	0.20	50	0.04	0.02	0.2	25
橙	74	87.4	48	0.8	0.2	11.1		20	22	159	1.2	14	0.4	0.14	0.31	160	0.05	0.04	0.3	33
蜜橘	76	88.2	45	0.8	0.4	10.3		19	18	177	1.3	16	0.2	0.10	0.45	1660	0.05	0.04	0.2	19
菠萝[凤梨,地菠萝]	68	88.4	44	0.5	0.1	10.8		12	8	113	0.8	8	0.6	0.14	0.24	18	0.06	0.05	0.7	9
桂圆	50	81.4	71	1.2	0.1	16.6		6	30	248	3.9	10	0.2	0.40	0.83	20	0.01	0.14	1.3	43
荔枝	73	81.9	71	0.9	0.2	16.6		2	24	151	1.7	12	0.4	0.17	0.14	10	0.10	0.04	1.1	41
香蕉[甘蕉]	59	75.8	93	1.4	0.2	22.0		7	28	256	0.8	43	0.4	0.18	0.87	60	0.02	0.04	0.7	8
甜瓜[香瓜]	78	92.9	27	0.4	0.1	6.2		14	17	139	8.8	11	0.7	0.09	0.40	30	0.02	0.03	0.3	
西瓜($\overline{X}$)	56	93.3	26	0.6	0.1	5.8		8	9	87	3.2	8	0.3	0.10	0.17	450	0.02	0.03	0.2	6
猪肉(肥瘦)($\overline{X}$)	100	46.8	395	13.2	37.0	2.4	80	6	162	204	59.4	16	1.6	2.06	11.97		0.22	0.16	3.5	
猪血	100	85.8	55	12.2	0.3	0.9	51	4	16	56	56.0	5	8.7	0.28	7.94		0.03	0.04	0.3	
猪肝	99	70.7	129	19.3	3.5	5.0	288	6	310	235	68.6	24	22.6	5.78	19.21		0.21	2.08	15.0	20
猪心	97	76.0	119	16.6	5.3	1.1	151	12	189	260	71.2	17	4.3	1.90	14.94		0.19	0.48	6.8	4
猪脑	100	78.0	131	10.8	9.8	0.0	2571	30	294	259	130.7	10	1.9	0.99	12.65		0.11	0.19	2.8	
牛肉(肥瘦)($\overline{X}$)	99	72.8	125	19.9	4.2	2.0	84	23	168	216	84.2	20	3.3	4.73	6.45		0.04	0.14	5.6	
羊肉(肥瘦)($\overline{X}$)	90	65.7	203	19.0	14.1	0.0	92	6	146	232	80.6	20	2.3	3.22	32.20		0.05	0.14	4.5	
驴肉(瘦)	100	73.8	116	21.5	3.2	0.4	74	2	178	325	46.9	7	4.3	4.26	6.10		0.03	0.16	2.5	
鸡($\overline{X}$)	66	69.0	167	19.3	9.4	1.3	106	9	156	251	63.3	19	1.4	1.09	11.75		0.05	0.09	5.6	
鸭($\overline{X}$)	68	63.9	240	15.5	19.7	0.2	94	6	122	191	69.0	14	2.2	1.33	12.25		0.08	0.22	4.2	
鹅	63	61.4	251	17.9	19.9	0.0	74	4	144	232	58.8	18	3.8	1.36	17.68		0.07	0.23	4.9	
牛乳($\overline{X}$)	100	89.8	54	3.0	3.2	3.4	15	104	73	109	37.2	11	0.3	0.42	1.94		0.03	0.14	0.1	1

续表

食物名称	食部(%)	水分(g)	能量(kcal)	蛋白质(g)	脂肪(g)	碳水化合物(g)	胆固醇(mg)	钙(mg)	磷(mg)	钾(mg)	钠(mg)	镁(mg)	铁(mg)	锌(mg)	硒(μg)	胡萝卜素(μg)	硫胺素(mg)	核黄素(mg)	尼克酸(mg)	维生素C(mg)
鲜羊乳	100	88.9	59	1.5	3.5	5.4	31	82	98	135	20.6		0.5	0.29	1.75		0.04	0.12	2.1	
人乳	100	87.6	65	1.3	3.4	7.4	11	30	13			32	0.1	0.28			0.01	0.05	0.2	
母乳化奶粉	100	2.9	510	14.5	27.1	51.9		251	354	643	168.7	69	8.3	1.82	71.10		0.35	1.16	0.5	5
婴儿奶粉	100	3.7	443	19.8	15.1	57.0	91	998	457	703	9.4	100	5.2	3.50	23.71		0.12	1.25	0.4	5
酸奶(X̄)	100	84.7	72	2.5	2.7	9.3	15	118	85	15	39.8	12	0.4	0.53	1.71		0.03	0.15	0.2	
巧克力	100	1.0	589	4.3	40.1	53.4		111	114	254	111.8	56	1.7	1.02	1.20		0.06	0.08	1.4	1
奶酪[干酪]	100	43.5	328	25.7	23.5	3.5	11	799	326	75	584.6	57	2.4	6.97	1.50		0.06	0.91	0.6	
奶油	100	0.7	879	0.7	97.0	0.9	209	14	11	226	268.0	2	1.0	0.09	0.70			0.01	0.0	
炼乳(甜,罐头)	100	26.2	332	8.0	8.7	55.4	36	242	200	309	211.9	24	0.4	1.53	3.26		0.03	0.16	0.3	2
鸡蛋(X̄)	88	74.1	144	13.3	8.8	2.8	585	56	130	154	131.5	10	2.0	1.10	14.34		0.11	0.27	0.2	
鸡蛋黄	100	51.5	328	15.2	28.2	3.4	1510	112	240	95	54.9	41	6.5	3.79	27.01		0.33	0.29	0.1	
鸭蛋	87	70.3	180	12.6	13.0	3.1	565	62	226	135	106.0	13	2.9	1.67	15.68		0.17	0.35	0.2	
草鱼	58	77.3	113	16.6	5.2	0.0	86	38	203	312	46.0	31	0.8	0.87	6.66		0.04	0.11	2.8	
鲫鱼	54	75.4	108	17.1	2.7	3.8	130	79	193	290	41.2	41	1.3	1.94	14.31		0.04	0.09	2.5	
鲤鱼	54	76.1	109	17.6	4.1	0.5	84	50	204	334	53.7	33	1.0	2.08	15.38		0.03	0.09	2.7	
黄鱼(小黄花鱼)	63	77.9	99	17.9	3.0	0.1	74	78	188	228	103.0	28	0.9	0.94	55.20		0.04	0.04	2.3	
带鱼[白带鱼,刀鱼]	76	73.3	127	17.7	4.9	3.1	76	28	191	280	150.1	43	1.2	0.70	36.57		0.02	0.06	2.8	
黄鳝[鳝鱼]	67	78.0	89	18.0	1.4	1.2	126	42	206	263	70.2	18	2.5	1.97	34.56		0.06	0.98	3.7	
泥鳅	60	76.6	96	17.9	2.0	1.7	136	299	302	282	74.8	28	2.9	2.76	35.30		0.10	0.33	6.2	
河虾	86	78.1	87	16.4	2.4	0.0	240	325	186	329	133.8	60	4.0	2.24	29.65		0.04	0.03		
基围虾	60	75.2	101	18.2	1.4	3.9	181	83	139	250	172.0	45	2.0	1.18	39.70		0.02	0.07	2.9	
鲜贝	100	80.3	77	15.7	0.5	2.5	116	28	166	226	120.0	31	0.7	2.08	57.35		Tr	0.21	2.5	
猪油(炼)	100	0.2	897*		99.6	0.2	93	9	9	3		1								
牛油	100	6.2	835*		92.0	1.8	153	9	9	3	9.4	1	3.0	0.79						
茶油	100	0.1	899*		99.9	0.0		5	8	2	0.7	2	1.1	0.34						
花生油	100	0.1	899*		99.9	0.0		12	15	1	3.5	2	2.9	0.48						

注:
1. 摘自:王光亚. 中国食物成分表. 北京大学医学出版社. 2009.
2. 当能量营养素蛋白质、脂肪或碳水化合物没有确定的数值时(用"Tr""—"表示),由此所计算的能量数值也是不确定的(表中在能量数值的右上角加"*"号表示)。
3. 1kcal=4.184J

附录五　肾脏疾病检验正常值

（一）尿检查正常值

测定项目	正常值（SI 单位）	测定项目	正常值（SI 单位）
蛋白		锌	2.30～19.9μmol/d
定性	阴性	肌酸	0.08～2.06mmol/24h
定量	<40mg/24h	尿酸	1.48～4.43mmol/24h
糖		肌酐	9～18mmol/24h
定性	阴性	尿素	250～600mmol/24h
定量	新生儿:<1.1mmol/d	尿胆原	1:20 以上的稀释为阴性
	儿童:<0.28mmol/d		<4mg/24h
比重	1.010～1.030	淀粉酶	<64 单位（温氏法）
渗透压	婴儿:50～700mmol/kg	17-羟皮质类固醇	0～1 岁　1.4～2.8μmol/d
	儿童:300～1400mmol/kg		儿童　2.8～15.5μmol/d
pH	4.8～7.8	17-酮皮质类固醇	2 岁前　≤3.5μmol/d
沉渣			2～6 岁　≤7μmol/d
白细胞	<5 个/HP		6～10 岁　3.5～14μmol/d
红细胞	<3 个/HP		10～12 岁　3.5～21μmol/d
管型	无或偶见		12～14 岁　10～35μmol/d
Addis 计数		尿肾上腺素	1～4 岁　0～32.8nmol/d
白细胞	<100 万/12h		4～10 岁　0～54.6nmol/d
红细胞	0～50 万/12h		10～15 岁　2.7～109nmol/d
管型	0～5000/12h	尿去甲肾上腺素	1～4 岁　0～171nmol/d
钠	95～310mmol/24h		4～10 岁　47～384nmol/d
钾	35～90mmol/24h		10～15 岁　89～473nmol/d
氯	80～270mmol/24h	尿多巴胺	1～4 岁　261～16981nmol/d
钙	2.5～10mmol/24h		>4 岁　425～2610nmol/d
磷	16～48mmol/24h	尿苦杏仁酸（VMA）	7～85nmol/d
镁	2.5～8.3mmol/24h	5-羟基吲哚醋酸	10.4～41.6μmol/d
铜	0.24～0.47μmol/d	（5-HIAA）	

（二）肾功能检查正常值

测定项目	正常值	测定项目	正常值
肾小球功能检查			120 分钟值 50% ~80%（共计）
血尿素氮（BUN）	新生儿　1 ~3.6nmol/L	对氨基马尿酸排泄极量	男　（80±12）mg/（min·1.73m²）
	婴儿　1.8 ~3.6nmol/L		女　（77±11）mg/（min·1.73m²）
	儿童　3.6 ~5.4nmol/L	葡萄糖再吸收极量	（254±115）mg/（min·1.73m²）
血肌酐（Cr）	44 ~132μmol/L	磷再吸收极量	85% ~98% 以上
血尿酸	120 ~240μmol/L	甲状旁腺激素负荷试验	>35%/2h
肾小球滤过率检查		远端肾小管功能检查	
内生肌酐清除率	新生儿 25 ~70ml/（min·1.73m²）	尿浓缩实验	
	6 ~8 个月　65 ~80ml/（min·1.73m²）	禁水试验	最高尿比重 1.022 ~1.035
	2 ~3 岁以上　80 ~126ml/（min·1.73m²）		最高尿渗透压 800 ~1400mmol/kg
尿素清除率	新生儿　30ml/（min·1.73m²）	垂体后叶加压素浓缩实验	比重>1.020
	6 ~8 个月　45 ~60ml/（min·1.73m²）		
	2 ~3 岁以上 72 ~125ml/（min·1.73m²）		渗透压 800mmol/kg 以上
菊粉清除率	男　119ml/（min·1.73m²）	尿稀释试验	比重<1.003
	女　137ml/（min·1.73m²）		渗透压<50mmol/kg
肾小球滤过分数	新生儿　0.24±0.66	肾脏内分泌功能检查	
	3 个月　0.29±0.07	血浆肾素活性（PRA）	2 ~3 天（7.62±6.79）ng/（ml·h）
	6 ~8 个月　0.15±0.06		20 天 ~ 3 个月　（8.59 ± 6.61）ng/（ml·h）
	1 岁　0.20±0.05		
	2 ~3 岁以上　0.2 ~0.22		4 个月 ~1 岁　（6.04±4.39）ng/（ml·h）
近端肾小管功能检查			
酚红排泄试验	静脉注射法		1 ~2 岁　（5.86±1.93）ng/（ml·h）
	15 分钟值 35%（范围 28% ~51%）		2 ~8 岁　（1.77±1.41）ng/（ml·h）
	30 分钟值 17%（范围 13% ~24%）	尿醛固酮	尿 Na⁺<20mmol/d,97 ~ 222nmol/d
	60 分钟值 12%（范围 9% ~17%）		尿 Na⁺50mmol/d,36 ~91.4nmol/d
	120 分钟值 6%（范围 3% ~10%）		尿 Na⁺100mmol/d,13.8 ~66.5nmol/d
	2 小时总值 70%（范围 63% ~84%）		尿 Na⁺150mmol/d,8.3 ~52.6nmol/d
	肌肉注射法		尿 Na⁺200mmol/d,2.7 ~44.3nmol/d
	着色初发时间 5 ~10 分钟		尿 Na⁺250mmol/d,2.7 ~36nmol/d
	60 分钟值 30% ~60%		

注:摘自:易著文.实用小儿肾脏病手册.北京:人民卫生出版社,2005

中英文名词对照索引

S

X

Y

Z